7 th EDITION

조직검사학

Histotechnology

집필진

공동저자

강지언(나사렛대학교)
강진석(남서울대학교)
강효진(호남대학교)
김극준(대경대학교)
김다현(대구한의대학교)
김은정(상지대학교)
김은중(충북보건과학대학교)
김인정(대전과학기술대학교)
김재경(단국대학교)
김종완(동의과학대학교)
김진목(마산대학교)
김진수(대전보건대학교)
김진희(청주대학교)
박 호(원광보건대학교)
박미숙(김해대학교)
박정연(진주보건대학교)
박충무(동의대학교)
박호현(목포과학대학교)
신재호(을지대학교)
안승주(대구보건대학교)
우계형(세명대학교)
우명수(전주기전대학교)
우현준(세명대학교)
유영빈(건양대학교)
윤대위(중원대학교)
이경배(서영대학교 파주)
이기종(연세대학교)
이동섭(혜전대학교)
이순신(순천향대학교)
이은령(경운대학교)
이혜자(신성대학교)
장재현(안산대학교)
전승환(수원과학대학교)
정경아(광주보건대학교)
정상봉(대경대학교)
조민호(경동대학교)
최연일(동남보건대학교)
최완수(인제대학교)
한경희(신한대학교)
현혜진(대구보건대학교)
황구연(서영대학교 광주)
황다현(호서대학교)

(가나다 순)

7 th EDITION

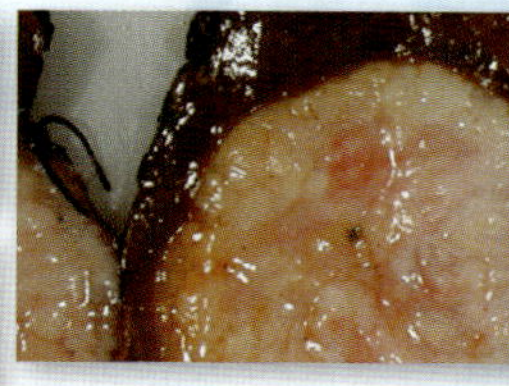
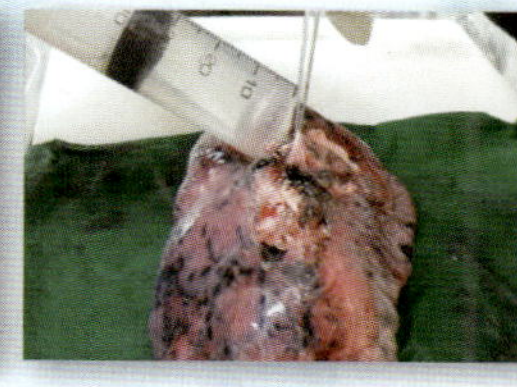
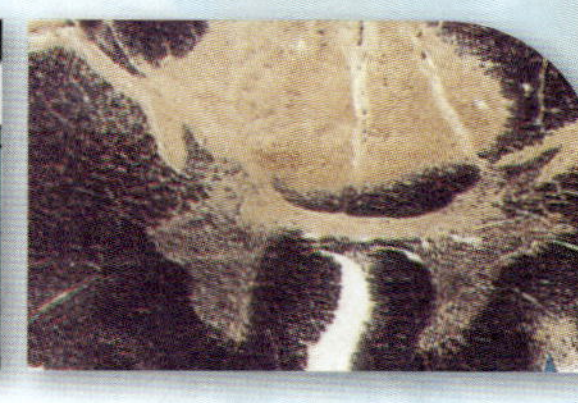
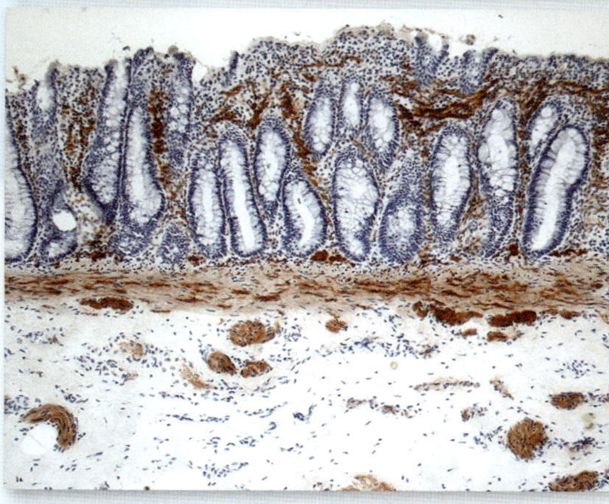

조직검사학

Histotechnology

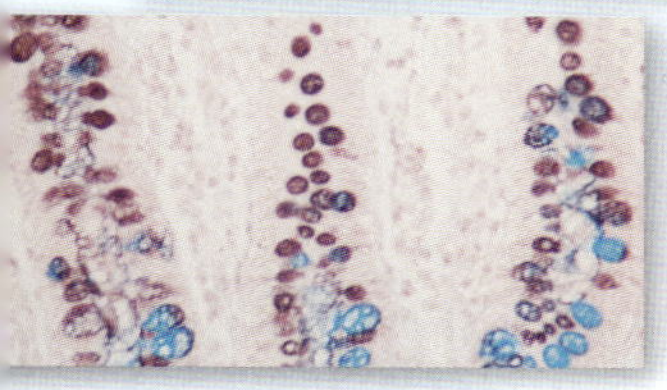
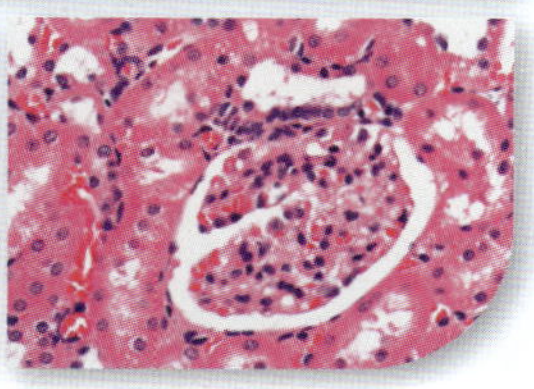

한국임상병리학과 조직 · 세포학교수회 편

HISTOTECHNOLOGY

머리말

1992년 조직검사학 초판 발행이후 여러 차례의 개정과정을 거쳐 27년 만에 7판을 출판하게 되어 저자들로서 기쁨과 동시에 그에 따른 책임의 막중함을 느끼지 않을 수 없었다.

이번 개정판의 특징은 6판의 기본 틀을 가능한 그대로 유지하되 임상적으로 현재는 거의 취급되지 않는 부분은 축소하거나 폐지하는 대신, 최근 임상적으로 매우 빠르게 변화 · 발전하고 있는 새로운 내용을 추가하였다. 그 예로 근래 임상에서 진단적 가치가 적어진 '핵산 염색' 부분을 기존의 '헤마톡실린과 에오신 염색'과 하나로 통합하여 '핵과 세포질 염색' 파트로 축소한 반면, 최근 빠르게 발전하는 분야인 '분자병리학' 부분을 학생들에게 쉽게 이해시키기 위하여 용어와 개념 위주의 내용으로 개정하였다. 이 뿐만 아니라 과거 '신경조직 염색' 부분은 최근 이 분야의 조직병리학적 진단의 기준이 과거의 전통적인 염색법 대신 상당 부분 면역조직화학염색으로 대치되고 있어서 '신경병리학'으로 개편하여 신경조직의 조직병리학적 진단에서 면역조직화학의 유용성과 과거 전통적인 염색의 한계점에 대해 주로 서술하였다.

한편, 특수염색 분야인 결합조직, 탄수화물, 유전분, 지질, 병원미생물 및 색소와 무기질 염색 편은 임상적으로 점차 그 중요성이 줄어들고 있는 경향이다. 하지만 아직도 임상적으로 검체 종류에 따라 특수염색이 많이 이용되고 있으며, 동물실험 영역에서도 많이 활용되고 있다. 또한 미국 ASCP나 일본 등 외국 자격시험에서도 조직검사학 전체 영역 중 특수염색 관련 시험문제의 출제 빈도가 과거에 비해 여전히 크게 축소되지 않고 있는 실정이다. 따라서 특수염색 분야는 개정 6판의 내용과 기조를 그대로 유지하면서 필요시 일부 새로운 내용을 추가하였을 뿐이다.

이와 동시에 조직검사 분야가 발전하면 할수록 기본 조직표본 제작과정이 더욱더 중요시되고 있다. 따라서 조직표본 제작과정 중 고정과 조직침투과정에서 일부 새로운 고정액이나 투명제가 상품화되고 있는 용액의 특성에 대해 체계적으로 정리하였다. 그리고 장별로 병리과의 특성상 많은 화학약품을 취급하는 데 따른 '건강과 안전'에 대한 항목을 추가하였고 정확한 검사를 위한 필수 항목인 '정도관리'에 대해서도 별도로 취급하였다.

특히 이번 개정 7판에서는 전문용어의 통일성을 기하기 위하여 조직병리학과 관련하여 출간되고 있는 해부학, 조직학, 병리학, 진단세포학 교과서의 용어 표기들과 가능한 통용하여 기술하였다.

매번 책을 개정할 때 교과서의 기능을 충실하게 반영하고 학생들에게 조직검사학이라는 분야를 좀 더 이해하기 쉽게 구성해 보려고 하였지만 능력의 한계로 인하여 많은 아쉬움이 남는다. 독자들의 너그러운 아량과 이해를 바라며 동시에 충고어린 비평이 있기를 기대한다.

끝으로 6판의 개정과정에서도 항상 많은 도움을 주시고 조언을 아끼지 않으시는 교수님들께 감사드리며, 그림 디자인과 교정에 많이 신경을 써주신 고려의학 편집부 직원분들에게 고마운 마음을 전합니다. 또한 항상 좋은 책을 출판할 수 있도록 흔쾌히 개정판을 진행하도록 관심과 배려를 아끼지 않으시는 고려의학 김영환 대표께 진심으로 감사드립니다.

2023년 2월 저자 대표

CONTENTS

01 서론

02 현미경의 구조와 종류

03 육안검사와 절취

04 조직의 고정

05 조직처리과정과 박절

06 염색 이론

07 헤마톡실린과 에오신

08 결합조직

09 탄수화물

10 아밀로이드

11 지질

12 병원미생물

13 색소와 무기질

14 신경조직

15 뼈조직

16 면역조직화학법

17 효소조직화학

18 분자병리학

19 전자현미경 검사

20 유세포분석법

01

서론

Introduction

학습목표

- 조직검사학을 정의한다.
- 병리학 연구 분야와 조직검사학의 관련성을 설명한다.
- 조직검사학의 발달과정을 이해한다.
- 일반 조직염색표본 제작과정을 설명한다.
- 조직검사법 종류의 차이점을 비교한다.
  가. 광학현미경적 검사　나. 전자현미경적 검사　다. 유세포분석법
- 광학현미경적 조직검사법의 차이점을 설명한다.
  가. 조직학적 검사　나. 일반조직화학적 검사　다. 효소조직화학적 검사
  라. 면역조직화학적 검사　마. 분자병리학적 검사

I. 조직검사학이란?

조직검사학(histotechnology)이란 넓은 의미로 정상 및 병적 조직의 형태 관찰을 위해 필요한 현미경적 표본제작기술을 연구하는 학문이라 말할 수 있다. 따라서 생물체를 연구대상으로 삼고 있는 의생물학적 형태 연구에서 필수적인 과학기술의 한 분야이다.

생물체는 유기물질과 무기물질로 구성되어 일정한 형태와 기능을 나타낸다. 이러한 생물체의 구성물질 또는 생물체에 의해 생성된 물질과 그 변화과정을 주로 화학적 방법으로 연구하는 학문을 생화학(biochemistry)이라 하고 생물체의 활동 및 기능을 과학적으로 분석하고 설명하기 위해 연구하는 학문을 생리학(physiology)이라 하며, 생물체의 형태구조를 주로 육안 또는 각종 현미경을 이용하여 연구하는 학문을 형태학(morphology)이라 한다. 이 중 형태학은 다시 생물체의 정상적인 형태를 대상으로 육안으로 연구하는 해부학(anatomy), 세포를 대상으로 연구하는 세포학(cytology), 조직을 대상으로 연구하는 조직학(histology), 질병의 원인, 발병기전, 형태 변화, 기능 변화 및 임상적 의의 등을 연구 대상으로 하는 병리학(pathology)으로 나누어진다.

병리학은 세분하여 임상병리학(clinical pathology)과 해부병리학(anatomical pathology)으로 나누고 있다. 임상병리학은 주로 환자로부터 채취한 검체를 대상으로 생물학 및 화학적 기법을 사용하여 질병을 검사하

는 분야이며, 해부병리학은 생검, 부검, 수술검체, 탈락세포 등의 검체를 형태학적으로 검사하여 질병을 진단하는 분야이다. 이 중 생검 및 수술검체만을 주로 검색하는 분야를 외과병리학(surgical pathology)이라 하며 미국을 중심으로 발달하여 왔다.

해부병리학은 형태 관찰 수준에 따라 육안적, 광학현미경적(조직학적, 세포학적), 전자현미경적 방법을 이용하여 질병을 진단하는 학문이며 각각의 분야를 장기병리학(organ pathology), 조직병리학(histopathology), 세포병리학(cell pathology), 소기관병리학(organelle pathology)으로 구분하여 부른다. 이밖에 최근 분자생물학(molecular biology)의 발달과 함께 많은 질병이 분자 수준의 결함으로 밝혀짐에 따라 분자병리학(molecular pathology)이라는 새로운 분야도 출현하여 자리를 잡아가고 있다(그림 1-1).

따라서 해부병리학적 검사에는 대상 검체 및 관찰 수준에 따라 많은 조직검사 방법들이 요구되며, 이러한 검사 기술의 발전으로 인해 해부병리학이 오늘날과 같은 학문적 체계를 갖추게 되었다.

초기 조직검사학은 현미경 관찰에 의존하는 형태학적 측면을 주요 대상으로 하였기 때문에 헤마톡실린-에오신(hematoxylin-eosin, H&E) 염색을 기초로 한 현미경적 표본제작(microtechnique)에 관한 내용이 주류를 이루었다. 그러나 형태학의 연구 대상인 생물체내의 구성물질은 각종 다양한 화학적 변화를 일으키고 있어서 생화학의 연구대상이기도 하며, 또 생물체의 생리현상은 생명 유지와 기능과 관련되기 때문에 생리학의 연구 대상이 되기도 한다. 즉, 생물체의 물질, 형태, 기능의 세 요소는 동일 실체의 삼면을 이루고 있기 때문에 서로 떼어놓을 수 없는 관계에 있게 된다. 따라서 생물체의 본질을 규명하기 위해서는 생화학적, 형태학적, 생리학적 연구방법을 각각 독립적으로 장점을 공유하여 이용하는 것이 효과적이다. 이런 측면에서 조직학과 화학(넓게는 물리학을 포함)의 경계영역을 다루는 학문을 조직화학(histochemistry)이라 하며 근래 발달하기 시작한 조직검사학의 한 분야이다. 조직화학은 생물체의 조직세포를 구성하는 모든 요소와 물질의 화학적 성상, 조직세포 속에서 진행되는 각종 화학적 과정의 본질을 조직세포의 구조와 연관시켜 연구하는 과학이라 말할 수 있다.

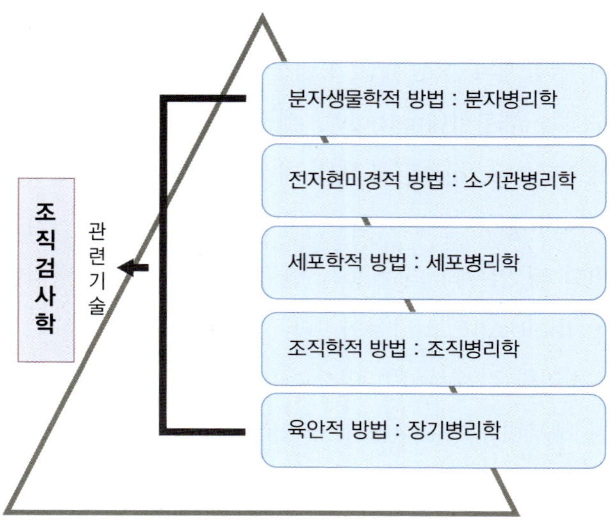

그림 1-1. 병리학 연구 분야의 분류와 조직검사학의 관련성

조직화학은 검출 방법과 검출 물질의 종류에 따라 일반조직화학(general histochemistry), 효소조직화학(enzyme histochemistry), 면역조직화학(immunohistochemistry)으로 나누고 있다.

이 밖에도 최근 빠르게 발전하고 있는 분자생물학적 기법을 조직 진단에 응용하는 제자리부합법(in situ hybridization, ISH), 중합효소연쇄반응(polymerase chain reaction, PCR) 등의 조직검사법도 이용되고 있다.

II. 조직검사학의 발달사

17세기 네덜란드 델프트(Delft) 출신의 아마추어 현미경학자인 레벤후크(Leeuwenhoek, 1632~1723)가 현미경을 이용하여(그림 1-2) 세균과 가로무늬근, 수정체의 섬유근과 정충을 관찰한 이후, 영국의 훅(Hooke, 1635~1703)은 현미경을 이용하여 살아 있거나 죽어있는 생물체를 관찰하여 유명한 그의 저서 '현미경 관찰'을 출판하였으며 코르크를 관찰하여 세포(cell)라는 명칭을 최초로 사용하였다. 또한 네덜란드의 얀 스밤메르담(Jan Swammerdam, 1637~1680)도 현미경을 이용하여 최초로 적혈구를 기술하여 후에 생물체의 관찰에 현미경이 필수적인 도구로 등장하였다. 한편, 18세기 병든 장기를 육안으로 검사하여 질병이 장기에서 발생하고 장기에 병소(lesion)가 존재하기 때문에 증상이 발현된다고 주장한 이탈리아의 모르가니(Morgagni, 1682~1771)에 의해 이루어진 장기병리학은 광학현미경의 발전으로 삐샤(Bichat, 1771~1802)에 의해 병변이 조직으로부터 발생된다는 것이 규명됨으로써 조직병리학으로 발전하게 된다. 그 후 병리학은 모든 개체의 질병은 세포에서 유래한다고 주장한 근대 병리학의 효시인 비르호우(Virchow, 1821~1902)에 의해 세포병리학으로 발전하였으며, 세포병리학은 꾸준히 발전하여 파파니콜라우(Papanicolaou, 1883~1962)에 의해 실제 암의 세포학적 진단에 이용됨으로써 진단세포학(diagnostic cytology)의 기틀을 마련하였다. 그 후 1931년 크놀(Knoll)과 루스카(Ruska)에 의해 전자현미경이 개발되어 실용화되면서 세포질 내 소기관과 같은 초미세구조 변화에 기초한 소기관병리학이 등장하게 되었다. 왓슨과 크릭(Watson and Crick)에 의해 DNA 이중나선 구조의 해명으로 급속도로 발달한 분자생물학이 최근 병리학에 도입되어 분자병리학의 탄생을 보게 되었다. 이같이 형태학에 기초를 둔 병리학적 분야의 발전과 더불어 현미경적 조직표본 제작기법이 급속히 발전하게 되었고 이로 인해 질병진단에 조직검체를 이용한 병리진단이 활발하게 응용됨으로써 조직검사학의 발전을 가져왔고 이 기법은 분자 수준까지 가능하게 되었다.

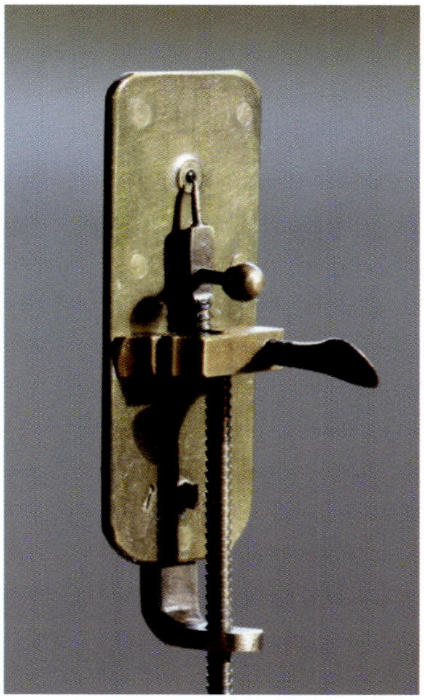

그림 1-2. 독일 국적의 네덜란드 델프트 출신 현미경 학자 레벤후크가 제작한 현미경 복제품

조직의 현미경 관찰에 필요한 표본제작기법의 기본 단계들은 현미경이나 검사 방법의 발전과 함께 더욱더 기술적 정교성이 요구됨에 따라 오늘날과 같이 발달하게 되었다. 조직이나 세포를 현미경으로 검사하기 위해서는 조직이나 세포가 얇고 투명해야 하는 것이 필수적인 요소이다. 이를 위해 처음으로 시도된 방법은 조직을 좀 더 작은 조각으로 잘게 찢어 내는 조직분리 기법(dissociation method)을 사용하는 것이었다. 이 방법은 분리된 조직 조각들을 알코올이나 염 용액 속에 담가서 세포 사이 결합조직 성분들을 연하게 만들어주는 담금질(maceration 또는 soaking)에 의해 좀 더 손쉽게 할 수 있게 되었다. 1868년 개발된 랑비에 담금질(Ranvier's method for maceration)은 오늘날에도 여

전히 사용되고 있는 연화법이다. 그러나 이 기법은 세포들이 서로 분리되어 원래의 다른 세포들과의 형태학적 관계를 유지하지 못하기 때문에, 그 후 곧 전체 형태 보존이 가능한 절편(section)을 제작하는 박절 기술로 바뀌게 된다.

수기에 의해 얇은 절편을 잘라내는 장치는 1770년 초 영국에서 식물을 대상으로 처음 개발되었다. 이 기구는 커밍스(Cummings)에 의해 개발된 수동형 모형으로 검체를 실린더 위에 고정하고 스크류(screw)를 이용하여 검체를 올려가면서 절편을 제작하도록 설계되어 있다(그림 1-3). 이 기구는 1835년 프리차드(Pritchard)에 의해 두 개의 손잡이가 달린 칼이 절편을 교차하여 절단하도록 되어 있고 책상에 부착하도록 조임쇠가 있는 책상형 모형으로 개조되었다. 이 기구는 당시 절단기(cutting machines)라는 명칭으로 부르다가 1839년 쉬발리어(Chevalier)가 절편기(microtome)라 부르면서 오늘날 조직절편을 자르는 기구의 고유 명칭으로 사용되게 되었다.

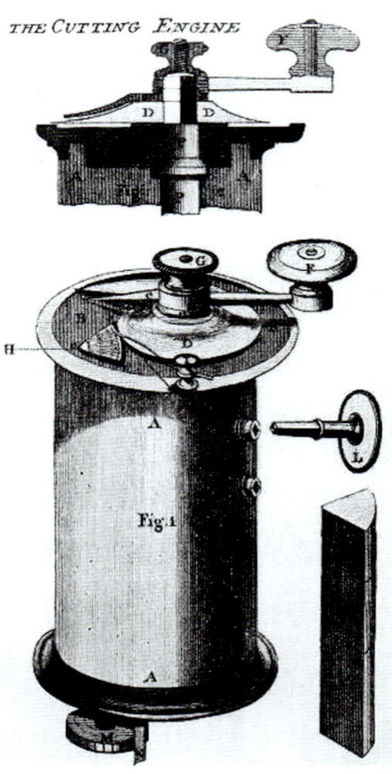

그림 1-3. 1770년 커밍스(Cummings)가 그린 절편기 모형

수동형 절단기는 1860년대 중반까지 독일에서 이용되었는데, 새로운 염색방법의 개발로 인해 좀 더 얇고 균일한 절편제작이 요구되면서 새로운 절편기의 개발이 필요하게 되었다. 첫 절편기는 1843년 오스차쯔(Oschatz)가 개발하였는데, 이 모델은 조직을 앞으로 전진시킬 수 있는 스크루 장치(screw device)와 칼을 이동할 수 있게 설계되었다.

절편기의 개발과 동시에 고정 후 조직을 단단하게 지탱시킬 수 있는 방법도 개발되기 시작하였다. 오늘날 사용하는 활주식 절편기(sliding microtome)는 1866년 히스(Hiss)가 최초로 개발하였고, 1868년 리베(Rivet)는 자신이 개발한 절편기로 셀로이딘-지주조직(celloidin-supported tissue)과 동결조직(frozen tissues)을 박절하는 데 사용하였으며, 1881년 융(Jung)에 의해 안정적인 절편기로 자리 잡게 된다. 오늘날 조직의 포매제(지주제)로 사용되는 파라핀은 크랩스(Klebs, 1883)에 의해 셀로이딘보다 앞서 개발되었지만, 1886년 존스홉킨스대학의 파이퍼(Pfeiffer)에 의해 회전식 절편기(rotary microtome)가 발명되면서 본격적으로 사용되기 시작하였다. 일 년 후 하버드대학의 미노(Minot)는 현재 우리가 사용하고 있는 거의 비슷한 회전식 절편기를 개발하였다. 1901년 스펜서 렌즈 회사(Spencer Lens Company)는 처음 임상용 절편기를 제작하여 출시하였으며, 1910년에는 정밀도가 더욱 향상된 좀 더 큰 회전식 절편기를 개발하여 상용화하는 데 성공하였다.

초기 조직절편의 관찰을 유리슬라이드 위에 마른 상태 또는 물과 함께 붙여 검경하였으며, 1832년 프라차드(Pritchard)가 고무(gum)에 젤라틴 유사 물질인 이신글라스(isinglass)를 혼합하여 사용하다가 1835년 쿠퍼(Cooper)에 의해 캐나다발삼(canada balsam)이 처음 소개되어 사용된 이후 오늘날까지 주요 봉입제로 사용되고 있다. 그 후 캐나다발삼은 잠시 글리세린

(glycerine, Warrington, 1847)이나 글리세린-젤라틴(Lawrence, 1859)에 밀려 거의 사용되지 않다가 알코올에 의한 탈수와 터펜틴(turpentin)에 의한 투명 방법(Clarke, 1851)이 소개된 후 좀 더 활발하게 실용화되었다.

조직 내의 서로 다른 성분을 구별하기 위해서는 염색을 하여 그 차이를 강조시킴으로써 성분들의 가시성(visibility)을 증가시킬 필요가 있다. 1854년 하티윅(Hartwig)은 처음으로 죽은 조직이 살아 있는 신선한 조직에 비해 좀 더 쉽게 염색된다는 것을 확인하였다. 1860년 뮬러(Müller)는 조직을 중크롬산칼륨(potassium dichromate)으로 고정하면 조직이 죽으면서 단단해지며, 그 후 알코올로 처리하면 더 단단해진다는 것을 확인하고 조직 표본제작의 첫 단계로 고정과정을 두도록 권장하였다. 그 후 랭(Lang, 1878)은 염화수은(mercuric chloride), 크레넨버그(Kleinenberg, 1879)는 피크린산(picric acid), 플래밍(Flemming, 1880)은 크롬산(chromic acid), 오스뮴산(osmic acid)과 초산(acetic acid), 래블(Rabl, 1884)은 포름산(formic acid), 블럼(Blum, 1893)은 포름알데히드(formaldehyde)가 중크롬산칼륨과 같은 작용이 있다는 것을 알아내어 고정제(뇌를 이용)로 널리 사용하기 시작하였다.

1858년 게르라히(Gerlach)는 조직에 염료(dyes)를 사용하여 성분에 따라 색상을 다르게 나타낼 수 있다는 것을 입증함으로써 조직 검경에 일반적으로 염색을 이용해야 한다고 생각하였다. 그는 연지벌레(cocchineal insects)의 몸통으로부터 추출한 카민(carmine)을 사용하여 핵과 다른 성분들을 염색하였다. 이 염색은 게르라히가 소개하기 이전부터 이미 여러 사람들이 이용하고 있었다.

헤마톡실린(hematoxylin)은 서인도 제도에서 자생하는 콩과의 작은 교목인 록우드(logwood)로부터 추출한 염료로 1865년 보머(Bohmer)에 의해 처음 생물학적 염색에 사용되었다. 또한 보머는 헤마톡실린과 명반(alum)을 혼합하여 사용하면 핵이 하늘색(sky blue)으로 염색된다는 것도 알아냈다. 이러한 관찰은 크레넨버그(Kleinenberg, 1891), 바이게르트(Weigert, 1884), 에를리히(Ehrlich, 1886), 마이어(Mayer, 1891), 벤다(Benda, 1891), 하이덴하인(Heidenhain, 1892)에 의해 헤마톡실린을 기초로 한 여러 가지 염색을 할 수 있음을 알게 되었다. 그 후 헤마톡실린에 대조염색으로 두 가지(Schwartz, 1867) 또는 세 가지(Flemming, 1891) 염료를 사용하여 핵과 세포질 사이의 차이를 증가시키는 방법도 개발하였다.

그 후 밝고 매력적인 아닐린염료(aniline dyes)가 소개되면서 생물학적 염색으로서 그 가치가 매우 높게 평가되었다. 아닐린염료는 콜타르(coal tar)에서 추출한 성분으로부터 합성된 인공염료로 영국의 퍼킨(William H. Perkin)에 의해 사용되기 시작하였다. 그러나 콜타르 유도체는 독일에서 더 활발하게 사용되었다. 이 시기에 합성된 천여 종의 인공염료는 대부분 직물 산업에 사용되었으며, 그중 일부만이 식물이나 동물조직의 생물학적 염색에 적용되었다. 1880년 초 독일의 약학자인 그루블러(Grübler)는 생물학적 염료(biological stains)를 제조하여 세계 도처의 과학자들에게 판매하였다. 이로 인해 그의 이름 그루블러는 정제된 염료를 나타내는 동의어처럼 사용되었다. 호르본(Holborn)은 그루블러로부터 회사를 인수하여 그 일을 계속해 나갔다. 세계 1차 대전으로 글루블러 염료는 영국과 미국의 시장을 잃어 버리게 되었다. 제2차 세계 대전 중에는 이 회사가 'Chroma Gesellschaft-Schmid GmbH and Co.'란 이름으로 운영되었다. 이 회사는 현재 미국 매릴랜드(Maryland)의 락크빌(Rockville)에서 'Cell Point Scientific'으로 운영되고 있다.

콘(H. J. Conn)과 그의 동료들은 1920년대 초 시장에서 독일 염료가 사라진 관계로 미국에서 염료 생산을 감독하기 위해 생물학적염료위원회(Biological Stain Commission, BSC)를 창설하였다. 그들의 임무는 미국에서 생산되는 모든 염료를 검사하고 표준화하는 것이었다. 검정을 통과한 염료에는 생물학적 염료위원회로부터 인증번호(commission certification number)가 주어지고 염료화합물의 화학적 함량과 순도를 보장받게 된다.

1900년대 초 근대 생리학 및 내분비학과는 의과학의 발전과 함께 조직절편으로부터 세포나 조직의 기능을 평가할 필요가 급증하였다. 이러한 요구에 부응하여 고정된 조직절편에서 세포 수, 세포와 조직의 크기 및 염색 특성을 비교할 수 있게 되었고, 특수 염색을 이용하여 특정 화학 작용기를 염색하여 조직절편에서 생화학적 활성(예 : 특수 효소 활성도)을 평가할 수 있게 되었다.

1938년에는 린더스트롬-랭(Linderstrom-Lang)에 의해 전기냉동절편기(cryostat)가 개발되어 동결절편법(frozen section technique)이 보다 신속하고 간편한 방법으로 정착되면서 조직화학에 관한 연구가 획기적인 발전을 이룩하였다. 그 결과 1940년대에서 1950년에 걸쳐 조직화학 관련 논문과 서적의 발행이 급격하게 증가하게 된다. 이들 중 특히 릴리(Lillie)는 근대 조직화학의 선구자로, 이 분야에서 20세기 최고의 마술사(master magician)로 추앙받고 있다. 그의 저서 『Histopathologic Technic and Practical Histochemistry (1954)』는 전 세계의 병리의사, 조직화학자, 조직병리사들이 읽어야 할 필독서로서 인정받고 있다. 1970년대 중반에는 조직화학이나 세포화학에 면역학적 방법을 접목시킨 면역조직화학(immunohistochemistry, IHC)과 면역세포화학(immunocytochemistry, ICC)을 이용하여 특정 세포나 조직으로부터 단백질의 위치 확인이 가능하게 되었다. 1980년 분자생물학의 출현으로 조직학에 분자생물학적 기법을 접목시킴으로써 제자리부합법(in situ hybridization, ISH)을 사용할 수 있게 되어 복잡한 조직 내에 있는 특정 세포에서 발현되는 흥미 있는 유전자들도 가시화할 수 있게 되었다. 면역조직화학과 제자리부합법의 두 강력한 기술은 연구자들에게 특정 단백질의 저장과 합성의 차이를 감별할 수 있는 도구로 이용할 수 있게 됨으로써 마침내 조직생리학자들이 구조와 기능의 관계를 쉽게 구명할 수 있는 적절한 방법을 손에 넣을 수 있게 되었다. 과거에는 상상할 수 없었던 현미경 분석 도구, 조직 표본제작을 위한 자동 장치, 세포의 입체구조, 형태, 내용물 및 활성을 평가할 수 있는 컴퓨터 프로그램들이 개발되어 이용자가 손쉽게 활용할 수 있는 시대를 목격하고 있다.

III. 조직검사법의 종류

1. 광학현미경적 검사법

1) 조직형태학적 검사

염료를 사용하여 조직의 형태를 염색하여 관찰하는 방법으로 목적에 따라 일반 염색, 결합조직 염색(그림 1-4), 신경조직 염색, 조직 내 병원미생물 염색 등으로 나누어진다. 또 염료대신 은을 특정 조직의 표면에 침착시켜 관찰하는 도은법(silver impregnation)도 자주 이용되고 있다.

2) 조직화학적 검사

조직 내에 포함된 각종 유기, 무기물질을 대상으로 염료를 포함한 여러 화학물질을 사용하여 검출하는 방법이며 그 목적에 따라 다음과 같이 나눌 수 있다.

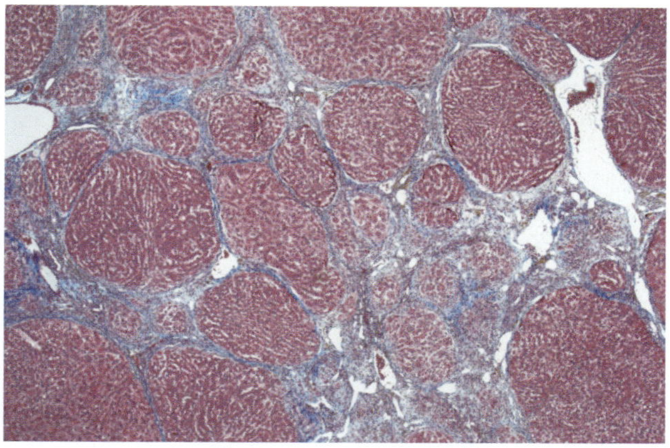

그림 1-4. **조직형태학적 검사.** 아교섬유를 보기 위한 Masson trichrome 염색.

(1) 일반조직화학(general histochemistry)

핵산, 탄수화물, 지질 등과 같은 유기질 및 철, 칼슘, 구리 등의 무기질 검출을 위해 보통 염료가 사용되지만, 드물게 이들 성분에 무색의 시약을 첨가하여 유색 반응산물을 형성시켜 검출하는 경우도 있다.

검출 대상 물질에 따라 각각 핵산 조직화학(nucleic acid histochemistry), 탄수화물 조직화학(carbohydrate histochemistry)(그림 1-5), 지질 조직화학(lipid histochemistry) 및 무기질 조직화학(inorganic histochemistry)으로 세분하여 다루기도 한다.

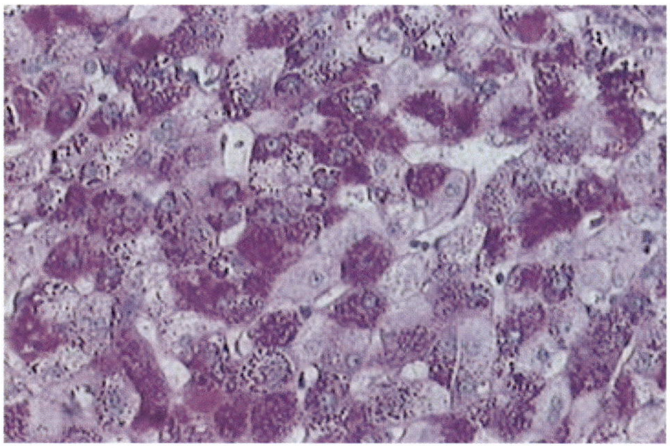

그림 1-5. **탄수화물 조직화학적 검사.** PAS 염색에 의한 간세포 내 글리코겐의 검출.

(2) 효소조직화학(enzyme histochemistry)

효소와 기질 사이의 특이적인 반응을 이용하여 조직절편 위에서 효소활성부위를 가시화(visualization)하는 방법이다. 이 경우 처음 조직절편 위에 기질을 첨가하면 효소의 작용으로 기질의 분해산물이 생성되는데 이를 일차반응산물(primary reaction product, PRP)이라 부르며 흔히 무색을 띤다. 따라서 이 반응산물을 가시화하기 위해 한 단계 이상을 거쳐 효소활성부위에 유색의 반응산물을 침착시킴으로써 반응이 종결된다. 이때 생성되는 유색반응산물을 최종반응산물(final reaction product, FRP)이라 하여 PRP와 구별하고 있다(그림 1-6).

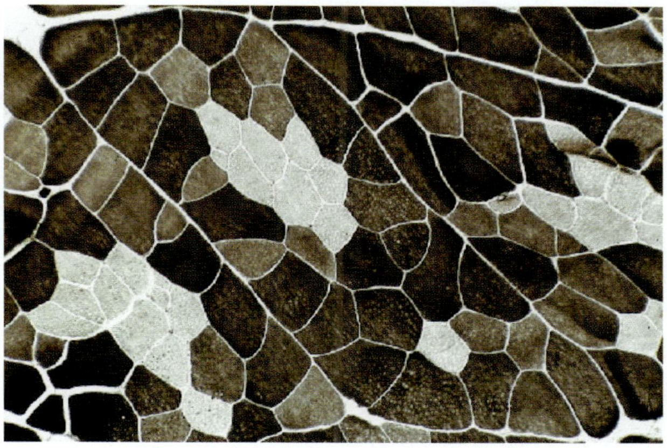

그림 1-6. **근섬유형 감별을 위한 효소조직화학적 검사.** ATPase 염색

(3) 면역조직화학(immunohistochemistry)

면역조직화학은 조직절편 위에 존재하는 항원(antigen)을 검출하기 위하여 항체(antibody)를 이용하는 방법으로 보통 줄여서 면역염색법(immunostaining)이라 부르며, 다른 방법에 비해 특이도(specificity)와 민감도(sensitivity)가 매우 높은 염색법이다.

이 염색법에는 항체에 형광염료(FITC) 또는 효소(enzyme)를 표지(labelling)하여 항원과 결합시킨 다음 현미경을 사용하여 관찰하는 두 가지 방법이 있는데 전자를 형광항체법(fluorescent labelled antibody method), 후자를 효소항체법(enzyme labelled antibody method)이라 부른다(그림 1-7). 이 경우 형광염료가 표지된 항체를 사용한다면 동결절편(frozen section)을 제작하여 반응시킨 후 암소에서 형광현미경으로 관찰하며, 효소가 표지된 항체를 사용할 경우 파라핀절편(paraffin section)을 탈파라핀하여 반응시킨 후 광학현미경으로 관찰한다.

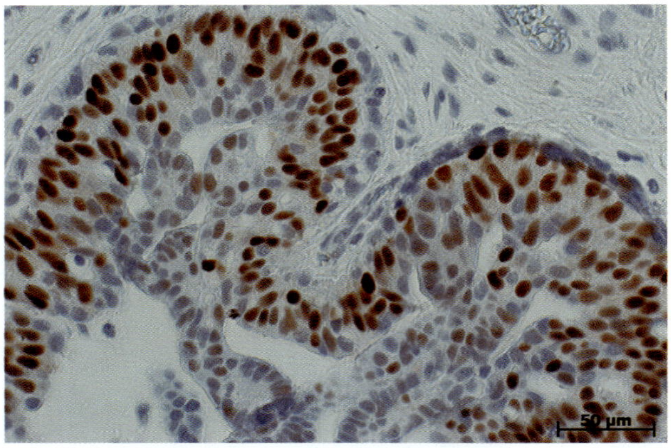

그림 1-7. 면역조직화학적검사. 효소항체법을 이용하여 면역염색한 유방암 세포의 염색사진

3) 분자생물학적 검사(molecular pathology)

(1) 제자리부합법(in situ hybridization, ISH)

ISH는 핵산탐심자(nucleic acid probe)를 이용하여 조직 내의 DNA 또는 RNA의 염기서열(base sequence)을 검출하는 분자병리학적 방법으로 특히 감염성 질환의 진단에 많이 활용하고 있다. ISH는 서던블로팅(Southern blotting), 노던블로팅(Northern blotting) 등의 다른 핵산 부합법(nucleic acid hybridization)과는 달리 검체 내에서 DNA 또는 RNA를 추출하지 않고 조직 위에서 그대로 양성 신호(positive signal)를 확인할 수 있어서 특이성이 매우 높은 검사이며, 보통의 포르말린 고정을 한 파라핀 절편도 이용할 수 있는 점이 큰 장점이다. 이 검사법은 DNA-DNA, RNA-RNA, DNA-RNA 사이의 상보적인 결합(complementary bonding)을 이용한 것으로써 항원-항체반응을 이용한 면역염색법과 원리가 매우 유사하다(그림 1-8).

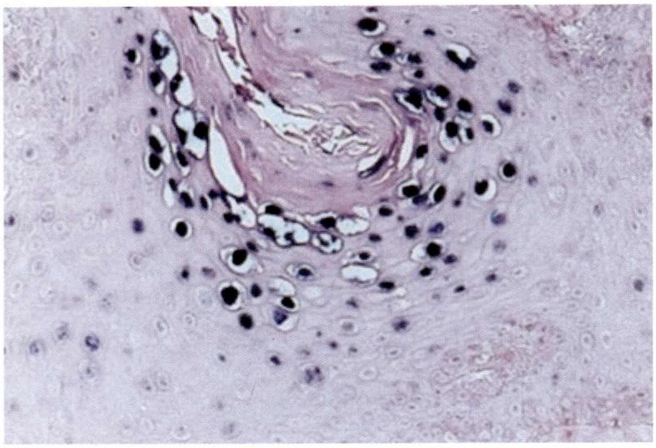

그림 1-8. 제자리부합법. ISH법에 의한 자궁목 조직 내 인유두종 바이러스(human papilloma virus) 감염부위 검출

(2) 중합효소연쇄반응(polymerase chain reaction, PCR)

PCR은 DNA 중합효소(DNA polymerase)를 이용하여 DNA의 특정 영역을 몇 시간 내에 수십만 배로 증폭(amplification)시키는 방법이다. 이 반응은 세포나 조직으로부터 추출한 이중가닥의 DNA를 단일가닥으로 분리하는 변성과정(denaturation), 합성 시발체(primer)가 상보적인 주형 DNA 단일가닥에 특이적으로 결합하는 어닐링 과정(annealing), DNA 중합효소에 의한 시발체의 신장 과정(extention)의 3단계로 이루어지며, 이 주기(cycle)를 반복함으로써 DNA를 증폭한다. 따라서 두 가닥의 DNA를 분리 후 검출 DNA 영역이 포함된 두 종류의 시발체를 첨가하면 그 영역은 두 배로 늘어나고 이 과정을 반복하면 지수함수적으로 DNA가 증폭되기 때문에, 특정 영역의 염기서열(base sequence)을 가진 게놈(genome)이 한 분자라도 있으

면 DNA 단편을 대량으로 얻어낼 수 있다. 이 경우 생성된 PCR 산물은 간편한 전기영동(electrophoresis)을 거쳐 쉽게 분석할 수 있다(그림 1-9).

최근에는 이 원리를 이용하여 조직절편 위에서 특정 염기배열을 직접 증폭시킬 수 있는 IS-PCR (in situ PCR)도 개발되어 PCR 산물을 직접 면역염색법으로 확인할 수 있게 되었다.

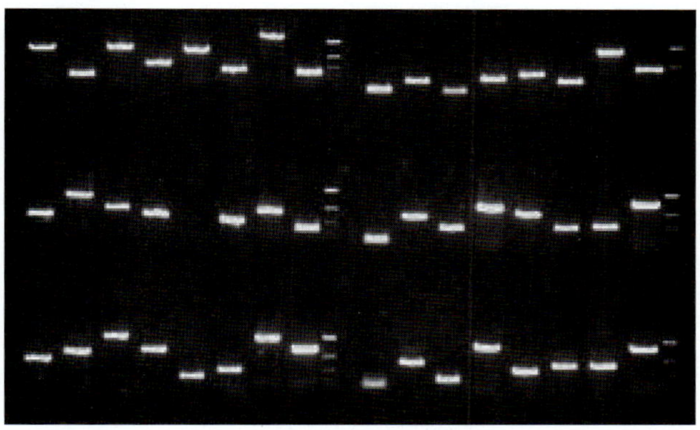

그림 1-9. **중합효소연쇄반응(PCR).** 전기영동에 의한 확인

(3) 세포자멸사(apoptosis) 검사

세포자멸사에 의한 세포의 죽음에서는 핵의 이중가닥(double strand) DNA가 절단되어 180~200 염기쌍(base pair) 길이의 배수로 절단된 조각이 만들어지기 때문에 괴사(necrosis)에서 나타나는 무작위적인 DNA 분해에 의한 것과 비교된다. TUNEL (Terminal deoxynucleotidyl transferase dUTP Nick End Labeling) 검사는 세포자멸사를 일으킨 세포에서 단편화된 DNA의 유리 3'-OH 말단에 deoxynucleotide를 추가하는 효소인 terminal deoxynucleotidyl transferase (TdT)를 이용하여 digoxigenin-dUTP를 표지한 다음 antidigoxigenin-peroxidase와 반응시킨 후 발색시켜 광학현미경으로 관찰하거나(그림 1-10) fluorescein-dUTP를 표지하여 형광현미경이나 유세포분석법(flow cytometry)으로 분석하는 방법이다.

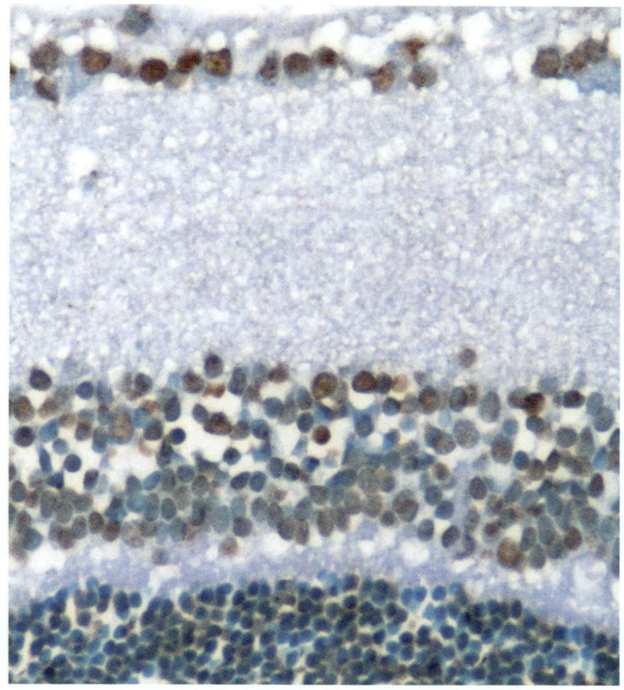

그림 1-10. **자멸세포의 검출.** 랫드의 망막. 갈색으로 염색된 핵을 간직한 세포가 세포자멸사를 일으킨 세포임. TUNEL, 400배

2. 전자현미경적 검사법

1) 투과전자현미경법(transmission electron microscopy, TEM)

투과전자현미경은 광학현미경과는 달리 광선 대신 전자선(electron beam)을 이용하고, 유리렌즈 대신 철과 코일로 만든 전자렌즈(electron lens)를 사용한다. TEM은 얇은 조직절편을 통과한 전자선을 확대하여 초미세구조(ultrastructure)를 검사하는 현미경으로서 그 구성은 광학현미경과 매우 유사하다.

2) 주사전자현미경법(scanning electron microscopy, SEM)

검체표면에 가는 전자선(electron probe)을 주사(scanning)하여 검체로부터 방출되는 전자 및 전자기파(electromagnetic wave)를 신호로 하여 텔레비전 화면과 마찬가지로 브라운관(cathode ray tube : CRT, 음극선관) 위에 밝기의 변화로서 상을 나타내도록 만든 현미경으로 주로 검체 표면의 미세 형태를 조사할 때 이용된다.

3. 유세포분석법(flow cytometry)

유세포분석기(flow cytometer, FCM)는 일정한 점을 통과하는 단세포부유액(single cell suspension)에 적당한 레이저광선(laser beam)을 조사하여 빛의 산란, 형광물질의 발광을 감지기(detector)로 감지한 다음, 이를 전기적 신호로 전환하고 증폭하여 숫자로 기록하여 컴퓨터에 저장하는 원리를 이용한 기기이다. 이 기기는 광원(laser) 및 집광기(optical system), 검체챔버, 튜브, 노즐로 구성된 유체계(fluid system), 빛충격(light impulse)을 디지털 신호(digital signal)로 바꾸어주는 전자기기(electronic system), 기계의 조작을 조절하고 자료를 모으고 분석하여 그래프를 그리는 컴퓨터(computer)등 4가지 시스템으로 구성되어 있다(그림 1-11). 이 분석방법을 이용하면 세포표면의 항체나 핵산과 결합한 형광염료의 존재를 찾아낼 수 있을 뿐만 아니라, 특정 세포의 수 또는 DNA 함량 등에 대한 정보를 얻을 수 있고 이 결과를 컴퓨터로 통계적으로 처리하면 세포동력학적 변화(cell kinetic change)를 알아낼 수 있다. 이 검사방법은 단세포부유액을 사용해야 하기 때문에 파라핀 포매조직의 경우 절편에서 파라핀을 제거한 후 트립신(trypsin)과 같은 단백질분해효소로 조직을 분해하는 전처리 과정이 필요하다.

조직병리 분야에서 FCM의 이용은 주로 암세포 진단 시 정확성을 높이기 위해 사용된다. 인체에서 발생하는

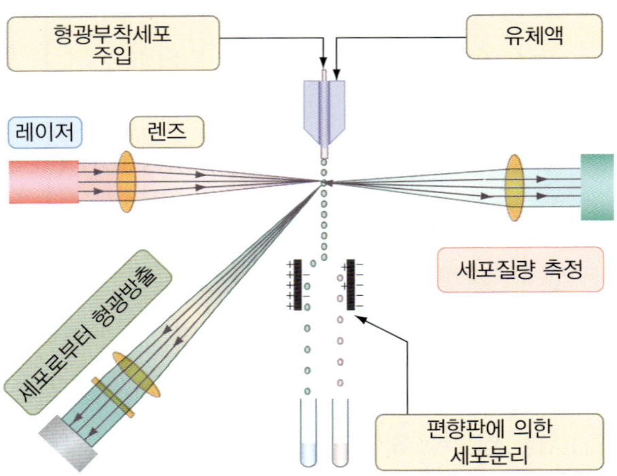

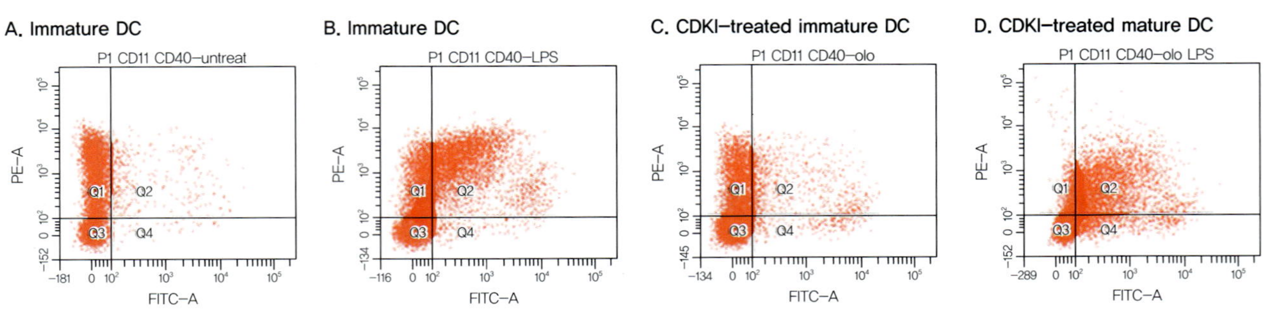

그림 1-11. 유세포분석기 A. 구성 모형도 B.결과 사이토그램(cytogram)

대부분의 암에서 암세포는 이수체(aneuploidy)를 나타내며 배수성의 이상 정도는 환자의 예후에 중요한 정보를 제공한다.

IV. 조직검사법

조직검사는 절편기를 이용하여 조직검체로부터 얇고 투명한 절편을 제작하여 관찰하는 방법으로 조직의 구성, 즉 세포와 세포 사이의 상호관련성을 보존할 수 있다는 것이 가장 큰 장점이다.

일반적으로 조직검사란 이 검사를 말한다. 박절에 의해 얻어진 조직절편(tissue sections)은 본래 지니고 있던 입체적인 구조가 단일 세포층으로 전환되며, 그 위에 여러 종류의 염색을 하여 조직세포 구조를 관찰하는 것이다. 그러나 조직염색표본을 해석하는 데 해당 조직의 절단면이 어느 방향에서 절단되었는가에 따라 그 형태가 매우 다양하게 나타나므로 많은 경험이 필요하다. 그 예로, 뇌에서 그 절단 방향에 따라 이마면(frontal plane) 또는 관상면(coronal plane), 시상면(sagittal plane), 가로면(transverse plane)으로 자르면 절단면에 따라 매우 놀라운 형태학적 변화를 보이는 것을 알 수 있다(그림 1-12).

조직학 분야에서 각종 절편제작법을 어디에 어떻게 적용할 것인가에 대한 정확한 판단은 대부분의 연구실험뿐만 아니라 일반 조직검사를 수행하는 데 매우 중요한 요소 중 하나이다. 작은 조직편의 경우, 그것을 정확히 재구축(reconstruction)하여 관찰하기 위하여 연속절편(serial sections)을 제작하여야 한다. 이것은 조직 전체를 박절한 후, 각 절편의 순서를 정확히 배열하여 번호를 기재한 다음 적절한 염색을 하여 절편의 순서에 따라 관찰하여 조직 전체의 변화를 통합적으로 검색하는 방법이다. 이 경우 조직편의 크기가 크면 클수록 연속절편을 얻기 어렵게 되므로 다른 방법을 이용하거나, 아니면 절편을 일정한 간격으로 구분하여 각각 관찰하고, 이를 다시 종합하여 검토하면 조직 전체의 변화에 대한 좋은 결과를 이끌어낼 수 있다.

신선한 또는 고정된 조직편을 예리한 면도날을 사용

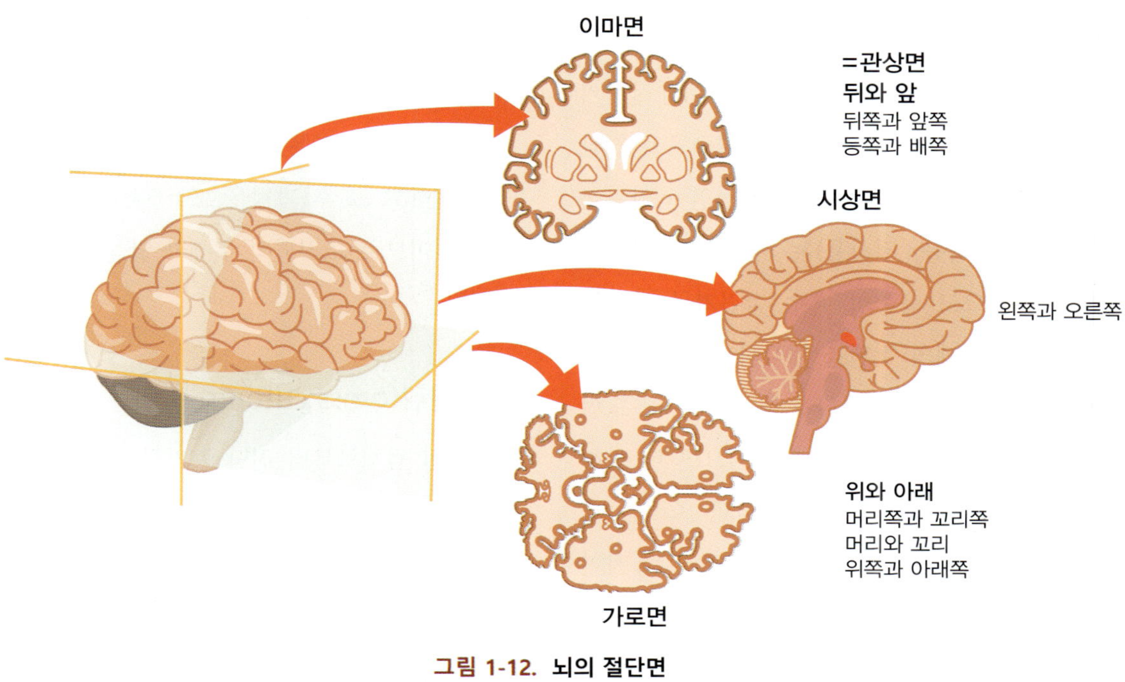

그림 1-12. 뇌의 절단면

하여 수기(hand techniques)에 의해 그 표면만을 절단한 후, 염색하여 관찰하는 방법이 1928년 테리(Terry)에 의해 보고되었다. 그후 이 방법은 조직의 신속한 진단법의 하나로 평가되고 있으나, 오늘날 대부분의 조직진단은 절편기를 이용한 조직절편검사가 주류를 이루고 있다.

조직편을 절편기로 절단하려면 조직이 적당한 강도로 유지되어야 한다. 이 과정은 간단히 조직편을 동결시켜서도 할 수 있으나, 일반적으로 파라핀, 셀로이딘, 합성수지를 조직 속으로 침투하여 단단히 굳혀야 한다. 동결절편법의 경우 조직을 전기냉동절편기에서 즉시 얼려 절단하지만, 파라핀 등을 침투시킬 경우에는 조직내부의 물질 확산을 막고 그 구조를 보존하기 위하여 먼저 고정시킨 다음 표본을 제작한다.

일반 조직검사의 목적에 적합한 절편의 두께는 평균 3~5 μm이다. 그러나 일반 목적과는 달리 지방조직, 신경섬유, 혈관 등의 특수 조직의 관찰에는 오히려 10~25 μm 정도의 절편 두께가 더욱 효과적이다. 이와 반대로 세포 내 초미세구조(ultrastructure)의 관찰에는 50~100 nm (0.05~0.1 μm)의 초미세절편(ultrathin section)을 필요로 하게 된다. 후자의 경우에는 침투제로 합성수지를 사용하고 초미세절편기(ultramicrotome)로 박절하여 전자현미경으로 관찰한다. 이외에도 폐 또는 기타 기관의 전체적인 육안관찰을 필요로 할 때(교육용, 전시용)는 기관 전체를 젤라틴으로 포매하여 크고 육중한 특수 절편기를 사용하여 300~400 μm 두께의 절편을 제작하기도 한다. 또한 조직검사에서 취급하는 대다수의 조직은 부드럽기 때문에 박절을 하기 위해 지주제가 필요한 데 반하여, 뼈조직과 같이 석회가 침착된 딱딱한 조직은 탈회(decalcification)라는 과정을 거쳐 칼슘을 제거한 후 절편을 제작한다. 단, 뼈조직일지라도 골다공증(osteoporosis), 골연화증(osteomalacia) 등과 같은 대사성뼈질환(metabolic bone disease)의 경우는 기질의 석회 침착 정도를 검색해야 하므로 비탈회 상태의 뼈조직편을 합성수지로 포매하여 절편을 제작하여야 한다.

1. 일반 조직염색표본 제작과정

일반적인 조직표본의 제작은 임상으로부터 접수한 고정조직이나 생검조직을 가지고 진단에 가장 중요한 부위를 유리슬라이드 내에 들어갈 수 있도록 일정한 크기로 절취하여 고정한 다음 물에 수세하고 탈수, 투명, 파라핀 침투, 포매과정을 거쳐 현미경으로 관찰할 수 있게 얇게 박절한 절편을 염색 및 봉입하는 과정으로 진행된다(그림 1-13). 그러나 검사의 특성이나 검체의 종류에 따라 진행 과정이 약간 달라지기도 한다.

조직진단은 목적에 따라 효소조직화학법, 면역조직화학법(형광항체법, 효소항체법), 전자현미경관찰법 등 여러 가지 방법을 사용한다.

1) 고정(fixation)

인체로부터 생검이나 수술에 의해 채취한 검체의 사후 변화를 막고 그 후 진행 과정에서 조직이 분해되는 것을 막기 위해 보통 단백질 변성용액 내에 조직을 넣어 고정하고 그 후 과정은 모두 단순한 화학적 확산에 의한 것이므로 조직편의 두께가 얇을수록 신속하게 진행된다.

2) 절취(gross cutting)

접수된 검체로부터 진단에 가장 중요한 부위를 유리슬라이드 내에 들어갈 수 있도록 일정한 크기로 잘라낸다. 병변부위와 정상부위가 함께 포함되도록 자른다.

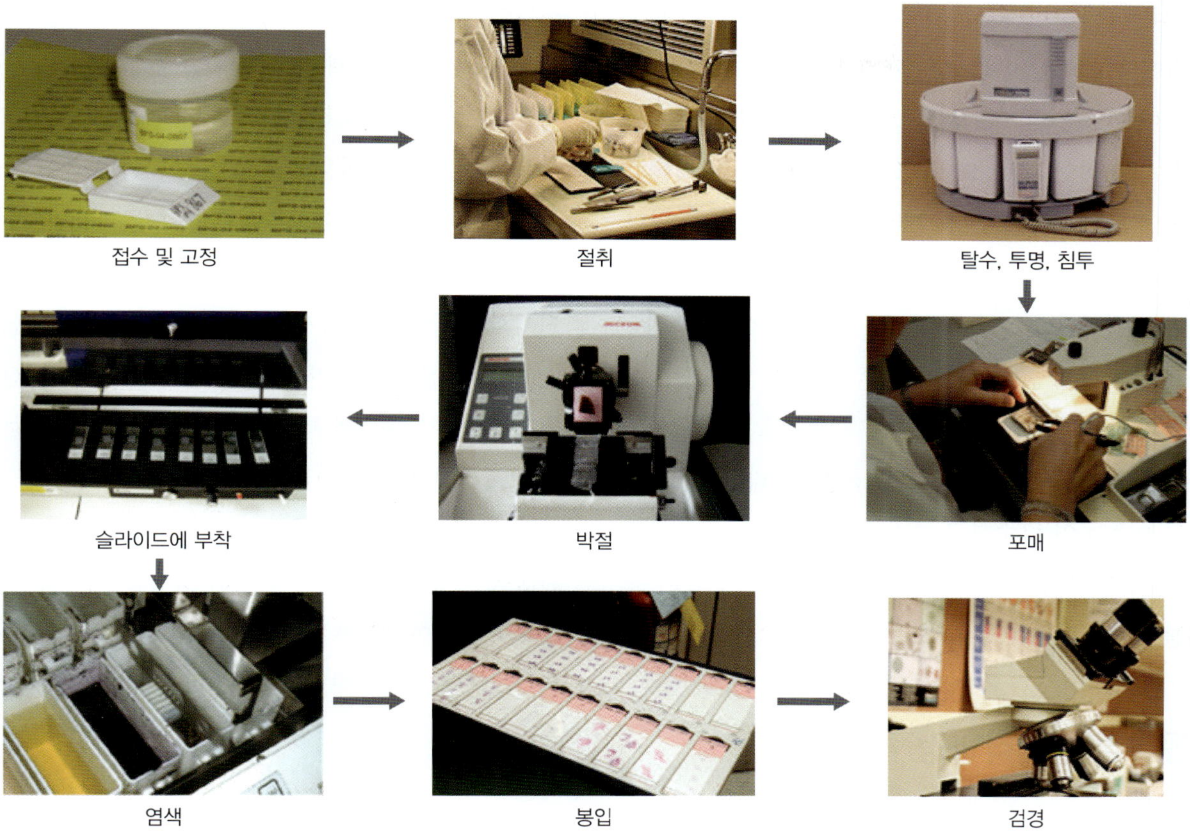

그림 1-13. 파라핀 조직표본 제작과정

3) 탈수(dehydration)

조직으로부터 수분을 제거하는 과정으로 저농도의 알코올로부터 점진적으로 고농도의 알코올(70% → 80% → 90% → 95% → 100%)로 이동한다.

4) 투명(clearing)

탈수과정에 사용된 조직 내 알코올을 제거하고 파라핀에 혼합될 수 있는 중간제(예 : 자일렌)에 조직을 담가둔다. 탈수와 투명 과정에서 조직 내의 지방이 녹아 나오므로 파라핀 포매조직이 지방염색으로 사용될 수 없는 이유이다.

5) 파라핀 침투(paraffin infiltration)

조직 내에 남아 있는 중간제(자일렌)를 제거하고 조직에 존재하는 공간들이 그대로 보존되도록 녹아 있는 파라핀을 채우는 과정이다.

6) 포매(embedding)

침투가 끝난 조직을 녹아 있는 파라핀(60℃)에 조직을 심은 후 냉각시켜 조직과 파라핀을 얇게 자를 수 있도록 충분한 강도를 갖도록 만들어 주는 과정이다.

7) 박절(microtomy)

현미경 관찰을 위해 조직을 얇게 절편(sections)하여 잘라내는 과정이다.

8) 염색(staining)

조직이나 세포학적 특성을 확인하기 위해 다양한 염색법들이 사용된다. 조직절편으로부터 자일렌으로 파라핀을 제거한 후 고농도 알코올에서 저농도 알코올로 이동한 다음 조직절편을 함수시킨다. 일반 구조의 관찰에는 헤마톡실린-에오신(hematoxylin-eosin, H&E) 염색을 사용한다.

9) 봉입(mounting)

염색이 끝난 절편을 저농도 알코올로부터 고농도 알코올로 이동하여 탈수하고 중간제(예 : xylene)로 알코올을 제거한 후 캐나다발삼(canada balsam)과 같은 봉입제를 사용하여 커버글라스로 덮는다.

2. 동결절편 제작과정

동결절편법(frozen section technique)은 전기냉동절편기(cryostat)를 이용하여 미고정된 신선한 조직편이나 고정된 조직편을 젤리모양의 포매제(OCT compound)에 포매하고 전기냉동절편기에서 순간적으로 동결시켜 조직표본을 제작하는 방법이다(그림 1-14). 이 방법을 이용하면 얇은 절편의 박절이 가능하며 조직화학적 검사(효소조직화학, 형광항체법, 효소항체법)에 활용할 수 있다. 또 파라핀 표본에 비해 미세한 점에서 해상력이 떨어지는 결점이 있지만 아주 빠른 시간 내에 표본제작이 가능하고 조직 병리진단을 신속히 얻을 수 있기 때문에 특히 수술 중 신속진단에 많이 이용되고 있다.

파라핀 또는 동결절편법으로 생산된 절편은 현미경 관찰을 위해 염색 및 기타 여러 방법을 이용하여 관찰하게 된다. 여기서는 앞으로 다루게 될 여러 가지 조직검사방법들을 나누어 간략히 그 개념만을 설명하였다.

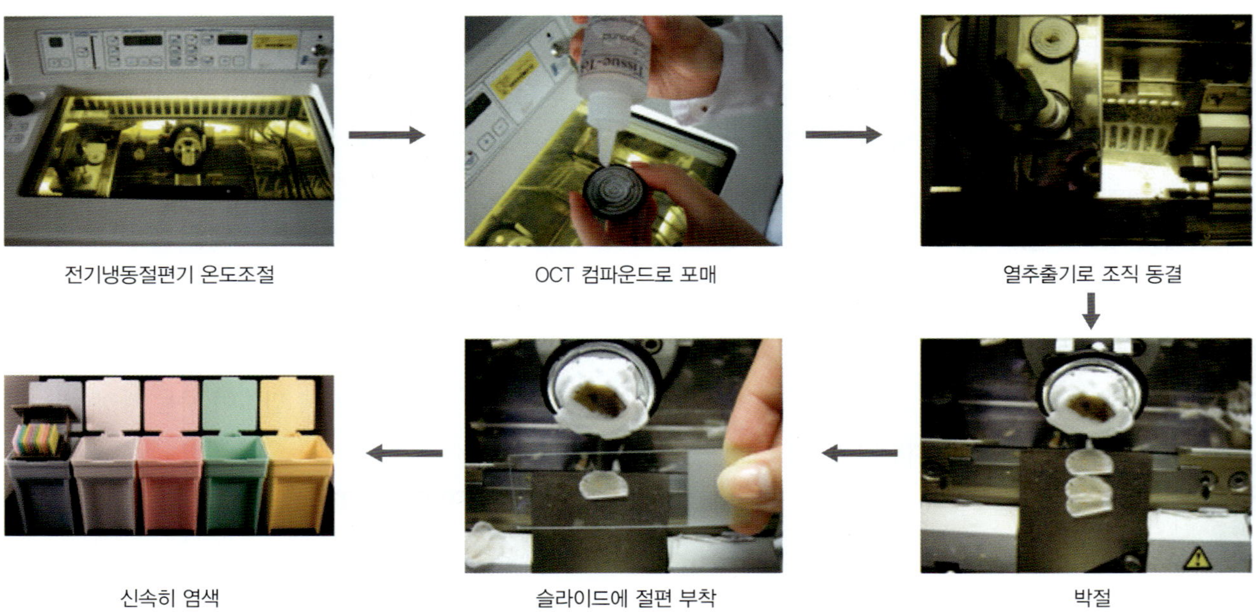
전기냉동절편기 온도조절
OCT 컴파운드로 포매
열추출기로 조직 동결
박절
슬라이드에 절편 부착
신속히 염색

그림 1-14. 동결절편 제작과정

참고문헌

1. Bracegirdle, B. History of Microtechnique. Chicago: Science Heritage, 1987.
2. Brightman, R. "Perkin and the Dyestuffs Industry in Britain". Nature 177(4514): 805-856, 1956.
3. Clark, G. Kasten, F.H. History of Staining, Chapter 1: Ralph Dougall Lillie, 3rd ed. pp. 1-34. Williams & Wilkins, Baltimore, 1983.
4. Egerton, F. N. Van Leeuwenhoek as a founder of animal demography. Journal of the History of Biology 1:1-22, 1967.
5. Frank N. Egerton. A History of the Ecological Sciences, Part 19: Leeuwenhoek's Microscopic Natural History. Bulletin of the Ecological Society of America 87(1): 47-58, 2006.
6. Holme, I. "Sir William Henry Perkin: a review of his life, work and legacy". Coloration Technology 122 (5): 235-251, 2006.
7. Titford, M. George Gruber and Karl Hollborn: two founders of the Biological Stain Commission. Journal of Histotechnology 2:155-158, 1993.

02

현미경의 구조와 종류

Structures and types of microscope

학습목표

- 물체의 크기를 나타내는 단위에 대해 설명한다.
- 현미경 분해능에 대해 설명한다.
- 현미경 기본구조를 설명한다.
- 개구수에 대해 설명한다.
- 렌즈 수차의 종류와 그 의미를 설명한다.
- 현미경의 종류와 사용 용도를 설명한다.

광학현미경은 지금으로부터 400년 전에 이미 조직표본 관찰을 위한 표준 기구로 사용되었다. 지난 50년간 전자현미경의 발달로 인해 세포구조에 대한 지식이 놀라울 만큼 확장되었으나 아직도 광학현미경을 능가하지는 못하고 있다. 자연일광이나 인공가시광선을 사용하는 광학현미경은 그 분해능이 광원의 파장으로 인해 제한되어 있다. 즉, 400~800 nm 파장의 가시광선으로는 그 파장의 1/2 이상으로 가까이 있는 두 개의 분리된 점을 구별하기 불가능하다. 따라서 0.2 μm 이하의 작은 물체는 명확히 식별하기가 어렵다. 자외선과 같이 더 짧은 파장의 광선은 좀 더 높은 분해능을 얻을 수 있으나, 이 광선은 볼 수 없기 때문에 확대상을 형광판(fluorescent screen)에 투영하거나 사진촬영을 해야만 관찰할 수 있다.

형광현미경에서는 비가시성의 자외선이 검체에 의해 가시광선으로 전환되므로 결국 광학현미경적 기술에 포함된다. 이에 대해 전자(electron)의 흐름은 파장이 짧기 때문에 전자현미경의 확대상은 파장에 의해 제한을 받지 않는다. 따라서 현미경은 크게 광학현미경(light microscope)과 전자현미경(electron microscope)으로 나눈다. 병리과에서는 적어도 광학현미경, 형광현미경, 전자현미경의 3가지 현미경을 갖추고 있기 때문에 이들 현미경에 대한 기본 이론과 구조에 대해 알아야 하고 렌즈의 결함과 한계 및 일부 현미경에 관한 특수기술에 대해 이해하여야 한다.

모든 종류의 현미경은 물체를 볼 수 있는 체계(system)로 되어 있어 직접 눈으로 보거나 음극선관(cathode-ray tube)을 통하여 관찰하거나 사진으로 볼 수 있다. 400~800 nm 파장의 가시광선은 현미경에서 사용할 수 있는 극히 일부의 파장만을 보여준다. 이 파장은 현미경에 의해 검경할 물체의 크기로 비교된다. 그림 2-1은 일부 현미경의 분해능을 나타낸 것이다. 크기의 측정을 위한 미터법은 이용하며, 이 측정단위 중 하나로 International System of Unites로 알려져 있으며 프랑스의 le Systeme International d'Unites (SI)에서 따온 것이다. 조직학에서는 길이의 측정단위로 milimeter (mm) (meter(m)의 1/1,000), micrometer (μm) (mm의 1/1,000), nanometer (nm) (μm의 1/1,000)을 사용한다. Micrometer (μm)는 micron (μ)과 같은 길이의 단위이며, nanometer (nm)는 milimicron (mμ)과 같다. Angstrom(Å)은 nm의 1/10이다. Micron, milimicron, Angstrom 단위는 현재도 SI 체계와 함께 계속 사용되고 있다.

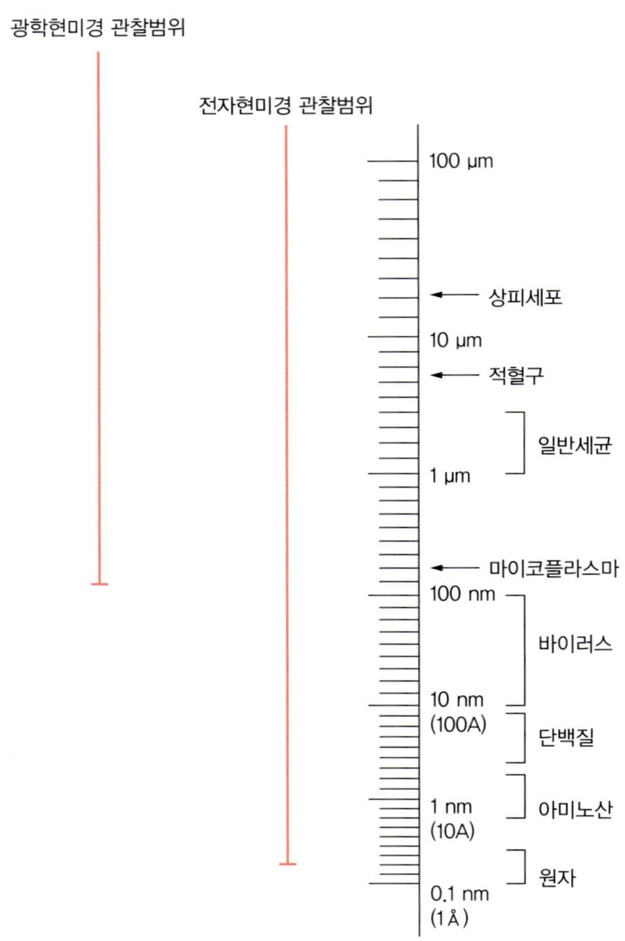

그림 2-1. **생물체의 구조 크기와 분해능과의 관계**

I. 광학현미경(light microscope)

현미경은 여러 회사의 제품이 있고 각각은 다소의 특징이 있으나 일반적인 사용 목적으로는 어느 제품을 사용하여도 큰 문제가 없다.

광학현미경은 그 목적에 따라 구조가 약간씩 다르지만 기본 구조는 거의 같기 때문에 일상적으로 사용하는 현미경의 일반구조와 광로계를 그림으로 나타내었다(그림 2-2). 광학현미경은 2가지의 요철 렌즈계를 조합시켜 물체를 확대하여 관찰하는 장치이다. 요철 렌즈계는 검체 쪽의 렌즈(대물렌즈, objective lens)와 관찰자 쪽의 렌즈(접안렌즈, ocular lens)로 확대 실상을 만들고 명시야의 거리(눈에서 250 mm)에 만들어진 확대 허상을 관찰하는 것이다. 이 밖에 표본을 조명하기 위한 광원이나 이들 광학계를 집어 넣어 작동하기 위한 경통 및 부속장치로 구성되어 있다.

다음은 현미경 사용 시 필요한 이론, 기능, 용어에 대하여 기술한 것이다.

1. 총 배율

대물렌즈의 배율과 접안렌즈의 배율을 곱한 것으로 광학현미경의 대물렌즈에서 1~100배, 때에 따라 접안렌즈에서 5~20배로 확대하면 총 배율은 이론적으로 5~2,000배의 범위로 확대가 가능하다. 그러나 실제로는 1,500배 이상으로 배율을 높여도 분해능 때문에 의미가 없다. 이를 '무효배율(empty magnification)'이라 부른다.

2. 실제 시야

현미경으로 관찰할 수 있는 검체의 직경으로 대물렌즈의 배율과 접안렌즈의 '시야수'(접안렌즈 내에 있는

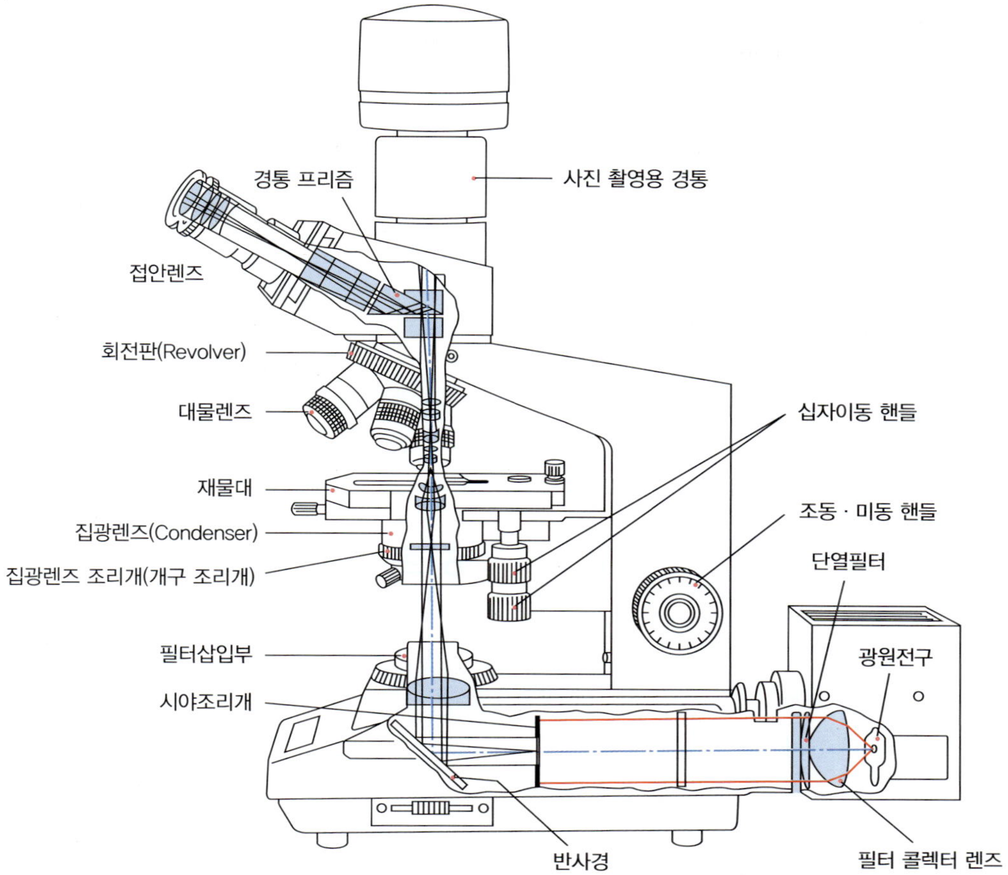

그림 2-2. **광학현미경의 구조 명칭과 광로**

고정 시야조리개의 직경을 mm로 나타낸 것으로 10배 렌즈에서 18 · 20 · 26.5가 있다)에 의존한다. 렌즈배율이 작을 때, 접안렌즈의 시야수가 클수록 실제 시야가 커져 큰 표본을 관찰할 수 있다(초광시야 접안렌즈).

$$\text{실제 시야(mm)} = \frac{\text{접안렌즈의 시야수}}{\text{대물렌즈의 배율}}$$

3. 동초점거리(parafocal distance)

표본에서 대물렌즈가 부착된 위치까지의 거리를 말한다. 현재 주류를 이루고 있는 장경의 동초점거리는 표본 위에 0.17 mm의 커버글라스가 덮여 있을 경우 정확하게 45.06 mm가 된다.

4. 경통길이(mechanical tube length)

대물렌즈가 부착된 위치에서 접안렌즈가 부착된 위치까지의 거리로 160 mm이다(그림 2-3).

5. 개구수(numerical aperture, NA)

분해능, 초점심도, 밝기 등 현미경 대물렌즈의 성능을 판단하는 중요한 수치의 하나이다. 개구수가 클수록

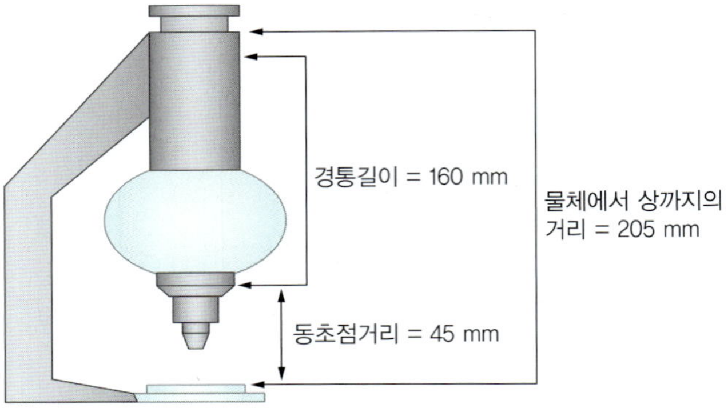

그림 2-3. 동초첨거리와 경통거리

분해능이 좋아진다. 미세한 부분을 관찰하고 싶을 때는 개구수가 크고 보다 고배율인 대물렌즈를 사용하는 것이 좋다. 즉 대물렌즈의 각이 넓을수록 더 많은 빛을 받아들일 수 있기 때문에 분해능이 더 좋아지고 개구수가 더 커지며, 작동거리는 더 짧아진다(그림 2-4). 개구수는 대물렌즈와 조직표본 사이의 매질의 굴절률(n)에 렌즈의 최대수용각(μ)의 사인(sine)값을 곱한 것으로 정의할 수 있다. 즉 NA = n x sin u이다(그림 2-5). 이 경우 매질의 굴절률(n)은 진공상태에서 빛의 속도와 매질에서 빛의 속도의 비율로서 공기(air)는 n = 1.000, 물(water)은 n = 1.333, 유침(immersion oil)은 n = 1.515, 유리(glass)는 n = 1.520이다. 개구수의 값은

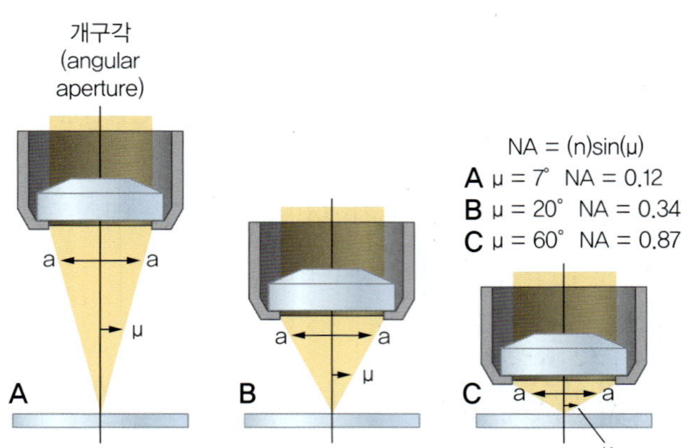

그림 2-4. 대물렌즈의 최대수용각과 분해능의 관계. 대물렌즈의 최대 수용각 μ는 개구각(angular aperture) (A)의 1/2로 개구수(NA)에 영향을 미치며, 개구수가 클수록 분해능이 좋아진다.

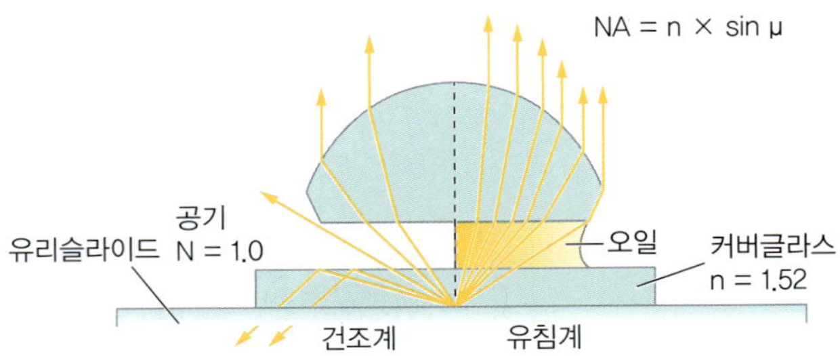

그림 2-5. 대물렌즈의 개구수(NA)

건조계(공기)에서는 NA = 0.95, 유침에서는 최대 NA = 1.4가 된다.

6. 초점심도(depth of focus)

현미경에서 표본을 관찰할 때 표본의 상하방향(두께)에 핀트가 맞는 깊이를 말한다. 개구조리개를 좁힐수록 심도가 깊어지고 대물렌즈의 개구수가 클수록 얕아진다. 즉 대물렌즈의 개구수와 총 배율에 반비례한다. 개구수가 큰 고배율 대물렌즈를 사용하면 분해능은 높아지나 초점심도는 얕아진다. 초점심도를 깊게 하려면 집광기(condenser)의 조리개를 조여 주거나 개구수가 작은 저배율 대물렌즈를 사용한다.

7. 분해능(resolving power)

대물렌즈가 근접한 두 개의 점(선)을 각각의 점(선)으로 인식할 수 있는 최소한의 거리로, 이 값이 적을수록 성능이 좋은 것이다. 대물렌즈의 분해능은 다음과 같은 수식으로 정의할 수 있으며 여기에서 λ는 빛의 파장이다.

$$r = \frac{0.61 \times \lambda}{NA}$$

따라서 분해능은 관찰에 사용되는 빛의 파장에 비례하고 개구수에 반비례한다. 광원으로 백색 등을 사용

하였을 경우, 분해능을 계산하기 위한 빛의 파장(λ)은 0.55 μm를 대입한다. 이 파장은 사람의 눈에 가장 민감한 황록색빛(yellow-green light)에 해당한다.

개구수가 1.3인 유침대물렌즈를 사용하여도 최소 분해능은 대략 0.2 μm (200 nm)이다(표 2-1). 눈(eye)의 분해능은 명시야의 거리로 0.15 mm이다.

표 2-1. 현미경 대물렌즈의 성질

성질	대물렌즈			
	주사	저배율	고배율	유침
배율	4×	10×	40~45×	90~100×
개구수	0.10	0.25	0.55~0.65	1.25~1.4
초점길이	40 mm	16 mm	4 mm	1.8~2.0 mm
작동거리	17~20 mm	4~8 mm	0.5~0.7 mm	0.1 mm
분해능 (청색광)	2.3 μm	0.9 μm	0.35 μm	0.18 μm

8. 상의 밝기

상의 밝기는 광원의 밝기뿐만 아니라 집광기나 대물렌즈에도 영향을 받는다. 대물렌즈의 개구수가 크고, 배율이 낮을수록 밝아진다. 개구수의 제곱에 정비례하고, 총 배율의 제곱에 반비례한다.

9. 작동거리(working distance)

커버글라스의 윗면으로부터 대물렌즈 선단까지의 거리로, 약확대일수록 크고(대물 4배에서 약 17~20 mm), 유침에서는 약 0.1 mm로 작다.

10. 켈러 조명(Köhler illumination)

광원상을 집광기의 초점 위치에 결집시켜 검체표본을 밝고 균일하게 조명하는 방법이다. 현재 현미경의 광원은 할로겐램프(색온도 3,000~3,400 K)를 이용하고 있다. 종래 사용된 텅스텐램프(색온도 2,600~3,000 K)에 비해 광원이 소형이며 휘도(luminance)가 높고 수명이 길며, 오랜 시간 사용하여도 특성이 악화되지 않는다는 장점이 있다.

11. 렌즈의 수차(aberration of lenses)

수차란 렌즈 등에 의해 광선의 굴절과 초점집중이 불균일하여 흐린 상을 일으키는 것으로, 본래의 정확한 상에 대한 오차를 말한다. 세이델(Seidel L, 1821~1896)은 수차를 5가지로 나누었다.

색수차(chromatic aberration), 구면수차(spherical aberration), 코마수차(coma aberration), 비점수차(astigmatism), 시야만곡수차(curvature of field)로 이 절에서는 색수차와 구면수차에 대해서만 기술하였으므로 나머지 수차에 대해서는 전문서들을 참고하길 바란다.

1) 색수차(chromatic aberration)

빛의 파장에 따라 렌즈의 초점거리가 다르기 때문에 나타나는 수차이다. 결과적으로 초점이 약간씩 일치하지 않아 미세한 차이가 있는 여러 개의 상이 맺히기 때문에 명확한 상이 나타나지 않게 된다(그림 2-6). 색수

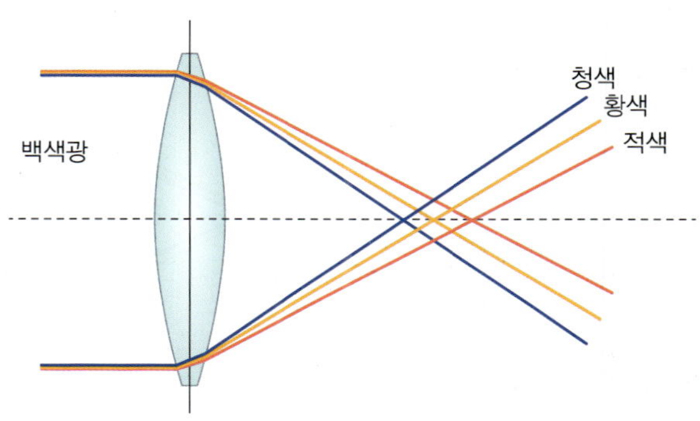

그림 2-6. 종축 색수차(longitudinal chromatic aberration)

차를 보정하기 위한 렌즈로는 3종류가 있다. 1) 색수차 보정렌즈(achromatic lens)는 적색과 청색의 2색에 대한 색수차 보정이나 구면수차 보정 및 현미경 사진촬영이 필요 없는 경우에 사용한다. 2) 반색수차 보정렌즈(fluorite = semi apochromatic lens)는 형석을 사용하여 색수차를 보정하는 렌즈로 색수차 보정렌즈보다 색수차를 좀 더 줄일 수 있다. 3) 고도색수차 보정렌즈(apochromatic lens)는 적색, 청색, 녹색의 가시광 전구역에 대하여 형광이나 특수한 저분산유리를 이용하여 색수차를 보정하며, 색수차 보정렌즈에서는 할 수 없는 잔존수차를 보정하여 해상력을 높인 렌즈이다. 이 렌즈는 개구수도 크고, 분해능 및 색 재현성이 매우 좋다(그림 2-7). 광학현미경에 사용하는 가시광선의 파장은 400~700 nm(자색 = 435.8 nm, 청색 = 486.1, 녹색 = 546.1 nm, 황색 = 587.6 nm, 적색 = 656.3 nm)이다.

2) 구면수차(spherical aberration)

광축 위의 한 점에서 나온 빛이 렌즈에 입사할 경우 광축에 가까운 곳을 통과한 빛과는 다른 곳을 통과한 빛으로, 상이 명확한 위치에 맺히지 않기 때문에 나타나는 수차이다.

12. 대물렌즈 표시의 의미

대물렌즈는 1배에서 100배까지 여러 종류가 있으나 보통의 현미경에서는 4배, 10배, 20배, 40배, 60배, 100배가 사용된다. 각 배율에 따라 렌즈에 색이 다르게 띠로 표시되어 있다(그림 2-8). 또한 대물렌즈에는 렌즈의 종류, 개구수, 경통길이 등이 표시되어 있어 사용자에게 현미경에 대한 정보를 제공하고 있다.

13. 접안렌즈의 성능별 분류

보통의 접안렌즈는 색수차보정대물렌즈와 조합하여 사용할 수 있으나 만곡보정대물렌즈와는 조합하여 사용할 수 없다. 따라서 만곡보정대물렌즈와 조합하여 사용하려면 접안렌즈도 색수차, 비점수차, 상면만곡, 만곡수차를 보정하여야 시야 전체가 평탄하게 나타난다.

14. 집광렌즈(condenser)와 조리개의 기능

광원에서 조명된 빛을 모아 대물렌즈의 성능을 충분히 발휘할 수 있도록 하는 역할을 해주는 렌즈이다. 집광렌즈에도 개구수가 있으며 사용하는 대물렌즈의 개구수가 같아야 한다. 집광렌즈의 조명광 개구수를 조절

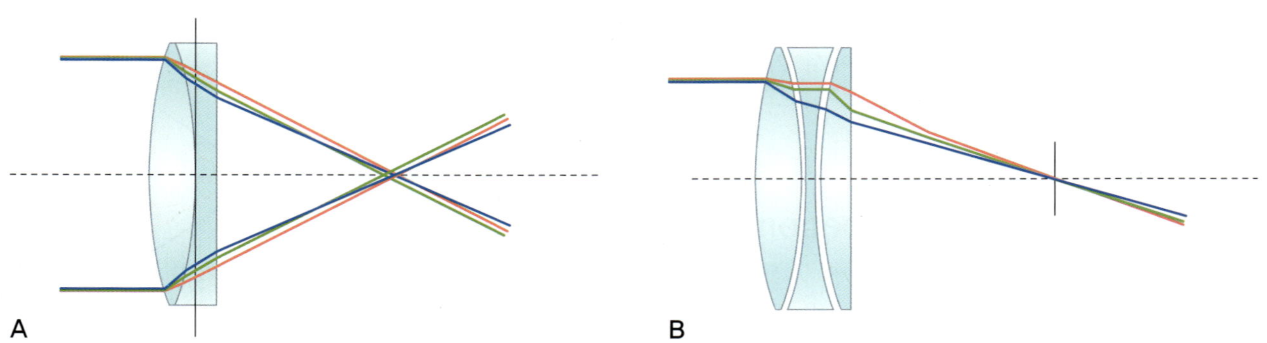

그림 2-7. 색수차 보정렌즈. A. 색수차 보정렌즈(acromatic lens) B. 고도색수차 보정렌즈(apochromatic lens).

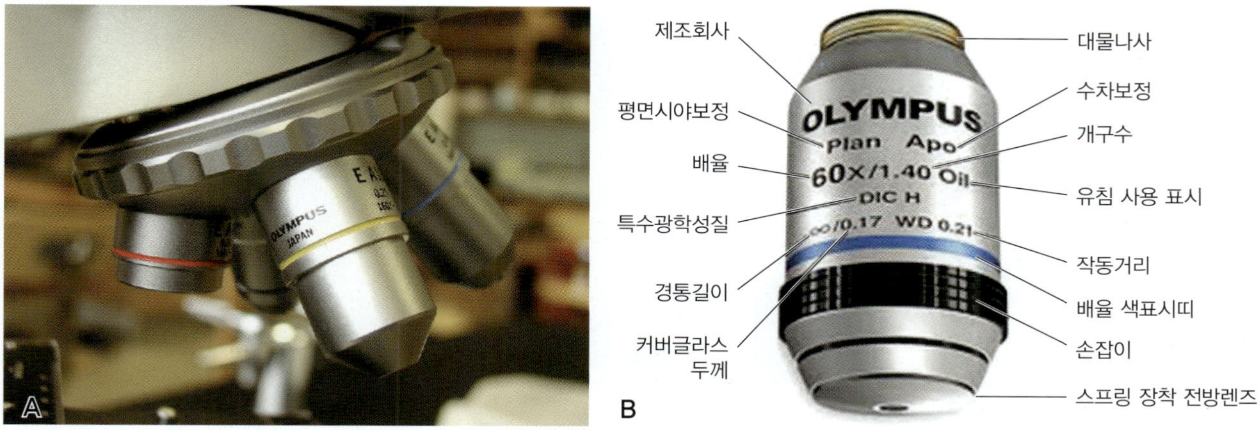

그림 2-8. 대물렌즈. A. 배율색 표시띠(color code). 빨강(4배), 노랑(10배), 파랑(40배, 60배), 흰색(100배). B. 표시별 의미

하기 위해 집광렌즈 조리개가 있다.

조명계에는 시야조리개(본체 내)와 개구조리개(집광렌즈에 부착되어 있음)가 있으며 전자는 조명 범위를 제한하고 후자는 분해능, 대조(contrast), 초점심도, 밝기 등의 현미경 성능을 좌우하는 중요한 요소이다. 개구조리개를 조이면 분해능과 밝기는 저하하고, 대신 대조와 초점심도는 증대된다(그림 2-9). 대물렌즈의 개구수는 렌즈에 따라 일정하기 때문에 집광렌즈의 조리개로 조절한다. 대물렌즈의 개구수보다 집광렌즈의 개구수가 클 경우(조리개를 열면)는 플레어[flare : 렌즈의 산란광(내면반사 등)으로 인한 화상 형성에 불필요한 빛]가 발생하여 대조가 저하한다. 일반적으로 개구조리개는 사용할 대물렌즈 개구수의 70~80% 정도까지 조여주면 좋은 상을 얻을 수 있다.

II. 위상차현미경(phase contrast microscope)

살아 있는 세포를 염색하지 않은 상태로 관찰하면 전체적으로 광학밀도(optical density)가 비슷하여 단순히 투명하게 보일 뿐, 세포 내 구조물들을 구별하기 어렵다. 위상차현미경의 원리는 빛의 굴절률(refractory index)이 다른 매체를 통과할 때 빛의 속도가 느려지고 방향이 바뀌는 것을 이용한 것으로 위상판(phase plate)을 렌즈에 조합시킨 특수한 렌즈를 사용함으로써 살아 있는 세포 내 여러 다른 구조들의 대조(contrast)를 높여 비염색 상태의 표본관찰을 가능하게 만든 현미경이다(그림 2-10).

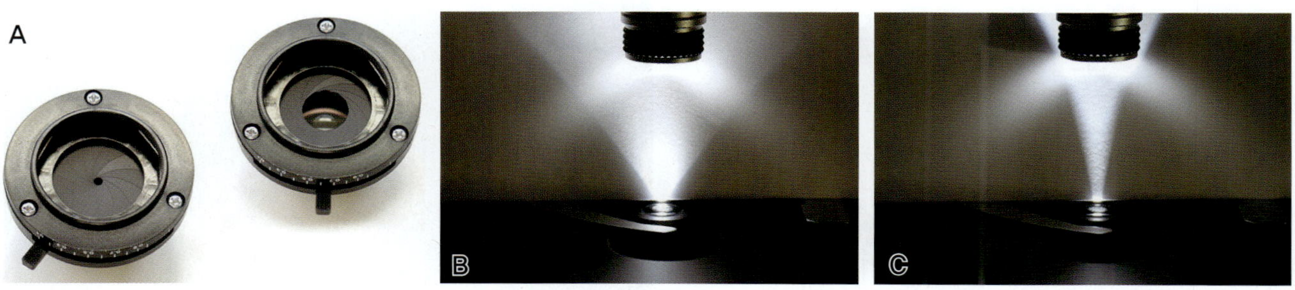

그림 2-9. 집광렌즈 조리개. A. 왼쪽 : 조리개를 낮은 값으로 조절하여 닫음. 오른쪽 : 조리개를 높은 값으로 조절하여 열어놓음. B. 조리개를 열면 광선의 각이 증가함. C. 닫으면 광선의 각이 감소함.

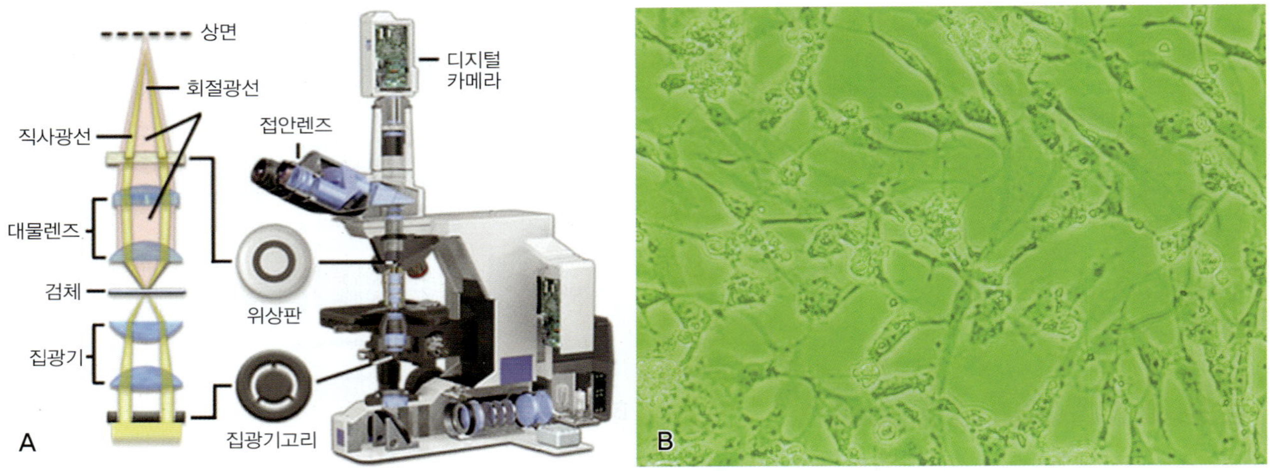

그림 2-10. 위상차현미경. A. 원리 모식도 B. 세포배양된 피부각질 세포의 위상차현미경 사진

III. 편광현미경 (polarizing microscope)

광학현미경에 편광필터(polarizing filter)를 추가한 현미경으로 가시광선이 편광필터를 통과하면 빛이 한쪽 방향의 파장만 통과하도록 설계한 것이다. 편광현미경에는 편광기(polarizer)와 검광기(analyser)라는 두 가지의 편광필터가 장치되어 있다. 편광기는 집광렌즈 밑에 위치하고, 검광기는 대물렌즈와 접안렌즈 사이에 놓인다. 현미경에서 두 개의 필터가 축이 서로 직각방향으로 배열되면 빛이 투과하지 못하게 되어 암시야 효과(dark field effect)가 나타난다(그림 2-11 A). 그러나 일정한 방향성을 가진 구조들(아교섬유, 섬모, 근섬유, 아밀로이드 등)을 편광기와 검광기 사이에 놓게 되면, 편광기를 통과한 빛의 축이 회전되어 검은 바탕에 밝게 빛나는 구조로 나타난다(그림 2-11 B). 이 경우 편광기를 통과한 빛의 방향을 돌릴 수 있는 성질을 복굴절성(birefringence)이라 하며, 이러한 성질은 결정성 물질(crystalline substances)이나 일정한 방향성이 있는 분자(oriented molecules)에 존재한다.

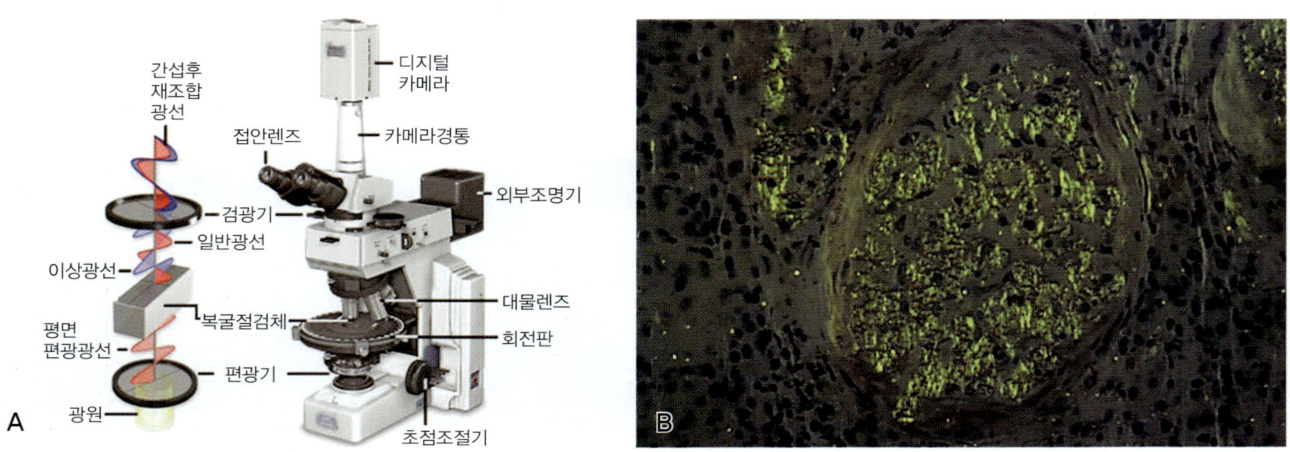

그림 2-11. 편광현미경. A. 원리 모식도 B. 토리와 토리 주변 혈관벽에 침착된 아밀로이드(congo red 염색)의 편광현미경 사진

IV. 형광현미경 (fluorescence microscope)

형광(fluorescence)이란 어떤 물질에 특정 파장의 빛을 조사하면 이 파장과는 다르게 좀 더 긴 파장의 선(ray)을 방사하는 성질을 말한다. 이 원리를 이용하여 형광현미경에서는 검체에 비가시성의 자외선(ultraviolet)을 조사하여 그로부터 나오는 긴 파장의 가시광선(visible light)을 볼 수 있는데, 이것은 검은색 배경에 여러 색으로 나타난다.

형광현미경에는 흔히 자외선(400 nm 이하)이 사용되나, 형광은 자외선보다 좀 더 긴 파장의 가시광선에 의하여 나타난다. 그 대표적인 예가 햇빛에서 볼 수 있는 에오신 용액의 형광이다. 형광에는 물질 자체가 형광을 낼 수 있는 일차형광 또는 자가형광(primary fluorescence 또는 autofluorescence)과 형광염료(fluorochrome)로 염색하여 관찰하는 이차형광(secondary fluorescence)의 두 종류가 있다. 이 중 후자는 항산성 간균이나 악성 세포의 검출, 콩팥 토리질환 진단을 위한 형광항체법(FITC) 등에 이용되고 있다(그림 2-12). 형광현미경은 배경빛을 감소시키는 것이 필수적이기 때문에 완전히 빛이 차단된 암소에 설치해야 한다. 이를 위해서는 사진암실이 적당하다. 형광은 대조가 최대가 될 때 가장 밝게 나타나므로 실험실의 한 모서리를 막아 암실로 사용하는 것보다 별도로 암실만을 분리하여 설계하는 것이 바람직하다. 형광현미경은 자외선 또는 청색광을 방사하는 광원과 현미경 및 필터시스템으로 구성되어 있다.

1. 광원(light source)

정밀한 연구를 위해서는 고압수은 램프(high-pressure mercury lamp)와 시동장치(starter unit)가 필요하다. 그러나 이 램프는 값이 비싸기 때문에 연구의 성격을 고려하여 구입한다. 자외선 램프(ultraviolet lamp)는 사용하기 전에 미리 가온하여야 하고 수명이 한정되어 있다. 수은등(mercury arc)은 작아서 전체 시야를 충분히 관찰할 수 없다(켈러 조명을 사용하면 이 점을 극복할 수 있다). 그러나 탄소등(carbon arc lamp)은 많은 양의 자외선을 발하므로 일반 형광현미경 검경에 충분한 청색광(400~500 nm)이 투사램프(projector lamp)와 고강도 현미경 램프(high-intensity microscope lamp)로부터 방사된다. 할로겐램프(halogen lamp)는 고강도 조명계(high-intensity illumination system)를 갖춘 현미경에 설치할 수 있으며(그림 2-12 A), 형광염료를 사용하는 일반 조직 염색표본의 관찰에 필요한 청색광을 충분히 방사하므로 병리과의 조직진단용으로 적합하다. 현재는 일반 검사실용으로 텅스텐-할로겐램프(tungsten-halogen lamp)를 갖춘 것을 많이 사용하고 있다.

2. 필터시스템(filter system)

형광현미경에는 여기필터(exite filter)와 차단필터(barrier filter)의 두 종류가 필요하다. 여기필터는 광원과 검체 사이에 위치하며, 가시광선을 제거하고 자외선만 투과시킨다. 시판되는 수은증기램프(mercury vapor lamp)는 약 365 nm에서 자외선광을 많이 방사한다. 따라서 이 파장은 형광현미경에서 널리 사용되고 있다. 순수한 자외선 조명을 위해서는, 여기필터가 400 nm 이상의 모든 광을 제거해야만 한다.

자외선광으로부터 눈을 보호하고, 비특이형광을 감소시켜 검은색 배경에 밝은 형광물체를 뚜렷이 관찰하려면 접안렌즈필터(eyepiece filter)가 필수이다. 이것을 차단 필터라 하며, 자외선을 흡수하여 단지 가시광선만을 눈으로 들어오게 한다. 400 nm(자외선 형광)와

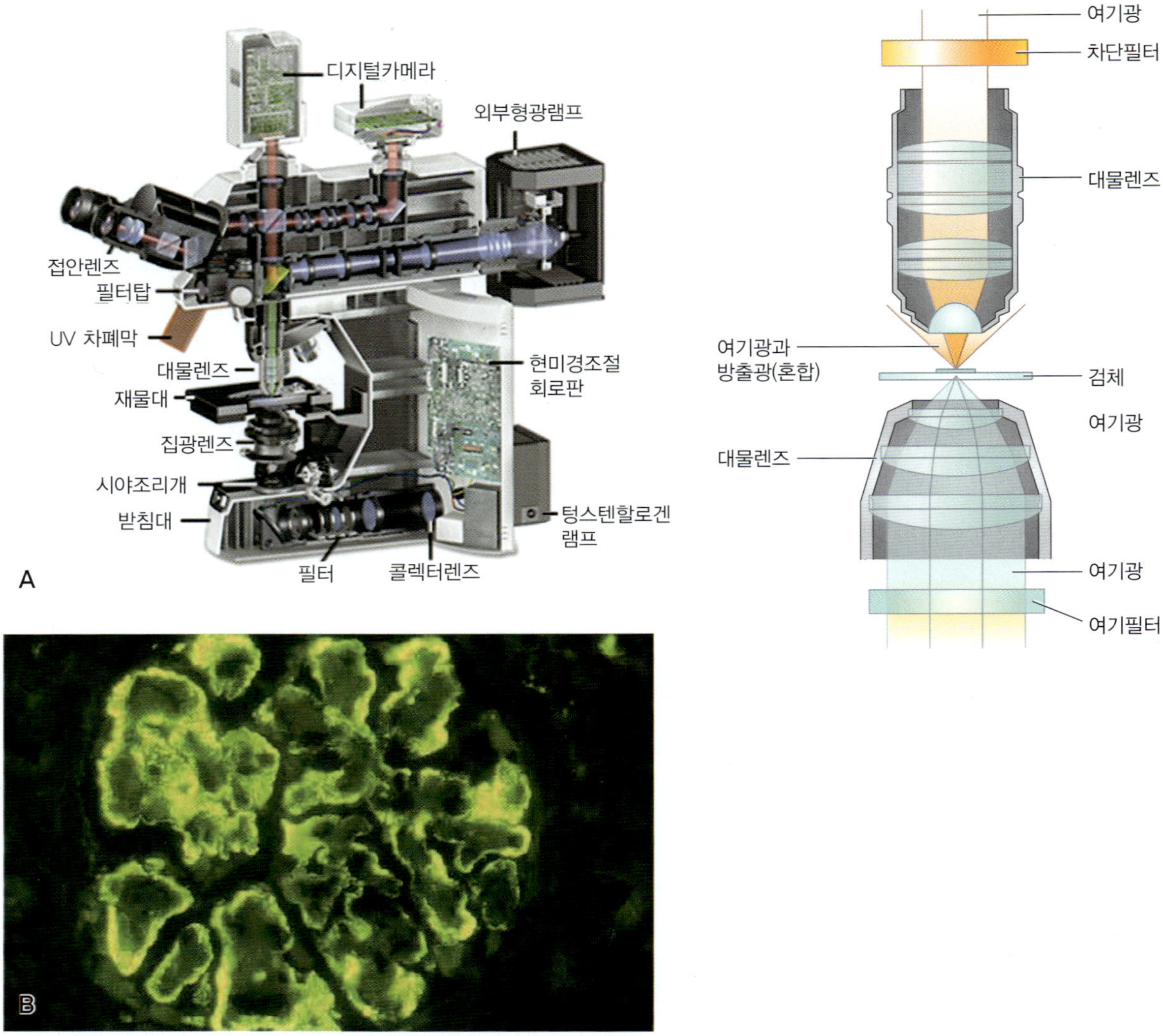

그림 2-12. 형광현미경. A. 원리 모식도와 차단필터 배열 B. 막증식성 토리염 환자의 토리 모세혈관 바닥막을 따라 붙어 있는 보체(C3)의 형광항체 염색사진

500 nm(청색광 형광) 이하의 모든 광은 차단필터로 흡수되어야 한다. 그러므로 여기필터와 차단필터는 서로 보완적으로 모든 자외선과 가시광선을 흡수하여, 두 필터 사이의 검체로부터 발광된 형광만을 눈으로 보게 된다. 그림 2-12 A는 형광현미경의 필터시스템을 나타낸 것이다.

V. 공초점 레이저현미경(confocal laser scanning microscope)

공초점 레이저현미경(그림 2-13 A)은 최근 생물검체의 구조연구에 사용되기 시작한 것으로 그 구조는 광학현미경에 형광장치가 고정되어 있으며, 레이저광선(laser beam)이 주사계(scanning system)로 사용된다. 레이저광은 매우 강한 집중성이 있어 매우 좁은 주사점(scanning spot)을 만든다. 이 점으로부터 나오는 빛은 광증폭관(photomultiplier)에 직진하여 분석된다. 거울계(mirror system)는 이 레이저광이 검체를 횡단하여 이동할 때 한 점에 동시에 조사되도록 하는 기능을 한다. 이 이동점(moving point)에 의해 주사되어 검체의 각 점으로부터 나온 데이터는 컴퓨터에 의해 기록되어 저장된다. 그 후 이 정보는 고분해능의 모니터상에 시각영상(visual image)으로 나타난다.

공초점레이저현미경의 주요 장점은 매우 얇은 절편(약 1 μm) 내의 검체를 영상화할 수 있다는 점이다. 초점을 벗어난 부위는 컴퓨터 프로그램에 의해 영상에서 제거되므로 매우 뚜렷한 영상을 만들어낸다. 이 현미경은 한정된 깊이의 초점 내 영상뿐 아니라 검체 내의 다양한 깊이에서 복합 영상을 만들어 낼 수도 있다. 그러므로 사실상 검체 두께를 여러 층으로 잘라 영상화할 수 있다. 또한 이 현미경은 이렇게 얻어낸 영상을 컴퓨터로 재구성하여 삼차원(three dimension)의 영상으로 만들어낼 수도 있다(그림 2-13 B). 검체 내의 특정 깊이에 위치한 각 개체의 영상은 매우 뚜렷하기 때문에 그 결과를 삼차원으로 조립하여도 거의 동등하게 나타난다. 더욱이 각 절단상이 일단 컴퓨터에 의해 조립되면 필요한 방향에 따라 재구성된 삼차원 영상을 회전시킬 수 있다.

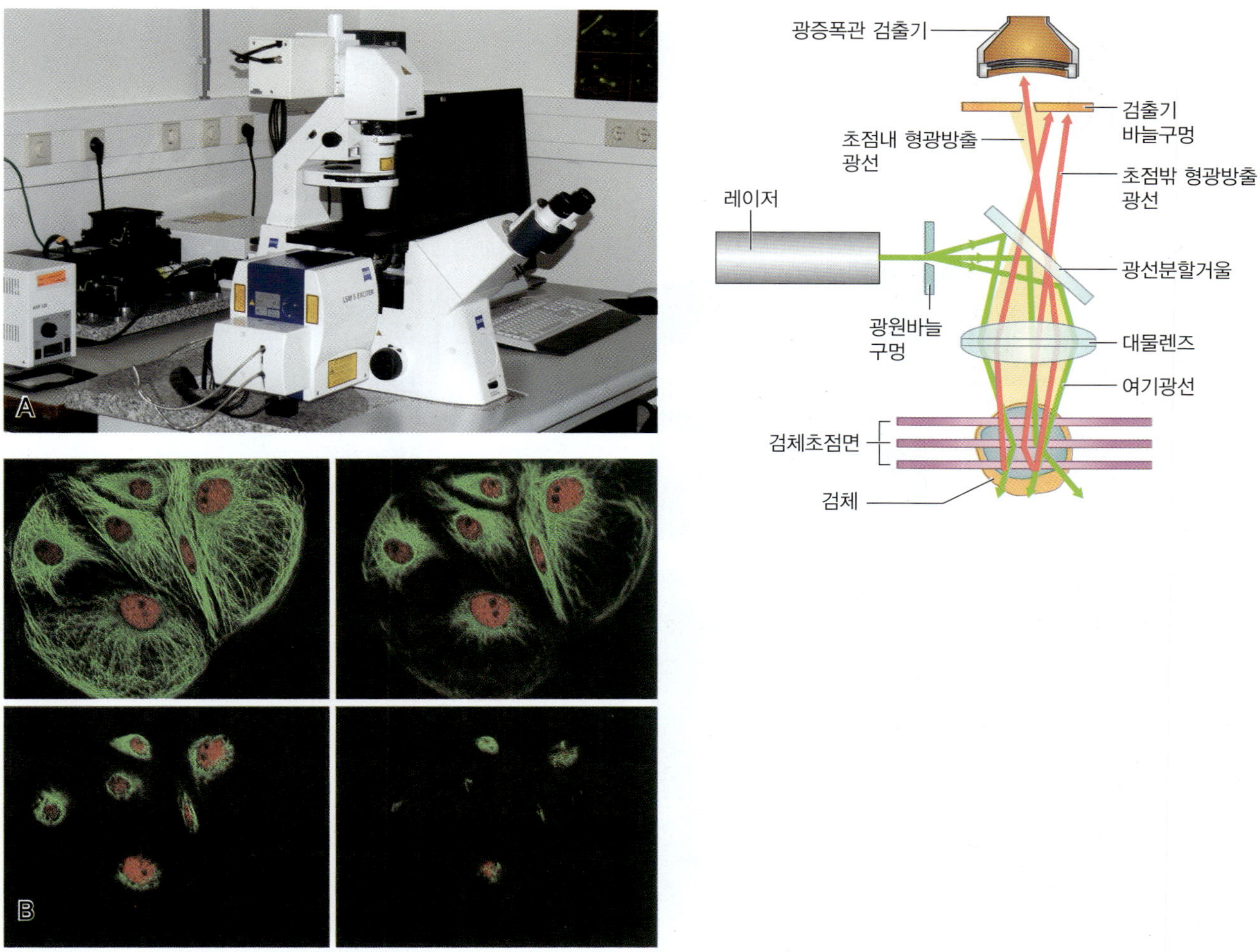

그림 2-13. 도립형 공초점 레이저현미경(inverted confocal laser scanning microscope). A. 원리 모식도 B. 배양세포의 미세소관(microtubules)을 형광염료(FITC)로 염색하고 핵을 PI (propidium iodide)로 염색하여 깊이에 따라 변화하는 세포의 연속절단상을 나타낸 것이다. 각각의 상을 통하여 세포의 입체구조를 알 수 있음.

VI. 투과전자현미경(transmission electron microscope, TEM)

광학현미경의 분해능은 빛의 파장과 대략 같은 크기의 물체에 한정되므로 0.2 μm를 넘지 못한다. 그러나 전자현미경은 빛 대신 파장이 짧은 전자선(electron beam)을 사용함으로써 0.5 nm의 분해능을 얻을 수 있기 때문에 세포의 미세구조를 직접 관찰할 수 있다.

전자현미경은 광학현미경의 유리렌즈(glass lens)가 빛을 굴절시키는 것과 비슷하게 전자장(electromagnetic field)에 의해 전자선이 굴절되는 원리를 이용한 것이다. 그 구성요소는 음극선(cathod, 가열된 텅스텐 필라멘트), 양극선(anode), 전자기렌즈계[electromagnetic lens system : 집광렌즈(condenser lens), 대물렌즈(object lens) 및 투사렌즈(projection lens)로 구성됨], 검체대(specimen holder), 형광 스크

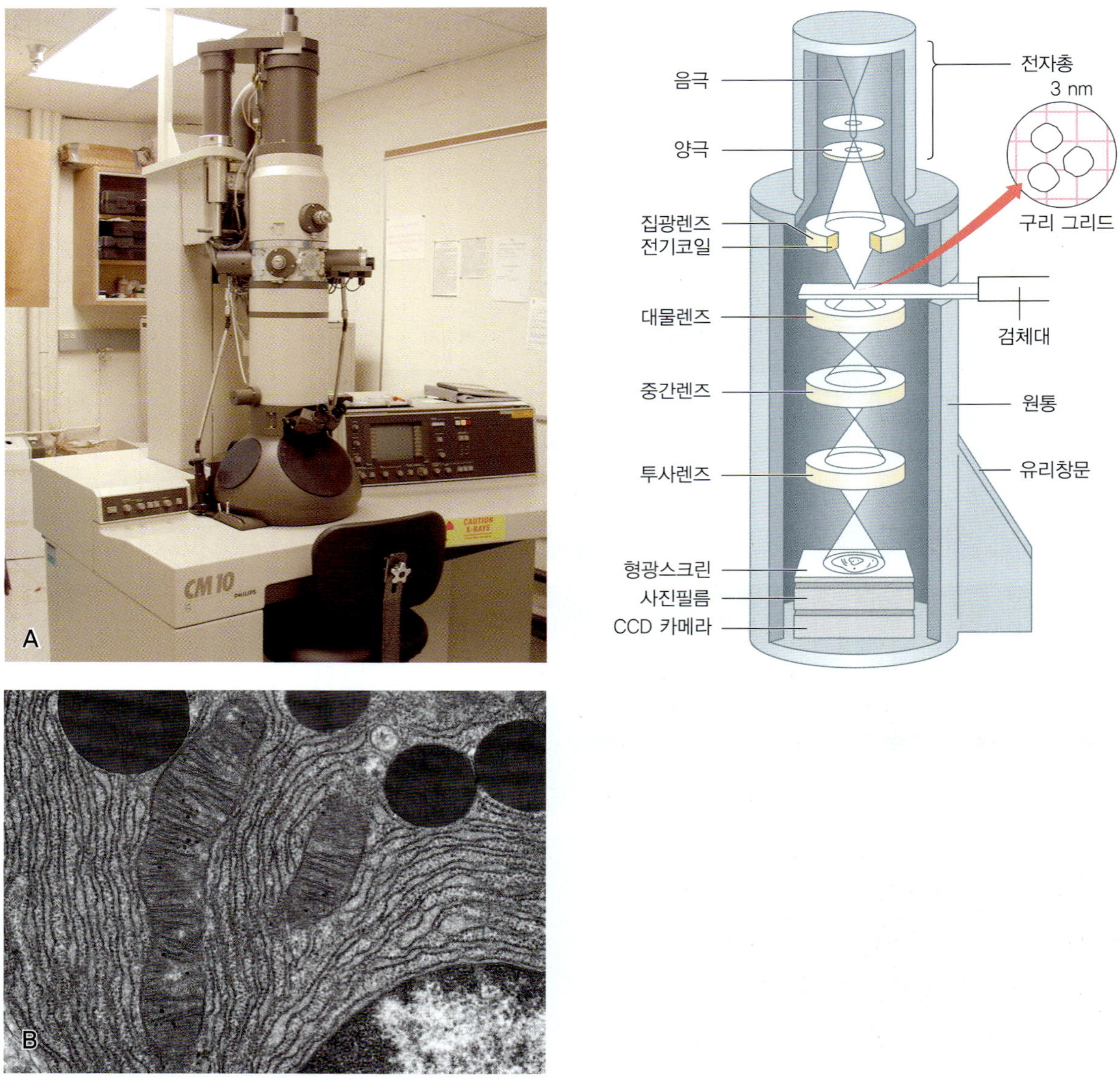

그림 2-14. 투과전자현미경. A. 원리 모식도 B. 마우스 이자(췌장) 외분비선세포의 전자현미경 사진. 미토콘드리아, 효소원과립(zymogen granules), 과립세포질그물(rER), 핵구멍(nulcearpore)이 관찰되고 있음.

린(fluorescent screen : 형광판), 영상을 사진촬영할 수 있는 설비(photographic apparatus)등으로 구성되어 있다(그림 2-14 A). 즉 진공상태에서 음극선이 고열로 가열되어 전자가 방출되면 이 전자는 음극과 양극 사이에서 전위차(potential difference)가 60~100 kV 또는 그 이상의 상태에 놓이게 되어 음극에서 양극으로 가속(acceleration)된다. 양극은 중앙에 작은 구멍이 있는 금속판으로, 전자는 이 구멍을 통과하여 일정한 전자의 흐름(전자선)을 형성한다. 이와 같이 형성된 전자선은 광학현미경에서 빛이 굴절되는 것과 같이 전자기렌즈에 의해 굴절된다. 이 전자선은 집광렌즈를 통해 관찰할 표본이 있는 면(대물면, object plane)에 초점을 맺으며 대물렌즈에 의해 상(phase)이 형성된다. 이 상은 1~2개의 투사렌즈에 의하여 확대된 후 형광판이나 사진판(photographic plate)에서 관찰된다.

투과전자현미경 관찰표본은 본질적으로 광학현미경 관찰표본과 유사하게 얇은 절편을 제작한다. 그러나 빛 대신 전자를 사용하기 때문에 전자가 검체를 통과해야 하며, 또한 광학현미경과 달리 고분해능의 현미경이므로 인공산물이 거의 없는 보존 상태가 좋은 매우 얇은 절편(약 60 nm)을 만들어야 한다(그림 2-14 B). 따라서 광학현미경 표본제작과는 다른 고정액과 포매제가 사용된다. 투과전자현미경 표본제작의 자세한 내용에 대해서는 제21장 전자현미경검사를 참고한다.

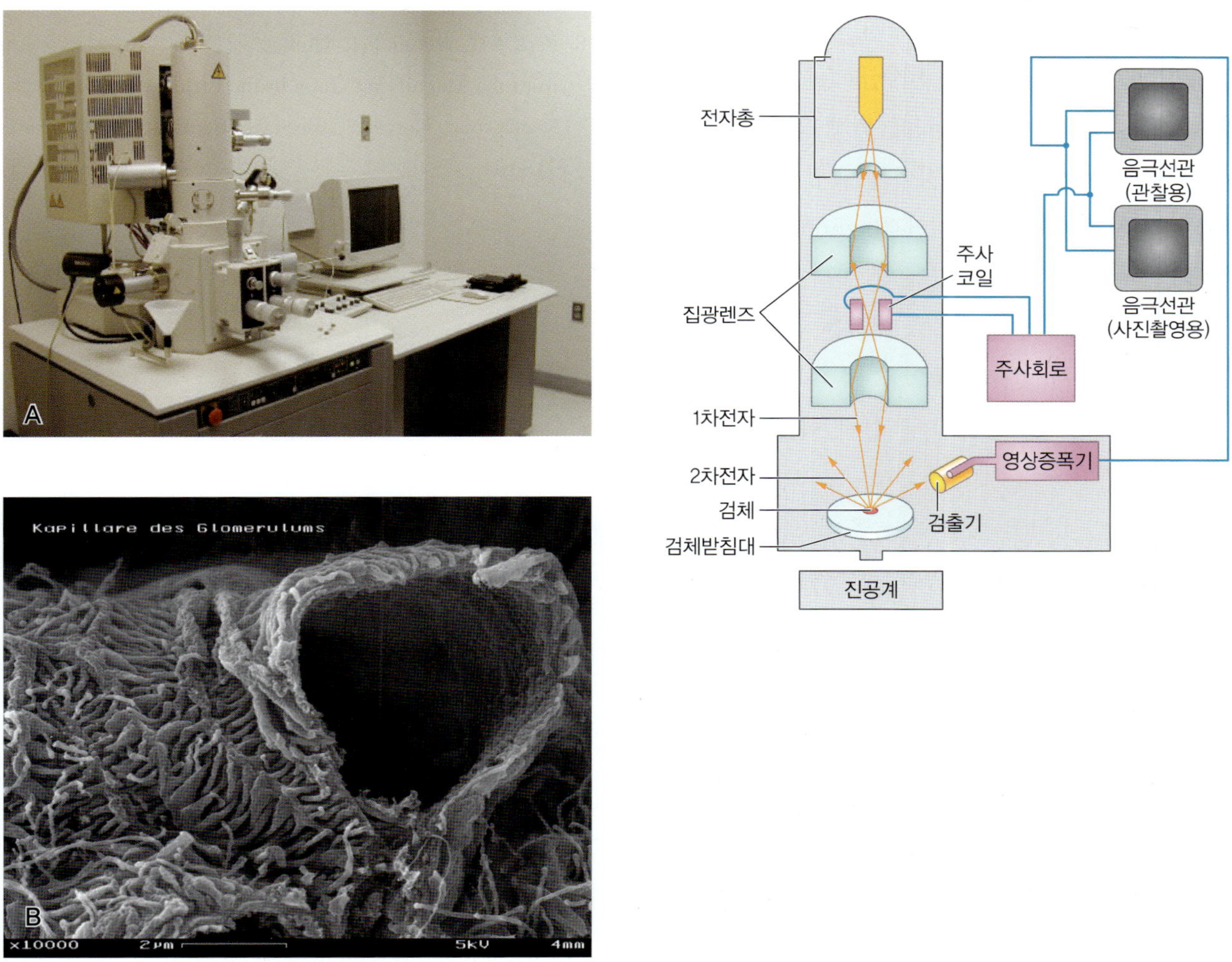

그림 2-15. 주사전자현미경. A. 원리 모식도 B. 손상된 마우스 콩팥토리의 주사전자현미경 사진

VII. 주사전자현미경(scanning electron microscope, SEM)

전자현미경의 일종으로 세포, 조직 및 기관의 표면을 삼차원적으로 관찰할 수 있는 현미경이다(그림 2-15). 주사전자현미경에서는 10 nm의 아주 좁은 전자선(electron beam)이 방출되며, 조직 표면의 한 지점에서 다른 지점으로 연속적으로 이동한다. 이와 같은 일차전자선은 각 지점에서 표본의 원자(atoms)에 부딪히면서 반사전자, X-선 및 낮은 에너지의 이차전자(secondary electron)를 생성한다. 조직으로부터 방출되는 이차전자는 표면이 튀어나온 부위에서는 더 많이 나오고 안쪽으로 들어간 부위에서는 적게 나오기 때문에, 이를 이용하여 표면의 상(phase)을 관찰할 수 있다. 이러한 전자신호(electron signal)의 변화는 검출기(detector)에 의해 검출되어 음극선관(cathod ray tube)의 밝기를 조절한다. 이 음극선관은 일차전자선과 함께 연결(synchrony)되어 움직인다. 이를 주사(scanning)라 한다. 이렇게 얻어진 사진은 우리가 일상적으로 대하는 물체표면의 명암과 같이 위에서 빛을 비추었을 때 나타나는 입체적인 상으로 관찰되므로 누구나 쉽게 이해할 수 있다(그림 2-15 B).

참고문헌

1. McCormick, J. B. History of Microscopes and Microscopic Technique. Chicago : Science Heritage, 1987.
2. Bradbury, Savile, and Brian Bracegirdle. Introduction to Light Microscopy. New York : Springer-Verlag, 1998.
3. Levine, S., and L. Johnstone. The Microscope Book. New York : Sterling Publishing Co., 1996.
4. Nachtigall, Werner. Exploring with the Microscope : A Book of Discovery and Learning. London: Sterling Publications, 1997.
5. Rogers, K. The Usborne Complete Book of the Microscope. Tulsa, OK : EDC Publishing, 1999.
6. Jones, Thomas E. History of the Light Microscope. <http://www.utmem.edu/~thjones/hist/hist_mic.htm>
7. WWW Virtual Library : Microscopy. <http://www.ou.edu/ research /electron/mirror/> .
8. Park CH, Yeom MJ, Uhm CS. History of Microscope from the Magnifying Glass to the Field Emission Electron Microscope. Korean J. Electron Microscopy, 2003. 33(2): 93~104.

03

육안검사와 절취

Gross inspection and specimen dissection

학습목표

- 조직검체의 접수번호 표기방식을 연습한다.
- 육안묘사에 필요한 내용을 서술한다.
- 조직검체의 종류를 열거한다.
- 생검검체의 채취방법에 따른 부위를 열거한다.
- 생검검체와 수술 검체의 검사 목적의 차이를 설명한다.
- 조직 및 장기의 기본 절취 요령을 연습한다.
- 광학현미경과 전자현미경의 절취 크기에 대해 설명한다.
- 콩팥침생검 조직의 3가지 필수 검사법과 절취방법을 설명한다.
- 콩팥침생검 조직검사 전 반드시 확인해야 할 점에 대해 설명한다.
- 수술 장기들의 기본 절취방법에 대해 설명한다.

I. 조직검체의 접수

조직검사는 임상검사라는 특성으로 인해 신속한 대량 처리와 정확성이라는 2가지 조건이 요구된다. 이 때문에 검체의 혼동이나 분실은 환자의 진단과 치료에 중요한 과오를 초래할 수 있으므로 특히 주의해야 한다. 이를 방지하려면 검체 취급 시 착오가 일어나지 않도록 일정한 표지(label)를 사용한 정리 방법을 확실히 실행하는 것이 필수적이다.

검사 의뢰서와 검체(반드시 환자 이름을 표본병 표지에 기입하고 큰 수술검체는 묵으로 표기한 나무 명찰을 매달아 표시)가 맞는지 확인한 후 접수한다. 어느 한 쪽만 의뢰되거나 표본병에 검체가 들어 있지 않을 수도 있어 이 점을 특히 주의해야 한다.

검사의뢰서에 접수번호(accession number)를 찍고 검체에 같은 번호를 표기한 후 검사대장에도 기재한다. 검사대장에는 접수번호 외에 환자이름, 성별, 연령, 담당의사, 검체의 종류, 조직 진단명 등을 기재한다.

접수번호의 표기에는 여러 표기시스템(numbering system)이 있다. 보통 한 종류의 검체가 여러 개로 나누어 의뢰될 경우는 같은 번호로 접수한다. 생검이나 수술검체의 접수번호에는 접수번호 앞에 S를 붙여 부검(A) 또는 세포검체(C)와 구별한다. 모든 번호는 일련번호를 사용하고 해마다 해당년도의 새 번호로 시작한다. 따라서 2023년도에 첫 번째로 접수된 외과 수술검체에는 S-23-1이라는 번호가 붙게 된다. 일부 검사실에서는 검체가 접수되는 대로 일련번호를 붙여 사용하기도 한다. 이러한 표기방법은 착오발생 확률이 훨씬 높아지기 때문에 사용하지 않는 것이 바람직하다. 한 예로 근치 유방절제술 환자에서 먼저 시행한 동결절편 번호와 그 후에 의뢰되는 유방절제 검체의 번호가 다를 수도 있다.

병리과에 접수되는 많은 검체는 여러 부위로 구성되어 있고, 또 큰 검체일 경우 많은 조직절편이 필요하기 때문에 정확한 인식표가 필요하다. 가장 간단한 방법은 의뢰된 조직괴마다 확인하고 육안소견 작성 시 각 조직편에 번호를 표기하는 방법이다. 예를 들어 육안소견 작성 시 "Sections from the anterior and posterior lips of the cervix are submitted in cassettes A and B, respectively."로 기술한다. 이 경우 로마숫자나 아라비아숫자는 소문자 또는 대문자를 사용한다. I와 O는 로마숫자와 아라비아 숫자가 혼동을 일으킬 수 있으므로 생략할 수 있다. 이 밖에 좀 더 철저한 예로는 미국 미시건대학 병리과에서 사용하는 표기 시스템이 있다. 미시건 시스템(Michigan system)에서는 한 종류에서 유래된 모든 검체는 하나의 일련번호로 접수한 다음(예 : S-23-1234), 추가로 각각의 용기에 로마숫자(I, II, III 등)를 표기하고, 한 용기 내 들어 있는 각 조직괴는 육안소견 작성 시 대문자(A, B, C 등)로 표기하며, 마지막으로 해당 검체로부터 나온 각 조직편은 아라비아숫자(1, 2, 3 등)로 표기한다. 이런 방식으로 표기하여 유리슬라이드 표지에 S-23-1234-II-E-3가 붙게 되면, 접수번호 S-23-1234의 검체로서 2번째 용기에 들어 있는 다섯 조각의 조직괴 중 세 번째 조직임을 가리킨다는 것을 금방 알 수 있다.

어떤 표기 시스템의 경우 동결절편 표기에 파라핀절편만큼 세심한 확인을 요구하는 예도 있다. 이 경우 첫 동결절편 슬라이드에는 검체별로 S-23-1234-FS와 같은 방식으로 일련번호를 표기한다. 유리슬라이드 표지에 일련번호를 빨간색으로 표기하면 파라핀표본과 구별하는 데 도움이 된다. 만일 검체당 한 장 이상의 동결절편을 제작해야 할 경우는 S-23-1234-FS-I와 같이 일련번호를 붙인다. 파라핀 포매용으로 의뢰된 동결절편 조직은 '동결절편 대조(frozen section controls)'로 간주하여 FSC로 표기하여 파라핀절편을 제작한 다음, 동결절편슬라이드와 일치하는가를 확인한다. 예를 들어, 동결절편 S-23-1234-FS-I(적색 표기) 유리슬라이드는 파라핀절편 S-23-1234-FSC-I 유리슬라이드와 같은 조직으로부터 제작된 것이 된다.

조직표본 제작 중에 있는 조직편의 번호 표기에는 반드시 연필이나 유기용매에 저항하는 표기용구로 기재하여 일련번호가 지워지는 것을 막아야 한다. 많은 양의 검체에 번호를 표기하고자 할 때는 영구 카세트 색인기(permanent cassette marking system)를 사용하면 편리하다.

II. 육안 검사

조직병리진단은 육안 소견(gross finding)과 현미경 소견(microscopic finding)을 종합하여 내리는 것이 원칙이다. 따라서 펀치생검과 같은 작은 검체와 달리 수술검체나 큰 생검검체는 절취 시 육안 관찰을 반드시 포함시켜야 한다. 즉 병리의사는 먼저 검체의 병변을 육안으로 관찰하여 그 소견을 기록하고 그 과정에서 광학현미경적 관찰이 필요한 부위를 판단하여 조직편을 절취한다. 절취는 해부병리의사(anatomical pathologist, AP)가 직접 수행하거나, 병리의사조수(pathologist assistant, PA)의 자격을 갖춘 조직병리사(histotechnologist, HTL)에 의해 수행된다.

1. 성분 묘사(component)

각종 검체에 대한 육안 묘사는 세 가지 주요 부분으로 나누고 있다. 일반적 기술, 검체의 세밀한 묘사 및 조직괴 선택에 관한 한 줄 이상의 문장, 특수염색 또는 특수처리에 관한 요약으로 나눈다. 일반적인 기술에는 접수된 검체의 수, 표시방법, 검체의 일반적 특징 및 동질성 유무 등이 포함된다. 예를 들면 첫 문장은 다음과 같이 기술한다.

The specimens are received in four containers identified as : (1) left breast biopsy and frozen section, (2) left breast, (3) axillary contents, and (4) supraclavicular lymph node. Specimen 1 consists of fatty tissue with a dense tumor and a small portion thereof used for frozen section. Specimen 2 is recognizable as a left radical mastectomy specimen. Specimen 3 consists of a mass of fatty tissue marked with tags numbered 1, 2, and 3. Specimen 4 is recognizable as a lymphnode with some attached fatty tissue.

외관의 묘사에서는 윤곽(contour), 표면특성(surface characteristics), 색(color) 및 경도(firm, hard, or soft; rubbery, waxy, friable, or fragile) 등이 반드시 기술되어야 한다. 검체에 대한 자세한 묘사는 위에 제시한 바와 같이 분리된 문장으로 기록한다. 조직검사용 조직편이 절취되면 이에 관한 육안소견을 기술한 후 일련번호를 붙인 다음 일련번호에 따라 문장을 작성한다. 즉 "Sections from the mass underlying the nipple are submitted in cassette 1 and 2. Cassette 1 demonstrates the relationship of the mass to the overlying nipple, while casette 2 demonstrates its relationships to the underlying breast tissue"와 같이 기재한다.

2. 측량법(measuration)

검체 내에 포함된 고체나 액체는 어느 정도되는지 여부를 측정해야 한다. 액체의 경우는 용량(volume)을 측정해야 하고 필요하다면 비중(specific gravity)도 측정한다. 고체의 측정에는 항상 길이, 넓이 및 높이가 포함되어야 한다. 또 장기의 표면이나 공간(cavity) 속의 표시(markings), 내용물(contents), 경도(consistency) 및 이물질 침착(foreign deposits) 등이 기록되어야 한다. 혼탁하고 악취가 나는 액체나 공간의 존재는 세균배양이 필요하다는 것을 암시한다.

3. 색(color)

색은 육안 묘사에 이용되는 변수 중 가장 중요하면서도 또한 측정하기 가장 어려운 요소라고 생각된다. 질병에 있어 색 변화에 대한 과학적 근거는 거의 알려져 있지 않은 실정이다. 따라서 많은 색 변화가 있기는 하지만 그 변화를 묘사하는 데는 소수의 용어만이 사용되고 있다.

관찰자에 의해 감지된 색은 부분적으로 (1) 색상(hue)-특정(우세) 파장과 관련된 음영(shade 또는 tint), (2) 채도(saturation 또는 chroma)-색상(hue)의 농도, (3) 명도(value 또는 brightness)-회색(gray)의 존재량의 세 가지 물리적 특성에 근거한다. 이 세 가지 요소 중 인간의 눈으로 정확하고 재현성 있게 할 수 있는 것은 색상뿐이다. 색상이나 명도는 보통 지나치게 어림잡는 수가 많다. 사실상 지나치게 섬세하게 구분할 필요는 없으나 가능한 일관되게 기술되어야 한다. 색상(hue)[종종 보다 복잡한 용어인 색(color)과 혼동되어 사용됨]의 묘사는 가장 먼저 주요 스펙트럼의 구분, 즉 적색(red), 오렌지(orange), 황색(yellow), 청색(blue), 인디고(indigo), 보라색(violet)이 사용되어야 한다. 그 다음 채도로서 weak, deep 또는 intense를 사용하고, 이어 명도를 결정하는 회색 존재량, 즉 pale, bright 또는 dark를 사용한다. 명도의 느낌은 광택(luster) 또는 습기(moisture)에 따라 큰 영향을 받는다. 따라서 신선한 동맥 출혈부위는 intensely bright red로 표현한다. 백색이나 흑색은 엄밀하게 정의하면 색이 아니다. 그러나 중간척도(neutral scale)의 극단적인 표현으로 white에서 light grey, dark gray, black까지 확대하여 사용하기도 한다. 사실상 중간척도의 위치는 색상의 명도로 결정된다. 조직에서 중간척도상의 색상의 위치로 light gray region이 가장 흔하며, 이것은 빛의 산란(light scattering) 또는 틴들 효과(Tyndall effect)에 의한 것이다. 또한 이 틴들 효과는 일차적으로 빛의 산란입자(light-scattering particle)와 산란된 빛의 파장에 의해 영향을 받는다. 그러므로 '색(color)'의 묘사에 있어 비교 묘사나 일관된 묘사를 위해서는 소수의 용어를 반복해서 사용할 수 있다. 이들 용어를 요약하면 표 3-1과 같다.

표 3-1. 색의 묘사에 관계된 용어

색상 (hue)	채도 (saturation)	명도 (brightness)	중간척도 (neutral scale)
Red	Weak	Pale	White
Orange	Deep	Bright	Light grey
Yellow	Intense	Dark	Dark grey
Blue			Black
Green			
Indigo			
Violet			

4. 사진촬영과 도해(photography and drawing)

일부 검체는 상징적인 언어로서 독자의 마음에 실제 형상을 재현할 수 있는 적절한 표현방법이 없는 경우가 있다. 더욱이 시간과 공간이 사실상 제약이 된다. 이런 목적 때문에 언어만으로 표현하기 모호한 주요 관점을 사진촬영이나 그림으로 표현한다. 사진촬영에 의한 기록은 크기, 형태, 구조 및 색상을 묘사하는 데 유용한 수단이다. 단순한 도해는 보통 구조나 색깔이 빠지게 되어 단지 척도의 거친 묘사에 그칠 뿐이다. 어떠한 방법도 무게, 경도, 냄새와 같은 형상을 정확하게 표현할 수 없을 것이다.

현미경 검경에서 선별된 조직편의 위치를 기록하는 데는 특히 선으로 표현한 도해가 유용하게 이용된다. 예를 들어 불규칙한 피부 조직편을 묘사하는 경우 간단히 선으로 표현하면 광범위한 묘사가 필요 없게 된다.

흑백이나 컬러슬라이드는 쉽고 신속하게 제작할 수 있으며, 교육적인 목적으로도 사용할 수 있어 부수적인 가치가 있다. 또 흑백 프린트 필름은 나중에 문헌에 보고할 때 편리하다. 따라서 현미경 촬영장치는 두 개의 카메라를 부착하여 흑백과 컬러 사진을 동시에 찍을 수 있는 것이 좋다. 육안 표본의 근접 촬영에는 카메라스탠드 또는 카메라테이블을 사용하면 편리하다. 현재 간단한 스탠드로부터 복잡한 촬영장치에 이르기까지 다양한 모델이 상품화되어 있다.

간단한 촬영장치로 일관성 있는 좋은 촬영을 하기 위해서는 다음과 같은 지침을 항상 염두에 두어야 한다.

- 숙련된 절개로 적절한 부분을 노출시킬 것
- 부적절한 조직은 잘라낼 것
- 장기나 조직괴를 약간 축축한 상태로 보존할 것
- 가능하면 고정된 검체보다 신선한 검체를 대상으로 할 것

- 카메라로 보면서 촬영에 필요한 구조가 충분히 나타날 수 있도록 확인할 것
- 촬영부위에 빛 또는 카메라의 반사가 없도록 할 것
- 크기를 표시하는 자의 평면에 초점이 일치하는가를 확인할 것

5. 절취 전 고려사항

검체에 따라서는 일반조직검사 외에 고정하기 전에 미생물 검사 또는 전자현미경 검사를 위해 조직의 일부를 떼어 별도로 적절한 배양접시에 넣거나 글루탈알데히드에 고정해야 할 경우도 있다. 또한 DNA 추출, 세포유전검사나 분자병리검사를 위해서도 신선 검체가 필요하며, 질량측정법(mass spectroscopy)과 같은 특수 검사에는 포르말린에 고정하기 전에 조직 일부를 따로 보유하기도 한다. 이밖에도 뼈조직이나 석회가 침착된 조직은 고정 후 탈회가 필요한 경우도 있다.

일부 검체는 사진촬영이나 다른 물리적인 검사와 함께 육안 평가만을 하는 경우도 있다. 그 예로 여러 기계적/보철 임플란트, 금속뼈, 총알, 담석 및 의학장치가 있으며, 의뢰 요구가 있을 때 시행한다. 또한 법의학적 조사에서 처럼 오랜 기간 검체를 보관할 필요가 있을 때도 있다.

절취를 위한 해부 도구는 검체의 종류를 고려하여 선택해야 한다(그림 3-1). 작은 검체부터 복잡하고 큰 검체를 절취할 수 있는 다양한 절단칼(cutting blade)들이 상품화되어 있다. 폐나 간과 같은 큰 장기의 전체 가로절편을 얻어야 할 경우에는 특별히 큰 칼이 필요하고 작은 조직의 정밀한 절제가 필요한 경우에는 작은 외과용 메스를 사용한다. 그러나 검체를 칼로 자르기 전에 잘 고정해두어야 한다. 절취한 조직괴는 카세트(cassette) 크기를 고려하여 너무 크게 잘라 그 후 파라핀 침투과정에서 용액들의 접근이 방해받지 않도록 해야 한다(그림 3-2). 오늘날 조직카세트는 일반적으로 프

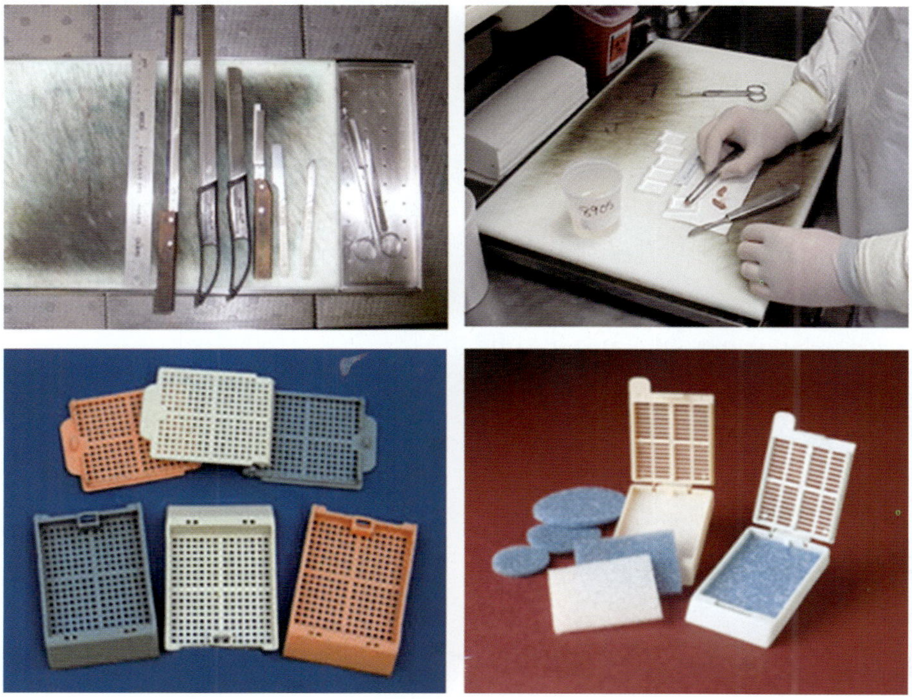

그림 3-1. 육안검사용 해부칼과 카세트

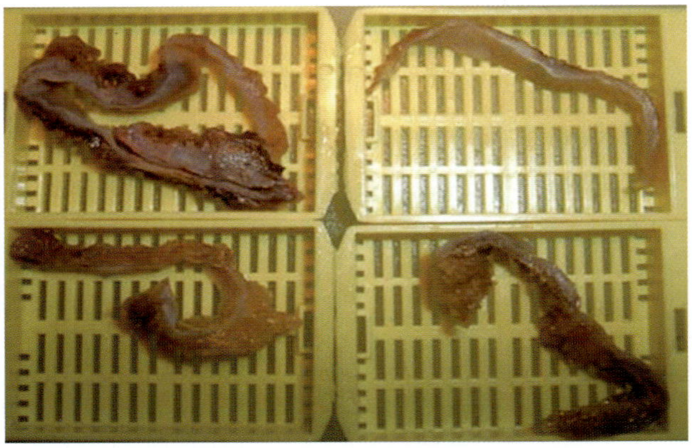

그림 3-2. **카세트 내에 넣은 조직편.** 절취한 조직편은 파라핀 침투과정에서 용액이 잘 순환할 수 있도록 그 크기가 카세트를 채우지 않도록 주의한다.

라스틱 재질로 되어 있고 전세계적으로 표준화된 다양한 크기들이 판매되고 있다. 표준 크기의 카세트에는 20 × 20 × 3 mm 두께의 절취조직을 넣을 수 있다. 직장암 조직의 절제, 근치 전립샘 절제검체 및 직업병 진단을 위한 부검 폐검체 등과 같은 경우에는 표준 크기의 조직보다 더 큰 조직괴를 담을 수 있는 카세트도 있다. 만일 사전에 간중심부 바늘생검(liver core biopsy)의 진단에서와 같이 H&E 염색과 함께 자동으로 여러 종류의 추가적인 조직화학적 염색이 의뢰될 것을 알고 있을 경우에는 색이 다른 카세트나 표식(markers)을 사용할 수 있다(그림 3-2). 또한 다른 색의 카세트들은 동결절편이나 절편들의 종류를 구분하기 위해 사용하기도 한다.

절취 후 남은 조직은 안전 규정에 따라 환기가 보장된 보관실에 보관하고 그 후 폐기물 처리 규정에 따라 폐기해야 한다.

6. 조직검사의 보고

검사 보고양식은 다음과 같은 6요소로 구성되도록 표준화하여 사용하는 것이 데이터 관리에 효과적이다.

- 환자 신원의 확인(identification)
- 임상 데이터(clinical data)
- 육안 소견(gross findings)
- 현미경 소견(microscopic findings)
- 진단과 의견(diagnosis and comment)
- 정도관리(quality control)

7. 안전

병리과는 생물학적, 화학적, 방사선 등의 위험(hazard)이 발생할 가능성이 많은 부서이다. 그 위험은 조직의 보관, 표본제작과정 및 분석과정에서 발생할 수 있다. 위험요인으로는 독성, 가연성, 알레르기성, 발암원성, 전기 등이 있다. 더욱이 검사실 주변의 예리한 절단도구 및 복잡한 기계의 취급이나 검체의 이동에서 일어날 수 있으므로 충분히 훈련된 인력에 의해 다루어져야 하며, 모든 잠재 위험성이 있는 것에 대해서도 잘 알고 있어야 한다. 모든 검사실에는 접근이 쉽고 국내/국제적인 기준을 반영하는 확실한 표준수행 절차(standard operating procedure, SOP)를 준비해두어야 한다. 검체를 다루는 직원들에 대한 지속적인 안전교육이 필요하고 검체 취급의 단계마다 검사실 안전 수칙을 준수하도록 주의를 기울여야 한다.

검체 접수는 병원 직원과 병리검사실 사이에 인터페이스로 기능할 수 있는 독립된 방이 필요하다. 그 방내에는 적절한 벤치와 밝은 등과 함께 환기시설, 안전장치, 소독제, 흡착제, 방호복 등이 설치되어 있어야 한다. 검체 유출(예 : 체액, 고정액 또는 기타 사고)이 있을 시에는 직원들이 즉시 개입하여 잠재적인 건강 위험을 국소적으로 제한하고 다른 검사실 직원들에게 위험이 발생하지 않도록 방지해야 한다.

III. 조직검체의 종류

조직병리검사에는 환자로부터 채취한 생검검체(biopsy specimen)와 수술검체(surgical specimen)가 대부분을 차지하며, 죽은 사람으로부터 질병의 원인 규명 및 검시 목적으로 채취한 부검검체(autopsy specimen), 동물실험 검체(experimental animal specimen) 등이 사용된다.

1. 생검 검체

생검이란 인체에서 채취한 작은 조직괴를 대상으로 조직병리진단을 내리는 것을 말하며, 그 검체는 채취부위와 방법에 따라 다음과 같은 종류가 있다.

1) 피부 생검

다양한 방법을 이용하여 실시하고 있으며 생검법에 따라 한계와 문제점도 있다. 따라서 임상력(clinical history)을 고려하여 검체 채취방법을 선택하는 것이 중요하다. 즉 표층생검은 점막 밑조직이 소량만 포함되기 때문에 혈관염 진단에는 적합하지 않으며, 절제생검은 표피와 연계되어 발생하는 기저세포암을 진단할 목적으로는 지나치게 많은 검체가 채취되므로 다소 부적합할 수 있다.

(1) 펀치생검(punch biopsy)

1~8 mm 크기의 둥근 칼을 사용하여 조직을 채취하는 생검법이다. 표층생검으로 시술하기 어려운 미용이 필요한 부위에는 1~5 mm 펀치를 사용하는 것이 이상적이다. 1 mm 펀치가 가장 출혈이 작지만 크기가 너무 작아 때로 채취된 검체를 보기가 어려워 대부분의 경우 1.5 mm 펀치생검을 선호하고 있다. 대부분의 염증성 피부병변의 진단에는 흔히 3.5~4 mm 펀치가 사용되며 이 크기의 생검조직에는 피부의 전층(full thickness)과 피하지방이 포함된다(그림 3-3 A). 또한 편평상피암종(squamous cell carcinoma)과 상피내흑색종(melanoma in situ) 진단의 경우에도 많이 사용되는 생검법이다.

3 mm 이하의 작은 펀치생검 검체는 그대로 표본제작하며, 직경이 3 mm 이상인 것은 그림 3-3 B와 같이

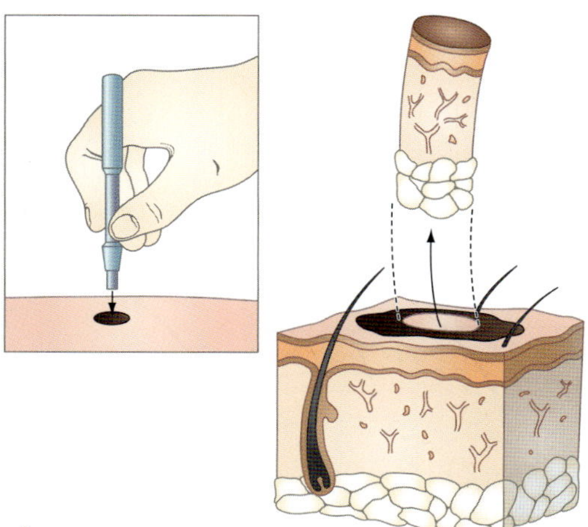

A

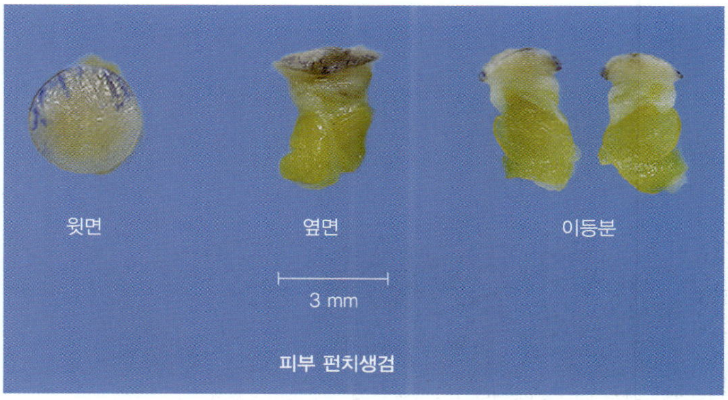

B

그림 3-3. 피부 펀치생검술. A : 펀치를 사용한 피부 펀치생검 조직 채취. B. 직경이 3 mm 이하의 작은 조직괴는 그대로 표본제작하고, 3 mm 이상의 조직괴는 그 크기에 따라 2 또는 3등분으로 절취한다.

병소부위 피부표면에 직각으로 조직편을 절취하여 표본을 제작한다. 박절 시 피부표면이 수직 면으로 절편이 나올 수 있도록 포매 방향을 확인하여야 한다. 포매 방향이 잘못된 경우에는 만족스런 소견을 얻을 수 없다. 미고정 동결절편에 의한 조직화학적 검사가 필요할 때도 있다.

(2) 절개생검(incisional biopsy)

피부 표피에서 진피를 거쳐 피하지방층까지 피부 전층을 자르는 생검법이다. 펀치생검은 대부분이 구형으로 잘린다는 것을 제외하면 본질적으로 절개생검의 하나로 볼 수 있다. 절개생검은 전체병변(절제생검), 부분병변 또는 영향을 받은 부분과 정상 피부(정상과 비정상 피부의 경계를 보기 위해)를 모두 포함하는 생검법이다. 절개생검은 펀치생검에 비해 종종 피부의 깊은 지방층부위 병변의 진단에 유용하며, 더 많은 지방조직을 얻을 수 있다.

(3) 절제생검(excisional biopsy)

전체병변 또는 전체 종양이 포함되는 것을 제외하고 본질적으로 절개생검과 같다. 작은 흑색종 진단에 이상적인 생검법이다. 흑색종 진단을 위해서는 안전하고 미용상 문제없이 시술할 수 있다면 전체 종양조직이 모두 포함되도록 잘라 의뢰하여야 한다(그림 3-4).

절제생검은 종종 예후를 결정하기 전에 흑색종의 전 두께가 나올 수 있도록 하기 위해 좁은 가장자리를 갖도록 자른다. 그러나 대부분의 흑색종은 크고 피부 표면에 위치하고 있어서 의사들은 크게 절제하기 전에 진단을 목적으로 여러 곳에서 작은 펀치생검을 하는 것을 선호한다.

(4) 표층생검(shave biopsy)

조직 채취에 작은 외과용 칼, 구부러진 면도날 또는 안전 면도날이 사용된다. 이 생검법은 시술자의 기술 숙련도에 따라 조직이 달리 채취된다. 면도날로 돌출된 종양의 작은 조직편만 얇게 잘라내어 시술 후 피부 생검부위가 비교적 편평하게 남아 있어야 이상적인 채취라 할 수 있다(그림 3-5).

이 생검법은 기저세포암종(basal cell carcinoma) 진단에 이상적인 방법이지만 편평세포암종이나 상피내흑색종 진단에도 사용할 수 있다. 그러나 후자의 두 종양의 경우는 펀치 또는 절개생검을 사용하는 것이 거짓음성률이 낮게 발생한다.

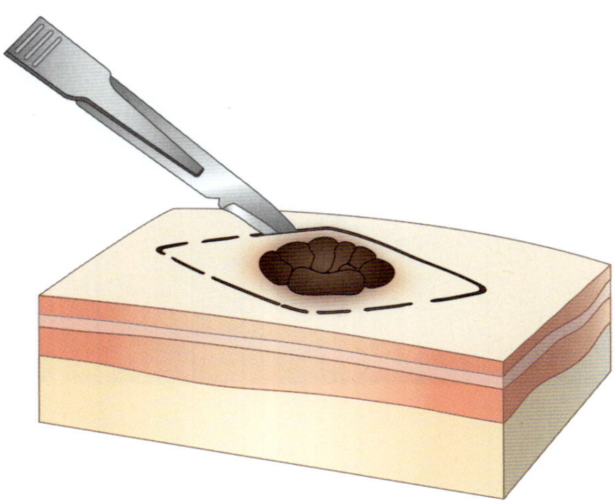

그림 3-4. 피부의 절제생검술

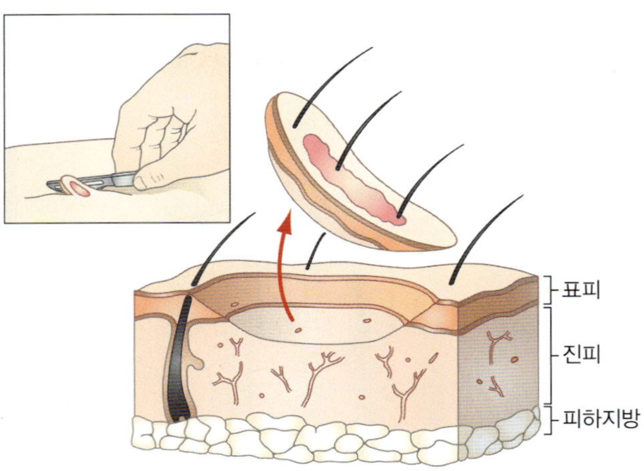

그림 3-5. 피부의 표층생검술

2) 위장관, 기관지 생검

(1) 내시경 생검(endoscopic biopsy)

내시경검사(endoscopy)는 굴곡성의 내시경 기기를 체내로 삽입하여 식도, 위, 십이지장 굴곡부위까지 직접 눈으로 볼 수 있는 위내시경검사(gastroscopy)와 기도와 기관지를 직접 관찰하는 기관지내시경검사(bronchoscopy)를 포함하여 체내의 다양한 부위에 이용되고 있다. 내시경생검은 내시경으로 체내를 관찰하면서 병변이 있는 조직을 집게로 떼어내어 이상 유무를 진단하기 위한 생검법이다(그림 3-6). 기관지내시경은 길이가 60 cm, 굵기가 6 mm 이내이며, 부드러운 튜브로 큰 불편 없이 조직검사, 약물로 씻어내는 세척검사, 솔질검사 등을 할 수 있다.

(2) 내시경점막절제술(endoscopic mucosal resection, EMR)

내시경점막절제술은 매우 다양하게 적용되며 크게 흡인법과 비흡인법으로 나누어진다. 가장 단순한 형태의 점막절제술은 용종(polyp) 등의 경우 병소를 올가미로 잡아 절제하는 올가미 용종절제술(snare polypectomy)이다(그림 3-7 A). 위 및 장 용종절제술에 의해 채취된 검체는 고정을 끝낸 후 그림 3-7 B와 같이 줄기(stalk)를 관통하는 중심부에서 조직편을 채취하고 나머지도 이와 평행하게 절단하여 일부에 있을 암병소가 제외되지 않도록 전부 표본 제작한다.

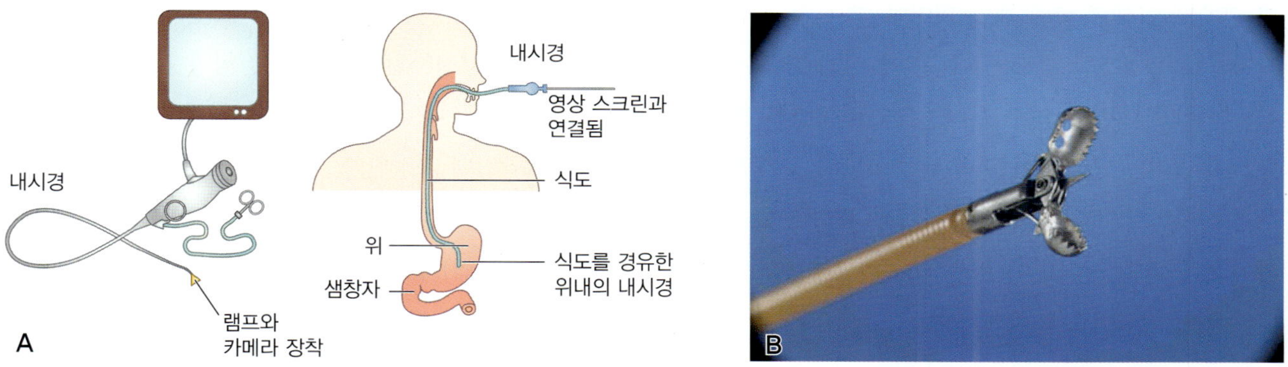

그림 3-6. 내시경 생검술. A. 위내시경검사와 B. 내시경 기기 및 생검집게

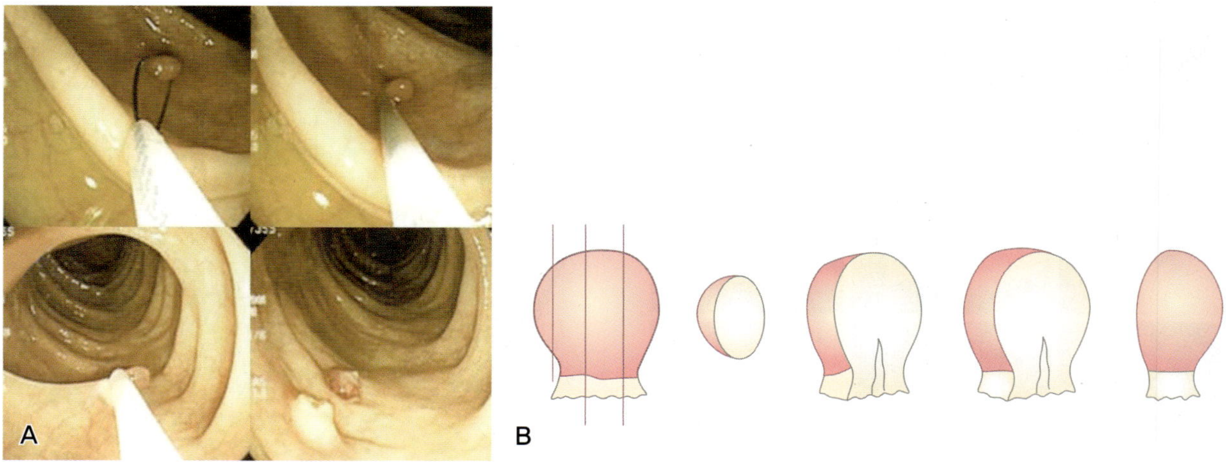

그림 3-7. 용종절제술. A. 올가미를 사용한 용종절제술 B. 조직 절취법

(3) 내시경점막밑절제술(endoscopic submucosal dissection, ESD)

내시경점막밑절제술(ESD)은 조기위암이나 조기대장암, 대장용종 중에서도 특히 크기가 크고 범위가 넓은 병변에 대해 외과적 수술 없이 내시경을 통한 특수기구들을 이용하여 종양을 제거할 수 있는 새로운 기술이다(그림 3-8). 1999년 일본에서 처음 소개되어 국내에서 2000년대 중반부터 시술되어 왔으며 위장관에서 발생한 조기암 및 전암성 병변의 새로운 치료법으로 주목받고 있다. ESD는 내시경점막절제술(EMR)보다 한 단계 진보된 시술법이다.

측방 발육형 종양과 같이 범위가 넓거나 조기암처럼 완전한 절제가 최대한 요구되는 경우에는 EMR 기법만으로는 병변을 여러 번 나눠 잘라내야 하므로 불완전 절제로 인한 용종의 재발 위험이 있으며, 정확한 조직검사가 불가능할 수도 있다. 이에 비해 ESD는 병변이 튀어나오지 않고 옆으로 퍼진 2 cm 이상의 측방 발육형 종양이나 암세포가 점막층에 국한된 조기위암 및 조기 대장암인 경우에도 시술이 가능하다. 또한 병변의 위치나 크기와 상관없이 일괄 절제할 수 있어서 재발 위험이 낮고 정확한 조직검사가 가능하다.

3) 바늘생검

초음파(ultrasound) 유도하에 빔-실버만 바늘(Vim-Silverman needle) 또는 맨기니 바늘(Menghini needle)과 같은 특수한 투과침을 사용하여 인체 깊은 부위에 위치한 간, 콩팥 등의 실질 장기로부터 검체를 채취하는 데 이용된다(그림 3-9 A). 채취된 검체는 지름 1~2 mm, 길이 10~15 mm 정도의 가늘고 긴 조직괴로 장기의 미만성 병변 및 종양의 진단에 특히 유용한 생검법이다(그림 3-9 B). 간 바늘생검은 간염(hepatitis), 간경변(liver cirrhosis), 종양(tumor), 육아종(granuloma) 등의 진단을 목적으로 사용된다. 전자현미경검사, 조직화학검사, 바이러스 등의 병원미생물 검사가 필요할 때는 검체의 일부분을 특별 처리 또는 보존하였다가 사용한다.

콩팥의 경우 신선한 상태로 검체를 접수하여 즉시 양쪽 말단에서 전자현미경검사용, 형광항체검사용 조직편을 채취하고 나머지는 광학현미경검사용으로 잘라내어 포르말린에 고정한다(그림 3-10). 이 경우 겉질을 확인하려면 해부현미경하에서 토리(혈액을 함유한 작은 구형체로 보임)가 있는지를 관찰해야 한다. 광학현미경 표본은 2 μm 이하의 두께로 박절한다.

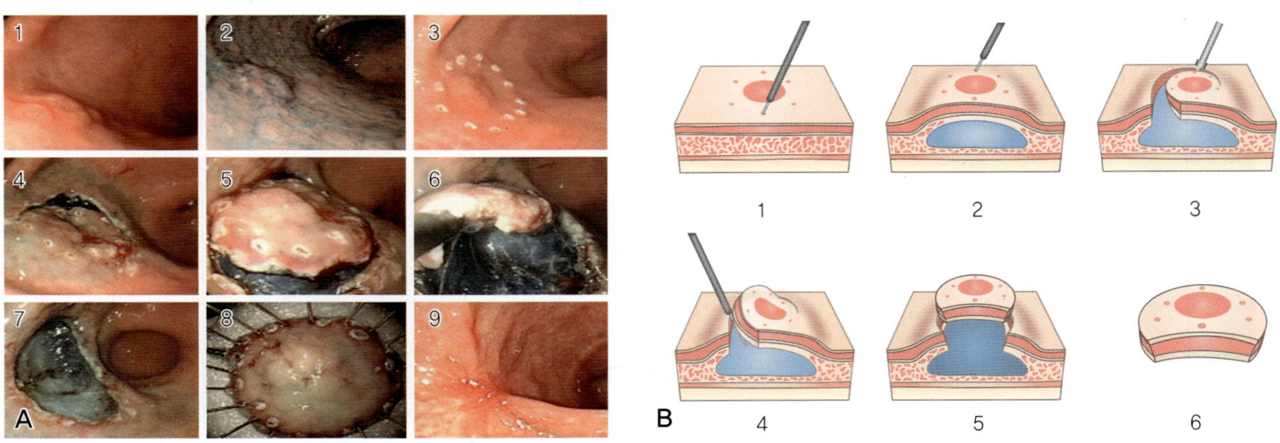

그림 3-8. 내시경점막밑절제술. A. 실제 절제술 과정, B.절제술 모형도

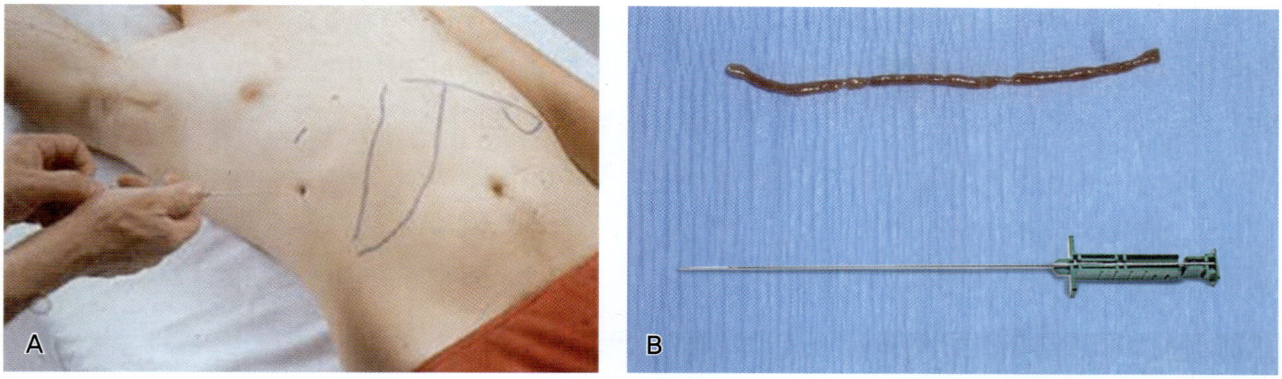

그림 3-9. **간바늘생검술.** A. 특수바늘로 생검조직을 채취하는 사진, B. 채취된 간바늘생검조직과 주사바늘

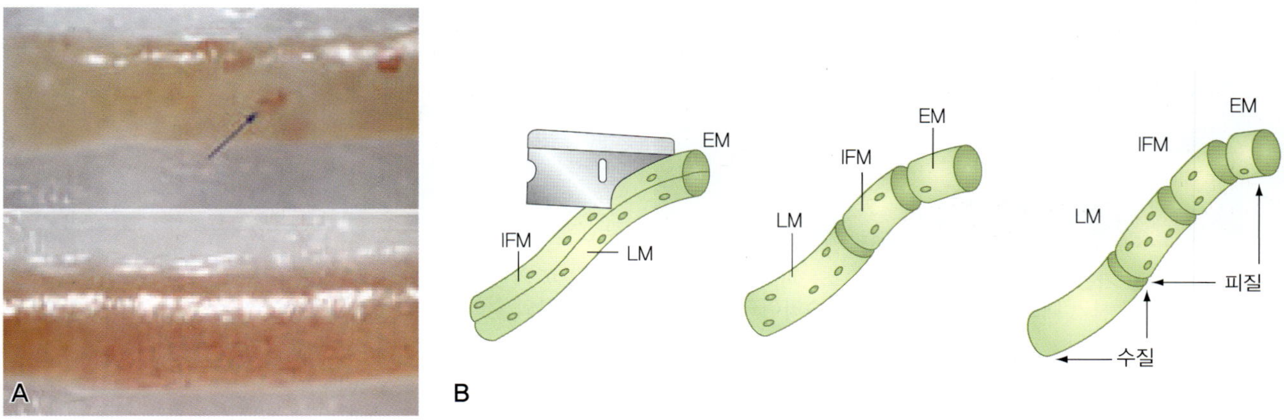

그림 3-10. **콩팥 바늘생검술.** A. 콩팥 바늘생검조직으로 겉질부위의 토리(화살표)를 확인해야만 함. B. 콩팥바늘생검조직의 절취법. LM = 광학현미경검사, IFM = 면역형광현미경검사, EM = 전자현미경검사.

4) 유방 생검

유방에서 실시하는 생검은 가는바늘흡인생검, 중심부바늘생검(core needle biopsy), 정위생검(stereotactic biopsy), 개방절제생검(open excisional biopsy), 감시림프절생검(sentinel lymph node biopsy)이 사용된다.

(1) 가는바늘흡인생검(fine needle aspiration biopsy)

이 방법은 주로 유방에서 만져지는 종괴를 검사하는 생검법이다. 주사기에 22~23 게이지(gauge)의 가는 주사바늘을 끼운 후 종괴에 삽입하여 주사바늘을 조금 움직여 가면서 여러 곳으로부터 조직을 흡인하여 주사기 내로 채취하는 생검법이다. 채취한 검체는 대부분 세포검사를 위한 도말표본을 제작하므로 보통 가는바늘천자흡인세포검사(fine needle aspiration biopsy cytology : ABC 또는 FNAB)라 부른다(그림 3-11).

(2) 중심부바늘생검(core needle biopsy)

중심부바늘생검은 초음파 유도하에 유방에 2~3 mm의 절개를 통해 병소에 8~18 게이지의 굵은 바늘을 삽입하여 조직을 채취하는 생검법이다. 중심부바늘생검 장치는 스프링이 장착되어 있어 바늘이 스프링의 힘을 이용하여 이상 병변의 위치로 발사되는 원리를 이용하여 조직을 채취한다(그림 3-12 A). 보통 5~6회 정도 반복하여 조직을 채취하며 상처가 작고 입원이 필요 없이 병원 외래에서 국소마취 하에 시행할 수 있는 생검으로 최근 유방암 진단에 활발히 사용되고 있다. 유방의 촉지성 및 비촉지성 병변에 모두 사용할 수 있으며 천자흡인생검과 달리 세포층이 분산되지 않고 굵고 긴 조직편을 얻을 수 있어 종양병변에 대한 더 정확한 진단을 내릴 수 있다. 최근에는 맘모톰(mammotome) 장치에 부착된 진공 맘모톰 탐침자(mammotome probe)를 이용한 생검이 흔히 사용되고 있다.

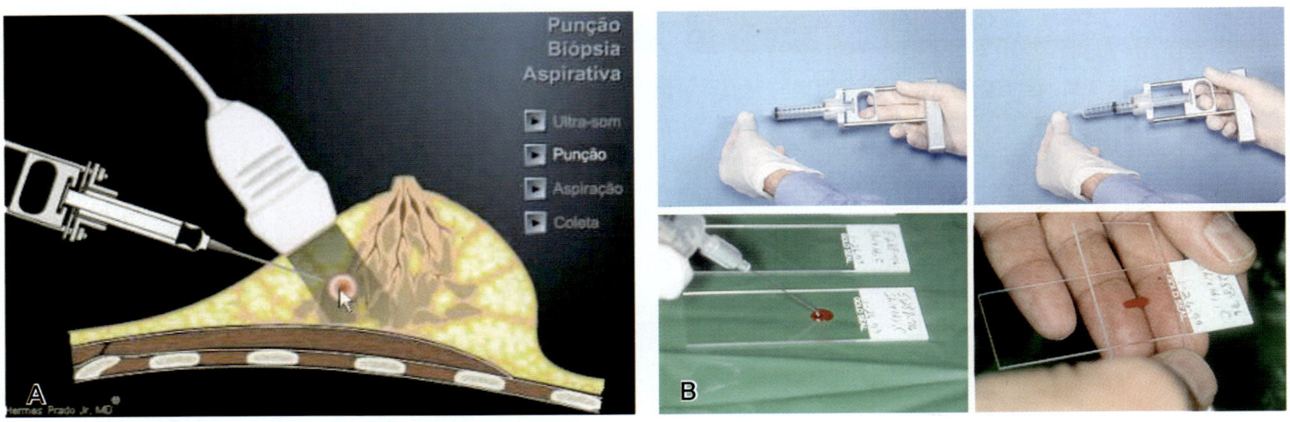

그림 3-11. **유방 가는바늘천자흡인생검술.** A. 초음파로 병소부위를 확인한 후 가는 바늘을 찌르고 바늘을 움직이면서 여러 곳의 세포들을 흡인함. B. 주사기 내로 흡인된 세포를 유리슬라이드 위에 배출시켜 두 장의 슬라이드를 겹쳐 도말함.

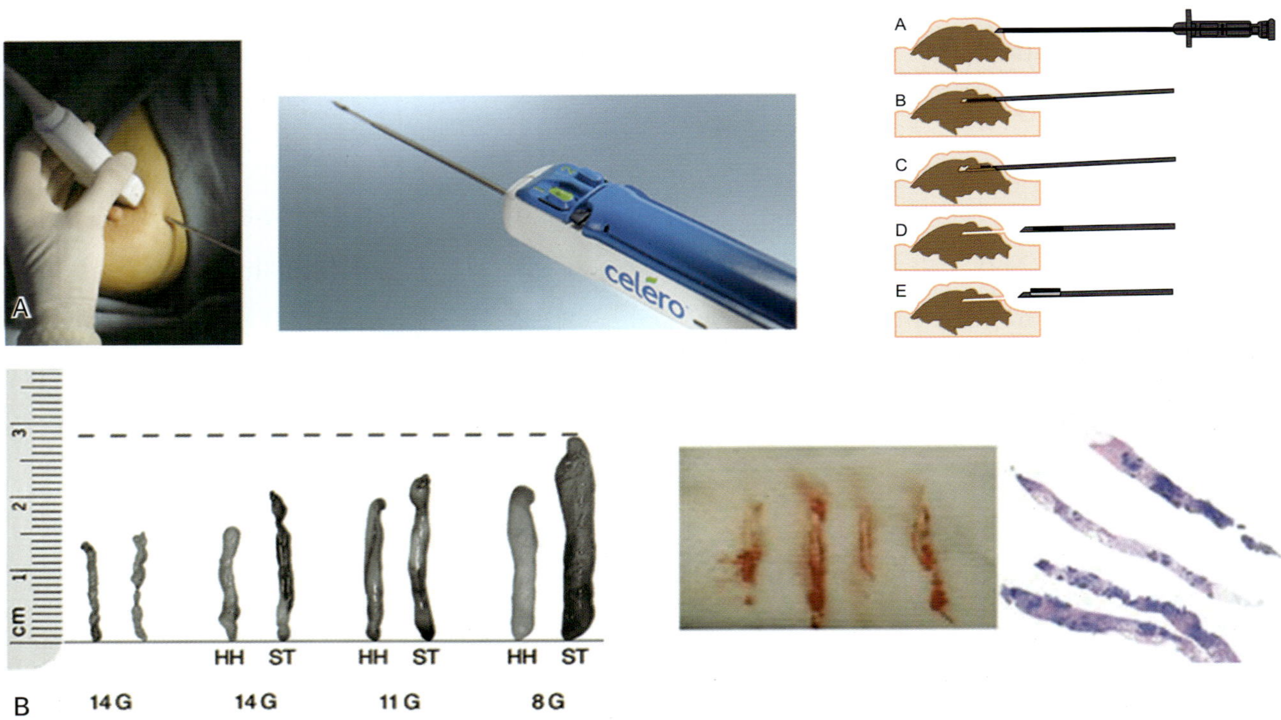

그림 3-12. **중심부 바늘생검술.** A. 중심부 바늘생검장치와 채취한 중심부 생검조직, B. 바늘 크기에 따라 다양한 바늘생검조직을 채취할 수 있음.

(3) 정위생검(stereotactic biopsy)

미세석회화 병변(microcalcification lesions)의 대부분은 초음파에서 보이지 않기 때문에 일반적으로 시행되는 초음파 유도하 중심부생검 검사를 시행할 수 없다. 따라서 미세석회화 병변이나 초음파에서 보이지 않는 병변은 유방 쪽이 개방되어 있는 테이블에 환자의 배를 아래로 눕히고 유방촬영술을 이용해 재현한 2차원 영상을 통해 위치를 선정한 후 중심부생검바늘을 이용하여 검체를 채취하는 생검법이다. 위치 선정이 끝나면 표기된 병변에 굵은 바늘이나 맘모톰을 이용하여 몇 개의 조직을 얻게 된다(그림 3-13). 채취한 조직은 다시 한번 촬영을 통해 확인한 후 조직병리검사로 들어가며, 이 생검법을 통해 초기에 병변을 진단하고 제거할 수 있다.

(4) 개방절제생검(open excisional biopsy)

개방절제생검은 유방종괴의 가장 확실한 진단방법일 뿐만 아니라 유방암의 조직학적 분류 및 침습성 여부, 에스트로겐 수용체(estrogen recepter) 존재 유무까지도 알 수 있는 치료의 가장 고전적인 방법이다. 절개생검과 절제생검 중 어떤 것을 택할 것인가는 유방종괴의 크기와 임상적으로 양성인가 악성인가에 따라 결정하는 것이 좋다. 즉 종괴의 크기가 2~3 cm 이하일 때는 절제생검이 좋다. 종괴의 크기가 4 cm 이상일 때는 먼저 가는바늘흡인생검을 시행하고, 만일 이 검사로 불충분할 때는 국소마취나 전신마취하에 절개를 하여 확인한다(그림 3-14).

(5) 감시림프절 생검(sentinel lymph node biopsy)

감시림프절(sentinel lymph node, SLN)이란 종양이 림프관을 통해 직접 전이되는 경우에 가장 처음 도달하는 림프절을 말한다. 따라서 감시림프절에 암세포가 전이되어 있는지를 알면 남아 있는 다른 림프절의 상태도 예견할 수 있다. 즉 감시림프절에 암세포가 없다면 나머지 림프절에도 암세포가 없다고 볼 수 있다. 보통 감시림프절 생검은 조기 유방암 환자에서 수술전 검사상 임상적으로 겨드랑이 림프절 전이가 의심되지 않고, 암 크기가 2 cm 이하의 경우 시행하고 있다. 최근에는 유방암 이외의 다른 암에서도 감시림프절 생검을 확대하

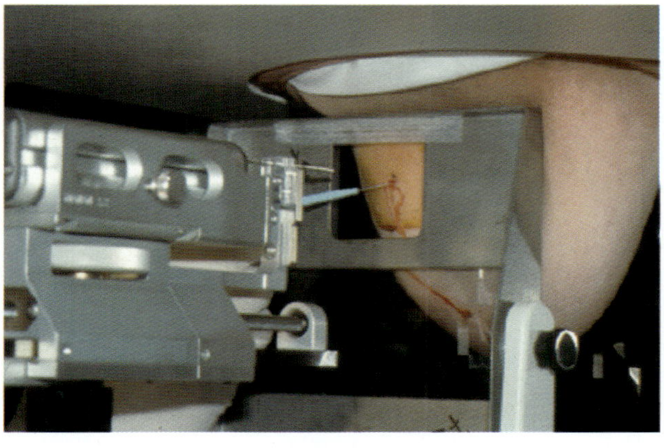

그림 3-13. **정위생검술.** 유방병소 부위를 정확히 조준하여 중심부바늘생검조직을 채취하는 사진

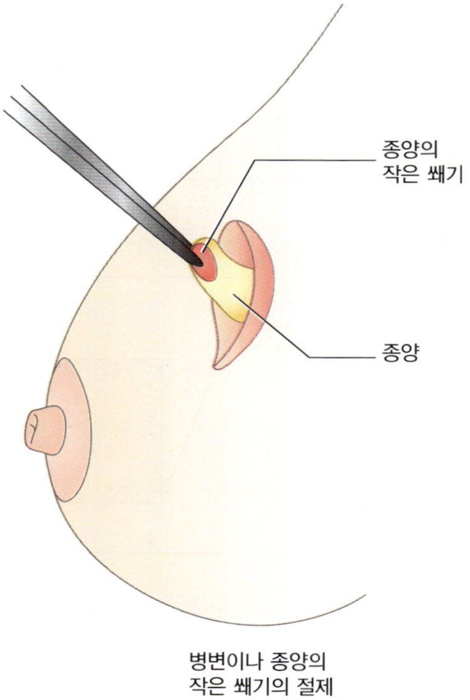

그림 3-14. **유방의 개방 절제 생검**

여 실시하고 있다.

유방암 환자의 경우 감시림프절에 암세포의 전이가 없으면 더 이상의 겨드랑이 림프절 수술을 하지 않고 전이가 있는 경우 겨드랑이 림프절 수술을 하게 된다. 유방암 환자에서 겨드랑이 림프절의 전이 여부를 확인하는 것은 환자의 정확한 병기와 예후를 예측하고 수술 후 항암치료 여부를 결정하는 중요한 단계이다. 겨드랑이 림프절에 암세포가 있다면 림프절 절제를 통해 암을 제거하여 재발 및 전이를 방지한다는 면에서 중요하다. 감시림프절은 종양부위에 염료 또는 방사성 동위원소를 주입하여 첫 번째 도달하는 림프절의 착색 유무 및 동위원소 존재를 확인하여 구별한다(그림 3-15 A). 감시림프절 생검 후 조직병리검사는 대부분 한 림프절을 삼등분하여 동결절편 검사와 H&E 염색, 면역조직화학 염색을 하여 림프절 전이와 미세전이를 판독한다(그림 3-15 B).

5) 자궁생검

(1) 펀치생검(punch biopsy)

자궁목 세포검사나 질확대경검사(colposcopy)에서 드러난 자궁목의 이상조직의 검사와 제거를 위해 특수한 절제겸자를 사용하여 조직을 채취하는 생검법으로(그림 3-16), 특히 자궁목암의 경우에 육안으로 보아 뚜렷한 병변이 있을 때 확진을 위해 시행한다.

(2) 원뿔생검(cone biopsy)

암이 발견된 자궁목에서 원뿔 모양으로 조직을 절제하는 생검법(그림 3-17 A)으로 자궁목암의 침윤 정도를 확인하는 진단뿐만 아니라 초기암에서는 치료로도 이용된다. 상피내암(0기암)이나 일부 미세침윤성 자궁목암(1a기암)에서는 절제된 부위로 암세포가 모두 제거되었다고 판단되면 치료가 끝날 수도 있다. 그러나 원추절제술 후에도 침윤성 자궁목암이 확인되는 경우에

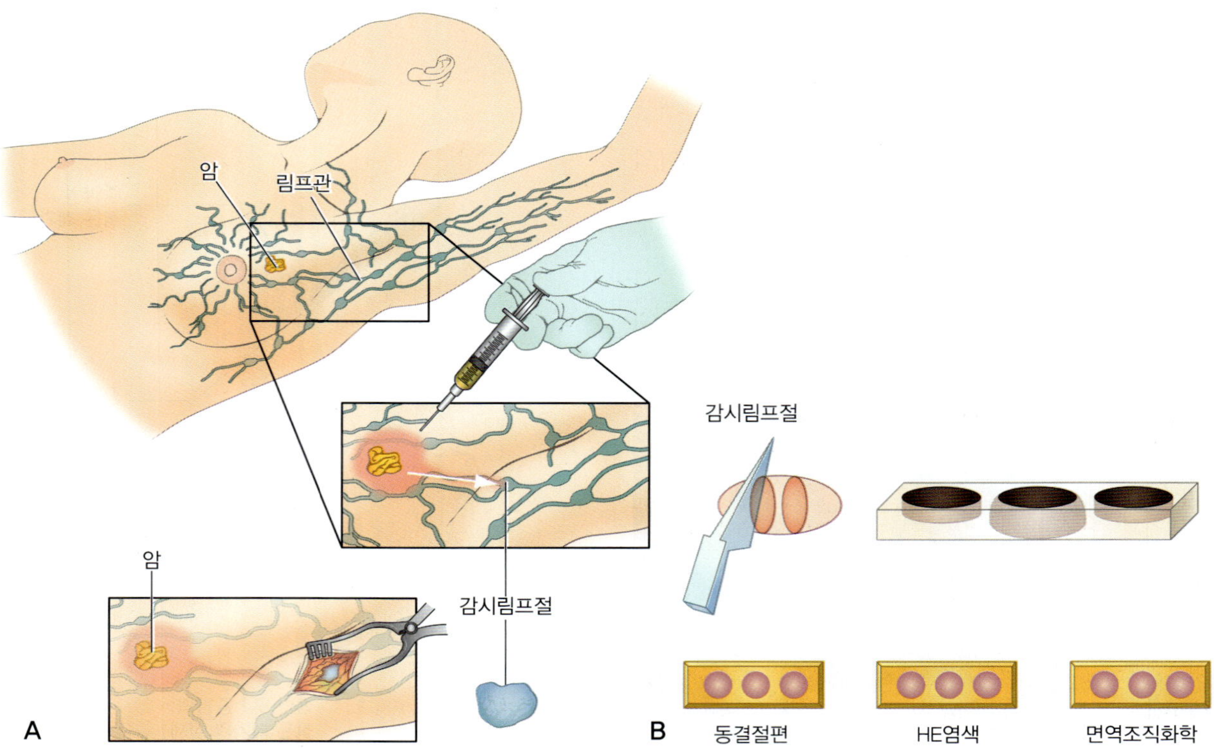

그림 3-15. 감시림프절 생검술. A. 감시림프절 확인을 위한 색소 주입. B. 감시림프절의 암세포 전이 확인을 위한 조직검사

는 추가적인 시술이 시행되어야 한다. 자궁목 원뿔생검 검체는 앞쪽입술(anterior lip) 중앙에서 절개하여 경관 쪽의 말단을 잘 펴서 딱딱한 판에 곤충 핀으로 고정하고 고정액에 담근 후, 그림 3-17 B와 같이 부챗살 모양으로 분할하고 절취하여 표본을 만든다. 포매조직은 경관이 완전하게 사라질 때까지 계속 박절하여 가능한 많은 연속절편을 만들어 염색표본을 제작한다.

(3) 자궁목환상투열절제술(loop electrosurgical excision procedure, LEEP)

자궁목 원추생검 때 발생하는 출혈 등 부작용을 줄이기 위하여 전류가 흐르는 고리(loop)를 이용하여 자궁목를 절제하는 생검법이다(그림 3-18 A). 채취한 검체는 먼저 바깥자궁목(ectocervix)과 속자궁목 경계(endocervical margin)를 확인하여 속자궁목 경계와 바깥자궁목 경계를 각각 다른 색으로 표시한 다음 납작한 접시모양의 검체는 파이도표와 같이 부챗살 모양으로 분할한다(그림 3-18 B).

(4) 시험소파술(exploratory curettage)

끝이 예리한 큐렛(curet)을 이용하여 병변부위의 조직을 긁어 채취하는 방법으로 자궁속막(endometrium)의 생검에 주로 사용된다(그림 3-19). 이 생검법은 종양의 악성과 양성의 감별 및 결핵과 같

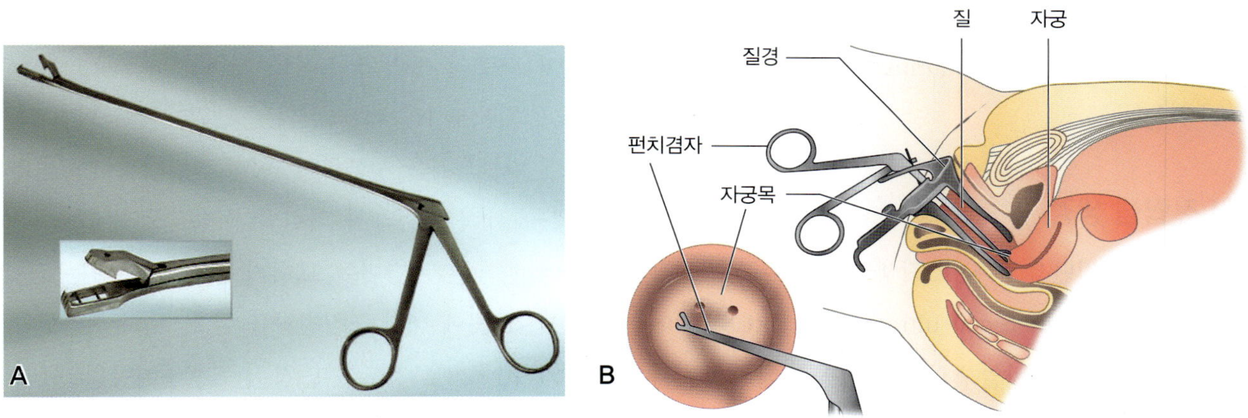

그림 3-16. **펀치생검술.** A. 자궁목 펀치용 겸자, B. 펀치겸자를 사용한 자궁목의 병변부위 조직 채취

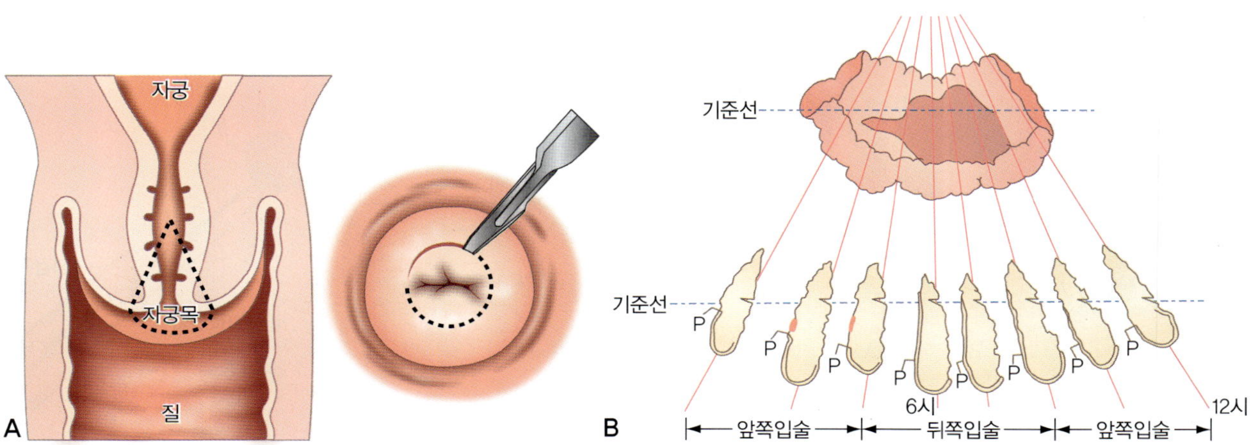

그림 3-17. **원뿔생검술.** A. 외과용 메스를 사용한 자궁목 원뿔생검술. B. 생검 검체의 절취법

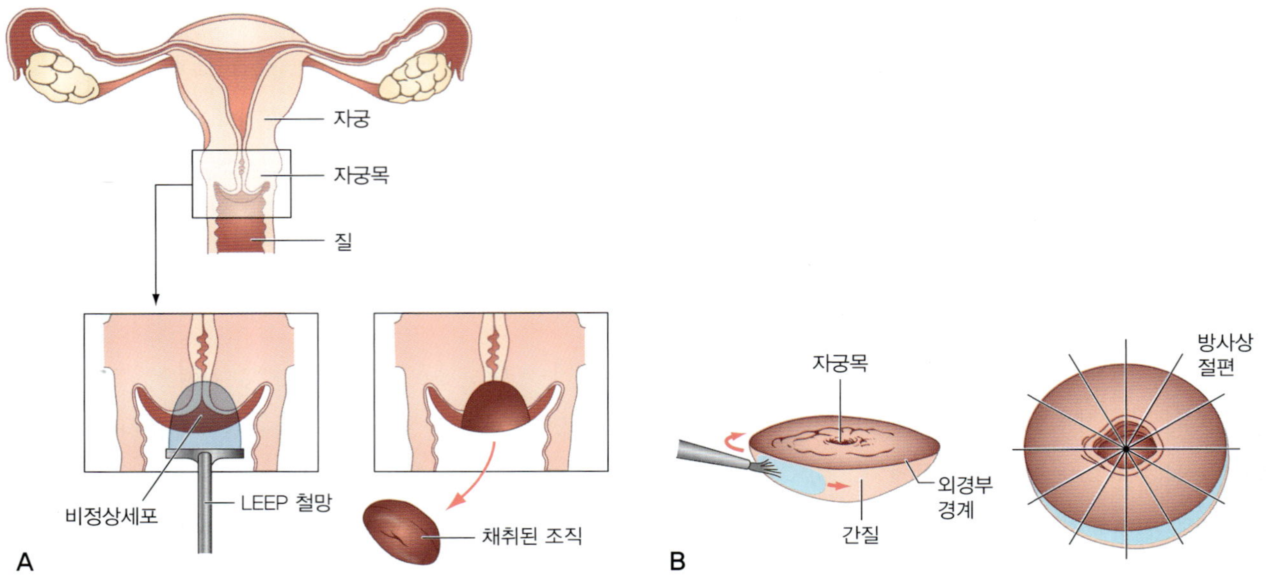

그림 3-18. **자궁목환상투열절제술(loop electrosurgical excision procedure, LEEP).** A. LEEP 철망고리가 달린 기구를 사용하여 조직을 채취, B. 채취한 조직의 절취법

은 특이성 염증(specific inflammation)의 진단에 이용되고 있다.

6) 전립샘 생검

전립샘암의 진단을 위한 조직생검으로 주로 경직장 경유초음파검사(transrectal ultrasound, TRUS)를 이용한 초음파 유도하 바늘생검을 하게 되는데, 이 검사는 항문을 통해 초음파 기구를 삽입하고 바늘을 사용하여 소량의 전립샘 조직을 채취한다(그림 3-20). 이때 초음파에서 암이 의심되는 부위가 발견되면 그 부위에 바늘생검을 시행하며, 혈청 전립샘특이항원(PSA) 검사에서 전립샘암이 의심되나 경직장 경우초음파검사에서 특별한 병변이 보이지 않는 경우에는 전립샘의 6~12곳에 대한 조직검사를 한다. 특히 전립샘암 환자의 20~25% 정도는 혈청 전립샘특이항원(prostate

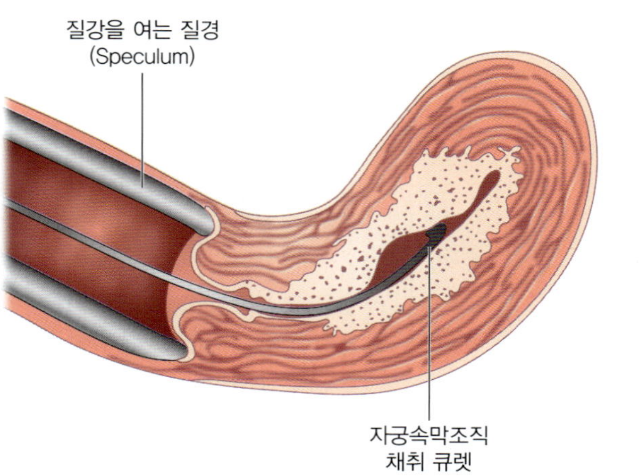

그림 3-19. **자궁속막 소파술**

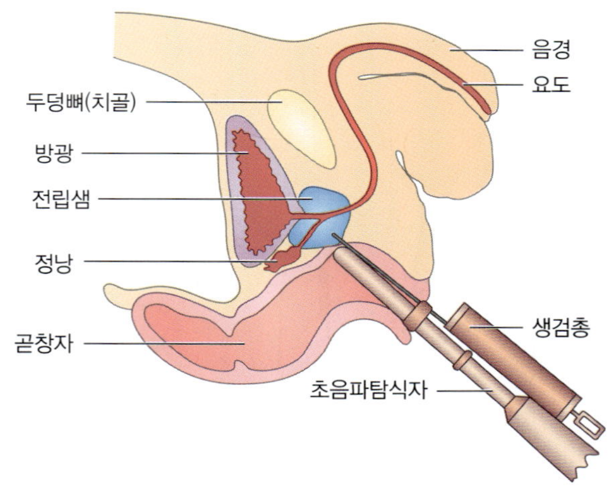

그림 3-20. **경직장 초음파 유도(transrectal ultrasound, TRUS)에 의한 전립샘 생검술**

specific antigen, PSA) 검사치가 정상 소견을 보이므로, 혈청 전립샘특이항원 검사치가 낮더라도 곧창자손가락검사에서 결절이 딱딱하게 만져지는 이상 소견이 발견되면 전립샘 생검을 시행한다.

전립샘암 진단의 표준생검으로 사용되고 있는 육분의생검(sextant biopsy)의 경우 검체채취 부적합(sampling error)으로 인한 전립샘암의 위음성 발생률은 약 20~30%인 것으로 알려져 있다(그림 3-21). 따라서 전립샘암 탐지율을 높이기 위해서는 표준적인 육분의(6-core) 바늘생검 대신 확장형 생검(extended pattern biopsy) 방식으로 바꾸어서 시행하고 있다. 즉 중심부 생검(core biopsy) 숫자를 늘리거나 바늘생검을 할 때 말초대 측면 부위에 더욱 집중하여 시행하고 있다(그림 3-21). 바늘생검에 의한 전립샘암 탐지율은 검체를 채취하는 의사가 어느 정도 전립샘의 구역 해부학(zonal anatomy)에 익숙한가에 따라 달라진다. 전립샘 기저부 측면의 바늘생검은 말초대이며 내측으로 이동하면 중심대이다. 중심대는 암이 거의 생기지 않는 부위이다. 전립샘비대(prostate hypertrophy) 정도가 큰 환자의 경우에는 중앙-전립샘(mid-prostate) 수준의 중심부바늘생검을 하려면 말초대를 횡단한 후 이행대에 도달한다. 이 부위의 측면 지역의 바늘생검은 말초대의 앞뿔(anterior horn)이라고 하며, 이 부위가 이행대를 둘러싸고 있는 말초대에 해당된다.

전립샘 첨단부를 향해 바늘생검을 하면 전립샘암 검출률이 높다. 이 지역은 거의 전부 말초대에 해당되기 때문이다. 첨단부 생검은 이행대의 원위부에 해당된다.

7) 골수 생검

굵은 일리노이즈 흡인바늘(Illionois aspiration needle)이나 잠쉬디 생검바늘(Jamshidi biopsy needle)을 이용하여 검체를 채취한 후 도말표본을 제작함과 동시에 작은 조직괴는 조직검사를 병행한다(그림 3-22). 엉덩뼈능선(iliac crest)의 바늘 생검검체는 직경 2 mm의 원통형 조직괴가 채취된다. 이 검체는 10% 포르말린에 고정하여 탈회한 후 파라핀에 포매한다. 탈회시간을 지키지 않으면 염색성에 좋지 않은 영향을 미친다. 경우에 따라 탈회하지 않고 합성수지에 포매를 해야 할 때도 있다. 골수 흡인바늘로 채취한 흡인액에서 도말표본을 제작한 후에, 남아 있는 세포군집이 포

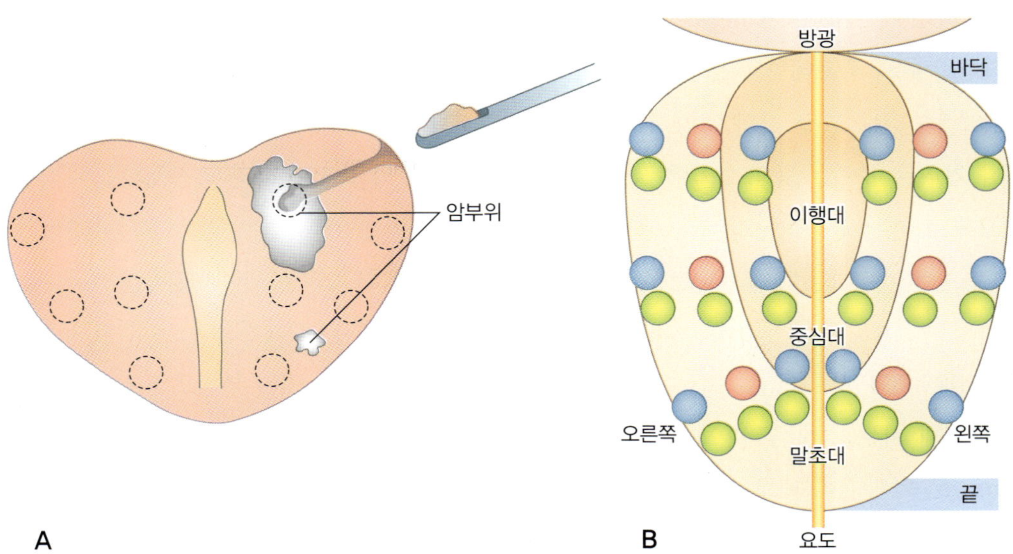

그림 3-21. 전립샘조직의 바늘생검술. A. 전립샘 중심부 바늘생검조직의 채취 B. 육분생검(sextant biopsy) 구역.

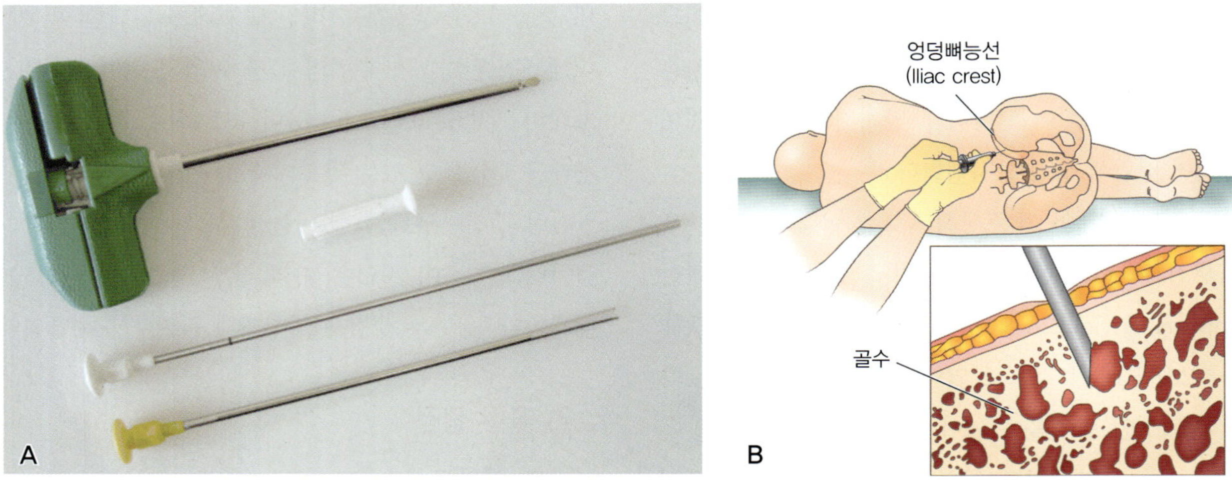

그림 3-22. **골수생검술.** A. 골수 생검바늘(Jamshidi biopsy needle), B. 생검부위 모식도

함된 혈액을 20% 포르말린에 고정하여 이른바 '응고절편(clot section)'이 의뢰되기도 한다. 이 검체는 일반 표본제작방법에 따라 포매하여 박절해도 무방하다.

8) 림프절 생검

림프절 생검검체(특히 악성 림프종이 의심되는 증례)는 먼저 중앙의 가장 넓은 병소를 절취하여 포르말린에 고정한 후 광학현미경 검사용으로 사용한다. 림프절은 피막(capsule)을 절개하여 고정액에 넣어 고정한다. 나머지 조직은 날인표본(imprint smear), 전자현미경 검사용, 조직화학검사용, 세포배양용 등의 목적에 따라 처리 보존한다(그림 3-23). 고정 전의 조직 취급 시 힘을 주어 집거나 가위로 자르는 등의 조작은 조직에 손상을 줄 수 있으므로 피한다.

9) 근 생검

(1) 개방생검(open biopsy)

채취할 근육부위의 피부 절개 후 라이포트 압박집게(Rayport clamp)로 압박한 상태로 절제한 후 건조를 방지하기 위해 생리식염수를 적신 패드로 싸서 병리과에 의뢰된다.

뼈대근 생검검체는 일반적으로 수축을 피하기 위해 생리식염수를 적신 패드 위에서 라이포트 압박 집게로 고정한 상태로 냉장고에 20분간 둔 후, 액체질소(liquid nitrogen) 내의 이소펜탄(isopentane)에 넣어 급속히 동결하여 두었다가 동결절편을 제작하거나 필요에 따라 고정액에 담가 고정한다. 절취는 압박집게에 의해 압박된 부분을 피하여 근섬유의 주행방향에 대하여 가로단면 조직편과 세로단면 조직편을 각각 채취하는데 근육질환의 진단에는 반드시 가로단면으로 잘라 표본을 제작해야 한다(그림 3-24). 미고정 검체의 동결절편을 이용한 효소조직화학적 검사나 전자현미경검사 등이 필요할 때도 있으므로 각 목적에 따라 조직표본을 제작한다.

(2) 바늘생검(needle biopsy)

피부에 작은 절개창을 만든 후 절개부위 밑의 근육의 힘살(팽대부, belly) 부위로 5 mm 두께의 주사바늘을 삽입한 후 흡입관을 사용하여 근육조직을 채취한다(그림 3-25). 채취한 조직은 검사 목적에 따라 신속히 처리한다.

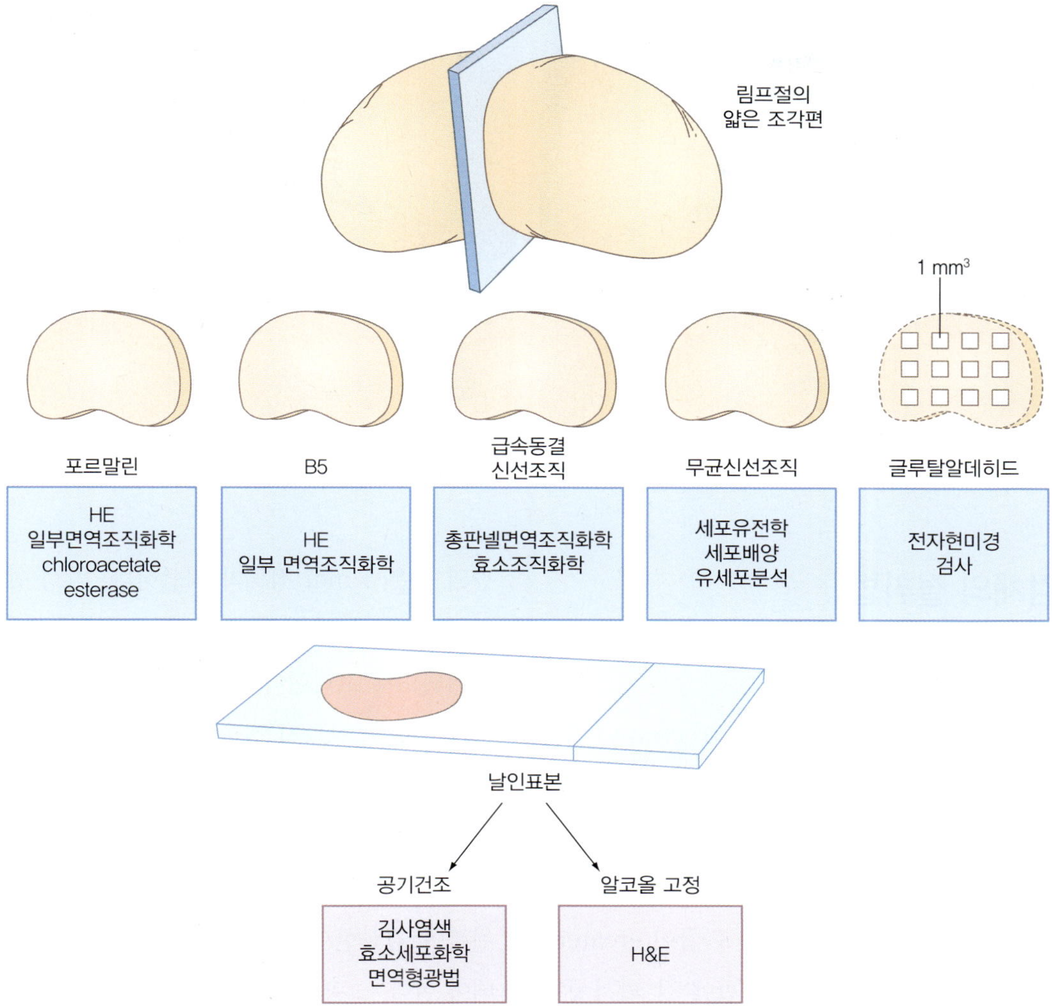

그림 3-23. 림프절 절취법과 악성 림프종 감별진단을 위한 각종 검사법

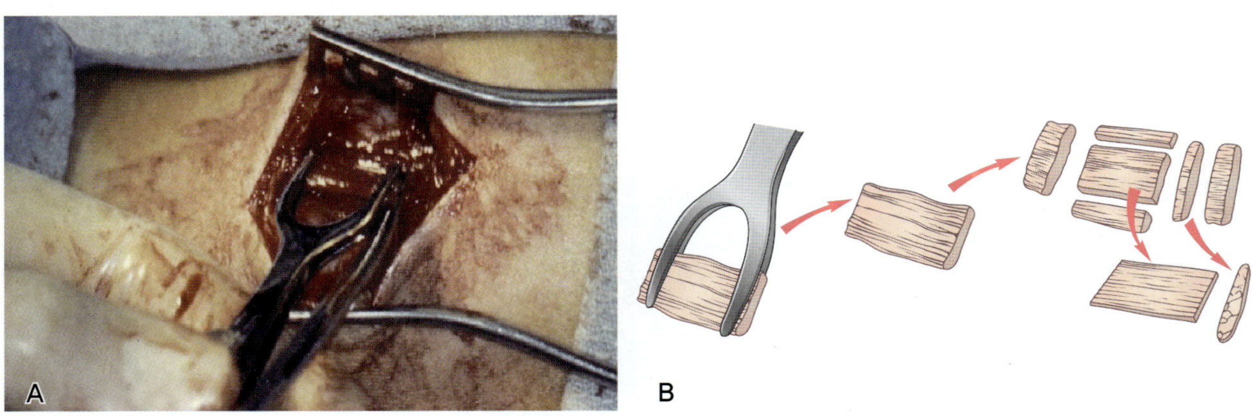

그림 3-24. 근육 개방생검술. A. 뼈대근 생검조직 채취법 B. 가로단면과 세로단면 절취법

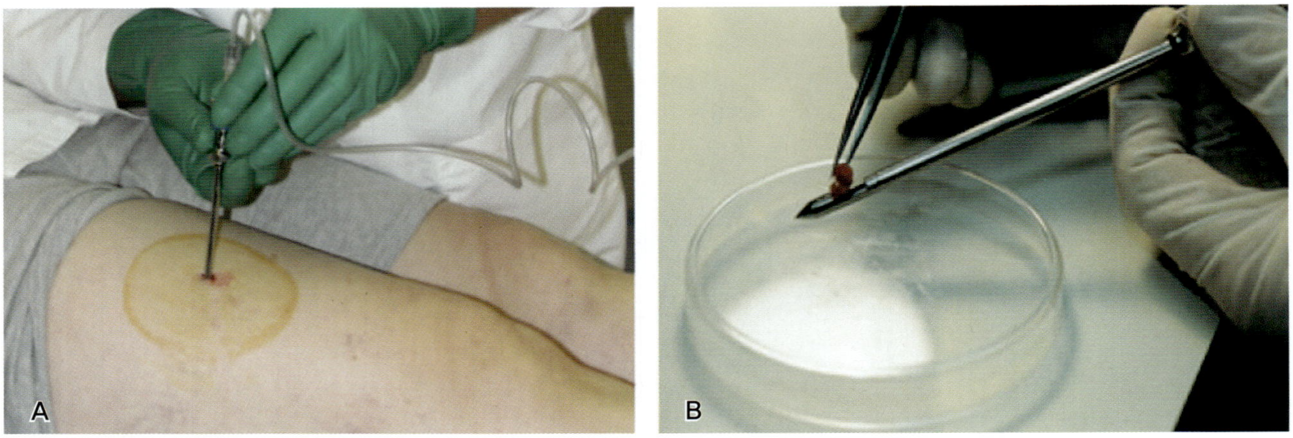

그림 3-25. **근육 바늘생검술.** A. 바늘을 이용한 근조직의 채취 B. 채취한 바늘생검 검체의 분리

2. 수술검체의 절취법

1) 위(stomach)

근치전체위절제술(radical total gastrectomy) 또는 전체위절제술(total gastrectomy), 부분위절제술(subtotal gastrectomy)에 의해 적출된 검체는 수술실로부터 신선한 상태로 직접 접수한다. 이 수술검체는 즉시 병변부위가 손상되지 않도록 큰굽이(greater curvature)를 가위로 절개하고 코르크판에 잘 펴서 곤충 핀으로 고정한 다음, 점막 표면에 묻어 있는 내용물의 성상을 기록한 후 고정액에 담가 고정한다(그림 3-26 A). 절취는 병변의 중앙을 관통하는 작은굽이(lesser curvature)에 평행하게 적당한 크기로 잘라낸다. 조직편의 폭은 5 mm 정도가 적당하다. 악성 종양의 경우, 절취 시 장막 면에 암세포 침습이 가장 뚜렷한 부분이 채취되도록 고려한다. 악성 종양에서는 들문부과 날문부의 말단도 반드시 절취한다. 또한 암의 크기와 암 침윤 범위를 파악하여 암의 병기 및 예후를 추정하기 위해서는 암병변에 대한 조직학적 재구성이 필요하다. 이를 위해서는 암병변을 중심으로 여러 개의 조직편을 절취하여 검사한 후 위지도(stomach mapping)를 작성해야 한다. 그림 3-26 B는 위지도 작성을 위한 절취법과 그림 3-26 C는 검사 후 위지도를 작성한 것이다. 빨갛게 보이는 부분이 암병소이며, 이를 토대로 암 침윤부위를 재구성하게 된다.

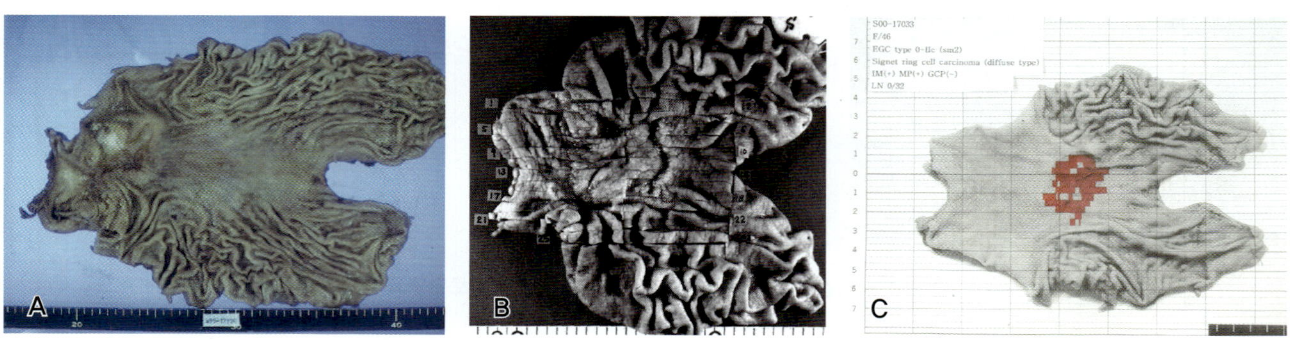

그림 3-26. **부분 위절제검체.** A. 고정된 위절제검체. B. 위 절취법에 의한 조직편 절제. C. 현미경 검사 후 작성된 위지도

2) 막창자꼬리(충수, appendix)

막창자꼬리는 병리과에 의뢰되는 가장 흔한 조직 검체 중의 하나이다. 거의 대부분 단순 막창자꼬리절제술(appendectomy)에 의해 채취된 검체이며, 수술 시 창자사이막의 일부가 함께 절제된다. 아주 드물기는 하지만 막창자꼬리가 암의 일차병소일 경우는 근치절제술(radical resection)을 하기도 한다. 이 검체에는 돌창자(회장) 말단부, 막창자(맹장), 오름잘록창자(상행결장), 막창자 주위지방 및 상당량의 창자사이막이 포함된다. 막창자꼬리염(충수염, appendicitis)의 경우 기본적으로 중앙 위쪽과 중앙 부근에서 각 1개씩의 가로단면 조직편을 채취하고 끝부분의 1/3을 긴축(long axis)에 평행하게 세로단면 조직편을 채취한다(그림 3-27).

3) 자궁(uterus)

자궁절제술(hysterectomy)에 의해 채취된 검체의 경우에는 앞벽(anterior wall)에서 T자형(또는 Y자형)으로 절개하고, 자궁강(uterine cavity)을 양쪽 자궁관(salinx) 입구까지 절개하여 고정한다. 자궁목 양성 종양의 경우는 자궁목관(cervical canal)과 자궁속막강(endometrial cavity) 내로 탐침자(probe)를 삽입한 후 긴 칼을 사용하여 앞과 뒤로 이등분이 되도록 자른다. 그 다음 자궁목(cervix)은 변형대(transformation zone)를 관찰할 수 있도록 절취하고 자궁몸통(body)은 0.5 cm 간격으로 가로단면이 나오도록 절취한다(그림 3-28). 자궁목암일 경우는 자궁목을 절단하여 원추생검과 같이 개방한 후 0.3 cm 간격으로 절취한다.

4) 유방(breast)

근치 유방절제술(radical mastectomy) 검체는 유방암의 경우에 의뢰한다. 겨드랑이 끝과 피부를 기준으로 방향을 정하여 핀으로 표시한 후, 겨드랑이 끝을 잘라내어 림프절을 찾아 절취한다. 유방을 반대로 돌려 4등분하여 종양의 위치와 크기를 표시한다. 절취 시 종양부위에서는 적어도 2개의 조직편, 각 1/4 구역마다 적어도 2개의 조직편, 생검부위로부터 2개의 조직편을 떼어낸다. 또한 젖꼭지(nipple)와 피부, 큰가슴근(pectoralis major muscle)에 암세포 침윤 유무를 조직 표본에서 식별할 수 있도록 조직편을 채취한다. 림프절은 모두 채취하여 표본을 제작해야 한다(그림 3-29).

5) 콩팥(kidney)

콩팥절제술(nephrectomy) 검체의 방향 설정은 요관을 기준으로 한다. 요관, 콩팥정맥, 콩팥동맥이 있을 경우는 콩팥동맥과 정맥을 절개하여 그 안을 확인한다.

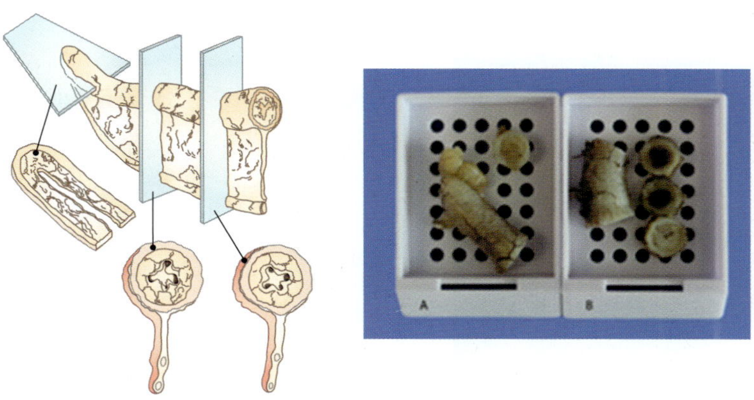

그림 3-27. 막창자꼬리절제 검체의 절취법

콩팥주변 지방조직경계를 잉크로 표시한 후 요관을 절개하여 이등분한다. 종양의 크기를 측정한 다음 요로상피(urothelium) 또는 콩팥실질(renal parenchyma)에서 생긴 것인가를 검사하고 육안으로 피막에 암 침윤이 있는가를 기록한다.

종양과 콩팥실질 연결부위, 콩팥깔때기, 주요 혈관, 콩팥피막, 콩팥주위지방, 부신이 있으면 모두 절취하여 포매한다(그림 3-30). 콩팥종양은 종양의 가장 넓은 면을 잘라내어 조직표본을 제작한다.

6) 폐(lung)

엽절제(lobectomy)와 폐절제술(pneumonectomy) 검체가 주로 의뢰된다. 이들 검체는 받는 즉시 기관지 공간 속으로 고정액을 주입하거나(기관 내 주입법,

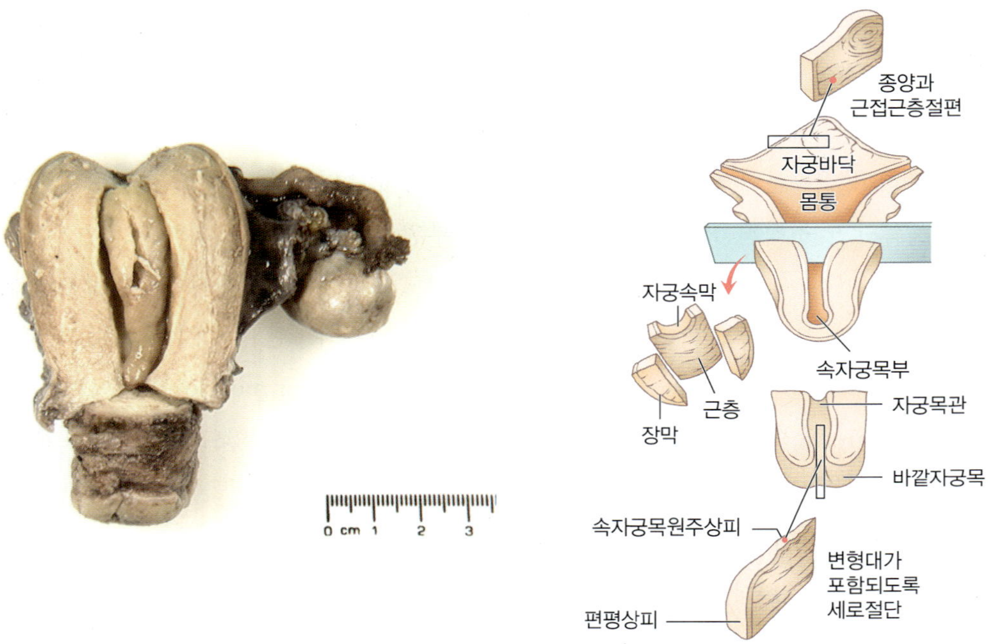

그림 3-28. 자궁절제검체의 절취법

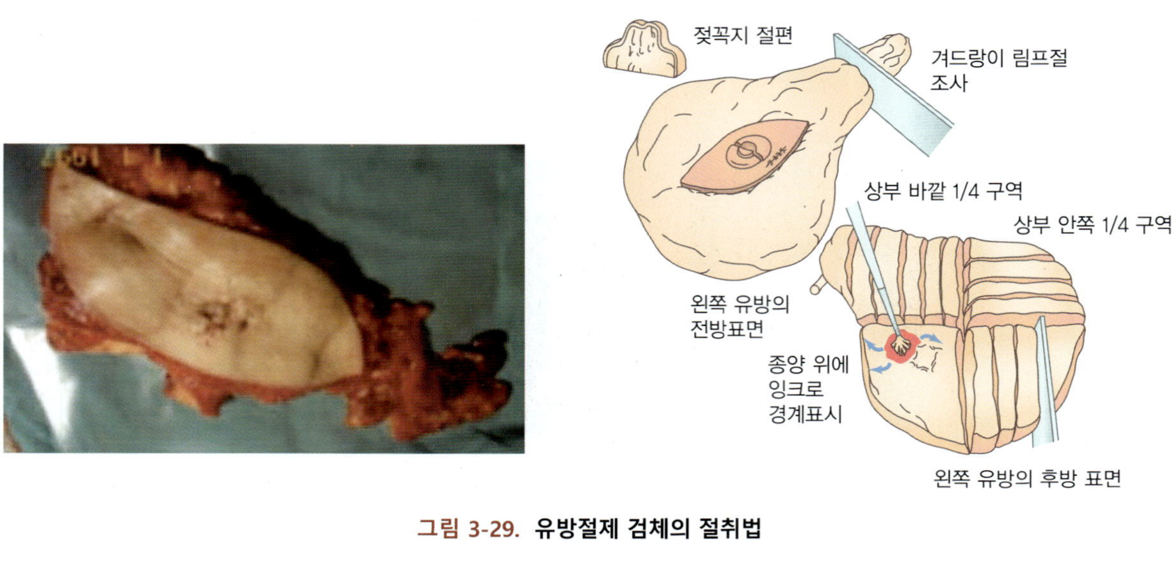

그림 3-29. 유방절제 검체의 절취법

intra-tracheal injection), 기관지를 절개하여 병소를 관통하는 절단면을 만든 다음 고정액에 담가 고정한다. 어느 경우나 조직편의 절취는 기본적으로 기도, 폐실질, 가슴막(pleura), 혈관 및 림프절의 다섯 요소가 포함되어야 한다. 검체의 방향 설정은 폐문부를 기준으로 한다. 왼쪽 엽의 경우 폐동맥은 기도의 상부에 위치한다. 절취 과정은 먼저 기관지와 혈관 가장자리를 잘라낸 후 기도를 절개하고 조직병리진단에 가장 좋은 면이 나오도록 폐실질을 잘라낸다. 만일 종양이 존재하면 크기와 위에 기술한 다섯 요소와의 관계를 기록한 다음 기관지 주변 림프절, 기관지와 혈관 가장자리, 수직으로 자른 가슴막 가장자리, 종양을 중심으로 한 가슴막, 기도 및 혈관이 포함되도록 조직을 잘라내어 표본을 제작한다(그림 3-31).

7) 갑상샘(thyroid)

엽절제술(lobectomy) 또는 전체 갑상샘절제술(total thyroidectomy)에 의해 채취된 검체는 먼저 육안으로

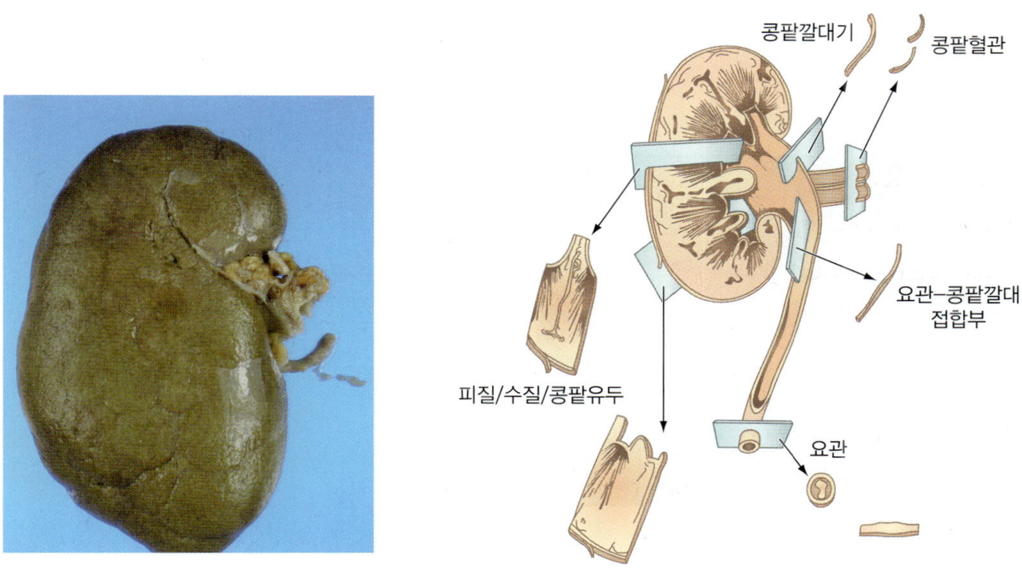

그림 3-30. **콩팥절제검체의 절취법**

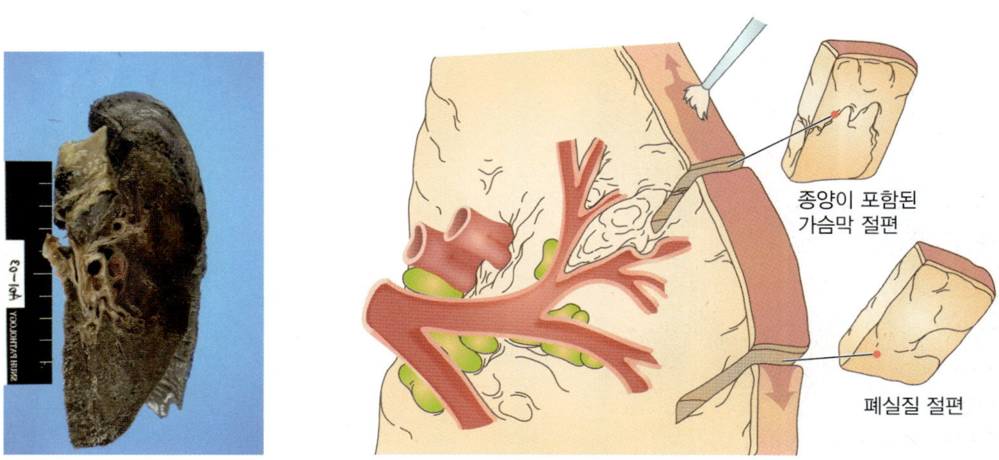

그림 3-31. **폐절제 검체의 절취법**

장기 표면을 관찰한 다음 병변이 산재해 있을 때는 첫 절편은 병변이 포함되어 있는 가장 넓은 부위를 잘라낸다. 이 경우 반드시 인접 정상조직과 피막이 포함되도록 하여 수직으로 절취한다. 만일 국소 병변이 눈에 띄질 않는 경우에는 전체 조직을 3 mm 간격으로 연속절편을 채취한다. 전체절제술 검체는 그림 3-32와 같이 세분하여 각 엽과 잘룩 부분에서 연속절편을 채취한다.

8) 간(liver)

종양, 간경변 등이 있을 때 부분절제(partial hepatectomy)와 전체절제(total hepatectomy) 검체가 의뢰된다. 종양이 포함된 부분절제 검체의 경우 검체의 무게, 길이 등을 측정한 후 절제면(resection margin)을 표시한다. 절취는 절제면에 수직으로 0.5 cm 간격으로 연속 조각을 잘라낸다(그림 3-33).

종양의 가장자리와 절제면 사이의 거리를 기록해 둔다. 전이성 병변은 종양의 가장자리와 인접 절제면 종양의 가장자리와 주변 비종양성 조직이 포함되도록 두 조각을 잘라낸 다음 간섬유증(hepatic fibrosis)을 파악하기 위해 종양으로부터 멀리 떨어진 비종양성 조직부위 한 조각을 잘라낸다. 종양의 중심부위는 종양의 가장자리에 비해 괴사가 심하기 때문에 절취를 하지 않는 것이 좋다.

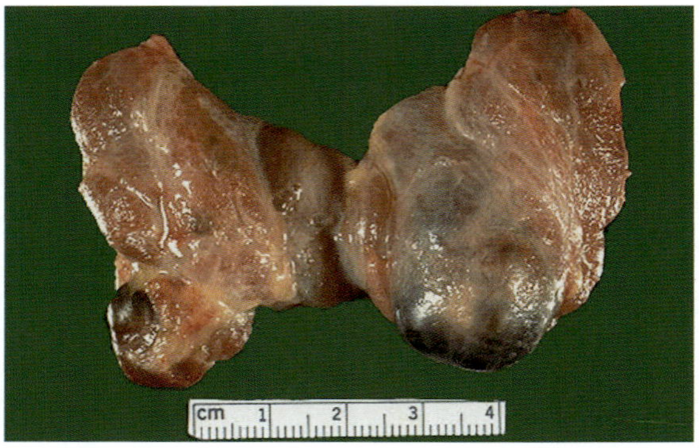

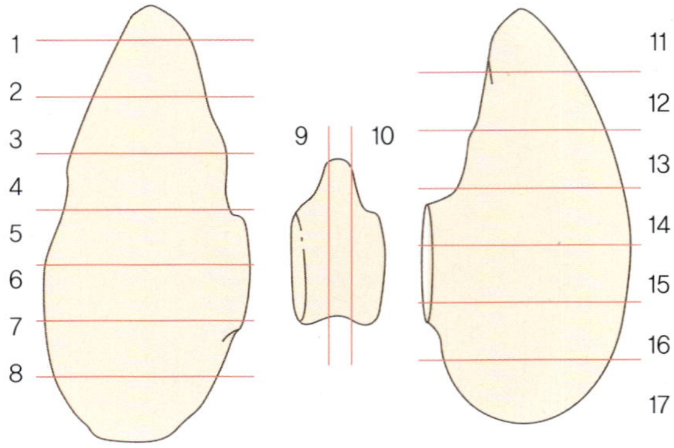

그림 3-32. 갑상샘절제 검체의 절취법

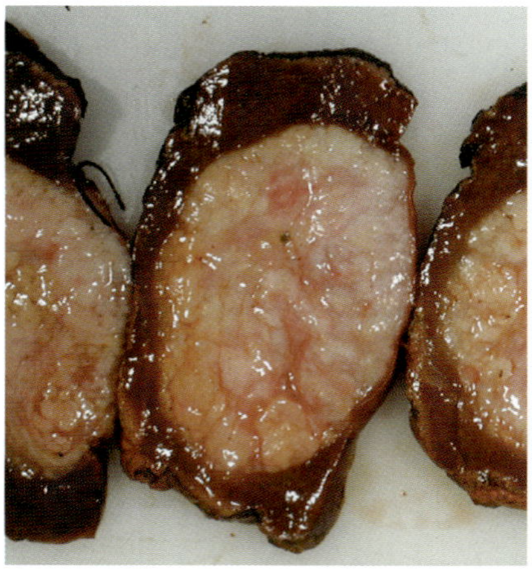
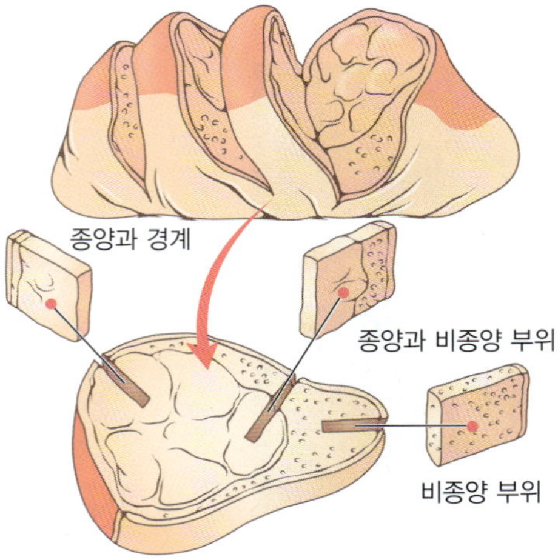

그림 3-33. 간절제 검체의 절취법

9) 전립샘(prostate)

전립샘 근치절제검체는 절취에 앞서 좌우를 구별하기 위해 2색으로 색칠해 둔다. 먼저 꼭지 부분을 절단하고 요도에 평행하게 5~10 mm 간격으로 연속절편을 만들고, 바닥 부분도 얇게 잘라내고 꼭지 부분과 같이 요도에 평행하게 연속절편을 잘라낸다(그림 3-34). 정낭(seminal vesicle)의 바닥과 좌우 정관(vas deferens)의 모서리 부분도 절취한다. 수평으로 잘라낸 모든 종양덩어리 부분은 말초대, 후방 또는 후측방의 비대칭적인 크기, 색, 좌우측의 밀도들을 볼 수 있도록 요도에 수직으로 3~4 mm 간격으로 연속절편을 만든다. 균일한 두께의 절편을 얻으려면 제품화되어 있는 특수장치를 사용하면 편리하다.

10) 안구(eyeball)

의뢰된 안구는 즉시 고정한 후에 앞뒤쪽 축, 수평축, 수직축을 측정하고 안구에 부착된 시신경 절단부위의 길이를 기록한 다음 예리한 면도날로 후방에서 앞쪽을 향하여 자른다. 이때 시신경의 양쪽에 1~2 mm의 간격을 둔다. 절취는 전안방과 그 각도를 잘 관찰할 수 있도록 각막-공막경계부로부터 각막 쪽으로 약 1 mm 정도 안쪽으로 조직편을 잘라낸다(그림 3-35).

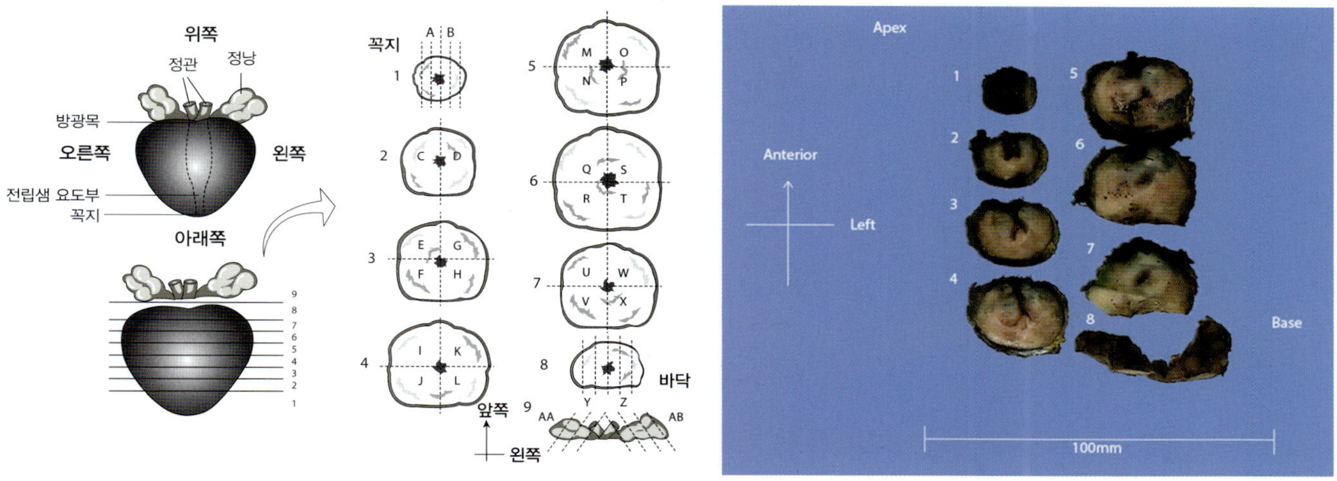

그림 3-34. 근치 전립샘 절제검체의 절취법. 요도에 평행으로 연속절편을 제작하고 종양부분은 요도에 수직으로 연속절편을 만든다.

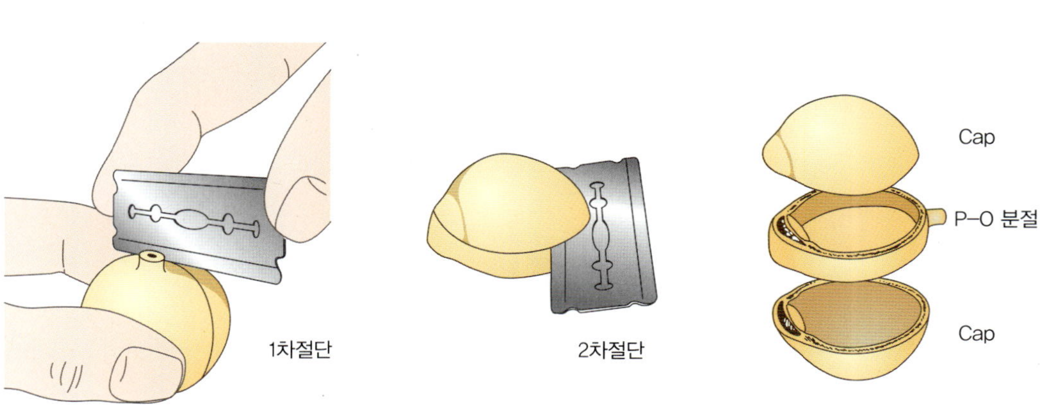

그림 3-35. 안구의 절취법

참고문헌

1. Westra WH, Hruban RH, Phelps TH, Isacson C. Surgical Pathology dissection. 2nd Ed., New York : Springer, 2003.
2. CAP Reference Resources and Publications, CAP Public Policy Compendium. Surgical Specimens to Be Submitted to Pathology for Examination, revised November 2007, www.cap.org
3. Zarbo RJ, Nakhleh RE. Surgical pathology specimens for gross examination only and exempt from submission. A College of American Pathologists Q-Probes study of current policies in 413 institutions. 123:133-139, 1999.
4. Raab SS. The cost-effectiveness of routine histologic examination. 110:391-396, 1998.

04

조직의 고정
Tissue fixation

학습목표

- 고정의 의의와 목적을 설명한다.
- 자가융해의 발생기전을 설명한다.
- 고정제가 갖추어야 할 조건을 설명한다.
- 고정제의 분류와 각 고정제의 화학적 특성 및 고정 작용을 설명한다.
- 고정액의 종류와 고정 특성에 대해 설명한다.
- 염색 및 검사법에 따른 고정액의 선택에 대해 설명한다.
- 조직 고정법의 종류와 장기 특성에 따른 고정법에 대해 설명한다.
- 조직의 고정에 영향을 미치는 요소 및 그 특성을 설명한다.
- 고정액으로 발생되는 색소 제거법과 문제점을 설명한다.
- 유해 고정제의 독성 및 취급 시 주의할 점에 대해 설명한다.

I. 고정의 의의

생체로부터 떨어져 나온 조직은 바로 그 순간부터 세포 내 용해소체(lysosome)에서 유출된 가수분해효소로 인해 자가융해(autolysis)가 발생하고 그 후 미생물이 증식하여 부패(microbial putrefaction)가 일어나 형태 및 구조 변화가 발생한다. 이러한 조직의 변화를 사후변화(postmortem changes)라 부르며 이 변화를 막아 조직이나 세포를 살아 있는 상태와 같이 잘 보존된 형태를 유지하기 위한 과정을 고정(fixation)이라 부른다.

일반적으로 조직의 고정에 사용하는 화학물질을 고정제(fixing agent)라 하며, 고정제를 어떤 용매에 녹인 용액을 고정액(fixative)이라 부른다. 고정은 고정제에 의해 조직에 일정한 물리적 또는 화학적 변화를 통하여 이루어진다. 물리적 변화로는 조직의 형태와 구조의 현미경적 변화와 함께 조직 내 물질의 추출, 확산, 흡착 등이 발생할 수 있으며, 화학적으로는 산화, 환원, 분해, 변성, 가교형성(bridge formation) 등과 같은 변화가 발생할 수 있다(그림 4-1). 따라서 아무리 이상적인 고정액을 사용하여 고정했을 경우라도 생체 내에 있는 자연 상태와는 다른 물리화학적 변화가 발생하는데 이 물리 · 화학적 차이를 인공산물(artifact)이라 부른다.

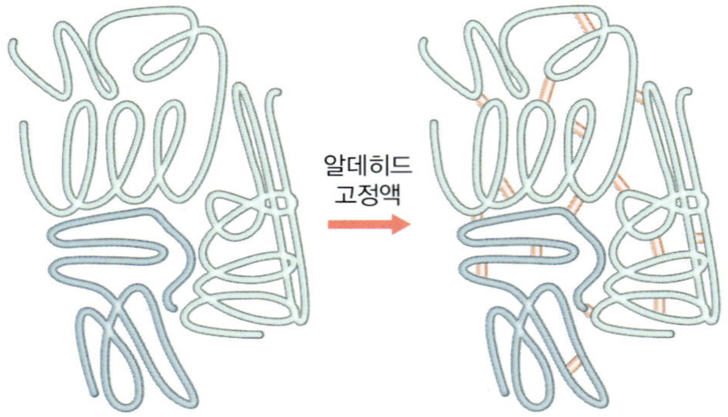

그림 4-1. 고정에 의한 단백질의 물리·화학적 변화

II. 고정의 목적

조직검사에서 고정의 목적은 사실상 조직을 생체로부터 채취한 후에 발생하는 자가융해, 화학물질의 용해 및 소실, 미생물에 의한 부패 및 조직표본제작에 의한 손상을 방지하여 생체 내에 있던 근접한 상태로 보존함과 동시에 염색에 대한 매염 작용을 촉진시키기 위해 시행하고 있다.

1. 자가융해의 방지

생체로부터 채취된 조직 또는 세포는 그 즉시 혈액순환의 중단으로 산소 및 영양 공급이 차단되면서 화학적인 분해가 발생하며, 이 분해과정은 대부분 세포 내 가수분해효소의 작용으로 인한 것이다. 정상적으로 세포 내 대부분의 가수분해효소는 용해소체(lysosome) 내에 간직되어 있기 때문에 이들 가수분해효소를 용해소체효소(lysosomal enzymes)라 부른다. 용해소체는 세포가 죽게 되면 즉시 파열되어 효소를 방출하며, 이로 인해 세포구성 성분의 붕괴가 진행되기 시작한다. 이 같은 현상은 세포가 자체 내에서 생산한 물질에 의해 자기(self)를 파괴한다는 의미로 '자가융해(autolysis)'라 한다. 고정에 의한 자가융해의 방지는 두 기전에 의해 이루어진다. 첫째는 고정액의 작용에 의한 용해소체효소의 불활성화(inactivation)이고, 둘째는 용해소체효소가 작용하는 표적성분(target substances)을 화학적으로 변성시킴으로써 효소의 영향을 차단하는 것이다.

자가융해 현상은 뇌 또는 콩팥 등과 같이 특수하게 분화된 세포들로 구성된 복잡한 장기들이 탄력섬유나 아교섬유 등과 같은 비교적 단순한 구조물보다 훨씬 빠르게 진행되고 그 영향도 심하게 나타난다. 자가융해를 일으킨 조직을 현미경으로 관찰하면 그 조직 내 세포들은 핵이 농축되고(karyopyknosis), 붕괴되며(karyorrhexis), 마침내 융해(karyolysis)되어 사라진다(그림 4-2 B). 또 세포질은 팽창되고 많은 과립들이 형성되어 전체적으로 균등하게 염색됨으로써 정상적인

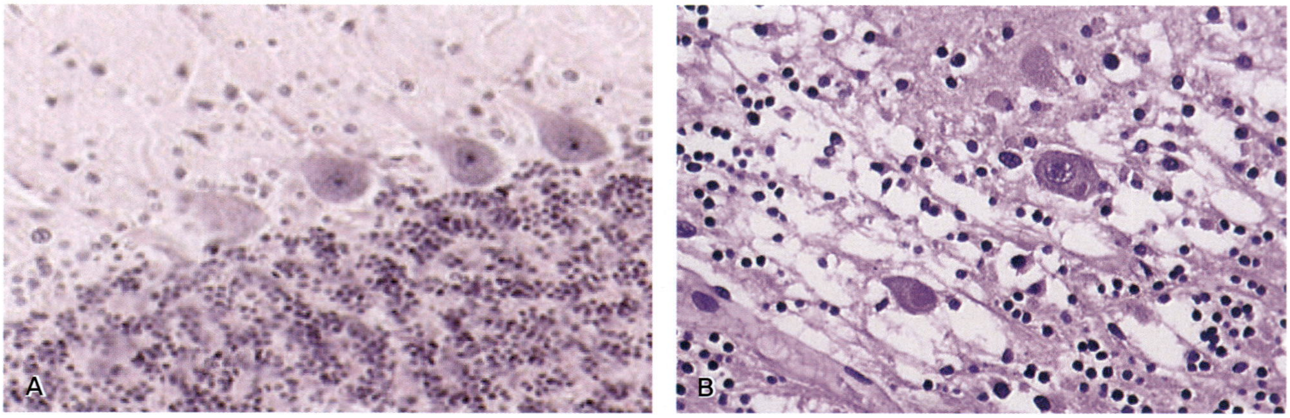

그림 4-2. 장기(소뇌)의 고정. A. 고정이 잘된 조직. B. 자가융해가 발생한 조직, H&E.

염색성을 상실한다. 뿐만 아니라 자가융해는 바닥막으로부터 세포를 분리하여 상피조직의 탈락을 초래하며, 조직진단에서 중요한 물질들(예: 글리코겐 등)을 확산시키거나 양적인 감소를 일으키기도 한다.

2. 조직 내 화학물질의 용해 및 소실 방지

고정은 액체상의 조직 구성성분을 불용화시켜(sol → gel), 그 후 표본제작과정에서 발생할 수 있는 특정 화학물질들의 용해 및 소실을 막아주는 역할도 한다. 조직의 구성성분 중 특히 지질은 항상 탈수 또는 투명과정에서 쉽게 용해되기 때문에 고정하기 가장 어려운 성분 중 하나이다. 어떤 우수한 고정액이라도 한 가지만으로 모든 구성성분을 불용성 상태로 만들 수 없으므로 필요에 따라 적합한 고정액을 선택하여 사용해야 한다.

3. 미생물에 의한 부패방지

조직의 부패는 자가융해에 의한 조직의 변화와 매우 유사한 소견을 나타낸다. 부패란 세균에 의해 일어나는 질소화합물의 분해현상이다. 부패는 사후에 산소공급이 제한되므로 인해 혐기성 세균이 증가하게 되어 나타나며 특히 소화관에서 급속도로 혐기성 부패 세균의 증가로 인해 가장 먼저 나타나게 된다. 그러나 고정은 이 같은 세균류의 증식을 억제하는 작용이 있어 부패로 인한 조직의 변화를 막아준다.

4. 조직손상의 방지

고정은 세포 내에 존재하는 단백질 골격(protein skeleton)을 안정화시킴으로써 고정 후 거치는 탈수, 포매, 박절 등 일련의 계속되는 표본제작과정에서 발생할 수 있는 조직의 변형이나 압박으로부터 조직을 보호해주는 기능이 있다. 세포 내 단백질의 안정화는 구성성분들 사이의 광학적인 굴절률의 차이를 유발시켜 생체 조직에서는 관찰하기 어려운 성분들을 감별하는 데 도움을 주기도 한다. 그러나 단백질의 안정화는 결국 응고에 의한 결과이므로 액체상태의 생체조직에서는 볼 수 없는 새로운 인공산물을 만들 수 있다는 것도 인식해야 한다.

5. 염색에 대한 매염작용

고정은 일반적으로 조직에 대한 염료의 작용을 촉진시키는 작용이 있다. 그러나 일부 고정제는 특정 염색에는 뚜렷한 매염효과를 나타내지만, 다른 염색에서는 오히려 염료의 작용을 방해하기도 한다. 그 예로 아교섬유 염색에 사용하는 마손삼색(Masson trichrome) 염색은 일반 포르말린 고정조직보다 피크린산을 함유한 브앙액(Bouin solution)에 고정했을 때 염색 강도가 더 강하며, 횡문근 염색 시 사용하는 PTAH (phosphotungstic acid hematoxylin) 염색에서는 포르말린 고정조직에 비해 승홍이 포함된 젠커액(Zenker solution)에 고정했을 때 더 강한 염색성을 나타낸다.

III. 고정제의 분류

조직과 세포를 구성하는 골격의 주성분은 단백질이므로 고정제의 모든 작용은 주로 단백질과 관련된 것이다. 일반적으로 단백질 분자 또는 작용기(reactive group)에 대하여 분자 또는 그 일부에 결합하는 고정제(부가성 고정제, additive fixing agent)와 단백질에 결합되어 있는 물분자를 해지시킴으로 고정하는 고정제(비부가성 고정제, non-additive fixing agent)가 있는데, 전자는 알데히드, 오스뮴산, 피크린산 등이고 후자는 에탄올, 아세톤 등이다. 고정제는 또 단백질을 침전 또는 응고시키는 것과 그렇지 않은 것으로 나누기도 한다. 전자는 응고성 고정제라 하며 에탄올, 메탄올, 아세톤, 피크린산, 수은염 등이 포함되고, 후자는 비응고성 고정제라 하며 알데히드, 오스뮴산, 중크롬산칼륨 등이 포함된다(그림 4-3). 이 밖에 고정제의 화학적 특성에 의해 알데히드(예 : 포름알데히드, 글루탈알데히드), 산화제(예 : 오스뮴산, 중크롬산칼륨, 과망간산칼륨), 단백질 변성제(예 : 초산, 메탄올, 에탄올) 및 기타의 화학기전을 알 수 없는 것(예 : 염화제2수은, 피크린산)으로 분류하기도 한다.

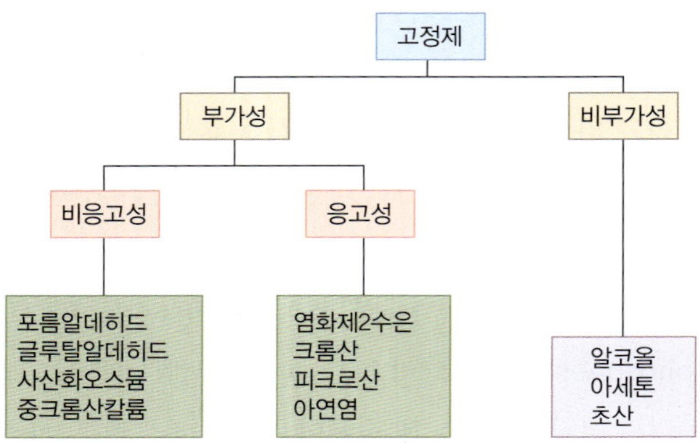

그림 4-3. **고정제의 분류**

IV. 단독 고정액

고정액의 대다수를 구성하는 복합고정액을 이해하기 위해서는 각 고정액의 구성 성분들에 대한 각각의 특성, 기능 및 작용을 이해하여야 한다.

1. 포름알데히드(formaldehyde, HCHO)

포름알데히드는 고정액의 제조법이 간단하고 다른 고정제에 비해 값이 싸면서도 빠른 조직 침투성과 뛰어난 고정효과로 인하여 가장 널리 사용되고 있는 고정제이다. 포름알데히드에 조직을 고정하면 조직의 색은 약간 회백색(혈액의 경우는 흑갈색)으로 변화되지만 염색성에는 큰 영향을 미치지 않는다.

포름알데히드는 자극성이 있는 휘발성 기체로서 물에 잘 녹기 때문에 37~40%(W/V)의 수용액인 포르말린(formalin)으로 판매되고 있다. 수용액 내의 포름알데히드는 메틸렌글리콜(methylene glycol, [$CH_2(OH)_2$])로 존재한다(그림 4-4).

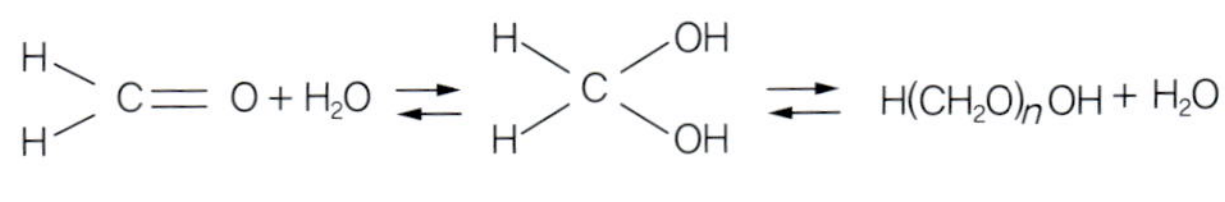

그림 4-4. **포름알데히드와 물이 반응하여 메틸렌글리콜을 형성**

시판 포르말린 용액에는 포름알데히드가 중합되는 것을 방지하기 위해 약 8% 정도의 메탄올이 첨가되어 있으며, 빛에 의해서도 포름알데히드로부터 포름산(formic acid)이 발생할 수 있어서 미세구조의 보존 상태가 좋지 않기 때문에 전자현미경검사에는 부적당하다. 차가운 곳(9℃ 이하)에 보관된 포르말린은 포름알데히드가 중합체를 형성하여 파라포름알데히드(paraformaldehyde, [HCHO]n)의 백색 침전물로 침전되고, 저온에서 생긴 파라포름알데히드 침전물은 따뜻한 물에 넣어 가온해주면 점차 사라진다(그림 4-5).

포르말린 수용액을 고정액으로 사용하는 경우에는 물 또는 완충액으로 10%가 되도록 희석하여 사용한다. 이 경우 10% 포르말린은 그 속에 함유된 포름알데하이드의 %를 의미하는 것이 아니라 포름알데히드가 37~40% 함유된 포르말린 원액을 100%로 간주하여 포르말린 원액 1 : 물 9의 비율로 희석한 %를 가리키는 것이다. 따라서 10% 포르말린액이란 3.7~4.0%의

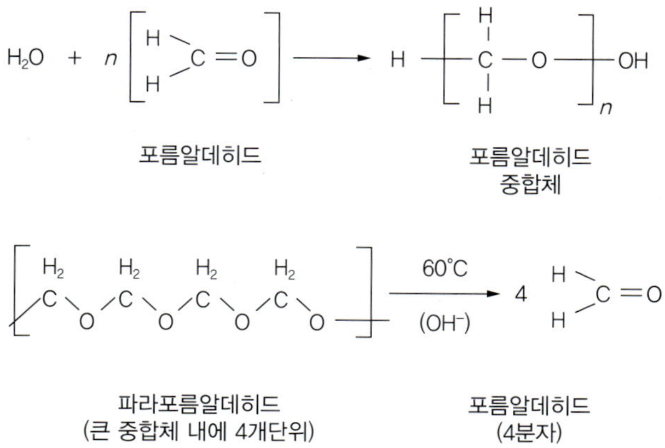

그림 4-5. 포름알데히드의 중합과 가온에 의한 분해

포름알데히드 수용액을 말한다.

포름알데히드는 주로 단백질과 부가 또는 축합 반응을 하며, 반응 결과 폴리펩티드 사이에 메틸렌 가교(methylene bridge)가 생긴다. 즉, 활성수소를 갖는 아미노기(NH_2), 이미노기(NH), 히드록실기(OH), 카르복실기(COOH), 설퍼히드록실기(S–H) 등 곁사슬 작용기와 반응하여 먼저 하이드로실메틸기[hydroxylmethyl group, CH(OH)]를 만들고, 여기에 다시 근접한 다른 활성수소와 반응하여 펩티드 사슬 사이에 분자 내 또는 분자 사이 메틸렌가교(–CH–)를 형성하여 단백질을 고정한다(그림 4-6).

포름알데히드 고정효과는 대부분 수세에 의해 가역적으로 제거할 수 있어서 조직을 고정액 내에서 보존하였다 사용할 수 있다.

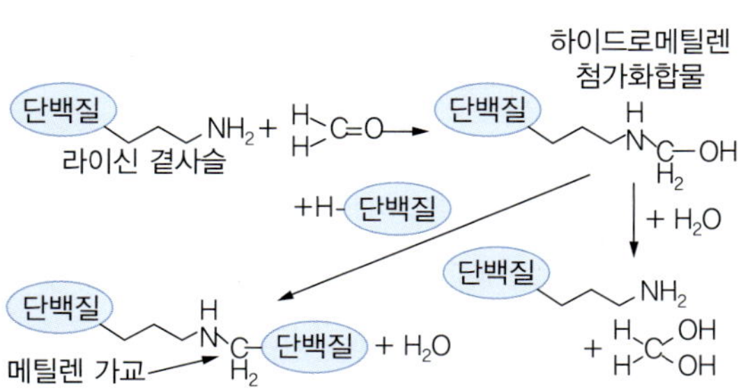

그림 4-6. 메틸렌 가교형성. 포름알데히드와 단백질 아미노기 사이의 메틸렌 가교

전자현미경 검체의 고정에는 포름알데히드 중합체인 파라포름알데히드 분말을 알카리성의 물에 가온하여 용해한 포름알데히드 수용액을 사용하면 메탄올이나 포름산이 없기 때문에 미세구조 보존에 우수한 효과를 나타낸다.

포름알데히드 고정에 의해 글리코겐, 철, 요산 등과 같은 일부 물질은 용출되지만 지질은 잘 보존된다. 따라서 지질을 보기 위한 동결절편제작을 위해서는 조직을 포르말린에 고정한다. 10% 포르말린을 사용하여 조직을 고정하면 처음 약 5% 정도 팽창되었다가 그 후 알코올 탈수과정에서 심하게 수축된다(약 25% 정도). 조직 수축의 주된 원인은 세포질의 수축에 의한 것이다.

포르말린의 산화에 의해 생성된 포름산(HCOOH)은 조직 내에 포함된 적혈구를 용혈시켜 흘러나온 혈색소(hemoglobin)와 결합하여 갈색의 산헤마틴(acid hematin)을 생성하는데 이를 포르말린색소(formalin pigment)라 부른다(그림 4-7). 이 색소는 포르말린 용액이 pH 5.7 이하로 떨어지면 형성되기 시작하여 pH 3.0~5.0 범위에서 크게 증가한다. 특히 혈액이 풍부한 조직 내에 흑갈색의 이중굴절을 보이는 결정체가 출현하여 현미경 관찰을 어렵게 한다(그림 4-8). 따라서 단순 수용액 상태의 포르말린을 사용할 때는 주기

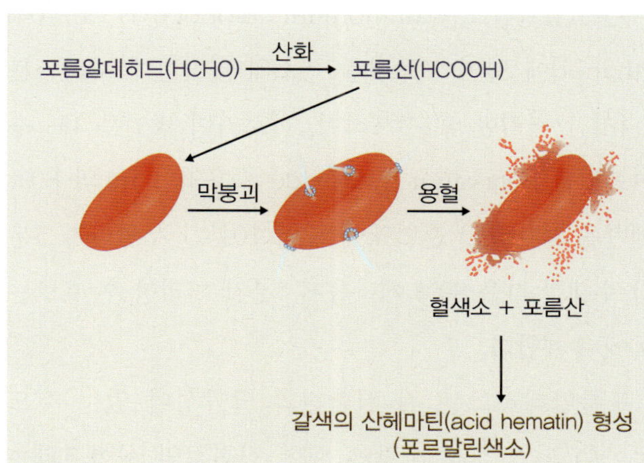

그림 4-7. 포르말린 색소의 생성 과정

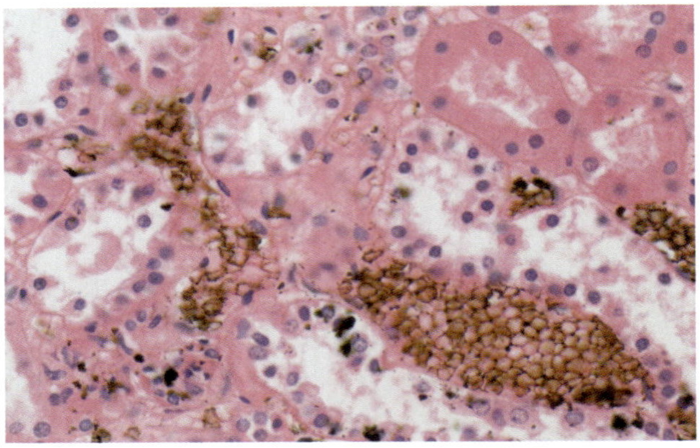

그림 4-8. 포르말린 색소의 침착. 콩팥. H&E 염색사진

적으로 pH를 점검하여 산성화되었는가를 확인하는 것이 필요하다. 산성화된 포르말린은 중화제로 탄산칼슘(calcium carbonate, $CaCO_3$) 또는 탄산마그네슘(magnesium carbonate, $MgCO_3$)을 첨가하여 혼합한 후 24시간 방치하였다가 상층액을 사용한다. 그러나 포르말린의 산성화를 근원적으로 막기 위해서는 인산완충액으로 중성완충포르말린(neutral buffered formalin, NBF)을 만들어 사용하는 것이 바람직하다.

만일 산성화된 포르말린 고정에 의해 포르말린색소가 조직에 침착하였을 경우는 피크린산포화알코올 용액(saturated alcoholic picric acid)을 비롯하여 카다세위치(Kadarsewitch) 방법이나 베로카이(Verocay) 방법을 이용하여 제거해 준다. 카다세위치 방법은 절편을 1~5% 염화암모늄[ammonium chloride(NH_4Cl)/70% ethanol]에 넣어 포르말린 색소의 침착량에 따라 5분~4시간 처리한 후 수세하며, 베로카이 방법은 1% 수산화칼륨(potassium hydroxide 수용액 1 mL와 80% 에탄올 100 mL) 혼합액에 넣어 10분간 두었다가 5분간 수세한 다음 80% 에탄올에 5분간 처리한 후 흐르는 물에 수세한다.

포름알데히드는 쥐 실험결과 발암성이 있는 것으로 보고되었으나, 사람에 대한 직접적인 실험결과는 아직 나와 있지 않다. 1987년 미국 노동안전위생국(Occupational Safety and Health Administration, OSHA)에서 통과된 법령에 따르면 포름알데히드의 허용노출한계(permission exposure limit, PEL)는 8시간 근무 동안 0.75 ppm으로 제한하고 있다. 또한 단기간 노출허용한계(short-term exposure limit, STEL)는 15분에 2 ppm을 넘지 않아야 한다.

2. 글루탈알데히드 (glutaraldehyde, $CHO(CH_2)_3$ CHO)

글루탈알데히드는 분자량 100, 탄소수 5개의 곧은 사슬로 이루어진 디알데히드(dialdehyde)이다.

글루탈알데히드는 미세구조의 보존효과가 매우 우수하기 때문에 전자현미경 검사의 고정에 널리 사용되고 있다. 그러나 조직 침투력이 약하여 일반적으로 부피가 작은 조직에만 사용할 수 있고 광학현미경용 큰 검체의 고정에는 사용할 수 없다. 글루탈알데히드를 고농도에서 사용하면 조직이 과고정되는 경향이 있기 때문에 전자현미경용 검체의 고정에서는 1.5~4%의 0.05~0.1 M 인산 완충액(phosphate buffer, pH 7.2~7.4) 또는 카코딜산염 완충액(cacodylate bufer, pH 7.2~7.4)에 희석하여 사용한다. 글루탈알데히드도 포름알데히드와 마찬가지로 단백질에 많은 아미노산잔기, 예를 들면 리신(lysine)의 아미노기($-NH_2$), 시스틴(cystine)과 메티오닌(methionine)의 설퍼히드록실기(S-H), 펩티드의 N 말단 아미노기 등과 반응하여 단백질 또는 폴리펩티드 사슬 사이에 분자 사이 또는 분자 내 교차결합을 형성한다(그림 4-9).

글루탈알데히드는 알데히드기를 그 분자 양단에 갖는 디알데히드이기 때문에 조직 내에 다량으로 유리 알데히드기를 남긴다. 따라서 PAS (periodic acid Schiff) 염색과 같이 쉬프 시약(Schiff's reagent)을 사용하여 알데히드를 검출해야 하는 경우 글루탈알데히드 고정

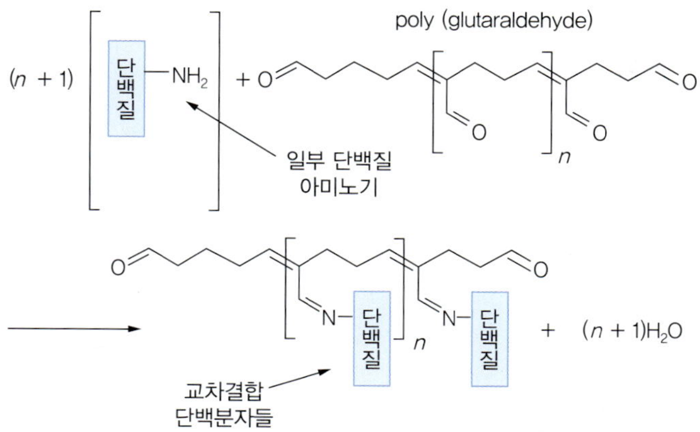

그림 4-9. 글루탈알데히드와 단백질 아미노기 사이의 교차결합

조직은 거짓양성 결과를 가져오기 때문에 사용할 수 없다. 또 조직 내 아미노기와 비특이적으로 결합하여 유리 상태로 남아 있을 수 있어서 항원을 크게 손상시키며 또 비특이적 표지항체가 침착할 가능성도 있어서 면역조직화학용 검체의 고정에는 부적합하다.

글루탈알데히드는 아직 OSHA에 의해 규제를 받지는 않으나, 그렇다고 전적으로 위험하지 않다는 것은 아니다. 포름알데히드와 마찬가지로 매우 많은 반응을 유발하므로 취급 시 포름알데히드와 같이 다루어야 한다.

3. 사산화오스뮴 또는 오스뮴산 (osmium tetroxide, OsO_4)

오스뮴산은 오래전부터 조직학 분야의 고정제로 활용되고 있으며 전자현미경 검체의 고정에도 우수한 효과가 있어서 글루탈알데히드와 함께 전자현미경 검사를 위한 고정제로 이용되고 있으며 전자현미경용 2차 고정액(postfixative)으로 사용되고 있다. 그러나 고체(결정)와 수용액이 모두 자극성이 강한 유독성 증기를 발생하는데, 이 증기는 코 점막 또는 눈 각막을 쉽게 손상시키므로 취급 시 신중한 주의가 필요하다. OSHA의 시간가중평균(time weighted average, TWA)은 0.002 ppm이어서 반드시 증기와의 접촉을 피해야 하며 후두(hood) 안에서 매우 조심스럽게 다루어야 한다. 오스뮴산은 일반적으로 불포화 에틸렌기나 단백질의 S-H기, 아미노기, 히드록실기, 알데히드기, S-S기, 방향족 고리 히드록실기 등을 산화하여 과산화물로 분자 내 또는 분자 사이 교차결합을 형성하여 오스뮴산 모노에스테르(monoester), 오스뮴산 디에스테르(diester)의 흑색산물이 생긴다(그림 4-10).

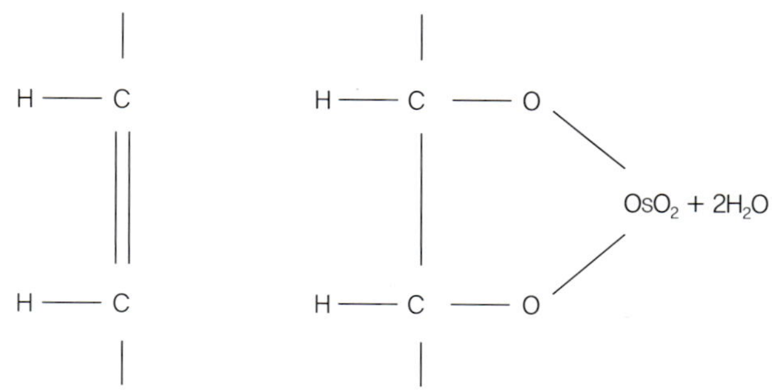

그림 4-10. 사산화오스뮴(osmium tetroxide)과 불포화지질의 반응에 의한 가교결합

4. 피크린산 (picric acid, $C_2H_2(NO_2)_3OH$)

피크린산은 화학명이 2, 4, 6-트리니트로페놀(2, 4, 6-trinitrophenol)인 황색 결정체로 그 수용액도 황색을 띤다(그림 4-11). 피크린산은 조직표본제작에 사용되는 시약 중 고정제와 염료의 두 기능으로 사용되는 유일한 물질이다. 그 이름은 그리스어의 쓰다(bitter)에서 유래하였다. 응고형 고정제로서 핵단백질을 매우 심하게 응고시키나 DNA는 용해시킨다. 핵산을 가수분해

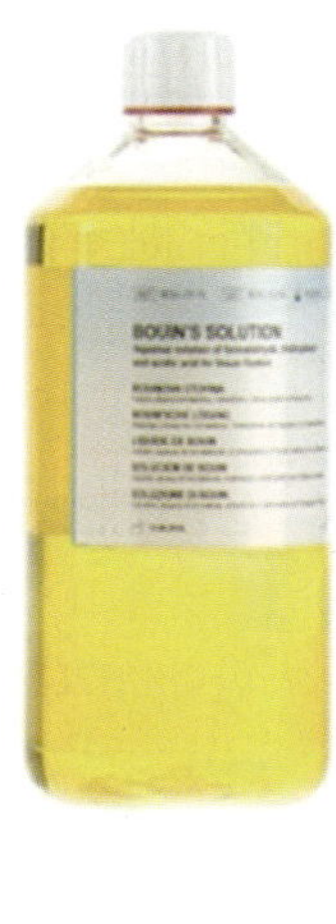

그림 4-11. 브앙액(bouin fixative). 피크린산이 포함되어 노란색을 띔.

하기 때문에 DNA나 RNA 염색을 해야 할 경우에는 사용하지 말아야 한다. 또한 적혈구가 용혈되고 철분이 감소하며, 지질의 변질을 유발하므로 이들 구조나 물질 고정에는 적합하지 않다. 피크린산은 글리코겐 보존에 좋은 것으로 알려져 있으며, 탈회작용이 있어서 유방조직 등에서 발생하는 소량의 석회 침착의 탈회에도 효과가 있다.

피크린산은 단백질과 반응하여 피크린산염을 발생시키는데 이 경우 단백질의 아미노산 곁사슬에 극성이 생겨 분자와 분자 사이에 이온결합을 일으킨다. 급속히 가열하거나 충격을 가하면 폭발 위험성이 있다.

고정액으로서 피크린산은 포화수용액 상태로 사용하며 실온에서는 물 78 mL에 1 g, 열탕에서는 물 15 mL에 1 g이 녹으므로 가온한 증류수 1~2 L에 30~50 g의 피크린산을 가하고 잘 흔들어 용해한 다음 냉각시켜 두었다가 그 상층액을 포화수용액으로 사용한다.

피크린산은 단독으로 사용하면 조직을 심하게 위축시키는 작용이 있기 때문에 보통 다른 고정제(예 : 포르말린, 초산, 염화제2수은 등)와 혼합하여 사용하고 있다. 그 예로 브앙(Bouin), 로스만(Rossman), 겐드레(Gendre), 드보스크-브라질(Duboscq-Brazil)액 등이 있으며, 이 중 브앙액은 아교섬유 염색에, 로스만과 겐드레액은 글리코겐 고정에, 드보스크-브라질액은 토리모세혈관바닥막 염색에 매염효과가 우수하다. 이 밖에 잠보니(Zamboni)액도 있으며, 이 고정액은 조직의 침투속도가 빠르고 조직의 미세구조나 물질 보존능이 뛰어나기 때문에 발생 중인 어린 조직이나 면역조직화학용 검체의 고정에 유용하다. 그러나 12~24시간 이상 고정하면 조직이 지나치게 경화되므로 작은 조직편을 신속히 고정하는 것이 효과적이다.

참고

노출 기간에 따른 화학물질 노출 한계의 종류

시간가중평균 또는 시간가중평균 노출값(time-weighted average, TWA or time weighted average exposure value, TWAEV)

시간가중평균은 고용인이 위험 화학물질에 8시간 이상 노출된 평균값이다. 일부 화학물질의 경우 안전을 위해 단기간에 너무 높게 설정한 경우도 있다. 피부를 통한 추가 노출 가능성이 있을 때는 TWA 후에 추가로 기록하기도 한다. 특히 페놀이나 메탄올과 같은 화학물질은 피부를 쉽게 통과할 수 있어서 여기에 해당한다.

단기간 노출한도 또는 단기간 노출한도값(short-time exposure limit, STEL or short-time exposure limit value, STELV)

업무 전환 기간 중 15분 동안 허용하는 시간가중평균 노출 수치이다. 가장 최악의 15분 동안 측정하여야 한다. STEL은 항상 TWA보다 더 높다.

최고 한도 또는 최고 노출값(ceiling limit, CL or ceiling exposure value, CEV)

일부 업무 전환 기간 동안 유해 화학물질에 대한 최대 순간 허용노출한도(permissible exposure limit, PEL)이다. 소수의 화학물질은 STEL과 CL이 둘 다 주어지는데, CL은 일반적으로 고도 위험물질에 적용한다. STEL과 CL이 둘 다 없는 화학물질에 대해서는 STEL의 경우 TWA에 3을 곱해 주고, CL의 경우 TWA에 5를 곱해 준다. 하나 이상의 유해 물질이 복합적으로 존재하는 경우에는 통합 직업노출한계(combined occupational exposure limit)를 결정하여 사용하여야 한다. 이들 노출값은 나라마다 다소 다르게 규정하고 있다.

생명과 건강에 직접 위험이 되는 공기 매개 농도(limmdiately dangerous to life and health, IDLH)

낮은 IDLH를 가진 화학물질의 경우는 쏟거나 상당량을 분배할 때 매우 위험성이 있다는 것을 고려해서 취급해야 한다. IDLH 한계 또는 그 이상의 물질을 한 번 흡입하는 것만으로도 치사량은 아닐지라도 위험해질 수 있다.

조직에 착색된 피크린산은 50~70%의 에탄올이나 탄산리튬포화용액(saturated lithium carbonate/70% ethanol)을 사용하여 간단히 제거할 수 있다.

5. 염화제2수은 또는 승홍 (mercuric chloride, $HgCl_2$)

승홍은 무색의 광택이 나는 기둥모양의 결정으로 물, 알코올, 에테르, 글리세린 등에 용해되며, 고정에는 흔히 포화수용액 상태로 사용된다. 승홍의 물에 대한 용해도는 20℃에서 7.4 g/100 mL이다. 이 고정제는 조직의 수축이 심하여 특수한 목적 이외에는 단독으로 거의 사용되지 않고 보통 다른 고정제(예 : 중크롬산칼륨, 삼산화크롬, 초산, 삼염화초산, 포르말린 등)와 혼합하여 사용한다.

승홍은 조직의 표층은 비교적 빨리 침투하지만 침투가 균등하게 진행되지 않기 때문에 작은 조직편 고정 이외에는 적합하지 않다. 일반적으로 수은이온(Hg^{2+})은 단백질의 SH기에 특히 강한 친화성을 나타내어 다음과 같이 반응이 진행된다.

$$R \cdot SH + HgCl_2 = R \cdot SHgCl + HCl$$
$$R \cdot SHgCl + R \cdot SH = (RS)2\ Hg + HCl$$

이 밖에 수은이온은 단백질의 카르복실기나 히드록실기, 핵단백질의 인산기와도 반응한다. 이 화합물로 고정된 조직은 모두 수은염의 침전물(그림 4-12), 즉 금속성 수은 또는 감홍(HgCl)으로 된 결정상 흑색입자가 침착되기 때문에 이른바 탈승홍과정(요오드화)을 거쳐 제거해야 한다.

탈승홍과정은 요오드액[iodine(I_2) 1 g과 요오드화칼륨(potassium iodide, KI) 3 g을 90% 에탄올 100 mL에 용해]으로 2~24시간 처리하여 제거한 후($2\ HgCl + I_2 - HgCl_2 + HgI_2$), 3~5% 티오황산나트륨수용액(sodium thiosulfate, $Na_2S_2O_3 \cdot 5\,H_2O$)에 담가 1분간 탈색하여($2\ Na_2S_2O_3 + {}_{12} - 2\ NaI + Na_2S_4O_6$) 충분히 수세한다. 또 승홍이 함유된 고정액을 취급할 때 금속제 기구를 사용하면 착염을 형성하여 침전물이 발생하므로 초자류나 목제기구를 사용하여야 한다.

이 고정제는 탈승홍과정과 같은 화학적 처리가 필요하기 때문에 조직화학적 고정에는 부적당하다. 그러나 인지질의 고정 시 중크롬산칼륨액에 승홍을 첨가하면 좋은 결과를 얻을 수 있다고 알려져 있다.

수은은 매우 독성이 강한 화합물로 중추신경계에 영향을 미칠 수 있으며, 소량이 체내로 들어와도 급성 콩팥염을 일으키기도 한다. 또한 피부를 통한 흡수에 의해서도 전신성 수은 중독을 일으킬 가능성이 있다. 수

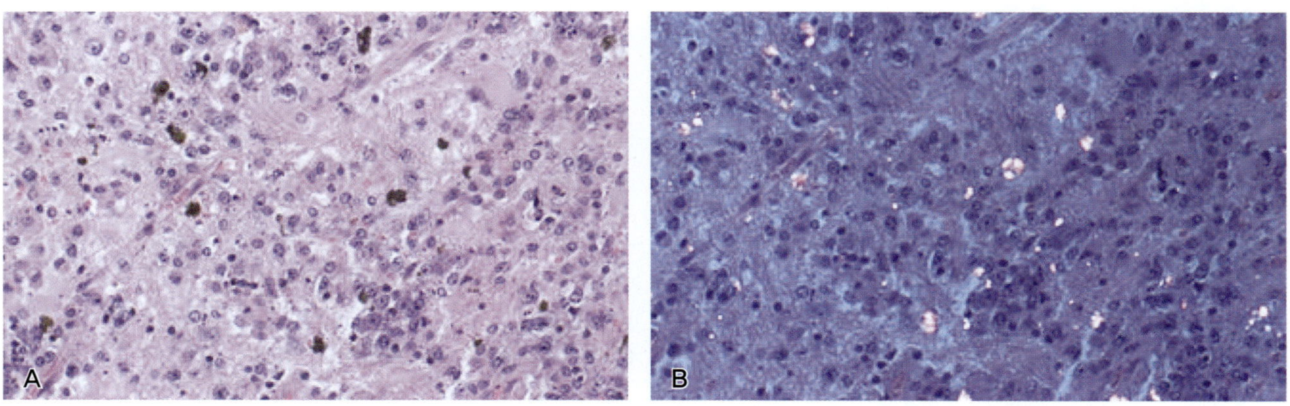

그림 4-12. 승홍색소. A. 젠커(Zenker)액에 고정 후 조직처리하여 염색한 비장으로 흑갈색 과립이 존재함. H&E, 400배
B. A에 대한 편광현미경 소견으로 승홍과립의 편광성을 볼 수 있음. 400배

은은 정부에서 지정하는 위해 물질이기 때문에 하수구에 직접 폐기하지 말고 반드시 폐기물수거통에 모아 두었다가 처리하여야 한다. 수은이 포함된 용액의 사용과 폐기의 관리는 반드시 위해 표지를 붙여 취급하도록 한다. 수은 고정액의 사용 시 발생할 수 있는 위해성 때문에 여러 금속으로 대체하여 사용하려는 시도들이 있었으나 단지 아연(zinc)만이 수용 가능한 것으로 인정하고 있다.

6. 중크롬산칼륨 (potassium dichromate, $K_2Cr_2O_7$)

중크롬산칼륨은 주황색의 판상 결정으로 물에는 녹지만 알코올에는 녹지 않는다(그림 4-13). 중크롬산칼륨 결정은 물에 녹으면 Cr-O-Cr 복합체로 전환되어,

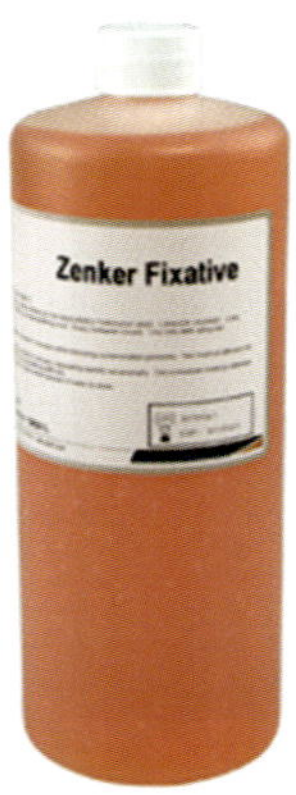

그림 4-13. 젠커액(Zenker fixative). 중크롬산칼륨이 포함되어 있어 주황색을 띔.

단백질의 카르복실기(-COOH)나 히드록실기(-OH)에 결합함으로써 단백질과 단백질 사이에 복합체를 형성한다. 이런 반응과정에서 염결합이 분해되어 염기성기(basic group)가 증가하여 강한 호산성을 나타낸다. 중크롬산칼륨이 함유된 고정액은 크롬친화성 조직(chromaffin tissue), 골지체, 유사분열상, 적혈구 등의 보존에 우수한 효과가 있다.

단점으로 이 고정제가 포함된 고정액에 조직을 오래 고정하면 박절 시 조직이 잘 부스러지며, 멜라닌 색소가 표백되고, 글리코겐이 잘 보존되지 않는다. 이 고정제에 포르말린을 첨가하여 방치하면 pH의 변화에 의해 짙은 갈색으로 변색되므로 사용 직전에 포르말린을 첨가한다. 크롬이 포함된 고정액은 고정 후 수세가 불충분하여 조직 내에 남게 되면 그 후 탈수과정에서 알코올과 반응하여 녹색의 산화크롬(CrO)을 형성함으로써 유기용매나 산에 녹지 않는 불용성 물질로 침착된다(표 4-1). 따라서 크롬이 포함된 고정액을 사용하였을 때에는 고정 후 충분히 수세한 다음 탈수단계로 이동하는 것이 중요하다.

크롬은 흡입하거나 섭취하였을 경우 매우 독성이 강한 물질이다. 발암성이 있는 것으로 알려져 있고 피부와 점막을 손상시킨다. 수은과 마찬가지로 취급 후 접촉한 일회용품들은 수거해 별도로 처리해야 한다.

표 4-1. 고정(인공)색소

	포르말린	수은	산화크롬
색	흑갈색	짙은 갈색	황갈색
출현부위	혈액이 풍부한 조직	수은이 포함된 고정액에 고정한 조직	중크롬산이 포함된 고정액에 고정한 조직
형태	미세결정, 이중굴절	세포외 결정, 단굴절	세포외, 단굴절
제거	피크린산알코올포화용액/10% 수산화암모늄 알코올 용액 처리	루골 요오드(Lugol's iodine)와 티오황산나트륨(sodium thiosulfate) 처리	1% 산-알코올(acid-alcohol)

7. 황산아연($ZnSO_4$)

황산아연은 화학적 위해와 관련성이 없고 조직 항원성의 보존이 우수하여 보통 항원부활 과정이 필요치 않다는 이유 때문에 지난 10년간 수은 대체 고정제로 인정을 받아 왔다. 1947년 러셀(Russell)은 젠커액 내의 염화제2수은 대신 같은 양의 염화아연(zinc chloride)으로 대체하도록 제안하였다. 그러나 당시에는 널리 받아들여지지 않았다. 대부분의 검사실에서는 수은과 관련된 위험과 항원성 감소가 없는 고정액을 찾고 있기 때문에 그 대체 고정제로 대부분 아연을 꼽는다. 염화아연은 황산아연에 비해 부식성이 더 강하여 자동조직처리기나 대부분의 장비회사들에서는 사용을 금하고 있다.

V. 복합 고정액(compound or combined fixatives)

대부분의 고정액은 한 성분의 단점을 보완하기 위해 다른 장점을 가진 성분들을 혼합하여 균형을 갖춘 형태로 사용하고 있다. 예를 들면 초산에 의한 조직 팽창의 단점은 조직을 수축시키는 단점을 가진 피크린산과 함께 사용하면 조직의 구조가 균형 있게 고정되는 효과가 있다.

1. Bouin 용액

Picric acid 포화수용액(1.2%)	750 mL
37~40% formaldehyde	250 mL
Glacial acetic acid	50 mL

이 고정액은 초산이 포함되어 있어서 적혈구의 용혈이 발생한다. 일반적으로 용액 내에는 소량의 철과 칼슘이 녹아 있다. 포르말린으로 인해 포르말린 색소가 발생하기도 한다. 이 용액은 아교섬유 검출에 사용하는 마손 삼색염색(Masson's trichrome)의 조직 고정에 우수하다. 용액 내 초산의 조직 팽창효과는 피크린산의 수축효과로 균형을 잡아주고, 포름알데히드에 의한 조직 경화효과는 피크린산의 연화 작용에 의해 완화된다. 브앙액에 고정된 파라핀블록은 절편도 비교적 쉽게 제작할 수 있다. 고정 후 남아 있는 황색 착색은 수세를 하거나 전통적으로 50~70% 알코올 또는 탄산리튬(lithium carbonate) 70% 알코올 포화용액을 사용하여 제거한다. 만일 포매조직 내에 과다한 피크린산이 남아 있으면 기간의 경과에 따라 염색성이 악화된다. 따라서 브앙액에 일차 고정한 조직은 고정이 완료한 후에는 70~80% 알코올에 보관해 두었다 사용해야 한다. 최대 고정 시간은 24시간을 넘지 않도록 권장하고 있으나 일부 학자들은 몇 달간 두었다 사용해도 여전히 사용가능하다는 보고도 있다. 브앙 고정액은 10% NBF에 비해 핵이 좀 더 뚜렷하고 우수하게 염색되기 때문에 위장관계 생검조직 고정에 우수하다. 또한 이 고정액은 내분비계 조직이 잘 고정되며 많은 면역조직화학에서 항체들과의 반응성도 좋은 것으로 알려져 있다. 브앙 고정액은 일반 고정액으로 사용되기도 하나 전자현미경 검사가 필요한 조직의 보존이나 핵산을 검출해야 하는 경우는 사용할 수 없다.

2. B-5 고정액

저장액(stock solution)

Mercuric chloride	12 g
Sodium acetate (anhydrous)	2.5 g
증류수	200 mL

사용액(working solution)

B-5 저장액	20 mL
Formaldehyde	2 mL

사용 직전에 제조한다.

이 고정액은 포르말린에 비해 핵 미세구조를 잘 나타내주기 때문에 조혈조직(hematopoietic tissue)과 림프그물조직(lymphoreticular tissue)을 위한 고정액으로 널리 사용되고 있다. 과다한 고정액은 수세하여 제거할 필요는 없지만, 절편은 승홍색소의 제거를 위해 요오드-티오황산나트륨(iodine-sodium thiosufate) 처리를 해야 한다. 초산나트륨(sodium acetate)은 pH를 5.8~6.0으로 높이기 위해 첨가한다. 이로 인해 포르말린 색소가 발생할 수 있다. B-5 고정액에 고정한 조직은 고정 후에는 저장용액에 두거나 흔히 70% 알코올에 보관한다. B-5 고정액은 특수염색이나 파라핀포매조직에서 여러 가지 항원들을 검출할 때 우수하다.

수은 사용 관련 위해성 때문에 상업용 용액 제조에는 수은 대신 아연을 사용하고 있다. 아연을 사용하는 상업용 용액도 형태학적 보존 상태는 수은을 사용하는 것과 유사하게 나타난다.

만일 B-5 고정액을 사용할 경우 모든 시약의 사용지침에 따라 폐기용액의 수집 및 수은의 처리과정을 준수하여 수행한다.

3. Gendre 용액

Picric acid 70% 포화알코올용액	800 mL
37~40% formaldehyde	150 mL
Glacial acetic acid	50 mL

이 알코올성 브앙용액은 탄수화물, 특히 글리코겐 보존에 우수하다. 브앙액으로 인해 발생한 과다한 피크린산은 수세와 80% 알코올을 사용하여 제거한다. 용액 내에 포르말린이 포함되어 있기 때문에 모든 준수 과정은 정부 규정에 따라 처리한다.

4. Hollande 용액

Copper acetate	25 g
Picric acid	40 g
37~40% formaldehyde	100 mL
Acetic acid	25 mL
증류수	1,000 mL

올랑드(Hollande) 용액 제조의 시약들은 순서대로 넣어 용해하고 가열하지는 않는다. 이 용액은 브앙액의 변형으로 안정하고 작은 뼈조직을 탈회시킬 수도 있으며, 위장관계 생검조직의 고정액으로 널리 사용되어 왔다.

올랑드 용액에 고정된 조직은 모든 특수염색을 성공적으로 염색할 수 있다. 용액 내에 있는 초산구리는 적혈구막, 호산구과립 및 내분비세포를 안정화하여 브앙액에 비해 용혈이 비교적 덜 발생한다. 이 고정액에 고정된 검체는 조직처리기의 인산완충포르말린으로 넘어가기 전에 충분히 수세해야 한다. 용액 내에 존재하는 염(salt)은 인산과 반응하여 불용성 침전물을 생성한다.

흡입 시 중등도의 독성을 나타내며 반복적인 노출로 인해 피부염을 일으키기도 한다. 올랑드 용액 역시 포름알데히드가 들어가기 때문에 모든 처리 과정은 정부의 준수 규정에 따라 처리한다.

5. Zenker와 Helly (Zenker-formol) 용액

이 용액들은 위해성 논란 때문에 현재는 생산이 중단되어 있다. 그러나 역사적인 이유나 일부 실험실에서 여전히 사용되고 있는 상황이다. 이 두 용액은 저장액이 동일하기 때문에 함께 취급하며 사용 시 각각 빙초산이나 포름알데히드를 첨가하는 것이 다르다.

Zenker와 Helly 저장액

Mercuric chloride	50 g
Potassium dichromate	25 g
Sodium sulfate(선택 사양)	10 g
증류수	1,000 mL

Zenker 사용액

Zenker-Helly 저장액	90 mL
Glacial acetic acid	5 mL

이 용액은 안정하여 많은 양을 제조해 두었다가 사용하기도 한다.

Helly 사용액

Zenker-Helly 저장액	95 mL
37~40 % formaldehyde	5 mL

환원제인 포름알데히드가 포함되어 있기 때문에 용액이 안정하지 못하다. 따라서 포름알데히드는 사용 직전 즉시 첨가해야 한다. 이 용액이 방치 상태에서 짙어 지고 혼탁해지는 것은 안정하지 못하다는 것을 의미한다.

이 두 고정액으로 고정한 후에는 조직내 승홍색소를 제거해야 한다. 만일 과다한 고정액이 수세에 의해 제거되지 않을 경우에는 탈수 알코올에 의한 중크롬산칼륨의 환원으로 인해 크롬색소가 형성되기도 한다. 또한 헬리용액으로 고정한 조직에서는 포르말린 색소도 발생 할 수 있다.

젠커용액은 초산이 포함되어 있어서 적혈구 용혈이 발생하지만 헬리용액에서는 적혈구가 보존된다. 그러나 젠커용액은 용액 내의 초산으로 인해 핵 고정 면에서 헬리용액에 비해 훨씬 우수하다. 또한 젠커용액은 고정과 동시에 뼈속질천자생검 검체의 탈회에도 사용하고 있다. 젠커용액에서 철은 용해될 수 있다. 이 두 고정액은 고정액 내의 수은 존재로 인한 위험성이 있기 때문에 독성이 약한 다른 대체용액을 사용하는 것이 좋다. 이들 고정액의 고정 후에는 대부분의 염색이 안정적이며, 특히 Mallory phosphotungstic acid-hematoxylin (PTAH) 염색의 후고정액으로 권장하고 있다. 그러나 두 고정액은 도은법(silver impregnation technique)에는 부적합하기 때문에 사용을 금하고 있다.

이 두 고정액의 고정시간은 24시간을 넘지 않도록 한다. 24시간이 넘을 경우 조직이 지나치게 경화되고 핵의 호염기성(basophilia)이 감소한다. 고정 후에는 흐르는 물에 잘 수세해야 하며, 고정이 끝난 조직은 70~80% 알코올에 넣어 보관한다. 이 두 고정액은 핵의 호염기성을 감소시키고 세포질의 호산성(acidophilia)을 증가시키므로 H&E 염색을 시행할 때는 헤마톡실린 염색시간을 늘리고 에오신의 염색시간은 줄일 필요가 있다.

이 두 용액은 여전히 상품화하여 공급되고 있지만 매우 독성이 강하다. 이 용액 내에 들어 있는 수은, 중크롬산칼륨 및 포름알데히드(Helly 용액)는 여러 가지 위해성을 지니고 있다. 따라서 사용 후에는 모두 위험 폐기물 관리 규정에 따라 수집하고 폐기해야 한다. 젠커와 헬리 용액은 많이 흡입하거나 마실 경우 또는 피부를 통해 흡수될 경우에는 인체에 치명적이다. 콩팥, 중추신경계 및 간에 강한 독성을 나타낸다. 이들 시약들은 사람에게 암을 유발할 수 있어서 취급 시에는 반드시 화학후드 장치하에서 수행하고 적절한 보호 장구를 착용해야 한다.

Orth 용액

Potassium dichromate	2.5 g
Sodium sulfate	1 g
증류수	100 mL
37~40% formaldehyde	10 mL

포름알데히드는 사용 직전 첨가한다.

Zamboni 용액(Buffered Picric Acid-Formaldehyde, PAF)

Paraformaldehyde	20 g
Picric acid 포화수용액(여과)	150 mL

파라포름알데히드가 해리되도록 60℃에 가열한다. 용액을 알카리화시키기 위해 2.52% 수산화나트륨수용액(aqueous sodium hydroxide)을 첨가한다.

여과한 후 냉각시킨다. 다음의 인산완충액을 1,000 mL까지 채운다.

인산완충액

$NaH_2PO_4 \cdot H_2O$	3.31 g
Na_2HPO_4, anhydrous	17.88 g
증류수	1,000 mL

잠보니 용액은 필요할 경우에는 최종 pH 7.3이 되도록 조절한다.

6. 아연 포르말린 용액(zinc formalin solutions)

아연 포르말린 용액은 면역조직병리학(immunohisto-pathology) 분야에서 우수성을 인정받고 있는 고정액으로 댑손(Dapson, 1993)은 현재 사용하고 있는 중성완충포르말린 대신 사용하기를 권장하고 있다. 황산아연포르말린(zinc sulfate formalin solution)에 고정된 조직은 오랜 기간 저장하여도 항원성(antigenicity)을 잃지 않으며, 가교결합(cross-link)의 형성도 막아주기 때문에 조직 내의 많은 거대분자들(macromolecules)이 거의 자연 형태로 보존되는 것으로 알려져 있다.

오늘날 두세 가지의 아연포르말린 용액이 사용되고 있는데, 대부분 상품화하여 공급하고 있어서 정확한 조성에 대해서는 알려져 있지 않다. 아래에 몇 가지 용액 제조에 대해 소개한다.

아연 포르말린 수용액(aqueous zinc formalin)

Zinc sulfate, heptahydrate	10 g
37~40% formaldehyde	100 mL
증류수	500 mL

아연은 자동침투기 첫 단계에서 사용하는 70% 알코올에서 잘 녹지 않아 침전하는 경향이 있다. 또한 조직검체 내의 아연 침전물로 인해 박절 시 어려움의 원인이 되고 있다. 이런 이유 때문에 초기 일부 사용자들 사이에서는 사용을 꺼리고 있다.

비완충 아연 포르말린 수용액 (unbuffered aqueous zinc formalin)

Zinc sulfate	20 g
증류수	900 mL
용해될 때까지 잘 저어준 다음,	
37~40% formaldehyde	100 mL
를 첨가한다.	

포르말린 색소가 발생할 수 있다. 만일 인산완충포르말린과 같은 중성 고정액으로 고정한 다음, 아연 포르말린을 처리할 경우에는 조직 내에 형성되는 침전물 발생을 막기 위해 두 시약들 처리 사이에 반드시 수세를 해주어야 한다. 생검조직은 최소 4~6시간동안 고정해야 하고 대부분의 다른 조직들은 6~8시간동안 고정한다.

염화아연 포르말린알코올 용액
(alcoholic zinc chloride formalin)(Lynn 1994)

Zinc chloride	4.5 g
증류수 또는 탈이온수	1,000 mL
녹을 때까지 잘 저어준 후,	
99% isopropyl alcohol	2,000 mL
37~40% formaldehyde	400 mL
를 첨가한다.	

이 용액은 중성완충포르말린 고정 후의 후고정 용액으로 추천한다. 포르말린 고정액 이상으로 항원성이 강화되고 핵 미세구조 보존이 향상된다. 염화아연은 부식성 화합물이지만 충분히 희석하여 사용하면 조직처리기에 큰 영향이 없는 것으로 알려져 있다. 하지만 일부 사용자들은 조직처리기에 사용을 피하도록 경고하고 있기도 하다.

댑슨(Dapson, 1993)에 따르면 염화 아연 포르말린 알코올 용액은 수용액에 비해 약 1.5배 빠르게 고정된다고 한다. 이 고정액은 지방조직 보존에 좀 더 효과적이다. 독성 때문에 상품화된 것을 사용하도록 권장하고 있다.

현재 상품화되어 있는 비완충용액(unbuffered solution)은 70% 알코올에서 침전이 발생하지 않기 때문에 모든 조직처리기에 사용할 수 있다. 또한 완충포르말린 용액도 사용할 수 있으나 일부 조성의 경우에는 조직처리기에서 침전이 발생할 수 있으므로 주의 깊게 선택해야 한다.

황산아연은 중등도 건강 위험성만 있다. 흡입 시 호흡기계를 자극할 수 있으며, 염은 삼키면 산으로 가수분해되기도 한다. 치사량은 섭취 시 10 g 정도로 보고되어 있다. 피부와 눈을 자극하지만, 아직 공기노출제한(airborne exposure limit) 농도는 설정되어 있지 않다. 그러나 포르말린과 함께 사용할 경우 모든 안전 수칙은 포르말린 안정 규정에 따라야 한다. 염화아연은 황산아연에 비해 좀 더 유해성이 있는 것으로 알려져 있다. 부식성과 함께 접촉 시 화상을 일으킬 수 있다. 삼키거나 흡입 또는 피부나 눈에 접촉하면 해를 미칠 수 있으며 OSHA가 정한 허용노출한계(PEL)는 가스 상태에서 1 mg/m^3(TWA)이다.

VI. 비부가성 고정액

비부가성 고정액의 구성 성분으로는 일차적으로 아세톤, 에틸알코올 또는 메틸알코올이 있다. 이 화합물들은 비부가성 응고형 고정액이다.

비부가성 고정액들은 가연성이 매우 높은 물질로 화재방지 캐비넷(fireproof cabinet)에 보관해야 한다. 이 시약들은 조직은 심하게 경화시키는 경향이 있기 때문에 부가성 고정액에서 필요한 조직성분들이 파괴하거나 녹을 경우에만 사용한다.

1. 아세톤(acetone)

아세톤은 비부가성 단백질 응고제로서 파라핀 포매조직에서 효소(특히 산성 또는 알카리성 인산가수분해효소)의 검출에 사용되고 있다.

고정은 냉장온도에서 신속히 수행한다. 고정하는 동안 동시에 탈수가 이루어지기 때문에 고정 및 침투시간이 상당히 줄어든다. 또한 뇌에서 광견병(rabies)과 같은 진단에 필요한 염색을 할 경우에는 아세톤 고정을 권장하고 있다. 아세톤은 흔히 세포표면항원(cell surface antigen) 검출이 필요한 면역조직화학검사를 위한 동결절편조직의 고정에도 사용하고 있다. 아세톤은 신속하게 작용하는 고정액이지만 조직을 매우 심하게 수축, 변형, 경화시키기 때문에 특별한 조직성분의 보존에만 사용한다.

아세톤은 고농도에서 마취될 수 있고 피부의 탈지와 피부염을 유발할 수 있다. 섭취 시 중등도 독성이 있지만 조직검사실에서 정상적으로 사용 시 심각한 건강상 위해가 있는 물질로 취급하지는 않는다. 가연성이 높은 물질로서 인화점은 4℃이다. OSHA의 TWA는 1,000 ppm이다.

2. 알코올(alcohol)

고정액으로는 에탄올(ethanol, C_2H_5OH)과 메탄올(methanol, CH_3OH)이 사용된다. 메탄올은 흔히 날인표본제작(touch preparation)과 혈구도말(blood smear)에 사용하며, 에탄올은 글리코겐이나 통풍 환자에 침착하는 요산염과 같은 수용성 조직성분의 보존에 사용한다. 고 문헌에서는 무수알코올이 글리코겐 고정액으로 특화되어 있는 것으로 나와 있으나, 포름알데히드 고정에 의해서도 조직 내에 많은 양의 글리코겐이 용출되지 않고 갇혀 있기 때문에 근래에는 글리코겐 고정을 위해 무수알코올이 거의 사용되고 있지 않다.

알코올은 비부가성 단백질 침전제로 수소결합과 이온결합이 붕괴되고, 이어 조직 내의 유리수와 결합수가 제거되어 조직의 탈수가 일어난다. 단백질은 보통 탈수에 의해 3차와 4차(입체) 구조가 변화되며 이에 따라 세포질이 변형 또는 수축되어 세포질 내 구조나 물질의 이동이 발생한다.

에탄올 고정에서 대부분의 색소들은 보존되지만 지방은 용해되고 조직의 경화와 수축이 일어난다. 알코올 포르말린 용액(alcoholic formalin)은 전체적으로 비부가성은 아니지만 일차로 비부가성 고정액에 포함시킨다. 알코올 포르말린에 고정한 조직은 탈수가 일어나고 글리코겐이 매우 잘 보존되며 신속히 침투한다. 포르말린과 함께 사용하면 알코올의 수축 효과도 최소화할 수 있다.

에탄올과 메탄올의 TWA는 각각 1,000 ppm과 200 ppm이다. 섭취 시 두 알코올 모두 독성이 있지만 에탄올보다 메탄올이 더 독성이 강하다. 메탄올의 섭취는 실명과 죽음으로 이어지기도 한다. 두 알코올 모두 가연성 액체이다.

Carnoy 용액

Absolute ethyl alcohol	60 mL
Chloroform	30 mL
Glacial acetic acid	10 mL

카노이 고정액은 적혈구가 용혈되기 때문에 용혈이 필요한 세포학적 고정에 사용되기도 한다. 카노이 용액은 빠르게 작용하며 글리코겐을 보존하고 핵 보존에 우수하나 조직의 과다한 수축과 경화를 일으킨다. 고정은 4시간을 넘지 않아야 한다. 이 고정액은 일반 고정에서 소실되는 특수한 조직성분을 보존하는데 사용해야 한다. 고정 후 조직 침투과정은 95% 알코올, 무수알코올, 자일렌 순으로 진행하거나 필요하다면 무수알코올부터 출발하기도 한다. 알코올에 반복 또는 오랜 노출은 중추신경계, 간, 콩팥 및 눈에 손상을 일으키기도 한다. 클로로포름은 발암물질이므로 흄후드 하에서 사용해야 한다. 메다칸(Methacarn) 용액은 카노이 용액의 에탄올 대신 메탄올을 첨가한 용액으로 카노이 용액에 비해 조직의 경과와 수축이 덜한 것으로 알려져 있다.

Clark 용액

Absolute ethanol	300 mL
Glacial acetic acid	100 mL

클락 고정액은 사용 직전 혼합한다. 가장 오래된 고정액의 하나로 파라핀 포매에 우수하다.

3. 초산(acetic acid, CH_3COOH)

초산은 고정제로 항상 무수 상태인 빙초산(glacial acetic acid)이 사용된다. 빙초산은 실내 온도가 약 17℃ 이하가 되면 고체 결정으로 변화하기 때문에, 이런 현상이 발생하면 따뜻하게 가온하여 녹인 후 사용한다. 빙초산은 핵단백질과 DNA를 분리하여 침전시키기 때문에 염색질(chromatin)의 고정에 효과적이다. 그러나 아교섬유 분자들 사이에 형성된 교차사슬을 파괴하여 섬유를 팽창시키는 작용이 있으므로 보통 피크린산이나 승홍과 같이 조직 위축성이 강한 고정제와 혼합하여 사용한다.

초산은 실온에서 질산, 강산화제 및 강한 부식성 시약과 분리하여 보관해야 한다. 접촉 시 매우 심한 화상을 일으킬 수 있으며 허용노출한도(PEL)가 10 ppm이어서 운반 시 산운반대(acid carrier)로 이동해야 하고 반드시 후두 안에서 사용해야 한다.

VII. 운반용액 (transport medium)

만일 미고정 조직을 짧은 기간 보관하거나 단거리를 운반하고자 할 경우에는 검체를 생리식염수를 적신 거즈에 둔 상태로 프라스틱 용기에 잘 밀봉하여 얼음 위에 둔다. 그러나 미고정 조직을 2~3일 또는 먼 거리를 운반하고자 할 경우에는 미카엘 운반 용액(Michel transport medium)의 사용을 추천한다. 이 운반 용액은 일반적으로 콩팥 침생검조직의 우편 발송용으로 사용하고 있으나 근육조직에는 사용할 수 없다. 상업적으로 시판하고 있는 것도 있지만 직접 제조하여 사용하기도 한다.

미카엘 운반 용액

Anhydrous citric acid	4.803 g
Ammonium sulfate	412.3 g
N-ethylmaleimide	0.625 g
Magnesium sulfate	1.23 g
증류수	1 L까지 채운다.

이 용액은 pH가 낮으면 다양한 결과를 일으키기 때문에 pH를 7.0~7.2 정도를 유지하는 것이 중요하다. N-에틸마레이마이드(N-ethylmaleimide)는 단백질분해 활성을 최소화시키며, 황산암모늄은 조직에 결합한 면역글로불린(immunoglobulin)을 고정한다.

액체질소(liquid nitrogen)로 냉각시킨 이소펜탄(isopentane) 또는 다른 동결법으로 조직을 동결하기 전에, 검체는 10% 설탕(sucrose)이 포함된 인산완충생리식염수(phosphate-buffered saline, PBS)에 8분씩 3회 약하게 교반하면서 수세해야 한다. PBS와 PBS-sucrose 용액은 아래와 같이 제조한다.

PBS 완충액 저장액(면역조직화학에서도 사용한다)

Potassium phosphate, dibasic (K_2HPO_4)	188 g
Sodium phosphate, monobasic(NaH_2PO_4)	33 g
Sodium chloride	180 g

먼저 1 L의 비이커에 약 800 mL의 potassium phosphate, dibasic을 넣고 교반 가열하면서 녹인 다음 sodium phosphate, monobasic과 sodium chloride를 첨가한다. 완전하게 녹인 다음 증류수를 1 L까지 채운다. 필요하다면 pH 7.4로 조정한다. 실온에서 보관한다.

PBS-10% 설탕 용액(PBS-10% sucrose solution)

PBS 완충액 저장액	4 mL
증류수	96 mL
Sucrose	10 g

Elias 등(2003)에 따르면 면역복합체 침전물 연구에서 조직을 2주간 고정한 경우 면역형광염색 또는 면역조직화학염색에 영향을 미치지 않는 것으로 보고되어 있다. 그러나 미카엘 운반 용액에 오래 노출될 경우 자가형광이 증가하기도 한다.

VIII. 고정액의 특성에 따른 분류

어떤 고정제는 다른 고정제에 비해 특정 조직성분을 잘 보존하는 특성이 있다. 따라서 이 고정제가 포함된 고정액은 특정 성분을 검사할 경우 훨씬 좋은 보존 상태를 나타낸다. 따라서 일반적으로 고정액은 각각의 구조나 세포성분의 보존 상태에 따라 분류한다.

조직의 전체적인 구조의 보존에 효과적인 고정액을 조직학적 고정액(histological fixatives), 세포성분 보존에 우수한 고정액을 세포학적 고정액(cytological fixatives)이라 한다.

세포학적 고정액은 다시 핵구조의 보존에 우수한 핵 고정액(nuclear fixatives)과 세포질 성분의 보존에 좋은 세포질 고정액(cytoplasmic fixatives)으로 분류한다. 또 일부 고정액은 조직 내의 효소나 항원과 같은 화학성분의 보존에 특히 우수하므로 이들 고정액을 조직화학 고정액(histochemical fixatives)이라 하며, 그 대상에 따라 면역조직화학적 고정액(immunohistochemical fixatives)과 효소조직화학적 고정액(enzyme histochemical fixatives)으로 세분한다(그림 4-14).

IX. 고정법의 종류

일반적으로 조직의 고정방법은 화학적 방법과 물리적 방법으로 나눈다.

화학적 방법에는 담금고정, 관류고정, 주입고정, 증기고정이 있으며, 물리적 방법에는 가열고정, 동결고정, 마이크로파고정이 있다.

1. 화학적 고정

1) 담금고정(침수고정, immersion fixation)

조직괴를 고정액 속에 일정 시간 넣어 고정하는 방법을 담금고정이라 한다. 고정액이 조직과 직접 접촉하면 표면으로부터 점차 중심부위를 향해 침투하게 된다.

일반적으로 침투속도는 시간에 따라 저하되며 그 정도는 고정제의 종류에 따라 차이가 있다. 또 고정제의 침투속도는 대체로 고정온도가 낮으면 저하한다. 예를 들어 4% 글루탈알데히드를 4℃에서 고정하면 침투속도는 실온 고정보다 약 1/2~2/3 정도 지연된다. 또 보통 고정액을 정지 상태로 두는 것보다 진탕하는 것이 침투가 잘 된다.

그 밖에 조직의 종류, 고정시간, 고정액의 농도, 고정제의 용매 종류와 그 삼투압 등이 고정제의 침투속도에 영향을 미친다. 특히 위, 자궁, 공팔, 림프절, 지라(비

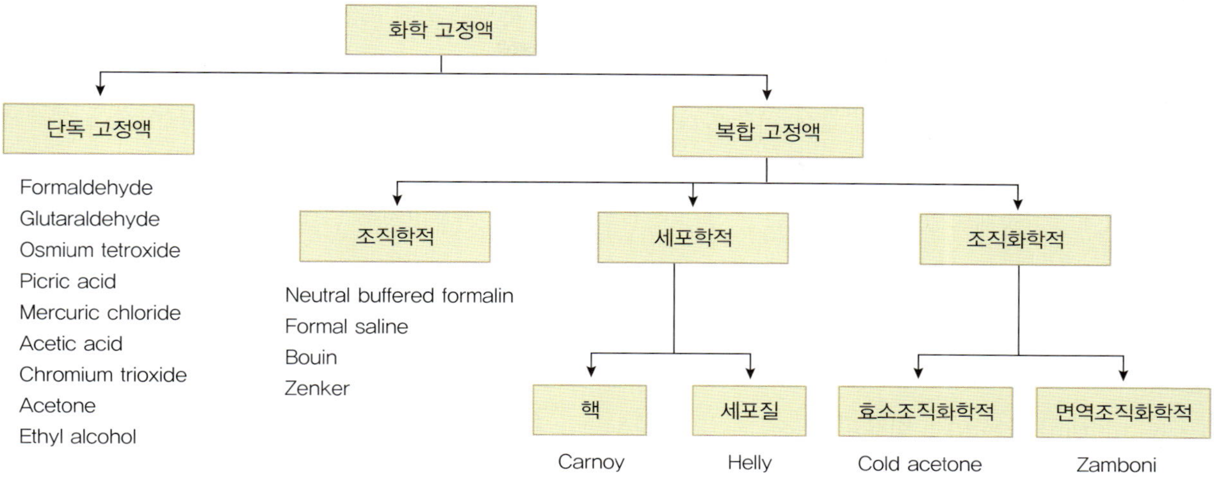

그림 4-14. 화학 고정액의 분류

장) 등의 수술검체는 그대로 고정할 경우 점막손상(변형), 고정 지연으로 인한 자가융해가 심하게 발생한다. 이런 경우에는 담금고정을 하기 전에 위는 대만부(큰굽이, greater curvature)를 절개한 후 코르크판에 점막을 펴서 핀으로 고정하고(그림 4-15 A), 자궁은 전방부를 T자 형으로 절개하며(그림 4-15 B) 콩팥, 림프절, 지라 등 표면이 두꺼운 결합조직성 피막(capsule)으로 덮여 있는 조직은 이등분 또는 여러 조각으로 잘라 고정액에 담근다(그림 4-15).

2) 관류고정(perfusion fixation)

담금고정에서는 고정제가 조직 속으로 침투 및 확산되면서 고정이 진행되기 때문에 고정제의 침투속도가 느린 경우에는 조직괴 중심부위의 고정이 불량하게 된다. 또 고정제는 침투라 부르는 일종의 부자연스러운 활동에 의해 고정효과를 나타내기 때문에 검출물질의 조직 내 위치의 변화를 보일수도 있다.

담금고정의 이같은 결점을 보완하기 위해 고안된 것이 관류고정이며, 이 방법으로 고정하면 조직괴 내부도 상당히 균일하게 고정을 유도할 수 있다.

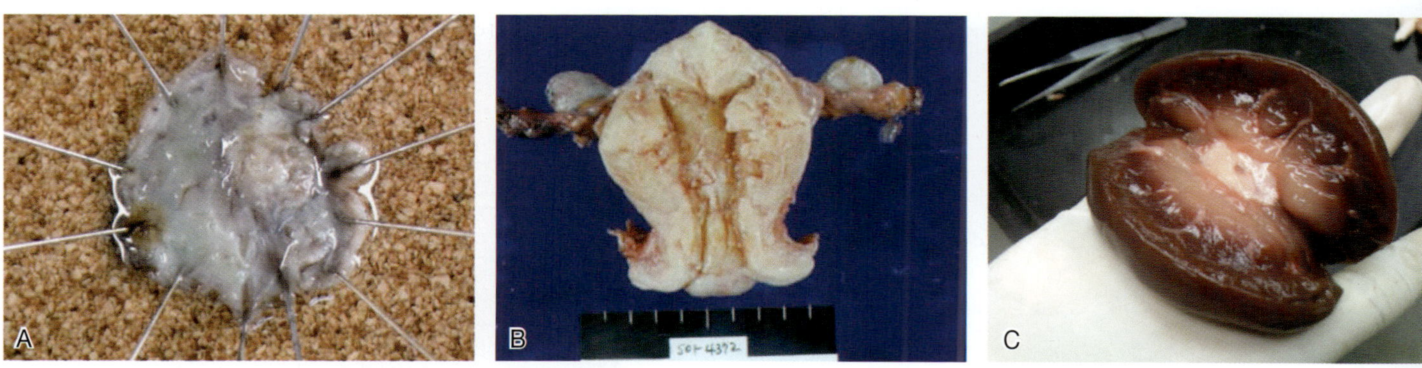

그림 4-15. 담금고정. 장기의 특성에 따라 고정액이 잘 침투되도록 하기 위해서는 고정액에 넣기 전에 전처리가 필요함. A. 위내시경 점막밑 절제검체(ESD). B. 자궁절제검체. C. 콩팥절제검체.

이 방법에서는 동물의 큰 혈관이나 심장 속으로 삽입관(cannula)을 넣어 직접 고정액을 주입한다. 즉, 혈관을 통한 생체의 전신 또는 국소부위(특정 장기 등)를 고정하기 위한 방법이다. 따라서 이 방법에 이용되는 고정액의 성질(예 : 고정제의 농도, pH, 온도, 삼투압 등)은 담금고정 용액의 성질과는 약간 차이가 있다. 비교적 자주 사용되는 관류고정액으로는 4% 글루탈알데히드-인산염완충액(5% glucose 함유, pH 7.3~7.6, 370~380 mOsm), 인산염이 함유된 1% 글루탈알데히드-티로이드(Tyrode)액(pH 7.3~7.4, 354 mOsm) 등이 사용된다.

관류고정액을 생체에 주입할 때의 압력은 생체의 혈압과 거의 같은 정도이다. 예를 들면 랫드, 마우스 등의 작은 동물은 100~150 cm의 수압에서 주입속도 5~10 mL/분으로 관류고정한다.

주입 부위로는 좌심실, 상행대동맥, 복대동맥, 문(정)맥 등을 이용한다(그림 4-16). 관류 시간은 생체나 그 국소 부위의 크기에 따라 다르지만 보통 5~20분이 적당하다. 관류고정을 끝낸 조직은 그대로 다음 과정으로 이동하지만 보통은 생체에서 적출하여 고정액에 담금고정한다.

3) 주입고정(injection fixation)

주로 폐와 같이 공기가 들어 있는 장기를 고정할 때 이용된다. 폐의 주기관지를 이용하여 약 30 cm 높이의 정수압을 이용하여 고정액을 주입하는 방법으로 기관지 내 주입법(intra-tracheal injection)이라고도 부른다(그림 4-17). 커다란 병변 관찰에는 적합하나 기도 내

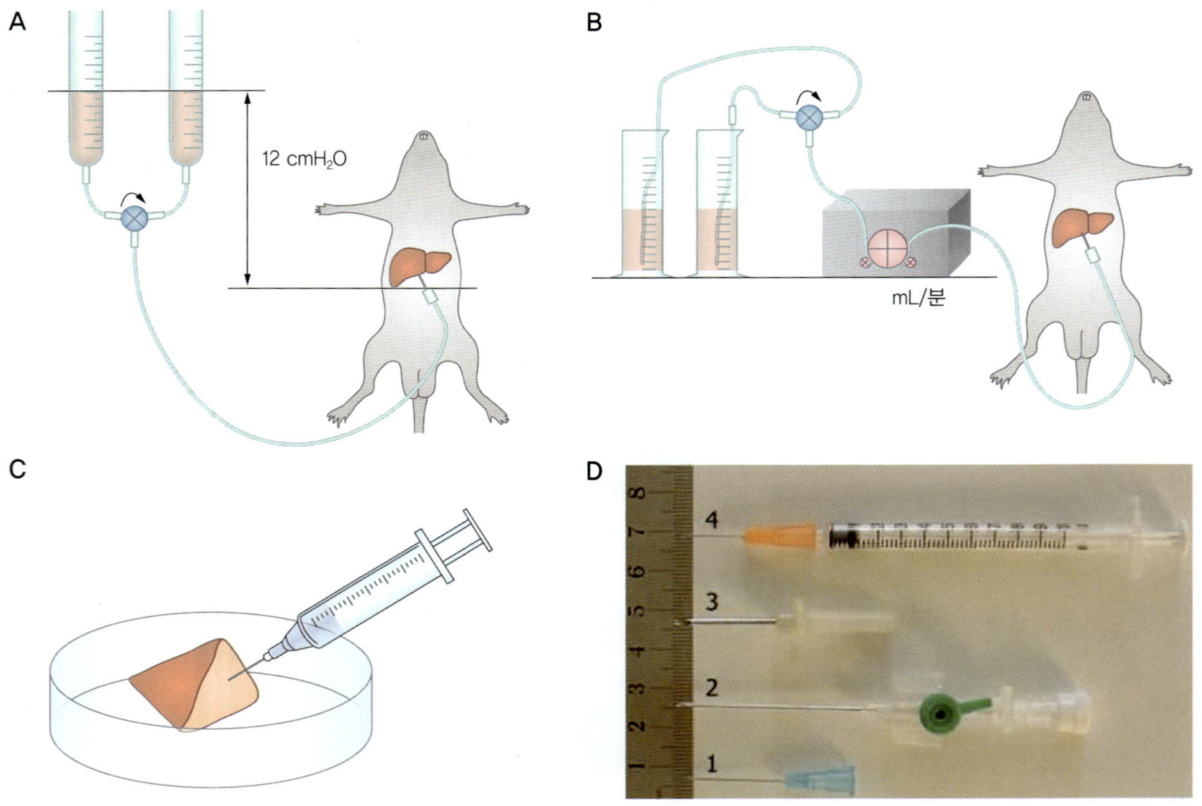

그림 4-16. 문정맥을 이용한 간의 관류고정. A. 관류장치를 사용하지 않을 경우 B. 관류장치를 사용할 경우 C. 조직을 떼어 내 추가로 담금고정을 한다. D. 관류고정에 사용되는 바늘들.

의 기관지 폐렴과 같은 침출성 변화는 관찰할 수 없는 것이 단점이다.

4) 증기고정(vapor fixation)

신선한 조직 속의 가용성 물질이 물 또는 유기용매 등의 액체에 접촉하기 전에 그것을 불용성 산물로 변화시켜 존재 위치가 이동되지 않도록 고정하기 위해 휘발성 고정제(예 : 포름알데히드, 글루탈알데히드, 사산화 오스뮴, 에탄올 등)를 증기 형태로 조직에 작용시켜 고정하는 방법을 증기고정법이라 한다.

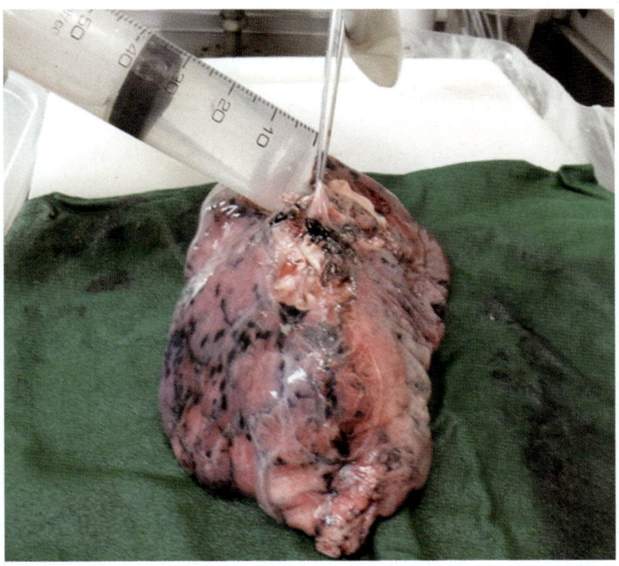

그림 4-17. 폐의 주입고정. 주사기에 고정액을 넣어 기관지(bronchus)를 통해 일정한 압력으로 주입함.

이것은 신선조직의 도말표본이나 절편 및 동결건조한 조직편 또는 조직절편을 대상으로 시행한다. 증기고정에서는 조직편 또는 절편을 증기 발생원인 고정제와 함께 밀폐된 용기 속에 넣고 온도를 적당히 조절하여 일정시간 작용시킨다(그림 4-18). 이 경우 고정온도는 37℃, 또는 50~80℃에서 한다. 포름알데히드 증기는 파라포름알데히드를 가열하여 얻은 순수한 것을 사용하여 50~80℃의 범위에서 고정하는데, 60℃ 이상의 고온상태에서 오랜 시간 지속하면 열에 의해 조직이 변성 및 위축된다.

이에 대해 오스뮴산(고체 또는 액체) 고정에 필요한 증기압은 37℃에서 충분히 얻어지며 그 증기는 비교적 신속히 조직에 침투하기 때문에 고정시간은 60분 이내로 한다. 에탄올은 50~60℃에서 2~5시간 작용시켜 증기고정한다.

2. 물리적 고정

1) 가열고정(heating fixation)

가열고정은 물리적 요소로 단백질을 변성시켜 고정시킨다는 점에서 세균도말표본이나 수술 중 신속진단을 위한 동결절편제작 등에서 이용되어 왔다. 그러나 온도의 상승과정이 일정시간을 필요로 하고, 또한 온도 상승이 자가용해를 촉진시킬 수 있다는 점에서 현재 병

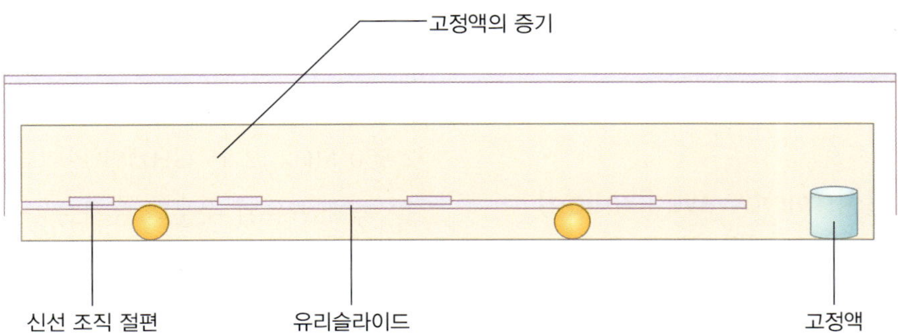

그림 4-18. 증기고정. 신선한 조직절편과 증기발생 고정제를 공기를 밀폐한 용기 내에 넣어 일정 온도에서 일정시간 동안 작용시킴.

리조직 분야에서는 거의 사용되지 않고 있다. 그 대신 신속히 온도를 상승시키고, 고정액의 침투도 함께 촉진시킬 수 있는 마이크로파 고정방법이 조직보존 상태가 좋아 이용이 늘고 있다.

2) 동결고정(freezing fixation)

동결에 의해 고정된 조직은 포매 효과는 물론 조직을 가능한 생체 상태에 가장 가깝게 보존하는 효과가 있어서, 동결건조법(freeze–drying)이나 동결치환법(freezing substitution)에서 특수하게 이용하는 고정법이다.

동결고정에는 담금법과 금속접착법의 두 가지 방법이 있는데, 담금법은 조직을 극저온의 액체에 급속히 침적하여 동결하는 기술이며, 금속접착법은 극저온 상태를 유지한 금속블록(metal block)에 급속히 접착시켜 동결하는 기법이다. 일반적으로 광학현미경용 검사에는 주로 담금법이 이용되며, 전자현미경용 검사에서는 조직의 성질, 검출물질의 성상, 연구의 목적이나 방법 등에 따라 두 방법을 적절하게 이용한다.

광학현미경용 조직의 담금법에서는 드라이아이스(고체탄산)–아세톤 혼합물 및 액체가스(액체질소, 액체공기) 냉각제에 넣어 조직을 신속히 동결하여 보존하다. 전자현미경용 조직으로 미고정 신선조직 또는 고정조직을 모두 동결하여 관찰할 수 있다. 이중 미고정 신선조직의 경우는 액체질소(liquid nitrogen) 또는 액체헬륨(liquid helium)에 냉각된 구리 등으로 만든 금속블록에 조직을 신속히 접착시켜 동결하는 금속접착법을 이용한다.

3) 마이크로파 고정(microwave fixation)

광학현미경 또는 전자현미경 검사를 위한 조직 고정시 화학 고정액이 일반적으로 사용되고 있으나 조직괴가 클 경우에는 고정시간이 24시간 정도 소요될 수 있다. 또한 가장 좋은 조건하에서 고정되었다 하더라도 초미세구조의 변화, 즉 단백질과 지질 등의 용출과 형태구조의 변화(conformational change)가 발생할 수 있다. 따라서 이 같은 문제점을 개선하기 위한 방법으로 알데히드 고정제를 사용한 관류고정법, 신속냉동법 등이 개발되어 왔으나 큰 실효를 거두지 못하고 있다.

마이크로파 고정은 화학 고정법의 한계를 극복하기 위한 대안으로 1970년 메이어(C. P. Mayer)가 처음 조직 고정에 이용한 이후 조직세포화학 영역에서 조직의 고정 및 염색과정에서의 신속한 염색을 위해 이용되고 있으며, 최근에는 의료연구용 마이크로파 침투기(microwave processor)가 개발되어 그 응용범위가 더욱 넓어지고 있다.

마이크로파는 1886년 헤르츠(Hertz)에 의해 발견된 $3\times10^{8\sim9}$의 주파수(frequency)와 0.1~1.0 m의 파장을 갖는 비이온전자파(nonionizing radiation)로 물과 같은 쌍극자(dipole)를 회전시켜 마찰하여 열을 발생시키거나 전기장(electric field)을 변화시킨다.

마이크로파 에너지는 양전기장(dielectric field)을 유도하여 쌍극자 분자를 180도로 신속히 진동시킨다. 따라서 물이나 단백질의 극성 곁사슬과 같은 분자 내에서 분자 사이(intermolecular) 또는 분자 내(intramolecular) 운동이 증가함으로써 열에너지가 증가하는 것으로 알려져 있다.

가정용 전자레인지(domestic microwave oven)나 의료연구용 마이크로파 침투기의 구조이론은 동일하다. 즉 마그네트론(magnetron)이라 부르는 진공관 내에 일정한 조건을 주면 전자군의 회전운동이 일어나 2,450 MHz (2.45 GHz)의 마이크로파가 발생하여 물질 속에 함유된 수분의 분자운동을 촉진하여 열을 발생시켜 단백질 응고에 의해 조직이 고정되거나, 조직세포 및 고정액 분자 간의 운동을 촉진하여 고정액이 조직이나 세포에 신속히 침투되는 것으로 알려져 있다

(그림 4-19).

이 마이크로파는 파장이 12.4 cm, 물분자의 양전기장 진동수가 초당 24억 5천만 회, 10^{-5} 전기볼트의 광자에너지(photon energy)를 갖고 있다. 이 광자에너지는 너무 작아서 공유결합을 변화시키지는 못하지만 생물기능에 필수적인 비공유결합(예 : 수소결합, Van der Waals 결합 등)과 쉽게 반응할 수 있다. 마이크로파 조사는 마이크로파 발진출력이나 마이크로파 노출시간을 조정함으로써 분자수준에서 조절할 수 있다.

마이크로파 조사에 의한 조직 고정은 조직괴의 크기에 따라 몇 초 또는 몇 분 이내로 가능하기 때문에 오랜 시간 고정할 경우에 발생하는 세포 내 구조의 파괴를 방지할 수 있으며, 특히 전자현미경 검체의 표본제작에 효과적이다. 또한 고정시간이 극히 짧기 때문에 일반 광학현미경적 검사목적으로 큰 조직괴를 고정할 경우에도 상당한 시간 단축 효과를 볼 수 있고 수술 시 신속 표본제작에도 활용할 수 있다.

마이크로파 조사시간에 따른 온도변화는 전자레인지 내의 물의 양, 용기의 종류 및 크기, 출력 와트(Watt)에 따라 차이가 있는 것으로 보고되어 있다. 따라서 가정용 전자레인지를 사용할 경우에는 각 실험실에 따라 일정한 조건을 설정하여 일관되게 수행하여야 좋은 결과를 얻을 수 있다.

X. 고정에 영향을 미치는 요인

1. 고정 시간과 검체의 크기

조직 내로 고정액이 침투하는 데 걸리는 시간에 대한 조사는 1941년 메다워(Medawar)에 의해 이루어졌다. 고정액이 조직 내로 도달하는 깊이(depth: d)는 고정시간(time: t)의 제곱근에 정비례한다는 것을 찾아냈다.

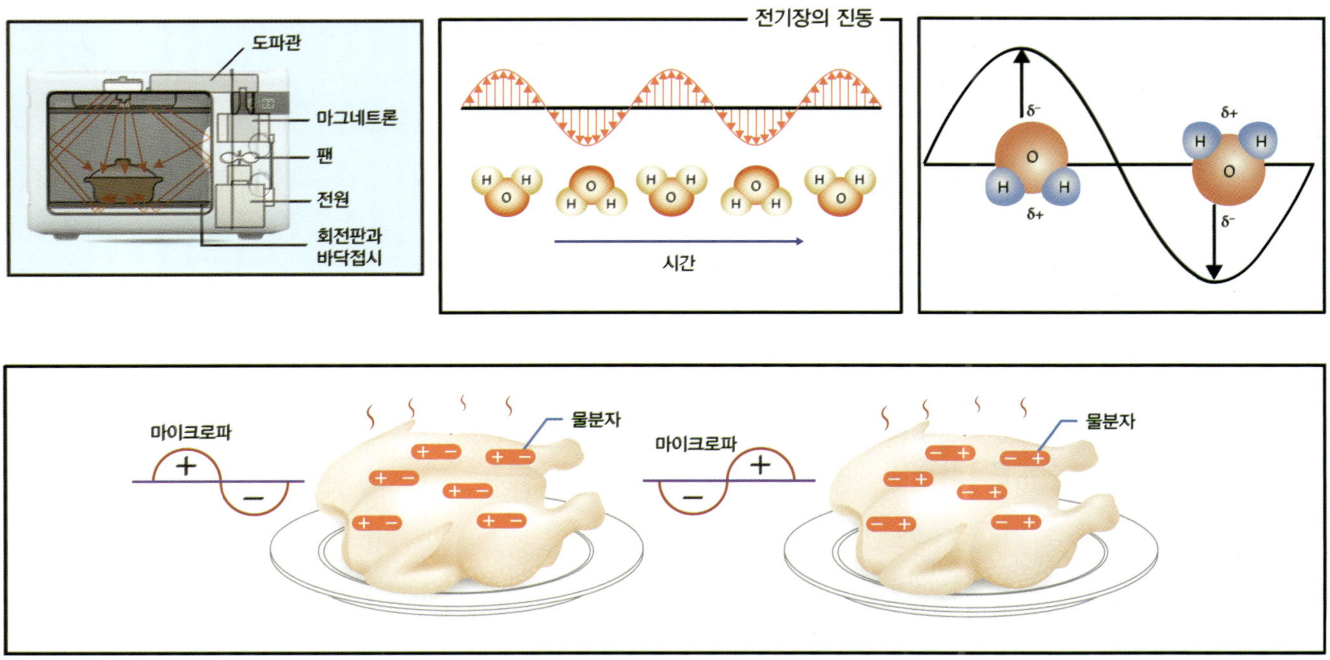

그림 4-19. 전자레인지(microwave oven)의 구성 및 작동원리

이 관계는 다음의 식으로 나타낸다.

$$1 = k\sqrt{t}$$

항수(k)는 고정제의 확산계수(diffuse coefficient)로서 각 고정제의 처음 1시간에 조직 내로 침투하는 거리(mm)이다. 그 예로 10% 포름알데히드는 k 값이 0.78, 100% 에탄올은 1.0, 3% 중크롬산칼륨은 1.33이다(표 4-2). 따라서 대부분의 고정액을 위한 고정시간은 대략 고정액이 침투해야 하는 거리의 제곱과 같다. NBF와 같은 대부분의 고정액은 1시간에 대략 1 mm 깊이로 조직 내로 침투한다. 따라서 지름이 10 mm 구형 크기의 조직이라면 중심까지 도달하는데 $(5)^2$ 또는 25시간 이상 걸리게 될 것이다. 고정제의 침투율을 구할 때는 표준 조직으로 침투율이 균등한 간조직 또는 젤라틴 페사리를 사용하기 때문에 조직의 종류가 달라지면 침투율도 변화한다. 시간의 경과에 따라 침투율이 감소하는 것은 세포막이나 먼저 고정된 부분의 단백질막이 고정액 확산을 저해하는 장벽(barrier)으로 작용하기 때문이다(그림 4-20). 담금 고정 시 고정제 종류별 침투율은 최고(예 : 초산, 중크롬산칼륨, 에탄올 등), 중등도(예 : 포르말린, 염화제2수은, 피크린산 등) 및 최저(예 : 글루탈알데히드, 사산화오스뮴, 삼산화크롬 등)의 3등급으로 나눈다. 또한 복합 고정액의 경우도 각 고정제의 성분에 따라 다른 비율로 침투하기 때문에 고정할 조직은 얇게 잘라 고정하는 것이 좋은 고정 효과를 나타낸다.

표 4-2. 흔히 사용하는 고정액의 확산계수

고정액	농도	K(조직) (mm)	K(gel) (mm)
초산	5	1.2	2.75
삼산화크롬	0.5	0.25	1.0
포름알데히드	4	0.78	3.6
에탄올	100	1.0	-
글루탈알데히드	6 4 1.2~1.4* 1.2~4.0	0.25 0.34 0.33~0.5 0.5~1.0	- - - -
염화제2수은	포화	0.78~0.84	2.2
메탄올	100	-	1.45
사산화오스뮴	0.5~2.0	0.29~0.58	0.85
피크린산	포화	0.5	0.8
중크롬산칼륨	3	1.33	-

*4℃에서 고정

육안 검체를 고정할 때는 고정용기의 밑바닥에 검체가 닿지 않도록 한다. 고정할 육안검체는 흡수가 잘되는 종이나 면으로 싸서 용기 밑바닥에 밀착되지 않도록 분리시켜 두어야 전 방향으로 고정액이 고르게 침투하게 된다.

조직 검체는 길이, 폭, 두께를 갖는 삼차원의 입체로 이루어져 있어서 조직 고정은 각각의 길이가 모두 짧은 것이 가장 효과가 좋다. 그러나 고정액은 조직 검체의 어떤 방향으로도 침투가 가능하기 때문에 검체의 한 변이라도 짧으면 그 방향으로 신속히 침투하므로 다른 이차원 방향의 침투율이 더 효과적으로 상승된다. 일반적으로 광학현미경용 조직은 한 변이 3~5 mm또는 그 이하, 전자현미경용 조직은 두께 0.5~1 mm 또는 그 이하가 좋다. 전자현미경 검사에서와 같이 작고 얇은 조직편을 잘라내기 위해서는 보통 면도날을 사용하지만 얇게 자르기가 쉽지 않으며, 조직편이 기계적 손상을 일으킬 수 있기 때문에 많은 경험이 필요하다. 이런 경우에 마이크로스라이서(microslicer)를 이용하면 편리하다.

조직 검체가 혈액이나 체액과 같은 단백질로 덮여 있으면 고정액의 기능이 떨어지기 때문에 고정액에 넣기 전에 생리식염수로 수세하여야 한다.

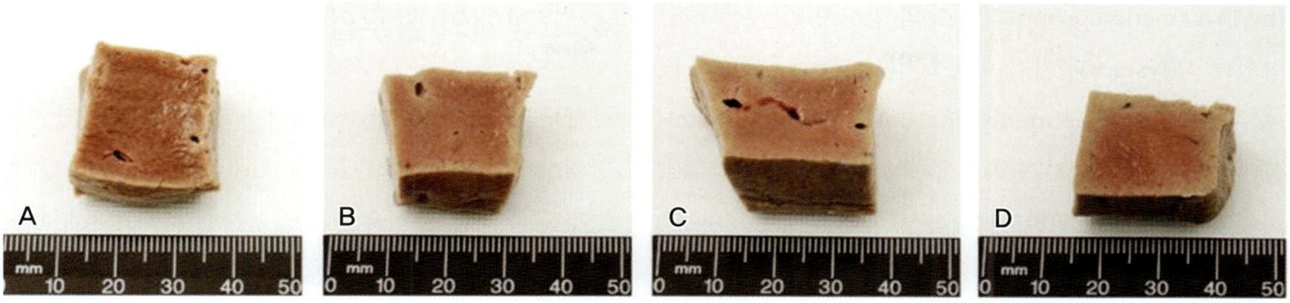

그림 4-20. 시간 경과에 따른 간조직 내로의 고정액 침투율. 고정액이 침투한 부분은 퇴색되어 있으며, 먼저 고정된 부분은 이후 고정액의 침투를 억제하는 장벽으로 작용함.

2. 고정온도

물리 · 화학 법칙에 의하면 화학반응 속도는 온도가 10℃ 상승할 때마다 대략적으로 2배 증가한다고 알려져 있다. 그러나 높은 온도에서 고정하면 고정제와 조직 내 물질의 화학반응 속도는 증가하지만, 조직 내에서 발생하는 자가융해의 화학반응 속도가 현저히 촉진될 뿐만 아니라 조직 내 물질의 추출도 활발히 일어난다(그림 4-21). 이와 반대로 낮은 온도에서 고정하면 조직의 자가융해 속도가 억제되며 조직 내 물질의 추출 정도도 감소한다. 따라서 조직화학용 검체를 고정할 때에는 가능하면 낮은 온도를 선택하는 것이 바람직하다.

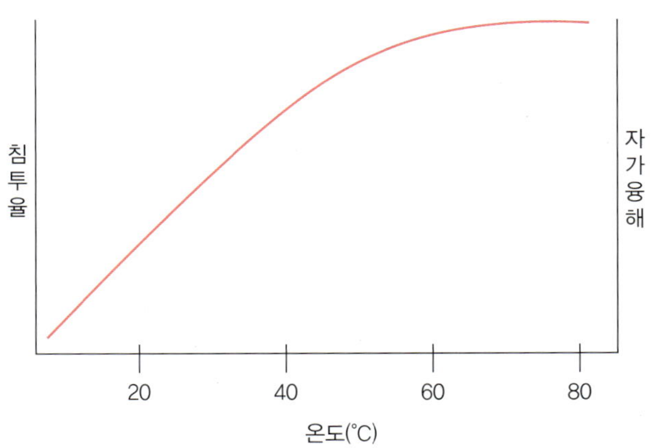

그림 4-21. 고정온도와 침투율 및 자가융해와의 상관 관계. 고정온도가 상승하면 고정액의 침투율은 빨라지나 자가융해 속도도 증가되므로 검사목적에 따라 고정온도 선택이 중요함.

그러나 고정온도가 0℃ 이하가 되면 조직 내의 물이 결정을 형성하여 조직 내 물질의 존재 위치가 변화한다. 그러므로 조직화학용 검체의 고정온도는 보통 2~4℃가 효과적이다. 저온고정은 고정액의 침투속도를 저하시키는 경향이 있으나 조직의 자가융해를 억제하는 효과에 비하면 큰 문제가 되지 않으므로 침투속도는 늦지만 고정효과가 좋은 고정제(예 : 글루탈알데히드, 사산화오스뮴 등)로 작은 검체를 짧은 시간에 고정해야 하는 전자현미경 검사의 경우는 2~4℃의 저온(냉장고)에서 고정하는 것이 원칙이다. 반면에 일반 조직학적 검체의 경우는 실온(18~20℃)에서 고정한다.

3. 고정액의 pH

고정할 때 pH는 조직의 고정에 영향을 줄 수 있다. 강산 조건에서는 일차 표적인 아민기($-NH_2$)가 수소이온($-NH^+_3$)을 끌어당겨 수화 포름알데히드(methylene hydrate 또는 methylene glycol)와 반응하지 못하게 되며, 카복실기($-COO^-$)는 전하($-COOH$)를 얻는다. 이런 환경은 단백질의 구조에도 영향을 미치기도 한다. 유사하게 세린(serine)과 트레오닌(threonine)을 포함하고 있는 알코올의 수산기($-OH$)는 강산성 환경에서는 거의 반응하지 않기도 한다. 약산성인 비완충 4% 포름알데히드에서의 반응성 히드록시메틸기

(hydroxymethyl group)와 가교의 형성 범위는 곁사슬 상의 리신(lysine)과 자유 아미노기(amino goup) 사이에 주요 메틸렌가교(methylene links)로 인하여 감소한다. 이 때문에 일부 학자들은 포름알데히드 고정 효과의 감소와 그로 인한 약한 산성 환경에서의 교차결합은 많은 항원들의 면역인식(immunorecognition)의 측면에서 비완충 포르말린이 NBF보다 더 우수한 고정액으로 여기고 있다.

이것은 면역조직화학법에서 열에 의한 항원부활법(heat-induced epitope retrieval method)이 개발되기 전인 1990년 초반 이전의 항원 검출에 사용되었던 방법이다. 그러나 에스트로겐 수용체(estrogen receptor)와 같이 매우 불안정한 항원의 고정에서는 오히려 약간의 고정 지연이 임상적으로 중요한 예후 및 예측 생물표지자(biomarker)를 면역조직화학적으로 검출하는데는 일정 정도의 필수적인 것으로 보고 있다.

반면 임상에서의 형태학적 특성, 단백질과 핵산의 적절한 보존을 위해서는 포름알데히드 고정을 권장하고 있다. 적절한 포르말린 고정을 하기 위해서 가장 신뢰할 만한 방법으로는 pH 7.2~7.4의 중성완충포르말린(NBF)을 사용하는 것이다.

4. 고정액의 삼투압

삼투압(Osmotic Pressure)는 삼투현상으로 생기는 압력으로 삼투압몰농도(osmolarity)는 삼투압 크기를 결정하는 분자 및 이온의 용질 농도를 나타내는 단위이다. 체액의 삼투압몰농도는 약 340 mOsm (0.3 Osm)이다. 예를 들면, 1 Osm 용액은 용액 1,000 g당 비해리화합물(예: sucrose) 1 분자량(formula weight)으로 정의한다. 용액 1,000 g당 해리화합물(예: sodium chloride) 1 분자량은 2 Osm (2,000 mOsm)과 동일하다. 삼투압은 흔히 등장액(isotonic), 저장액(hypotonic), 고장액(hypertonic)으로 구분한다. 조직병리학 분야에서 정상(등장, 생리적) 식염수 용액이 조직 보존액으로 사용되고 있다.

고정액의 삼투압(osmotic pressure)은 조직의 미세구조에 큰 영향을 미친다(그림 4-22). 효과적인 고정을 하기 위해서는 원칙적으로 고정액의 삼투압이 조직의 생리적 삼투압과 같은 등장액(isotonic solution, 300~350 mOsm)이지만 여러 실험결과 등장액보다 약간 높은(400~600 mOsm) 고장액(hypertonic solution) 상태에서 진행하는 것이 미세구조 보존에 우수한 것으로 알려져 있다. 일반적으로 고정액의 삼투

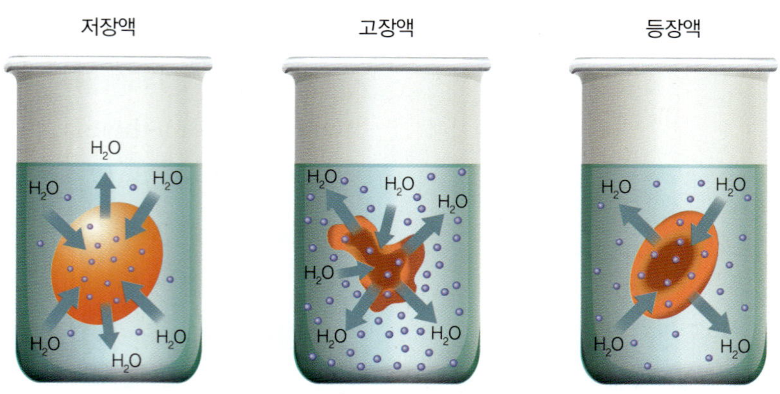

그림 4-22. 삼투압에 따른 세포의 변화

압은 전해질 성분(완충제와 비완충제로 구성된)과 비전해질 성분을 첨가하여 조절한다. 이 경우 비전해질 성분을 첨가하지 않고 전해질성분과 고정제만으로 등장 고정액을 제조하여 사용하는 경우에는 조직세포의 구조변화, 물질의 추출, 막의 불안정화는 방지할 수 있으나, 조직 내 수분량이 변화하여 부피 변화가 발생하며 인공산물이 생기는 수가 많다. 그러므로 고정제의 용매에 비전해질 성분(조직 내의 함수상태를 지배하는 교질삼투압 성분)을 첨가할 필요가 있다. 교질 삼투압 조절을 위해서는 덱스트란(dextran), 혈청알부민(serum albumin), 폴리비닐피롤리돈(polyvinylpyrrolidone, PVP), 아라비아 검(arabia gum) 등과 같은 거대분자가 사용되며, 실제로 이들 교질을 적당량 첨가하여 고정액을 사용하면 인공산물 발생이 뚜렷이 억제된다. 그러나 보통 교질분자는 조직에 침투될 때 확산속도가 느리기 때문에 침투속도가 빠른 고정제나 전해질 분자와 침투범위가 서로 다르게 되어 고정 효과가 균등하지 않거나 불충분하게 된다. 따라서 이를 방지하기 위해서는 위에 기술한 교질들 대신에 4~16%의 설탕(sucrose)을 첨가하는 것이 좋다. 설탕은 고정액에 의한 조직 내 수분 이동을 억제할 뿐만 아니라 비교적 저분자이기 때문에 확산속도도 빠르다. 전자현미경 검체의 고정 시 고정액에 일정량의 설탕(7.0~7.5%)을 첨가하는 것은 이 같은 이유 때문이다.

XI. 고정액의 선택

조직의 염색방법이나 검사방법에 따라 적절하게 고정액을 선택해야 좋은 염색결과를 얻을 수 있다. 그러나 검사에 사용할 모든 조직을 다 고정하는 것은 아니다. 때로 면역형광검사나 효소조직화학검사가 필요할 경우에는 비고정 상태로 동결절편을 제작해야 한다. 일부 효소의 경우에는 고정하여 동결절편을 제작하여도 검출할 수 있지만, 대부분의 효소는 고정액에 잠시 접촉하더라도 신속하게 불활성화하므로 비고정 상태로 동결절편을 제작한다. 또한 유전자 검출을 위한 제자리부합법(in situ hybridization)으로 DNA를 검출하는 경우에는 10% NBF에 고정하여 파라핀 절편을 사용할 수 있으나 RNA를 검출할 때는 비고정 상태로 동결절편을 제작해야 좋은 결과를 얻을 수 있다.

종종 특정 조직 성분을 검출하기 위한 특수염색에서 적합한 고정액을 선택해야 하는 경우도 있다. 아교섬유의 염색법인 Masson trichrome 염색에는 브앙 용액(Bouin solution)을 사용하면 염색효과를 증진할 수 있으며 근육의 가로무늬(횡문)의 염색법인 phosphotungstic acid hematoxylin (PTAH) 염색에는 젠커용액(Zenker solution)을 사용하면 염색효과가 좋아진다. 즉 Masson trichrome과 PTAH 염색에서 좋은 염색결과를 얻기 위해서는 포르말린(1차)에 고정된 조직절편을 염색에 들어가기 전에 각각 Bouin과 Zenker 용액으로 다시 한 번 고정을 실시한다. 이 과정을 후고정(post fixation) 또는 매염(mordanting)이라 부른다. 또한 일부 조직 성분의 경우에 처음 고정액을 잘못 선택하였다면 그 성분을 검출할 수 없는 경우도 있다. 그 예로 갈색세포종 (pheochromocytoma) 진단을 위해 필요한 부신 세포 내 크롬친화성 과립(chromaffin granules)은 포르말린 고정 후에는 검출할 수 없게 된다. 따라서 이 경우에는 처음부터 Orth 용액과 같이 중크롬산이 포함된 고정액으로 고정해야만 한다. 뿐만 아니라 요산 결정체(urate crystal)는 수용성이어서 비부가성인 무수알코올 고정액으로 고정해야 하며, 전자현미경검사와 같이 초미세구조의 관찰을 위해서는 1차로 글루탈알데히드에 고정한 후 2차로 사산화오스뮴으로 고정해야 한다(표 4-3).

표 4-3. 조직 검사법에 따른 고정액의 선택

조직 검사법	고정액 및 조직표본
일반 광학현미경 검사	10% 중성완충포르말린, 4% 파라포름알데히드 Bouin 용액(Masson trichrome 염색의 후고정액) Zenker 용액(PTAH 염색의 후고정액) Orth 용액(크롬친화성 세포과립) 무수알코올(요산결정)
면역조직화학(효소항체법)	10% 중성포르말린
면역형광염색	비고정 동결절편
효소조직화학	비고정 동결절편 또는 동결절편 후 냉 포멀칼슘(cold formol calcium) 용액 고정
전자현미경검사	글루탈알데히드, 사산화오스뮴
제자리부합법	10% 중성완충포르말린(DNA), 비고정 동결절편(RNA)

XII. 각 장기 및 생검조직의 고정

1. 안구

조직이 단단하게 고정되어야 포매된 안구로부터 좋은 절편을 생산할 수 있다. 이를 위해 안구는 보통 48시간 고정한다. 24시간 고정한 후 면도날을 사용하여 안구에 하나 또는 두 개의 작은 절개 창을 내어주면 좀 더 신속하게 고정할 수 있다. 절개 창을 낼 때는 망막이나 홍채가 손상되지 않도록 주의한다. 육안 검사 후에 앞쪽의 홍채(iris)나 뒤쪽(예 : 시신경)은 예리한 면도칼을 사용하야 제거하며, 추가로 파라핀 침투과정으로 넘어가기 전에 안구 성분이 잘 고정되도록 NBF에 넣어 48시간 이상 고정한다.

2. 뇌

전체 뇌의 고정 문제는 신경해부학적 검사, 조직병리학적 절편 제작 및 면역조직화학적 검사가 필요할 경우 충분히 견고하게 고정하는 것이 중요하다. 이를 위해 일반적인 고정은 적어도 2주 정도 시행한다. 고정시간을 줄이기 위해서는 Adickes 등(1997)이 제안한 5-6일 걸리는 관류고정을 시행하기도 한다. 이 방법은 중뇌동맥을 경유하는 뇌 관류고정법이다. 관류고정과 함께 마이크로파(microwave) 기술을 이용하면 한층 고정을 강화시킬 수 있다. 비오틴-아비딘(biotin-avidin)을 이용한 면역조직화학검사를 시행하고자 한다면 알코올성 포르말린 용액(alcoholic formalin)은 사용하지 말아야 한다.

3. 유방

임상 검체는 크기에 따라 최소 6~8시간 최대 72시간 동안 고정해야 하며, 적절한 육안 관찰과 경계 표시(margin designation) 후 5 mm 간격으로 세절하여 고정한다. 에스트로겐 수용체(estrogen receptor), 프로게스테론 수용체(progesterone receptor) 및 인간표피성장인자 수용체-2(human epidermal growth factor receptor-2 : HER-2)와 같은 임상적으로 중요한 생물표지자들(biomarkers)의 용해를 막기 위해서는 검체 채취부터 고정까지 걸리는 시간을 가능한 짧게 해야 한다. 고정액이 적절히 침투되기 위해서는 충분한 양의 고정액에 고정한다. 먼 거리에 위치한 병원에서 종양 검체를 의뢰할 경우에는 적출한 종양을 이등분으로 잘라 충분한 양의 NBF를 넣어 검사실로 보내야 한다.

4. 폐

폐생검조직은 일반적으로 NBF에 고정한다. 부검으로 적출한 폐는 기관 또는 주기관지를 통해 고정액을 주입하여 고정한다. 고정된 폐는 2시간 이내에 자른 후 하룻밤 고정한다.

5. 림프조직

병원미생물들(결핵균, 바이러스 등)이 감염되었을 경우에 대부분 림프조직의 그물내피계(reticular system) 내에 병원미생물이 존재할 수 있으므로 특별히 세심한 주의가 필요하다. 림프조직은 특수 검사(유세포분석 또는 분자병리검사)를 위해 보통 세절하여 신선하게 사용하거나 NBF에 고정한다. 조직의 일부를 B-5 또는 아연함유 고정액에 고정하기도 한다.

6. 근육생검

근육생검 조직은 신선한 상태로 접수해야 한다. 효소조직화학검사를 위해서는 일부 조직을 신선하게 분리채취하여 동결절편을 제작한다.

일반 검사를 위한 조직은 NBF에 고정하며 검체는 반드시 가로와 세로 절편으로 잘라 포매한다. 조직절편은 H&E, trichrome 염색이 필요하다면 Congo red 염색(아밀로이드 검출)을 한다.

7. 콩팥생검

콩팥 침생검조직은 3조각으로 세분하며, 각 조직편에는 수 개의 적절한 토리(사구체)가 포함되어 있어야 한다. 그 후 각 조직편은 검사 목적에 따라 아래와 같이 고정 및 처리한다.

- 일반 조직검사 – 10% NBF
- 전자현미경검사 – 글루탈알데히드 완충액(pH 7.4)
- 면역형광검사 – 이소펜탄(isopentane)과 액체질소(liquid nitrogen)에 급속 동결

면역형광 검사를 위한 운반이 필요할 경우는 Zeus/Michel's 보존액에 넣어 발송한다(그림 4-23).

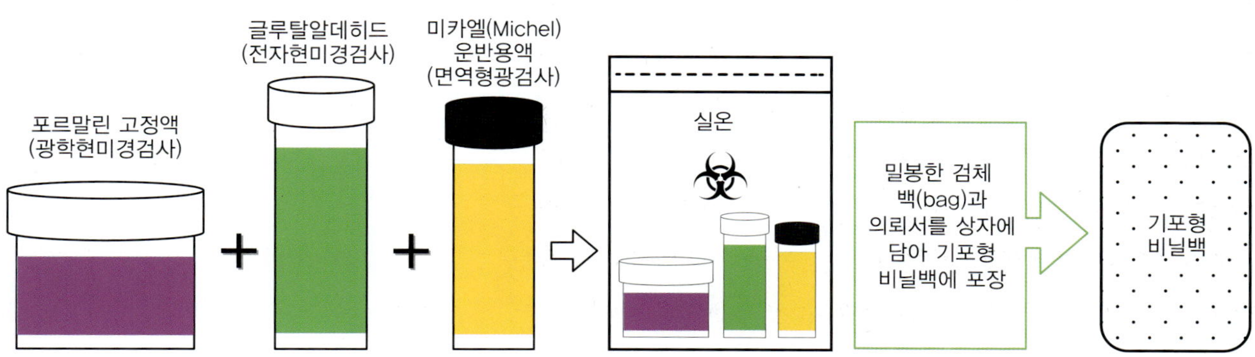

그림 4-23. 외부 검사기관에 의뢰를 위한 콩팥 침생검조직의 처리 및 운반

참고문헌

1. Dapson RW. Fixation for the 1990's : A review of needs and accomplishments. 68;75, 1993.
2. Kiernan JA. Histological & Histochemical Methods : Theory & Practice. New York, Pergamon Press, 1990.
3. Leong AS-Y. Fixation and fixatives. In : Woods AE, Ellis RC. Laboratory Histopathology. New York, Churchill Livingstone, 1994.
4. Lillie RD, Fullmer NM. Histopathologic Technic and Practical Histochemistry. New York, McGraw-Hill Book Co, 1976.
5. Luna LG. Artifacts produced during tissue fixation. 6:18, 1983.
6. Fox C H, Johnson FB, Whiting J, Roller RP. Formaldehyde fixation. 33: 845-853, 1985.
7. Henry JB. Clinical diagnosis and management by laboratory methods. 18th ed. Philadelphia : W.B. Saunders, p. 621-22, 1991.
8. Hicks D J, Johnson L , Mitchell S M, Gough J, C ooley WA, L a Regione RM, Spencer YI, Wangoo A . Evaluation of zinc salt based fixatives for preserving antigenic determinants for immunohistochemical demonstration of murine immune system cell markers. 81: 23-3, 2002.

05

조직처리과정과 박절
Tissue processing and Microtomy

학습목표

- 조직처리과정(tissue processing)을 설명한다.
- 탈수제, 투명제 및 침투제의 종류, 특성 및 장단점에 대해 설명한다.
- 탈수를 위한 알코올의 농도별 배열과 그 이유를 설명한다.
- 불충분한 탈수의 원인과 확인 방법에 대해 설명한다.
- 수동침투와 자동침투를 비교한다.
- 자동침투기(개방형과 밀폐형)에 대해 설명한다.
- 포매제의 종류, 사용 용도, 장단점을 설명한다.
- 포매 시 조직의 적절한 방향 설정에 대해 설명한다.
- 조직포매센터(embedding center) 구성에 대해 설명한다.
- 절편기의 종류별 용도에 대해 설명한다.
- 절편기의 기본 구성요소에 대해 설명한다.
- 박절용 칼의 종류와 박절용 칼의 각도에 대해 설명한다.
- 박절 시 발생하는 결함의 원인과 교정방법에 대해 설명한다.
- 부유온수조와 슬라이드 가온기의 용도와 적정 온도를 기술한다.
- 표본제작 시 사용되는 접착제의 종류와 용도를 설명한다.
- 동결절편 검사의 목적에 대해 설명한다.
- 전기냉동절편기(cryostat)의 구성요소와 원리를 설명한다.
- 조직의 종류에 따른 적정 박절온도에 대해 설명한다.
- 신속한 동결을 위해 사용되는 동결제의 종류와 그 사용 이유를 설명한다.

생체 또는 고정된 조직을 현미경으로 관찰하려면 빛이나 전자선이 투과할 수 있도록 얇은 절편을 제작하여야 하는데, 이러한 조직을 그대로 박절한다는 것은 쉬운 일이 아니다. 그 이유는 조직이 박절에 적합한 강도를 갖지 못하거나 단단하고 연한 부위가 서로 뒤섞여 있어 강도가 일정하지 않다는 것, 조직 내부에 공간 또는 틈이 있어 박절 시 조직의 구조가 변형될 수 있다는 것, 조직이 작거나 상당히 연하여 지지할 부위가 없다는 것 등의 문제가 있기 때문이다. 따라서 이 같은 문제점을 없애기 위해서는 특수한 매질(포매제, embedding medium)을 조직에 침투시켜, 조직 전체를 일정한 형태로 경화시키고 동시에 조직 내 공간을 채워 조직의 구조적 변형이 발생하지 않도록 하는 과정이 필요하다. 이런 일련의 조직표본 제작과정을 조직처리과정(tissue processing)이라 부른다. 조직처리과정을 마친 조직은 조직절편을 용이하게 제작하기 위해 포매(embedding 또는 blocking)을 실시한다. 조직의 포매 방법은 광학현미경용 포매법과 전자현미경용 포매법으로 크게 두 가지로 나누지만, 합성수지포매는 두 가지 방법에 함께 이용되기도 한다.

I. 포매제의 종류와 사용용도

광학현미경용 포매제는 파라핀(paraffin), 셀로이딘(celloidin), 카보왁스(carbowax 또는 polyethylene glycol), 젤라틴(gelatin), 합성수지(synthetic resin) 등이 이용되며(표 5-1), 이 밖에 동결절편법에 사용하는 동결법에도 포매제를 사용한다.

전자현미경용 포매제는 소수성 수지와 친수성 수지가 있다. 전자는 에폭시수지(epoxy resin, 예: Epon 812, Spurr, Araldite 등), 아크릴 또는 메타크릴수지(acryl 또는 methacryl resin, 예: n-butyl methacrylate, n-methyl methacrylate 등), 폴리에스테르수지(polyester resin), 스틸렌수지(stylene resin) 등이 있다. 후자로는 에폭시수지(예: Quentol 651, Durcupan 등), 메타크릴수지(예: JB-4, Glycol methacrylate 등) 등이 각각 활용되고 있다. 친수성 수지는 소수성 수지 포매조직에서 수행하기 어려운 조직화학반응을 적용하는 데 적합하다. 전자현미경용 포매법에 대해서는 전자현미경 검사 편에서 자세히 다루었으므로 본 장에서는 광학현미경 포매법에 대해서만 설명한다.

II. 조직처리과정 (tissue processing)

고정이 끝난 조직은 수분이 함유되어 있기 때문에 직접 파라핀으로 포매할 수 없다(파라핀은 탄화수소화합물로 물과 친수성이 없음). 포매 전 처리과정으로 탈수, 투명, 파라핀 침투의 3단계를 통과한 후 파라핀으로 포

표 5-1. 포매제의 종류와 사용법

포매제	용해성	경화	박절	적용
파라핀	가온(60℃)	냉각(실온 또는 4℃)	활주식, 회전식(3~4 μm)	일반 표본제작
셀로이딘	무수알코올 + 에테르 혼합액	70~80% 알코올	활주식(약 10 μm)	뇌, 안구, 뼈 등의 표본제작
카보왁스	수용성	냉각(4℃)	회전식(약 10 μm)	위축, 경화가 심한 조직표본제작
OCT 컴파운드	수용성	냉각(-20℃)	전기냉동절편기(5~8 μm)	동결절편 제작
에폭시수지	소수성	열중합 중합제: DDSA와 MNA* 촉매제: DMP-30*	초미세절편기(50 nm~1 μm)	1 μm 절편제작 전자현미경 절편제작
메타크릴수지	친수성	열중합 중합제: JB-4 촉매제: 과산화벤조일 (benzoyl peroxide)	폴리컷	비탈회 골조직

* DDSA : dodecenyl succinic anhydride; MNA : methylnadic anhydride; DMP-30 : 2,4,6-tri (dimethyl aminomethyl) phenol

매를 수행해야 한다. 이 과정은 이미 위에서 언급한 바와 같이 수기 또는 자동파라핀침투기를 이용하여 진행한다. 이 경우 조직의 고정에 사용된 고정액의 종류에 따라 고정 후 처리 과정이 다르므로 주의하여 취급해야 한다.

1. 조직처리과정의 침투율에 미치는 요소

조직을 용액에 담그면 조직 내의 액체와 그 주위 조직 사이에 상호 교류가 발생한다. 액체 교체율은 조직의 노출 표면과 조직처리에 사용되는 시약의 접촉에 따라 달라진다. 액체 교체율은 교반, 가열, 점성도 및 진공과 같은 요소가 영향을 미친다.

1) 교반(agitation)

조직에서 빠져나온 액체를 계속해서 분산 혼합하여 줌으로써 조직내로의 물질이 유입할 수 있도록 상호 교류를 증가시킨다. 자동침투기에는 일정 간격으로 수직진동과 회전진동을 하는 장치가 설치되어 있거나 압력을 가하여 액체의 분산과 혼합을 반복해주는 장치가 설치되어 있다. 침투과정에서 교반은 침투 전 과정의 시간을 30%까지 줄이는 효과가 있다.

2) 가열(heat)

가열은 침투율과 액체 교체율을 증가시키는 효과가 있으나 사용 시에는 조직의 수축과 경화의 가능성을 고려하여야 한다. 45℃까지 사용할 수 있으나 그 이상의 고온에서는 면역조직화학염색에 해로운 영향을 미치기도 한다.

3) 점성도(viscosity)

점성도는 액체 흐름의 저항성을 의미한다. 용액 내의 분자 크기가 작으면 작을수록 침투율은 더 빨라진다(낮은 점성도). 반대로 분자의 크기가 크면 클수록 침투율은 더 늦어진다(높은 점성도). 침투과정에 사용되는 탈수제와 투명제의 대부분은 유사한 점성도를 지니고 있다. 포매제도 다양한 점성도를 지니고 있다. 파라핀은 용해상태에서 점성도가 더 낮아져서 침투의 속도가 더욱 빨라진다.

4) 진공(vacuum)

조직 침투과정의 각 단계에서 압력을 사용하면 침투율이 증가하여 소요시간을 줄이는 효과를 얻을 수 있다. 진공은 조직으로부터 시약을 제거해주는 효과가 있으나, 이는 대치되는 시약보다 휘발성이 더 높을 때만 효과를 나타낸다. 자동침투기에서 진공은 조직의 손상이나 악화를 방지하기 위해 50.79 kPa를 초과하지 말아야 한다. 또한 진공은 다공성 조직 내에 갇힌 기포를 제거하는 데도 도움이 된다. 뿐만 아니라 지방함량이 높은 조직의 침투시간을 감소하는데도 상당한 효과가 있다.

2. 조직처리과정 단계

- 탈수(dehydration) - 조직내의 물과 고정액을 제거
- 투명(clearing) - 조직내의 탈수제를 제거하여 침투제를 잘 받아들이게 하는 역할
- 침투(infiltration) - 파라핀 등 지지제(support medium)를 조직에 침투시키는 과정

1) 탈수(dehydration)

탈수는 조직 내 물을 제거하는 과정으로 파라핀과 같은 비수용성 매질로 포매하기 위한 조직 준비에 필요한 과정이다. 파라핀은 물이 포함된 조직에는 침투되지 않는다. 조직 내에 조직과 화학적으로 결합되어 있

지 않는 자유수(free water)는 포매제를 침투하기 전에 제거해야 한다. 그러나 지나친 탈수는 조직 내 결합수(bound water)를 비부가반응에 의해 제거되기도 한다. 이는 조직을 경화시켜 박절 시 조직이 부서지기 쉽게 한다. 반대로 탈수가 불완전하면 투명제가 적절히 작용하지 못하게 되어 조직은 연화하여 무르게 된다. 불완전한 탈수는 조직처리 과정에 많은 문제점을 일으킨다. 탈수제는 2가지 방식에 의해 물을 제거한다. 일부 탈수제들은 친수성(hydrophilic)을 이용하여 조직으로부터 물을 제거하거나, 일부 다른 탈수제들은 수용성 조직액을 반복적으로 희석(dilution)시켜 제거하기도 한다.

(1) 알코올

탈수제는 대부분 알코올을 사용하며 우리가 사용하는 무수알코올이라도 약간의 물(1~2%)이 포함되어 있다. 탈수에 사용하는 알코올은 2% 이상을 초과해서는 안되므로 확인이 필요할 경우에는 자이렌이나 톨루엔을 알코올에 떨어뜨려 본다. 알코올 내 물이 2% 이상 존재하면 지속적인 혼탁을 보인다.

무색의 작은 생검조직은 흔히 포매기에서 식별하기 어렵기 때문에 무수알코올에 소량의 에오신(eosin)이나 프록신(phloxine)을 첨가해두면 조직이 분홍색으로 착색되어 구별하기 쉽다. 또한 흡습건조제(indicating dessicant)인 드리어리트(Drierite)도 탈수 완결 여부를 감시 목적과 동시에 포매 단계에서 조직의 식별을 위한 염료로 사용하고 있다.

에오신과 드리어리트 모두 알코올에는 사용할 수 있으나 이소프로필알코올(isopropyl alcohol)에는 사용할 수 없다. 에오신은 이소프로필알코올에 녹지 않으며, 또한 이소프로필알코올의 물 함량은 드리어리트의 기능을 저하시킨다.

드리어리트는 밀폐식 조직처리기(enclosed processor)에는 사용할 수 없기 때문에 밀폐식 조직처리기를 사용할 경우 알코올에 에오신이나 프록신을 첨가해야 한다. 에오신이나 프록신에 정상적으로 착색된 조직은 안전하기 때문에 후에 수행하는 일반염색에 영향을 미치지 않는다.

가) 에탄올(에틸알코올, C_2H_5OH)

에탄올은 무색 투명한 가연성 액체로서 주정용이기 때문에 엄격하게 정부 규제를 받고 있다. 만일 면세용으로 구입하려면 사용기록을 보관해 두어야 하므로 취급에 불편이 따른다. 에탄올은 탈수 기능이 가장 믿을 만하고 빨라서 최고의 탈수제로 평가받고 있다. 에탄올은 친수성이어서 물에 잘 섞일 뿐만 아니라 많은 유기용매와도 잘 혼합된다. 에탄올을 탈수제로 사용할 때는 알코올의 농도가 점진적으로 증가되도록 배열하여 사용한다. 탈수 시 점진적인 상승계열 알코올 과정(ascending graded series)을 지키지 않고 저농도에서 건너 뛰어 무수알코올 단계로 옮기게 되면, 물과 알코올이 신속히 치환되는 과정에서 극심한 교류가 발생하여 조직편에서 심하게 수축과 경화가 발생된다. 이 변화는 특히 조직편의 표면에서 나타나는데, 혈구가 풍부한 지라, 림프조직, 피부, 심근과 같은 조직에서 심하게 발생하여 박절 과정에서 절편이 갈라지는 현상이 나타나게 된다. 에탄올의 농도별 배열과 각 단계에 소요되는 시간은 조직편의 크기와 종류에 따라 약간의 차이가 있을 수 있다. 그러나 일반적으로 70%에서 시작하여 95% 알코올 2단계, 100% 알코올 2단계 순서로 농도를 상승해가며 배열하고 각 단계의 진행 시간은 보통 1시간으로 정하고 있다. 조직 고정을 목적으로 인산완충포르말린(phosphate buffered formalin)을 사용했을 경우 첫 탈수 단계의 알코올 농도가 70% 이상이면 인산염이 조직에 침전을 일으켜 박절 시 어려움을 겪을 수 있다.

탈수 시 70% 이하의 저농도 알코올에 조직편을 정해

진 시간보다 오래 두면 조직이 부풀어 해체 경향을 나타내며, 반대로 80% 이상의 고농도에서 오래 두면 오히려 지나치게 경화되어 박절 시 조직절편이 부스러지는 경향을 나타내는데 조직의 종류에 따라 차이가 있다. 따라서 조직의 종류에 따라 적정 탈수시간을 검토한 후 진행해야 할 필요가 있다.

만일 검사실에서 순수한 면세 무수알코올을 사용하는데 따른 기록문서 작성하기를 원하지 않는다면 주정용으로 사용하지 않도록 소량의 메탄올이나 이소프로필알코올을 첨가하여 대체 알코올로 사용한다. 이 상태의 알코올을 변성 알코올(denatured alcohol; industrial methylated spirit)이라 부른다. 변성 알코올은 에탄올에 소량(약 1%)의 메탄올이 첨가되어 있어서 주정으로는 사용할 수 없다. 변성 알코올은 순수 에탄올보다 냄새가 더 특별하며 다른 첨가제가 있어서 시간이 지남에 따라 염색성이 퇴색하는 원인이 될 수 있다. 에탄올에 비해 가격이 훨씬 저렴하여 많은 검사실에서 자동파라핀 침투기나 염색과정에서 에탄올과 동일하게 사용하고 있다.

에탄올을 단독으로 사용할 경우에 허용노출한도(permissible exposure limit, PEL)가 1,000 ppm인 중등도 독성을 가지며 가연성 성질이 있다. 메탄올 또는 이소프로필이 첨가된 변성 알코올은 독성이 강해지므로 폐기 시에는 위생하수처리 시스템에만 버려야 한다. 가능하면 재생하여 사용하기를 권장한다.

나) 메탄올(메틸알코올, CH_3OH)

무색의 투명한 가연성 액체로 독성이 매우 강하다. 물, 에탄올 및 대부분의 유기용매에 잘 섞인다. 그러나 독성이 강하여 에탄올 대용으로는 거의 사용되지 않고 있으나 에탄올과 같이 사용할 수 있다. 혈액도말표본(blood smear) 고정에 흔히 사용되고 있다.

메탄올은 인체에 흡수되면 간에서 포름알데히드(formaldehyde)로 분해되어 독성으로 작용한다. 과량을 마시면 실명이나 죽음에 이를 수 있다. 허용노출한도(PEL)는 200 ppm이며 피부를 통해 흡수하지 않도록 글로브를 착용하고 취급한다.

다) 이소프로필알코올(이소프로파놀, isopropanol 또는 Propan-2-ol)

물, 에탄올 및 대부분의 유기용매에 섞인다. 에탄올에 비해 가격이 저렴하며 탈수 효과에도 에탄올과 차이가 없어서 에탄올이 없을 경우 대체 탈수제로 가장 흔히 사용된다. 이소프로필알코올은 전자레인지를 이용한 파라핀침투기의 탈수제로 추천하고 있다. 그러나 에오신과 같은 염료들이 녹지 않기 때문에 염색용액 제조 시 에탄올 대체용액으로 사용할 수 없다. 또한 니트로셀루로스(nitrocellulose)가 녹지 않기 때문에 셀로이딘(celloidin) 포매에도 사용할 수 없다. 이소프로필알코올은 에탄올과 달리 정부의 규제 대상이 아니기 때문에 쉽게 구입할 수 있으며 에탄올만큼 조직의 경화나 수축도 발생하지 않는다. 이소프로필알코올은 약 1% 물을 포함하고 있어서 완전한 무수 상태가 아니어서 조직에 약간의 물은 남게 된다.

이소프로파놀은 눈, 코 및 목에 약한 자극성을 나타낸다. 허용노출한도(PEL)는 400 ppm이다. 섭취하면 독성을 나타낸다. 가연성 액체로 물에 희석하여 폐기한다. 농도가 높으면 점화될 수 있으므로 폐기 시 농도가 10%를 넘지 않도록 주의한다.

라) 부틸알코올(부탄올, C_4H_9OH)

식물과 동물 조직의 탈수제로 사용된다. 냄새가 뚜렷하며 탈수 능력이 약하므로 탈수제로 사용할 경우에는 오랜 시간 두어야 한다. 따라서 탈수를 오래해야 하는 조직에 우수하며 에탄올에 비해 조직의 수축과 경화도 덜 발생한다. 허용노출한도(PEL)는 100 ppm이다.

(2) 아세톤(CH_3COCH_3)

무색의 투명한 가연성 액체로 물, 에탄올 및 대부분의 유기용매에 섞인다. 탈수작용은 빠르나 조직 내로 침투가 좋지 않기 때문에 오래 두면 조직이 부스러지기 쉬워진다. 이 탈수제는 응급 검사 이외는 사용하지 않아야 한다. 이 탈수제는 조직 내 지질의 대부분이 녹아서 제거된다.

아세톤은 가연성 액체로서 인화점(flash point)이 -17℃이다. 허용노출한도(PEL)는 OSHA에서는 1,000 ppm, NIOSH에서는 250 ppm을 권장하고 있다.

(3) 다용도 용액(universal solvents)

조직검사학에서 다용도 용액은 탈수와 투명에서 각각 다른 용매를 사용하는 대신 이 두 과정을 동시에 수행할 수 있는 용액을 의미한다. 이에 해당하는 시약으로 디옥산(dioxane), 3차 부탄올(tertiary butanol) 및 테트라하이드로푸란(tetrahydrofuran)이 있다. 대부분의 다용도 용액은 섬세한 조직에는 사용할 수 없다. 섬세한 조직의 경우 고정 후 다용도 용액으로 들어갈 때 급격한 확산으로 조직이 변형되고 이어 파라핀으로 이동하면서 다시 변형이 일어난다.

가) 디옥산(dioxane)

방향성을 지닌 무색의 액체로 융점 11℃, 비등점 101.5℃, 비중 1.032 이며 물이나 기타 유기용매, 파라핀에 섞이기 때문에 조직표본제작에서 탈수와 투명을 동시에 하는 데 사용할 수 있다. 디옥산은 에탄올에 비해 탈수 과정에서 수축이 덜 발생한다. 디옥산에 오랜 기간 두었을 경우에도 조직은 변화가 없고 염색성에도 영향을 미치지 않는다. 에탄올에 비해 탈수 능력은 빠르지만 많은 양을 사용해야 한다. 흔히 물이 포함되어 있어서 탈수 후에도 조직 내에 물이 남게 된다.

조직처리과정에 디옥산을 사용할 경우 3~4개의 병에 디옥산을 나누어 넣고 각각의 병에 무수 산화칼슘(CaO, calcium oxide) 또는 염화칼슘($CaCl_2$, calcium chloride)을 깔아둔다. 고정이 끝난 조직편을 디옥산에 옮겨 탈수하면 큰 조직은 24시간, 작은 것은 수시간이 걸린다. 탈수가 끝나면 항온기 내에서 디옥산-파라핀 동량 혼합액으로 옮긴 후 순수 파라핀으로 이동하면서 침투를 수행한다.

디옥산 사용의 가장 큰 단점은 고가의 유기용매로 매우 강한 독성과 인화성을 지니고 있어서 취급 시 특별한 주의가 필요하다는 것이다. 특히 디옥산의 용혈 작용은 간과 콩팥에 심한 병변을 초래하여 등의 통증과 구토를 시작으로 요로가 막히며 중증의 경우에는 5~8일 이내에 사망하게 된다. 또한 호흡에 의해 폐조직을 통해 체내로 들어올 수 있고 정상 피부를 통해서도 체내로 침투할 수 있어서 환기장치를 설치한 장소에서만 취급해야 한다. OSHA의 허용노출한도(PEL)는 100 ppm, NIOSH의 PEL은 1 ppm이다.

나) 3차 부탄올(tertiary butanol)

3차 부탄올은 냄새가 나며 값이 비싸고 실온에서 굳는 경향이 있다. 3차부탄올 사용 후에는 파라핀 첫 침투 단계에서 3차 부탄올 1: 파라핀 1의 비율로 혼합한 파라핀을 사용해야 한다. 3차 부탄올은 물, 에탄올, 자일렌에 섞이기 때문에 필요할 경우 염색과정에서 탈수제로도 사용할 수 있다. 허용노출한도(PEL)는 100 ppm이다.

다) 테트라하이드로푸란(tetrahydrofuran)

낮은 농도의 알코올, 물, 에테르, 클로로포름, 벤젠, 톨루엔 및 녹아 있는 파라핀(melted paraffin)에 섞인다. 그 성질과 사용에서는 디옥산과 거의 같거나 그 이상이나 디옥산과 달리 축적성 독성을 나타내지는 않는다. 과다한 경화나 수축이 없이 조직 내로 빠르게 침투하기 때문에 최고의 다용도 용액으로서 인정 받고 있다. 부적절한 탈수 또는 투명 조직에서 다시 반복하여 탈수와 투명을 해야 할 경우에 매우 유용하다. 테트라하이드로푸란에는 염료가 녹지 않지만 봉입제가 녹기 때문에 염색한 절편의 탈수제와 투명제로 사용할 수 있다.

테트라하이드로푸란은 다소 불쾌한 냄새가 나며, 흡입, 섭취 및 피부흡수로 인해 위해가 발생하기도 한다. 각막염과 피부 접촉에 의한 피부염을 일으키기도 하며, 장기간 노출 시 콩팥과 간에 손상을 유발하기도 한다. 고휘발성 물질로서 인화점이 -14.5℃이다. 저폭한계(lower explosive limit)는 11.8%이다. 또한 폭발성 과산화물(peroxide)이 형성되기도 한다. 허용노출한계(PEL)는 시간가중평균 8시간에서 200 ppm이며, 단기간노출한계(short-term exposure limit, STEL)는 250 ppm이다.

2) 투명(탈알코올화, clearing or dealcoholization)

탈수제를 제거하는 과정으로 에탄올이 투명제(clearing agents)와 치환되면 조직 내부가 투명하게 보이기 때문에 이런 명칭이 붙게 되었다. 조직이 투명하게 나타나는 것은 투명제의 굴절률이 조직의 굴절률(1.54)과 거의 같기 때문이며, 따라서 조직이 투명하게 보이면 조직으로부터 에탄올이 제거되었다는 것을 의미한다.

투명과정은 탈수제와 침투제가 서로 혼합될 수 없는 경우에 거치는 중간 단계로서 탈수제와 침투제에 모두 혼합될 수 있는 용액을 사용하는데 일반적으로 자일렌(xylene)이 사용되고 있다.

자일렌은 보통 2~3단계로 배열하며 용액의 양은 조직 부피의 약 10배 정도가 좋다. 각 단계의 소요시간은 대략 1시간 정도가 적당하고 조직의 종류와 크기에 따라 조절한다. 만일 탈수가 충분히 안 된 조직을 자일렌에 옮기면 조직에 남아 있던 물과 자일렌이 혼합하면서 젖빛 혼탁이 생기므로 즉시 확인할 수 있다. 이 경우는 다시 무수알코올에서 완전히 탈수를 한 다음 투명화해야 한다.

우수한 투명제의 조건으로는 신속한 탈알코올 작용이 있어야 하고 침투제로부터 신속히 증발되어야 하며, 조직이 지나치게 경화되지 않아야 한다. 또한 가연성이나 독성이 적고 가격이 저렴한 것이어야 한다. 투명제는 대부분 가연성 액체이므로 자동침투기에 사용하는 경우 세심한 주의가 필요하다(표 5-2).

침투제(infiltrating medium)에서의 제거 속도는 투명제의 비등점 또는 비중에 따라 다르다. 즉 녹아 있는 파라핀에 투명이 끝난 조직을 이동시키면, 비등점이 낮은 것은 비등점이 높은 투명제에 비해 증발이 빠르게 일어난다. 진공 하에서는 증발 속도가 더욱 빨리 촉진된다.

적절한 투명제의 선택 기준은 아래와 같다(그림 5-1).

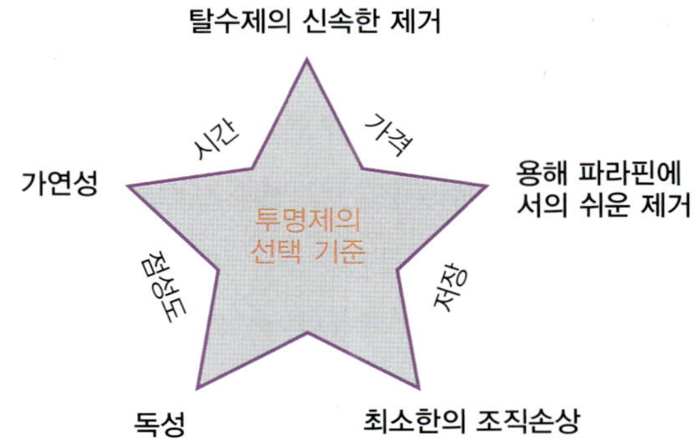
탈수제의 신속한 제거
시간
가격
가연성
용해 파라핀에서의 쉬운 제거
투명제의 선택 기준
점성도
저장
독성
최소한의 조직손상
그림 5-1. 투명제의 선택 기준

투명제는 자일렌을 포함하여 다음과 같은 유기용매들이 사용되고 있다.

(1) 자일렌(xylene, $C_6H_4(CH_3)_2$, 굴절률 1.50, 비등점 138℃, 비중 0.836)

가장 흔히 사용되는 투명제로 자이롤(xylol)이라 부르기도 한다. 조직편의 두께가 3~4 mm를 넘지 않도록 절취해야 하며 지나치게 큰 조직은 피하는 것이 좋다. 3시간 이상 조직편을 넣어 두면 지나치게 딱딱해져서 박절 시 부스러지는 경향을 나타낸다. 특히 뇌, 섬유조직, 근육조직 및 연골조직에서 경화가 심하게 발생하기 때문에 주의가 필요하다. 탈수가 불충분한 상태에서 조직을 자일렌으로 옮기면 즉시 젖빛혼탁(cloudy)이 발생하여 자일렌이 뿌옇게 변한다. 값이 싸고 셀로이딘 침투에도 사용이 가능하나 조직의 수축이 심한 것이 가장 큰 단점이다.

자일렌은 가연성 시약으로 위해물질로 취급하고 있어서 폐기물은 재생하여 사용하거나 적절한 방법으로 폐기하여야 한다. 자일렌은 물에 섞이지 않는 유기용매이며 플라스틱 용기를 녹이는 성질이 있기 때문에 못쓰게 된 용액을 폐기할 때는 싱크대에 직접 버리지 않도록 주의해야 한다. 자일렌의 허용노출한계(PEL)는 100 ppm이고, 단기간노출한계(STEL)는 150 ppm으로 환기가 잘 되는 곳에서 사용해야 한다.

신경독성이 있어서 단기간 노출 시에도 두통, 현기증, 정신혼미, 피로를 유발하는 독성 효과를 나타낸다. 반복적인 노출은 중추신경계 손상을 일으킬 수 있다. 또한 탈지제(defatting agent)이므로 피부접촉을 피해야 한다.

(2) 톨루엔(toluene, $C_6H_5CH_3$, 굴절률 1.50, 비등점 110.6℃, 비중 0.866)

일반 성질은 자일렌과 유사하나 자일렌에 비해 조직의 경화가 적게 발생한다. 사실상 톨루엔에 조직을 하룻밤 두어도 거의 손상이 발생하지 않는다. 따라서 대다수 검사실 종사자들에게 방향성 탄화수소(자일렌, 톨루엔, 벤젠) 중 최고의 투명제로 인정받고 있다. 자일렌이나 벤젠보다 투명 속도는 다소 느리다.

톨루엔은 가연성 액체로서 자일렌보다 휘발성이 높다. 허용노출한계(PEL)는 50 ppm이며, 단기간 노출한계(STEL)는 150 ppm이다.

(3) 벤젠(benzene, C_6H_6, 굴절률 1.50, 비등점 80℃, 비중 0.879)

투명 속도가 빠르고 조직의 수축과 경화가 적으며 침투제에서 신속히 제거되는 우수한 투명제이나 신속히 휘발하기 때문에 개방형 조직처리기에서는 적절한 양을 유지하기가 어려워 사용하기 쉽지 않다. 벤젠은 재생불량성 빈혈이나 암을 일으키는 독성물질로 투명제로서 사용을 금하고 있다. 허용노출한계(PEL)는 10 ppm (OSHA) 또는 0.1 ppm (NIOSH)이다.

(4) 클로로포름(chloroform, $CHCl_3$, 굴절률 1.45, 비등점 61.5℃, 비중 1.489)

조직의 수축과 경화가 적어서 자궁, 근육, 힘줄 조직에 좋은 투명제이다. 특히 부피가 큰 조직의 투명에 효과적이다. 가연성이 높지 않아 비교적 안전하게 사용할 수 있다. 그러나 증발한 가스가 가열되면 포스겐(phosgene)이라 부르는 독가스가 발생하므로 반드시 환기장치가 잘 된 곳에서만 사용해야 한다. 조직의 투명도가 낮아 투명이 충분히 되었는지를 확인하기 어려우며 대기 중에서 수분을 빨리 흡수하는 성질이 있기 때문에 사용 후 잘 밀폐해 두어야 한다. 단점은 자일렌에 비해 가격이 비싸다. 허용노출한계(PEL)는 50 ppm이다. 발암물질로도 알려져 있다.

(5) 리모넨 시약(limonene reagents, 자일렌 대체시약)

지난 10여 년간 투명제로서 인기리에 사용되어오면서 조직처리기에 사용하는 자일렌의 대체시약으로 취급되어 왔다.

이 시약들 중 일부는 강한 감귤류 냄새를 풍긴다. 리모넨 시약은 자일렌에 비해 조직을 덜 경화시키지만 파라핀에 오염이 좀 더 심하여 자주 파라핀을 교체해 주어야 한다. 처음 리모넨이 투명제로 소개될 때에는 일반적으로 안전한 물질로 알려져 있었는데, 현재는 농축 상태에서 자극제, 민감제로서 작용하는 것으로 보고되고 있다. 따라서 오랜 기간 또는 반복적인 노출은 알레르기 반응을 일으켜 숨쉬기 어려울 때도 있고 두통의 원인이 되기도 한다. 어떤 사람에서는 천식을 일으키는 것으로 알려져 있다. 리모넨 시약에 대한 흡입독성의 허용노출한계도 아직 설정되어 있지 않다. 생분해능이 있다고 말하고 있으나 비수용성이므로 위생하수처리를 통하여 폐기할 수 없다.

(6) 지방족 탄화수소(aliphatic hydrocarbon, 자일렌 대체시약)

가장 최근에 소개된 투명제로서 지방족 탄화수소이며 일반적으로 알켄(alkanes)이라 불린다. 이 시약은 반응성과 독성이 낮으며, 섬유와 천연가스의 주요 구성 성분이다. 지방족 탄화수소는 분자의 사슬길이에 따라 2가지의 서브클래스가 있다. 이 중 보통 조직검사에서 일반적으로 사용하고 있는 것은 짧은 사슬 지방족 탄화수소로 조직 침투가 빠르며 파라핀에서 보다 효과적으로 제거된다. 염색과정에도 사용할 수 있고 보통 방법으로 건조할 수 있어서 봉입에도 사용할 수 있다. 주된 단점은 물에 대한 내성이 없고 일부 봉입제에 적합하지 않은 것이다. 따라서 이 시약은 투명 단계에 앞서 탈수 알코올에 대기로부터 수분의 흡수가 많이 발생할 수 있는 습도가 높은 곳에서는 사용하기가 어렵다. 한 연구에 따르면 자일엔, 톨루엔과 함께 특허 받은 리모넨과 지방족 탄화수소의 투명제의 맹검(blind study) 비교에서 지방족 탄화수소가 자일렌에 비해 비슷하거나 좀 더 나은 점수를 받았으며, 특허 받은 지방족 탄화수소는 나머지 다른 투명제들보다도 더 나은 점수를 받았다. 지방족 탄화수소는 모든 조직처리기나 자동염색기에 사용할 수 있다. 그러나 자동봉입기(automatic coverslipper)에서 사용은 권장하지 않고 있다. 자일렌, 리모넨 및 지방족 탄화수소는 각각 장단점이 있으므로 특성을 파악하고 선택하여 사용해야 한다(표 5-2). 지방족 탄화수소는 비자극제, 비민감제이며, 8시간 노출한도가 300 ppm이다.

3) 파라핀 침투(paraffin infiltration)

침투 및 포매에 사용하는 파라핀은 융점(melting point)에 따라 크게 연질파라핀(soft paraffin, MP : 45~52℃)과 경질파라핀(hard paraffin, MP : 56~58℃)으로 나눈다. 이 두 종류 중 어느 것을 선택

표 5-2. 자일렌, 리모넨, 지방족 탄화수소의 특성 비교

특성	자일렌	리모넨	지방족 탄화수소
건강 영향			
TLV	100 ppm	설정되지 않음	300 ppm
자극제	유	무	무
민감제	무	유	무
신경 영향	유	무	무
물리적 특성			
화재	가연성	불붙기 쉬움	불붙기 쉬움
휘발성	중등도	느림	중등도
냄새	중간	강함	거의 없음
용매능	강함	중등도	선택적
조직 경화도	강함	중등도	매우 경함
폐기 방법			
재생	가능	불가능	가능
등록 운송회사	유	유	유
봉입제에 제한	무	종류에 따라 선택	몇 제품은 부적합

하는가는 실내온도, 박절할 조직의 강도, 절편의 두께 등을 고려하여 선택한다. 그러나 대개는 경질파라핀을 사용한다. 파라핀은 순도가 높으면 잘 깨지기 때문에 순수 파라핀(pure paraffin)보다 수지가 소량 포함된 Paraplast, Tissue prep, Biolod 등의 상품을 구입하면 사용하기도 편리하고 절편의 질도 우수하다.

수동이나 자동처리방식으로 파라핀을 조직에 침투시키고자 할 때는 조직의 크기나 구성성분, 강도 등을 고려하여 조직의 성질이 유사한 것끼리 구별하여 시간표를 조절하면 효과적이다. 또한 파라핀 침투 시에 수동 처리 또는 자동 처리와 병행하여 진공침투장치(vacuum apparatus)를 사용하면 침투가 훨씬 빨라지고(약 1/3~1/2 정도의 침투시간 단축효과가 있음), 투명제의 증발도 빠르게 진행된다. 뿐만 아니라 감압(reduced pressure) 상태이므로 폐와 같이 공기를 함유한 조직에 특히 유용하다. 진공침투법(vacuum infiltration)은 조직구성이 치밀한 조직(근육, 피부, 배아 등), 일반 침투에서 지나친 경화가 유발되는 조직[뼈, 혈액덩어리(blood clot), 지라 등], 침투시간이 짧아야 좋은 중추신경계의 도은법 및 효소조직화학적 검사에 적용하면 우수한 결과를 얻을 수 있다. 근래 시판되는 자동파라핀침투기에는 진공침투장치를 장착할 수 있게 되어 별도의 진공장치를 구입할 필요가 없다.

(1) 수동처리방식

수동처리는 근래에 거의 사용되지 않지만 자동처리기 구입이 어려운 소규모 검사실이나 침투시간을 변경해야 할 경우(예 : 조직편이 보통의 경우보다 크거나 작을 때), 처리과정을 신속히 해야 할 경우, 갑작스런 정전이 발생하였을 경우 등에 이용하면 편리하다.

수동처리 역시 자동처리과정과 마찬가지로 조직편의 두께 또는 크기에 따라 처리시간을 조절하여 사용한다.

(2) 자동처리방식

최근 대부분의 병리과에는 파라핀을 자동으로 침투시킬 수 있는 기기가 많이 보급되어 있어 처리과정이 매우 간편해지고 결과도 수동에 의한 것보다 우수하여 많이 사용되고 있다. 대부분의 자동조직처리기(automatic tissue processor)는 12개의 용기가 배열되어 있으며 조직의 종류에 따라 침투시간을 조절 또는 프로그램할 수 있게 되어 있다. 많은 검체를 처리하기 위해서 두 개의 조직바스켓(tissue basket)을 동시에 장착할 수 있도록 설계된 것도 있다. 자동처리기는 기종에 따라 회전형, 밀폐형 및 전자레인지형의 세 종류로 나눈다.

가) 회전형 조직처리기(carousel tissue processor)

개방형으로 조직바스켓을 이동시키는 운반대(carrier)가 중심부 회전축(rotating spindle)의 회전운동에 의해 이동되도록 설계되어 있다.

디지털 프로그램 입력판에 단계별 시간을 입력해 두면 시간에 맞춰 모터가 작동하여 중심회전축이 위로 올라갔다가 고정된 나선형 스크류(screw)가 돌아가면서 바스켓걸이(basket arm)가 다음 용기로 정확히 하강하는 것을 반복한다.

용기에 하강된 조직바스켓은 주기적으로 상하 또는 회전운동을 함으로써 조직편과 용액 사이의 접촉을 촉진해준다. 자동침투기의 12용기 중 마지막 2개의 용기는 파라핀용해조(wax bath)이며, 온도조절기가 장착되어 항상 60℃의 항온상태를 유지시킬 수 있다(그림 5-2).

나) 밀폐형 조직처리기(enclosed tissue processor)

밀폐식은 내장형으로 12단계의 침투과정을 프로그램 입력판에 입력(시작시간, 온도, 단계별 시간, 진공침투 여부 등)하면 자동적으로 용액이 튜브를 통해 조직통

(tissue well)으로 출입하면서 침투되도록 설계되어 있다. 침투과정이 끝나 입력판의 종료표시에 불이 켜지면 배수 버튼(drain botton)을 눌러 파라핀을 빼내고 다음 과정으로 이동한다(그림 5-3).

자동파라핀침투기에 의한 파라핀 침투과정은 조직편의 두께 또는 크기, 사용하는 자동파라핀침투기의 종류(개방형 또는 밀폐형)에 따라 다르게 진행할 수 있다.

다) 전자레인지형 조직처리기 (microwave tissue processor)

마이크로파 조사(microwave irradia-tion)을 이용하여 조직 처리과정을 신속히 하기 위해 개발되었다(그림 5-4). 그러나 이 처리기에는 공업용 에탄올(industrial methylated spirit)이나 자일렌을 사용할 수 없고 전용 탈수제와 투명제를 사용하도록 되어 있다. 초단파 침투기술은 여전히 초보단계여서 일부 과정은 수동으로 용액을 교환해 주어야 한다.

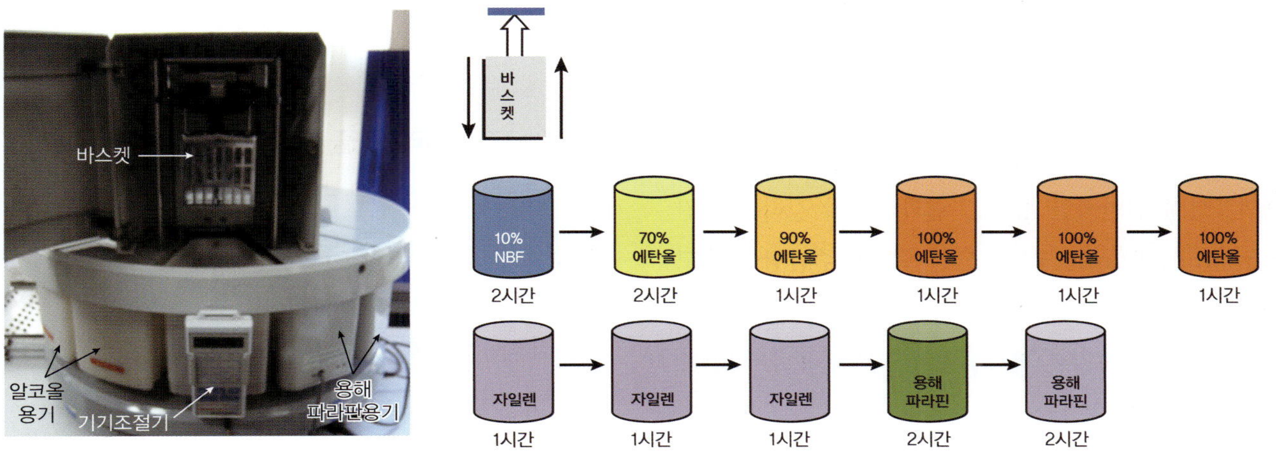

그림 5-2. 회전식 조직처리기와 용액 용기 배열

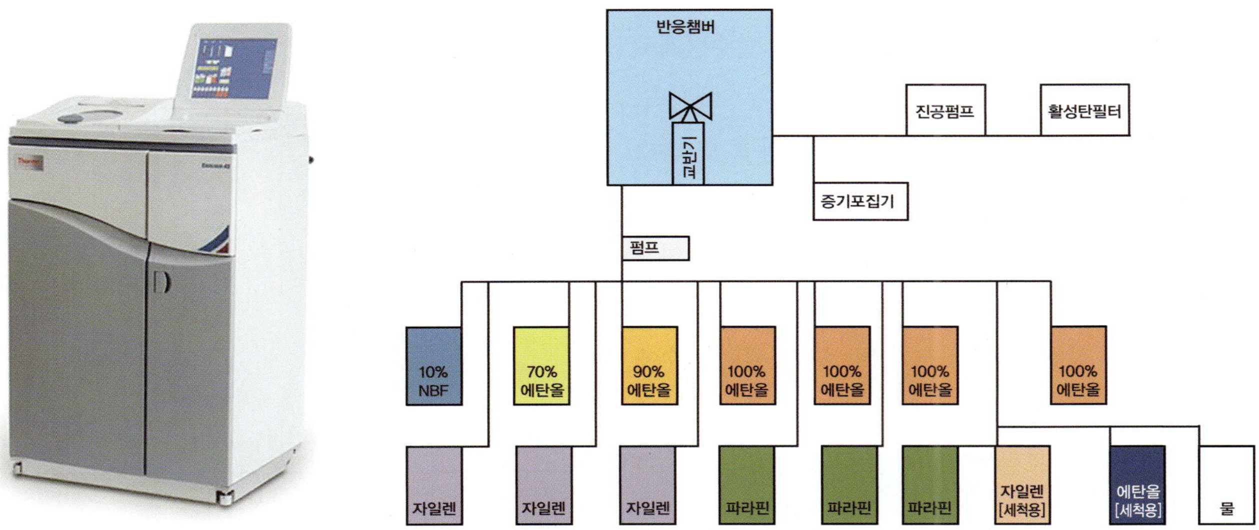

그림 5-3. 밀폐식 조직처리기와 용기 배열

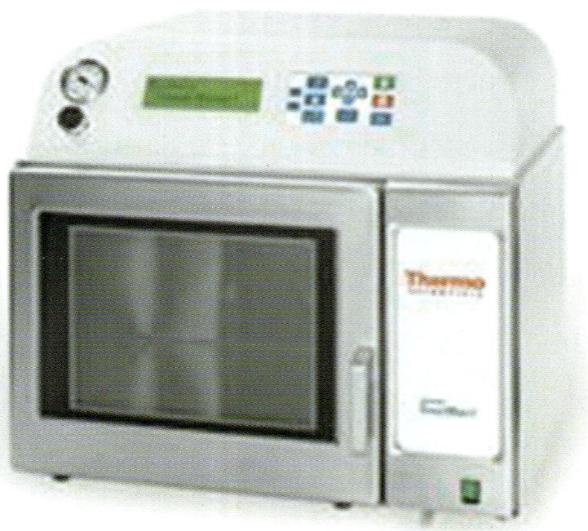

그림 5-4. 전자레인지형 조직처리기

(3) 자동 조직처리기의 처리스케줄

조직처리과정은 하룻밤 스케줄(overnight schedule)이 대부분의 검사실에서 가장 많이 이용되고 있긴 하지만, 현재 전반적인 경향은 결과보고에 걸리는 시간(turnaround time, TAT)을 줄이는데 주안점을 두고 변화하고 있다. 따라서 작은 생검조직이나 응급 검체를 위한 신속 처리과정은 검사실에서 주로 이용하고 있다.

가) 하룻밤 처리스케줄

대부분의 검사실에서 통상 조직처리스케줄로 사용되고 있다. 이 침투과정의 첫 단계는 보통 조직을 10% 중성완충포르말린에 넣어 고정을 이어간 후 탈수단계로 넘어간다. 그 과정은 알코올-포르말린, 저농도에서 고농도의 알코올, 자일렌 또는 자일렌 대체용액 및 파라핀 침투 순서로 진행한다.

스케줄은 처리할 조직에 적합하도록 조정하여 이용한다. 처리 스케줄은 최종 소요시간, 사용한 시약, 가열 및 진공 포함 상태, 조직의 크기 및 조직카세트의 수에 따라 영향을 받는다. 따라서 최종 완료시간을 고려하여 각 용기의 시간을 조절하여 사용할 수 있다(표 5-3).

나) 유방조직 처리스케줄

유방조직의 고정과 조직처리과정의 표준화는 검사실 감독기관의 주요 관심사가 되어 왔다. 이 조사결과들은 전분석, 분석 및 후분석 변수들과 관련하여 다루어져 왔다. 이 지침의 목적은 유방암 평가를 위한 호르몬수용체 검사의 정확성과 예후인자 및 예측인자의 유용성을 향상시키는 데 있다.

현재 조직검사실에서는 환자의 유방조직을 적출한 후 1시간 이내에 받아 5 mm 간격의 두께로 잘라 10% 중성완충포르말린에 넣어 6시간 이내로 고정하고 있으며, 조직처리과정은 전 72시간을 초과하지 않도록 하고 있다(표 5-3).

다) 안구조직 처리스케줄

안구 조직은 부드러운 부위와 단단한 부위가 혼재되어 있는 조직이므로 특별한 조직 처리스케줄이 필요하다(표 5-4). 따라서 이상적으로는 안구 전용의 조직처리기를 별도로 사용하는 것이 좋다.

안구는 절취하기 전에 완벽하게 고정한 다음 조직처리과정으로 들어가야 한다.

표 5-3. 밀폐식 자동조직처리기의 용기배열(일반 하룻밤 과정)

용기	용액	온도	진공	시간
1	10% 포르말린	35℃	+	2
2	알코올-포르말린	-	-	1.5
3	80% 에탄올	-	-	1
4	95% 에탄올		+	1
5	95% 에탄올	-	-	45분
6	100% 에탄올		-	45분
7	100% 에탄올	-	+	1
8	자일렌	-	-	1
9	자일렌		+	1
10	파라핀		-	30분
11	파라핀		-	1
12	파라핀		-	1.5

* 37~40% 포름알데히드 100 mL
100% 에탄올 650 mL
증류수 250 mL

표 5-4. 안구 조직처리 스케줄

용기	시약	시간
1	10% 포르말린	0시간
2	4% 페놀/70% 알코올	1시간
3	4% 페놀/70% 알코올	1시간
4	95% 알코올	1시간
5	95% 알코올	1시간
6	100% 알코올	1.5시간
7	100% 알코올	1.5시간
8	100% 알코올/클로로포름	2시간
9	클로로포름	2시간
10	클로로포름	2시간
11	파라핀	2시간
12	파라핀	3시간

안구는 공막(sclera)과 렌즈의 연화를 위해 저농도 알코올에 페놀(phenol)을 첨가한다.

사용하는 투명제는 자일렌보다 클로로포름을 권장하고 있다. 이는 자일렌에 비해 조직의 수축이 적어 망막(retina)이 떨어지지 않고 잘 부착하는 성질이 있기 때문이다. 안구의 침투에는 특수하게 제작한 대용량 조직 카세트(tissue cassette)와 포매접시(base mold)를 사용한다.

라) 작은 생검조직의 신속처리 스케줄

최근 내시경 생검조직과 침생검조직의 증가로 인해 자동침투기에서 가온(37~45℃)과 진공을 하여 2~5시간 범위에서 적절하게 침투시키는 과정이 이용되고 있다. 필요에 따라 조직은 2 mm 두께로 세절하고 모든 조직은 침투에 앞서 충분히 고정하여야 한다. 조직의 고정이 완전치 못한 경우에는 자동침투기의 10% 포르말린이 포함된 용기에서부터 침투를 시작한다(표 5-5).

밀폐식 조직처리기의 경우 각 단계(station)의 배수시간(drain time)을 약 3~5분으로 한다. 이 프로그램은 여러 단계에서 시간을 변경할 수 있다. 배수시간은 최종 처리시간을 결정할 때 고려하여야 한다. 각 작동 후에는 선(line) 내에 남아 있는 파라핀을 깨끗이 제거하여야 한다.

청소주기(clean cycle)를 작동하면 자일렌, 100% 알코올, 물이 흘러들어가 선 안이 깨끗이 세척된다.

(4) 조직처리과정에서 발생한 건조된 조직의 복원법

조직처리 과정 중에는 주의에도 불구하고 드물게 기계의 오작동과 사람에 의한 기술적 오류로 인해 파라핀 침투전에 조직의 건조가 발생하곤 한다. 건조된 조직은 정상 상태로 결코 복원할 수 없지만 복원액으로 처리를 해주면 진단하기에 적합한 슬라이드를 복원하는데 도움이 되기도 한다.

표 5-5. 작은 생검조직의 신속 처리스케줄(밀폐형 신속 자동처리기)

용기	시약	시간	P/V(진공)	온도
1	10% 포르말린	10분	On	38℃
2	10% 포르말린	10분	On	38℃
3	70% 알코올	10분	On	38℃
4	95% 알코올	10분	On	38℃
5	95% 알코올	10분	On	38℃
6	100% 알코올	10분	On	38℃
7	100% 알코올	10분	On	38℃
8	자일렌	10분	On	38℃
9	자일렌	10분	On	38℃
10	파라핀	10분	On	60℃
11	파라핀	10분	On	60℃

복원액

70% ethanol	70 mL
glycerol	30 mL
dithionate	1 g

건조된 조직은 복원액에 넣어 2~3시간 또는 하룻밤 방치한다. 처리과정은 탈수부터 시작하여 파라핀 침투까지 진행한다. 파라핀절편은 면역염색용 도포슬라이드에 부착한다.

(5) 안전

조직검사실은 화학적 위험 잠재성으로부터 작업자를 보호하기 위한 특수 작업장 관련 화학위생계획(chemical hygiene plan)을 가지고 있어야 한다. 물질안전 계획서에는 검사실에서 사용하는 화학약품들이 포함되어 있어야 한다. 이 계획서에는 기본적으로 최대노출한계(maximum exposure limit), 표적장기, 저장, 폐기 및 유출액 처리법이 포함된다. MSDS (material safety data sheet)는 신속하게 참고할 수 있도록 눈에 보이는 곳에 보관해 두어야 한다.

(6) 재활용 시약(recycling reagents)

검사실에서는 알코올과 자일렌의 재생을 위하여 분액 증류장치(fractional distillation equipment)가 사용되고 있다. 용매 내의 서로 다른 폐기물은 가열에 의해 끓는점(boiling point)을 달리하여 순수하게 분리해 낸다. 시약 재활용의 장점은 비용 절감 효과가 있고 폐기물 처리업체에 넘길 폐기물의 양을 줄여주며 환경오염도 피할 수 있는 효과가 있다. 재생한 시약은 질 관리를 위해 검사하여 사용한다.

(7) 최신 자동조직처리기의 장점

- 처리과정을 고객의 편의 중심으로 프로그램되어 있고 일부 진공, 교반 및 일부 단계에서 가열장치가 추가되어 있다.
- 신속한 스케줄
- 액체와 증기 봉쇄장치가 되어 있다.
- 환경친화성 시약을 사용한다.
- 처리 시작을 위한 시간 지연장치가 있다.
- 시약 관리가 편리하다.

(8) 조직처리기 관리

실험실마다 조직처리기에 사용되는 용액의 교환과 횟수에 대한 대략적인 정책을 수립해 두어야 한다. 처리할 조직의 수, 크기 및 종류, 사용될 시약을 파악하는 것은 이 정책을 결정하는 데 중요한 역할을 하게 된다. 용액은 질이 잘 유지되도록 주의 깊게 모니터링 해야 한다. 조직처리기 제조회사에서 받아둔 관리 핸드북은 잘 보관하여 두었다가 참고한다.

주요 관리 요령은 다음과 같다.

- 용액을 쏟거나 흘러넘치면 즉시 제거해야 한다.
- 용기 표면에 파라핀이 들러 붙어 있으면 제거해야 한다.
- 파라핀 용기의 온도는 파라핀 융점의 3℃ 이상이 넘지 않도록 매일 확인한다.
- 처리기에 조직카세트를 넣을 때나 특히 지연 시간을 선택할 때는 반드시 시간를 확인해야 한다.
- 처리기에 연결된 선으로부터 염, 단백질 및 이물파편들의 제거를 위해 따뜻한 물을 흘려 닦을 수 있도록 부가장치를 설치해 두어야 한다.

III. 각종 포매법

1. 파라핀 포매

파라핀 포매는 소요시간이 짧고 조작이 간편하며, 비교적 얇은 절편(약 5 μm)을 얻을 수 있다. 또한 포매 후에 보존이 쉬워 광학현미경용 포매법 중 가장 일반화된 방법이다. 그러나 포매 과정에서 사용되는 알코올, 자일렌과 같은 유기용매에 의해 지질이 용해되며, 파라핀 침투 시 고온(약 60℃)에서 수행해야 하므로 효소의 소실, 조직의 경화와 수축을 피할 수 없는 단점을 가지고 있다.

1) 파라핀의 성질

파라핀은 탄화수소화합물로 미네랄오일(mineral oil)의 분별증류(cracking) 과정에서 생성된다. 성질은 융점(melting point, 40~70℃ 범위)에 따라 상당히 다르다. 파라핀의 융점은 조직표본제작에 영향을 미친다. 실험실 온도가 파라핀 융점보다 낮은 조건일 때는 융점이 높은 파라핀이 낮은 파라핀보다 더 단단해진다. 절편의 리본(ribbons)을 균일하게 생산하기 위해서는 실온에서 적당한 경도(hardness)를 갖는 파라핀을 선택해야 하는데, 일반적인 목적으로는 융점이 56~58℃ 범위인 경질파라핀(hard paraffin)이 적당하다.

파라핀은 융점보다 10~20℃ 높은 온도에서 오래 가열하면, 탄화수소화합물 내의 일부 낮은 융점 분획(fractions)이 증발되고 산화가 발생하여 노란색을 띤 비누와 같은 경도를 지니게 되므로 장시간 고온에 두는 것을 피한다. 따라서 파라핀을 녹일 때는 파라핀의 융점보다 2~3℃ 높게(60 ± 2℃) 조절하여 항온 상태를 유지할 수 있는 온도조절장치(thermostat)가 되어 있는 용기를 사용하는 것이 좋다.

2) 파라핀 포매기구

침투가 끝난 조직편은 단순한 L자형 포매틀(embedding mold)이나 포매접시(base mold)와 포매링(embedding ring) 또는 조직카세트(tissue cassette)를 사용하여 포매한다. 포매과정은 소규모 검사실의 경우에는 보통 수동으로 하나 검체가 많은 대규모 검사실에서는 조직포매기(tissue embedding center)를 이용하면 편리하다(그림 5-5). 조직포매기는 파라핀 분주기(wax dispenser), 가온기(heated chamber), 냉각판(cooled plateform)과 핀셋가온기(forcep warmer) 등의 장치로 이루어져 있다.

3) 조직 포매 방향잡기

대부분의 조직편은 절편제작 시 병소부위가 가장 넓게 나오도록 하향하여 포매하면 큰 문제가 없으나, 조

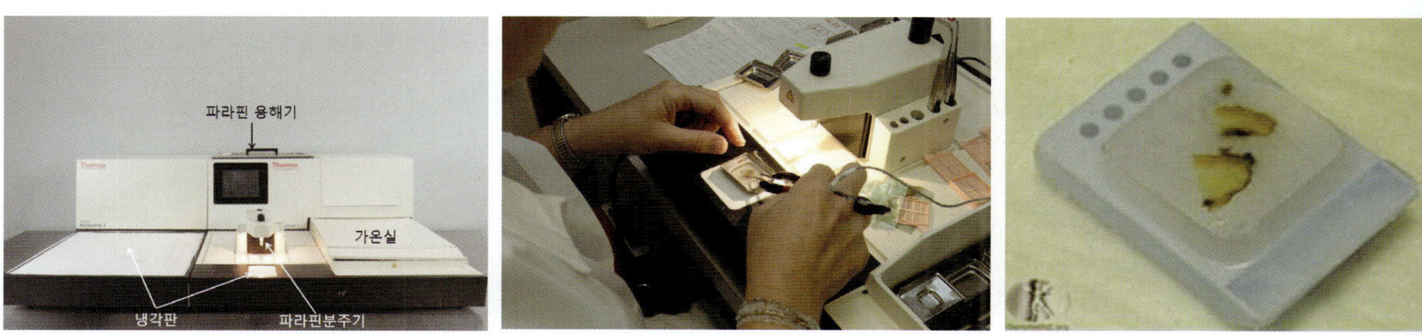

그림 5-5. 조직포매장치(tissue embedding center)와 파라핀포매블록

직편의 종류에 따라 다음과 같은 예외가 있으므로 주의해야 한다.

- 관상형 조직(동맥, 난관, 정관)은 벽과 내강이 나오도록 가로면으로 심는다.
- 피부생검조직(펀치, 절제)은 표피, 진피, 피하조직층을 볼 수 있도록 심는다.
- 위장관조직, 담낭은 4층 구조가 나오도록 심는다. 심을 때 점막의 상피가 손상되지 않도록 주의한다.
- 근육은 가로면과 세로면이 둘 다 포함되도록 심는다.
- 뼈조직처럼 딱딱한 조직편은 약간 비스듬히 심는다.
- 검체가 여러개의 소조직편들로 되어 있을 경우에는 상피 표면이 같은 방향이 나오도록 가지런히 배열하여 심는다.
- 낭포형(cyst) 조직은 포매 시 공기주머니가 생기지 않도록 심는다.

4) 파라핀블록의 다듬기(trimming of paraffin block)

포매 후 파라핀이 굳으면 포매틀로부터 분리하여 박절에 적합하도록 다듬는 과정을 다듬기(삭정)라 한다. 분리된 파라핀블록은 우선 작은 칼로 주위의 파라핀을 정육면체가 되도록 깎아 낸다. 이때 조직 주위는 약 2~3 mm의 간격이 남아 있도록 하여 상하면이 박절할 조직표면에 평행하게 되도록 주의한다. 그 후 필요에 따라 스파튤라(spatula)를 사용하여 대목에 부착시켜 박절 시 파라핀블록이 깨지지 않도록 지지해준다. 그러나 근래는 대부분의 검사실에서 규격화된 포매링이나 조직 카세트를 사용하고 있어서 다듬기 과정은 거의 필요 없게 되었다.

2. 셀로이딘 포매

포매는 실온에서 행해지기 때문에 파라핀 포매의 큰 결점인 위축(중추신경계, 근육, 배아 등)과 경화(피부, 연골, 뼈 등)를 피할 수 있으며, 더욱이 큰 검체(대뇌반구, 심장 전체 등)의 포매가 가능하다. 그러나 셀로이딘(또는 nitrocellulose) 포매는 얇은 박절이 어렵기 때문에 약 15 μm 이상으로 잘라야 하고, 절편을 유리슬라이드에 붙이지 않고 다루어야 하기 때문에 취급이 곤란하고, 분자의 길이가 길어 침투에 오랜 시간이 걸리며(약 1개월 이상), 염색의 적용범위가 넓지 못하다는 것 등 단점이 많아 보통 포매법으로는 부적합하다.

(1) 적당히 고정된 조직편을 필요에 따라 하룻밤 동안 충분히 수세한 다음 에탄올 상승계열 알코올 단계(80 → 95 → 100%)에 각각 하루씩 탈수하고 100% 에탄올에 12~48시간 넣어둔다. 그 후 무수에탄올-에테르 동량 혼합액(absolute ethanol-ether mixture)에 옮겨 12시간(큰 조직은 12~48시간) 담가둔다. 그 후 3% 셀로이딘 희석액에 옮겨 적어도 일주일간 담가둔다(표 5-6).

(2) 셀로이딘액은 얇은 판상의 팔로디온 스트립(Parlodion strips)을 구입하여 잘게 잘라 무수 에탄올-에테르 동량 혼합액에 녹여 만든다(그림 5-6 A). 조직이 충분히 탈수되고 3% 셀로이딘이 침투되었으면 12% 셀로이딘 희석액에 옮겨 포매한

표 5-6. 셀로이딘 침투 및 포매 과정

용기	시간
고정액	1일
80% 에탄올	1일
95% 에탄올	1일
100% 에탄올	1일
에테르-에탄올	12시간
3% 셀로이딘	1주
12% 셀로이딘	포매, 24시간

80% 에탄올에 블록 보관

다. 포매과정은 큰 휘아톤 접시(Wheaton dish) 내에 포매틀을 포매한 후 뚜껑을 잘 덮어 둔다. 이 시점에서 셀로이딘이 너무 빨리 굳는 것을 막기 위해 접시의 뚜껑을 잘 밀폐하는 것이 필요하다. 포매틀이 들어 있는 휘아톤 접시는 후드(fume hood) 내로 옮겨 24시간 둔다. 포매가 끝나면 휘아톤접시를 개봉하여 테이프를 제거한 후 10~25분간 더 굳힌다(그림 5-6 B). 이 시기에 블록이 너무 건조되지 않도록 면밀하게 관찰한다. 이렇게 만들어진 블록은 80% 에탄올을 채워 유리용기에 넣어 휘아톤접시로 덮어 적어도 48시간 둔다.

(3) 그 다음 포매블록은 접시에서 꺼내어 나무 대목에 양면 접착테이프를 사용하여 붙인다(그림 5-6 C).

(4) 나무대목에 붙인 셀로이딘 블록은 80% 에탄올에 담가 보관한다(그림 5-6 D).

3. 카보왁스 포매

카보왁스(또는 polyethylene glycol)는 수용성 수지여서 포매과정이 간편하면서도 신속하기 때문에 각종 광학현미경용 조직의 포매에 적합하다. 카보왁스 포매에서는 조직 고정 후 탈수하지 않고 직접 포매할 수 있고, 에탄올, 자일렌 등의 유기용매를 사용하지 않기 때문에 유지질 또는 그와 유사한 물질을 잘 보존할 수 있

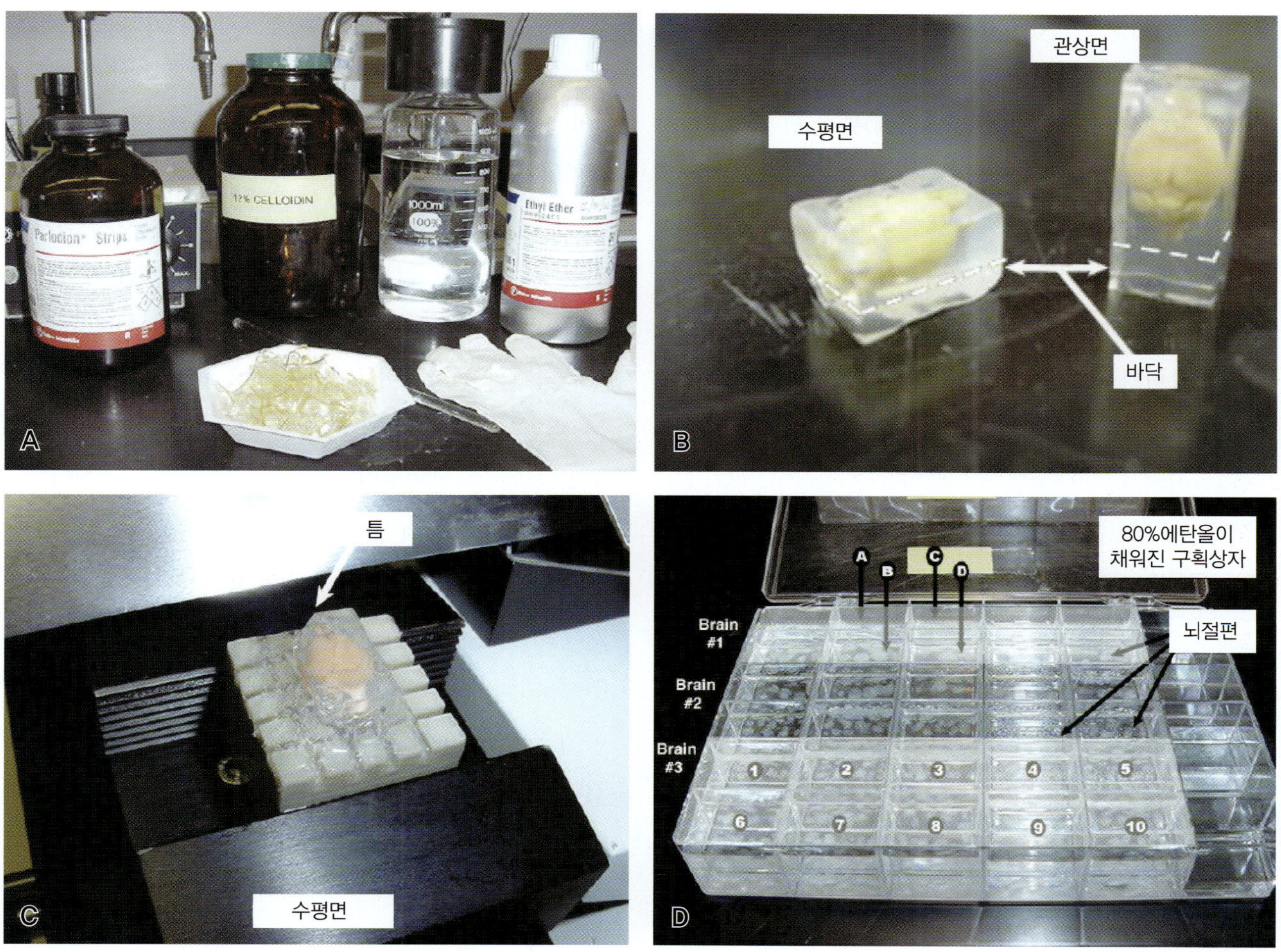

그림 5-6. 셀로이딘 블록과 보관. A. 파로디온 스트립(Parlodion strips)과 셀로이딘 희석액 B. 마우스 뇌조직의 셀로이딘블록 C. 셀로이딘블록의 지지대(대목)에 접착 D. 셀로이딘블록을 80% 에탄올에 보관.

을 뿐만 아니라 조직의 수축을 최소한으로 억제시킬 수 있다. 그러나 포매블록이 약하고 박절한 절편을 물에 띄우면 조직이 분해되기 쉽다. 카보왁스는 흡습성이 있어서 쉽게 연화되기 때문에 포매 블록(embedding block)의 보존도 어렵다. 따라서 이 점을 고려하여 사용해야 한다.

카보왁스[$CH_2(CH_2OCH_2)nCH_2OH$]는 (CH_2OCH_2)n의 중합 정도, 즉 n의 수가 많고 적음에 따라 각종 분자량의 성질이 다른 물질이 된다(표 5-7). 분자량 200~1,000은 액체상, 1,500은 바세린상, 4,000 이상은 경질파라핀 정도의 강도를 지닌다. 카보왁스는 분자량이 증가함에 따라 녹는점, 발화점, 비중, 점성도, 용매성이 증가하지만 수용성, 증기압, 흡습성 및 유기용매에 의한 용해성은 감소한다.

침투과정은 적당히 고정된 조직편을 수세하여 ① 분자량 1,500에 넣어 53℃에서 30~60분간 담가 두었다가, ② 분자량 1,500과 분자량 4,000의 동량 혼합액의 카보왁스에 옮겨 30~60분간 둔다. ③ 분자량 4,000의 카보왁스에 옮겨 53℃에서 60분간 둔 다음, ④ 조직편을 분자량 4,000의 카보왁스에 포매하고(커버글라스 통을 사용한다) 4℃의 냉장고에 넣어 굳힌 다음 적당한 크기로 잘라내어 박절한다.

표 5-7. 분자량의 차이에 따른 폴리에틸렌글리콜의 변화

분자량	융점(℃)	성상
200	초한냉	액상
300	-15~8	액상
400	4~10	액상
600	20~25	액상
1,000	35~40	점액상
1,500	35~40	바세린상
1,540	40~45	바세린상
4,000	50~55	경질파라핀상
6,000	58~62	경질파라핀상

4. 광학현미경용 합성수지포매

1) MMA (methyl methacrylate) 포매

JB-4 포매법은 광학현미경용 절편제작에 적합한 방법으로, 조직의 수축이 적고 얇은 절편(0.5~2.0 μm)을 얻기가 쉽기 때문에 조직세포의 미세구조를 검사해야 할 경우에 효과적이다. 또한 절편은 탈포매하지 않고 각종 조직학 및 조직화학적 염색반응을 적용할 수가 있다. 그러나 포매블록이 시간경과에 따라 건조, 수축, 경화하여 변형되기 때문에 장기간 보존이 어렵고, 중합포매 시에 열이 발생하는 등 결점도 있어서 주의하여 사용해야 한다.

먼저 JB-4 A액(2-hydroxyethyl methacrylate, butoxyethanol, ethylene glycol, water의 혼합액으로, 단량체), JB-4 B액(N,N-dimethylalanine, polyethylene glycol의 혼합물로 가속제), JB-4 C 고형제(유기성 과산화물로 촉매제)를 준비한다(그림 5-7). 침투방법은 고정된 조직편을 상승계열 알코올 단계를 거쳐 탈수한 후, (1) JB-4액 I [JB-4 A액(100 mL)에 JB-4 C 고형제(0.90 g)를 가하여 실온에서 약 15분간 교반기에서 진탕하여 녹임]을 실온 또는 4℃에서 3~5분간 둔다. 이 액은 사용 직전에 제조하여 4℃에 보존하면 2주간은 안전하다. (2) JB-4 액 II [JB-4 액 I (25 mL)와 JB-4 B액(1 mL)의 혼합액으로 사용 직전 혼합하여 교반기에 진탕하여 제조함]를 실온 또는 4℃에서 2~12시간 둔다. (3) JB-4 액 II를 뚜껑이 달린 빔캡슐(beem capsule) 또는 플라스틱 포매용기에 채우고 그 속에 조직편을 옮겨 심은 후 실온에서 2~5시간 경화시킨다(그림 5-8 A). (4) 다시 45℃에서 2~5시간 경화시킨 다음 캡슐 또는 포매용기로부터 수지블록을 분리하면 포매가 끝난다.

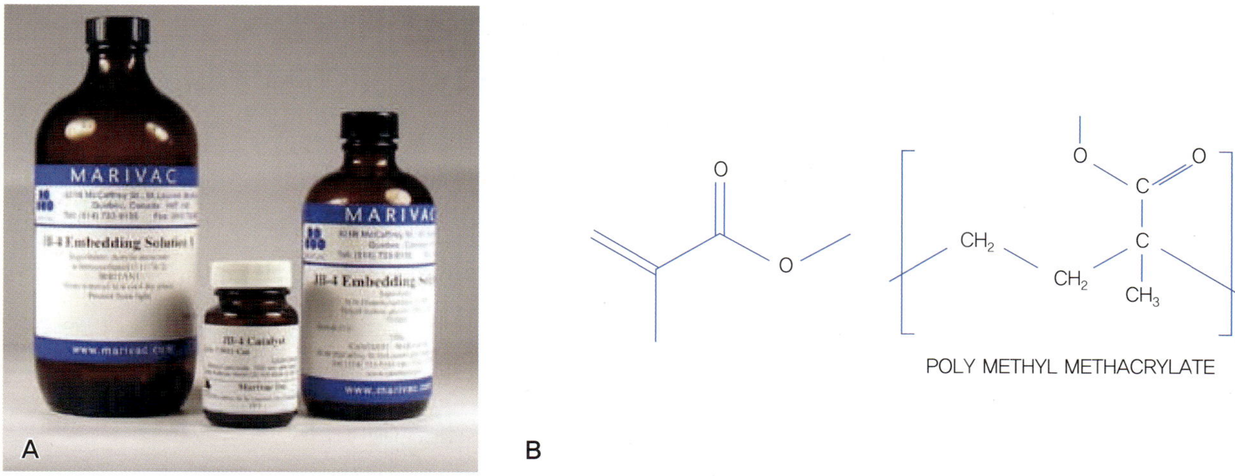

그림 5-7. 메틸메타크릴레이트수지. A. JB-4 수지키트 B 단량체(monomer)와 중합체(polymer)의 화학구조

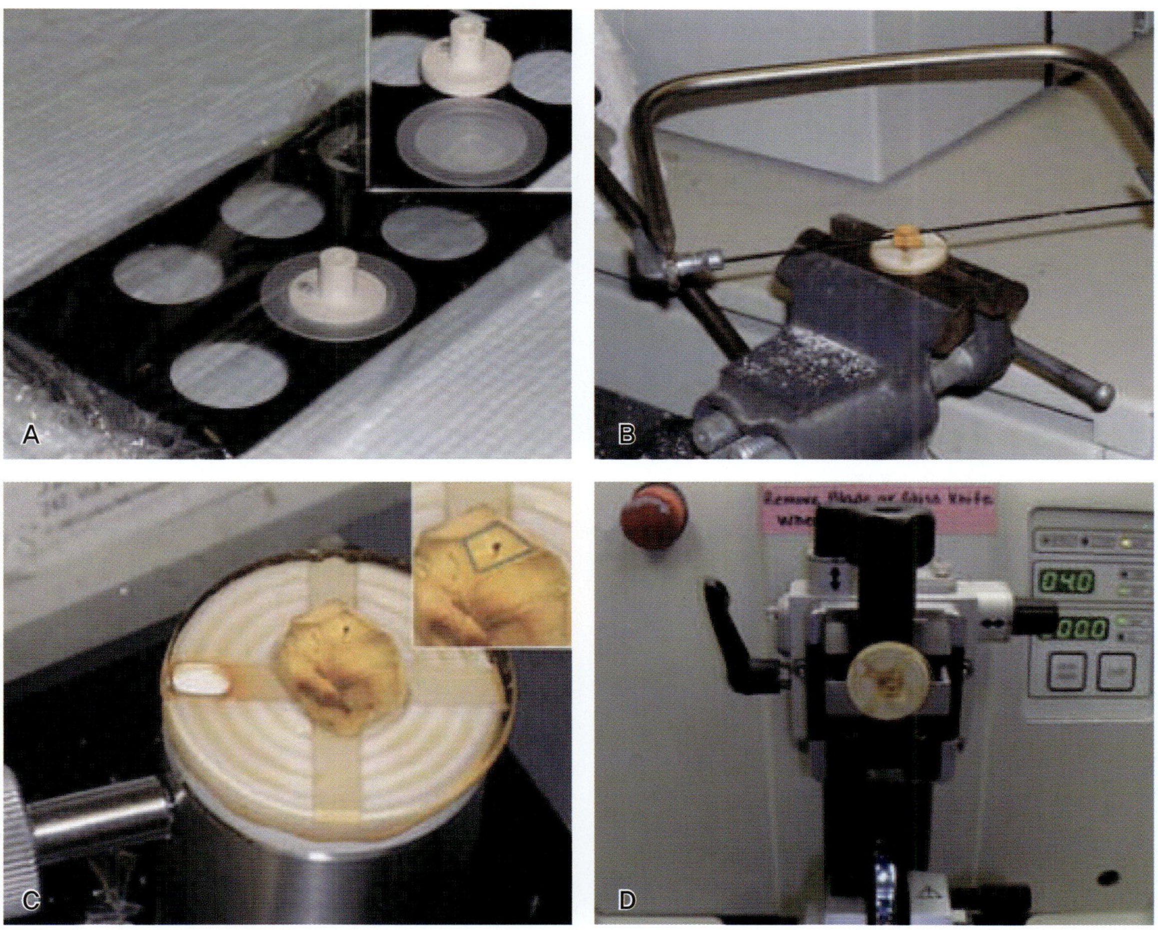

그림 5-8. 메틸메타크릴레이트 수지포매블록을 조직절편기에 장착

2) GMA (glycol methacrylate) 포매

GMA는 물, 에테르, 메탄올, 에탄올 등에 녹는 메타크릴레이트 수지이며, 점도가 낮은 액체이므로 취급하기가 쉽다. 본 수지는 LR-White, LR-Gold, Lowicryl K4M, Lowicryl K11M 등의 새로운 친수성 수지가 개발되어 등장하기 전까지만 해도 대표적인 친수성 수지로 광학현미경 또는 전자현미경용 포매제로서 많이 사용되었다. 먼저 GMA [$CH_2=C(CH_3)COOCH_2CH_2OH$], n-부틸 메타크릴레이트(n-butyl methacrylate), n-메틸 메타크릴레이트(n-methyl methacrylate), 과산화벤조일(benzoyl peroxide)을 준비한다. 침투방법은 고정된 조직편을 ① 80% GMA 단량체수용액에 옮겨 10분간 둔 후, ② 90% GMA 단량체수용액에 10분, 95% GMA 단량체수용액에 옮겨 각각 10분간 탈수한다. ③ GMA 혼합액(GMA 단량체 7: n-부틸 메타크릴레이트 2.5 : n-메틸 메타크릴레이트 0.5 비율 혼합액에 0.5~1.0%의 비율로 과산화벤조일을 첨가한 용액)에 옮겨 20~30분간 둔다. ④ GMA 혼합액을 사용 전에 반중합체 상태로 만들기 위해서는 그 혼합액을 삼각플라스크 또는 긴 시험관에 넣어 중탕기에서 수증기가 들어오지 않도록 주의하면서 가온중합하고 냉수에 담가 냉각한다(혼합액이 4℃에서 짙은 시럽 정도의 점도가 될 때까지 이 조작을 반복한다). ⑤ 반중합체와 조직편을 젤라틴 캡슐에 넣어 기포를 제거하고 냉장고(4℃) 내에서 1~3일간 자외선 조사에 의해 중합시킨다(자외선 중합은 자외선용 초고압 수은등으로부터 2~3 cm 장소에 UV 필터의 창을 만들어 그 바깥쪽 2~4 cm 거리에 반중합체와 조직편이 들어 있는 젤라틴캡슐을 두고 수행한다. 열중합(60℃, 12~24시간)도 가능하지만 GMA는 반응성이 강하기 때문에 주의해야 한다. ⑥ 중합이 완료되면 젤라틴캡슐로부터 수지블록을 분리한다.

IV. 조직미세배열법 (tissue microarray, TMA)

조직미세배열법은 많은 조직 검체를 짧은 시간 내에 평가하기 위한 방법으로 개발되었다. 1986년 Battifora가 처음 소개한 다음, 1998년 Kononen 등이 하나의 파라핀블록에 조직 검체를 배열하여 같은 시간에 여러 장의 조직절편을 검사하기 위해 보급되기 시작하였다. TMA는 공여블록(donor block)으로부터 정밀한 도구를 사용하여 여러 개의 조직 검체를 하나의 수용블록(recipient block)에 심어서 제작하는 조직표본제작법이다

1. 목적

TMA는 조직표본제작기법이 분자생물학 발전에 중요한 역할을 하는 기술로 연구 목적(암 연구 분야)과 임상 분야에서 조직 검체와 시간을 절약하는 강력한 진단도구로 자리잡아가고 있다. TMA는 현재 주로 조직병리학 분야에 활용되고 있고 새로운 항체들을 평가하기 위한 정도관리에 기여하고 있다. 항체의 생산과정은 비용이 많이 들고 시간이 오래 걸린다. 이런 의미에서 TMA는 현재 일상적인 면역조직화학(immunohistochemistry) 대조조직뿐만 아니라 보관되어 있던 조직 검체의 성가신 검증과 정도관리를 간소화하는데 도움을 줄 수 있는 유일한 도구이다.

2. TMA 기술의 장점

TMA 기술은 연구자들과 병리의사들에게 조기에 많은 질환들을 연구하거나 평가하는데 효과적이다. 이 기술은 기존 조직블록의 특정 부위로부터 속이 빈 침(hollow needle)을 사용하여 100개 이상의 조직 검체

를 하나의 배열블록(array block)에 옮겨 심는 기술이다(그림 5-9). 이 블록으로부터 절편을 제작하여 수백개의 조직 핵심이 포함된 하나의 염색 슬라이드를 평가할 수 있다.

이 기술은 면역조직화학(IHC), 제자리부합법(ISH), 형광제자리부합법(FISH)을 비롯하여 특수염색 대조검체 및 일반염색(H&E)을 위한 정도관리 절편과 같은 광범위한 염색과정에 이용할 수 있다. TMA 기술은 소량의 시약만으로도 각 슬라이드를 염색하여 분석할 수 있어서 특히 면역조직화학(IHC)과 제자리보합법(ISH)에서 비용 절감 효과가 뛰어나다.

이 기술은 여러 해 동안 정도관리(quality control)와 정도보증(quality assurance)에 널리 이용되고 있으며, 하나의 슬라이드 위에서 높고 낮은 신호강도를 최적화하기 위한 항체역치(antibody threshold)를 확인하는데 이용되기도 한다.

3. TMA의 종류

사용되는 목적에 따라 다양한 종류가 있지만 여기에서는 흔하게 사용되는 TMA에 대해 설명하고자 한다.

1) 유병 조직미세배열(prevalence tissue microarrays)

임상정보나 병리정보 없이 하나 또는 두세 종류의 종양 검체들을 조합으로 배열한 것이다. 이 TMA는 종양 내의 특수 관심부위에서 특정 변화의 우세를 결정하기 위해 사용하고 있다.

2) 진행 조직미세배열(progression tissue microarrays)

암 진행(cancer progression) 과정에서 단백질의 역할 분석에 사용되고 있다. 암이 없는 환자의 정상조직, 암 및 침윤전 암환자의 조직, 종양조직(국소 및 전이부위에서 유래한 조직포함)으로 구성된다. 이밖에 종양과 근접한 정상조직이나 종양과 멀리 떨어진 부위의 정상조직에서의 차이를 연구하는데 활용되기도 한다.

3) 예후 조직미세배열(prognosis tissue microarrays)

예후(prognostic) 또는 예측(predictive) 생물표지자의 평가를 위한 배열로 이루어져 있다. 종양 아형(subtypes)에서 생물표지자의 출현은 특별한 치료 전략을 설계하는 데 이용되기도 한다.

4) 임의 조직/종양 미세배열(random tissue/tumor microarrays)

여러 부위에서 채취한 종양 또는 비종양조직이 포함된다. 이 종류의 작은 배열은 기존의 시약/항체뿐만 아니라 특별한 시약을 사용하기 위한 모니터링과 같은 정도관리 측정을 위해 이용할 수 있다. 즉 종양을 진단하기 위한 새로운 표지자 단백질 항원에 대한 평가에 사용될 수 있다.

5) 종양특성 기초 배열(tumor characteristic-based array)

환자 나이 또는 종양 등급과 같은 주어진 특성에 기초한 경우에만 구축하는 배열법이다. 종양 등급은 종양 분화도의 정도에 따른 표지자(marker)의 빈도를 평가하는데 이용한다. 유사하게 에스트로겐 수용체 또는 HER2/neu-양성, 또는 3자음성(triple negative) 유방암과 같은 생물표지자(biomarkers)의 발현에 기초하여 만들 수도 있다. 이들 생물표지자는 다른 세포성 경로 사이의 상호관련성을 분석하는데 유용하다.

4. TMA 구축에서 필요한 단계

1) 검사 목적 확인

TMA 구축에 들어가기 전에 무엇을 할 것인가를 명확히 하는 것이 중요하다. 이는 TMA 제작에 사용되는 필요한 증례와 핵심조직(core tissue)의 수를 명확히 하는데 도움이 된다. 예를 들어 20개의 조직핵심이 포함된 TMA는 일반 정도관리 목적으로는 충분하나 생물표지자 검사에는 충분치 않다.

2) TMA에 포함된 검체의 재검토

TMA에 포함될 모든 검체를 꺼낸 후, 이미 임상적 또는 연구목적으로 절편이 제작되어 있으면, 다시 블록을 대표할 만한 새 H&E 염색슬라이드를 만든다. 모든 슬라이드를 재검토하여 채취부위를 표시한다. 이 경우 블록들이 숫자가 적거나 분실되기도 하므로 한 블록 이상에서 여러 부위를 표시하는 것이 유용하다. 그리고 채취할 부위가 종양, 정상, 전암성조직(premalignant tissues)인지를 확인해야 한다.

3) TMA 핵심조직 크기와 핵심조직 수

(1) 핵심조직(core size) 크기

TMA 구축에 사용되는 핵심조직의 크기는 일반적으로 0.6 mm, 1 mm, 2 mm 등 세 종류가 사용된다. 대부분의 연구자들은 0.6 mm를 표준 핵심크기로 간주하고 있다. 그러나 병변으로부터 더 많은 수의 핵심조직을 빼내거나 TMA 블록 내로 더 많은 핵심조직을 심기 위해서는 0.6 mm보다 더 작은 핵심크기를 사용하기도 한다. 핵심크기가 작은 것일수록 공여블록과 수용블록에 손상이 적고 핵심조직을 블록으로부터 빼내거나 심기가 더 쉬운 경향이 있다.

핵심크기는 클수록 더 단단하여 핵심조직을 다루기가 더 쉽다. 그러나 핵심조직이 크기가 크면 블록으로부터 핵심조직을 빼내기가 더 어렵고 TMA 제작 과정에서 부서지거나 금이 갈 기회가 더 증가한다.

(2) 핵심조직의 수

TMA에 포함될 핵심조직의 적절한 수는 표지자의 종류에 따라 다르고 종양이질성(tumor heterogeneity) 정도에 따라서도 다를 수 있다. 일반적으로 주어진 표지자에 대한 종양 내 이질성 정도가 클수록 핵심조직의 수가 더 많이 요구된다. 0.6 mm 펀치를 사용할 때는 검사 종류별 최소 3개의 핵심조직을 사용한다. 0.6 mm 펀치가 1 mm 펀치보다 더 좋은 것으로 알려져 있는데, 이는 1 mm 펀치를 사용할 경우 간혹 공여블록을 파괴하는 경향이 있기 때문이다. 1 mm 핵심조직을 빼낼 경우는 검사 종류별 2개의 핵심조직을 사용하도록 권장하고 있다.

(3) 밀도(density)

한 블록당 심어야 할 최대 핵심조직 수는 핵심조직 크기, 블록크기, 면역조직화학염색법 등에 따라 달라진다. TMA에 핵심조직을 너무 많이 심는 것은 피하는 것이 좋다. 그 이유는 자동면역염색기를 이용하여 면역염색할 경우 핵심조직의 표면적보다 항체가 덮어야 할 면적이 더 커지기 때문이다. 펀치를 사용하여 핵심조직을 빼낼 때는 파라핀블록이 깨지는 것을 막기 위해 블록 가장자리로부터 안쪽으로 적어도 3 mm 떨어진 부위에서 시작한다. 블록당 핵심조직의 최대 수는 하나의 TMA 블록 내에 0.6 mm 핵심조직 100~300 사이에서 심어주는 것이 일반적이다.

(4) 거리(distance)

핵심조직과 핵심조직 사이의 거리는 핵심조직의 직경을 초과하지 않아야 한다. 만일 핵심조직 사이의 거리가 멀면 핵심조직의 연결을 이어가기 어려워 레인

(lane)을 벗어난 조직을 수기에 의해 해석하려 할 때 데이터 기록의 오류를 일으키기도 한다.

4) 블록 내에 포함된 대조조직의 확인

정도관리나 종양이질성을 조사하기 위해서는 각 TMA 블록에는 반드시 대조조직을 두어야 한다. 대조로는 조직특이성 대조조직(tissue-specific controls), 생물학 관련 대조조직(biology-associated controls), 기관계 대조조직(organ system controls)의 3 종류가 사용되고 있다.

5) TMA 자체 제작

(1) 기구

TMA 제작을 위한 특수 기구의 필요성은 TMA에 삽입된 핵심조직의 수와 조직의 가치에 기반을 둔다. 정도관리/질평가 또는 새 시약의 개발을 구축하기 위해서는 삽입된 핵심조직의 수가 비교적 적다. 이는 더 큰 핵심조직을 사용할 수 있고 특별한 기구에 대한 필요성이 줄어든다. 그러나 적은 재료를 가지고 가치 있는 검체로부터 TMA를 만들기 위해서는 특별한 기구를 사용할 필요가 있다. 이 기구들 중 가장 간단한 종류가 수동형 펀치인데 이 기구는 간단한 실험에는 사용할 수 있으나 중요한 TMA 실험계획에는 사용하기가 어렵다. 실험이 좀 더 복잡해지면 위치를 고정시킬 수 있는 장치가 부착된 스탠드와 격자(grid) 내에 적절한 위치에서 블록을 수직으로 안전하게 펀치할 수 있게 구성된 중급 정도의 장치를 사용하는 것이 좋다. 최근에는 완전 자동화 장치에 컴퓨터와 연결되어 자동으로 여러 다른 블록에서 공여부위를 선택하여 빼낸 핵심조직을 수용블록으로 옮길 수 있는 자동 TMA 제작기가 개발되어 있다 (그림 5-9).

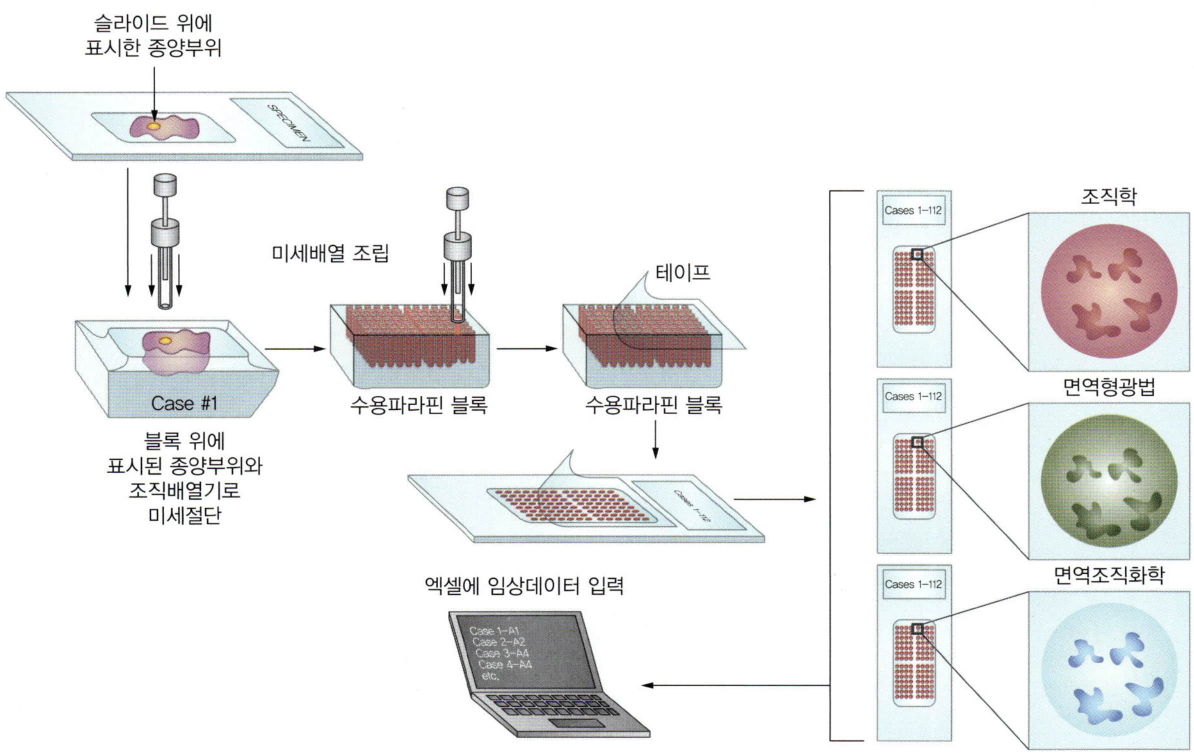

그림 5-9. TMA 블록의 제작과 응용

(2) 공여블록(donor block)

용도에 필요한 조직이 포함된 포매블록을 공여블록이라 부른다. 공여블록으로 TMA를 만들려면 핵심조직을 선택할 때는 병리의사(pathologist)가 해야 한다. 공여블록의 조직은 조직처리과정이 적절하게 이루어진 것이어야 하고 침투가 불량한 포매조직은 포함시키지 않아야 한다. 공여블록이 두꺼울수록 TMA로부터 더 많은 수의 유용한 절편을 얻을 수 있다. 핵심펀치할 때에는 TMA 블록 내로 가볍게 눌러주어야 하고 너무 깊게 눌러 날이나 블록이 손상이 가지 않도록 주의해야 한다. 반자동화 장치를 사용하면 펀치의 깊이를 표시하기가 좀 더 쉽다.

(3) 수용블록(recipient block)

공여블록으로부터 빼낸 핵심조직을 옮겨 심은 블록을 수용블록이라 부른다. 블록의 갈라짐을 방지하기 위하여 빼낸 핵심조직을 블록의 중심부에 심는 것이 가장 좋다. 핵심조직을 심은 수용블록 TMA를 37℃에서 하룻밤 둔 다음 조직포매센터의 냉각판에서 굳힌다. 한 번 박절할 때 여러 장의 절편을 박절하면 조직이 불필요하게 잘려 나가는 것을 막을 수 있다. 잘못 제작된 절편이라도 버리지 말고 염색법을 표준화하는 데 활용한다.

5. 수동 및 자동 조직미세배열기에 의한 TMA 조직블록 구축과정

TMA 조직블록 구축과정은 ① 수용블록(recipient block) 제작, ② 참고슬라이드(reference slide)로부터 채취 대상부위 선별, ③ 파라핀펀치추출기(paraffin punch extractor)를 사용한 공여블록(donor block)으로부터 조직핵심(tissue core) 추출, ④ 조직미세배열블록(TMA block) 완성의 단계로 진행한다.

TMA 조직블록 제작에는 실험실 규모 및 조직블록 구축량에 따라 수동(그림 5-10) 및 자동 조직미세배열기(tissue microarrayer)(그림 5-11)를 사용하고 있다.

V. 포매블록의 박절

포매된 조직으로 양질의 절편을 생산하는 과정은 자동화가 쉽지 않으며, 또 수동에 의해 많은 시간을 소비해가면서 세심하게 주의를 하였더라도 절편기술의 미숙과 좋지 못한 박절 기구를 사용함으로써 그 작업이 쓸모없이 되어버리는 경험을 종종 하게 된다. 뿐만 아니라 박절 전 단계에서 잘 보존되어 있던 조직도 자르는 과정에서 다양한 손상과 변형이 일어나서 현미경에 의한 해석에서 많은 문제점을 초래하기도 한다. 따라서 양질의 절편 제작을 위해서는 박절 기구의 적절한

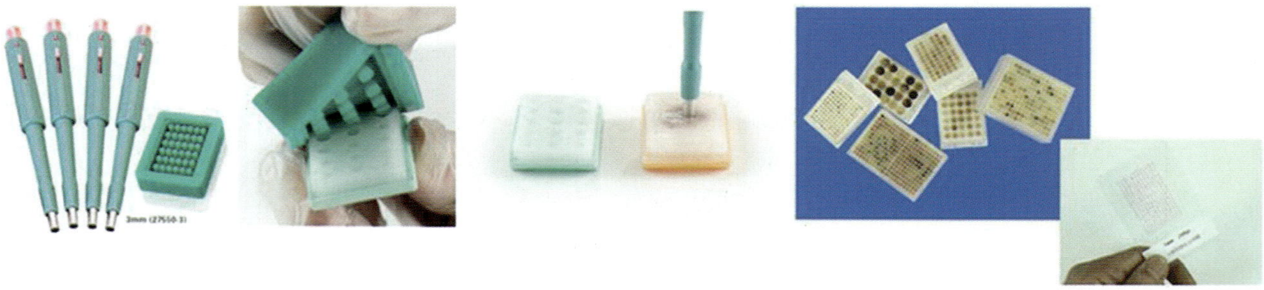

그림 5-10. 수기용 조직미세배열기(Manual Tissue Microarrayer)를 사용한 TMA 블록 구축

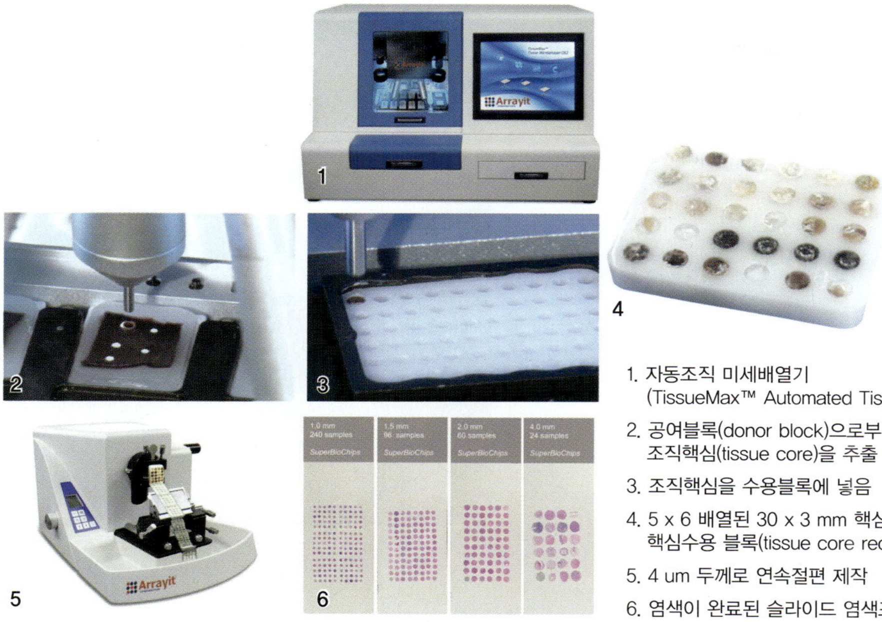

1. 자동조직 미세배열기
(TissueMax™ Automated Tissue Microarrayer)
2. 공여블록(donor block)으로부터
조직핵심(tissue core)을 추출
3. 조직핵심을 수용블록에 넣음
4. 5 x 6 배열된 30 x 3 mm 핵심펀치가 포함된
핵심수용 블록(tissue core recipient block)
5. 4 um 두께로 연속절편 제작
6. 염색이 완료된 슬라이드 염색표본

그림 5-11. 자동 조직미세배열기(TissueMax™ Automated Tissue Microarrayer)를 이용한 TMA 제작과정

사용법을 비롯하여 박절 기술의 향상을 위한 많은 시간과 노력이 있어야 하고 박절 시 영향을 미칠 수 있는 모든 요인에 대해 정확히 분석할 수 있는 능력을 길러야 한다.

절편 제작에 사용되는 절편기(microtome)는 조직의 종류나 포매 방법에 따라 다양한 기종이 시판되고 있다. 그러나 모든 기종의 공통적인 특징은 각 부품의 분리가 가능하고, 칼과 블록을 단단하게 고정시킬 수 있으며, 전후진장치(feed mechanism)가 있어서 손으로 1회 움직일 때마다 미리 조절해 놓은 μm 두께만큼 전진운동을 할 수 있게 설계되어 있다.

박절에 의해 생산된 절편의 두께는 절편기의 기종에 따라 1 μm의 몇 백분의 1(초미세절편기, ultramicrotome)에서부터 수백 μm에 이르기까지 범위가 넓다. 보통 일반 표본제작에는 3~5 μm 두께가 적당하나, 그 최대 또는 최소 두께는 조직 또는 포매제의 밀도에 의해 제한을 받는다. 또 조직의 성질과 절편의 두께와의 상호관계에 의한 영향으로 조직에 따라 일정치 않게 생산되기도 한다. 일반적으로 조직 또는 기관의 구성이 엉성한 것일수록(탈지상태의 지방조직이나 정상 폐조직) 절편을 더 두껍게 생산해 낼 수 있는데, 이러한 조직은 오히려 두꺼운 절편(15~50 μm)이 더 자르기가 쉬우며 동시에 얇은 절편에 비해 훨씬 많은 정보를 얻을 수 있다. 이에 비해 지라 또는 림프절과 같이 세포성분이 치밀한 조직은 현미경 검경 시 많은 정보를 얻어내기 위해서 비교적 얇은 절편(3~4 μm)이 더 우수하다.

1. 절편기의 역사

절편기는 작다는 의미를 가진 그리스어의 mikros와 자르다의 의미를 가진 temmein의 합성어로 절편(section)이라 부르는 매우 얇은 조각으로 자를 수 있는 기구이다. 절편기는 투과 빛 또는 전자선 아래에서 관찰이 필요한 검체의 현미경 표본제작에 사용되는 중요한 기구이다. 절편기에는 잘라야 할 절편의 두께에 따라 강철칼, 유리칼 또는 다이아몬드칼이 사용된다. 강철칼은 동식물조직의 광학현미경 절편제작에 사용하고, 유리칼은 광학현미경 절편제작이나 전자현미경 관찰을 위한 매우 얇은 절편 제작에 사용된다. 다이아몬드칼은 전자현미경 관찰을 위한 얇은 절편제작에 사용한다.

광학현미경 개발 초기에는 식물이나 동물 절편 제작은 면도날을 사용하여 수동으로 이루어졌다. 그리고 현미경 관찰을 위해 절편의 두께는 빛이 투과할 수 있는 100 um 정도의 두께로 깨끗하고 일정하게 만드는 것이 중요하다는 것을 알아냈다. 이 같은 절편 제작의 첫 장치 중 하나가 1770년 조지 아담스 2세(George Adams, Jr.1750~1795)에 의해 발명되었고 후에 알렉산더 커밍스(Alexander Cummings)에 의해 발전되었다. 이 장치는 수동으로 작동할 수 있고 실린더 내에 고정된 손 크랭크(hand crank)를 사용하여 검체의 윗부분으로부터 절편을 생산할 수 있도록 설계되었다.

1835년에는 책상에 장치를 고정하여 진동을 막아주고 칼로부터 사용자를 분리하는 고정형 모형의 손절편기(hand microtome)가 개발되었다. 이 절편기는 나무를 자를 수 있도록 설계되었는데, 피스톤 스크류가 부착되어 있고 검체가 상하 이동할 수 있도록 되어 있으며 양손으로 잡을 수 있는 칼이 미끄러져 가면서 나무조각을 자를 수 있도록 되어 있다(그림 5-12). 이 절편기는 박절하는 동안 검체가 움직이지 않도록 책상 가장자리에 스크류로 고정할 수 있도록 설계된 최초의 모형이었다. 때로 절편기의 첫 발명가로 해부학자인 빌헬름 히스(Wihelm His)가 거론되고 있다. 그는 독일어로 기술한 문헌에서 자기가 개발한 절편기를 내가 손으로 만들 수 없는 정밀한 작업을 가능하게 해주는 장치라고 묘사하였으나 초기 장치의 개발에 관한 증거가 없어 절편기의 첫 개발자로 보아야 할지에 대해서는 논란의 여지가 있다.

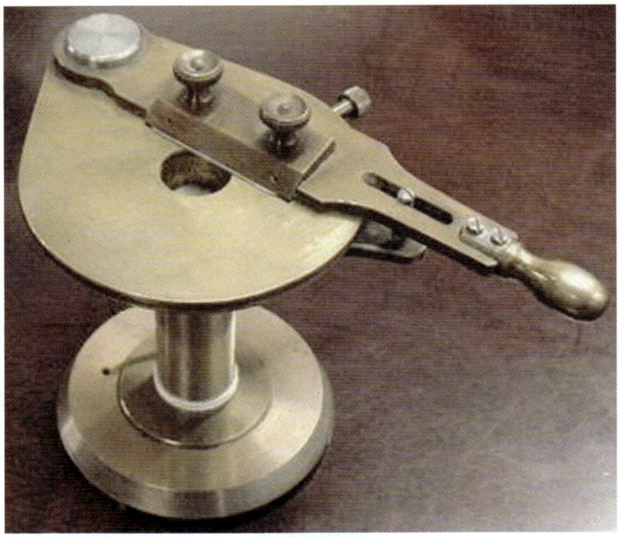

그림 5-12. 손 절편기(hand microtome). 초기에 개발된 가장 단순한 형태의 절편기로 나무를 얇게 자를 수 있도록 설계되었음

조직을 아주 얇고 일관되게 자를 수 있는 장치의 개발과 함께, 현미경으로 중요한 세포성분과 분자들을 선택적으로 염색하여 가시화할 수 있는 기술의 개발은 1800년대 말에 이루어졌다.

오늘날 대다수의 절편기는 칼을 교환할 수 있고, 검체를 고정할 수 있으며 전진장치가 있는 칼-블록 디자인(knife-block design)들이다(그림 5-13). 대부분의 장치에서 검체의 박절은 블록 위로 칼이 이동하고, 블록이 전진장치에 의해 자동적으로 앞으로 전진하면서 선택된 두께만큼 절편이 잘려질 수 있도록 설계되어 있다. 절편 두께는 정밀하게 조정할 수 있는 조정장치에 의해 조절한다.

2. 절편기의 종류

절편기는 박절하고자 하는 검체나 포매제의 성질을 파악하여 선택하여야 한다. 이는 한 종류의 절편기만으로 모든 포매블록을 적절하게 박절하는 데는 한계가 있기 때문이다. 절편기의 구조는 대개 칼을 고정하는 칼

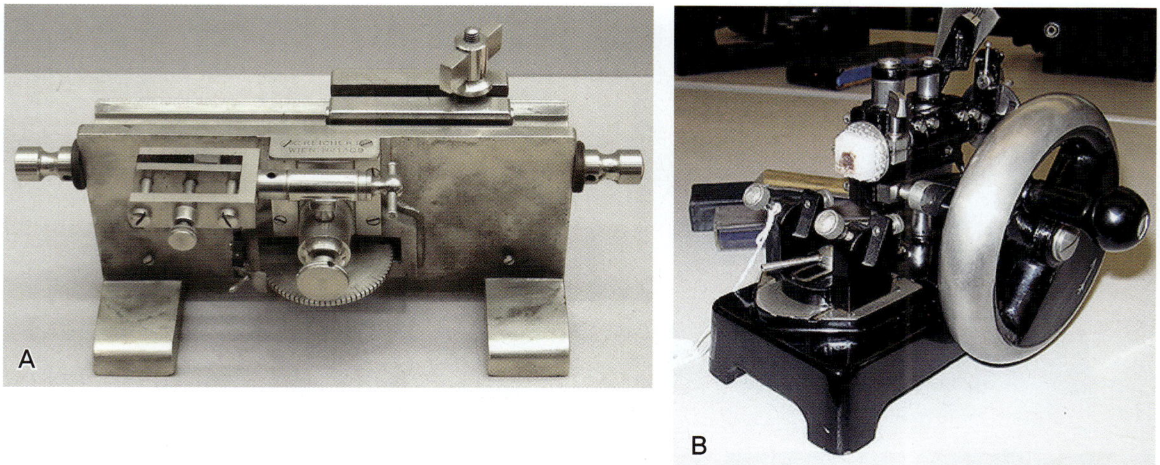

그림 5-13. 구형 절편기. A. 융형(Jung type)의 활주식 절편기(sliding microtome). B. 회전식 절편기(rotary microtome).

고정대(knife holder)와 블록을 고정하는 블록재물대(block holder), 절편의 두께를 조절하는 두께조절기(thickness control), 전후진장치(feed mechanism)등으로 구성되어 있다.

1) 활주식 절편기(sliding microtome)

1878년 아담스(Adams)가 개발한 절편기로 처음 융(Jung) 회사에서 제작하여 판매되면서 융형절편기(Jung microtome)로 불린다. 이 절편기는 블록재물대가 고정되어 있고, 칼고정대가 활주로(slideway) 위를 왕복운동하면서 절편이 만들어지는 구조로 되어 있다. 칼을 칼고정대에 비스듬히 장착할 수 있도록 되어 있어서 파라핀블록뿐만 아니라 셀로이딘블록의 박절에도 효과적이다.

초기 융형은 완전 수동식이었으나 근래는 칼고정대가 한 번 왕복운동하면 블록재물대가 자동적으로 정해진 µm만큼 위로 상승하는 쟌쩨형(Schanze type)이 많이 쓰이고 있다(그림 5-14 A). 또 외형은 활주형의 형태를 하고 있으나, 융형이나 쟌쩨형과 달리 칼고정대가 고정되어 있고 블록재물대를 손으로 밀고 당기는 썰매형 절편기(base sledge microtome)도 있다(그림 5-14 B). 블록재물대는 한 번 왕복 운동할 때마다 자동적으로 상승한다. 썰매형 절편기는 크고 딱딱한 조직의 박절에 주로 사용된다.

대형의 썰매형 절편기는 폴리컷(poly-cut)으로 불리며 일반 썰매형 절편기에 비해 훨씬 육중하고 칼고정대와 블록재물대가 아주 견고하여 비탈회 뼈조직(undecalcified bone tissues) 또는 셀로이딘블록의 절편제작과 같은 특수목적을 위해 사용되고 있다(그림 5-14 C). 활주형 절편기는 회전형 절편기에 비해 이론적으로 좀 더 얇은 절편 제작이 가능하나, 연속절편(serial sections)을 얻기가 어려워 다량의 검체를 취급하는 큰 검사실에는 적당치 않은 것이 단점이다.

2) 회전식 절편기(rotary microtome)

1886년 존스홉킨스대학의 파이퍼(Pfeiffer)와 1887년 하바드대학의 미노(Minot)에 의해 각기 독자적으로 개발되었으나 먼저 소개한 사람의 이름을 따서 미노 절편기(Minot microtome)라 부르기도 한다. 이 절편기는 칼고정대가 고정되어 있고 블록재물대가 두 개의 핸들(미동핸들과 조동핸들)과 연결되어 미동핸들(fine adjustment)을 회전시키면 블록재물대가 상하로 운동

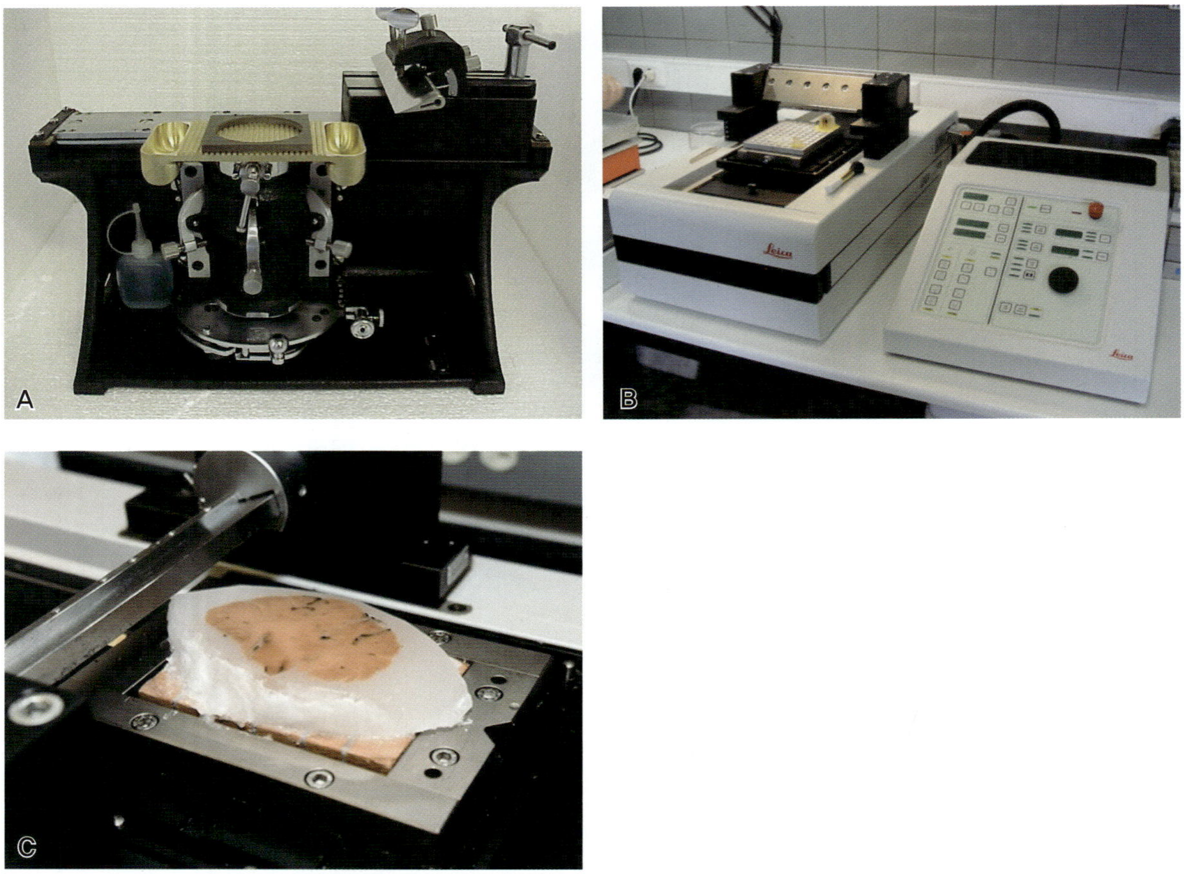

그림 5-14. 활주식 절편기의 종류. A. 잔쩨형(Schanze type), B. 폴리컷(poly-cut). 폴리컷은 비탈회뼈조직이나 C. 대형 셀로이딘포매블록의 박절에 적합하다.

하면서 조금씩 올라와서 연속절편이 만들어지도록 설계되어 있다(그림 5-15).

회전형 절편기는 연속절편이 가능하여 대량의 검체를 신속히 처리하는 데는 편리하지만 크고 딱딱한 조직의 박절 시에는 블록재물대의 진동이 심하여 양질의 절편을 얻기가 어렵고, 대체로 절편도 활주형에 비해 두껍게 절단되는 경향이 있다. 그러나 근래 합성수지포매제의 등장으로 이반소발(Ivan Sorvall)사에서 소발 JB-4 절편기(Sorvall JB-4 microtome)를 개발하여 2 μm 이하의 광학현미경용 수지절편의 생산도 가능하게 되었다.

3) 동결절편기(freezing microtome)

사토리우스절편기(sartorius microtome)와 전기냉동절편기(cryostat) 두 종류가 있다. 두 종류 모두 조직편을 동결하여 절편을 제작하는 절편기로서, 전자는 블록재물대가 측면에 구멍이 뚫려 있는 금속제 원반(metal disc)으로 되어 있고, 이 원반이 CO_2 가스실린더(CO_2 gas cylinder)와 관으로 연결되어 있다(그림 5-16 A). 따라서 실린더의 코크(cork)를 열면 액체 CO_2 가스가 관을 따라 블록재물대 원반의 구멍을 통해 분출하면서 조직편으로부터 기화열을 흡수하여 동결되는 원리를 이용한 절편기이다. 원반 위에 동결된 조직편은 원호형(arc)의 활주로 위를 운동하는 칼에 의해 박절된다. 이에 대해 후자는 밀폐된 냉동실 내에 회전형 절편기를 장착한 것으로 사토리우스형과는 달리 냉동실 내의 온도를 일정하게 조절 또는 유지할 수 있도록 설계되어 있다(그림 5-16 B). 전기냉동절편기(cryostat)는 외부에 미동핸들이 장착되어 사용하기 편리하며, 열추출기(heat extractor)라는 신속한 열전도체를 이용하여 조직을 얼린다.

4) 초미세 절편기(ultramicrotome)

전자현미경 검사에 필요한 초미세절편(ultrathin sections)을 제작하기 위해 특수 설계된 절편기이다. 구조는 파라핀절편 제작용 회전식 절편기와 유사하나, 5~100 nm (0.005~0.1 μm) 범위의 아주 얇은 절편을 자르기 위해 기계적인 조절(기계식) 또는 전기적인 조절에 의한 열팽창(열팽창식)을 이용하여 전진이동장치를 정밀하게 움직이며, 박절 시 특수하게 제작된 유리칼(glass knife) 또는 다이아몬드칼(diatome)을 사용한다는 점이 다르다.

작업 특성에 따라 몇 가지 모형이 시판되고 있으며 대부분 블록의 위치를 바로잡는 데 도움이 되도록 블록재물대 위에 저배율 쌍안 현미경이 부착되어 있다(그림 5-17). 광학현미경 검사용 수지절편인 준초미세절편

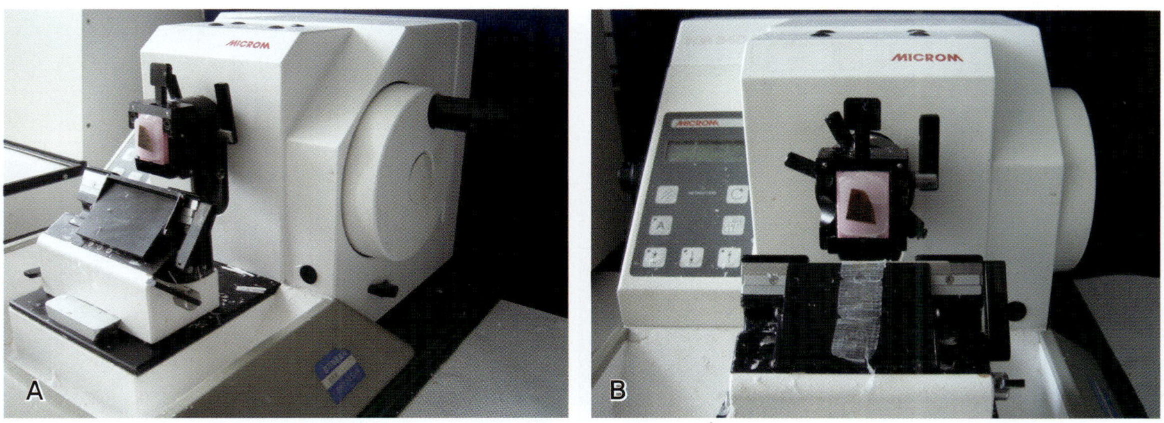

그림 5-15. **회전식 절편기(rotary microtome).** A : 절편기의 옆면 B : 생산된 파라핀 연속절편

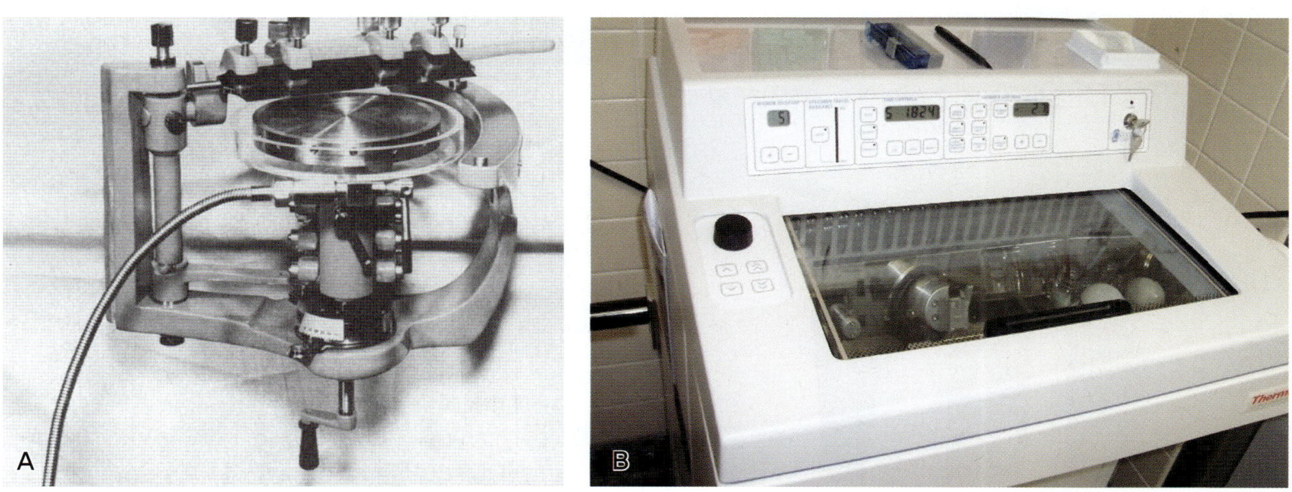

그림 5-16. **동결절편절편기.** A. 압축탄산가스 분출식 동결절편기(Sartorius type) B. 전기냉동절편기(cryostat)

(semithin sections, 1 μm)도 제작할 수 있다. 이 절편기는 진동이 없고 먼지나 공기의 이동이 적은 항온과 항습장치가 갖추어진 장소에 설치한다.

3. 박절용 칼

1) 칼의 종류

절편기를 사용하여 양질의 절편을 생산하기 위해서는 절편기나 포매제의 종류에 따라 적절한 칼을 선택해야 하며, 무엇보다 중요한 것은 잘 연마된 칼을 사용해야 한다. 성능이 우수한 절편기로 연마 상태가 불량한 칼을 사용하면 뛰어난 기술자가 박절할지라도 결국에는 많은 시간과 귀중한 조직을 낭비해 버리는 결과를 초래한다.

박절용 칼(microtome knife)은 전자현미경 검사와 같은 특수한 경우를 제외하고 대부분 강철로 만든 것을 사용하며, 절편기나 포매제의 종류에 따라 형태와 크기가 다른 여러 종류가 시판되고 있다. 일반적으로 박절용 칼은 칼의 측면도(profile)에 따라 4가지로 구분한다(그림 5-18).

평면-쐐기형(planowedge type)은 양쪽이 모두 평면인 형으로 현재 가장 널리 사용되고 있는 칼로 파라핀블록, 셀로이딘블록, 딱딱한 조직, 동결절편 및 합성수지블록 등의 박절에 모두 사용할 수 있으며(그림 5-19 A), 평면-만곡형(planoconcave type)은 한쪽은 평면이고 다른 한쪽은 오목하게 들어간 형으로 주로 셀로이딘블록의 박절에 사용한다. 이 종류의 칼은 요면(concavity)의 정도가 약간씩 다른 여러 종류가 시판되

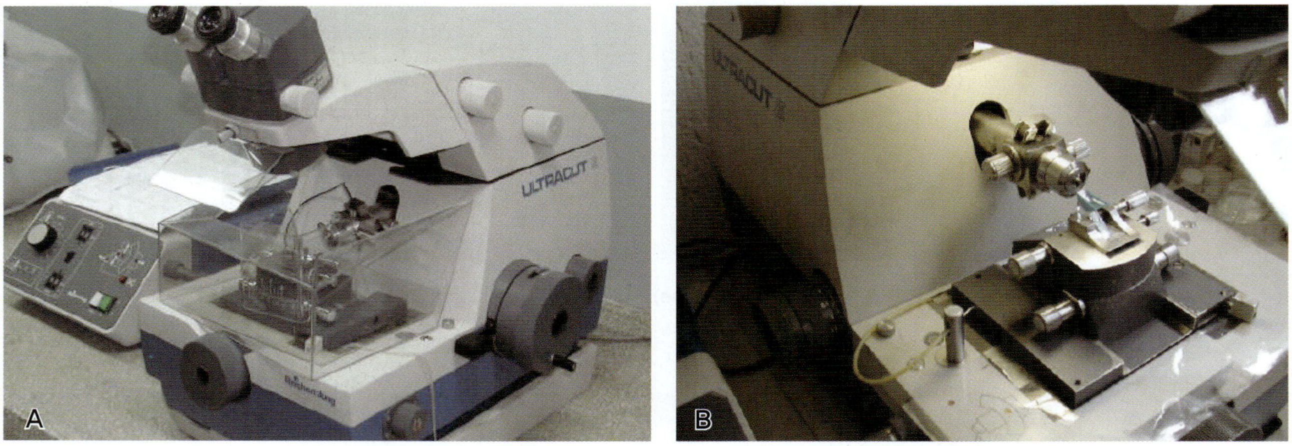

그림 5-17. 초미세절편기. A. 앞면 B. 근접사진. 칼고정대에 유리칼이 고정되어 있고 바로 위에 수지블록이 존재.

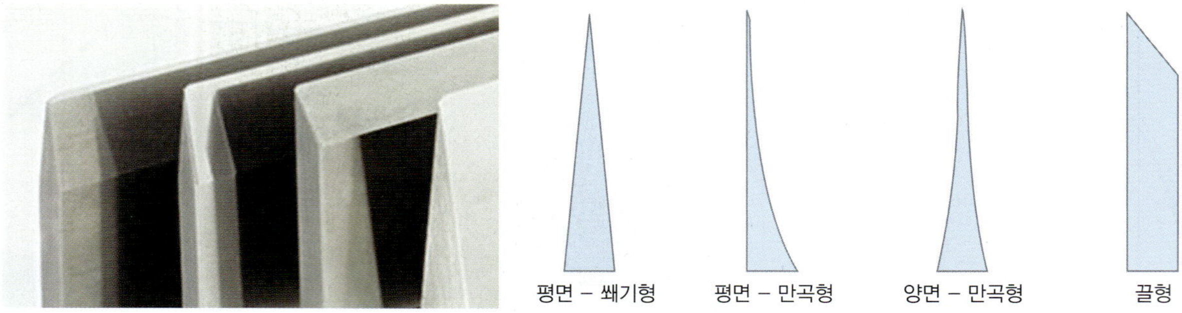

그림 5-18. 박절칼의 측면도

고 있다. 양면만곡형(biconcave type)은 양쪽이 모두 오목하게 들어간 형으로 주로 파라핀블록의 박절에 사용한다. 마지막으로 끌형(tool edge type)은 나무를 깎아내는 끌(chiel)과 유사한 모양의 칼로서 주로 비탈회뼈조직에 사용되지만, 플라스틱, 목재, 연한 금속류를 깎는 산업분야에서 활용되고 있다.

근래에는 칼고정대에 끼워 연마가 필요 없이 간편하게 사용할 수 있는 일회용 칼(disposable blade)이 개발되어 많은 검사실에서 활용되고 있다(그림 5-19 B).

2) 칼의 연마

오래 사용하여 무뎌지거나 칼날이 떨어져 나간 칼로 절편을 생산하게 되면, 절편에 다양한 종류의 결함이 나타날 뿐만 아니라 심지어 절편 자체를 생산해내는 것조차 곤란하게 된다. 칼날이 무뎌진다는 것은 오랜 마찰로 인하여 둥글게 변하는 것을 말하며, 칼날이 떨어져 나가는 것은 조직블록과 접촉 시 이물질에 의해 부셔져서 톱니모양으로 나타난다. 칼날의 손상은 육안적으로 볼 수 있는 것과 현미경 하에서만 관찰이 가능한 작은 것도 있다. 칼날의 손상은 그 상태가 다양하기 때문에 박절 기술자는 박절하는 동안 주의 깊은 관찰을 통해 칼날의 손상 정도를 신속히 파악하여 필요한 조치를 강구해야 한다.

박절용 칼의 연마 정도를 판정하는 기준은 일반적으로 현미경에 반사광을 비추어 약 60배의 저배율에서 보았을 때 칼날에 어떠한 함몰 또는 돌출이 없이 곧은 일직선으로 나타나야 한다(von Mohl의 기준). 그러나 칼날이 완전한 일직선을 유지한다고 해서 그 자체만을 가지고 예리도(sharpness)를 판단하는 것은 무리가 있다. 왜냐하면 경우에 따라 칼의 박절면(cutting facet)이 너무 넓게 되면 칼날이 무디어지는 것을 피할 수 없기 때문이다(정상적인 박절면의 폭은 0.1~0.6 mm가 적당). 또한 칼날 손상의 크기나 위치에 따라서도 사용유무를 결정하기도 한다. 예를 들면 어떤 홈을 가진 칼날을 사용하여 자궁조직을 15 μm의 두께로 동결절편을 제작하였을 때는 찢겨진 틈(knife stretch)이 나타나지 않는 데 반해, 같은 날의 칼로 지라와 같이 세포가 충실한 파라핀 포매 블록을 약 5 μm 두께로 박절하면 거의 확실하게 흠이 나타나는 경우도 있기 때문이다.

칼의 연마법에는 수동과 자동의 두 방법이 있는데, 현재는 일회용칼을 주로 사용하고 있어서 특별히 칼을 연마하여 사용하는 경우가 드물다. 강철 칼은 간혹 탈회뼈조직 또는 자궁과 같이 딱딱하거나 단단한 조직의 박절에 사용하기도 한다. 강철 칼의 연마가 필요할 때

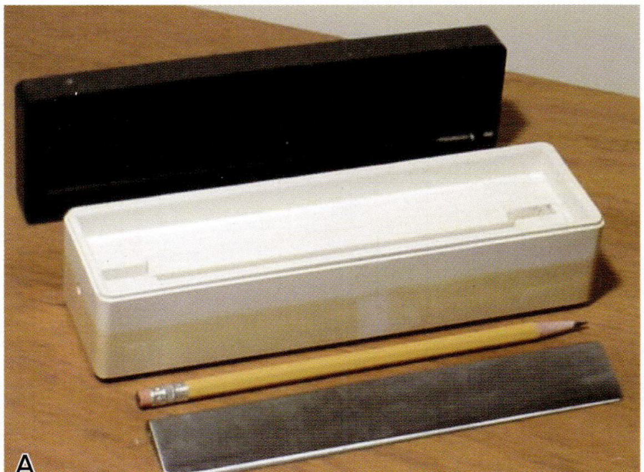

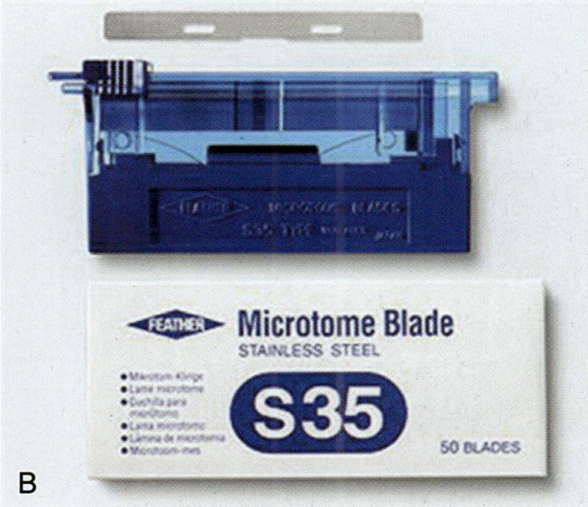

그림 5-19. **박절칼.** A. 강철칼(steel knife) B. 일회용칼

는 자동연마기(automatic knife sharpener)를 사용하면 편리하다(그림 5-20). 자동연마기에는 유리판 숫돌과 연마제가 사용되며, 수동연마법에 비해 재현성이 좋은 결과를 얻을 수 있다는 것이 장점이다.

4. 박절에 영향을 미치는 요소

박절과정은 칼의 장착 각도, 박절속도, 박절온도 등에 따라 큰 영향을 받는다.

1) 칼의 장착 각도

절편기 사용의 기본적인 원리는 포매제의 종류나 절편기의 기종이 무엇이든 이미 정해진 두께에 따라 블록이 전진이동을 하면 칼날에 의해 절편이 생산되는 것이다. 그러나 무엇보다 중요한 것은 블록과 칼 사이에 적절한 각이 형성되어야 양질의 절편을 제작해 낼 수 있는 것이다. 이런 의미에서 가장 우선 고려할 것은 칼의 당기는 각(slope angle)과 기울기(tilt)의 조절이다. 대부분의 절편기에는 이를 조절할 수 있는 장치들이 설비되어 있다.

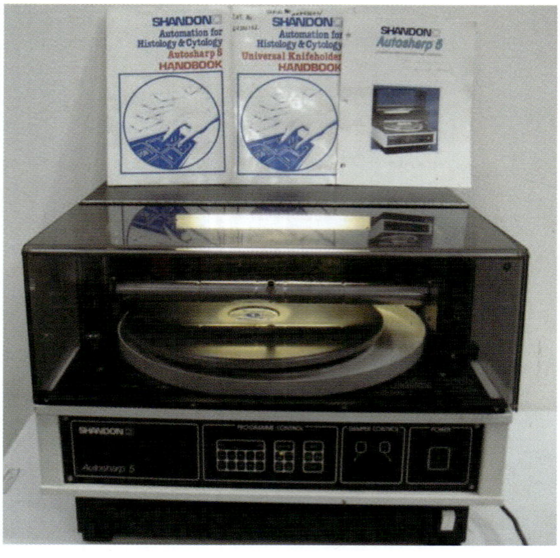

그림 5-20. 강철칼의 연마. 자동연마기

(1) 칼의 당기는 각

당기는 각은 블록의 이동방향(활주로의 축)에 대한 칼의 각도를 의미한다. 이 각은 블록의 이동방향에 대해 칼이 직각으로 고정되어 있는 상태이다. 회전형 절편기를 이용하여 파라핀블록을 박절할 때 흔히 적용되는 각으로 특별히 맞출 필요가 없다(그림 5-21 A). 이 경우 리본(ribbon)을 잘 생산해 내기 위해서는 블록의 양 끝이 서로 평행을 이루어야 하며 칼에 대해서도 평행해야 한다. 반면에 블록의 이동방향에 대해 칼을 비스듬히 각을 좁혀 고정한 칼의 각도는 활주형 또는 썰매형 절편기로 셀로이딘블록, 파라핀블록, 딱딱한 조직 등을 박절하기에 적합하다. 특히 셀로이딘블록의 박절 시는 파라핀블록 때보다 예각(약 30°)으로 조절해 주면 훨씬 효과적으로 절편을 생산해 낼 수 있다(그림 5-21 B).

(2) 칼의 기울기(틈의 각)

칼의 기울기는 블록의 표면과 칼날의 절단선 사이에 형성되는 각도를 말한다. 기울기는 칼고정대 측면에 새겨져 있는 눈금으로 조절하고 있다. 그러나 이 눈금은 아주 정밀하지는 못하다.

실제 박절에 있어서는 경성조직에 비해 연성조직의 경우는 기울기의 각이 좁은 것이 좋으며, 칼날이 지나

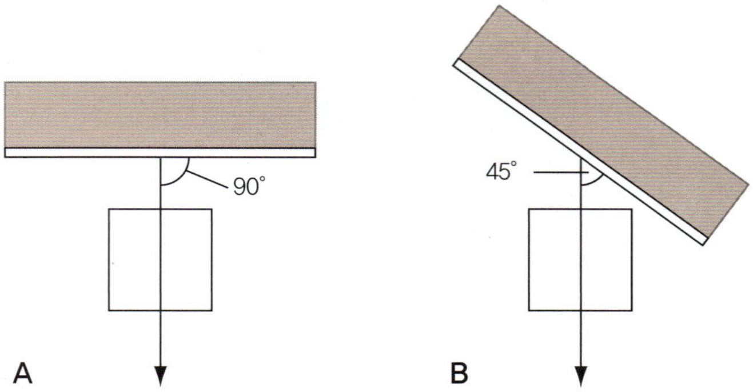

그림 5-21. 칼의 당기는 각(slope angle).
A. 회전식 절편기의 당기는 각(칼날과 블록이 만나는 각, 90°)
B. 활주식 절편기의 당기는 각(칼날과 블록이 만나는 각, 45°)

간 후에 칼등에 블록이 눌리지 않을 만큼 항상 충분한 틈을 유지해야 한다.

박절용 칼에서 실제 조직의 절단은 칼의 양면이 곧게 만나서 생기는 각(쐐기각 : wedge angle, 보통 15° 정도)에 의해 형성된 칼날에 의한 것이 아니고, 칼끝에서 더 급경사한 각(경사각 : facet or bevel angle, 27~32°)에 의해 형성된 칼날을 이용하는 것이다(그림 5-22). 그러나 실제적인 의미에서 블록과 경사각 사이의 각이 더 중요한 역할을 하는데, 이 각을 틈의 각(clearance angle)이라 한다(그림 5-23). 틈의 각은 보통 5~10° 사이가 적당하나, 자궁이나 뼈조직과 같이 딱딱한 것은 약 15° 정도에서 박절이 잘 된다. 이 각의 변화는 결국 칼 기울기의 변화를 의미한다.

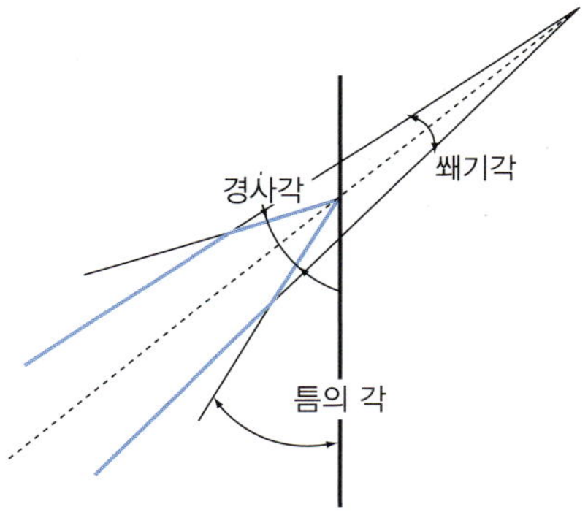

그림 5-22. 칼의 각도와 틈의 각(clearance angle)

2) 박절 속도, 조직의 칼날 접촉면 및 온도

실제 박절에서 칼의 당기는 각과 기울기 모두 중요한 요소의 하나이지만, 그것 못지않게 중요한 것이 박절 속도와 주변의 온도이다. 이 중 후자는 특히 파라핀블록의 박절에서 상당한 영향을 미친다.

(1) 박절 속도과 조직의 칼날 접촉면

각종 포매제는 자르고자 하는 절편의 두께에 따라 적당한 박절 속도를 가지게 되기 때문에 박절할 때 이 성질을 빨리 파악하여 즉시 결정할 수 있는 기술을 익혀야 한다. 그러나 일반적으로 연성 포매제를 사용하여 포매한 블록(예 : 셀로이딘으로 포매한 뇌 등)의 경우에는 서서히 그리고 부드럽게 박절하는 것이 좋다. 이 경우 너무 빠르고 강하게 박절하게 되면 지나치게 압축된 상태로 절편이 생산된다. 그러나 반대로 파라핀블록을 사용하여 연속절편을 제작할 때에는 셀로이딘블록에 비해 좀 더 활발하고 율동감 있게 박절하여야 한다.

또한, 포매조직과 칼날 접촉면과의 관계도 박절에 영향을 미친다. 일반적으로 칼날의 접촉면은 조직의 강도가 약한 부위에서부터 박절이 시작되도록 방향을 잡아 블록고정대에 끼워 사용하면 좀 더 양질의 절편을 제작할 수 있다(그림 5-24).

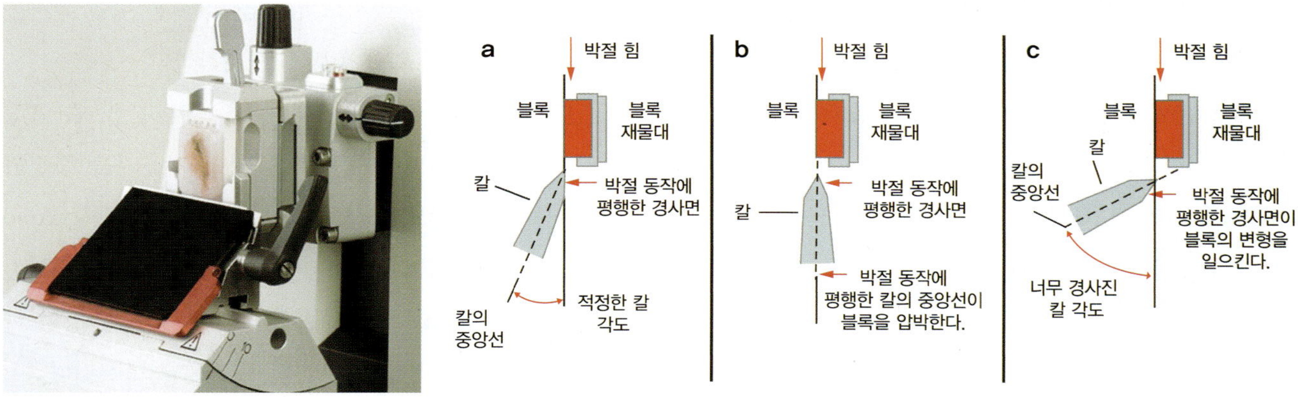

그림 5-23. 틈의 각(clearance angle). 칼과 블록면 사이에 형성되는 각도로 5~10°가 적당함.

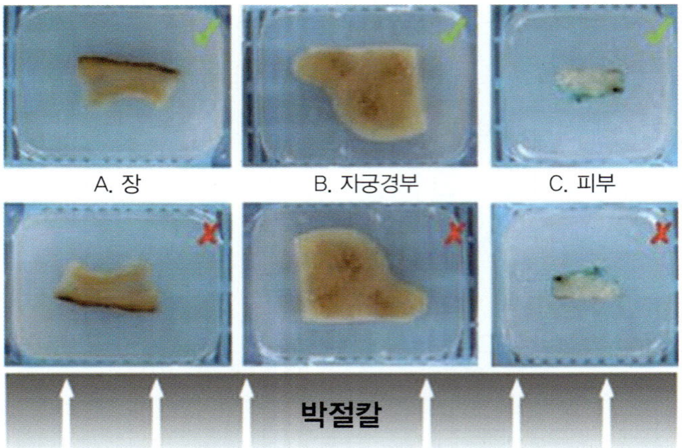

그림 5-24. 포매조직 방향과 칼날 접촉면의 관련성. 칼날의 진행방향은 강도가 약한 쪽에서 시작하여 강도가 강한 부분으로 이동하면서 박절한다.

(2) 박절 온도

이미 언급한 바와 같이 파라핀블록은 실제 박절에 있어 외부 온도에 상당히 민감하다. 외부 온도가 높을 때는 파라핀블록이 연화되어 얇은 절편을 생산하기가 어려우므로 이때는 얼음주머니를 사용하여 블록을 냉각시켜 주어야 한다. 얼음주머니는 폴리텐 필름(polytane film)으로 만들어진 주머니에 소량의 물을 담아 밀봉하여 냉장고에 얼려 두었다가 필요할 때마다 반복해서 사용하면 편리하다. 조직에 직접 얼음을 접촉시키면 조직이 부풀어 오르므로 얼음조각을 직접 사용하는 것은 피하도록 한다. 이와 반대로 흔치는 않지만 외부의 온도가 지나치게 낮으면 포매제가 경화되어 리본을 만들기가 쉽지 않고 필요한 절편 두께를 정확히 얻어내기가 어렵다. 이 상태에서는 박절에 들어가기 전에 가스버너나 전기램프 등을 이용하여 국소적으로 대기 온도를 가온해주든지 아니면 블록에 입김을 불어주면(온도와 습도의 조절) 다소 교정되기도 한다. 그러나 온도와 습도가 외부에서 가해주는 열에 의해 높아지면 블록이 팽창하여 자르고자 하는 절편의 두께에 비해 더 두꺼운 절편이 생산된다는 것을 인식해야 한다.

VI. 각종 포매조직의 박절법

1. 파라핀블록의 박절법

1) 절편기 사용법

일반적으로 박절용 칼을 사용하여 파라핀 블록을 자를 경우에는 “파라핀블록이 고정되어 있고 칼이 이동하는 방식이 가장 자연스러우며 박절능력이 좋다”는 것이 원칙이다. 회전식 절편기에서는 이 원칙과 반대로 박절이 이루어지며 또 블록이 상하로 이동하기 때문에 중력의 영향을 받아서 부자연스러운 힘이 생겨 조직을 압박하는 효과를 일으킨다. 이에 비해 활주식 절편기는 칼이 수평 방향으로 이동하기 때문에 중력의 영향을 받지 않고, 위에 기술된 원칙에 따라 박절이 이루어지므로 박절효율이 좋다. 이런 관점에서 보면 활주식이 회전형에 비해 좋지만 활주식 절편기는 일의 속도가 느리기 때문에 다량의 조직을 처리하는 데는 연속절편(serial sections)이 가능한 회전식 절편기를 많이 사용하고 있다.

어떤 형의 절편기를 사용하더라도 칼은 강철로 제작된 견고하고 또한 교환이 쉬운 것(즉, 일회용 칼)이 좋고 칼날은 항상 예리한 상태를 유지하여야 한다. 칼의 예민도(sharpness)는 칼의 절단 능력에 의해 결정되지만, 칼에 부착된 기름, 먼지 등의 유무, 틈의 각, 당기는 각, 칼 또는 검체의 운동 성질(속도의 대소, 가속도의 유무 등) 등에 따라서도 영향을 받는다. 이들 인자를 분석 또는 조정하고 나서 박절을 시작한다.

먼저 블록을 블록재물대에 움직이지 않게 고정한 다음 칼날에 대해 정확한 위치와 기울기를 적절하게 조절한다. 각도의 조절이 끝나면 조동핸들(coarse adjustment)을 움직여 블록을 칼날에 가깝게 접근시킨 다음, 12~15 μm 두께로 박절면에 덮여 있는 잉여 파라핀을 깎아 내어 조직편의 전 표면을 노출시킨다. 이 과정에 사용하는 칼은 다듬기용으로 따로 준비해두면 편리하다. 그러나 다듬기용 칼이라도 칼날이 너무 무디면 두껍게 베어내기 때문에 연한 조직의 경우는 간혹 조직 표면에 작은 구멍이 생기기도 한다. 또 검체가 극히 작을 때에는 아주 신중하게 깎아내야 한다.

박절 직전의 파라핀 블록은 겨울철과 같이 기온이 낮을 때는 입김을 불어 따뜻하게 해주면 파라핀의 펴짐이 좋아지며, 여름철과 같이 기온이 높을 때는 연화되어 자르기 어렵기 때문에 얼음판 위에 올려놓거나 얼음물 속에 넣어 냉각시켜두면 박절이 훨씬 쉬워진다.

2) 절편의 두께

절편은 일반적으로 3~5 μm 두께가 적당하나, 조직의 종류, 검출 물질 및 검사목적에 따라 조정이 필요하다.

- 림프절- 세포 밀도가 매우 높은 조직으로 4 μm 두께로 박절하면 현미경 관찰 시 두껍게 겹쳐 보이는 경향이 있기 때문에 세포의 분해능을 높이기 위해서는 일반적으로 2 μm 두께로 박절한다.
- 콩팥생검조직 – 림프절과 마찬가지로 토리 바닥막을 관찰하기 위해서 일반적으로 2 μm 두께로 박절한다.
- 아밀로이드(amyloid) 검출조직 – 아밀로이드 증명이 필요하여 콩고레드(congo red) 염색을 할 경우 절편의 두께가 두꺼운 것이 얇은 것보다 염색성이 짙게 나타나므로 구별이 쉽다. 이상적인 두께는 8 μm 정도이다.
- 신경병리학적 검사 – 신경병리학적 검사에 이용되는 대부분의 염료염색이나 도은법에는 두꺼운 절편이 적합한 것으로 알려져 있다. 흔히 15 μm과 50 μm 사이의 절편을 제작한다.

3) 박절 보조기구 및 접착제

(1) 부유온수조(flotation bath)

박절에 의해 얻어진 파라핀절편은 보통 핀셋, 붓, 가는 나무지지대 등으로 떼어내어 온도 조절이 되는 부유온수조(그림 5-25 A)에 띄워 잘 펴준다. 부유온수조 내 물의 온도는 절편을 제작한 파라핀 융점(melting point)보다 10℃(보통 45℃) 이하를 유지하여야 한다. 부유온수조에서 발생하는 기포 발생을 막아 절편 밑에 기포가 갇히는 일이 없도록 주의해야 한다. 물에 알코올이나 소량의 세제(detergent)를 첨가하면 표면장력을 감소시켜 절편을 좀 더 쉽게 펴주는 효과가 있다.

(2) 슬라이드 가온기(slide warmer)

부유온수조에 떠있는 절편은 유리슬라이드를 물속에 집어넣어 밀착하여 수직으로 들어올려 부착시킨 후 슬라이드가온기(신전기)(그림 5-25 B)에서 말린다. 슬라이

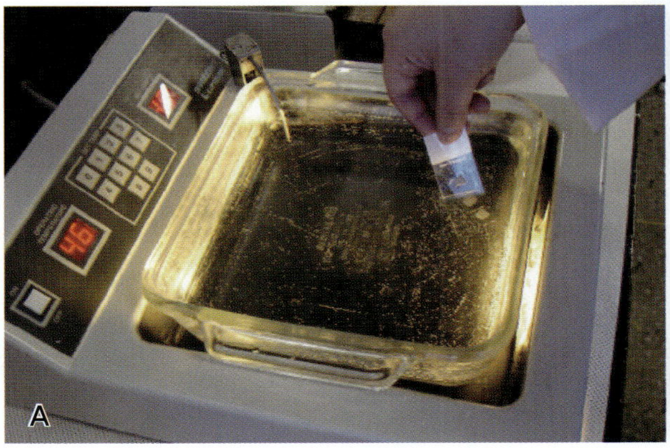

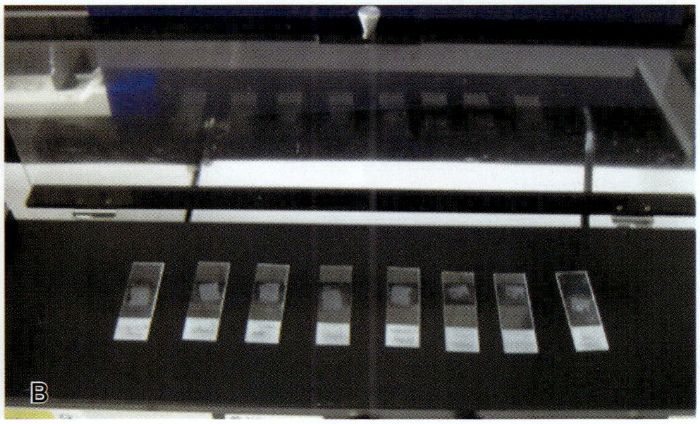

그림 5-25. 박절에 필요한 기기. A. 부유온수조(flotation bath) B. 슬라이드가온기(slide warmer)

드가온기의 온도는 파라핀 융점(약 60℃) 정도의 온도에서 1시간 정도 건조시킨다. 만일 온도가 너무 높으면 세포가 변형되고 핵이 농축되어 핵의 미세구조가 완전히 소실되므로 주의해야 한다. 슬라이드 건조시간은 조직의 종류에 따라 다르다. 대부분의 자동염색기에는 건조오븐이 설치되어 있어 시간과 온도가 쉽게 조절된다. 중추신경계와 같이 섬세한 조직의 경우에는 절편이 쪼개지고 균열이 발생하는 것을 막기 위해 37℃ 24시간 건조시키는 것을 권장하고 있다.

(3) 접착제(section adhesives)

깨끗한 슬라이드에 절편을 부착시켜 적절하게 건조시키면 염색하는 동안 슬라이드로부터 절편이 탈락하는 문제는 발생하지 않는다. 그러나 다음과 같은 경우에는 간혹 슬라이드로부터 절편이 탈락할 수 있기 때문에 접착제의 사용이 필요하다.

- 염색하는 동안 강알칼리 용액에 노출되었을 때
- 면역형광염색을 위한 동결절편의 염색이 필요한 경우
- 면역조직화학염색이 필요한 경우
- 중추신경계 조직
- 높은 온도에서 염색이 필요한 절편
- 혈액이나 점액이 포함된 조직
- 탈회조직

접착제로는 보통 난백알부민(egg albumin), 젤라틴(gelatin)과 전분(starch)을 사용하고 있는데 사용 시 세균 증식이나 짙게 염색될 수 있는 문제점이 발생할 수 있으므로 주의깊게 관찰하면서 사용해야 한다. 특히 면역조직화학적 검사, 제자리부합법(in situ hybridization), 탈회절편 등과 같이 쉽게 절편이 탈락하는 경우에는 접착력이 강한 폴리-L-리신(poly-L-lysine)이나 실란(3-aminopropyltriethoxysilane : APES 또는 silane으로 부름) 및 하전 또는 플러스 슬라이드(charged or plus slides)를 사용하면 효과적이다 (그림 5-26).

2. 셀로이딘 블록의 박절법

셀로이딘 블록은 먼저 나무 또는 에보나이트로 된 대목에 양면 접착테이프나 2% 셀로이딘액을 발라 접착시킨다. 대목에 접착된 셀로이딘 블록은 80% 에탄올에 30~60분간 담가 두어 접착면을 경화시킨 후 활주식 절

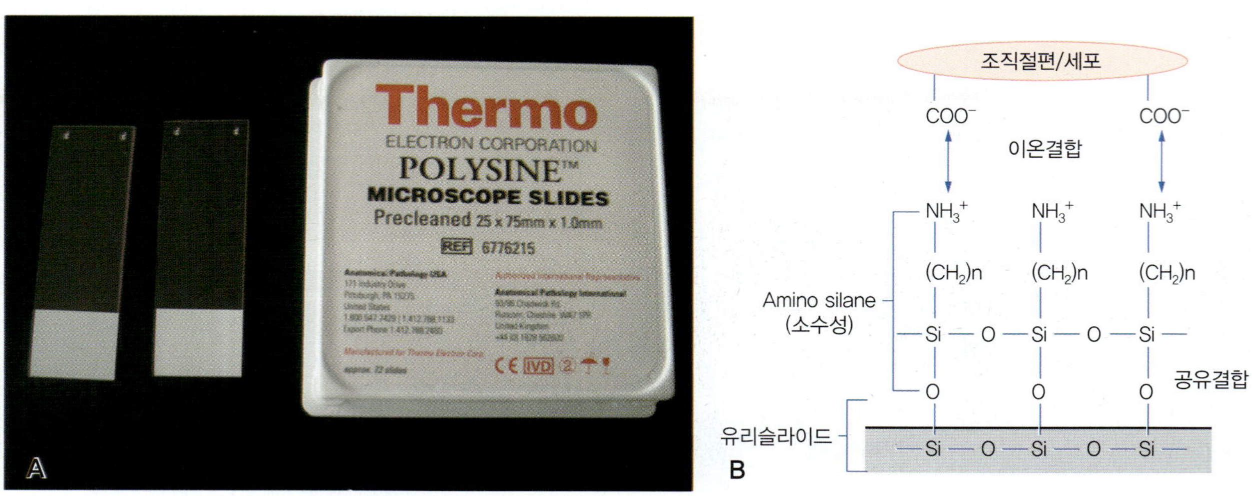

그림 5-26. 접착제 도포슬라이드. A. 폴리-L-리신도포 슬라이드 B. 실란(silane)이 도포된 슬라이드와 조직절편의 접착 원리

편기에 옮겨 박절한다(그림 5-27). 셀로이딘 블록 박절법은 원칙적으로 파라핀 포매조직과 비슷하지만 절편기 칼과 활주로의 당기는 각을 작게(20~40°) 한다. 박절 중에 조직블록, 절편 및 칼의 삼요소를 항상 80% 에탄올에 담가둔 상태로 진행한다. 절편의 두께는 10~20 μm으로 조절하며, 박절 후 절편은 봉입까지 전 과정을 포매제(셀로이딘)를 제거하지 않고 유리슬라이드에 붙이지 않은 상태로 취급하는 점이 파라핀 포매조직의 박절법과 다르다.

박절 시 셀로이딘 절편은 한 장씩 잘라지기 때문에 그것을 붓이나 가는 나무지지대 등으로 떼어낸다. 셀로이딘 절편은 박절 시 접히는 경향이 있으므로 80% 에탄올을 묻힌 낙타털 붓으로 칼 위에서 펴준다. 얻어진 절편은 염색에 들어가기 전까지 80% 에탄올에 보관한다. 파라핀 절편제작법과 마찬가지로 박절하는 사람은 셀로이딘 절편 제작법의 이론과 실제에 따라 절편기술의 요령을 충분히 터득해야 하며, 박절이 실패할 경우 원인을 분석하고 그 대책을 마련해 두어야 한다.

3. 카보왁스 블록의 박절법

파라핀 블록의 박절법과 비슷하다. 그러나 카보왁스 절편은 파라핀 절편처럼 리본상으로 연결되지 않으며, 흔히 칼날 위에서 말리는 경향이 있다. 이렇게 박절된 절편은 건조한 붓으로 떼어 내어 물 위에 가볍게 물감칠하듯 띄운다. 뇌나 간 등과 같이 구성이 균일한 조직은 쉽게 절편을 제작할 수 있으나, 치밀도가 서로 다른 몇 종류의 조직이 혼합된 장기는 물에 띄울 때 조직편이 뿔뿔이 흩어져 버리는 경우가 종종 있다. 이 결점을 막기 위해서는 카보왁스 블록 주위에 파라핀을 도포한 후, 박절된 절편을 물에 바로 띄우지 말고 한 장씩 난백알부민을 바른 유리슬라이드 위에 얹어 절편의 밑으로 물이 스며들면서 펴지도록 하면 좋은 절편을 얻을 수 있다.

4. 광학현미경용 합성수지 블록의 박절법

중합이 끝난 수지블록을 제거한 후, 주위에 붙어 있는 불필요한 부분을 면도날로 제거한다. 절편기로는 초미세절편기도 사용할 수 있으나 광학현미경용 검사의

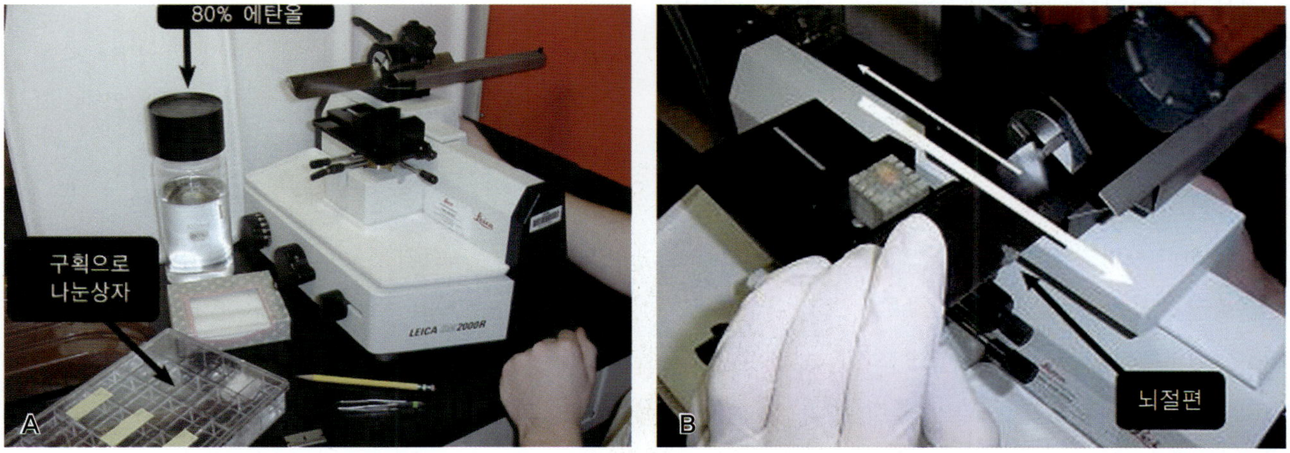

그림 5-27. **셀로이딘 블록의 박절.** A. 80% 에탄올에 담가 두었던 블록을 24시간 후에 꺼내어, B. 활주식 절편기를 이용하여 20~30 μm 두께로 박절하여 구획으로 나누어진 상자에 두었다 필요한 염색을 수행.

경우에는 Sorvall JB-4 절편기를 사용하면 편리하다. 칼은 유리칼을 사용하며, 박절법은 파라핀 박절법과 비슷하다. 절편의 두께는 0.5~1.0 μm까지 얻을 수 있지만 2 μm 정도의 절편제작이 쉽고 효과적이다. 생산된 절편은 끝이 뾰족한 핀셋으로 집어 약간의 물이 묻어 있는 깨끗한 유리슬라이드 위에 얹어주면 약한 소수성 성질로 인해 순간적으로 물을 밀어내면서 유리슬라이드 표면에 붙게 된다. 이 과정에서 여러 개의 주름이 생길 수 있으나, 절편 밑에 물을 좀 더 떨어뜨려주면 주름이 자연히 제거된다. 하루나 이틀 정도 블록을 대기 중에 건조하였다가 박절하면 주름이 덜 생긴다. 유리슬라이드 위에 부착된 절편은 약간 가온된 판 위에 옮겨 55~60℃에서 30분간 건조한다.

수용성 수지절편은 염색 전에 함수와 탈수과정 없이 바로 건조된 절편 상태로 염색할 수 있어서 조직세포의 구조 보존이 좋고, 파라핀 절편에 비해 위축도 훨씬 적게 발생한다.

VII. 냉동조직의 박절법(동결절편, frozen section)

일반적으로 파라핀 절편제작은 시간이 많이 걸리고 처리과정에서 조직 내 화학물질들을 변화시키므로 신속한 진단이나 조직화학적 검사(지질, 효소, 항원 검출 등)에 부적합하다. 따라서 수술 중 응급검사나 조직화학적 검사를 위해 포매과정을 거치지 않고 직접 동결하여 절편을 생산하는 방법을 동결절편 제작법이라 한다.

동결절편의 제작은 일반적으로 미고정 신선조직(unfixed fresh tissues) 또는 고정조직을 압축 탄산가스(carbon dioxide, CO_2)의 분출에 의해 동결된 조직편을 박절하는 동결절편기법(freezing microtome technique)과 각종 냉각제 또는 열추출기(heat extractor)로 동결한 후 냉동실(freezing chamber)에 옮겨 박절하는 전기냉동절편기법(cryostat technique)이 있다. 이 중 오늘날에는 주로 전기냉동절편기법이 사용되고 있다.

1. 전기냉동절편기

전기냉동절편기(cryostat)는 내부가 −30~−45℃ 정도의 저온을 유지할 수 있는 일종의 냉동고로써, 조직검체, 칼, 절편기의 3가지 요소를 밀폐가 가능한 냉동실 내에 장착하여 동결절편을 제작하는 장치이다(그림 5-28). 이 장치는 내장된 절편기를 외부에서 쉽게 조작할 수 있도록 설계되어 있으며, 부속품으로 조직편을 신속히 동결하는 데 사용하는 열추출기(heat extractor), 냉각판, 조직재물대(metal disc), 절편신전판(anti-roll plate), 자동해동시스템 등이 내장되어 있다. 소모품으로는 박절 칼, 포매제(OCT compound), 붓 등이 필요하다.

전기냉동절편기법에서 신선 조직의 동결에 의해 생기는 조직 손상을 최소화하려면 가능한 한 신속히 동결시켜야 한다. 조직의 동결은 전기냉동절편기에 설치된 열추출기를 사용하고 있으나, 필요에 따라 드라이아이스와 아세톤 혼합액, 드라이아이스(−70℃) 또는 액체질소(−196℃)로 냉각된 이소펜탄(isopentane), 동결용 분무기(quick freon spray, −50℃)(그림 5-28 A) 등을 이용하여 급속히 동결시킨다.

전기냉동절편기법에 의해 박절하는 경우에 조직, 칼 및 냉동실 3요소의 온도는 같은 범위이지만, 엄격하게 말하면 조직의 온도는 −10~−30℃, 칼의 온도는 −25 ~ −60℃[조직의 구성, 세포충실도(cellularity), 결합조직 또는 지방함량 등에 따라 다름. 표 5-8을 참조], 냉동실 온도는 −10~−20℃가 적당하다.

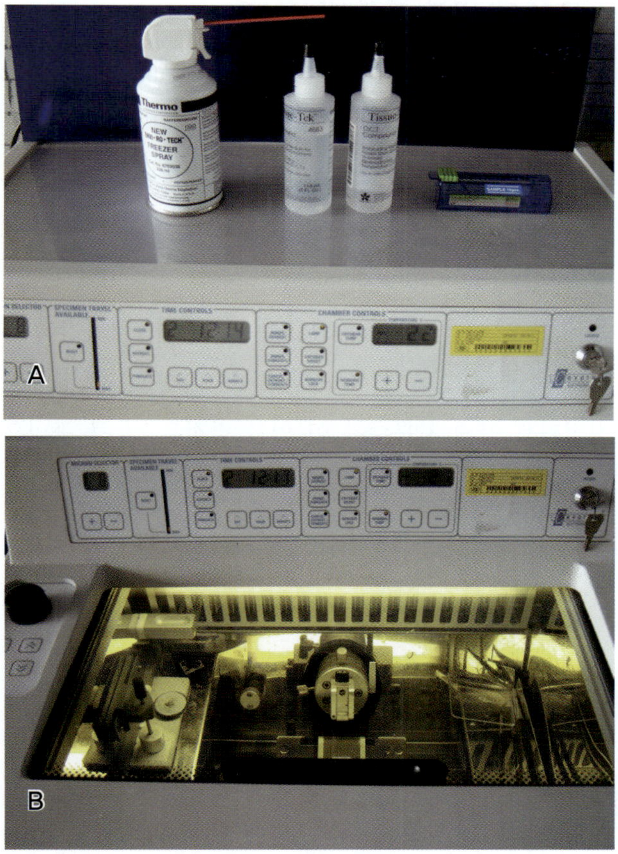

그림 5-28. **전기냉동절편기(cryostat).** A. 전기냉동절편기 조절 판넬 위에 동결용분무기, OCT 콤파운드, 일회용 칼이 존재. B. 왼쪽에 열추출기와 그 밑의 냉각판이 보이고 중앙의 칼고정대 위에 절편신전판이 놓여 있음.

표 5-8. 박절 온도의 선택(전기냉동절편기)

조직의 종류	칼날의 온도(-℃)					
	7~10	10~13	13~16	16~20	20~25	25~30
뼈속질				*	*	
뇌	*					
유방 (지방 포함)					*	*
유방 (지방 없음)			*	*		
연골		*	*			
지방				*	*	*
심장				*		
장			*	*		
콩팥			*	*		
후두			*	*		
입술		*	*	*		
간	*	*				
폐			*	*		
림프절			*	*		
림프조직			*	*		
근육			*	*		
코			*	*		
곧창자			*	*		
소파조직				*	*	
피부 (지방 포함)				*	*	
피부 (지방 없음)		*	*			
지라	*					
고환		*	*	*		
혀			*	*		
자궁속막 소파조직	*					

2. 동결절편의 인공산물

물은 동결하면 수소결합을 형성함으로써 동결 부위를 확장해나가는 것이 화학적 특징이다. 이 때문에 동결절편과 파라핀절편의 염색표본 사이에는 형태학적 차이가 발생한다. 따라서 동결절편 제작과정에서 발생하는 인공산물이 어떤 것인가를 정확히 인식해야 염색표본에 대한 정확한 해석을 내릴 수 있다.

1) 부풀어난 간질 내의 얼음결정 인공산물(기포)

조직 내의 물을 동결하면 물이 둥근 얼음 결정을 형성하면서 주변으로 확장해 나가면 결합조직의 섬유 띠를 압박하여 기포 모양의 형태 변화를 보인다(그림 5-29 A). 동결절편을 제작한 후 남은 조직으로 파라핀 절편을 제작하여 만든 염색표본(그림 5-29 B)과 조직동결을 하지 않고 제작한 파라핀 절편의 염색표본(그림 5-29 C)

은 얼음 결정은 적거나 없는 것을 알 수 있다. 동결로 인해 심하게 부풀어난 조직의 경우에 얼음으로 인해 절편이 부서지지 않게 자르기가 어렵다. 이런 조직도 약간 따뜻하게 해주면 깨끗한 절편을 얻을 수 있다.

2) 압박 인공산물

세포가 많은 조직일수록 얼음 기포의 확장에 의한 압박을 더 많이 받게 된다. 콩팥실질에서 쉽게 볼 수 있는 극단적인 현상이다(그림 5-30 A). 사진 중앙에서 깨끗한 얼음 결정에 의해 압박된 요세관을 볼 수 있다. 반면에 같은 조직의 비동결 파라핀 절편의 염색표본(그림 5-30 B)은 이런 소견이 관찰되지 않는다.

3) 핵 내 얼음 결정 인공산물

얼음결정 형성에 의한 인공산물은 핵 내에 다양한 변화를 일으킨다. 조직의 종류 뿐만 아니라 상태에 따라서도 그 변화가 다르다. 이 변화는 소작(cautery)이나 허혈(ischemia)로 인한 손상이 있는 조직에서 삼투 항상성(osmotic homeostasis)의 소실을 초래하여 더 많은 핵부종(nuclear edema)을 발생시킨다. 핵이 소포성일수록 더 큰 얼음 결정을 형성하는 경향을 보인다. 조직절편을 얇게 자를수록 이 얼음 결정은 더 큰 구멍으로 나타난다(그림 5-31)

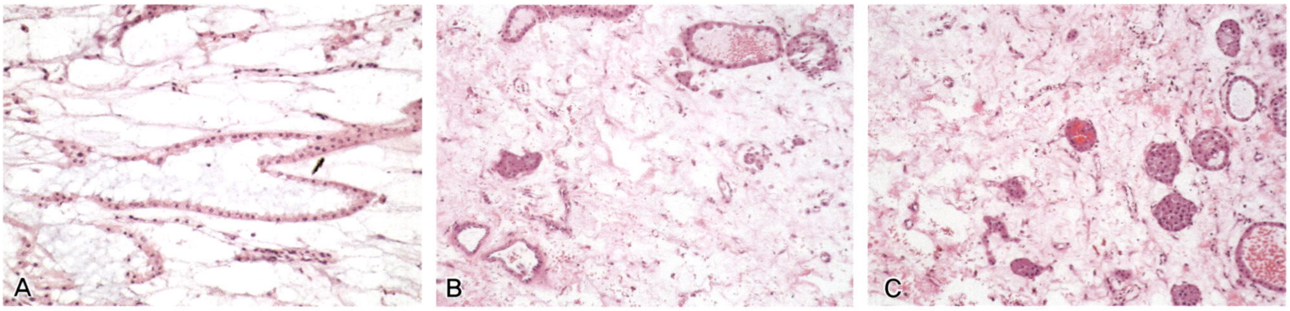

그림 5-29. 얼음결정 인공산물(ice crystal artifact). A. 얼음결정의 확장으로 조직형태가 크게 변화. B. 동결절편 후 남은 조직으로 파라핀절편 제작. C. 동결하지 않고 파라핀절편 제작. H&E.

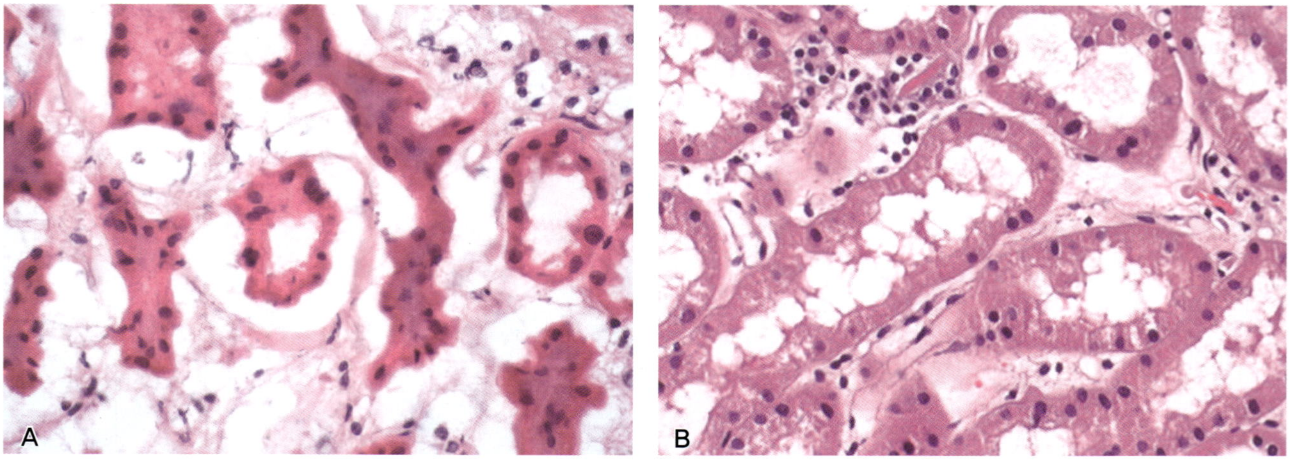

그림 5-30. 얼음기포. A. 얼음기포 확장에 의한 인공산물 B. 비동결 파라핀절편 콩팥, H&E.

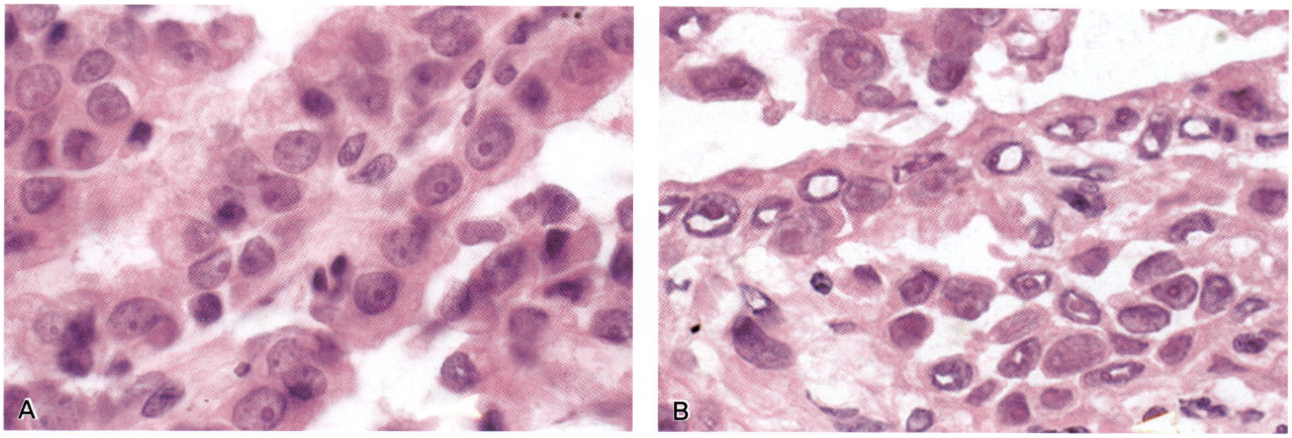

그림 5-31. 폐 샘암종. H&E. 핵 내 얼음결정 인공산물 형성. A. 6 μm 동결절편, B. 3 μm 동결절편. 절편의 두께가 얇을수록 더 크게 나타남.

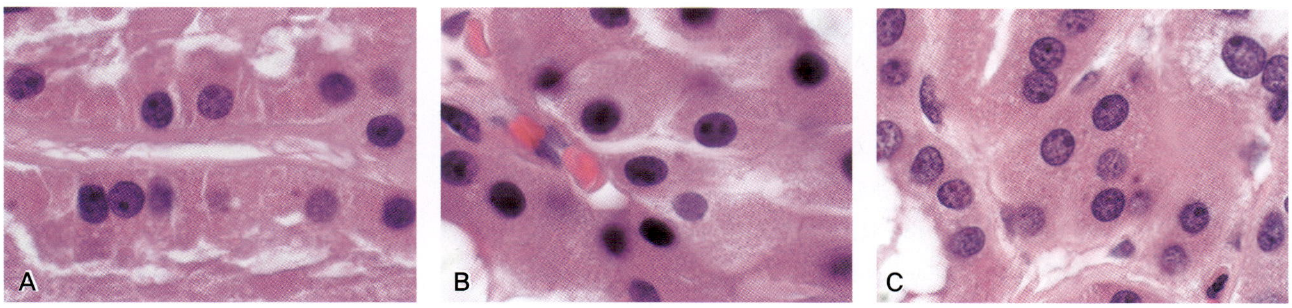

그림 5-32. 조직 동결 시간에 따른 동결절편표본의 핵염색질 변화. A. 동결절편조직, B. 동결절편 후 남은 조직의 파라핀절편표본, C. 파라핀절편표본

4) 핵염색질 변화

동결절편 후 신속하게 고정한 염색표본과 동결절편 후 남은 조직을 파라핀 절편을 제작하여 염색한 표본에서는 핵의 농축이 심하게 나타나고 있으며 특히 중앙 조직의 핵이 더 농축되고 진한 염색성을 보인다(그림 5-32 A, B). 반면에 비동결조직의 파라핀절편 염색표본에서는 핵 농축과 같은 비특이적인 변화가 관찰되지 않는다(그림 5-32 C).

참고문헌

1. Battifora H (1986) : T he multitumor (sausage) tissue block : novel method for immunohistochemical antibody testing. Lab Invest, 55:244-248.
2. Packeisen J, Korsching E, Herbst H, Boecker W, Buerger H (2003). Demystified tissue microarray technology. Mol Pathol 56(4):198-204.
3. Saxena R, Badve S (2009). T issue microarray - C onstruction and quality assurance. IHC staining methods. Dako education guide. pp. 43-50.
4. Sheehan DC, Hrapchak BB. Theory and Practice of Histotechnology. 2nd ed. Columbus, Ohio, Battelle Press, 1980.
5. Weaker FJ, Richardson L. A modified processing and sectioning technique for hard tissues. Am J Med technol 44:1030-1032, 1978.
6. Culling CFA, Allison RT, Barr WT. Celluar Pathology Techniques, London, Butterworths, 1985.
7. Rentrop M, Knapp B, Winter H, Schweizer J. Aminoalkylsilane-treated glass slides as support for in situ hybridization of keratin cDNAs to frozen tissue sections. under varying fixation and pretreatment conditions. Histochem J 18:271. 1986.
8. Sheehan DC, Hrapchak BB. Theory and Practice of Histotechnology. 2nd ed. Columbus, Ohio, Battelle Press, 1980.

06

염색 이론
Staining theory

학 습 목 표

- 염료(dye)를 정의한다.
- 염료 염색, 조직화학적, 면역조직화학적 염색의 차이점을 설명한다.
- 염료의 화학적 구성요소에 대해 설명한다.
- 염료와 색소원의 차이를 설명한다.
- 염료의 분류 기준을 설명한다.
- 염료의 종류와 그 특성을 설명한다.
- 염료 색인제도(color index system)에 대하여 설명한다.
- 염료염색의 일반적 작용기전에 대하여 설명한다.
- 염색결과에 영향을 미칠 수 있는 요소들에 대해 설명한다.
- 일반염색과 특수염색의 차이를 설명한다.
- 진행성 염색과 퇴행성 염색의 차이를 설명한다.
- 직접염색과 간접염색의 차이를 설명한다.
- 레이크(lake)에 대해 설명한다.
- 매염제, 염색보강제, 염료포획제의 차이를 설명한다.
- 변색성(또는 이염성) 염색의 원리를 설명한다.
- 도은법의 종류를 분류하고 그 차이점을 설명한다.

I. 염색의 역사

조직의 구조 관찰을 위해 언제부터 염색이 사용되었는지는 확실치 않으나 1660년대 로버트 훅(Robert Hooke)이 울과 머리카락으로 현미경 관찰을 위해 처음으로 록우드(logwood)와 커치니얼(cocchineal)을 사용하여 염색하였으며, 1714년 레벤후크(Leewenhoek)는 근섬유 관찰을 위해 사프론(saffron)으로 염색하여 현미경으로 관찰하였다고 기록되어 있다. 그러나 사실상 19세기 이후부터 조직 관찰에 염색이 본격적으로 사용되기 시작하였다.

1807년 린크(Link)는 식물조직의 탄닌세포(tannin cell)를 현미경으로 보기 위해 철염을 사용하였고, 1825년 라스페이(Raspail)도 발생 중인 씨앗 내에서 전분과립의 증명을 위해 요오드를 사용하였다. 1849년 코페르트와 콘(Göppert와 Cohn)에 의해 카민

(carmine)이 조직 염색에 처음 사용되기 시작했으며, 1865년 보머(Bohmer)는 핵 관찰을 위해 최초로 헤마톡실린(hematoxylin)을 염료로 사용하였다. 1856년 퍼킨(William Henry Perkin)은 최초로 합성염료인 모브(Mauve 또는 aniline purple)를 상업적으로 생산 · 판매하였으며, 같은 시기에 디퀴놀린 시아닌(diquinoline cyanin) 염료도 생산하여 면직물 염색과 생물학적 염색의 발전에 획기적인 전기를 마련하였다. 1875년 랑비에르(Ranvier)의 보고에 의하면 당시 조직학 분야에 사용된 합성염료는 6종류에 불과하였으며, 이들 염료 가운데 퀴놀린 블루(quinoline blue)가 상피 내 지방과 말초신경의 수초 염색에 사용되어 첫 용해성 염료(lysochrome)로 기록되었다. 용해성 염료로 잘 알려진 수단 III (sudan III)는 1896년 데디(Daddi)에 의해 조직 염색에 소개되었다. 조직 내의 철 염색을 위해 사용되는 페로시아나이드(ferrocyanide) 염색은 1861년 그로에(Grohe)가 처음 기술하였으나 사실상 1880년 페를즈와 퀸케(Perls와 Quincke)에 의한 설파이드(sulfide) 반응과 1897년 맥캘룸(MacCallum)의 헤마톡실린 염색이 추가되어 실용화되기 시작하였다. 이 시기에 여러 아닐린 염료(aniline dye)의 산성과 염기성 성질이 밝혀지면서 이들 염료는 각각 세포질과 핵 염색에 널리 사용되었다.

그러나 염료에 의한 염색기술은 구조적인(일부는 조직화학적인) 요소를 감별해 내는 데는 큰 실효를 거두었으나 특정 화학성분을 검출한다는 측면에서는 특이도(specificity)와 민감도(sensitivity)에 많은 문제점과 한계가 있었다. 이런 염색기술의 한계는 1900년 초에 들어서면서 동결절편 제작기술의 개발과 함께 조직화학이 비약적으로 발전하게 됨으로써 극복할 수 있게 되었다. 동결절편 제작기술을 이용하여 1917년 브로흐(Bloch)가 표피 내의 멜라닌세포(melanocyte)에서 도파-산화효소(dopa-oxidase)의 활성을 직접 염색하는 데 성공하였으며, 1939년 고모리(Gomori)는 조직 내에서 알칼리성 인산분해효소(alkaline phosphatase)의 활성을 염색하는 데 성공하여 오늘날 생화학적으로 중요한 거의 대부분의 효소들 활성을 조직절편 위에서 가시화할 수 있게 됨으로써 현미경 관찰이 가능하게 되었다.

특히 1941년 쿤스(Coons)는 과거 혈청학적 방법에 의해서만 검출할 수 있었던 면역반응물질들을 형광염료로 표지하여 가시화하는 데 성공함으로써 면역조직화학이란 조직화학의 새로운 한 분야를 개척하였다. 이 방법은 1960년 나카네(Nakane)에 의해 형광염료 대신 효소를 표지하여 가시화하는 데 성공하여 일반 광학현미경으로도 관찰할 수 있는 안정된 방법으로 정착되어 현재 조직진단에 활발히 사용되고 있다.

II. 염료와 염색의 정의

우리는 종종 "생물학적 염료(biological stains)가 무엇이며 일반 염료(dyes)와 어떻게 다른가?"라는 의문을 갖게 된다. 염료(dyes)는 일반적으로 방향족 유기화합물(aromatic organic compounds)로 면직물, 종이, 가죽, 목재, 기름, 지방, 밀납 등의 착색뿐만 아니라 동식물조직의 육안 및 현미경적 구조나 성상을 규명하기 위해 조직세포를 착색하는 데 사용되는 유색물질(colored substances)을 가리킨다. 이에 대해 생물학적 염료는 이들 세포 또는 조직 내에서 색을 생성할 수 있는 무색의 무기 또는 유기 화학물질까지를 포함한 넓은 의미로 정의한다.

따라서 현재 생물학적 염색(biological staining)이란 조직성분 및 그것의 대사, 기능 또는 병리적 상태에서 출현하는 염색 가능한 내용물에 색반응(color reaction)을 제공하는 모든 수단을 의미하는 것으로 사용되고 있다. 이 경우 시약 자체가 유색이든 무색이든 또는 유기시약이든 무기시약이든 제한하지 않는 개념이 적용되고 있다.

III. 조직 염색의 목적

조직 구성성분을 감별하기 위한 조직학적 기법에는 크게 조직의 대조(contrast)와 색(color)을 변화시켜 보는 두 가지 방법이 있다. 이 중 전자는 위상차 또는 편광현미경을 이용하여 볼 수 있는 것으로 조직의 일부분이 회색~흑색으로 변화된다. 이러한 변화는 도은법(silver impregnation)을 통해서도 만들어낼 수 있다.

도은법은 불투명한 은화합물을 원하는 구조의 표면에 침착시켜 얻는 반응이다. 그러나 대부분의 일반적인 조직 관찰은 조직에 염료를 착색시켜 관찰하는 방법을 사용하고 있다. 염료에 의해 염색된 조직은 조직을 통과하는 빛의 파장을 변화시켜 색을 나타내는데, 이 현상은 염색에 사용된 염료에 의한 빛의 흡수에 기인한다. 즉, 황색염료는 적색과 청색을 흡수하고 황색을 투과시킴으로써 조직은 황색으로 나타나며, 반대로 청색-적색염료는 황색을 흡수하고 청색-적색을 투과시켜 청색-적색으로 보인다. 또 만일 조직이 황색, 청색, 적색에 모두 염색될 경우에는 모든 색이 흡수되어 흑색을 나타나게 될 것이다.

조직 염색법의 성공유무는 염색의 특이도(specificity)와 민감도(sensitivity)에 달려 있다. 염색의 특이도는 사용하는 염색이 원하는 성분들을 각각 정확히 구별해 낼 수 있어야 하고, 동시에 이 성분들 중 하나 또는 소수의 성분만 착색되고 나머지는 염색되지 않는 것을 말한다. 다시 말해, 어떤 특정 성분을 증명하려고 할 때 원하는 성분만 염색되고 그 외의 다른 성분은 염색되지 않아야 한다는 점이 매우 중요한 요소이다. 따라서 어떤 염료가 조직 전체에 확산 상태로 염색되었다면 그 염색은 조직학적 염색법으로 부적당한 것을 의미한다. 이에 대해, 민감도란 검출 가능한 물질의 최저 농도에 대한 특정 염색의 능력을 의미한다.

우리가 이용하는 대다수의 염색법은 조직세포 내에 포함된 성분을 검출하기에 불가능한 수준 이하의 역치(threshold)를 가지는 것이 보통이다. 따라서 어떤 염색법이 역치가 높을 경우에는 민감도가 낮아지기 때문에, 그 염색은 실제 조직 내에 소량의 성분이 분명히 존재해 있다 하더라도 검출할 수 없을 경우가 발생된다. 염색법에서 안정성이 높다는 것은 그 염색이 고특이도와 고민감도를 함께 지니고 있다는 것을 의미한다.

IV. 염색방법의 분류

조직 관찰을 위해 조직성분에 대조와 색을 부여하기 위해서는 그 목적에 따라 다양한 방법이 이용되고 있다(표 6-1). 이 방법들 중에서 도은법이나 조직화학적 방법은 염료염색법만큼 일반적으로 이용되지는 않지만, 다른 측면에서 보면 고전적인 염색법들과 마찬가지로 빛의 강도나 파장의 변화에 의해 발생하기 때문에 함께 취급하였다. 이 반응들 가운데 일부는 그 원리가 완전히 규명된 것도 있지만, 아직도 상당수의 방법들은 원리가 명확히 밝혀져 있지 않은 것도 있다.

1. 생체염색

살아 있는 세포의 관찰 방법은 생체에서 세포를 분리하여 염색액 속에 넣어 염색하는 방법(초생체염색, supravital staining)과 생물체 내로 특수 염료를 주입한 다음 염색된 조직편을 절제한 후 표본을 제작하여 염색하는 생체내염색(intravital staining) 방법이 있다.

이러한 특수한 염색 기법들을 생체염색(vital staining)이라 부르며 이 경우 이미 고정된 조직절편은 사용할 수 없다.

생체염색은 1887년 에를리히(Paul Ehrlich)가 최초로 메틸렌블루(methylene blue)를 사용하여 시도한 이래, 탐식세포의 탐식(phagocytosis)과 같은 세포의 기능을 확인하거나 세포질 내 특정 성분들을 염색하는 데 사용되어 왔다. 세포의 탐식능력을 확인하는 생체내염색으로는 그물내피계세포의 검출 시 흔히 사용하는 1% 트리판블루(1% trypan blue)가 가장 잘 알려져 있다. 이 염료는 인디아잉크(india ink)와 같이 교질상(colloidal phase)이며, 입자가 고운 유탁액(emulsion)으로 그물내피계세포에 의해 쉽게 탐식될 수 있다.

초생체염색으로는 미토콘드리아를 검출하는 야누스그린(Janus green) 염색을 비롯하여 신경종말의 관찰에 사용하는 메틸렌블루(methylene blue) 염색 및 뼈속질표본에서 림프구성 백혈병(lymphocytic leukemia)과 뼈속질성 백혈병(myelocytic leukemia)을 구별하는 데 사용하는 뉴트랄레드(neutral red) 염색이 있다.

2. 선택 용해성에 의한 염색

염료와 조직성분과의 결합 형태에서 가장 이해하기 쉬운 방법의 하나는 조직액 내에서 이루어지는 염료의 단순한 용해에 의한 염색이다. 이와 같은 원리를 수용성 염료를 사용한다면 세포의 주성분이 물로 이루어져 있기 때문에 염색이 되더라도 이후에 확산되어 나

표 6-1. 조직학에서 사용하는 주요 염색의 분류

염색	검출물질	표본	염색법
1. 생체염색 a. 생체내염색 b. 초생체염색	 그물내피계세포 미토콘드리아	 생존 조직 생존 세포	 트립판블루(trypan blue) 염색 야누스그린(Janus green) 염색
2. 선택용해성	지방	동결절편	지용성 염료(sudan dye)
3. 유색화학물질의 생성 a. 안정한 화합물 b. 불안정한 화합물	 3가철(Fe^{3+}) 효소	 모든절편 특수제작 절편	 프루시안블루(prussian blue) 염색 효소조직화학적 방법
4. 금속침투법(도은법) a. 세포 내 구조 b. 섬유 c. 무기질	 멜라닌 그물섬유 칼슘	 모든절편 모든절편 비탈회 절편	 은환원성(Fontana-Masson 염색) 호은성(Gomori reticulin 염색) 이온교환반응(von Kossa 염색)
5. 염료(dye)에 의한 염색 a. 일반 물리 · 화학적 작용 b. 변색성(이염성) c. 국소염료의 형성	 일반 조직구조 비만세포과립 DNA	 모든절편 모든절편 파라핀절편	 HE (hematoxylin-eosin) 염색 톨루이딘블루(toluidine blue) 염색 포일겐(Feulgen) 반응
6. 형광염료에 의한 염색	아밀로이드 항산성 간균 핵산(DNA, RNA)	파라핀절편 파라핀절편 파라핀절편	티오후라빈 T (thioflavine T) 오라민-로다민(auramine-rhodamine) 아크리딘-오렌지(acridine orange)
7. 면역조직화학	각종 항원 물질	동결절편 모든절편	형광항체법 효소항체법
8. 제자리부합법	이상 유전자	모든절편 모든절편	형광제자리부합법(FISH) 색소원제자리부합법(CISH)

타나므로 염색으로서 부적당하다. 일반적으로 조직성분에 녹는 염료를 통상 용해성염료(lysochrome)라 부르며, 그 대부분은 지용성 성질을 갖고 있어서 조직 내의 지질 증명 시 빈번하게 사용되고 있다. 지용성염료(fat-soluble dye)를 70% 알코올에 녹여 지질(lipid)이 함유된 조직절편에 첨가하면 알코올에 녹아 있는 것에 비해 지질에 더 잘 용해되므로 지질만 선택적으로 염색해 낼 수 있다. 이 염색에서 지질에 녹는 염료의 양은 두 용매, 즉 알코올과 지질 사이에 적용되는 분배계수(partition coefficient)에 의해 결정된다. 즉, 어떤 염료 S(예 : sudan III)를 용매 A(예 : 알코올)에 녹여 용매 B(예 : 지질)와 함께 오래 혼합하여 두면 용매 A와 B에서의 S의 농도 CA와 CB의 비를 분배계수(K)라 부른다. 이 비는 다음의 식으로 표시하는데 온도가 일정할 경우 K는 항수로 일정하다.

$$K = \frac{C_A}{C_B}$$

3. 화학적 정색반응에 의한 염색

조직검사에 이용되는 염색법 중 일부는 반응액이 무색이지만 조직 내의 특정 성분과 반응하면 유색물질을 만드는 것이 있다. 이 경우 생성된 유색 종산물은 진정한 염료(dye)일 수도 있고, 염료가 아닌 단순한 색을 띤 화학반응산물(chemical reaction product)일 수도 있다. 이 중 특히 후자는 특이도가 높고 그 원리가 확실히 밝혀져 있어서 조직화학염색(histochemical technique)이라 부른다.

조직화학염색은 일반적으로 천연 또는 합성염료를 사용하는 염료 염색(dye staining)에 비해 특이도가 매우 높은 것이 장점이다. 조직화학염색에서 최종 형성된 유색산물이 염료인 예로는 periodic acid Schiif (PAS) 염색과 포일겐 반응(Feulgen reaction)에 사용되는 쉬프 시약(Schiff reagent)이 있다. 쉬프 시약은 무색이지만 조직성분의 알데히드기(aldehyde group)와 반응하면 적자색 염료로 전환된다. 이에 비해, 최종 유색 반응산물이 염료가 아닌 대표적인 예로는 조직 내의 철을 증명하는 데 사용하는 페를즈 반응(Perls reaction)이 있다.

페를즈 반응의 원리는 반응액 속의 페로시안화 칼륨(potassium ferrocyanide)이 3가철(Fe^{3+})과 결합하여 청록색의 페로시안화제이철(ferric ferrocyanide), 즉 프러시안블루(prussian blue)를 형성하는 데 기초한 염색방법이다. 그러나 조직화학염색에서 위의 방법들보다 조금 더 정밀하고 특이적인 유색 반응을 얻기 위한 방법으로는 효소조직화학염색(enzyme histochemistry)이 있다. 조직 내 효소는 기질과 반응하면 기질이 변화되어 효소활성 부위에 직접 유색물질을 형성하거나 반응 후 일단 생성된 무색화합물을 다음 단계에서 유색물질로 전환시킬 수 있다. 조직화학염색에서 생성된 최종 반응산물은 어떤 의미에서 보면 비색화학분석에서 얻어지는 정색반응과 매우 유사하며, 반응 강도 역시 조직 내 함유되어 있는 활성 성분의 양에 비례한다. 특히 효소조직화학염색의 성공여부는 세포 활성 성분의 본래 위치 및 그 농도가 얼마나 잘 보존되어 있는지가 가장 중요한 요소로 작용하기 때문에 조직 내 효소활성 소실 방지 및 위치 보존을 위한 각별한 주의가 필요하다. 뿐만 아니라 유색 반응 최종산물의 색상도 염색의 성패를 좌우하는 중요한 요소의 하나이다. 만일 유색 반응 최종산물이 황색 또는 분홍색과 같이 연한 색상이라면 색의 대조가 좋지 않아 현미경 관찰이 어렵다. 반응 최종산물의 색상은 불투명하면서도 짙어야 관찰하기가 쉽다.

4. 금속 침투법

금속침투법은 특정 조직성분의 검출을 목적으로 금속화합물을 사용하여 금속이 흑색으로 쉽게 환원되는 성질을 이용한 염색법이다. 검출 성분의 표면에 은을 침착시켜 검출하므로 도은법(silver impregnation)이라 하며 크게 3가지 유형, 즉 은환원성, 호은성 그리고 이온교환반응으로 분류한다.

첫째, 은환원성 반응(argentaffin reaction)은 멜라닌과 같은 티로신 유도체(tyrosine derivatives)나 창자샘의 창자내분비세포과립(enteroendocrine cell)에 함유된 페놀화합물 등을 검출하는 데 이용된다. 이 성분들은 그 자체가 암모니아성 은(ammoniacal silver)을 흑색의 금속침착물로 직접 환원시킬 수 있는 성질을 가지고 있기 때문에 외부에서 환원제를 첨가할 필요가 없다. 이에 대해 진균(fungi)이나 바닥막(basement membrane)의 검출에 이용되는 도은법은 암모니아성 은을 직접 환원시킬 수 없기 때문에, 먼저 진균의 세포벽과 바닥막을 형성하고 있는 다당류를 산화제로 산화시켜 환원성이 강한 알데히드기를 유리해낸 다음, 이 알데히드기로 하여금 은을 환원시키는 방법으로 은환원성 반응과 구별하기 위해 유도성 은환원성 반응(induced argentaffin reaction)이라 부른다.

둘째, 호은성 반응(argyrophilic reaction)은 검출 물질이 은친화성이 있으나 암모니아성 은을 직접 환원시킬 수 없어서 외부에서 환원제를 첨가하여 환원시키는 반응이다(그림 6-1). 호은성 반응은 그물섬유나 헬리코박터 파이로리(Helicobacter pylori) 검출 시 사용된다.

셋째, 이온교환반응(ion exchange reaction)은 뼈의 칼슘 검출에 이용된다. 이 반응은 질산은 용액이 뼈 내의 칼슘과 결합되어 있는 인산이나 탄산과 반응하면 불용성 은염을 형성하며, 이 불용성 은염을 자외선(UV)에 의해 흑색으로 환원시키는 원리를 이용한 것이다. 따라서 이온교환반응은 사실상 탄산이나 인산을 검출하는 것으로 엄밀한 의미에서 직접 칼슘을 검출하는 반응은 아니다.

5. 염료(dye)에 의한 염색

염색 기법 중 가장 많이 이용하는 방법으로, 다음에 나오는 내용은 염료를 사용하는 의생물학 분야의 종사자들이 염료화학(dye chemisrty)의 기본적인 원리를 이해하는 데 도움이 되는 기초적인 것만을 기술하였다. 형광염료 염색, 면역조직화학, 제자리부합법에 관해서는 뒤에 별도의 장에서 자세히 취급하였다.

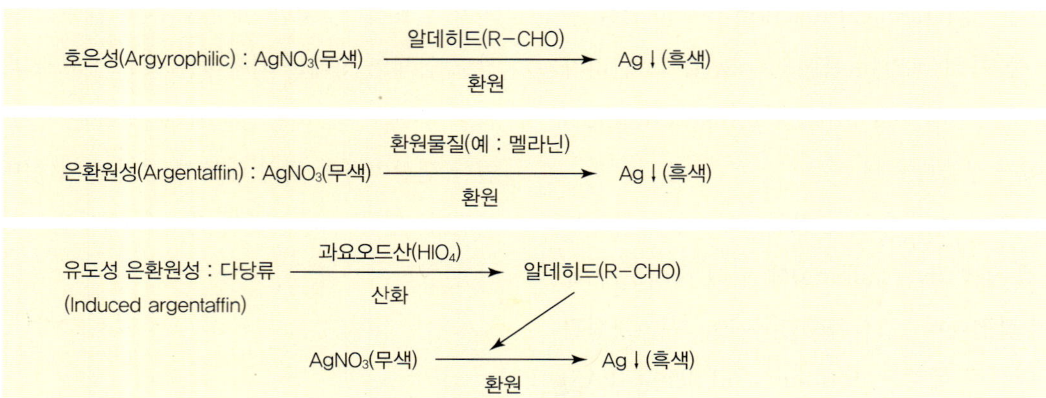

그림 6-1. 도은법의 종류. 호은성, 은환원성, 유도성 은환원성의 차이

V. 염료의 화학구조와 색의 관계

합성염료의 대부분은 방향족 유기화합물(aromatic organic compound)이다. 바꾸어 말하면 합성염료는 벤젠(benzene, C_6H_6)과 같은 탄화수소(hydrocarbon)의 유도체라 말할 수 있다.

벤젠 내의 이중결합은 고정되어 있지 않고 고리의 상·하면에서 전자구름을 형성하고 있는 공명 구조로 되어 있다(그림 6-2).

벤젠은 여러 방식으로 다른 라디칼(radicals)이나 원소들과 결합하여 극히 복잡한 화합물을 형성할 수 있기 때문에 유기화학에서 매우 중요하다. 이 화합물 내에 원소가 어떤 방식으로 결합하면 그 물질은 색을 띠게 되고 이 유색화합물 분자에 약간의 첨가반응이 일어나면 염료가 된다. 이 관점에서 유색 벤젠유도체는 이보다 단순한 화학조성을 갖는 유색 색소(colored pigments)와는 다르다. 유색 색소는 강한 색을 띠지만 염료로서의 기능은 없다.

염료 화학에 있어서 벤젠고리 내의 한 종류의 치환은 특히 중요하다. 또한 이중 결합을 가진 2개의 원자나 기와 치환될 수 있다. 이 치환은 동시에 발생하며 치환된 산소 원자는 각각 오르토(ortho) 또는 파라(para) 위치에 존재한다(그림 6-3). 따라서 2개의 산소 원자(2가)가 2개의 수소 원자(1가)와 치환되어 퀴논(quinone, $C_6H_4O_2$)이라 부르는 화합물을 형성한다. 퀴논의 구조식은 흔히 파라벤조퀴논 형태를 가진다. 이런 종류의 치환에서는 벤젠고리 내 이중결합의 재배열이 일어나며, 이런 종류의 화합물을 퀴노이드 화합물(quinoid compound)이라 부른다. 이 화합물 내의 이중결합은 벤젠과는 달리 움직이지 않고 고정된다. 이런 원자가 결합의 변화는 많은 염료에서 매우 손쉽게 일어나며, 이것에 의해 그 염료의 어떤 특성을 설명할 수 있다.

이 밖에 톨루엔(toluene 또는 methylbenzene, $C_6H_5CH_3$), 페놀(phenol 또는 carbolic acid, C_6H_5OH) 및 아닐린(aniline 또는 phenylamine, $C_6H_5NH_2$)과 같은 벤젠의 단일 치환산물(mono-substitution products)은 염료구조를 이해하는 데 중요하다(그림 6-4). 이 외에 벤젠의 중요한 이중 치환산물(di-substitution products)로는 자일렌[xylene 또는 dimethyl benzene, $C_6H_4(CH_3)_2$]과 톨루이딘(toluidine, $C_6H_4CH_3NH_2$)의 두 종류가 있다.

o-Benzoquinone *p*-Benzoquinone

그림 6-3. 퀴논(quinone)의 오르토(ortho)형과 파라(para)형

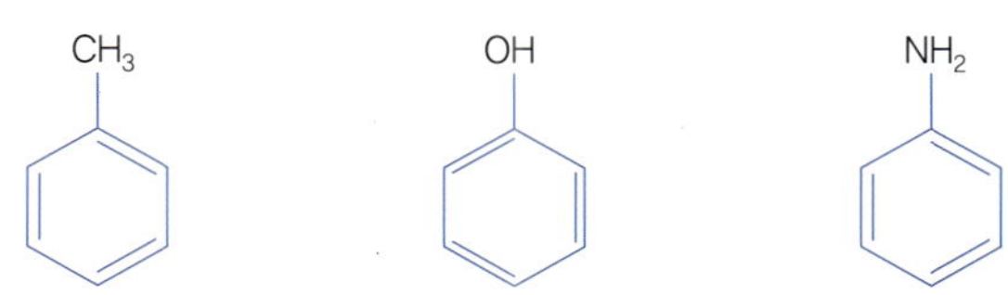

그림 6-4. 벤젠의 단일 치환산물

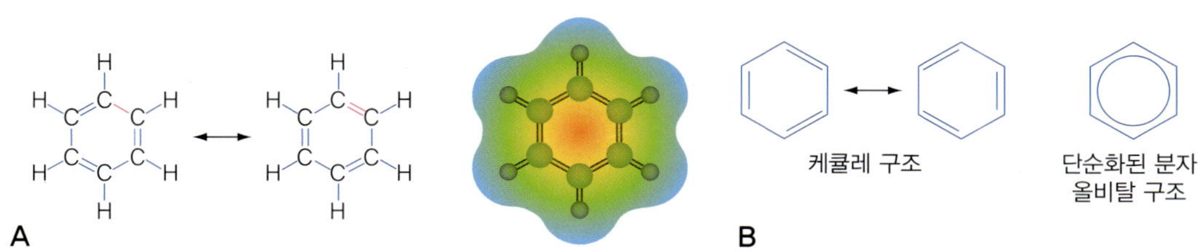

그림 6-2. A. 벤젠의 공명 구조 B. 단순 표기 방식

두 종류는 위에서 언급한 바와 같이 세 종류의 이성질체(isomeric form)가 존재한다. 오르토(ortho-), 메타(meta-), 파라(para-)는 보통 o-, m-, p-라 쓰며, 항상 소문자와 이탤릭체를 사용한다(그림 6-5). 그리고 이들 문자 뒤에는 영어의 알파벳 배열과 관계없이 대문자를 쓴다(예 : m-Toluene).

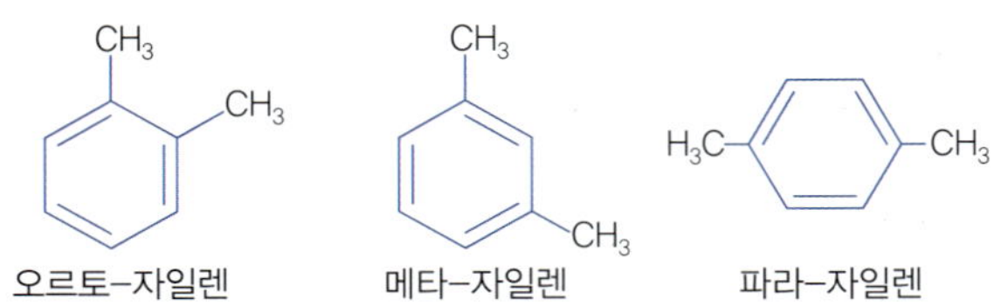

그림 6-5. 벤젠의 이중 치환산물

1. 색의 개념

태양광선을 육안으로 보면 백색광(white light)으로 보이는데, 이는 가시광선만을 눈으로 인식하기 때문이며 실제적으로는 자외선, 적외선도 존재한다. 모든 부분의 파장을 포함하고 있기 때문이다(그림 6-6). 따라서 백색광을 프리즘(prism)으로 보면 무지개에서 나타나는 것처럼 7색의 색띠(color band)로 분리된다. 이러한 현상은 각 파장의 빛이 프리즘을 통과하면서 분해되기 때문이며, 이 경우 7가지의 연속된 색을 연속광(succession spectrum)이라 하고, 각각의 단독 색을 단색광(monochromatic light)이라 부른다.

그러나 색소나 염료가 녹아 있는 용액을 통과한 태양광선을 분광하면 곳곳에 불연속성 띠가 나타나는데, 이것을 흡수광(absorption spectrum)이라 한다. 이 같은 현상에서 볼 수 있는 바와 같이 어떤 색이 나타나기 위해서는 입사광선 중 어떤 파장의 부분을 흡수해야 하며 이 흡수된 파장부분, 즉 흡수띠(absorption band)가 어디에 있는가에 따라 각각 다른 색이 나타난다. 만일 태양광선을 그대로 반사하면 백색, 전부 흡수하면 흑색으로 보이게 된다. 이외의 색은 가시파장 범위의 어느 특정 부위가 흡수되고 나머지 파장을 중심으로 하는 빛은 반사되어 나타난다(그림 6-7). 예를 들어, 콩고레드(congo red)의 용액을 통과한 태양광선은 청록색(blue-green) 파장이 흡수되고 적색을 반사하여 적색으로 보이며, 녹청색으로 보이는 용액은 태양광선의 적색 파장을 흡수하고 녹청색을 반사하여 녹청색으로 나타나는 것이다. 즉 백색광 − 청록색광 = 적색광이 되고, 백색광 − 적색광 = 녹청색광이 된다. 이때, 흡수되는 파장의 색을 스펙트럼색(spectrum color)이라고 하며, 반사되어 우리들의 눈에 감지되는 색을 보색, 또는 여색(complementary color)이라고 한다(표 6-2).

눈이 느끼는 빛의 파장범위는 대략 400~800 정도

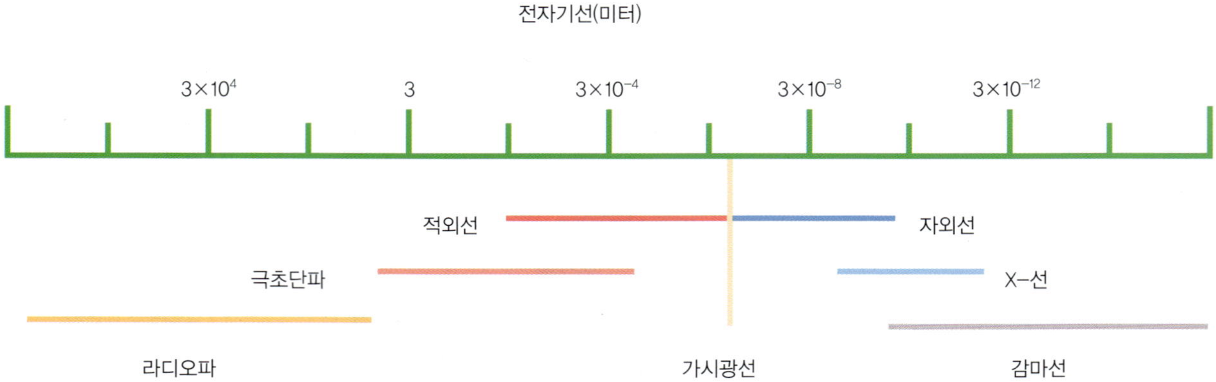

그림 6-6. 전자기선(electromagnetic radiation)의 범위

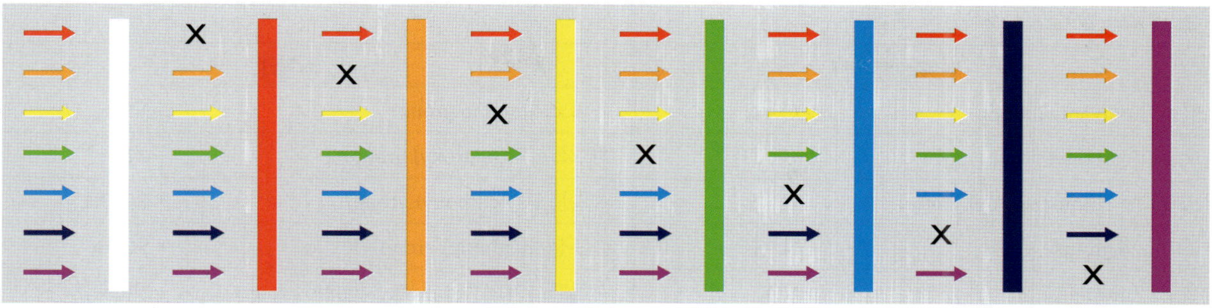

그림 6-7. 빛의 흡수와 투과

표 6-2. 가시광선의 파장과 스펙트럼색, 보색과의 관계

파장(nm)	스펙트럼색	보색	색단군
400~435	보라색	연두색	청색이동기(hypsochromic)
435~480	파란색	노란색	↑
480~490	바다색	주황색	
490~500	청록색	빨간색	
500~560	초록색	자주색	
560~580	연두색	보라색	
580~595	노란색	파란색	
595~650	주황색	바다색	↓
650~780	빨간색	청록색	적색이동기(bathochromic)

로 이 부분을 가시광선이라고 하며, 그보다 파장이 짧은 자외선(ultraviolet), 파장이 긴 적외선(infrared) 등이 있다. 이 가시광선의 스펙트럼색은 파장이 짧은 쪽으로부터 보라(violet), 파랑(blue), 초록(green), 노랑(yellow), 주황(orange), 빨강(red)이다.

2. 색과 분자구조와의 관계

합성염료가 발견된 이후 유기화합물의 명칭과 화학적 구조 사이에 인과관계를 규명하려는 연구가 활발히 진행되어, 발색의 원인은 염료분자가 가지고 있는 전자계의 진동이 백색광의 특정 파장의 에너지를 흡수함으로써 생긴다는 것이 확인되었다. 그 후 그레베와 리베르만(Graebe & Libermann, 1868)은 모든 착색물질이 수소를 첨가하면 무색으로 변화하기 때문에, 발색의 원인은 불포화, 특히 산소와 질소가 결합한 불포화(unsaturation)에 기인한다고 주장하였으며, 비트(O.N. Witt, 1890)는 이 근거를 토대로 염료가 색을 띠기 위해서는 불포화결합을 가진 특정 원자단이 존재해야 한다고 주장하고, 이 원자단을 발색단(chromophore)이라 칭하였다. 발색단에 포함된 기본 기로는 에틸렌기(ethylene group), 카보닐기(carbonyl group), 티오카보닐기(thiocarbonyl group), 아조기(azo group), 니트로기(nitro group), 니트로소(nitroso group), 퀴논고리(quinone rings) 등이 있다(표 6-3, 4).

이 중 퀴논고리(para형이 대부분이고, 드물게 ortho형이 있음)는 한 쌍의 에틸렌기(〉C=C〈)를 포함하고 있다는 것을 알 수 있다(그림 6-3). 두 개의 퀴논고리는 그것 자체가 사실상 색을 띠며, 다소 강한 색을 나타내는 모든 화합물은 이 퀴논고리의 원자단을 대부분 포함하고 있다. 따라서 발색단을 간직한 방향족 화합물은 염료의 모체가 되므로 색소원(chromogen)이라 부르며 그 자체로 조직성분에 착색이 가능하다. 그러나 착색된 색소원은 저항성이 없어 수세를 하면 쉽게 제거된다. 이에 비해 안정된 염료는 조직성분과 친화력이 있는 이온 형태로 용해되어야 하므로, 색소원이 진정한 의미의 염료가 되기 위해서는 조직 성분의 말단 기(end groups)와 정전기적 결합 또는 공유결합에 의해 이온화할 수 있는 기가 분자 내로 첨가되어야 한다. 이때 첨가되는 이온화 기를 조색단(auxochrome)이라 부

표 6-3. 염료의 발색단과 조색단의 종류

발색단		조색단	
에틸렌기(ethylene group)	>C = C<	아미노기(amino group)	$-NH_2$
카보닐기(carbonyl group)	>C = O	히드록실기(hydroxyl group)	$-OH$
티오카보닐기(thiocarbonyl group)	>C = S	카르복실기(carboxyl group)	$-COOH$
아조기(azo group)	−N = N−	슬폰산기(sulfonyl group)	$-SO_3H$
니트로기(nitro group)	$-NO_2$	디메틸아미노기(dimethyl amino group)	$-N(CH_3)_2$
옥시아조기(oxyazo group)	−N(−O) = N−	머캅탄기(mercaptane group)	$-SH$
니트로소(nitroso group)	−N = O		

표 6-4. 퀴논염료의 몇가지 예

발색단 종류	화학구조	염료의 예
Anthraquinone	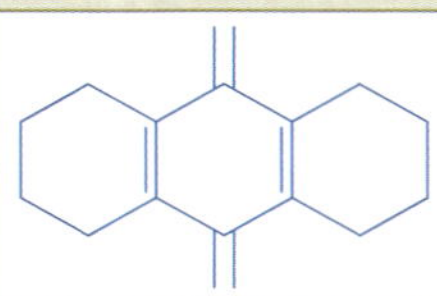	alizarin carmine
Xanthene	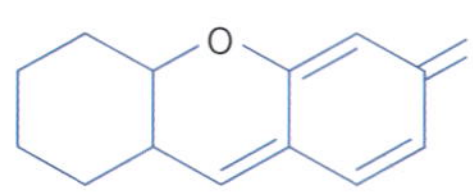	eosin, xanthene
Thiazine	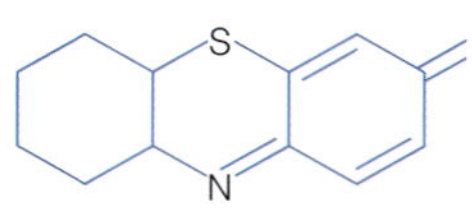	변색성염료 (toluidine blue, methylene blue, azure A)

른다. 색소원 분자와 조색단의 결합은 직접 이루어지기도 하고 일부 2가 또는 3가 금속이온의 중재에 의해 결합되기도 한다. 이들 금속으로는 Al, Fe, Cr, W, Mo, Cu 등이 흔히 사용된다. 염료는 조색단으로 인해 양이온성(염기성) 또는 음이온성(산성) 성질을 띠며 염료 분자의 염색능(dyeing capacity)을 제공한다. 가장 중요한 염기성 조색단으로는 아미노기($-NH_2$)가 있으며, 이 기는 염료산업의 주류를 이루는 아닐린고리(aniline ring)를 간직하고 있는 염료에서 볼 수 있다. 산성 조색단으로는 카르복실기(carboxyl group), 히드록실기(hydroxyl group), 슬폰산기(sulfonyl group) 등이 있다(표 6-3). 이 중 슬폰산기는 염기성염료를 산성염료로 변환시키는 데 이용된다.

조색단이란 단어는 auxo(증가함이란 의미, auxein에서 유래)와 chrome (color)의 합성어로 색증강제(color increaser)란 의미를 가진다. 이는 조색단이 단순히 염료의 이온화에 관여할 뿐만 아니라 색의 짙기에도 영향을 미친다는 것을 의미한다. 그 예로 무색 화합물인 나프탈렌(naphthalene)에 히드록실기가 한 개 첨가되면 이온화가 가능한 무색의 1-나프톨(1-naphthol)로 변한다. 이와 반대로 히드록실기 대신에 발색단인 니트로기($-NO_2$)가 두 개 첨가되면 연한 황색의 2,4-디니트로나프탈렌(2,4-dinitronaphthalene)이 되는데, 만일 히드록실기와 니트로기가 둘 다 첨가되면 짙은 황색의 말티우스 옐로우(martius yellow)로 변한다(그림 6-8). 이와 같은 색 변화는 조색단과 발색단의 두 원자단의 첨가로 인하여 화합물의 최대 흡수가 훨씬 더 심하게 변화된 결과이며, 따라서 발색단인 니트로기에 의한 색 변화와 동시에 히드록실기에 의해서도 색이 짙어짐을 알 수 있다. 즉 이러한 결과는 조색단이 발색단의 성질이 있음을 의미한다. 이런 이유 때문에 조색단을 간혹 'auxochromophoric'이라 부르기도 한다.

조색단에는 첨가되는 기의 종류와 수에 의해 색의 짙기가 달라지는데, 색이 짙어지는 것을 장파색단군(bathochromic groups)이라 하고 긴 파장의 적색이동(red shift)을 나타내며, 반대로 색이 밝아지는 것을 단파색단군(hypsochromic groups)이라 하고 짧은 파장

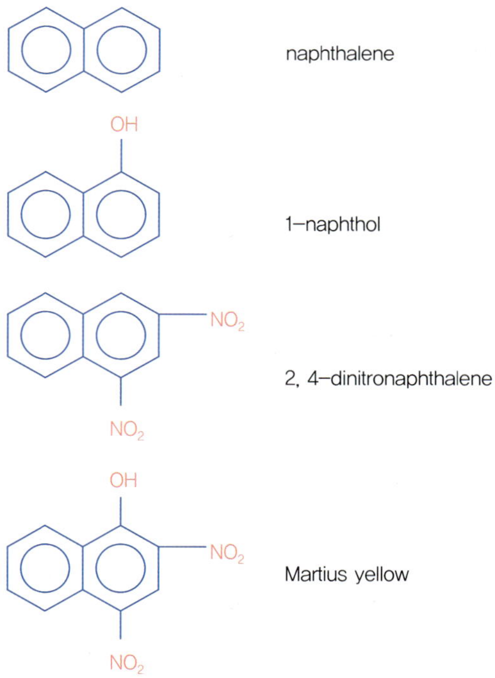

그림 6-8. 조색단에 의한 색 짙기의 변화

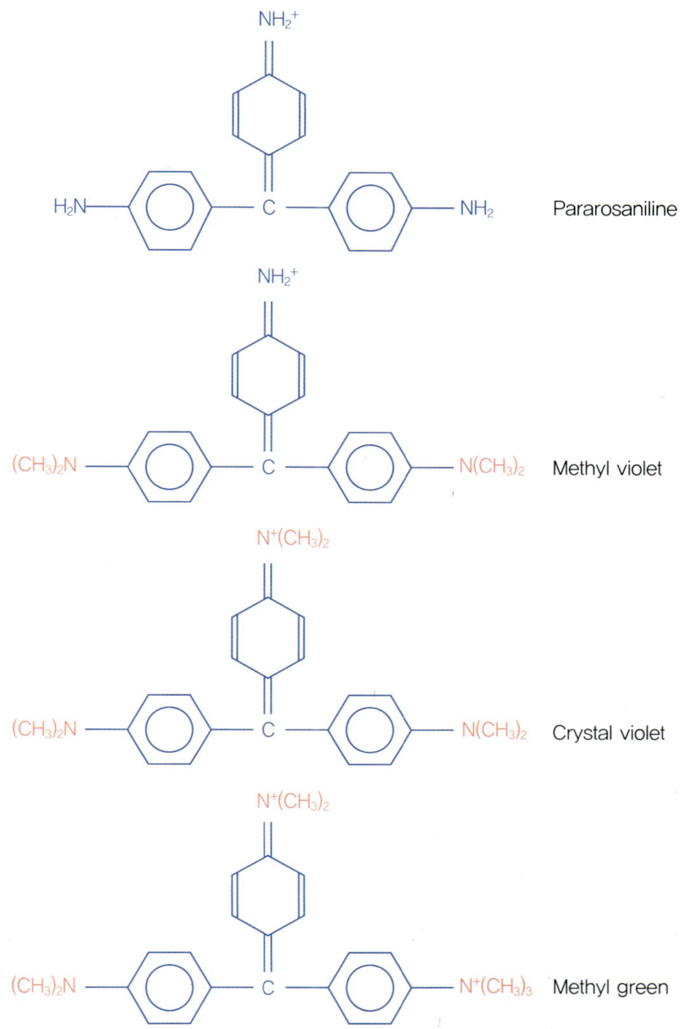

그림 6-9. 염료분자의 변색제 첨가에 의한 색의 변화

의 청색이동(blue shift)을 나타낸다.

또한, 염료분자는 발색단과 조색단 외에 제3의 기를 가지는데, 이를 변색제(modifier)라 부르며 메틸기($-CH_3$), 에틸기($-C_2H_5$) 등이 있다. 변색제는 염료분자의 염색 특성을 크게 변화시키지 않으면서 단순히 색상(shade)만을 변화시킨다. 그 예로 적색의 파라로즈아닐린(pararosaniline)에 메틸기가 네 개 추가되면 적자색의 메틸바이올렛(methyl violet), 6개가 추가되고 아미노기가 아릴기(aryl group, −N)로 치환되면 청자색의 크리스탈바이올렛(crystal violet), 7개가 추가되고 아미노기가 아릴기로 치환되면 메틸그린(methyl green)으로 변화된다(그림 6-9).

위의 내용을 간단히 정리하면 염료란 무색의 벤젠에 발색단이 결합하여 색이 나타나며, 조색단이 첨가되어 이온화하거나 색의 짙기가 변화하는 유기화합물을 말한다(그림 6-10). 그리고 염료에 변색제가 첨가되면 색상이 변화되어 다른 종류의 염료를 생성할 수 있다.

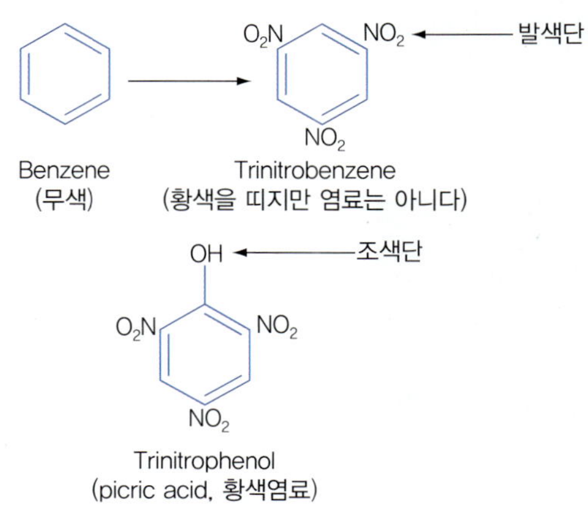

그림 6-10. 무색의 벤젠고리에 발색단과 조색단이 첨가되어 염료로 전환되는 과정

VI. 염료의 분류와 명명법

1. 염료의 분류

염료는 일반적으로 출처, 조색단(이온화), 발색단, 반응 특성 등에 따라 크게 4군으로 분류한다(표 6-5).

표 6-5. 염료의 분류

염료의 출처	조색단	발색단	반응 특성
천연염료	염기성염료 (양이온성 염료)	퀴노이드염료	직접염료
합성염료 또는 아닐린 염료	산성염료 (음이온성 염료)	아조염료	매염염료 (염료레이크)
	중성염료	니트로염료	지용성염료
	양성염료		변색성 (이염성)염료
			형광염료

1) 천연염료

천연염료에는 인디고, 커치니얼(카민), 올세인, 알리자린, 헤마톡실린 등이 있다(그림 6-11). 인디고(indigo)는 인류가 사용한 가장 오래된 염료로 '염료의 제왕'이라고 불린다. 남옥 등의 식물로부터 얻는 푸른색 염료로 원형질의 염색과 광견병 환자의 신경세포 네그리소체(Negri body)의 염색에 이용되었으나 오늘날에는 거의 사용되지 않는다. 커치니얼(cochineal)은 중미 열대지방에 자라는 선인장과 같이 즙이 많은 식물에 기생하는 연지벌레(*Dactylopius cacti*)의 암놈 몸통을 말려 얻는다. 이렇게 얻어낸 것은 조직에 대한 직접적인 친화력이 없기 때문에 매염제를 함께 사용해야 한다. 커치니얼로 염색하면 핵이 적자색, 혈구와 근세포는 오렌지색, 세포질은 연한 적색으로 나타난다. 그러나 커치니얼은 염색의 재현성이 좋지 않아 보통 좀 더 정제된 것을 사용하는데, 이 염료가 카민(carmine)

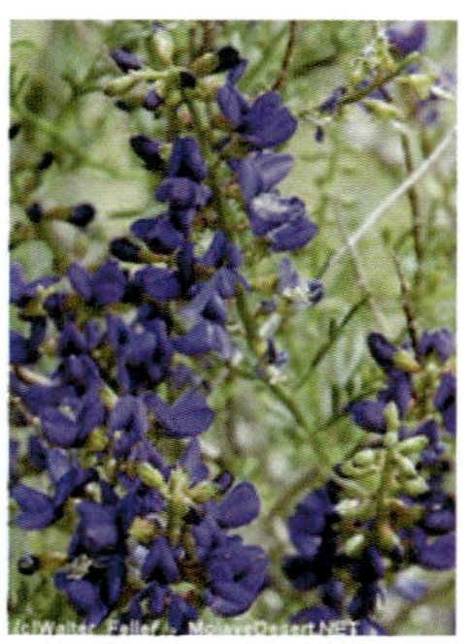

Indigofera tintoria

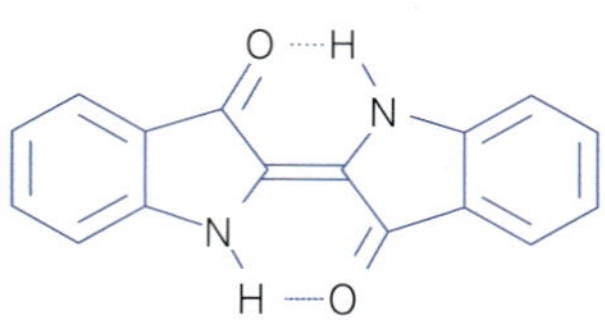

인디고

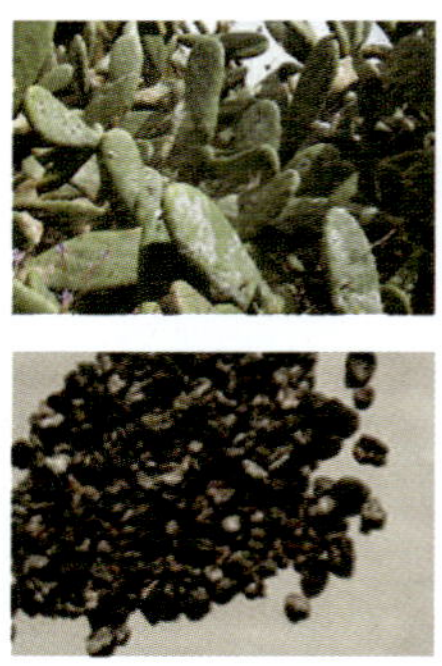

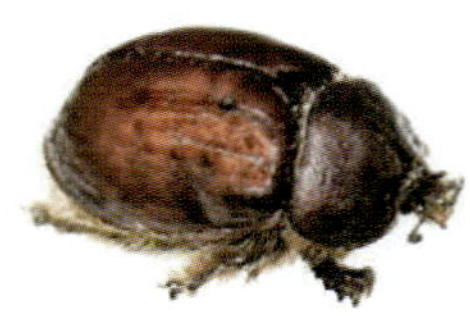

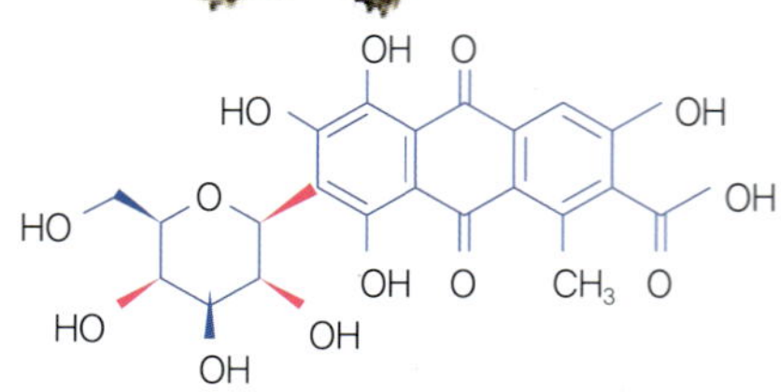

Dactylopius Coccus (암놈) 곤충 몸통을 건조시켜 얻은 코치니얼

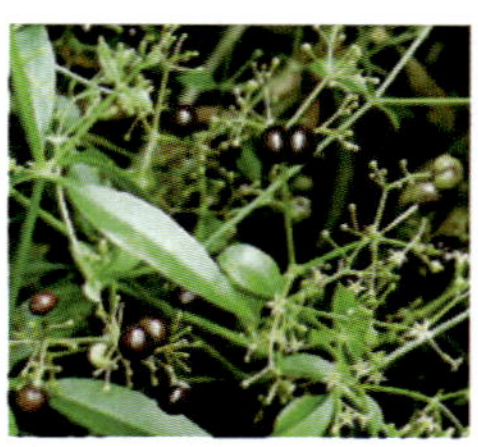

Rubia tinctorum

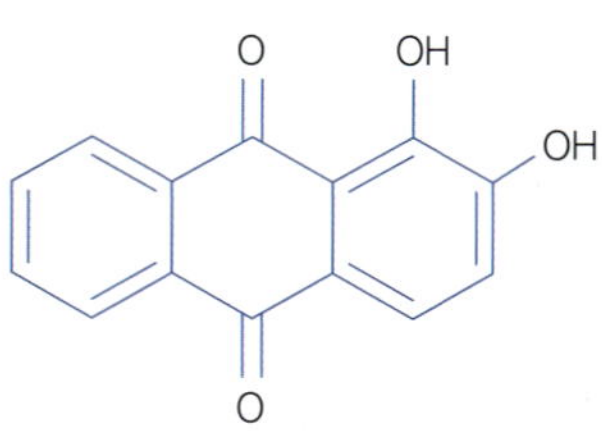

알리자린

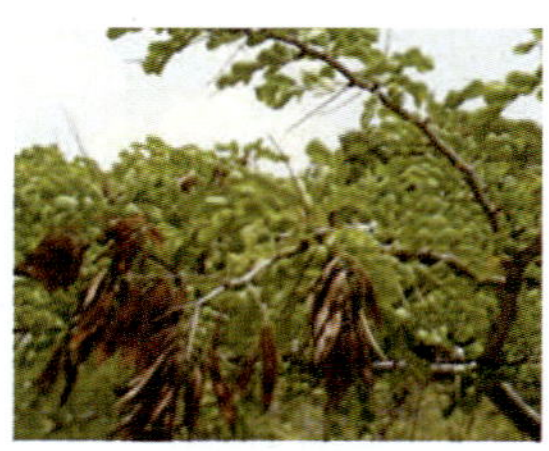

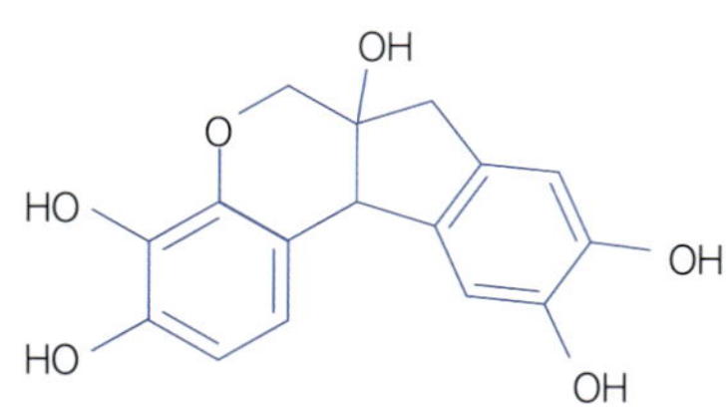

Haematoxylum campechianum (logwood)
Hematoxylin

그림 6-11. 천연염료의 출처와 화학구조

이다. 카민은 커치니얼을 물에 넣어 끓이거나 화학적으로 정제한(potassium aluminium sulfate로 침전시킴) 후에 벤젠으로 추출하여 얻는다.

올세인(orcein)은 오늘날 인공합성이 가능하게 된 천연염료로서, 지의류 식물인 *Leconore tinctoria* 또는 *Rocella tinctoria*로부터 얻는다. 이렇게 얻은 추출물에는 무색의 레아놀산(leanoric acid)이 함유되어 있기 때문에, 끓는 물에 넣으면 올시놀(orcinol)로 변하고, 여기에 메틸기($-CH_3$)가 붙게 되면 리졸시놀(resorcinol)이 된다. 이 올시놀을 대기 중에 방치하거나 암모니아로 처리하면 올세인이 된다. 이 염료는 탄력섬유, 성염색질소체(sex chromatin body) 염색 등에 이용된다.

알리자린(alizarin)은 흔한 꼭두서니(*Rubia tinctorum*)의 뿌리 또는 인디안 꼭두서니(*Rubia cordifolia*)의 여러 부위로부터 얻는다. 꼭두서니는 기원전 1,500년 이전부터 고대 중앙아시아와 이집트에서 염료로서 재배되어 왔다. 1804년 영국 염료제조업자 필드(George Field)는 명반(alum)을 처리하여 레이크 꼭두서니(lake madder)를 정제하였으며, 불용성 고형색소에 알칼리를 처리하여 수용성 꼭두서니로 전환하여 추출하였다. 이렇게 만들어진 꼭두서니 레이크는 색이 더 오래 지속되어 더 효과적으로 사용할 수 있게 되었다. 그 후 명반 대신에 철, 주석, 크롬 등의 금속염을 사용하여 다양한 다른 색을 얻을 수 있었다. 오늘날에는 조직 내 칼슘염의 검출에 사용되고 있다.

헤마톡실린(hematoxylin)은 멕시코에서 자생하는 작은 나무인 *Hematoxylin campechianum* (logwood)에서 추출되는 연한 갈색 염료이다. 이 추출물은 그 자체로 염색능이 없기 때문에 자연 산화 또는 화학적인 산화에 의해 헤마테인(hematein)으로 전환시켜야 비로소 염료로서 기능을 획득한다. 조직과의 친화력이 약하므로 염색 시 매염제가 필요하다. 세포핵 염색을 비롯하여 오늘날 조직 염색에 가장 흔히 사용되는 염료이다.

2) 합성염료

합성염료는 1856년 영국의 퍼킨(William Henry Perkin)이 말라리아 치료제인 키니네 합성 실험에서 부산물로 얻은 아진(azin)계의 염기성염료인 모브(Mauve)를 발견하게 됨으로써 합성되기 시작하여 오늘날 조직염색에 널리 활용되고 있다(그림 6-12).

합성염료는 처음 아닐린(aniline, $C_6H_5NH_2$)으로부터 생산되었기 때문에 흔히 '아닐린 염료(aniline dyes)'로 불려 왔으나, 근래에는 대다수의 합성염료가 석탄을 건류할 때 나오는 코울타르(coal tar)를 분류하여 얻은 벤젠(benzene, C_6H_6) 등을 원료로 사용하고 있어, 아닐린 염료란 표기보다는 '코울타르 염료(coal tar dyes)'라는 용어가 더 정확하다고 할 수 있다. 그러나 최근에는 벤젠을 코울타르보다는 석유 정제과정에서 훨씬 많이 얻고 있기 때문에 용어의 통일성을 위하여 일반적으로 '합성염료(synthetic dyes)'란 용어로 사용되고 있다.

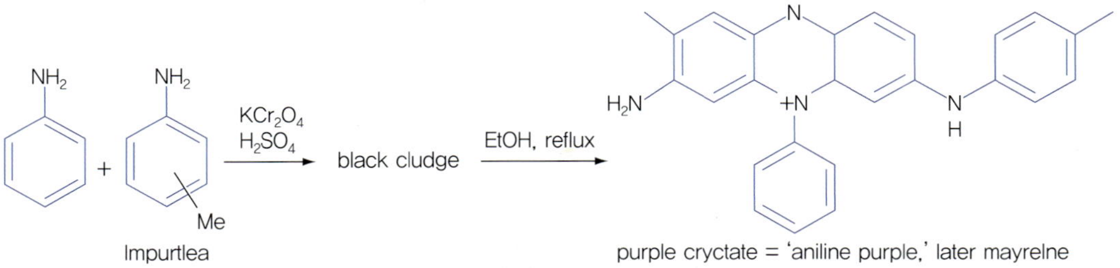

그림 6-12. 아닐린으로부터 모브 또는 아닐린퍼플(Mauve or aniline purple)의 합성과정

3) 염기성염료와 산성염료

염기성염료(basic dye) 또는 산성염료(acidic dye)를 물에 용해하면, 염기성염료는 양(+)으로 하전된(양이온성) 염료이온과 음(−)으로 하전된(음이온성) 무색의 염소이온(chloride ion)으로, 반대로 산성염료는 음으로 하전된 염료이온과 양으로 하전된 무색의 나트륨이온(sodium ion)으로 이온화한다(그림 6-13).

염기성염료는 대개 아미노기(amino group) 또는 알킬아미노기(alkylamino group)를 조색단으로 가지고 있어서 염료가 이온화되면 전체적으로 양(+)으로 하전되어 카르복실기, 황산기, 인산기(특히 핵산의 인산기)와 같은 음(−)으로 하전된 조직성분들과 결합한다. 대부분 핵 염색으로 사용된다. 아미노기를 조색단으로 가진 것으로는 파라로즈아닐린(pararosaniline, basic red 9)이 있고, 알킬아미노기를 가진 것으로는 메틸렌 블루(methylene blue, basic blue 9)가 있다. 산성염료는 음(−)으로 하전되어 아미노기와 같은 양(+)으로 하전된 조직성분들과 결합한다. 대부분 세포질 염색으로 사용된다. 산성염료로는 조색단으로 수산기만을 가진 말티우스 옐로우(martius yellow, acid yellow 24), 히드록실기와 카르복실기를 가진 에오신 Y (eosin Y, acid red 87), 히드록실기와 슬폰산기를 가진 비브리히 스칼렛(biebrich scarlet, acid red 66) 등이 있다(표 6-6).

염료에 적용하는 염기성 또는 산성이란 용어는 pH와는 무관하기 때문에, 엄밀한 의미에서 염기성염료는 양이온성염료(cationic dye)로, 산성염료는 음이온성염료(anionic dye)로 부르는 것이 적합하지만, 관습적으로 염기성 또는 산성 염료로 통용되고 있다. 그러나 실제에서는 양이온성의 염기성염료도 조직성분과 반응 시 염소라디칼에 의해 약한 산성을 띠는 것을 자주 볼 수 있다. 대표적인 예로 염기성 푹신(basic fuchsin)과 산성 푹신(acid fuchsin, acid violet 19)이다(그림 6-14). 즉 염기성 푹신은 유색의 로즈아닐린(rosaniline) 이온과 산성염소라디칼로, 산성푹신은 로즈아닐린의 산성 슬폰화 유도체와 나트륨염으로 구성되어 있음을 알 수 있다.

염기성염료 = chromogen − auxochrome$^+$ − Cl$^-$

산성염료 = Na$^+$ − auxochrome$^-$ − chromogen

그림 6-13. 염기성염료와 산성염료의 이온화

표 6-6. 조직염색에 사용하는 염료의 화학적 분류

발색단	구조	양이온성염료 (염기성염료)	음이온성염료 (산성염료)
Quinoid ring	Triarylmethane	Rosaniline dyes Crystal violet	Acid fuchsin Aniline blue
	Xanthene	Pyronin	Eosin Phloxine
	Thiazine	Toluidine blue Thionin Methylene blue	
	Oxazine	Cresyl violet Celestine blue	
	Azure	Neutral red Safranin	Azocarmine
Azo-group	Monoazo		Orange G Tartrazine
	Diazo	Bismarck brown	Congo red Biebrich scarlet
Nitro-group	Nitro		Picric acid Martius Yellow

4) 중성염료

중성염료(neutral dye)는 염기성염료와 산성염료가 혼합된 염료로 한 염료분자 내에 두 종류의 발색단을 가지고 있어서 두 종류의 다른 색을 나타내는 유색 염료이다.

중성염료의 염색액은 두 개의 거대 염료분자가 결합해 있어서 대체로 콜로이드상(colloidal phase)을 보인

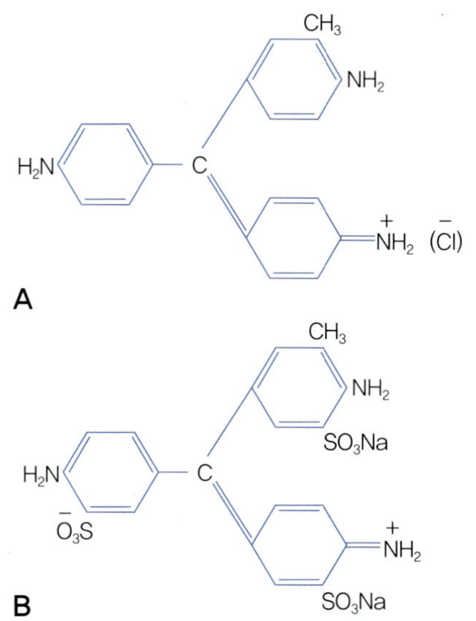

그림 6-14. A. 염기성 푹신(basic fuchsin)과 B. 산성 푹신(acid fuchsin)의 분자구조 차이

다. 중성염료는 물에는 잘 녹지 않지만 알코올에는 잘 용해된다. 이와 반대로 염기성이나 산성염료는 일반적으로 알코올이나 물에 모두 잘 녹는다. 중성염료의 대표적인 것으로는 로마노브스키 염료(Romanowsky dye)가 잘 알려져 있다. 이 염료는 폴리크롬메틸렌블루(polychrome methylene blue)와 에오신(eosin)이 혼합된 형태로 혈구염색에 널리 사용되고 있다. 로마노브스키 염료 내의 메틸렌블루(methylene blue)는 방치 상태에서 메틸렌아주르(methylene azure)로 자연산화되어 독특한 염색의 선택성을 얻게 된다(그림 6-15, 16). 이 과정은 뒤에 기술하는 헤마톡실린의 숙성 과정과 매우 유사하다.

근래 판매되는 로마노브스키 염료는 일반적으로 폴

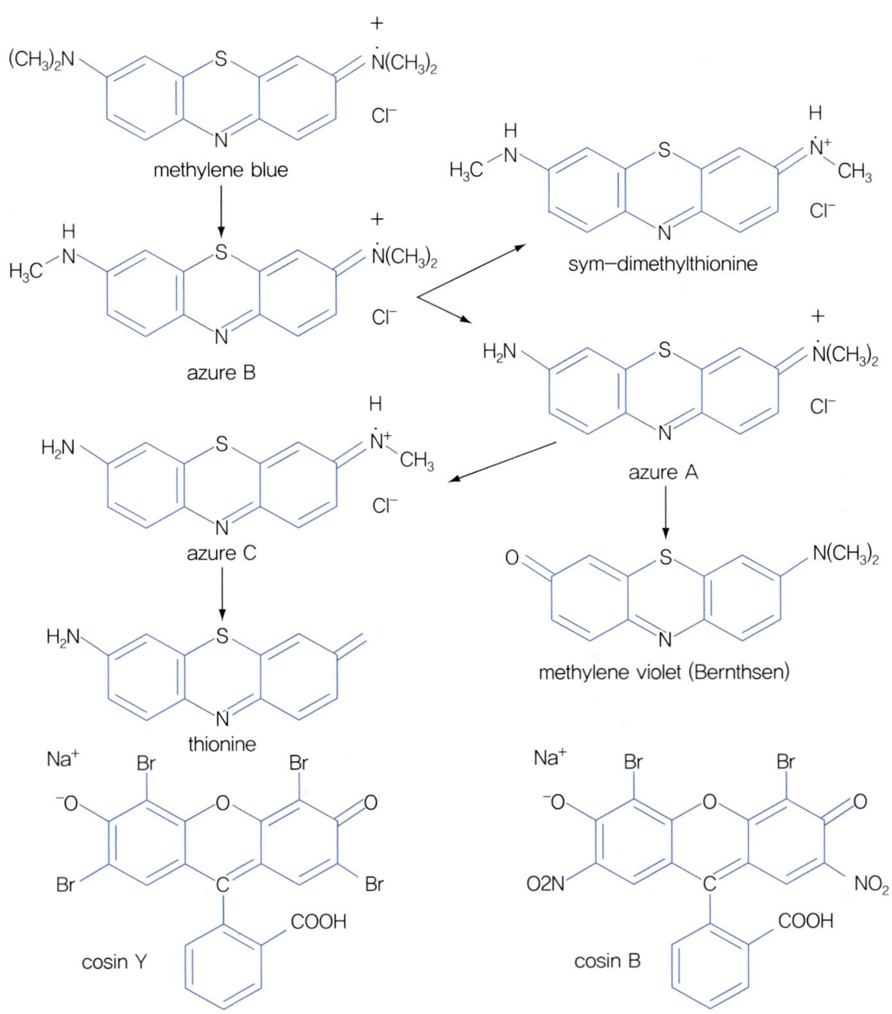

그림 6-15. 김사(Giemsa) 염색액 내에 존재하는 염료들. 화살표는 진행적인 탈메틸화와 산화에 의해 메틸렌블루의 폴리크롬이 만들어지는 과정을 보여주고 있음

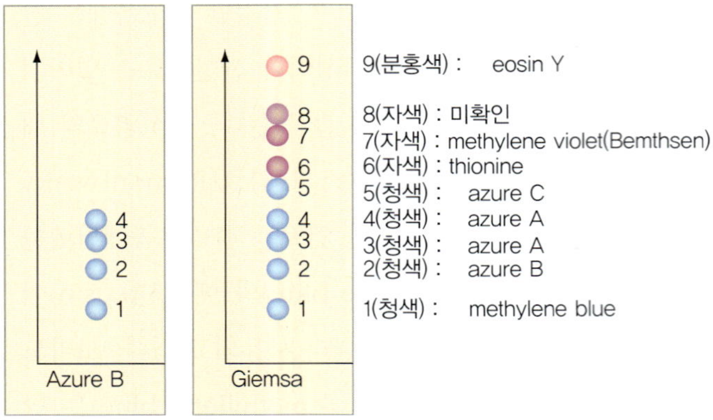

그림 6-16. 인증받은 상업용 아주르B (azure B)와 김사(Giemsa) 염료의 얇은막 크로마토그래피. 메탄올에 녹여 점적하였으며, 부탄올-물-초산(butanol-water-acetic acid)의 전개액에서 120분간 전개하였다.

리크롬 메틸렌블루라기보다는 순수한 염료들의 혼합염료로서 사용된다. 중성염료는 조직학에서는 흔히 사용되지 않으나 혈액학 분야에서는 김사(Giemsa), 레슈만(Leishman), 라이트(Wright) 염색 형태로 여전히 매우 유용하게 사용되고 있다.

염료가 염기성, 산성 및 중성으로 나누어지는 것처럼 이들 각각의 염색액에 특별히 잘 염색되는 성분을 각각 호염기성(basophilic), 호산성(acidophilic) 및 호중성(neutrophilic)으로 구분하여 부르고 있다. 그러나 이 말의 의미는 호산성 성분이라 해서 반드시 염기성염료에만 염색된다는 것을 의미하는 것은 아니다. 거의 모든 단백질은 염기성 및 산성의 어느 염료에 대해서도 친화성을 갖고 있기 때문에, 양자를 혼합한 중성염료로 염색할 경우에 둘 중 어느 한 쪽의 염료를 더 많이 취하게 된다. 바꾸어 말하면, 조직단백질의 양극성의 분자 중에 산성의 카르복실기(-COOH)와 염기성의 아미노기(-NH_4) 중 어느 한 쪽이 양적으로 많거나 또는 그 화학적 친화성이 우세하다는 것을 의미하고 있다. 따라서 호중성이란 이 양자가 균등하게 유지되는 것을 나타내는 것이다. 예를 들어 백혈구를 에오신과 메틸렌블루의 혼합액으로 염색하면 호산성 과립은 에오신의 색을 취해 분홍색으로, 호염기성 과립은 메틸렌블루의 색을 취해 청색으로 그리고 호중성 과립은 양자의 색을 취해 자색으로 염색된다(그림 6-17).

5) 양성염료

양성염료(amphoteric dye)란 염료분자 위에 양(+)으로 하전될 수 있는 기(positively chargeable group)와 음(-)으로 하전될 수 있는 기(negatively chargeable group)를 가진 염료로 용액의 pH 상태에 따라 양이온성염료(염기성염료) 또는 음이온성염료(산성염료)로 기능할 수 있는 염료를 말한다. 그 예로 카민(carmine)을 순수 정제한 카민산(carminic acid)은 등전점이 약 pH 4.5인 양성염료이다. 따라서 용매가 알칼리인 경우 염료가 음(-)으로 하전되지만 pH 4.5 이하의 산성인 경우에는 양(+)으로 하전된다.

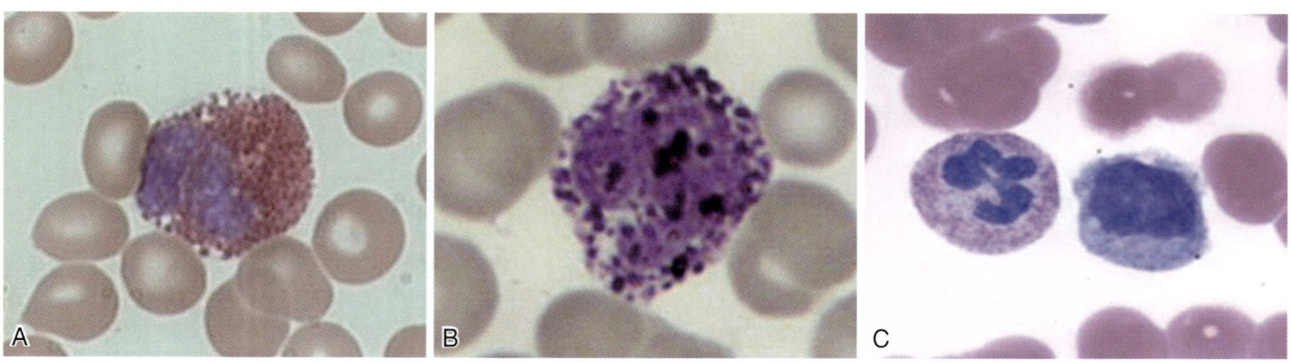

그림 6-17. 3종류 과립 백혈구의 염색성 차이. A. 호산구 B. 호염기구 C. 호중구

6) 직접염료

매염제(mordant)를 이용하지 않고 직접 조직의 특정 성분을 염색할 수 있는 염료를 직접염료(direct dye)라 정의한다. 이 염료 분자구조는 선형으로 수소결합을 형성하는 화학적 기능기를 갖는 것이 특징이다. 가장 흔한 직접 염료로는 아밀로이드 검출에 사용되는 콩고레드(congo red, direct red 28)(그림 6-18) 그리고 아교섬유와 아밀로이드 염색에 같이 사용할 수 있는 시리우스레드(sirius red F3B, direct red 80) 등이 있다. 콩고레드 염료는 pH에 따라 색이 변화한다. Congo red는 pH 3.0 이하에서 청색, pH 5.2 이상에서 적색을 띠므로 pH 지시약으로 사용되기도 한다(그림 6-19).

또한 콩고레드는 하나의 염료분자 내에 음(-)의 산성기인 슬폰산기(SO_3Na)와 양(+)의 염기성기인 아미노기($-NH_2$)를 갖고 있어서 수용액 내에서 염료분자들이 서로 응집하여 콜로이드를 형성하기 쉽다. 따라서 NaCl과 같은 전해질을 첨가하면 염료가 분산하게 되어 염색성이 강해진다.

콩고레드에 의한 아밀로이드(amyloid)염색에서 NaCl을 첨가하는 것은 이 때문이다. 그러나 시판되는 콩고레드는 제조 당시 염(예: NaCl 등)이 함유되어 있는 것이 많아서 염을 너무 많이 첨가하면 염석(salting out)이 일어나 염료가 침전되기도 한다.

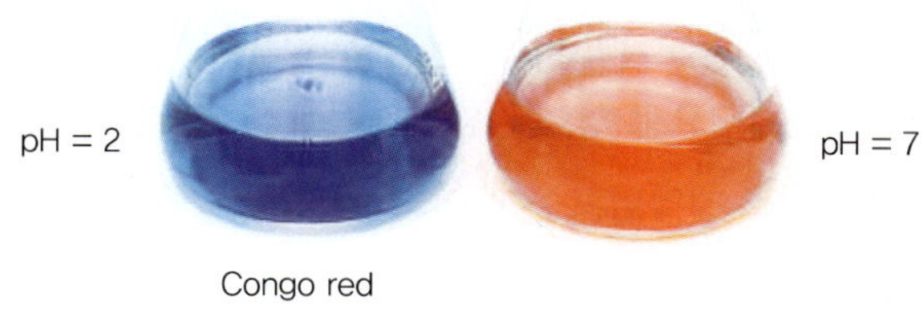

그림 6-19. pH에 따른 콩고레드(congo red) 색의 변화.

7) 매염염료

일부 염료는 염색을 위해 적절한 색으로 변화시키거나 염색 선택성(staining selectivity)을 얻기 위해서는 금속의 존재가 필요할 경우가 있는데, 이 같은 종류의

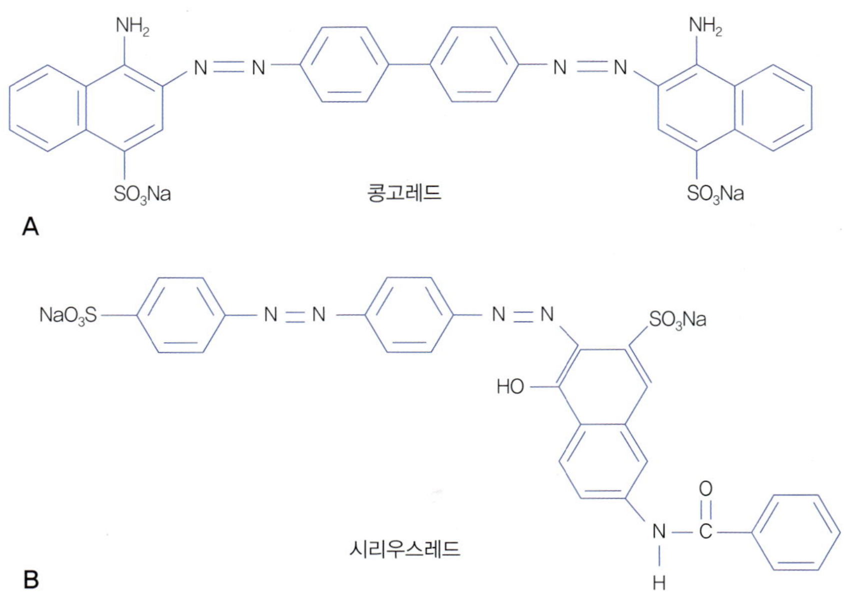

그림 6-18. 직접 염료. A. 콩고레드(congo red) B. 시리우스레드(sirius red)

염료를 매염염료(mordant dyes)라 부른다.

흔히 사용되는 매염염료는 보통 히드록실기와 카르복실기를 가지며 음(-)으로 하전된다. 즉 분자의 유색 부분(colored part)이 음이온을 띤 특수한 산성염료로 볼 수 있다. 일부 매염염료의 경우 아미노기를 가지고 있어서 전체적으로 양이온성을 띠는 것도 있다. 그럼에도 불구하고 매염염료는 레이크 형성이 요구되기 때문에 반드시 히드록실기와 카르복실기를 소유하여야 한다. 매염염료 그 자체로는 색이 매우 약하여 그 결과가 염색으로서 가치가 없다.

매염염료는 금속과 결합하여 레이크(lake)를 만들면 강한 색 변화를 발생시키는데, 이는 금속이 낮은 에너지의 원자를 갖고 있어서 이것이 염료의 이탈 전자계(delocalised electron system)에 결합되면 흡수에 있어서 심색성 변화(bathochromic shift)를 일으키기 때문이다. 이는 이탈 전자계가 기본적으로 염료의 색에 영향을 미친다는 것을 의미한다. 금속원자의 종류에 따라 에너지 준위가 다르기 때문에 레이크의 색도 달라진다.

매염염료로는 헤마테인(hematein, natural black 1), 세레스틴 블루 B (celestine blue B, mordant blue 14), 알리자린 레드 S (alizaline red S, mordant red 13) 등이 흔히 사용된다(그림 6-20).

8) 지용성염료

지용성 염료(fat-soluble dyes 또는 lysochrome)에 의한 염색은 화학적 결합에 의한 염색과는 달리, 염료를 녹이는 용매보다 조직 내의 지질에 더 잘 녹는 물리적 특성을 이용한 것이다. 염료가 친수성기를 갖고 있지 않아서 물에 녹지 않는 대신 유기용매에 잘 녹는다. 그 염료에는 수단 III (sudan III, solvent red 23), 수단 IV (sudan IV, solvent red 24)(그림 6-21), 오일레드 O (oil red O, solvent red 27), 수단블랙 B (sudan black B) 등이 있다.

이들 수단염료는 지용성의 디아조 염료(diazo dye)로 동결절편을 이용한 지질, 중성지방, 지단백질 염색에 사용되며, 녹이는 용매로는 프로필렌글리콜(propylene glycol), 이소프로필알코올(isopropyl alcohol), 에탄올(ethanol) 등이 사용되고 있다.

9) 백색염기

일부 염료는 쉽게 환원(reduction)되는 성질 때문에 환원 과정에서 발색단이 파괴되어 색이 상실되었다가 산화(oxidation)에 의해 원래의 색을 띤 염료로 전환할 수 있는데, 이런 종류의 염료를 백색염기(leucobase)라 부른다. 트리페닐메탄(triphenylmethane) 계열의 염기성 푹신(basic fuchsin) 염료에 수소(아황산)를 첨가하면 푹신 분자의 중심 탄소에 황산화(sulfonation)에 의해 퀴노이드 고리(quinoid ring)의 이중결합이 파괴되어 단일결합으로 전환되면서 무색으로 변화한다. 그 후 이 백색염기가 알데히드 성분과 결합하면 수소가 제거(산화)되어 원래의 적자색으로 복원된다(그림 6-22). 이런 성질 때문에 쉬프 검사(Schiff test)

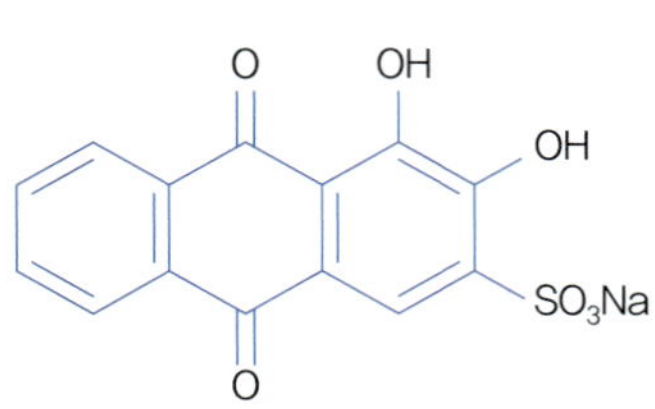

그림 6-20. 알리자린 레드 S (alizaline red S)의 화학구조식

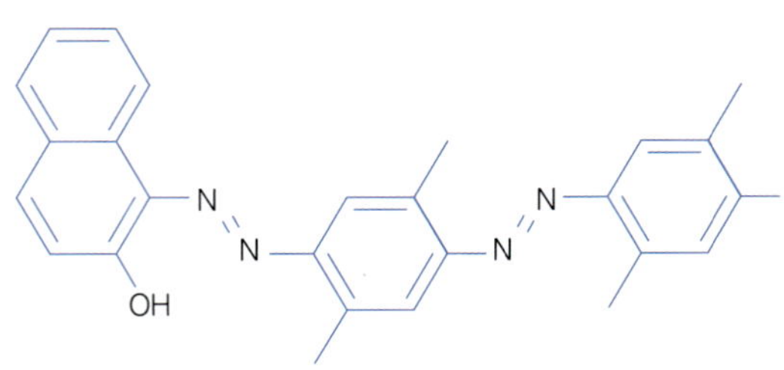

그림 6-21. 수단 IV (sudan IV)의 화학구조식

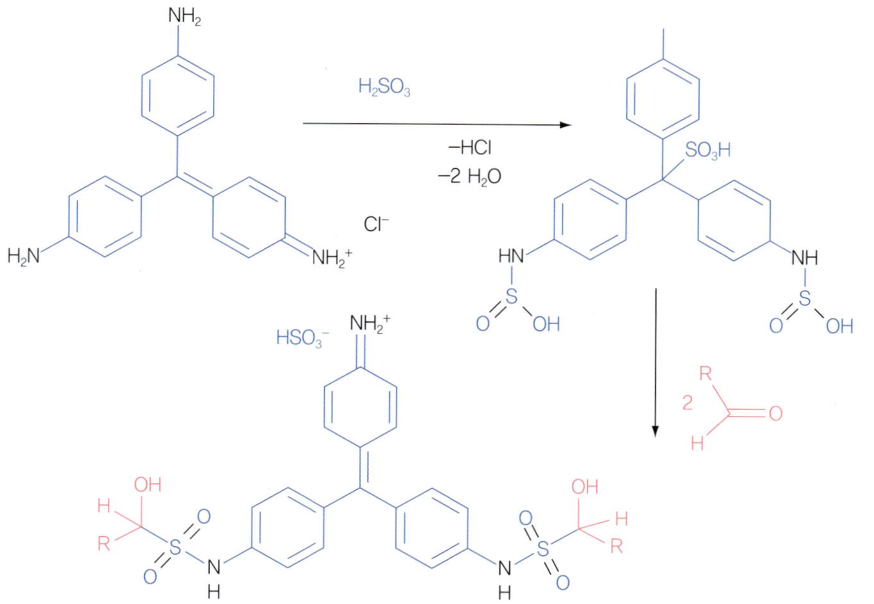

그림 6-22. 쉬프 시약 제조와 색복원. 염기성 푹신(basic fuchsin 또는 pararosaniline)의 수소첨가(환원)에 의한 백색 푹신(leuco-fuchsin 또는 Schiff reagent)의 형성과 알데히드와의 반응 후 산화되어 본래의 적자색이 복원되는 과정.

는 오래 전에 알데히드 검출을 위한 화학검사의 하나로 알려져 왔다. 즉, 미지의 검체에 무색의 쉬프 시약(leucofuchsin)과 반응하여 적자색을 띠면 알데히드의 존재를 입증할 수 있다(그림 6-23).

사람 피부도 알데히드를 포함하고 있어서 쉬프 시약에 잘 염색된다. 쉬프 시약은 조직염색에서 포일겐 반응(Feulgen reaction)과 PAS (periodic acid-Schiff) 염색에 사용되고 있다.

> 참고
>
> **산화 환원 반응**
>
> 가. 산소와 수소에 의한 산화와 환원
>
> 산화 : 어떤 물질이 산소와 화합하거나 수소 화합물이 수소를 잃는 것
>
> 환원 : 어떤 물질이 수소와 결합하거나 산소 화합물이 산소를 잃는 것
>
> 나. 전자의 이동과 산화 · 환원
>
> 산화 : 원자, 분자, 이온 등이 전자를 잃는 것
>
> 환원 : 원자, 분자, 이온 등이 전자를 얻는 것

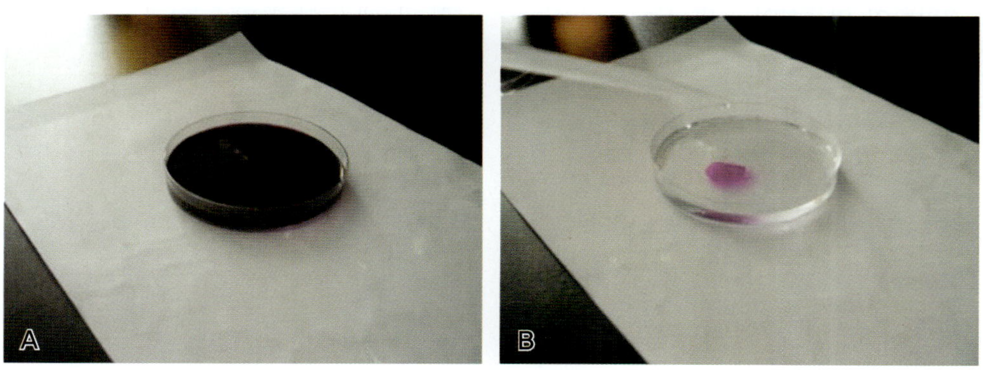

그림 6-23. 쉬프 반응. A. Schiff 시약제조 직후(짙은 적자색) 활성탄을 첨가하여 흡착시킨 후 여과하면 무색. B. 포르말린에 쉬프 시약(무색)을 떨어뜨린 후 색변화

10) 변색성염료

조직 구성성분 중 어떤 물질은 특정 염료와 결합할 때, 원래 염료가 지닌 고유의 색깔과는 다르게 발색되어 그 주변에 염색된 다른 성분들과 구별되는 경우가 있다. 이 같은 현상은 1875년 주르겐(Jurgen), 코닐(Cornil), 랑비에(Ranvier) 등이 처음으로 기술하였고, 그 후 에를리히(Paul Ehrlich, 1854~1915)가 변색성(metachromasia)이라 부르며 더욱 광범위하게 연구하였다.

변색성 염색에서 색이 변하는 염료를 변색성 염료(metachromatic dye)라 하고, 변색성염료의 색을 변화시키는 성분을 변색성물질(metachromatic substances) 또는 향색소(chromotrope)라 부른다. 이에 대해, 변색성을 일으키지 않는 성분이나 염료를 각각 정색성 물질(orthochromatic substance)과 정색성 염료(orthochromatic dye)라 부른다. 실제 우리가 사용하는 대부분의 염색은 정색성을 이용하는 것이다.

변색성 염료의 조건은 한 개 이상의 흡수 스펙트럼을 가지고 있어야 하며, 동시에 정색성과 뚜렷한 색상의 차이를 나타내는 것이어야 한다. 톨루이딘블루(toluidine blue), 티오닌(thionin) 등의 티아진(thiazine)계 염료와 크리스탈바이올렛(crystal violet), 메틸바이올렛(methyl violet) 등의 트리페닐메탄(triphenyl methane)계 염료가 사용되고 있다. 이들 변색성 염료가 결합하여 변색성이 유발되는 물질에는 비만세포과립, 연골의 기질, 결합조직 점액 및 아밀로이드 등이 있다.

정색성 성분과 결합한 톨루이딘블루의 최대 흡수스펙트럼은 약 630 nm로서 청색을 보이며(그림 6-24), 변색성 성분과 결합한 톨루이딘 블루는 최대 흡수스펙트럼이 480~540 nm로서 적색을 나타낸다. 이 경우 적색을 보이는 변색성을 감마 변색성(γ-metachromasia), 이와는 약간 다른 자색을 띠면 베타 변색성(β-metachromasia), 청색이면 알파 변색성(α-metachromasia)으로 구별하여 부르기도 한다(표 6-7).

변색성에 관한 명확한 염색 기전은 밝혀져 있지 않지만, 1933~1936년 벨기에의 조직학자인 리손(Lucien Lison)의 연구에 의하면 변색성 물질들은 그 표면에 많은 양의 염료가 결합할 수 있는 반응 부위를 갖고 있는 거대분자(macromolecules)로서, 단량체 상태의 변색성염료가 결합하면 중합이 촉진되어 그 결과 염료의 흡수 스펙트럼이 변화된다고 보는 견해이다(그림 6-24).

표 6-7. 변색성 물질의 성분과 변색성 정도의 차이

표적물질	산성기 사이의 거리 (nm)	염색성
Hyaluronic acid	1.03	청색(정색성)
Pectic acid	0.5	청색/자색 (약한 변색성)
Mast cell granules	0.4	적색(강한 변색성)

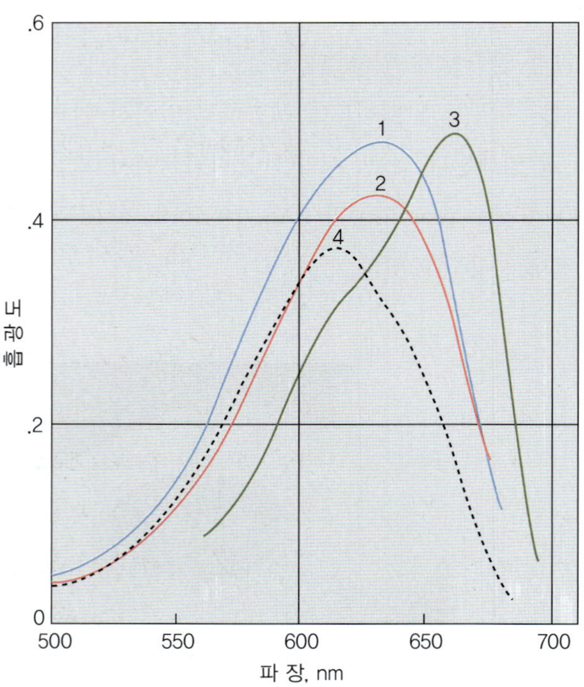

그림 6-24. 4종류 티아진 염료(thiazine dyes)의 스펙트럼 곡선. 1: 톨루이딘블루(toluidine blue), 2: 아주르 A (azure A), 3: 아주르 B (azure B), 4: 아주르 C (azure C)

림 6-25). 즉 변색성 물질이 존재하는 조직절편을 톨루이딘블루(toluidine blue) 용액과 반응시키면 변색성 물질의 표면에 노출되어 있는 다가음이온성 결합부위(polyanionic binding site)에 염료분자가 정전기적으로 결합되면서 이온 사이의 거리가 밀집되면 단량체의 염료가 응집하여 염료중합체를 형성함으로써 색을 변화시킨다는 것이다. 따라서 변색성염료라 할지라도 염료분자의 밀집이 적으면 단량체 상태로 존재하게 되므로 정색성을 나타낸다는 것을 보여주고 있다. 이 조건을 충족시키기 위해서는 변색성 물질의 음이온 사이의 간격이 약 5~7Å을 유지해야 하고 항상 물이 존재해야 하는 것으로 알려져 있다.

변색성을 일으키는 정도의 차이는 음이온성을 나타내는 기의 종류에 따라 달라진다. 즉, 카르복실기<카르복시-메틸기<인산기<황산기 순으로 변색성이 강하게 나타난다. 이외에 용액의 pH, 염색시간, 염료의 순도, 사용한 고정액 등도 변색성에 영향을 미친다. 변색성 염색을 한 표본은 천연 또는 합성수지로 봉입하면 정색성으로 전환될 수 있으므로 반드시 수용성 봉입제로 봉입해야 한다.

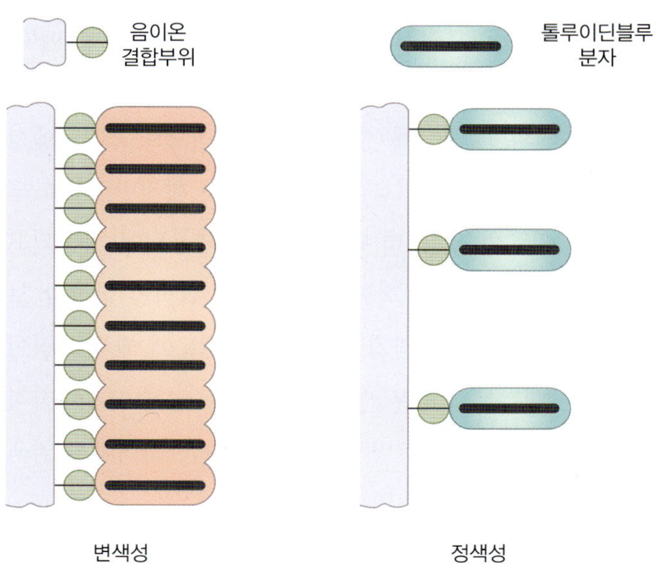

그림 6-25. 변색성 원리의 가정 모형도

11) 형광염료

조직학에서 이용하는 대부분의 염색은 햇빛 또는 전등불 아래에서 색을 관찰할 수 있다. 형광염료(fluorochrome)도 일반 염료와 마찬가지로 발색단과 조색단을 간직한 퀴노이드 염료이지만, 조직성분과 결합하면 자외선을 가시광선으로 변화시키는 능력이 있다. 따라서 형광염색은 조직성분과의 결합에서는 일반 염색과 유사하지만, 이 염료가 결합된 성분은 자외선 아래에서만 구별될 뿐, 햇빛이나 전등에 의해 생긴 색은 관찰할 수 없다. 형광염료는 일반 염료에 비해 특이도는 높지 않지만 매우 예민하여 조직에 아주 미세한 양이라도 결합해 있으면 밝고 뚜렷한 대조를 만들기 때문에 관찰하기가 매우 쉽다.

2. 염료의 명명법

염료는 분류기준에 따라 다를 뿐만 아니라 그 명칭을 붙이는 방법도 다양하여 분류를 더욱 어렵게 하고 있다. 염료에 따라서는 색을 나타내는 명칭을 사용하는 것(예 : light green), 색과 동시에 화학적인 출처를 담고 있는 것(예 : aniline blue), fuchsin, dahlia, gentian violet과 같이 꽃의 색깔로 표현하는 것, eosin과 같이 여명(dawn)을 연상시키는 것 등이 있다. 이밖에도 일부 염료의 명칭은 그 기원이 불분명한 것도 있다. Congo red의 경우는 과거 면(cotton) 염색에 사용되던 염료로 아프리카에서 콩고 자유정부(Congo free state)의 존재로 인식되고 있던 유럽 영향력이 큰 시기에 소개되면서 사용되기 시작하였다고 알려져 있다.

또한 많은 염료들은 명칭의 뒤에 숫자나 문자를 덧붙여 사용하기도 한다. 염료 명칭 뒤에 'B', 'Y', 'R'이란 문자는 그와 비슷한 염료보다 청색, 녹색, 적색이 좀 더 짙음을 가리키며, '2R'이 붙을 때는 적색이 'R'로 표시되어 있는 것보다 훨씬 더 짙다는 것을 의미한다. 반면에

anilin blue 뒤에 붙는 WS는 수용성(water-soluble)을, azure 염료의 뒤에 붙는 A,B, C는 그 염료의 화학적 구조의 차이를 나타낸 것이다.

이뿐만 아니라 한 종류의 같은 염료를 여러 개의 서로 다른 명칭으로 사용하고 있어서 이 혼란을 더욱 더 가중시키고 있다. 지질 염색에 사용하는 sudan IV는 scarlet red, scharlach R, oil red IV, fat ponceau R 또는 LB 및 cerotine ponceau 3B의 다양한 명칭으로 쓰이고 있으며, 이와 반대로 phloxine G와 phloxine B와 같이 명칭이 비슷하게 보이지만 사실상 서로 다른 염료도 있다.

이처럼 염료 제조회사마다 제품명이 다르기 때문에 사용자로 하여금 이 혼란을 피하기 위해 영국에서는 1924년 SDC (Society of Dyers and Colourists)를 발족하여 염료색인제도(color index system)를 만들어 사용하였으며, 현재는 미국의 AATCC (American Association of Textile Chemists and Colorists)와 협력하여 공동으로 제작하여 출판하고 있다. 염료색인제도는 염료를 계통적으로 조사하여 그 화학구조 및 성질에 따라 분류한 것이다. 이 염료색인에는 두 종류의 분류법이 있으며 하나는 화학구조에 따라 분류하여 염료에 고유번호를 붙이는 염료색인번호(Color Index Number : C.I. No)가 있고, 다른 하나는 염료의 성질에 따라 분류한 것으로 염료색인 일반명(Color Index Generic name)이 있다. 1975년도에 출판된 염료색인 3판에는 각 염료에 5등급의 염료색인 번호가 붙여져 있고, 이 번호에 의해 염료를 식별할 수 있게 되어 있다. 따라서 전 세계에서 제조되어 나오는 모든 염료는 염료색인번호로 정확히 확인할 수 있다.

염료색인 일반명에 의한 염료의 분류에서는 염료의 응용, 화학적 구조 및 색상을 알 수 있다(그림 6-26, 표 6-8). 염료색인 일반명의 분류에 기초하여 염료 중에 조직검사 분야에 이용되고 있는 중요한 염료는 염기성염료, 산성염료, 직접염료, 매염염료, 양성염료, 지용성염료 등이 있다.

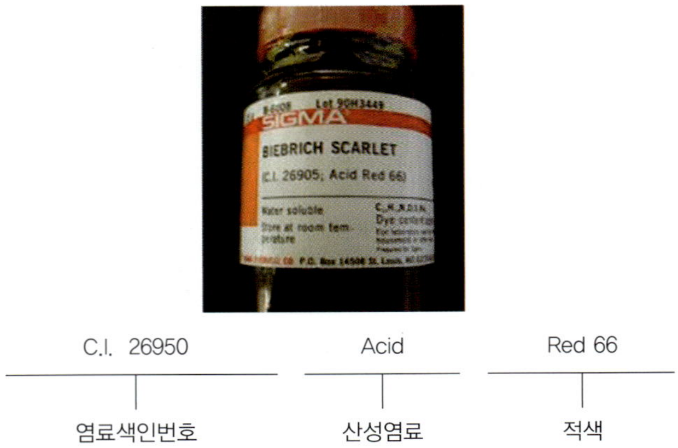

그림 6-26. Biebrich Scarlet의 염료색인번호와 염료색인 일반명. 염료색인 일반명에는 염료의 성질 및 색상이 표시되어 있음.

VII. 염료의 표준화와 검정법

염료의 표준화는 미국의 생물학적 염료위원회(Biological Stain Commission, BSC)를 통하여 질적 향상이 이루어지고 있다. 위원회에 등록된 염료는 믿고 사용할 수 있으며, 새로 등록되는 염료는 위원회에서 발행하는 잡지인 Biotechnic and Histochemistry (1990년까지는 잡지 제목이 Stain technology로 출판되었음)의 맨 뒷장에 기록된다. 일반적으로 조직학에서 사용하는 염료는 비교적 수가 적기는 하지만, 세계 도처의 염료회사로부터 대단히 많이 생산되어 시판되고 있다. 이 염료들은 화학조성에 대한 질적인 향상과 보다 합리적인 확인 과정을 통과하기 때문에 대체로 질이 좋다. 대부분의 경우 염료샘플은 제조업체마다 화학적인 동질성 유무와 일반적으로 사용하는 조직학적 염색을 실시하여 검정하고 있다.

염료샘플 내의 염료함량(dye content)이나 염료순도(dye purity)를 측정하기 위한 방법으로는 분

표 6-8. 염료색인 일반명에 의한 염료의 응용, 화학구조 그리고 색상의 분류

응용 분류
Acid
Azoic Coupling Component
Azoic Diazo Component
Basic
Direct
Disperse
Food
Fluorescent Brightener
Mordant
Natural
Oxidation Base
Pigment
Reactive
Solvent
Sulphur (or Leuco Sulphur or Solubilised Sulphur)
Vat (or Reduced Vat)

클래스 코드	C.I. 화학 클래스	클래스 코드	C.I. 화학 클래스
10000	Nitroso	49000	Thiazole
10300	Nitro	49400	Indamine/Indophenol
11000	Monoazo	50000	Azine
20000	Disazo	51000	Oxazine
30000	Trisazo	52000	Thiazine
35000	Polyazo	53000	Sulphur
37000	Azoic	55000	Lactone
40000	Stibene	56000	Aminoketone
40800	Carotenoid	57000	Hydroxyketone
41000	Diphenylmethane	58000	Anthraquinone
42000	Triarylmethane	73000	Indigoid
45000	Xanthene	74000	Phthalocyanine
46000	Acridine	75000	Natural
47000	Quinoline	76000	Oxidation Base
48000	Methine	77000	Inorganic

번호	색상명	번호	색상명	번호	색상명
1	Greenish yellow	18	Yellowish green	35	Reddish violet
2	Yellow	19	Olive	36	Violet
3	Reddish Yellow	20	Olive	37	Bluish violet
4	Yellowish orange	21	Brownish olive	38	Navy
5	Orange	22	Yellowish brown	39	Greenish blue
6	Reddish orange	23	Brown	40	Bluish green
7	Yellowish red	24	Brown	41	Green
8	Red	25	Brown	42	Olive
9	Bluish red	26	Reddish Brown	43	Brownish grey
10	Reddish violet	27	Bordeaux	44	Reddish grey
11	Violet	28	Navy	45	Bluish grey
12	Bluish violet	29	Brownish olive	46	Greenish grey
13	Reddish blue	30	Yellowish brown	47	Grey
14	Blue	31	Brown	48	Yellowish pink
15	Greenish blue	32	Reddish brown	49	Pink
16	Bluish green	33	Red	50	Bluish pink
17	Green	34	Bordeaux	51	Bluish pink

광광도법(spectrophotometry), 크로마토그래피(chromatography), 전기영동(electrophoresis) 등이 있다. 그러나 이러한 확인 과정을 통과함에도 불구하고 제조회사마다 염색성, 염료의 적합성, 염색시간 등의 차이가 발생할 수 있기 때문에 연구실이나 검사실에 따라 염색 전에 이미 알고 있는 대조조직(control tissue)을 이용하여 염료를 검정한 후 사용하는 것이 바람직하다.

분광광도법에서는 염료에 흡수된 빛이 파장의 흡수 스펙트럼으로 나타난다(그림 6-27). 흡수 스펙트럼의 파장은 나노미터(nanometer : nm) 또는 옹스트롬(Angstrom: Å, 1Å=0.1 nm)의 단위로 측정한다. 이 방법은 염료의 특성을 파악할 수 있어서 염료의 정확한 동정뿐만 아니라 염료의 균일성 유무를 확인할 수 있다. 크로마토그래피에서는 한 가지 염료에 혼합되어 있는 여러 다른 염료를 서로 다른 비율로 확산시켜 그 점(spot) 또는 띠(band)를 분리해냄으로써 각 성분의 순수분리가 가능하다(그림 6-28). 이 방법은 분광광도법에서 어떤 성분이 다른 성분의 존재로 인하여 가려져 나타나지 않을 경우에 그중에서 한 가지 성분만을 정확히 구별해낼 수 있다는 것이 장점이다. 전기영동은 어떤 면에서는 크로마토그래피와 유사한 결과를 나타내지만 염료의 전기영동 하전의 성질과 강도를 알 수 있다는 장점이 있다. 직접 대조조직을 염색하여 염료의 적합성을 검정해야 한다. 즉 항산성균 검출에 사용하는 Ziehl-Neelsen 염색에 적합한 염기성 푹신의 경우라도 Schiff 시약 제조에는 적합하지 않기 때문에 염색액 제조 시 구별하여 제조한다. Ziehl-Neelsen 염색에 사용하는 카볼푹신(carbol-fuchsin)액의 제조에는 뉴푹신(new fuchsin)이, Schiff 시약의 제조에는 파라로즈스아닐린(pararosaniline)이 적합하다(표 6-9).

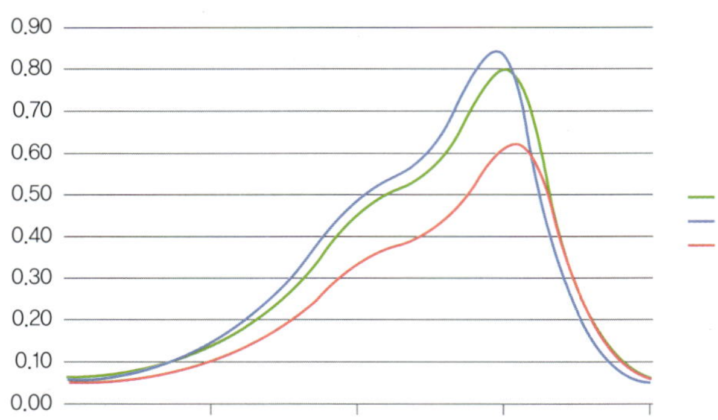

그림 6-27. 3종류의 염기성 푹신을 50% 에탄올에 녹여 분광광도계로 측정한 흡광도. 이 방법은 염료 샘플 내의 염료함량과 오염물의 포함 유무를 확인할 수 있음.

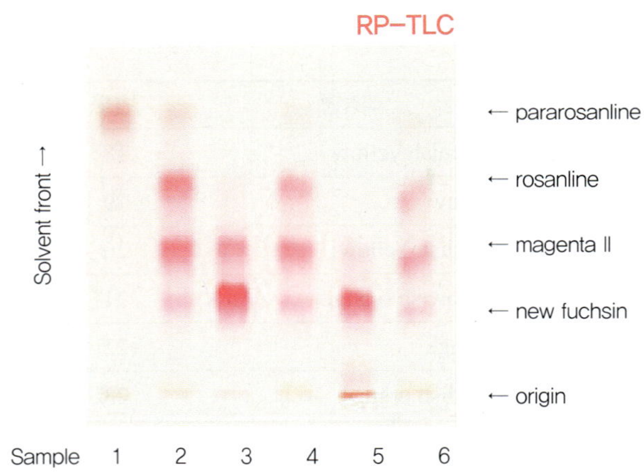

그림 6-28. 여러 염기성 푹신(basic fuchsin)으로 순도를 검정하기 위한 역상 얇은막 크로마토그래피(reverse phase-thin layer chromatography : RP-TLC).

표 6-9. 염기성 푹신(basic fuchsin)의 순수 동족체(homologues)

Property	Pararosaniline	Rosaniline	Magenta II	New Fuchsine
CI number	42500	42510	No number	42520
CI name	Basic red 9	Basic violet 14	Not cited	Basic violet 2
M.W. chloride salt	323.73	337.86	351.87	356.91
λ max (95% ethanol) nm	542	544	551	554
Assay Є X $10^{-4}lmol^{-1}cm^{-1}$	8.57	8.53	8.62	8.68

참고

생물학적 염료위원회(Biological Stain Commission, BSC)의 운영 목적

1. 생물학 및 의학 분야에 사용되는 염료의 계속적인 공급을 보장한다.
2. 조직화학 분야에서 염료제조회사, 판매처와 염료사용자들 사이의 협력과 의사교환을 증진한다.
3. 비교적 엄격하고 시행 가능한 기준에 따라 독립적으로 염료를 검사하여 염료의 질을 보장한다.
4. 생물학적 염료 사용자들에게 믿을 만한 염료들의 출처에 대해 알려주고 어떻게 사용하여야 가장 좋게 사용할 수 있는지 교육한다.
5. 생물학적 염료들에 의한 새로운 또는 개선된 사용 정보와 관련된 조직화학적 방법들에 관한 정보를 발행한다.

VIII. 염료염색의 작용원리

염료와 조직의 결합은 다른 화학결합과 다르지 않으며, 모든 다른 유기화합물에서 일어나는 같은 결합력에 의존한다(표 6-10). 따라서 염료는 조직과 화학적 결합을 하게 되고 결합력에 따라 절편을 다른 시약으로 씻으면 조직으로부터 쉽게 씻겨나가게 될 수도 있다. 각각의 화학결합은 각 자신의 특징과 결합력을 가진다.

표 6-10. 화학결합의 종류와 결합력

종류	결합력(Kcal mole-1)
이온결합	40~110
수소결합	2~7
반데르바알스힘	1~2
공유결합	35~212
소수결합	4~8

그러나 염색은 화학적 요소 외에 물리적 요소들이 관여하기 때문에 일반적으로 조직성분과 염료의 결합에는 화학적 기전과 함께 물리적 기전이 관여하는 것으로 알려져 있다.

1. 화학적 기전

1) 이온결합(ionic bonding, 정전기적 결합)

이온결합에는 반대로 하전된 이온 사이의 정전기적 인력(electrostatic attraction)이 관여한다. 즉, 염색액 내의 염료는 양이온(cations) 또는 음이온(anions)으로 이온화되어 조직 내의 단백질 및 기타 성분들과 결합하여 녹지 않는 유색 화합물을 형성할 수 있어야 한다. 이런 의미에서 염기성염료(basic dyes)는 일정한 pH 범위 내에서 양(+)으로, 산성염료(acidic dyes)는 음(-)으로 하전하며, 양성염료(amphoteric dyes)는 그 염료의 등전점 이하의 pH에서는 양(+)으로, 이상의 pH에서는 음(-)으로 하전한다(표 6-11).

이와 같은 원리로 조직 내의 단백질을 비롯한 피염색물질들도 전리되어 일정한 pH 범위 내에서 염기성, 산성 및 양성의 성질을 띤다. DNA, RNA, 인지질은 인산기를 간직하고 있어 음(-)으로, 비만세포, 연골 및 일부 점액은 황산기나 카르복실기에 의해 음(-)으로 하전되는 반면, 아교섬유, 적혈구, 호산구과립은 염기성 아미노기가 우월하기 때문에 양(+)으로 하전되고, 세포질, 근육은 산성의 카르복실기 또는 히드록실기가 염기성의 아미노기와 균형을 이루고 있기 때문에 양성성질

표 6-11. 염기성, 산성 및 양성 염료의 이온화

염료의 종류	pH								염료의 이온화
	3	4	5	6	7	8	9	10	
Crystal Violet	+	+	+	+	+	+	+	+	염기성염료(양이온성)
Orange G	–	–	–	–	–	–	–	–	산성염료(음이온성)
Hematein	+	+	+	+	–	–	–	–	양성염료

을 나타낸다(표 6-12). 양성물질은 염색액의 pH를 약간 변화시켜주면 산성 또는 염기성으로 전환하여 반대의 성질을 가진 염료와 결합하게 된다. 이렇게 염료와 조직성분이 모두 염색액 내에서 이온화되면 이온교환 법칙에 따라 서로 결합한다. 즉 전기적으로 양(+)인 염료는 전기적으로 음(−)인 조직성분과 전기적으로 음(−)인 염료는 전기적으로 양(+)인 조직성분과 결합한다(그림 6-29). H&E 염색, 마손삼색(Masson trichrome) 염색 및 대다수의 산성 또는 염기성염료를 사용하는 염색들이 이온결합을 이용한 염색이다.

화학적 염색기전을 간명하게 설명하기 위해 대표적인 양성물질인 단백질이다(그림 6-30). 이 그림에서 단백질 분자는 특정 환경의 pH에서 음전하 수와 양전하 수가 같아지는데, 이때의 pH를 그 단백질의 등전점(isoelectric point)이라 하고 이 상태의 단백질 총전하(net charge)가 영(0)인 것을 쭈비터이온(zwitterion)이라 부른다. 이 쭈비터이온 상태에서는 전하가 중성이 되므로 하전된 염료분자에 대한 친화력이 거의 상실된다(그림 6-31). 따라서 단백질이 염료에 대해 친화력을 갖게 하려면 주위 환경의 pH를 등전점보다 산성 또는 염기성으로 전환시켜주어야 한다. 이 경우 주위 환경의 pH를 등전점 이하로 낮추면 음(−)으로 하전된 카르복실기(COO^-)가 주위로부터 수소이온(H^+)을 받아들이게 됨으로써 상대적으로 유리 아미노기(NH^{3+})가 증가하여 양이온 상태가 되어 음으로 하전된 염료분자를 유인하여 결합한다. 이와 반대로 주위 환경의 pH를 등전점 이상으로 높이면 유리 아미노기(NH^{3+})로부터 수소이온(H^+)이 떨어져 나가 중화되고, 상대적으로 유리 카르복실기(COO^-)가 증가하여 음이온 상태가 되어 양으로 하전된 염료분자와 결합하게 된다.

섬유소는 pH 6.0 부근에서 염료와의 결합률이 가장 낮게 나타나는 것을 알 수 있는데, 이 점이 바로 섬유소의 등전점이 되는 것이다(그림 6-31).

표 6-12. 조직성분의 이온화

염기성(+)	산성(-)	양성
아교섬유	DNA, 염색질	세포질
적혈구	RNA	근육
호산성 백혈구의 과립	수초	
	연골	
	점액성 분비물	
	비만세포과립	

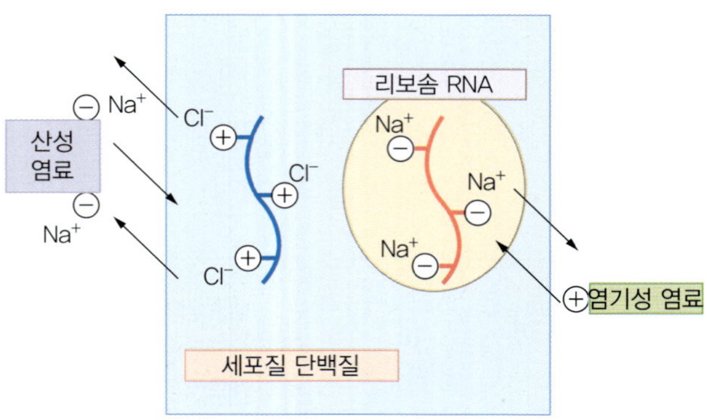

그림 6-29. 산성(-)과 염기성염료(+)와 조직 내 염기성(+)과 산성물질(-)과의 이온결합 기전

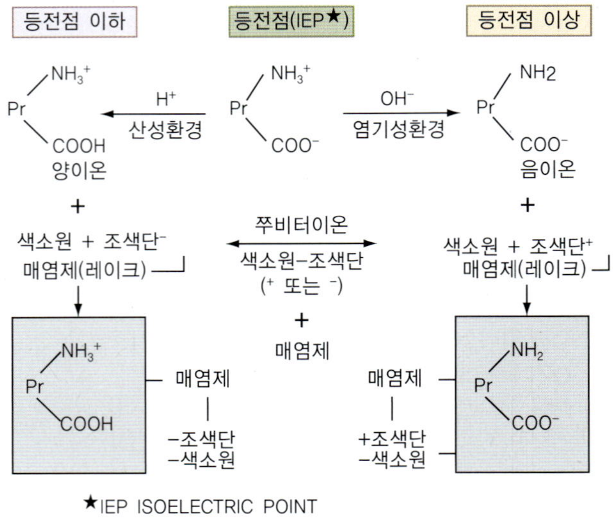

그림 6-30. 조직단백질의 이온화와 염료와의 결합에 있어서 pH의 영향

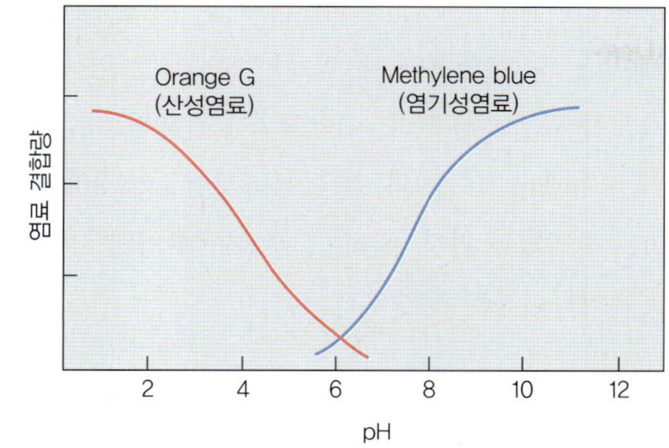

그림 6-31. 여러 pH 수준에서 순수 단백질인 섬유소가 염료와 결합하는 결합률(등전점)

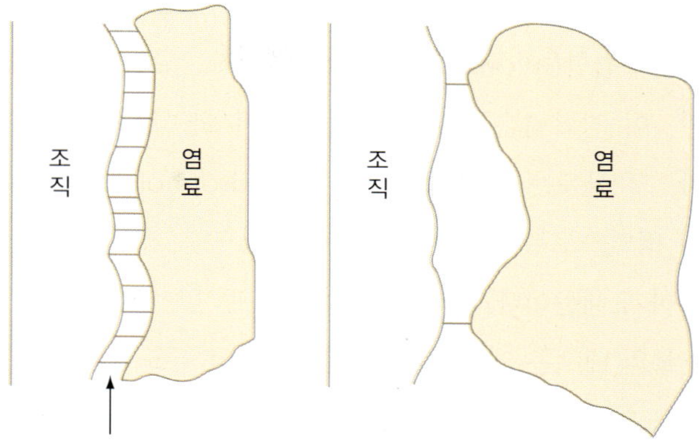

그림 6-32. 반데르바알스힘과 염료의 결합. 반데르바알스 힘은 염료와 조직이 근접해 있으면 강하지만, 떨어지게 되면 약해짐.

2) 수소결합(hydrogen bond)

수소결합은 한 분자 내의 수소 원자와 다른 분자 내의 전기음성도(electronegativity)가 높은 작은 원자 사이에 인력이기 때문에 다른 화학결합에서 사용하는 '결합'이란 단어들과는 차이가 있다. 따라서 이 결합은 분자 사이의 힘(intermolecular force)이지 다른 화학결합에서 흔히 사용하는 분자 내 힘(intramolecular force)이 아니다. 수소결합은 pH 또는 염농도에 영향을 받지 않으나 요소와 물을 포함하는 강한 수소결합제에 의해 영향을 받는다. 수소결합은 탄력섬유 검출에 사용되는 올세인, 레졸신푹신, 알데히드푹신 염색과 아밀로이드 검출에 사용되는 콩고레드(congo red) 염색에 관여한다고 알려져 있다.

3) 반데르바알스 힘(van der Waals forces)

두 개의 원자가 약 0.12와 0.2 nm 간격으로 가까이 있을 때에 작용하는 끌림으로 작은 범위의 힘이다. 두 개의 원자가 이보다 멀리 떨어지면 이 결합력은 작용하지 않는다(그림 6-32). 이 힘은 일부 두 원자들 사이에서만 발생하는 것으로 일부 원자(atom) 또는 기(group)에 대해 특이적이지 않다. 조직단백질의 표면 형태와 염료의 형태가 일치되면 많은 반데르바알스 결합이 형성될 수 있다. 따라서 개별적으로는 매우 약하지만 염료와 단백질이 상보적인 분자 표면을 가진다면 의미 있는 결합력을 가지게 된다. 이 결합은 pH, 이온, 수소결합제(hydrogen-bonding agents)에 영향을 받지 않는다.

반데르바알스 힘은 염료의 결합과 아주 다른 수단으로 염색에서 중요하다. 절편과 유리슬라이드 사이에 반데르바알스 상호작용이 관여한다. 절편 밑의 물이 증발되면 절편의 밑면이 슬라이드의 편평하고 고른 표면에 접촉되고 무수한 반데르바알스힘이 생겨 절편이 강하게 부착된다. 실란으로 처리한 슬라이드의 경우는 표면에 전하가 추가되어 이온결합이 유발되고 부착력이 증가하므로 반데르바알스결합보다 강한 결합력을 가진다.

4) 공유결합(covalent bond)

두 원자의 전자를 공유하는 결합으로 결합력이 매우 강하여 일단 결합하면 쉽게 떨어지지 않는다. 이 결합 방식은 PAS (periodic acid-Schiff) 염색과 같은 일부 조직화학염색이나 형광항체법에서 항체에 염료를 부착시키는 데 중요하지만 조직학에서 그다지 많이 이용되는 염색이 아니다.

5) 소수반응(hydrophobic interaction)

소수결합(hydrophobic bond)이라 부르기도 하지만, 이 결합력은 일반적인 의미에서 화학결합이 아니다. 그 이유는 이 반응이 소수기(hydrophobic group)의 영역으로부터 물을 배제함으로써 조직에 염료가 결합하기 때문이다.

물의 배제는 엔트로피/엔탈피 변화를 유도하여 두 기들을 안정화시킨다. 또한 소수반응은 짧은 범위에서 일어나며 수소결합제 또는 염에 의해 영향을 받지 않는다. pH의 변화는 특수한 기의 이온화를 변화시켜 친수성(hydrophilic)을 소수성(hydrophobic) 형태로 변화시켜 소수성 염료에 염색이 되도록 변화한다. 소수반응은 선택성이 중요하며, 지질 염색에서 중요한 역할을 한다.

2. 물리적 기전

물리적 기전에는 염료의 분산도, 염료 농도 및 조직의 구성밀도가 중요시되고 있다.

구성밀도란 조직을 구성하고 있는 각종 미립자 사이의 미세구멍 크기(pore size)를 표현하는 말로 조직의 구성밀도에 따라 크기가 서로 다른 염료입자들이 일종의 모세관 현상에 의해 조직 내로 침투하게 된다. 예를 들어, 입자의 크기가 다른 두 종류의 산성염료로 염색하면, 입자가 큰 것은 성글게 구성된 조직으로 들어가게 되고 입자가 작은 것은 치밀하게 구성된 조직으로 침투하게 된다(그림 6-33). 이 경우 성글게 구성된 영역에서는 크고 작은 두 종류의 염료입자가 전기적으로 서로 반발하여 양자의 농도를 가감함으로써 큰 입자가 작은 입자를 완전히 축출해낼 수가 있다.

밴기슨(van Gieson) 염색에서 피크린산(picric acid)과 산성 푹신(acid fuchsin)을 사용할 경우 구성밀도가 치밀한 근섬유가 피크린산에 의해 황색으로, 성긴 아교섬유가 산성푹신에 의해 적색으로 염색되는 것이 그 한 예이다. 또한 염색액 내 염료의 분산도는 염색과정의 속도를 규정하게 된다. 지방염색에 사용되는 수단염료(예 : sudan III 등)와 같은 무극성염료(indifferent dye)는 물리적인 과정, 특히 그 분산력에 의해 지방 속으로 녹아들어가는 것이다.

3. 물리 · 화학적 기전

염색의 기전은 단순히 화학적 또는 물리적 관점에서 그 모든 것을 해석할 수는 없다.

묄렌돌프(Möllendorff)의 연구에 의하면 대부분 염색법이 염료와 조직 사이의 물리 · 화학적 성질에 기초하여 성립되며, 특히 전기적 인자가 중대한 역할을 한다는 것이 밝혀지게 되었다.

어떤 특정 구성밀도를 가진 조직이 음(-)으로 하전하는 경우에는 양(+)으로 하전된 염기성염료를 흡착하여 염료입자가 조직의 미세한 구멍 내로 침입하여 들어가게 된다(그림 6-33). 물론 조직이 양(+)으로 하전되어 있으면 음(-)으로 하전된 산성염료에 염색된다.

천연염료인 카민이나 헤마톡실린은 대표적인 간접염색에 속하는 염료이지만, 명반이나 황산알루미늄과 결합하고 레이크를 형성하여 양(+)으로 하전되어 강한 음성(-)으로 하전된 세포핵, 점액 또는 유리연골의 기질 등을 염색하는 데 사용되고 있다.

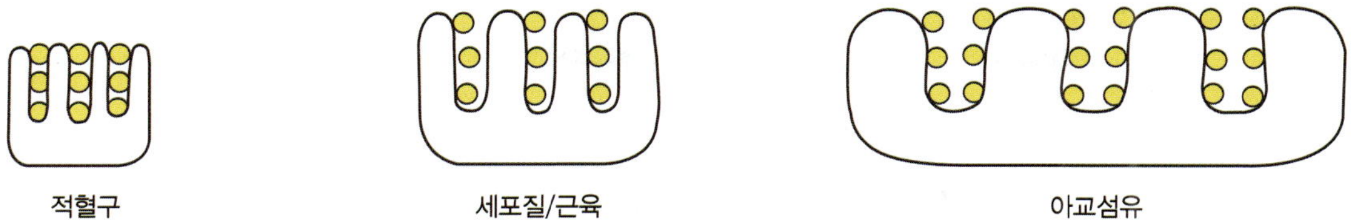

1단계 : 황색염료는 신속히 내부로 들어가서 적혈구와는 강하게 붙어 있으나, 아교섬유/근육/세포질에 들어갔던 염료는 신속히 씻겨나간다.

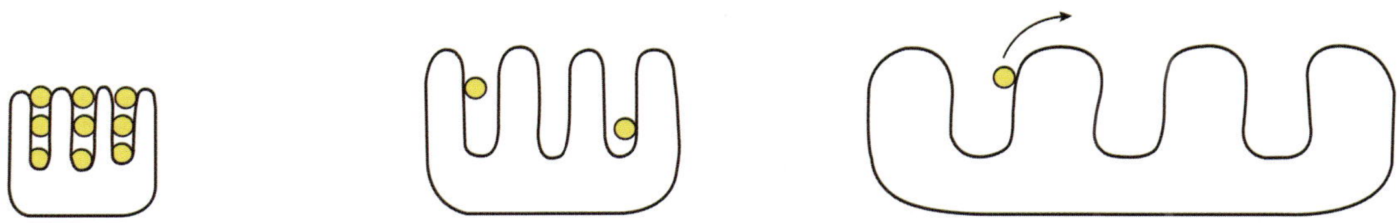

2단계 : 적색염료는 세포질/근육/아교섬유 내로 들어가지만 적혈구는 황색염료로 포화되어 들어갈 수 없다.

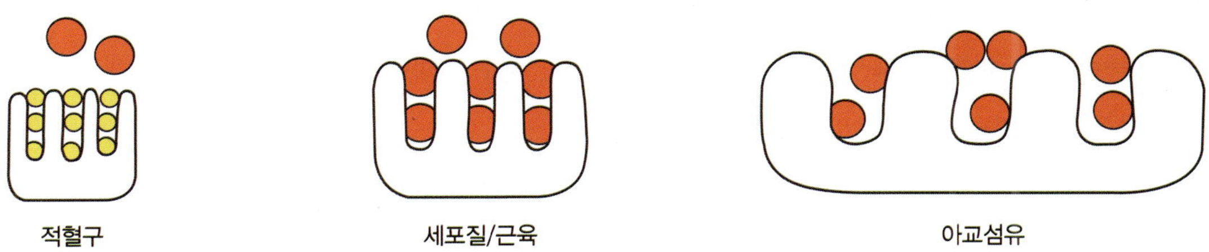

3단계 : 인텅스텐산(phosphotungstic acid)은 염료 배제제/분별제/비가시 염료로서 작용한다. 이 산은 조직 내의 염료와 경쟁하여 아교섬유, 근육, 세포질 순서로 적색염료를 밖으로 몰아낸다. 이 반응은 아교섬유로부터 색이 거의 사라지면 멈춤.

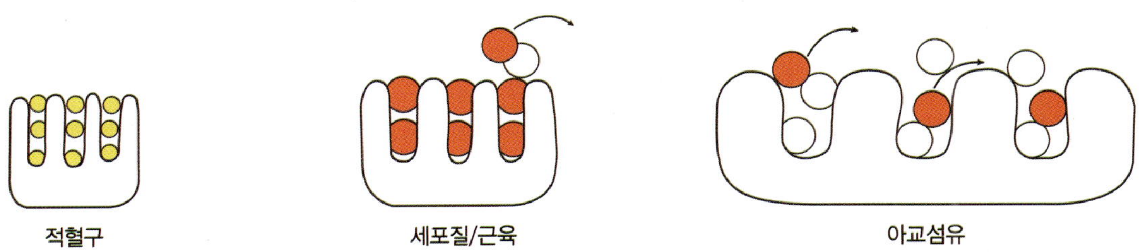

4단계 : 이어 아교섬유는 간단히 청색염료로 채워지게 되고 그 다음 헹굼, 탈수/투명/봉입과정을 거쳐 염색이 완료됨.
(만일 아닐린블루를 너무 오래 두면 결국 다른 염료와 경쟁하게 됨으로 주의해야한다. 만약 이런 상황이 발생하면 염색표본은 쓸모없게 됨.)

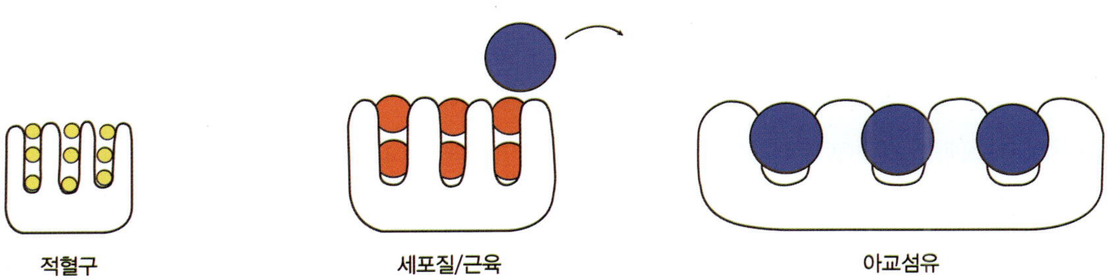

그림 6-33. 삼색염색(trichrome staining)의 원리 및 염료분자의 크기와 조직 구성밀도의 관계

IX. 염색결과에 영향을 미치는 요인

1. 불순물

염료 또는 용매 내의 불순물의 존재는 염료용해도와 염색강도에 큰 영향을 미친다. 불순물은 염색액의 pH를 변화시킨다.

산성염료는 산성이 좀 더 강한 용액에서, 염기성염료는 알칼리성이 좀 더 강한 용액에서 염색이 잘 된다. 불순물이 무기염이거나 유기산염일 경우 용액의 반응성은 변화되지 않지만 염색강도에 영향을 미칠 수 있다. 따라서 염료 내의 불순물의 존재는 염색의 불량 원인을 제공하는 한 요소로 작용할 수 있다.

2. 고정

고정은 염색방법에 상당한 영향을 끼친다. 따라서 염색법을 시행할 때는 적합한 고정액을 선택하여 고정하여야 좋은 염색결과를 얻을 수 있다(표 6-13). 그 예로 염색질은 고정을 통하여 DNA와 단백질로 분리됨으로써 DNA에 염기성염료가 결합할 수 있게 된다. 포르말린, 에탄올, 승홍 등이 이러한 작용이 있는 것으로 알려져 있다. 또한 조직 내 단백질은 포르말린이나 승홍으로 고정한 후에는 염기성염료에 염색이 잘 되고 피크린산이나 크롬으로 고정한 후에는 산성염료에 염색이 잘 되며, 에탄올 또는 아세트산으로 고정한 후에는 산성과 염기성 염료에 모두 잘 염색된다. 이와 같이 특정 고정액의 사용 후에 산성염료에 잘 염색되는 것은 사용한 고정제가 단백질의 카르복실기(-COOH)를 차단하고 아미노기($-NH_2$)를 유리하기 때문이며, 반대로 염기성 염료에 잘 염색되는 것은 아미노기를 차단하고 카르복실기를 유리하기 때문인 것으로 알려져 있다.

또한 포르말린 내의 포름알데히드는 단백질 내의 아미노기와 반응하여 하이드록시메틸기(hydroxymethyl group)를 만들고 이것이 다른 아미노기와 반응하여 단백질 분자 내 또는 분자 사이에 메틸렌가교(methylene bridge)를 형성하여 단백질을 안정화시킨다. 그러나 이 메틸렌가교는 불안정하여 고정 후 표본제작과정(수세 등)에서 가수분해되어 원래의 아미노기로 전환되는 경우도 있다. 이러한 경우는 포르말린 고정시간이 짧을 경우 발생하기 쉽다. 이와 반대로 포르말린에 너무 오래 고정하면 반응속도가 느리지만 불가역적인 반응이 진행되어 포름알데히드와 단백질이 보다 광범위하게 강한 결합을 초래함으로 염료의 결합이나 침투가 방해되며, 이로인해 염색성이 현저하게 약해지게 된다.

3. 염색액의 pH

염색액의 pH는 염색결과에 큰 영향을 미친다. 에오신 염색액의 제조 시 초산(acetic acid)을 첨가하면 생체 단백질은 양(+)으로 하전되어 음(-)으로 하전된 에오신에 쉽게 결합하며 두 종류 이상의 염료를 동일 염색액으로 섞어 사용하는 염색법에서는 특히 pH 값에 따라 염색결과에 영향을 받기 쉬우므로 만일 색상의 균형이 일치하지 않은 염색결과가 발생하는 경우는 염색액의 pH를 검토하는 것이 바람직하다. 특히 메틸그린과 피로닌(methyl green-pyronin)을 사용하여 DNA와 RNA를 염색하는 운나-파펜하임(Unna-Pappenheim)염색에서는 분자크기가 작은 피로닌은 구성이 치밀한 RNA를 적색으로 염색하며, 분자크기가 큰 메틸그린은 구성이 성긴 DNA를 녹색으로 염색한다. 그러나 이 염색결과는 염색액의 pH에 영향을 받는다.

일반적으로 pH가 낮으면 피로닌의 적색이 우세하게 되고, pH가 높으면 메틸그린의 녹색이 우세하게 나타난다. 이유는 강산성의 영역에서는 분자량이 작은 피로닌이 더 쉽게 확산되어 적색이 강하게 나타나지만, pH

표 6-13. 조직 염색법에 따른 고정액의 선택

염색법	절편 두께	추천 고정액	피해야 할 고정액
AFB	3~4 μm FFPE*/도말표본	NBF*/95% 알코올	
Bielschowsky	3~4 μm FFPE/동결절편	NBF	
Bodian	3~5 μm	NBF	
Congo Red	8~10 μm FFPE/동결절편	NBF	
PAS	3~4 μm FFPE/동결절편 10 μm	NBF	
Jones	2 μm FFPE	NBF	
GMS	3~4 μm FFPE/도말표본	NBF/95% 알코올	
Urate Crystals	3~4 μm	알코올	수용성, NBF
Iron	3~4 μm/도말표본	NBF/공기 건조	
Reticulin	3~4 μm	NBF	
Gram	3~4 μm/smear	NBF/95% 알코올	
Warthin-Starry	3~4 μm	NBF(중요)	
Helicobacter pylori	3~4 μm	NBF	
Masson's Trichrome	3~4 μm	NBF, Bouin's	
Colloidal Iron	3~4 μm	NBF	chromate
Copper	3~4 μm	NBF, B5	Bouin's, 탈회
TRAP	도말표본	citrate/acetone	
Leder	3~4 μm	NBF, B-5	탈회
Mast Cell	도말표본	CAF*	
TRAP	도말표본	citrate/acetone	
MPO +/- Fluoride	도말표본	alcoholic fomalin	
Sudan Black	3~4 μm/동결절편 10 μm	NBF	
Alcian Blue	3~4 μm	NBF	
Mucincamine	3~4 μm	NBF	
Feulgen	3~4 μm	NBF	Bouin's
Gomori's Trichrome	3~4 μm	NBF	
Elastic Van Gieson	3~4 μm	NBF	
Oil Red O	3~4 μm	NBF	
Fontana Masson	3~4 μm	NBF	
Calcium	3~4 μm	NBF, 알코올	
Bile	3~4 μm	NBF	
PTAH	3~4 μm	B5	
Luxol Fast Blue	3~4 μm	NBF	

* FFPE : formaldehyde fixed paraffin embedded; NBF : neutral buffered formalin ; CAF : citrate + acetone + formalin

가 높게 되면 이온화한 아미노기가 하나밖에 없는 피로닌의 경우 아미노기의 이온화가 억제되어 염색력이 저하되기 때문이다. 반대로 하전 수가 많아 극성이 높은 메틸그린은 pH가 상승하여도 이온화하여 결합하는 능력을 갖기 때문에 pH가 높을수록 녹색이 강해진다.

4. 염색액의 염료농도와 절편의 두께

일반적으로 염료의 농도가 높으면 염색이 강해진다. 시판 염색분말은 제조회사나 제품 출고시기에 따라 염료 함유량의 차이가 있다. 따라서 염색조건이 잘 조절되었어도 염색이 옅은 경우에는 염료농도를 높이는 것이 좋다. 또 헤마톡실린 염색에서 절편이 얇은 경우는 염색에 관여하는 조직성분의 농도가 저하되기 때문에 염색액의 농도를 높여 염색할 필요가 있다.

5. 염색시간과 염색온도

염색시간이 길고 염색온도가 높으면 염색이 강하게 된다. 반대로 염료농도가 낮고 염색시간이 짧으면서 염색온도도 낮으면 염색이 약하게 된다. 겨울철에 실내온도가 낮아 염색이 약할 경우에는 염색시간을 연장하거나 염색액의 농도를 높여주는 것이 좋다.

6. 수세와 분별

염색법 과정에서 수세나 분별이 염색의 성패를 좌우하는 중요한 요소로 작용하는 것이 많다. 물에 쉽게 용해되는 염료로 염색한 후 수세할 경우에 조직절편이나 도말표본 위에 과잉의 염색액이나 유리슬라이드에 부착된 염료부유물 또는 침착물의 제거가 잘 되기 때문에 시간이 경과하면서 조직에 결합되어 있던 염료의 용출량이 증가하여 염색이 옅어진다.

분별의 경우에도 그 분별의 정도를 조절하는 것이 무엇보다 중요하다. 이 경우 분별에 의해 제거되는 염료가 그 분별액에 어느 정도 용해되는가를 먼저 충분히 이해하고 있어야 한다. 염색 후 분별은 약간 온화한 조건으로 하는 것이 염색성을 조절하기가 쉽다.

7. 염료의 보존상태

염료는 실온에서 밀폐상태로 암소에 보존하는 것이 일반적으로 안정하며, 용기를 개봉한 후에는 3~5년 이내에 사용하는 것이 바람직하다.

염료의 종류에 따라서 안정성이나 내구성이 약간 떨어지거나 외부 조건(공기, 빛, 온도 등)에 영향을 받는 것이 있기 때문에 주의가 필요하다.

1) 밀폐 보존

공기(산소)를 차단하면 산화를 최소화해주는 효과가 있다. 페놀성 OH기를 가진 염료(예 : hematoxylin이나 orcein)나 방향족 아미노기를 가진 염료(예 : methylene blue)는 산화되기 쉬운 성질이 있다. 산화되면 퀴노이드계 물질이 생기며 색이 짙어지는 것이 많다. 헤마톡실린은 산화되면 퀴노이드 물질인 헤마테인(hematein)으로 되어 백색(연한 갈색)에서 갈색으로 변한다. 또 메틸렌블루는 산화되면 아주르(azure)로 되어 색이 변한다.

2) 저온 및 빛 차단 보존

열이나 빛을 차단하면 염료의 분해를 방지해주는 효과가 있다. 디아조짝짓기(diazo coupling) 시약으로 조직화학에 사용되는 파스트블루염 B (fast blue salt B)와 같은 디아조늄염(diazonium salt)은 빛이나 열에 의해 쉽게 분해하는 성질이 있다. 또 조직화학에 사용되는 테트라졸륨 화합물(tetrazolium compound)도

빛이나 열에 약한 염료이다. 따라서 이들 염료는 반드시 냉암소(15℃ 이하)에서 보관해야 한다. 이 밖에 신경섬유 염색에 사용하는 단백질 은(protein silver)과 같이 은을 함유한 것은 은이 빛에 의해 환원되므로 이를 방지하기 위해서는 반드시 빛을 차단하여 보관해야 한다.

8. 염색액 보존상태

염색액은 분말 상태의 염료와 달리 용액 상태이므로 외부요인(공기, 빛 등)에 의해 영향을 받기 쉽기 때문에 분말 상태보다 용액 상태에서 훨씬 빠르게 변한다. 그러므로 염색액을 보존할 때는 염료 분말을 보존할 때보다 더 주의가 필요하다. 염색액은 보통 실온에서 밀폐하여 암소에 보관한다.

1) 온도

염료가 거의 포화용액 상태인 김사(Giemsa), 메이그룬발드(May Grünwald) 및 라이트(Wright) 염색액은 반드시 실온에서 보관한다. 이 염색액들은 15℃ 이하가 되면 염료가 석출하여 용기 바닥에 침전물이 생긴다. 이 경우 그대로 사용하면 염료침전물이 유리슬라이드에 부착하거나 녹아 있는 염료의 농도가 떨어져 염색이 열게 된다. 잘못 보관하여 침전물이 생긴 경우에는 약 40℃의 온수조에서 1시간 정도 녹인 후 여과하여 사용한다.

2) 밀폐보존

염색액을 밀폐하여 보관하는 것은 공기산화에 의한 변화를 최소화하며, 용매의 증발을 막기 위한 것이다. 헤마톡실린 염색액은 공기산화에 의해 그 숙성 정도가 변화하는데 산화가 계속 진행되면 과산화가 발생하여 염색성이 변화한다. 또 라이트 염색액이나 메이그룬발드 염색액의 청색 계열의 티아진염료(thiazine dyes)는 산화에 의해 메틸기가 제거되어 색이 변화되면 염색 시 대조에 영향을 미치게 된다. 이 밖에도 쉬프 시약(Schiff reagent)은 공기(산소)에 의해 산화되면 염색액이 무색에서 적자색으로 변화하여 쉬프 시약으로서의 능력을 상실한다.

용매로서 메탄올이나 에탄올과 같이 휘발성이 강한 유기용매를 많이 함유한 염색액은 용매가 증발하면 염료가 석출하여 염색강도가 변화한다. 또 알코올 종류는 흡습성이 있기 때문에 수분을 흡수하기 쉬워서 고정과 염색을 동시에 함께하는 염색액(예: 라이트 염색액)의 경우는 주의가 필요하다. 수분을 흡수한 상태의 라이트 염색액으로 혈액도말표본을 고정하면 고정이 불완전하여 염색이 약하게 된다.

X. 염색법의 선택

1. 일반염색과 특수염색

염색법에는 조직의 구성을 전체적으로 관찰하기 위한 목적으로 핵과 세포질을 서로 다른 두 종류의 색상으로 염색하여 감별하는 일반염색(routine stain)과 어떤 특정 조직성분만을 선택적으로 염색해낼 수 있는 특수염색(special stain)이 있다(표 6-14). 일반염색 중 대표적인 것이 헤마톡실린-에오신 염색[hematoxylin-eosin (H&E) staining]이다. 그러나 일반염색 또는 특수염색이란 표현은 반드시 엄격한 정의 위에서 사용되는 말은 아니다. 밴기슨(van Gieson) 염색이나 아잔(Azan) 염색은 보통 염색으로 사용하면서도 동시에 결합조직 염색으로서 특수한 의의가 있는 염색도 있다. 특수염색이란 용어가 어떻게 유래되었는지는 불확실하나 1876년 H&E 염색이 조직분야에 소개된 이후에 사용되기 시작했다는 것은 확실하다.

표 6-14. 일반염색(H&E 염색)과 특수염색의 차이점

대상	H&E 염색	특수염색
일차 관심	핵과 세포질 의학적 진단 (예 : 성장능력)	핵 또는 세포질 (대부분 감염질환의 진단과 화학적 조성에 의존한 암진단)
해석의 기초	형태	형태/색
사용 빈도	일상적	필요할 때
정량적	아님	아님
대조 조직	필요치 않음	필요함
기질 특이성	아님	특이적

2. 진행성과 퇴행성 염색

우리가 사용하고 있는 염색은 그 진행 과정에 따라 크게 진행성 염색(progressive staining)과 퇴행성 염색(regressive staining)으로 나눈다. 진행성 염색은 조직의 여러 구성성분을 어떤 정해진 순서에 따라 차례로 염색하는 것으로, 염색 진행 과정의 여러 시점에서 현미경 관찰을 통하여 원하는 성분이 선택적으로 염색되었을 때 염색을 정지시켜 수세하는 방법이며, 후자는 일단 조직 전체를 과염색(overstaining)시킨 다음 원하는 부분만 남기고 그 외의 부분은 분별(differentiation)하는 방법으로, 이 염색 방법은 특히 정확한 분별이 무엇보다 중요한 요소이다(그림 6-34). 이 경우 분별이 지나치면 필요한 부분까지도 제거될 수 있으므로 반드시 분별 과정을 현미경으로 관찰해가면서 조절해야 좋은 결과를 얻을 수 있다.

이 두 염색 방법 중 실제 사용빈도는 후자가 훨씬 많다. 그 이유는 진행성 염색은 염색액의 확산으로 인하여 원하는 특정 성분 이외에 다른 성분까지도 염색되어 양자 사이에 구별이 곤란한 하지만 퇴행성 염색은 특정 성분만을 정밀하게 염색해낼 수 있기 때문이다.

3. 직접염색과 간접염색

메틸렌블루(methylene blue)나 에오신(eosin)과 같은 염료는 단순 수용액 또는 단순 알코올 용액 상태로 조직에 직접 염색할 수 있으나, 조직학에서 많이 사용하는 헤마톡실린을 비롯한 다수의 염료들은 조직

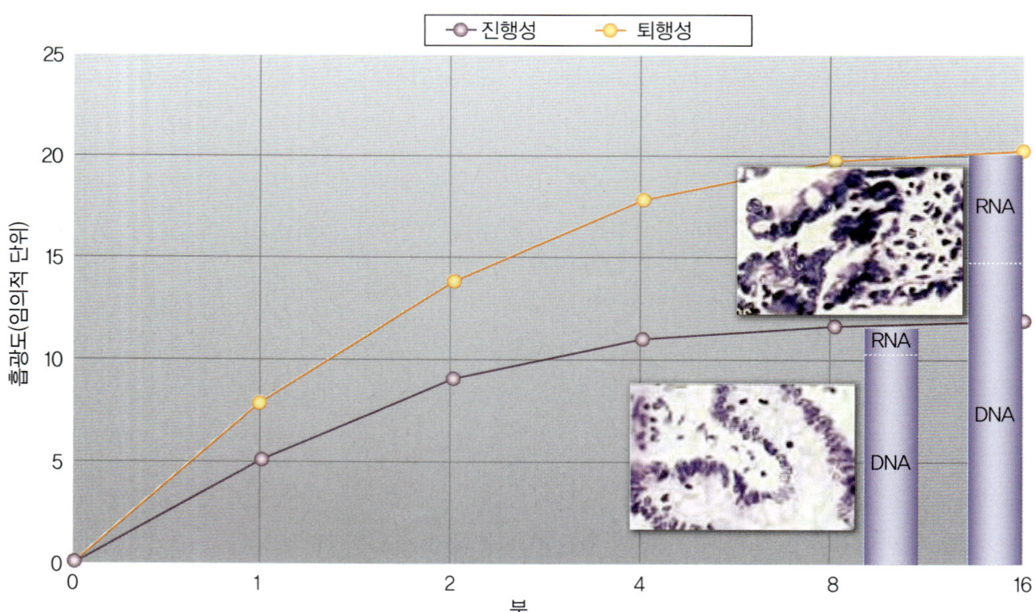

그림 6-34. 진행성과 퇴행성 헤마톡실린 염색에서 세포 내 흡수율의 차이

과 안정되게 결합시키려면 매염제(mordant)라 부르는 매개분자가 필요하다. 이와 같은 염색의 형태에 따라 전자를 직접염색(direct staining)이라 하고 후자를 간접염색(indirect staining)이라 부른다. 간접염색에서는 조직에 염료와 매염제가 결합하면 조직 - 매염제 - 염료 복합체(tissue-mordant-dye complex)를 형성하며 원래 염료의 색보다 더 짙은 염색성을 나타낸다(그림 6-35). 이 복합체는 물이나 알코올에 녹지 않기 때문에 그 후 대조염색이나 분별 과정을 쉽게 수행할 수 있다. 조직절편의 염색 시 매염제는 염료와 함께 혼합하여 사용하는 것(예: Harris hematoxylin의 potassium alum)과 먼저 매염제를 처리한 후 염색액에 반응시키는 것(예: Heidenhain hematoxylin의 iron alum)의 두 형태가 있다. 조직학에서 많이 사용되고 있는 매염제인 알루미늄(aluminum), 철(iron), 크롬(chromium) 등의 금속염(metal salts)은 염료와 결합하면 염기성(양이온성)을 띤다. 또 이들 금속성 매염제는 그 자체로도 염료나 조직과 화학적으로 결합할 수 있다.

조직에 매염제가 결합하는 기전은 명확하지 않으나 배위결합(배위공유결합, coordinate covalent bond)에 의한 것으로 보고 있으며, 염료와 매염제 사이의 결합에는 하나 이상의 배위결합이 관여하여 그 결과 안정하게 킬레이트(chelate)를 형성하게 되는 것으로 여기고 있다. 염료와 매염제의 복합체는 레이크(lake)라고도 부르는데 배위결합을 형성한 염료를 가진 기들은 주로 산소를 포함하고 있는 페놀기, 카복실기와 퀴논기이거나 질소를 포함하고 있는 아민기, 아조기, 니트로기들이다.

매염제 이외에 염색을 도와주는 기능을 가진 것으로는 염색보강제(accentuator)(그림 6-35), 염색촉진제(accelerator), 염료포획제(trapping agent)가 있다. 염색보강제는 함께 사용하는 염색의 염색능을 높이는 역할을 하지만 염료와 레이크를 만들지 못하며, 또 조직과도 화학적으로 결합하지 않는다. 뢰플러의 메틸렌블루(Loeffler's methylene blue) 염색액에 들어있는 수산화칼륨(potassium hydroxide)과 카볼푹신(carbol fuchsin) 염색액 내의 페놀(phenol)이 대표적인 예로서 염색 강도(intensity) 및 선택성(selectivity)을 높여준다. 염색촉진제로는 헤마톡실린액에 포함된 빙초산이나 신경계 염색의 금속침투법[예 : 카할(Cajar 염색)]에 사용하는 클로랄수화물(chloral hydrate)과 베로날(veronal)이 있으며 그 작용은 염색보강제와 유사하지만 염색 반응(reactivity)을 촉진시켜 준다. 염료포획제(trapping agent)는 조직절편이나 세균에 결합된 염료가 쉽게 떨어지지 않도록 지탱해주는 것으로 1899년 라베란(Laveran)에 의해 소개된 것으로 혈액도말표본을 메틸렌블루와 에오신으로 염색 후 사용하는 탄닌산(tannic acid)과 그람(Gram, 1844)에 의해 소개된 것으로 일부 세균을 겐티안 바이올렛(gentian violet)으로 염색한 후 사용하는 요오드(iodine)가 잘 알려져 있다.

그람염색에 사용하는 요오드는 염료와 결합하여 큰 응집체(large aggregates)를 형성하고 조직 내에 침전되어 분별제에 쉽게 제거되지 않는다. 즉 투과성이 좋

참고

"Lake"란 용어는 인도 나무에 기생하는 곤충인 *Laccifer lacca*(이전에는 *Coccus lacca*라 불렸음)의 분비물인 "lac"으로부터 유래하였다.

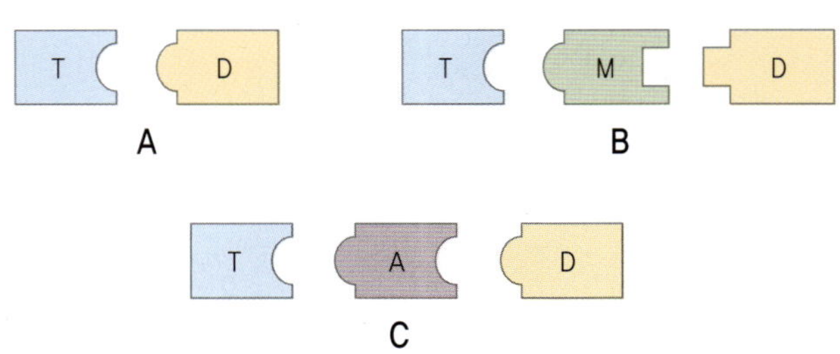

그림 6-35. 직접염색과 간접염색. A. 직접염색, B. 매염제(mordant)에 의한 간접염색, C. 염색보강제(accentuator)에 의한 간접염색. T=조직, D=염료, M=매염제, A=염색보강제

지 않은 그람양성균(Gram-positive bacteria)의 벽 내에 들어간 겐티안 바이올렛에 요오드를 첨가되면 큰 응집체를 형성하여 빠져나오기 어렵게 되고 투과성이 높은 그람음성균(Gram-negative bacteria)은 좀 더 쉽게 제거할 수 있다.

4. 분별(또는 탈색)

퇴행성 염색은 염색 진행과정에서 보고자 원하는 부분을 제외한 나머지 과염색된 염료를 제거하기 위해 알코올, 산, 산화제, 매염제, 염료, 완충액 등으로 분별(differentiation)을 진행한다. 염색의 분별 과정에는 알코올을 단독으로 사용하는 경우가 가장 많으며 이는 알코올이 염료를 녹이는 용매로의 기능이 있기 때문이다. 그러나 알코올은 단순 용해에 의한 물리적인 작용으로 분별되기 때문에 염료와 조직이 강한 화학적 결합을 형성하고 있을 때는 분별이 쉽지 않다. 따라서 이 경우에는 보통 산(acid)을 사용하며, 그 작용부위는 조직과 매염제의 결합 또는 매염제와 염료의 결합 부위가 된다(그림 6-36). 이를 통해 헤마톡실린 레이크(hematoxylin lake)를 산으로 분별하면 염료와 매염제 결합(lake 형성) 당시 소실된 염료의 히드록실기(-OH)가 재구축됨으로써 염료와 매염제가 분리된다. 또한 산은 조직 내 산성기들의 이온화를 억제시켜 조직과 매염제의 결합을 끊어주기도 한다. 산화제를 이용한 분변은 헤마톡실린 염색에서 가끔 볼 수 있으며 산화제로는 페로시안화칼륨(potssium ferricyanide), 중아황산나트륨(sodium bisulfite), 과망간산칼륨(potassium permanganate) 등이 사용된다. 이 분별제는 조직 성분에 염색된 염료를 무색 산화물로 산화하여 표백시키는 기능을 한다. 그러나 이 과정은 상당히 느리게 진행되기 때문에 소량의 염료가 결합된 부위가 다량의 염료가 결합된 부위보다 상대적으로 빨리 표백되는 문제점이 있다.

매염제에 의한 분별은 염료와 매염제 사이에서 발생하는 이온경쟁(ion competition)을 이용한 방법이다.

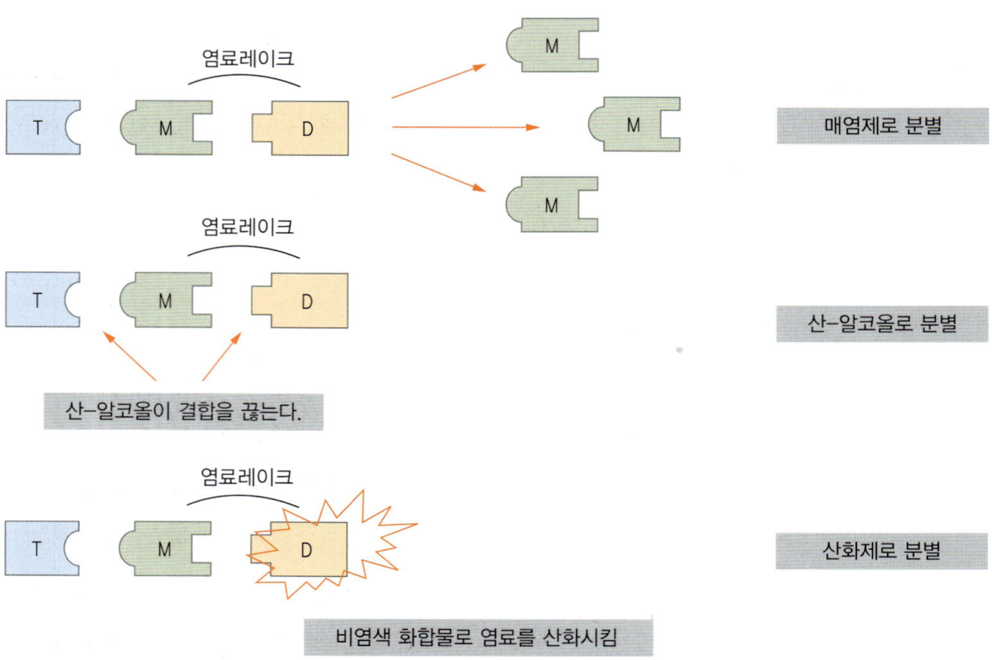

그림 6-36. 매염제, 산-알코올, 산화제에 의한 분별. T : 조직, M : 매염제, D : 염료

염색 부위에 매염제가 작용하면 조직과 결합해 있던 염료의 재배열이 일어나 불용성의 염료-매염제-조직 복합체로부터 레이크(염료 + 매염제)가 떨어져나가 분별액(매염제)에 분산 · 이동됨으로써 분별이 이루어진다(그림 6-36). 이 경우는 조직의 각 성분에 따라 레이크의 결합률이 다르기 때문에 분별 정도에도 차이가 있다. 따라서 매염제에 의한 분별은 분별 시간의 정확한 조절이 염색의 성공여부를 좌우한다. 매염제를 분별제로 사용하는 대표적인 예로는 탄력섬유 검출 시 사용하는 베르헤프(Verhoeff) 염색에서 볼 수 있다. 염료 자체를 분별에 사용하려면 조직에 결합해 있는 염료보다 조직성분에 대한 친화력이 더 강한 것을 사용해야 한다. 예를 들어 오렌지 G (orange G)와 같은 염료는 친화력이 다른 염료에 비해 월등히 강하기 때문에 친화력이 약한 염료와 쉽게 치환시킬 수 있다. 이 기전은 단순 알코올에 의한 분별과 유사한 효과를 보인다. 마지막으로 완충액에 의한 분별은 혈구도말표본에 일반 염색으로 사용하는 라이트(Wright) 염색에 활용되고 있다. 이 염색에 사용하는 인산완충액은 그 pH가 메틸렌블루와 에오신의 각각 최대 염색 범위인 pH의 중간에 위치하고 있어서 메틸렌블루에 대해서는 산성의 분별제로, 에오신에 대해서는 염기성의 분별제로 작용하게 된다. 따라서 완충액을 분별제로 사용하려면 완충액의 pH를 정확히 조절해야 한다.

참고문헌

1. Horobin RW, Kiernan JA, eds (2002). Conn' Biological Stains : A Handbook of Dyes, Stains and Fluorochromes for Use in Biology and Medicine. 10th Ed. Oxford, UK: BIOS Scientific Publishers. 2002.
2. Rotimi O, Cairns A, Gray S, Moayyedi P, Dixon MF (2000). Histological identification of Helicobacter pylori: comparison of staining methods. J Clin Pathol 53(10):756-759.
3. Carson FL, Hladik C (2009). Histotechnology: a Self instructional text. 3rd Ed. Chicago, IL: ASCP Press, 2009.
4. Wulff S. Education Guide: Special Stains. Carpinteria, CA: DAKO, 2004.
5. Commission on Laboratory Accreditation: Laboratory Accreditation Program. Anatomic Pathology Checklist-Revised. College of American Pathologists, Northfield, 2009.
6. Baker JR. Principles of Biological Microtechnique: a Study of Fixation and Dyeing. Bungay, Suffolk: Methuen & Co., Ltd., 1958.
7. Garrett RH, Grisham CM. Biochemistry. 4th Ed. Boston, MA: Cengage Learning, 2010
8. Horobin RW, Bancroft JD. Troubleshooting Histology Stains. New York: Churchill Livingstone, 1998.
9. Horobin RW. Histochemistry: an Explanatory Outline of Histochemistry and Biophysical Staining. London: Butterworths, 1982.
10. Horobin RW & Bennion PJ. The interrelation of the size and substantivity of dyes: the role of van der Waals attractions and hydrophobic bonding in biological staining. Histochemie 33, 191-204, 1974.
11. Prentø P. Staining of macromolecules: possible mechanisms and examples. Biotech Histochem 84: 139-158, 2009.
12. Kasten, FH. The Chemistry of Schiff's reagent. Int Rev Cytol 10:1-100, 1960.
13. Robins JH, A brams GD, P inock JA. The structure of Schiff reagent aldehyde adducts and the mechanism of the Schiff reaction as determined by nuclear magnetic resonance spectroscopy. Can J Chem 58:339-347, 1980.

14. Wittekind D H. On the nature of Romanowsky-Giemsa staining and its significance for cytochemistry and histochemistry: an overall review. Histochem J 15:1029-1047, 1983.

15. Holmes WC, French RW. The oxidation products of methylene blue. Stain Technol 1:17-26, 1926.

16. Barcia JJ. The Giemsa stain: its history and applications. Int J Surg Path 15(3):292-296, 2007.

17. Wittekind D H, Kretschmer V. On the nature of Romanowsky-Giemsa staining and the Romanowsky-Giemsa effect. II. A revised Romanowsky-Giemsa staining procedure. Histochem J 19:399-401, 1987.

18. Penney DP, P owers JM, Frank M, C hurukian C. Analysis and testing of biological stains – the Biological Stain Commission procedures. Biotech Histochem 77(5-6):237-275, 2002.

19. Friedrich K, S eiffert W, Zimmermann HW. Romanowsky dyes and Romanowsky-Giemsa effect. 5. S tructural investigations of the purple DNA-AB-EY dye complexes of Romanowsky-Giemsa staining. Histochemistry 93:247-256, 1990.

20. Horobin RW, Walter KJ. Understanding Romanowsky staining. I. The Romanowsky-Giemsa effect in blood smears. Histochemistry 86:331-336, 1987.

21. Lyon HO, Kiernan J. News from the Biological Stain Commission. Biotechnic & Histochem 83: 285-288, 2009.

22. Park J, S hore J. Significance of dye research and development for practical dyers. Coloration Technol 123: 209-216, 2007.

07

헤마톡실린과 에오신
Hematoxylin and Eosin

학습목표

- 헤마톡실린의 화학적 특성을 설명한다.
- 헤마톡실린과 헤마테인의 차이를 설명한다.
- 헤마톡실린 숙성(ripening)의 의미를 설명한다.
- 매염제의 종류에 따른 헤마톡실린 용액을 분류한다.
- 헤마톡실린과 에오신의 핵과 세포질 염색기전에 대해 설명한다.
- 해리스와 마이어 헤마톡실린의 염색과정 차이를 설명한다.
- 해리스와 마이어 헤마톡실린 용액의 조성에 대해 설명한다.
- 길 헤마톡실린의 특성에 대해 설명한다.
- 헤마톡실린 용액을 여과하여 사용하는 이유에 대해 설명한다.
- 헤마톡실린 용액의 사용 여부를 확인하는 방법에 대해 설명한다.
- 에오신 용액에 빙초산을 첨가하는 이유에 대해 설명한다.
- 해리스 헤마톡실린-에오신 염색의 염색과정을 설명한다.
- 해리스 헤마톡실린 염색에서 분별(탈색)과 청색화(중화)의 의미를 설명한다.
- 헤마톡실린과 에오신 염색의 불량과 과염 원인에 대하여 설명한다.
- 헤마톡실린-에오신 염색에서 매일 점검해야 할 사항에 대해 설명한다.
- 핵산의 구조를 이해한다.
- 핵산 염색의 조직병리학적 의의를 설명한다.
- 핵산 염색방법의 종류 및 그 원리를 설명한다.

I. 헤마톡실린 염색 (Hematoxylin staining)

헤마톡실린과 에오신의 이중염색(H&E 염색)은 조직 염색에서 가장 흔히 이용되는 일반염색으로 염색과정이 비교적 단순하면서도 핵과 세포질의 산성과 염기성 성질을 이용하여 다양한 조직이나 조직구조를 염색할 수 있는 장점이 있다.

이 염색은 병원이나 연구실에서 모든 검체에 일상적으로 시행되며 모든 현미경 진단에 핵심 염색법이다. H&E 염색의 검토 후 필요에 따라 다양한 추가적인 특수염색을 시행하여 현미경적 평가가 이루어진다. H&E 염색에서 헤마톡실린은 염색액의 제조 방법에 따라 핵 염색을 비롯하여 미토콘드리아, 뼈대근의 가로무늬, 신경섬유의 말이집, 신경아교섬유의 염색, 인지질의 조직화학적 검출 등 다방면에서 이용 가치가 있는 매우 흥미로운 염료이다.

1. 헤마톡실린

헤마톡실린은 1862년 발다이어(Wihelm von Waldeyer)가 처음으로 조직학 연구에 소개하였다. 그러나 이때 사용한 헤마톡실린은 수용액 추출물이어서 큰 성공을 거두지는 못하였다.

1865년 보머(Bohmer)는 헤마톡실린에 매염제로 명반(alum)을 넣어 이전에 비해 좀 더 특이적인 염색성을 얻을 수 있었다. 1886년 에를리히(Ehrlich)는 헤마톡실린의 불안정성을 극복하기 위해 명반과 함께 빙초산을 첨가함으로써 안정한 핵 염색액으로 인정받게 되었다. 1891년 하이데하인(Heidenhain)은 헤마톡실린에 매염제로 명반 대신 철(iron)을 첨가하여 염색에 성공함으로써 오늘날 우리가 사용하는 철헤마톡실린의 시초가 되었다. 그 사이 보머와 피셔(Fisher, 1875년)는 각기 독자적으로 헤마톡실린에 에오신을 결합시킨 H&E 염색 형태로 사용하기 시작하여, 140여 년이 지난 지금까지도 조직세포의 형태학적 관찰에 가장 빈번하게 활용되고 있는 염료이다.

2. 헤마톡실린의 화학

헤마톡실린은 멕시코, 중앙아메리카, 서인도제도 등의 대서양 연안에 무성하게 자라고 있는 나무인 *Hematoxylin campechianum* (그림 7-1)에서 채취한 록우드(logwood)를 잘게 잘라 추출한 혈액(hemato)색의 수액(xylo-나무) 내에 포함되어 있는 천연염료이다. 이 염료는 1810년 쉐브릴(Chevreul)에 의해 최초로 정제(purification)되었으며 당시에는 헤마틴(hematin)으로 불렸다. 그러나 이 명칭은 혈색소의 유도체인 헤마틴과 구별하기 위해서 1842년 엘드만(Erdmann)이 헤마톡실린으로 개명하였다.

헤마톡실린의 화학식은 $C_{16}H_{14}O_6$ (oxybrasillin)으로 통상 3분자의 H_2O와 결합한 무색 또는 옅은 갈색의 결정이다. 이 염료는 냉수에서는 잘 녹지 않지만(15℃에서는 100 mL의 물에 0.7177 g이 녹음), 가열하거나 알코올 또는 에테르에서는 잘 녹는다.

헤마톡실린은 산화되면 헤마테인(hematein, $C_{16}H_{12}O_6$)이 된다(그림 7-2). 그러나 헤마톡실린이나 헤마테인은 그 자체로는 염색성을 갖지 못하기 때문에 알루미늄과 같은 금속과 결합하여야 비로소 염색성을 얻는다.

알칼리성의 헤마톡실린 용액은 햇볕이 쪼이는 장소에서 단순히 방치하는 것만으로도 서서히 헤마테인으로 변화되는데, 이 과정을 숙성(ripening)이라 부

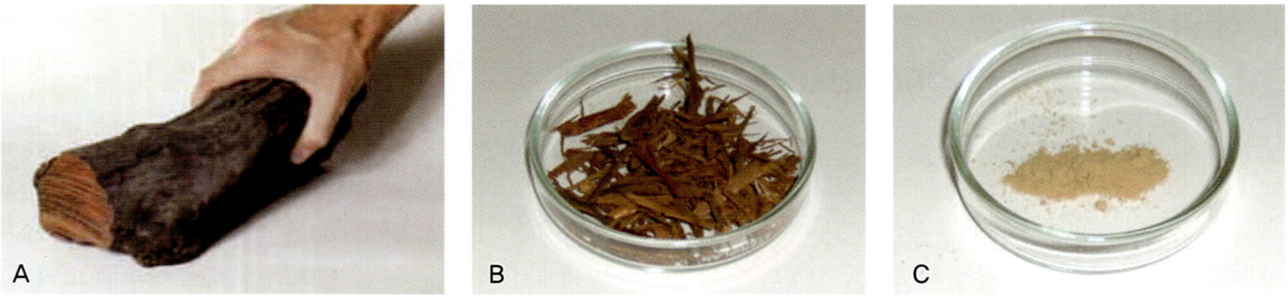

그림 7-1. A. 헤마톡실린의 록우드(logwood) 절단면. B. 같은 록우드의 절편 C. 헤마톡실린 분말

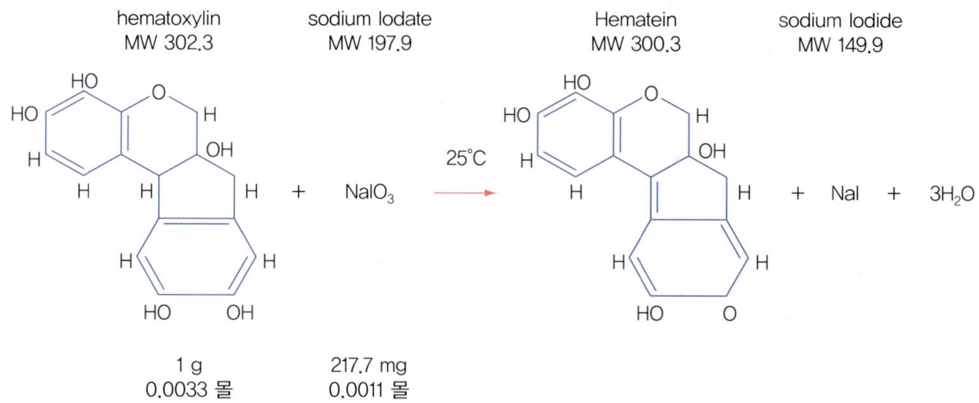

그림 7-2. 헤마톡실린이 산화제($NaIO_3$)에 의해 산화되어 헤마테인이 생성되는 반응

른다. 헤마톡실린의 숙성은 특정 산화제(예 : 과산화수소, 과망간산칼륨, 요오드산칼륨, 요오드산나트륨 등)를 사용하여 인위적으로 촉진시킬 수도 있다. 헤마톡실린 용액의 염색성은 용액 내에 녹아 있는 헤마톡실린의 산화 정도에 따라 다르게 변화한다. 이 같은 관점에서 한센(Hansen, 1905)은 산화 정도를 표현하는 실용적인 가정으로써, hematoxylin − H_2 = hematein, hematein − H_2 = Dioxyhematein, hematein − H_3 = Trioxyhematein, hematein − H_4 = Tetraoxyhematein의 4종류로 구분하였다.

헤마톡실린 용액은 산화가 진행되면서 밝은 청색에서 점차 자색 내지 흑남색, 이어 갈색으로 변화된다(그림 7-3). 인위적으로 산화제를 사용하여 헤마톡실린 용액을 만들 경우, 잘못하여 지나치게 많은 양의 산화제를 넣거나 또는 용액이 오래되어 자연적인 산화가 진행된 경우에도 같은 결과를 초래하여 염색액이 탁해지면서 염색성이 저하되고 결국에는 염료의 대부분이 침전되어 버린다.

3. 헤마톡실린의 염색원리

헤마톡실린 자체는 무색 내지 연한 갈색이지만, 여기에 산화수은(mercuric oxide, HgO), 요오드산나트륨(sodium iodate, $NaIO_3$)과 같은 산화제를 첨가하면 자색의 헤마테인으로 산화된다(그림 7-4). 그러나 이 헤마테인도 조직성분과 강하게 결합할 수 있는 화학적 기능기가 없기 때문에 염료로서의 결합능을 획득하기 위해서는 매염제(2가 또는 3가의 다가 원자가를 가진 금속의 염, 특히 알루미늄을 함유한 염)를 첨가해야 한다.

매염제가 첨가되면 헤마테인 내의 페놀성 OH기와

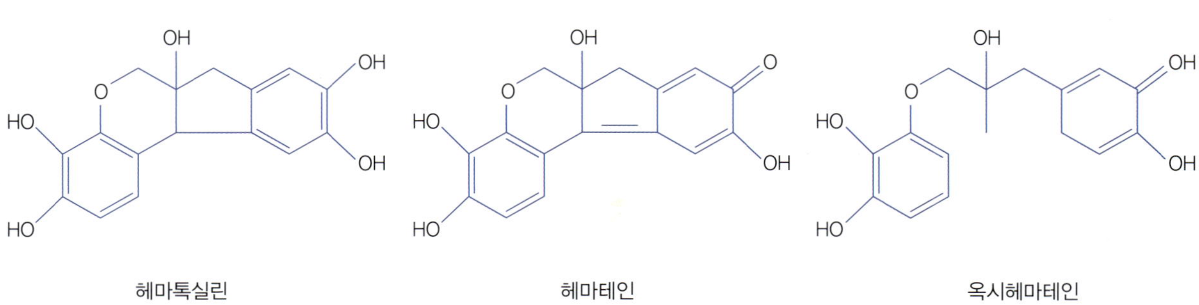

그림 7-3. 헤마톡실린의 산화 진행과정

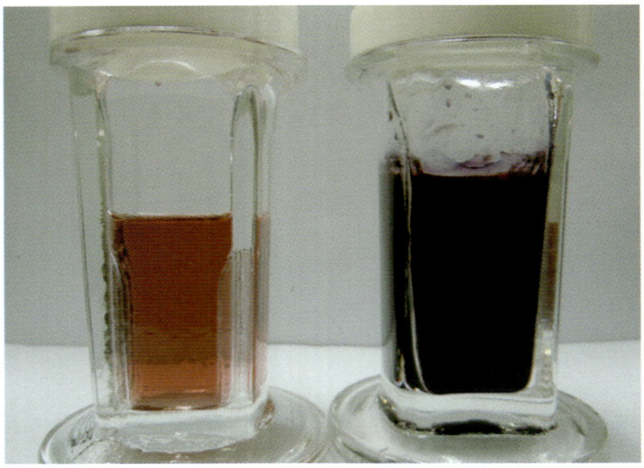

그림 7-4. 헤마톡실린 용액. 알코올에 헤마톡실린만 녹인 용액(왼쪽)과 산화제와 매염제를 첨가한 후 헤마테인 레이크(hematein lake)가 형성된 용액(오른쪽)

금속이온 사이에 정전기적 결합이 일어나고, 그 다음 전자공여체(electron donor)로서의 헤마테인 산소원자가 금속이온과 배위결합하여 오각형의 고리(Al–O–C–C–O)가 형성되면서 안정한 구조의 헤마테인–매염제 복합체(hematein–mordant complex)인 헤마테인 레이크(hematein lake)가 생성된다. 이 레이크는 양(+)으로 하전되며, 조직성분 중 음(–)의 성질을 띤 부위(화학적으로는 인산기나 카르복실기를 다량 함유한 부분 : 세포핵 등)와 이온결합하여 청자색 내지 청색으로 염색된다(그림 7–5).

4. 헤마톡실린 용액의 분류와 사용용도

헤마톡실린 용액의 종류와 제조방법은 매우 다양하지만 몇 가지 군으로 분류할 수 있다. 1926년 한센은 이들 각종 헤마톡실린 용액을 매염제의 종류에 따라 분류한 바 있다(표 7–1).

- 명반 헤마톡실린
- 철 헤마톡실린
- 크롬 헤마톡실린
- 기타 헤마톡실린

앞서 기술한 바와 같이 헤마톡실린은 단순한 알코올 용액 또는 수용액에서는 일부 식물세포 외에는 어떤 용액을 숙성하여도 염색되지 않는다. 따라서 헤마톡실린 염색은 항상 매염제와 함께 매염염색의 형태로 사용되고 있다. 이 경우 염색액 내에 미리 매염제를 첨가하여 레이크형(lake type)으로 사용하는 동시염색(simultaneous staining)과 매염제와 염색액을 각각 분리하여 제조한 후 매염제를 먼저 작용시킨 후 염색액을 첨가하는 계승염색(successive staining)이 있다. 헤마톡실린 염색의 대부분은 동시염색법이며, 계승염색법은 하이덴하인(Heidenhain)의 철헤마톡실린 염색이 대표적이지만, 실제적으로 헤마톡실린 염색에서는 드물게 사용되는 염색법이다.

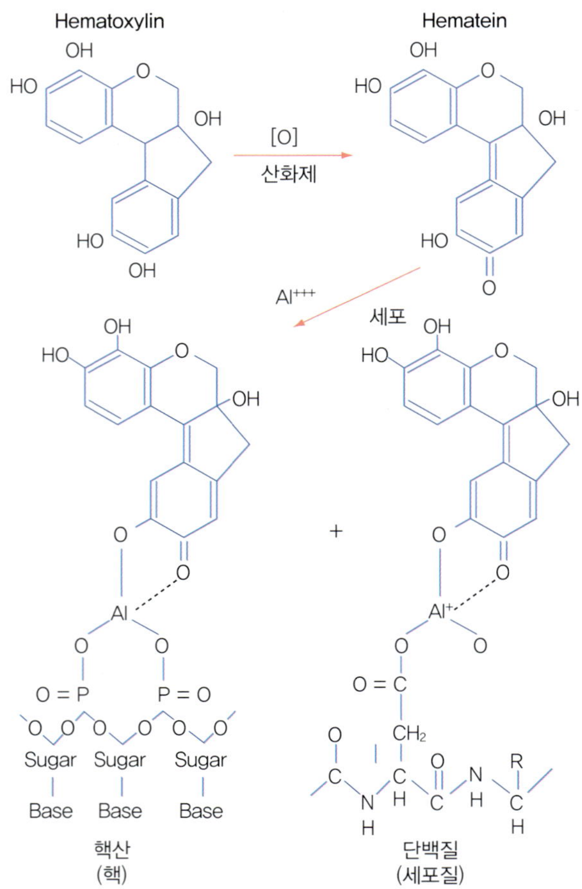

그림 7-5. 헤마톡실린의 염색기전

표 7-1. 헤마톡실린 염색의 사용

매염제	산화제	예	용도
명반(alum)	자연산화	Ehrlich	핵염색에 사용, 점액도 염색된다.
명반(alum)	자연산화	Delafield	핵염색에 사용
명반(alum)	Sodium iodate	Mayer	핵염색에 사용
명반(alum)	Mercuric oxide	Harris	핵염색에 사용
명반(alum)	Sodium iodate	Gill	핵염색에 사용
명반(alum)	Potassium iodate	Carazzi	핵염색에 사용 핵염색에 사용(동결절편)
철(iron)	–	Weigert	산성염료의 대조염색으로 사용
철(iron)	–	Heidenhain	핵내 미세구조, 가로무늬
철(iron)	–	Verhoeff	탄력섬유
철(iron)	–	Loyez	말이집
크롬–구리(chromium copper)		Weigert-Pal	말이집(조직편 염색)
텅스텐(tungsten)	자연산화 또는 potassium permangante	Mallory PTAH	섬유소 · 가로무늬 · 신경아교섬유
몰리부데늄(molybdenum)	H_2O_2	Thomas	아교섬유 · 내분비세포 과립
납(lead)	–	Solcia	내분비세포과립
매염제 사용 안함	–	Mallory	철 · 구리 · 납

5. 진행성과 퇴행성 헤마톡실린 염색의 차이점

진행성(progressive) 헤마톡실린 염색은 염색시간의 길이와 관계없이 주로 핵염색질에 염색되고 세포질에는 아주 미약하게 염색되므로 염색 후 간단히 수세만으로 염색을 끝낸다. 퇴행성(regressive) 헤마톡실린 염색은 핵염색질과 함께 세포질까지 과염색시킨 후 과염된 핵염색질과 세포질 부분을 묽은 산에 옮겨 제거하는 분별과정이 필요하다(표 7-2). 만일 분별(differentiation)을 생략하거나 불완전하게 하면 남아 있는 헤마톡실린은 핵의 미세구조가 불분명하게 나타나고 세포질 부분에 대한 에오신의 흡수를 막게 된다.

진행성과 퇴행성 헤마톡실린의 선택은 사용자의 선호도에 따라 다르다. 과거에는 핵 내 미세구조가 우수하다는 이유로 퇴행성 방법을 선호하였으나 근래에는 퇴행성 헤마톡실린의 경우 분별과정에서 과염색(overstaining) 또는 저염색(understaining)이 발생될 수 있어서 진행성 방법을 선택하는 경향이 늘고 있다. 진행성과 퇴행성 중 어떤 방법을 사용하더라도 어떤 날

표 7-2. 헤마톡실린의 진행성과 퇴행성 염색 처방의 유사성과 차이점

구별 요소	헤마톡실린	
	진행성	퇴행성
헤마톡실린 농도	낮음(1~4 gm/L)	높음(5 gm/L 이상)
초산	있음	없음
흡수율	늦음	빠름
염색성 조절	쉽다	어렵다
과염색	없음	있음
분별과정	없음	있음

은 안정적인 염색성을 보였다가도 다른 날은 과염색성 또는 저염색성이 나타나기도 하므로 각 실험실의 조건에 따라 염색시간을 조절하여 사용해야 한다.

6. 헤마톡실린 용액의 제조

헤마톡실린 용액은 여러 종류가 있으나 여기서는 핵염색에 사용되는 일부의 용액 제조법에 대해서만 기술하였다(표 7-1). 다른 헤마톡실린 용액의 제조에 관해서는 뒤에 나오는 각각의 염색법을 참고하면 된다.

1) 마이어 헤마톡실린(Mayer hematoxylin)

헤마톡실린	1.0 g
증류수	1,000 mL
암모늄 또는 칼륨명반(ammonium alum 또는 potassium alum)	50 g
요오드산나트륨(sodium iodate)	0.2 g
수화크로랄(chloral hydrate)	50 g
구연산(citric acid)	1.0 g

헤마톡실린을 50~100 mL의 증류수에 넣어 살짝 가온하면서 용해한 후 1,000 mL까지 채운다. 이 용액에 명반칼륨과 요오드산나트륨를 첨가하여 잘 흔들어가면서 완전히 녹인 후 수화크로랄과 구연산을 첨가하여 녹인다.

2) 해리스 헤마톡실린(Harris hematoxylin)

헤마톡실린(hematoxylin)	5.0 g
95% 에탄올(95% ethanol)	50 mL
암모늄 또는 칼륨명반(ammonium alum 또는 potassium alum)	100 g
증류수	1,000 mL
산화수은 R (mercuric oxide R)	2.5 g

헤마톡실린을 95% 에탄올에 녹이고, 명반칼륨을 증류수에 넣어 가온하면서 녹여 냉각시킨 후 두 용액을 혼합하여 끓인다. 이 혼합액이 끓기 시작하면 염화수은 R을 조금씩 서서히 첨가하면서 흔들어 녹여준다(너무 많은 양을 한꺼번에 첨가하면 폭발의 위험성이 있다). 2~3분간 더 끓인 후 신속히 냉각수에 옮겨 식힌 다음 여과하여 사용한다.

3) 길 헤마톡실린(Gill hematoxylin)

대부분의 헤마톡실린 용액에서는 술잔세포가 염색되지 않으나 길(Gill) 헤마톡실린의 경우 술잔세포(goblet cell)가 염색되기도 한다. 길 헤마톡실린은 세 가지 종류가 있다. 1번 용액은 세포도말표본에서 섬세한 염색질패턴에 잘 염색되는 헤마톡실린 농도를 포함하고 있다. 2번과 3번 용액은 조직절편 염색에 사용되고 있다(표 7-3). 3번 용액은 헤마톡실린의 농도가 높아 종종 플라스틱 절편이나 동결절편 염색에 사용된다.

표 7-3. 길 헤마톡실린의 용액 조성

번호	성분 실온에서 순서대로 혼합	길 헤마톡실린		
		1번	2번	3번
1	Distilled water	730 mL	710 mL	690 mL
2	Ethylene glycol	250 mL	250 mL	250 mL
3	Hematoxylin, anhydrous	2.0 gm	4.0 gm	6.0 gm
4	sodium iodate	0.2 gm	0.4 gm	0.6 gm
5	Aluminum sulfate	17.6 gm	35 gm	54 gm
6	Glacial acetic acid	20 mL	40 mL	60 mL

7. 헤마톡실린 용액 제조 시 영향을 미치는 요인

1) 헤마톡실린 농도

조직절편 염색용 헤마톡실린 용액은 보통 헤마톡실린의 농도가 약 0.1% 정도가 적당하다. 그러나 얇은 절편(예 : 2 μm)을 염색할 경우는 헤마톡실린의 농도를 2배 또는 3배 정도 높여 사용하는 것이 좋은 결과를 얻을 수 있다. 절편이 얇을 경우, 염색에 관여하는 조직 부위의 기능기의 절대수가 적어지게 되므로 일반 농도의 헤마톡실린에서는 염색성이 옅게 된다.

2) 산화제

인위적으로 헤마톡실린을 헤마테인으로 산화하는 데는 보통 산화제가 사용된다. 첨가하는 산화제는 염색액의 종류에 따라 다르지만 주로 산화수은(HgO)과 요오드산나트륨($NaIO_3$)이 사용된다. 이 중 요오드산나트륨은 물에 쉽게 녹으며 상온에서 산소를 방출한다. 또 반응생성물인 요오드화나트륨(sodium iodide, NaI)은 독성이 없으며 물에 잘 녹는 장점이 있다.

헤마톡실린 1수화물(MW = 320.29) 1 g을 산화하는 데는 산화제에 따라 적정량이 다르므로 정확히 칭량하는 것이 중요하다(표 7-4). 만일 잘못 계량하여 산화제의 첨가량이 필요량보다 많이 첨가되면 과산화를 초래하여 옥시헤마테인(oxyhematein)이 생성된다. 양호한 염색액의 가시영역 스펙트럼은 약 560 nm에서 최대 흡수율을 가지며 자색을 띤다. 그러나 과산화가 일어나면 약 430 nm에서 최대 흡수율을 나타내며 그 용액은 황갈색을 띤다.

천연염료인 헤마톡실린은 제조회사 또는 제품 출고 시기에 따라 순도에 다소 차이가 있으며, 순도가 낮은 헤마톡실린으로 염색액을 제조할 경우 교과서에 제시된 적정량의 산화제를 첨가하면 산화가 진행되면서 과산화가 일어나 옥시헤마테인이 생긴다. 이 옥시헤마테인은 가시영역의 흡수 스펙트럼을 갖지 못하기 때문에 염색성이 저하되는 원인이 된다. 따라서 과산화를 방지하기 위해서는 헤마톡실린의 순도에 따라 산화제의 양을 줄일 필요가 있다. 일반적으로 헤마테인을 많이 함유한 헤마톡실린은 대체로 갈색을 나타내므로, 이 경우에는 산화제의 양을 줄여 제조한 염색액으로 실제 염색하여 본 후 염색성이 약할 때에는 산화제를 약간 더 추가하는 것이 좋다.

제조된 헤마톡실린 용액은 방치해 두면 산화물에 의해 염색액의 표면에 금속성 광택물(metallic sheen)을 형성하여 염색 표본 위에 침전물로 침착된다. 따라서 사용 시에는 반드시 여과하여 산화막을 제거해 주어야 한다(그림 7-6).

표 7-4. 헤마톡실린 1 g을 산화하는 데 필요한 산화제의 적정량

헤마톡실린의 양	산화제의 종류	산화제의 양
1.0 g	Mercuric oxide (HgO)	0.5 g
1.0 g	Sodium iodate ($NaIO_3 \cdot H_2O$)	0.05~0.15 g
1.0 g	Potassium permanganate ($KMnO_4$)	0.175 g
1.0 g	Hydrogen peroxide (H_2O_2)	2.0 ml
1.0 g	Potassium periodate (KIO_4)	0.05 g

8. 헤마톡실린 염색의 분별과 청색화

퇴행성 헤마톡실린 염색에서는 원하는 성분 이외의 부분에 결합한 과다한 염료를 선택적으로 제거하는 과정이 필요하며 이 과정을 분별(differentiation)이라 한다. 헤마톡실린의 분별에는 보통 산을 사용하기 때문에, 분별 후 색이 붉은색으로 변하므로 원래의 청색으로 전환하기 위해서는 알칼리에 의한 중화과정이 요구되며 이 과정을 청색화(bluing)라 부른다.

1) 분별

세포핵 및 세포질이 모두 염색되어 있는 과염색 상태의 절편 또는 도말표본을 가볍게 수세한 후 0.5~1% HCl-알코올(HCl-alcohol)에 넣어 분별한다.

세포 전체가 짙게 과염색되어 있는 상태에서 산(H^+)

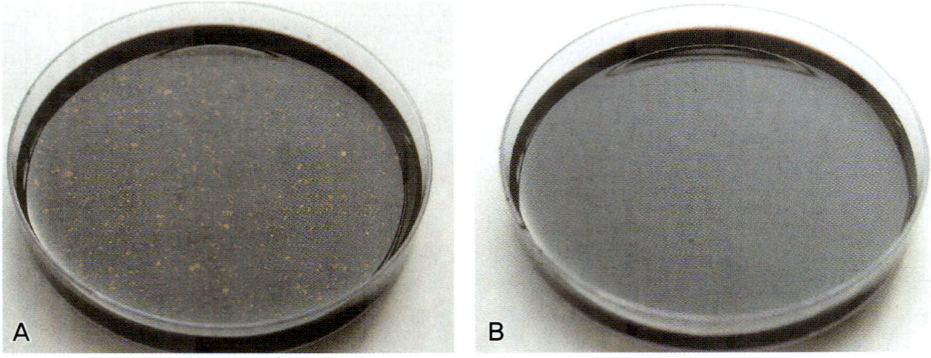

그림 7-6. 헤마톡실린 용액 표면의 금속성 막 제거. A. 여과 전 용액 B. 여과 후 용액

에 넣으면 세포질에 결합되어 있던 헤마테인 레이크와 수소이온(H^+)이 교환되어, 그 결과 세포질 부분의 레이크가 떨어져 나간다(그림 7-7). 그러나 지나치게 오래 담가 두면 핵에 결합되어 있던 레이크도 수소이온과 교환되어 떨어져 나가므로 주의해야 한다. 또한 온도나 염산농도도 상당히 분별에 영향을 미치기 때문에 분별 시 염산농도, 담금시간, 담금온도에 대한 주의가 필요하다. 염산농도가 높고 담금 시간이 길고 담금 온도가 높으면 대체로 분별력이 강해진다. 따라서 분별을 잘 조절하려면 가급적 온화한 조건하에서 진행하는 것이 좋다.

2) 청색화(blueing)

황산알루미늄(aluminum sulfate)은 줄여서 명반(alum)이라 부르며 물에 녹아 해리되면, 명반의 알루미늄은 물분자의 히드록실기(-OH)와 결합하여 불용성의 수산화알루미늄[aluminum hydroxide, $Al(OH)_3$]을 형성하고, 물로부터 유리된 수소(H^+)는 명반에서 나온 황산기(sulfate)와 결합하여 황산(sulfuric acid)을 만들려는 경향이 있다. 따라서 만일 산의 양(황산 또는 다른 산)이 과다하게 존재하면 수산화알루미늄을 형성할 수 없으며, 이 상태에서는 수산이온(OH ion)의 결핍으로 불용성 염료레이크(dye lake)도 형성할 수 없게 된다. 그 결과로 명반헤마톡실린의 산용액은 붉은색을 띤다. 따라서 명반헤마톡실린으로 염색된 절편을 청색화하기 위해서는 유리산(free acid)을 중화시킬 수 있는 알칼리 용액을 첨가해 히드록실기를 넣어주면 물에 녹지 않는 안정된 청색의 알루미늄-헤마테인-조직레이크(aluminum-hematein-tissue lake)가 형성된다. 명반헤마톡실린의 청색화에는 간단히 수돗물을 약

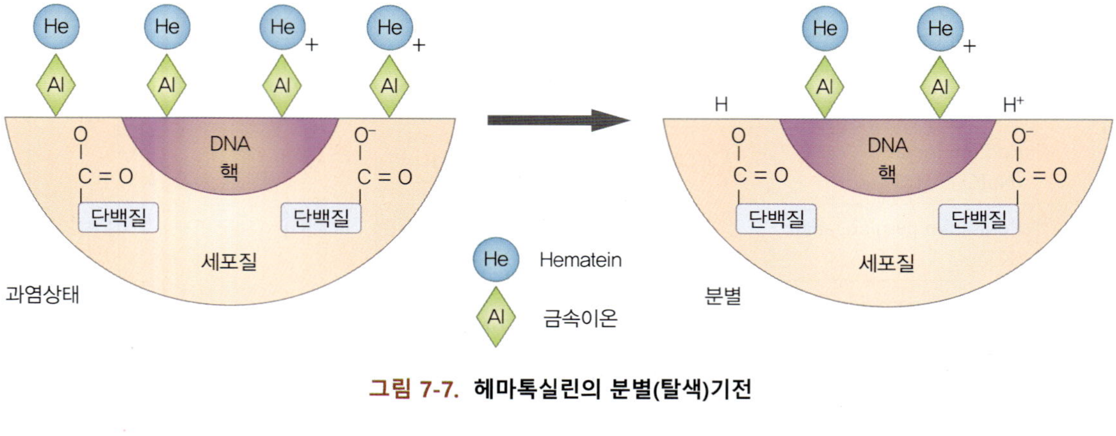

그림 7-7. 헤마톡실린의 분별(탈색)기전

간 가온하여(40~50℃) 사용할 수도 있으나, 수돗물은 여러 지역에서 산성을 띠기 때문에 헤마톡실린의 청색화 용액으로는 적당치 않을 때가 많다. 따라서 가급적 수돗물 대신 1% 탄산리튬(lithium carbonate) 수용액이나 0.2~0.5%의 중탄산칼륨 또는 나트륨(potassium 또는 sodium bicarbonate) 수용액, 스커트의 대체수돗물(Scott's tap water substitute), 0.5~1% 암모니아수(ammonia/80% 에탄올) 중 하나를 선택하여 사용하는 것이 좋다. 이 중 0.5~1% 암모니아수는 청색화 정도가 가장 강하나(그림 7-8) 섬세한 조직을 경화시켜 유리슬라이드로부터 절편이 떨어지기 쉬운 경향이 있다(표 7-5). 산이 완전히 중화되지 않았을 경우는 염색이 빠르게 퇴색된다. 알칼리 용액들에 의한 청색화 시간은 가온 수돗물 사용에 비해 청색화 시간(5~15분)이 훨씬 신속하여 60초 이내에 끝낼 수 있다. 탄산리튬 용액을 사용할 경우는 만일 유리슬라이드를 용액 내에서 잘 흔들어주지 않거나 청색화 후에 잘 수세하지 않으면 결정성 침전물이 형성되는 경향이 있다. 또한 수돗물 속의 염소의 표백작용에 의해서도 염색된 부위의 색상이 열어질 수 있으므로 수돗물에 오랜 시간 수세할 경우에는 이 점을 주의해야 한다. 수온에 따라서도 청색화 시간이 변할 수 있다. 대체로 수온이 낮을 때는 청색화 시간이 오래 걸린다. 청색화 과정이 끝난 절편은 육안 또는 현미경 관찰을 하여 색을 확인하는 것이 바람직하다.

> 참고
> **스커트의 대체수돗물 용액 제조**
> Sodium 또는 potassium bicarbonate 2~3.5 g, magnesium sulfate 20 g을 각각 따로 증류수에 녹인 후에 혼합하여 증류수를 1,000 mL까지 채운 다음, 곰팡이의 증식억제제로 thymol을 소량 첨가한다.

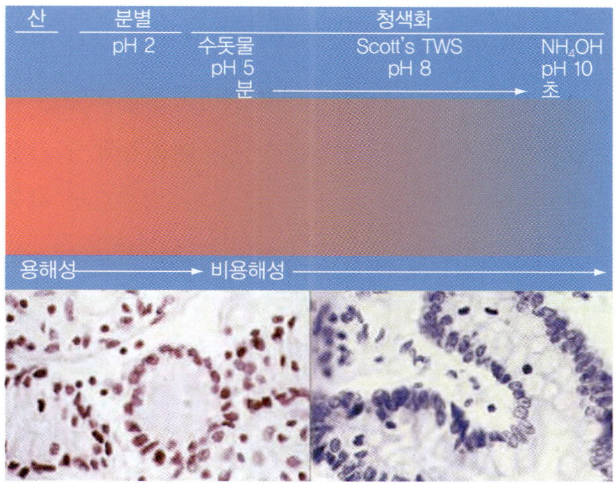

그림 7-8. 청색화제(bluing agents) 종류에 따른 핵 염색성의 차이. 청색화제의 pH에 따라 핵 염색성이 적자색으로부터 짙은 청색까지 다르게 변화한다.

표 7-5. 분별(differentiation)과 청색화(bluing)의 비교

특성	분별	청색화
목적	핵염색질, 세포질로부터 과다한 헤마톡실린 감별 추출(양적 변화)	용해성 적색에서 불용성 청색으로 전환시킴 (질적 변화)
기능	조직-매염제 결합을 끊는다.	헤마테인레이크로 산화시킨다.
사용 헤마톡실린	퇴행성 헤마톡실린	진행성과 퇴행성 헤마톡실린
사용 pH	약 2.5	5~11
흔히 사용하는 액	0.5% HCl/70% ethanol	스커트 대체 수돗물(Scott tap water substitute)
시간	침적(dips)	몇 분
시간 정확도	매우 중요	크게 영향 없음
짧을 경우 위험도	과염색성(hyperchromasia)	자주색
길 경우 위험도	저염색성(hypochromasia)	pH 11보다 높으면 탈색
발생 가능한 문제점	낮은 대조(미세구조 구별이 좋지 않음)	pH 11보다 높으면 절편탈락 발생

II. 에오신 염색

1. 에오신의 화학구조와 조성

에오신은 산성 크산텐(acid xanthene) 또는 프탈레인(phthalein)계 염료로서, 에오신 Y (eosin Y), 에오신 B (eosin B), 프록신(phloxine) 및 에리드로신[erythrosin, 에오신의 브롬(Br) 대신에 요오드로 할로겐화되어 있음]의 네 종류가 있다. 에오신의 명칭은 여명과 같은 색(dawn-like color)에서 유래하였으며, 대문자 'Y'는 에오신의 적색 가운데 두드러진 색상인 노란색에 대한 표시이다. 에오신은 헤마톡실린과 같은 핵염색에 대한 대조로 적합하기 때문에 대조염색 중 가장 흔히 사용되는 염료 중 하나이다. 대조염색으로 사용되는 에오신으로는 에오신 Y (tetrabromofluorescein sodium salt)가 가장 흔히 사용되며, 이 염료는 브롬(Br)이 없는 형광성 나트륨염(fluorescein sodium salt)을 브롬화하여 합성한다(그림 7-9 A). 일반적으로 에오신 Y에는 브롬 수가 적은 것들(브롬 수가 3, 2, 1)이 혼입되어 있는 경우가 많다(그림 7-9 B). 브롬 수가 적을수록 노란색이 두드러진다. 따라서 브롬 수가 적은 것의 함량은 합성할 때마다 차이가 있으며, 이에 따라 다소 노란색이 강한 에오신 Y와 붉은색이 강한 에오신 Y가 제곱화될 수 있다.

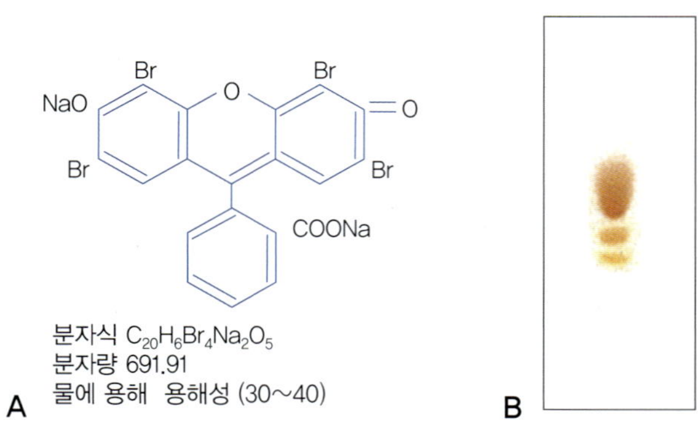

그림 7-9. A. 에오신 Y (eosin Y)의 화학구조 B. 얇은 막 크로마토그래피상(thin-layer chromatography)

미국회사들은 생물학적 염료위원회(biological stain commission)에서 인증된 에오신 염료만을 사용하며 에오신 Y의 조건은 염료함량이 최소 90%는 되어야 한다. 일부 에오신 처방에 사용되는 염료의 양은 양적 일관성을 보장하기 위하여 총염료함량(total dye content, TDC)에 기초를 두고 사용해야 한다. 예를 들면, 상업용으로 판매되는 염료함량 90% 에오신을 사용하여 0.5% TDC eosin Y 10 mL를 제조해야 한다면 500 g이 아닌 555 g을 첨가해야 한다. 추가되는 55 g은 대부분의 생물학적 염료(biological stains)나 염료(dyes)에 존재하는 미지의 염이나 불순물의 혼합물이다. 이와 달리 90% 염료함량의 eosin Y를 500 g 첨가하면 실제 염료성분은 450 g만 사용한 것이 되므로 0.45%(w/v) eosin Y 용액을 제조한 것이 된다.

에오신의 세포 내 흡수율은 에오신 조성의 차이에 따라 달라지며, 에오신 농도의 증가, 알코올 대신 물, 초산, 염색 시간의 증가에 의해 촉진된다. 초산의 경우는 염색보강제(accentuator)로 작용하여 뚜렷하게 염색시간을 단축하는 기능이 있다. 만일 에오신에 과염되었을 경우에는 필요한 색밀도(color density)에 도달할 때까지 알코올로 분별하여 제거할 수 있다.

2. 에오신의 염색원리

에오신의 염색기전에 대해서는 여러 설이 있지만 이온결합에 의한 조직과의 결합이 가장 크게 관여하는 것으로 여기고 있다. 산성염료인 에오신 염료분자는 수용액 내에서 음(-)으로 하전되어 조직 내의 양(+)으로 하전된 성분과 결합한다. 에오신은 pH 7.0에서 충분히 하전되나, 단백질의 등전점(IEP)이 약 pH 6.0이기 때문에 에오신 수용액 내의 단백질은 음(-)으로 하전된 부위가 증가하여 좋은 염색결과를 얻기가 어렵다. 따라서 단백질의 총 전하를 양(+)으로 변화시키기 위해서는 에오신 수용액의 pH를 6.0 이하로 낮춰야 하기 때문에 초산(acetic acid)을 소량 첨가하여 용액의 pH를 조절해준다. 산성 조건하에서 단백질로 이루어진 부위는 그 구성 아미노기(−NH_2)가 양(+)으로 이온화하여 호산성이 강해지며 에오신에 쉽게 결합된다. 에오신의 pH는 약 4.6~5.0 사이에서 가장 좋은 염색성을 나타내는 것으로 알려져 있다. 그러나 초산을 지나치게 많이 첨가하여 pH가 4.0 이하로 떨어지면 하전된 염료의 양이 급격히 감소하여 유리산(free acid)으로 전환되면서 에오신이 침전을 일으킨다. 즉 나트륨염으로 이루어진 에오신은 카르복실기가 이온화하여 물에 용해되어 있으나(COO−), 산의 농도가 높으면, 즉 수소이온농도(H^+)가 높으면 이온화되어 있는 카르복시기에 수소이온이 붙어 그 결과 카르복시산(COOH)의 형으로 침전된다(그림 7-10).

좋은 에오신 염색성이란 단일 에오신 수용액 내에 적어도 세 가지의 분홍색 색상(shade)이 출현하여 적혈구, 아교질, 근육과 상피세포의 세포질이 분홍색의 색상과 강도가 다르게 관찰되어야 한다. 또한 에오신의 pH에 따라 염색성에 영향을 주므로 주의해야 한다(그림 7-11).

3. 에오신 용액의 제조

앞서 기술한 바와 같이 에오신은 그 종류가 많기 때문에 어느 것을 사용하는가에 따라서 염색액의 종류도 달라진다(표 7-6).

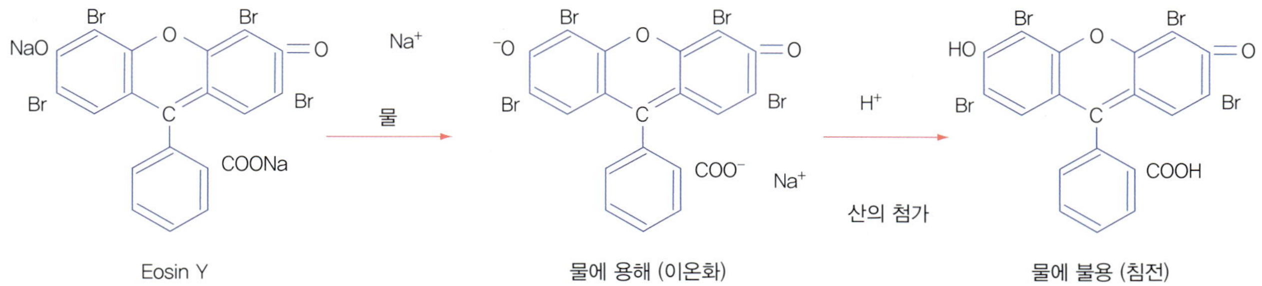

그림 7-10. 에오신 Y의 물에 의한 용해와 산에 의한 침전

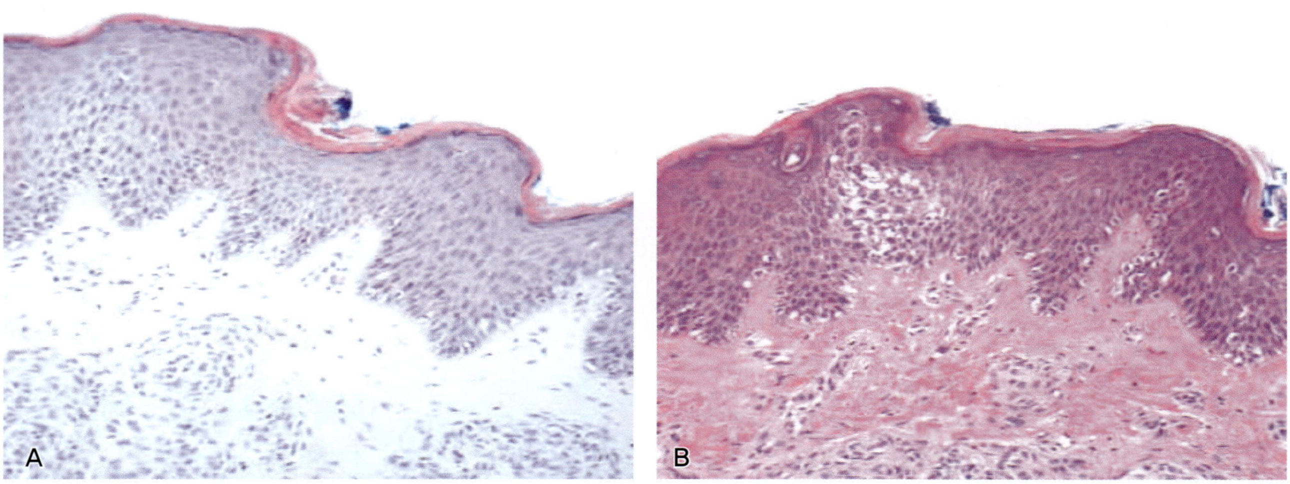

그림 7-11. 피부조직표본. A. 에오신의 pH가 너무 높은 경우. B. pH 4.6~5.0의 약산성 에오신에서 염색한 경우. H&E, 200배,

H&E 염색에 사용되는 염색액은 에오신 Y (eosin Y, 용해도 : 물에 44% W/V, 에탄올에 2% W/V)가 가장 흔히 사용된다. 에오신 염색액은 일반적으로 1% 수용액이나 1% 알코올 용액을 저장액 상태로 만들어 두었다 사용한다. 1% 에오신 수용액의 경우는 제조 후 곰팡이 증식억제제로 티몰(thymol)을 소량 첨가한다. 1% 에오신 수용액은 조직의 종류, 사용한 고정액의 종류 및 요구하는 색의 강도에 따라 25초~3분 정도의 염색시간이 걸린다. 1%(W/V) 에오신 알코올 용액은 20 mL의 증류수에 에오신 1 g을 가하여 녹인 후, 사용 직전 무수 또는 95% 에탄올 80 mL를 첨가한다.

이 두 에오신 용액은 사용 시 빙초산(수용액은 100 mL당 0.2 mL, 알코올 용액은 100 mL당 0.5 mL)을 첨가하면 염색성이 강해지고 염색 선택성도 더 좋아진다. 에오신 대신 프록신, 에리드로신을 세포질 염색에 사용하기도 하고, 에오신의 적색을 강화하기 위해 제조시에 phloxine B (CI No. 45410)를 첨가하기도 한다(표 7-7). 그러나 phloxine B는 너무 밝아 만일 너무 많이 사용하면 적색이 지나치게 강하게 보일 수 있기 때문에 주의가 필요하다. 다음의 제조방법은 현재 성공적으로 사용하고 있는 에오신 조성의 하나이다.

표 7-6. 염색강도 증가 순서에 따른 에오신 Y 염색용액 종류

개발자	에오신 Y (gm)	물 (mL)	95% 에탄올 (mL)	초산 (mL)	염색 시간
McManus	0.5	30	70	0	2~3 min
Lillie	0.5	100	0	0	1 min
Disbrey/ Rack	Slow	Rapid	0	0	5~10 dips
AFIP	Yes	No	80	0.5	15 sec
JHMI*	No	Yes	70	0.5	1 dip
Carson/ Hladik	No	Yes	67	0.5	10~20 dips

* JHMI = The Johns Hopkins Medical Institutions, Baltimore, Maryland

표 7-7. 에오신-프록신 용액

Biebrich scarlet	Cl No. 26905	0.4 gm
Eosin Y	Cl No. 45380	5.0 gm
Phloxin B	Cl No. 45410	2.1 gm
95% ethanol		200 mL
Distilled water		800 mL

조직의 구성을 전체적으로 관찰하기 위한 일반염색으로 H&E 염색이 가장 흔히 사용된다. 이런 의미에서 H&E 염색법의 습득이 조직검사의 첫걸음이라 말할 수 있다.

H&E 염색에서 핵은 헤마톡실린에 청색, 기타 세포질은 에오신에 분홍색으로 염색된다. 이 중 헤마톡실린은 여러 종류가 있으나 핵염색에는 일반적으로 명반 헤마톡실린(alum hematoxylin)을 사용하며, 염색 과정에 따라 퇴행성 염색에는 해리스 헤마톡실린(Harris hematoxylin)이, 진행성 염색에는 마이어헤마톡실린(Mayer hematoxylin)을 사용하고 있다.

에오신용액도 여러 사람에 의해 여러 제조방법이 나와 있으나 어느 것도 근본적인 차이는 없다. H&E 염색 시에는 진행 순서에 따라 수동(표 7-8) 또는 자동염색기(그림 7-12)에서 수행한다.

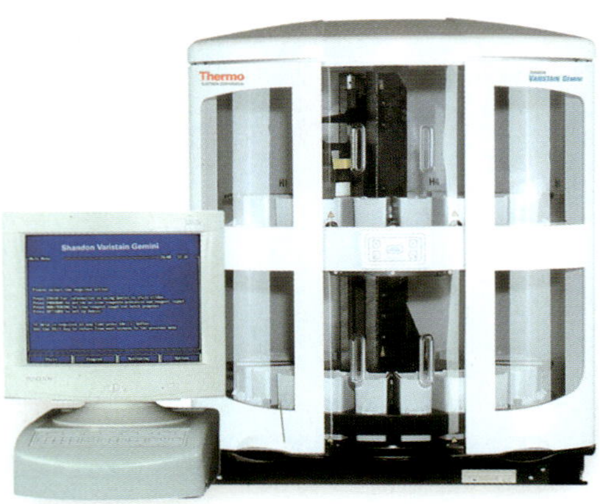

그림 7-12. 자동염색기(autostainer)

표 7-8. 진행성과 퇴행성 헤마톡실린-에오신(H&E) 염색과정

단계	용액*	진행성 염색 시간**	퇴행성 염색 시간**	목적
1	자일렌	5 min	5 min	탈파라핀
2	자일렌	5 min	5 min	
3	자일렌	5 min	5 min	
4	무수 에탄올	2 min	2 min	함수
5	무수 에탄올	2 min	2 min	
6	무수 에탄올	2 min	2 min	
7	90% 에탄올	2 min	2 min	
8	80% 에탄올	2 min	2 min	
9	70% 에탄올	2 min	2 min	
10	수세(수돗물)	1 min	1 min	탈알콜화
11	hematoxylin	Gill's or Mayer's 5~10 min***	Harris 5~10 min***	핵 염색
12	수세(수돗물)	30 sec	30 sec	헤마톡실린 제거
13	1% HCI(70% ethyl alcohol 99 ml/ conc HCI 1 ml)	not process	3~8 sec	분별
14	수세(수돗물)	10~15 min	10~15 min	청색화
15	alcohol eosin Y	3 min***	3 min***	세포질 염색
16	90% 에탄올	1 min	1 min	탈수
17	95% 에탄올	1 min	1 min	
18	무수 에탄올	1 min	1 min	
19	무수 에탄올	1 min	1 min	
20	무수 에탄올	1 min	1 min	
21	자일렌	3 min	3 min	투명화
22	자일렌	3 min	3 min	
23	자일렌	3 min	3 min	

* 용액: 검사실에 따라 각 용도에 맞는 유기용매의 종류나 농도를 달리할 수 있다.
** 시간: 검사실 및 슬라이드 갯수에 따라 조절 가능
*** Hematoxylin and eosin: 농도 및 사용 조건에 따라 시간 조절 가능

III. H&E 염색을 위한 가이드라인

H&E 염색에서 원하는 결과를 얻기 위해서는 수많은 요소들을 검토해야 한다. 관찰자에 따라 선호하는 절편의 두께, 염색강도, 색상들이 있다.

시약을 선택할 때는 가격, 염색방법(수동 또는 자동염색기), 구입조건(제조회사 제품 또는 직접 조제할 시약), 안전성, 경영정책, 편리성, 이용도, 시약의 질, 기술적 한계 및 개인적인 선호도를 고려해야 한다.

1. 시약(reagents)

1) 투명제(탈파라핀과 투명과정)

(1) 탈파라핀(deparaffinization)

문제점

파라핀이 조직절편으로부터 완전히 제거되지 않으면 염색이 안되거나 조직절편 내에 불규칙한 무늬처럼 염색되어 나타난다.

해결방안

자일렌 3단계를 두어 충분한 시간동안 탈파라핀을 실시한다(각각 3~5분씩). 염색용기의 수가 제한되어 있는 자동염색기(automatic stainer)를 사용할 경우에는 정해진 시간과 무관하게 적어도 2~3단계의 자일렌 과정을 거쳐야 한다. 자일렌 대체시약을 사용할 경우는 제조회사로부터 제공되는 지침서에 따라 수행한다. 자일렌 대체시약은 탈파라핀 작용이 느려 자일렌을 사용할 때보다 좀 더 오랜 시간을 두어야 한다.

(2) 투명(clearing)

문제점

자일렌에서 투명시간이 적절치 않으면 무수알코올(100% 알코올)이 조직절편 내에 남게 된다. 알코올이 남게 되면 봉입 후 염색된 조직절편으로부터 에오신이 빠져나와 염색이 번지는 원인이 된다.

조직절편으로부터 탈수가 부적당하면 유리슬라이드가 뿌옇게 변하는 원인이 된다. 70%나 95%와 같은 비무수알코올(nonanhydrous alcohol)의 수분의 제거는 투명제의 역할은 아니다. 봉입된 조직절편이 뿌옇게 변하는 현상은 일반적으로 희석된 알코올에 존재하는 물이 투명제와 섞이면서 발생한다.

해결방안

자일렌 3단계를 두어 각각 1분씩 통과시킨다. 염색용기가 제한된 자동염색기를 사용할 경우에는 시간과 관계없이 적어도 자일렌을 2~3단계를 둔다. 자일렌 대체시약을 사용할 때는 제조회사에서 공급되는 지침서에 따라 수행한다.

시약의 선택

사용하는 자일렌 등급을 알고 있어야 모니터링할 수 있다. 등급이 낮은 자일렌은 제조과정에서 다른 석유부산물이 포함되어 종종 염색을 방해할 수 있다. 이 같은 석유부산물이 존재하면 자일렌 냄새와 다른 냄새가 나므로 쉽게 확인할 수 있다.

2) 알코올(염색의 함수와 탈수단계)

(1) 함수(hydration)

문제점

탈파라핀 후 자일렌이 무수알코올에 의해 충분히 치환되지 않으면 그 후 하강계열 알코올 단계로 이동하면서 저농도의 알코올이나 물에서 투명제 방울(기름방울)이 나타난다. 심할 경우에는 자일렌이 조직절편 내에 남아 있으므로 헤마톡실린 염색을 방해하게 된다.

해결방안

자일렌으로 탈파라핀한 후 처음 사용하는 알코올은 반드시 무수알코올(100% alcohol)이어야 한다. 3단계의 무수알코올을 통과한 후, 95%(1~2단계), 70%(1단계) 알코올 단계를 통과시킨다. 알코올에 담금시간은 앞 단계의 용액이 완전히 제거될 수 있게 충분히 두어야 한다. 보통 단계별 담금시간은 1분이 적당하다.

제한된 수의 염색용기를 배열해야 하는 자동염색기를 사용할 경우에는 정해진 시간과 무관하게 적어도 2~3단계의 무수알코올 과정을 거쳐야 한다. 함수시간을 좀 더 단축하기 위해 95% 알코올에서 70% 알코올을 거치지 않고 직접 물로 이동하여도 큰 영향은 없으나, 섬세한 조직이나 약하게 부착되어 있는 조직절편인 경우에는 유리슬라이드로부터 탈락할 수 있기 때문에 서서히 농도를 낮추는 것이 바람직하다.

(2) 탈수(dehydration)

문제점

에오신 염색 후에 조직절편으로부터 물을 제거하기 위해 상승계열 알코올 단계에 의한 탈수과정이 필요하다. 조직절편으로부터 물분자가 모두 제거되지 않으면 적절한 투명이 이루어지지 않는다.

희석된 알코올(70%, 95%)이 충분히 제거되지 않은 채 투명과정으로 이동하면 유리슬라이드가 뿌옇게 변한다. 이 현상은 저농도 알코올 내의 물과 자일렌이 혼합되면서 발생하는 것이다.

해결방안

에오신 염색 후에 70% 또는 95% 알코올의 사용 유무는 원하는 에오신 염색강도에 따라 선택한다. 70% 또는 95% 알코올 사용과 무관하게 무수알코올 3단계를 두어 각각 1분씩 통과시킨다. 제한된 수의 염색용기를 배열해야 하는 자동염색기를 사용할 경우에는 정해진 시간과 무관하게 적어도 2~3단계의 무수알코올과정을 두어야 한다.

시약의 선택

사용하는 알코올의 등급이나 방법이 중요하다. 순수에탄올(pure ethanol)은 정부의 관리품목이기 때문에 사용자에 따라 인허가 및 주세가 차이가 나며 기록이 관리되고 있어서 관리비용으로 인해 값이 고가이다. 이 때문에 비용을 절감하기 위해 정부의 규제가 적은 일부 변성에탄올이 사용되기도 한다. 그러나 변성에탄올은 술로 마실 수 없게 부가적인 화학약품(변성제)이 첨가되어 있다. 변성에탄올의 제조에는 여러가지 방법이 있으며, 일부 변성에탄올에서는 탈수, 함수, 염색에 영향을 미치는 성분이 첨가되어 있을 경우도 있다. 이 첨가물에 의한 가장 주된 영향은 염료의 퇴색(fading) 또는 염색성의 불량(변성제로서 산화제나 환원제를 사용했을 경우)과 알코올로 희석하였을 때 뿌옇게 변하는 현상(물에 섞이지 않는 변성제를 사용했을 경우)이다. 만일 사용할 변성에탄올의 종류를 알고 있다면 이것을 모니터링할 수 있다. 변성제로 메탄올(methanol), 이소프로필알코올(isopropyl alcohol), MIBK (methyl isobutylketone)이 사용되었을 경우는 H&E 염색에 그다지 나쁜 영향을 미치지 않는다.

저장

모든 알코올은 공기로부터 물기를 흡수하는 흡습성을 가지고 있다. 습기는 적절한 탈수와 투명을 방해할 수 있기 때문에 습도가 높은 조건에서는 무수알코올을 자주 교체할 필요가 있다. 무수알코올은 공기의 노출을 최소화할 수 있는 용기에 담아 보관한다. 온도의 변화에 따라 공기 내의 습기는 용기의 안쪽에 물방울로 농축되어 알코올을 오염시킬 수 있으므로 주의한다.

3) 헤마톡실린

탈파라핀과 함수과정 후에 헤마톡실린이 사용된다. 이 염료는 세포핵, 특히 핵 내의 염색질과 핵막에 주로 염색된다. 핵질(nucleoplasm)은 염색되지 않은 채로 남기 때문에 염색질의 염색 패턴을 쉽게 볼 수 있다.

4) 헤마톡실린 염색의 문제점과 해결방법

(표 7-9)

(1) 금속성 광택물의 제거

길 헤마톡실린(Gill hematoxylin) 이외의 모든 헤마톡실린 용액은 방치 또는 사용 중에 금속성 광택물(metallic sheen)이 용액 표면에 생성된다. 이 금속성 광택물을 제거하지 않으면 유리슬라이드 위에 염료침전물로 나타난다. 따라서 Gill 헤마톡실린 이외의 모든 헤마톡실린은 매일 여과하여 금속성 광택물을 제거해 주어야 한다(그림 7-13).

표 7-9. 헤마톡실린 염색 불량의 원인과 교정법

문제점	원인	교정법
과염색성 (hyperchromatic)	염색 시간이 너무 길 때	염색 시간을 줄인다.
	염산의 부적절한 분별	탈색 시간을 조금 더 연장, 염산농도를 조금 높여 사용한다.
	여러 번 사용한 분별제의 사용	분별제를 좀 더 자주 교환한다.
저염색성 (hypochromatic)	여러 번 사용한 헤마톡실린의 사용	새 헤마톡실린으로 교환한다.
	너무 짧은 염색 시간	염색 시간을 늘린다.
	과도한 염산 분별	분별시간 단축, 염산 농도를 좀 더 낮춰 사용한다.
	진행성 염색의 경우 분별하였을 때	분별하지 않는다.
	절편의 두께가 너무 얇을 때	조금 두껍게 박절, 염색시간을 늘린다.
	퇴행성 염색에서 과도한 분별	탈색 시간을 줄인다.
	산성화된 수돗물 사용	증류수를 사용한다.
	염소가 함류된 수돗물 사용	증류수를 사용한다.
	산성 수돗물로 청색화진행	스커트 대체수돗물(Scott's tap water substitute)을 사용한다.
색상 불량 : 자주색	청색화 시간이 너무 짧을 때	청색화시간을 연장한다.
	여러 번 사용한 청색화 용액 사용	청색화용액은 매일 교환한다.
	현미경 청색 필터를 사용하지 않을 경우	현미경에 청색필터를 끼워 사용한다.
색상 불량 : 회색	유색 불순물이 첨가된 헤마톡실린의 사용	BSC*에서 인증한 헤마톡실린을 사용한다.
색상 불량 : 갈색	너무 많은 산화제 사용	헤마톡실린 g당 0.1 mg을 사용한다.
	오랜 시간 노출에 의한 과산화	공기 접촉을 피해 보관하거나 새 용액으로 교환한다.
세포질 염색	고농도의 헤마톡실린 사용 염산의 약한 분별	분별 시간을 늘린다. 염색 시간을 줄이거나 염색액의 농도를 낮춘다.
	RNA가 풍부한 세포질	
핵소체 염색	너무 긴 염색 시간	염색 시간을 줄인다.
	질 나쁜 에오신 Y 사용	질 좋은 에오신 Y를 사용한다.

* Biological Stain Commission

(2) 용액의 선택

헤마톡실린 용액은 여러 종류가 사용되고 있다. 일차적으로 병리의사나 관찰자의 선호도를 고려하여 선택한다. 헤마톡실린 용액 내의 활성성분은 헤마테인(hematein)이며, 이것은 알루미늄(aluminum), 철(iron), 텅스텐(tungsten)과 같은 금속이온과 복합체로 존재한다. 금속이온으로 알루미늄이 사용되었을 경우 헤마톡실린 용액이 청색으로 염색되고, 철이 사용되었을 경우 흑색 또는 흑청색으로 염색된다. 또한 금속이온과 헤마테인의 비율도 색상에 영향을 미친다.

헤마테인은 헤마톡실린의 산화에 의해 형성된다. 산화제로는 공기, 요오드산나트륨(sodium iodate), 산화수은(mercuric oxide), 과망간산칼륨(potassium permanganate) 등이 사용된다. 산화제로 산화수은을 사용할 경우에는 수은 오염을 방지하기 위해 별도로 분리 폐기해야 한다. 과산화는 핵 염색성에 좋지 않은 결과를 초래할 수 있는데, 이 현상은 처음 제조 시에 발생할 수도 있고 사용과정에서 발생할 수도 있다.

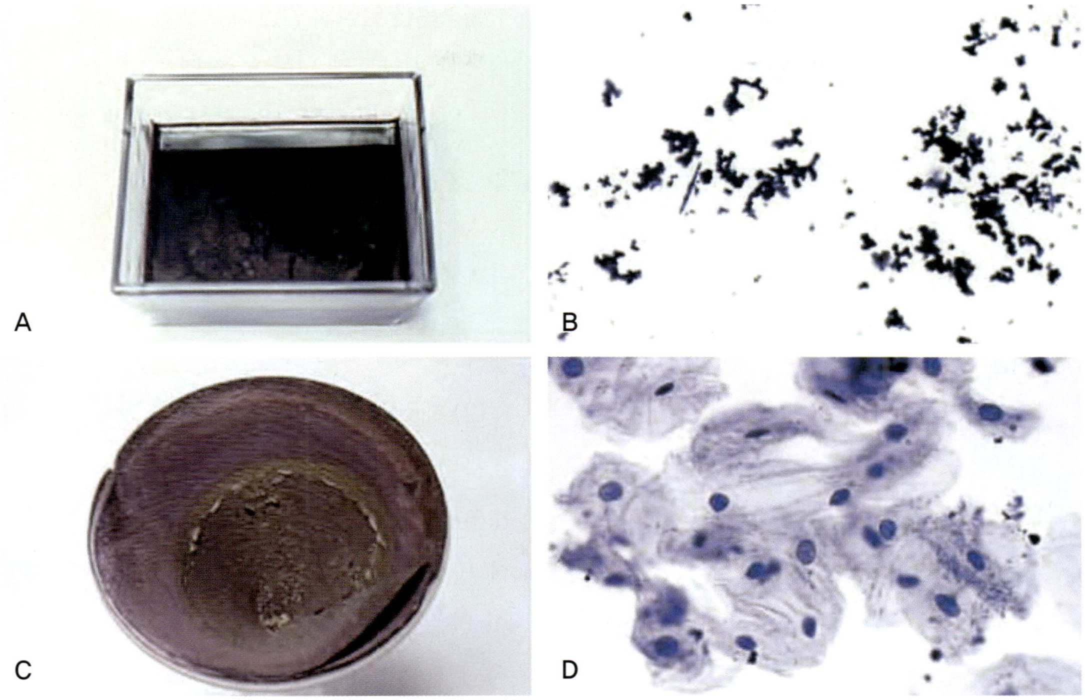

그림 7-13. 해리스 헤마톡실린 용액 표면의 금속광택물 생성과 염색결과. A. 해리스 헤마톡실린 용액의 표면에 부유되어 있는 녹색조를 띤 금색의 침전물. B. 이 침전물을 제거하지 않아 슬라이드 위에 다량의 금속광택물인 알갱이 침착. C. 이 침전물은 여과에 의해 제거할 수 있음. D. 여과후의 탈락세포 염색으로 일부 표면 위에 침착된 침전물도 존재함.

헤마톡실린 용액은 그 처방에 따라 색상(hue), 강도(intensity), 염색 패턴(staining pattern)이 다양하게 나타난다. 길 헤마톡실린에서는 술잔세포(goblet cell)가 약한 청색으로 염색되기도 한다(그림 7-14).

5) 청색화시약

청색화용액은 헤마톡실린 분별 후 발생하는 적자색을 청색 또는 청자색으로 변화시켜준다. 이 같은 변화는 pH 의존성 반응으로 알칼리 용액 내에서 일어난다.

(1) 문제점

염색이 완료된 절편이 적색을 띠는 것은 청색화가 부적절하였음을 의미한다. 청색화용액의 적정 pH는 8.0이다. 청색화용액은 조직절편 내의 헤마톡실린 양만큼만 청색으로 변화시킨다. 만일 절편이 너무 청색이면 조직절편 내에 너무 많은 헤마톡실린이 존재함을 의미한다. 암모니아 용액과 같은 강한 청색화용액에 오래 두면 조직절편이 탈락하기도 한다.

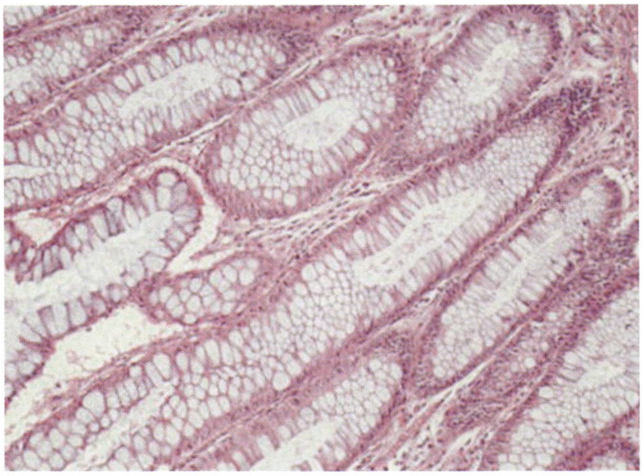

그림 7-14. 주름창자(결장) 점막 내 술잔세포. 술잔세포 내의 점액이 약하게 청색으로 염색되었는데 헤마톡실린 용액의 pH를 낮추면 제거할 수 있음. H&E 염색, 400배

(2) 해결방안

희석된 수용액(예: 물, 스커트의 대체수돗물)을 사용할 경우라도 1분 이상을 넘지 말아야 한다. 암모니아 용액과 같은 강한 청색화용액을 사용할 때에는 더 짧게 두어야 한다. 청색화는 조직절편이 청색으로 나타날 때가 종말점이기 때문에 눈으로 쉽게 결정할 수 있다.

(3) 시약의 선택

청색화용액의 방법에는 여러 종류가 있으나, 어떤 청색화용액이라도 그 활성성분은 암모니아나 알칼리염(예 : lithium carbonate 또는 magnesium carbonate)과 같은 알칼리성 물질이다. 청색화용액으로 수돗물을 선택할 경우에는 그 지역 수돗물의 질을 고려하여야 한다. 알코올이 포함된 청색화용액은 그렇지 않은 것에 비해 작용이 빠르므로 선형 자동염색기(linear autostainer)를 사용할 경우나 신속하게 염색해야 할 때 효과적이다.

6) 헤마톡실린 분별제

퇴행성 방법의 헤마톡실린 염색에서는 조직절편을 의도적으로 과염색시킨 후 과잉 염색된 부분을 산(acid)을 사용하여 제거한다. 또한 산은 염색방법이 진행성이든 퇴행성이든 관계없이 비특이적인 헤마톡실린 염색 부분(예 : 유리슬라이드의 염색)을 제거하기 위해서도 사용된다.

(1) 문제점

과도한 탈색의 원인

- 산의 농도가 너무 높을 경우
- 알코올계 분별제의 경우 물의 함량이 너무 많을 때
- 탈색시간이 너무 길 경우
- 분별제 사용 후 물로 충분히 헹구지 않아 분별제가 완전히 제거되지 않았을 때

불충분한 탈색의 원인

- 산의 농도가 너무 낮을 때
- 알코올계 분별제의 경우 알코올 농도가 너무 높을 때
- 분별시간이 불충분할 때
- 유리슬라이드 위에 알부민이나 젤라틴 같은 접착제가 너무 많을 때

(2) 해결방안

물을 기초로 한 산 분별제(water-based acid differentiator)를 사용하면 분별이 빠르므로 수초 이내에 탈색해야 한다. 따라서 좀 더 처리하기 쉽고 재현성이 있는 염색결과를 얻기 위해서는 분별률이 느린 알코올계 산 분별제(alcohol-based acid differentiator)를 사용하는 것이 효과적이다. 이를 위해 산용액은 70% 또는 95% 알코올에 산을 희석하여 만들어야 한다.

산의 종류(염산 또는 초산)와 농도는 산알코올용액(acid alcohol)의 분별시간에 영향을 미친다. 초산은 염산에 비해 그 작용이 약하므로 좀 더 농도를 높여 사용한다. 만일 상품화되어 있는 헤마톡실린을 사용할 경우에는 제조회사의 지침서를 참고하여 분별단계에 사용되는 산을 선택한다.

(3) 시약의 선택

산의 종류는 염색방법에 따라 결정하는 것이 좋다. 수동(손)으로 신속히 염색해야 할 경우는 염산의 농도를 좀 더 높이고 물이 좀 더 많이 포함된 것을 사용한다. 자동염색기의 경우는 좀 더 약한 산(예: 초산)을 사용하거나 산의 농도를 약하게 하여 사용한다.

7) 물

물은 H&E 염색에서 헤마톡실린 염색 전과 후에 헹굼이나 청색화용액 및 알코올 희석에 사용된다.

(1) 문제점

- 수돗물에는 종종 헤마톡실린을 탈색할 수 있는 성분이 포함된다. 철(iron)은 매염제로 작용하고 황(sulfur)은 물을 산성화시키며, 염소(chlorine)는 표백작용이 있다.
- 수돗물은 청색화용액으로 사용하기에 충분한 알칼리성(pH 8.0 이상)이 아닐 때가 많다. 수돗물의 pH는 매일 또는 계절별로 변동될 수 있다.
- 물에는 조직절편에 부착하는 미립자 성분이 포함되기도 한다.

(2) 해결방안

물을 청색화용액으로 사용하려면 수도꼭지를 틀어 1분 동안 흘려보낸 후 pH를 점검하여 충분히 알칼리 상태인가를 확인한다.

수돗물 내에 철이나 황이 존재할 경우에는 염색 후에 사용되는 모든 물은 이온수나 증류수로 교체하여야 한다. 일반적으로 증류수나 탈이온수는 일관된 결과를 나타낸다.

8) 에오신

H&E 염색에서 에오신은 대조염색으로 사용된다. 이 염료는 헤마톡실린에 염색되지 않는 거의 모든 조직에 염색된다. 에오신을 정확하게 사용하면 3가지의 다른 색상을 얻을 수 있어 여러 조직성분을 감별하는 데 사용할 수 있다. 즉, 적혈구는 짙은 적색을 띤 오렌지색(dark reddish orange), 아교섬유는 밝은 파스텔성의 분홍색(lighter pastel pink), 민무늬근은 밝은 분홍색(bright pink)으로 염색된다(표 7-10).

2. 용액 교체

조직절편에 문제점이 나타나기 전에 용액 교체 시기를 관리하기 위한 일정표를 마련해 두는 것이 필요하다. 염색용액 및 시약의 교체 일정표는 작업의 양, 사용한 용액의 종류, 염색방식(자동 또는 수동)에 따라 다르기 때문에 검사실에 맞게 정하여 이용한다.

용액 교체시기에 용기를 잘 수세하여 헹구지 않으면 여액이 남아 용기에 담을 새로운 용액의 화학적 성상을

표 7-10. 에오신 염색의 불량 원인과 교정법

문제점	원인	교정법
고염색성 (hyperchromatic)	원하는 염색시간을 초과하였을 때	염색시간을 조정한다.
	염색 후 알코올 헹굼이 불충분하였을 때	알코올 헹굼 시간을 늘린다.
	헹굼 알코올 속에 염색액이 많이 희석되어 있을 경우	깨끗한 알코올을 사용한다.
저염색성 (hypochromatic)	에오신 용액을 여러번 사용하였을 때	새 에오신 용액으로 교체한다.
	에오신 염색시간이 너무 짧았을 때	에오신 염색시간을 늘린다.
	에오신의 pH가 너무 높을 때	에오신의 pH를 4.6~5.0 수준으로 맞춘다.
	너무 얇은 조직절편을 사용하였을 경우	절편의 두께를 조절해주거나 염색 시간을 좀 더 늘린다.
염색불량 : 자주색	퇴행성 염색에서 부분적인 분별로 인하여 세포질에 헤마톡실린이 남아 있을 때	진행성 염색으로 바꾸거나 충분하게 분별한다.
	불충분한 알코올 헹굼	알코올에 충분히 헹군다.
	에오신 염색 후 사용하는 알코올 헹굼 용액이 오염되었을 경우	새 알코올로 교환하여 헹군다.

변화시킬 수 있다. 특히 세제나 산을 사용하여 세척할 때는 여러 번 물로 헹구어야 한다.

1) 알코올 탈수제와 투명제의 교체

탈수제의 교체는 계속적인 에오신의 이동에 의해 마지막 단계의 무수알코올이 분홍색을 띨 때 교체하는 것이 일반적인 규칙이다. 탈수제 교체시기와 같은 시기에 가까이 배열한 투명제도 교체한다. 용액의 외관이 보통 때와 다를 경우에는(알코올의 젖빛 혼탁, 물 또는 투명제의 방울 출현 등) 즉시 버리고 새 용액으로 교체한다.

2) 헤마톡실린과 에오신의 교체

작업량, 사용한 용액의 종류, 염색방식(자동 또는 수동)에 따라 검사실마다 교체시기가 달라진다. 기준이 될 만한 대조슬라이드를 준비하여 두었다가 현미경 관찰을 통하여 염색에 문제가 있는 시기를 점검하여 자신의 검사실에 맞는 규칙적인 교체 일정표를 만들어 두면 관리하기가 편리하다.

3) 청색화용액의 교체

만일 수돗물을 사용할 경우라면 매일 pH를 측정하여 관리하며, 다른 제조된 청색화용액을 사용할 경우에는 적어도 매일 교환해 주어야 한다.

3. 기록일지

1) 일일활동

(1) 염색일지를 준비하여 다음의 내용을 매일 기록해 둔다. 염색일지는 각 염색에 들어가거나 자동염색기의 사용을 위해 보관해 두어야 한다.
- 각 염료의 제조회사나 제조번호
- 에오신과 헤마톡실린의 pH
- 헤마톡실린의 여과 유무
- 물의 온도와 pH
- 시약의 교환, 폐기, 교체 유무
- 여러 대의 자동염색기를 사용할 경우에는 어느 염색기에서 염색되었는가를 기록한다.

(2) H&E 대조조직절편을 함께 염색하여 그 결과를 기록한다.

(3) 염색표본의 질이 기록된 슬라이드 평가 점검표를 병리의사에게 제공한다.

2) 구매물품의 관리

시약에 대한 설명서에 상세한 내용이 기록되어 있는지 확인한다.

(1) 변성 알코올의 경우는 변성제와 그 퍼센트가 포함되어 있어야 한다.

(2) 일반 시약(xylene, acids, bases, salts)
- 화학식과 함수된 물분자량
- 등급(예 : Reagent, Technical, USP 등)
- CAS 번호(CAS number)

(3) 염료
- 염료색인번호(CI number)
- 생물학적 염료위원회(Biological Stain Commission, BSC)의 인증서

3) 시약 수령 날짜와 유효기간

시약 수령 날짜와 유효기간를 알 수 있도록 표시한다. 만일 유효기간이 확실치 않으면 첫 번째 사용한 결과를 기준으로 유효기간을 결정한다. 또한, 각 시약의 개봉 날짜를 기록한다.

4. 용액의 제조 및 사용 전 점검

1) 적정 염색시간의 결정

염색시간은 원하는 염색강도에 따라 달라진다. 염색강도는 관찰자의 선호도에 따라 결정한다. 염색시간을 결정하기 위한 시행기간에는 염색과정의 모든 단계에 새 용액을 사용해야 하며, 연속절편 또는 대조절편을 대상으로 시행한다. 권장 염색시간은 교과서의 참고문헌이나 제조회사 지침서에서 얻을 수 있다. 염색된 유리슬라이드에서 어떤 결함을 수정할 때는 염색방법과정 중 한 번에 한 가지씩만 변화시켜 보며 다음 변화를 시켜보기 전 각각의 변화와 그 결과를 기록하여 둔다.

2) 모든 용액은 실온에서 사용한다.

3) 검사실에서 사용하는 시약에 대한 설명서가 있어야 한다.

(1) 염료

염료함량(dye content)을 기록해 두어야 하며, 새 염료(new batch)를 사용할 때도 이것을 기초로 농도를 조절한다.

(2) 헤마톡실린

헤마톡실린은 빛에 예민하며, 산화되기 쉽다. 따라서 헤마톡실린 염료는 갈색의 불투명한 병에 보관해야 한다. 염색용기에 담겨 있는 염료는 서서히 산화되기 때문에 염색하는 동안이나 사용하지 않을 때는 가능한 한 뚜껑을 덮어 둔다.

4) 검사실에서 제조되는 모든 시약은 정도관리를 위한 검사가 있어야 한다.

상품화된 시약이라도 개개의 검사실마다 정도관리를 위한 검사를 정해 두어야 한다.

(1) 알코올(무수와 비무수)

- 냄새
- 색
- 비중(알코올의 처방과 온도에 따라 변화한다.)

(2) 염료

- pH
- 색

명반 헤마톡실린 용액을 여과지 위에 떨어뜨렸을 때, 용액이 확산되면서 가장자리가 흑자색을 띠고 그 안쪽 끝 부분이 적갈색으로 나타나야 한다.

(3) 조직 염색성 관찰

5) 표지(label)에 기록되어야 할 내용

(1) 검사실에서 제조한 시약의 경우

- 시약명
- 시약제조일
- 용액을 제조한 사람의 이름이나 성(이니셜)
- 유효기간
- 첫 번째 사용 날짜

(2) 상품화된 시약의 경우

- 시약명
- 유효기간
- 시약 수령일
- 첫 개봉 날짜

6) 최종 염색성 점검

매일 일관된 염색결과를 얻기 위해서는 염색과정의 단계중에 현미경으로 점검하는 것이 필요하다(예: 진행성 염색에서는 청색화 후에, 퇴행성 염색에서는 헤마톡실린 분별 후에 실시).

5. H&E 염색의 일일 정도관리를 위한 조직 선택

1) 잘록창자(결장)

근육과 아교섬유가 감별되고 상피세포 내의 깨끗한 소포상 핵이 관찰되어야 한다. 형질세포 내의 시계문자판 모양의 핵염색질이 잘 관찰되면 헤마톡실린이 적절하게 잘 분별된 것으로 헤마톡실린의 정도관리에 아주 도움이 된다(그림 7-15).

2) 피부

청색의 각질유리질(keratohyaline granules)이 뚜렷이 나타나고, 아교섬유와 신경으로부터 각질이 구별되어야 하며 진피의 그물층과 유두층의 경계가 명확해야 한다(그림 7-16).

3) 콩팥

바닥막과 근위 및 원위곱슬세관이 뚜렷이 구별되어야 한다. 콩팥은 치밀한 염색질을 보이는 세포(토리 모세혈관)로부터 분산된 염색질을 가진 세포(집합관의 입방세포들)까지 매우 다양한 세포들이 있어서 정도관리 조직으로 좋다(그림 7-17).

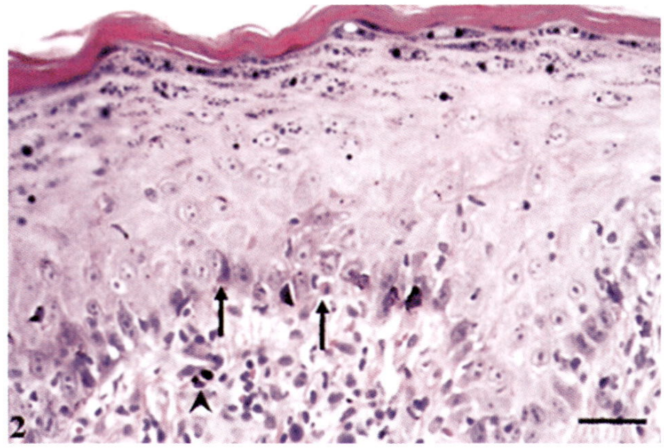

그림 7-16. 피부. 과립층에 청색의 각질유리질과립이 뚜렷이 구별되며, 기저층의 각질세포에서 세포자멸사(apoptosis)도 관찰됨(화살표). H&E, 400배

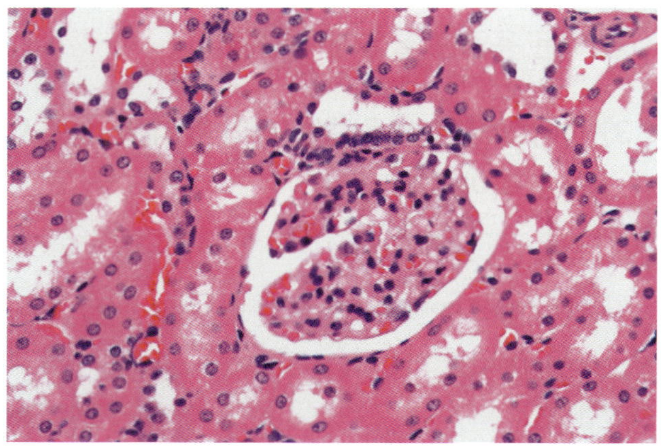

그림 7-17. 콩팥. 토리 내의 짙은 염색질을 가진 세포와 요세관의 옅은 염색질을 가진 세포가 뚜렷이 구별됨. H&E, 400배

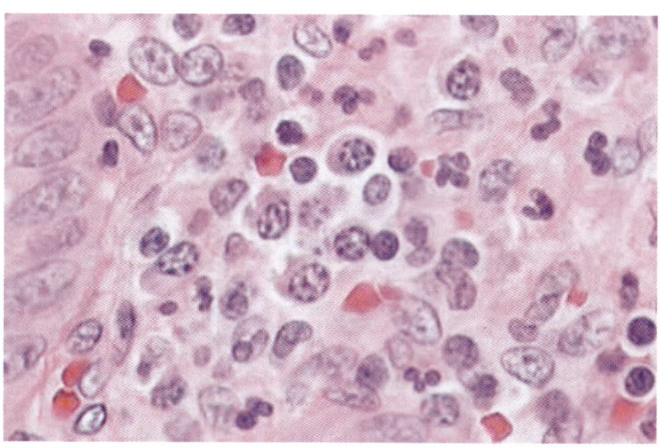

그림 7-15. 잘록창자. 형질세포 핵에 특징적인 마차바퀴 모양의 핵(cart-wheel nuclei)이 보임. H&E, 600배

IV. 핵산

1. 핵산의 구조와 기능

핵산(nucleic acid)은 DNA와 RNA 두 종류가 있다. DNA (deoxynucleic acid)는 핵 내 염색체 속에 들어있으며 유전정보를 간직하고 있다. RNA (ribonucleic acid)는 DNA의 유전정보를 전사 · 번역하여 단백질을 합성하는 일을 한다. 핵산의 화학적 구성단위는 뉴

클레오티드(nucleotide)이다. 뉴클레오티드는 오탄당(pentose), 염기(base), 인산(phosphate)으로 구성되어 있다(그림 7-18). 오탄당은 DNA의 경우 디옥시리보스(deoxyribose)로 구성되고, RNA의 경우 리보스(ribose)로 구성되어 있다(표 7-11).

염기는 퓨린(purine)과 피리미딘(pyrimidine) 두 종류가 있는데, 퓨린에는 아데닌(adenine, A), 구아닌(guanine, G)이 있고 피리미딘에는 사이토신(cytosine, C), 티민(thymine, T) [RNA의 경우 우라실(uracil, U)]이 있다. 따라서 염기의 종류에 따라 dATP (deoxyribose adenosine triphosphate), dCTP (deoxyribose cytidine triphosphate), dGTP (deoxyribose guanosine triphosphate), dTTP (deoxyribose thymidine triphosphate)의 4가지 뉴클레오티드가 생긴다.

퓨린과 피리미딘 염기는 항상 같은 몰랄 비율로 존재한다. DNA 중합체(polynucleotide)는 각 뉴클레오티드의 인산과 당의 말단과 말단이 공유결합하여 이루어진다. 즉 당과 인산이 교대로 연결되어 중합체가 연속적으로 이어진다. 인산은 동일 뉴클레오티드의 5번과 3번 위치에 결합한다.

DNA는 이 중합체의 두 가닥이 서로 반대방향으로 평행으로 뻗어 나가는 이중나선 구조를 형성하고 있다. 이 두 가닥 중 한가닥은 5′ → 3′ 방향으로 배열되어 있는 주형 가닥(template strand, anti-sense strand)이고, 다른 한 가닥은 반대방향인 3′ → 5′으로 배열되어 있는 비주형가닥(non-template strand, sense strand, coding strand)이다(그림 7-19).

또한 이 두 가닥은 염기 사이의 수소결합으로 연결되어 있다. 염기와 염기 사이의 입체화학적 결합은 매우 특이적이어서 A는 T와 2개의 수소결합으로 짝을 이루고 G는 C와 3개의 수소결합으로 짝을 이루고 있으며 이러한 결합을 상보적 결합(complementary binding)이라고 한다.

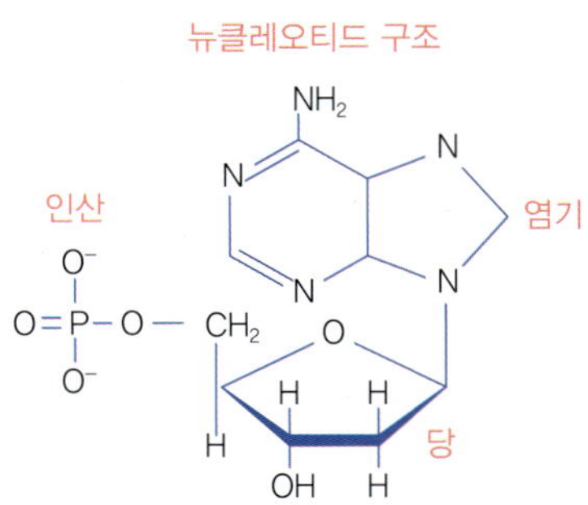

그림 7-18. 뉴클레오티드(nucleotide). 염기, 오탄당, 인산으로 이루어져 있다.

표 7-11. DNA와 RNA의 비교

	DNA	RNA
오탄당	디옥시리보스	리보스
염기	A, G, C, T	A, G, C, U
가닥 수	이중가닥	단일가닥
분포	핵, 미토콘드리아	핵소체, 과립세포질그물

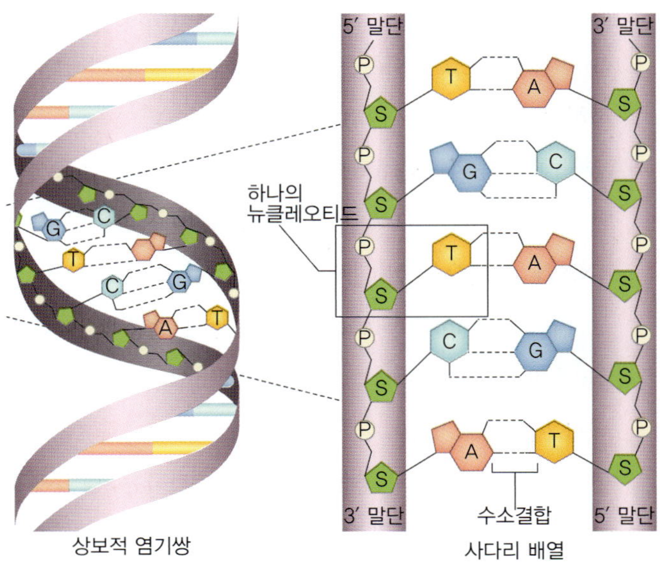

그림 7-19. DNA 이중 나선구조의 염기쌍의 상보적 결합과 사슬의 방향

2. 조직병리학적 의의

DNA는 핵 내의 염색질에 존재하며 유전자를 구성하는 분자로서 분자생물학의 발전에 따라 악성 종양의 연구에 가장 중심 표적이 되고 있다.

최근의 DNA 연구에 도입된 유세포분석법(flow cytometry, FCM)은 세포핵 내의 DNA에 표지된 형광염료를 레이저로 조사하여 직접 측정하여 DNA 함량을 정량화할 수 있고 컴퓨터 처리도 가능하여 편리하지만 고가의 기기이므로 일상적인 방법으로는 사용하기 어렵다. 또 이 방법은 조직절편의 세포를 하나씩 분리하여 수행하기 때문에 매우 감도가 높은 반면, 조직의 구축과 같은 병리조직 소견과의 관계를 연결하여 분석하기가 쉽지 않다. 이에 대해 포일겐반응(Feulgen reaction)은 조직절편에 직접 적용할 수 있는 간단한 염색법으로써 작은 규모의 검사실에서도 쉽게 활용할 수 있다. 특히 포일겐 반응은 형광측정법(fluorometry)에 적용하면 FCM에 비해 비용도 저렴하고 조직절편을 분리하지 않고 DNA의 정량이 가능하여 악성종양의 악성도, 예후 등을 평가하는 데 유용한 지표로 사용할 수 있다. 그러나 포일겐 반응의 형광측정법도 정확한 해석을 위해서는 조직으로부터 세포를 하나씩 분리하여 검사하는 것이 좋다.

메틸그린-피로닌(methyl green-pyronin, MG-P) 염색은 DNA와 RNA를 모두 증명할 수 있고, 특히 RNA가 적색으로 염색되어 조직병리 분야에서 다발성 뼈속질종(multiple myeloma) 및 버키트 림프종(Burkitt's lymphoma)과 같은 종양세포의 감별에 유용하게 사용되고 있다.

다발성 뼈속질종은 뼈속질에서 발생하는 형질세포(plasma cell)의 종양증식성 질환으로 종괴를 형성하는 형질세포종(plasmacytoma)(그림 7-20)과 말초혈액에서 20% 이상의 종양성 형질세포가 출현하는 형질세포성 백혈병(plasma cell leukemia)의 두 종류로 분류된다. 이 질환은 뼈를 침범하여 종양화된 형질세포는 단클론성 면역글로불린(M protein)을 분비한다. 드물게 M 단백질을 생산하지 않는 유형(non-producing type)과 생산은 하지만 분비할 수 없는 유형(non-secretory type)도 있다.

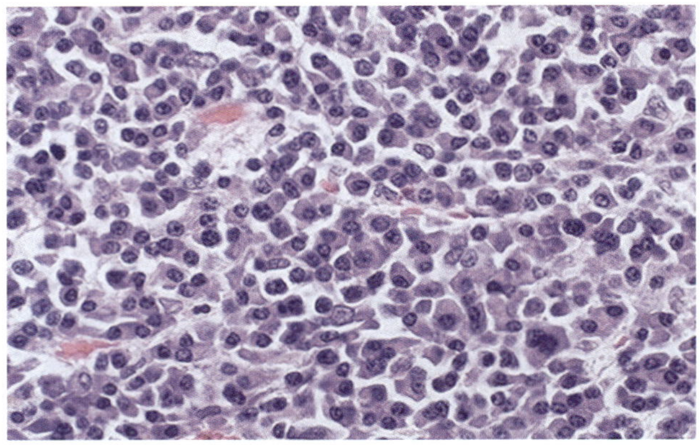

그림 7-20. 다발성 뼈속질종(multiple myeloma). 다발성 뼈속질종의 형질세포는 정상 형질세포와 매우 유사하나, 저분화 세포들이 함께 존재함. 뼈속질생검, H&E, 200배

버킷 림프종은 주로 적도 바로 아래의 아프리카에 사는 소아에서 발생하여 안면에 종괴를 형성하는 특이한 림프종으로 아프리카 버킷 림프종(African Burkitt's lymphoma)이라 부른다. 그러나 아프리카 이외의 지역에서도 발생하는데 이러한 경우 비아프리카 버킷 림프종(non-African Burkitt's lymphoma)으로 구별하기도 한다. 전자는 EB (Epstein Barr) 바이러스와 연관성이 높은 데 반해 후자는 성인에서 발생하고 안면 이외의 부위에서 초기에 발생하며 EB 바이러스와 연관성도 낮다. 조직병리학적으로는 증식한 종양세포 사이에 죽은 세포를 탐식하는 조직구가 분포되어 밤하늘에 별빛이 반짝이는(starry sky) 모양의 소견이 특징적이다. 종양세포의 세포질은 호염기성을 나타내고 공포를 가지고 있으며 B세포 유래이다.

3. 핵산 염색의 특성과 염색법

핵산의 기본단위인 뉴클레오티드(인산-오탄당-염기)를 구성하는 각각의 성분을 조직화학적 방법으로 증명할 수 있다. 인산기는 호염기성을 나타내기 때문에 핵산의 일반염색으로 염기성염료가 널리 사용된다는 것은 잘 알려져 있다. 그러나 이 경우는 핵산 이외의 다른 성분들도 염기성염료와 결합하므로 특이적인 염색이라고는 볼 수 없다. 염기성염료 중 메틸그린(methyl green)은 DNA와 특별한 친화력을 가지고 있어서 MG-P 염색에 사용되고 있다. 퓨린과 피리미딘 염기를 염색하여 DNA를 증명하는 방법은 1947년 다니엘리(Danielli)가 테트라졸륨(tetrazolium) 반응을 이용하여 개발하였으나 핵단백질 염색에 비특이적인 것으로 밝혀져 현재는 거의 사용되지 않고 있다. DNA의 오탄당은 산 가수분해(acid hydrolysis) 후 알데히드-쉬프 반응(aldehyde-Schiff reaction)에 의해 동정이 가능하며, 이 원리를 이용한 포일겐 반응은 DNA 증명법 중 매우 정밀하고 특이적인 염색법의 하나로 확고한 위치를 차지하고 있다.

RNA는 피로닌(pyronine)에 잘 염색되는 성질이 있기 때문에 이것을 이용하는 MG-P 염색은 부분적으로 기술상 어려움이 있음에도 불구하고 여전히 RNA와 DNA의 표준 염색법으로 가장 많이 이용하고 있다. MG-P 염색에 RNase 소화법(ribonuclease digestion)이나 화학적 추출법을 함께 병행하면 훨씬 특이도를 높일 수 있다.

핵소체(RNA와 단백질로 구성됨)는 호염기성 또는 호산성의 양 성질을 함께 지니고 있다. 이 중 호염기성은 핵산 함량이 상대적으로 비율이 높기 때문이고, 호산성은 핵산에 비해 단백질 함량이 상대적으로 높기 때문인 것으로 파악하고 있다. 다시 말하면 산성염료와 염기성염료에 대한 핵소체의 염색반응은 핵산과 단백질의 상대 비율의 차이에 따라 달라지는 것을 의미하며, 이 반응은 고정액과 염색액의 pH에도 영향을 받는다. 핵소체는 포일겐 반응에 음성, MG-P 염색에는 호피로닌성(pyroninophilic)을 보이며, 성염색질체 염색에 음성, 아크리딘오렌지(acridine orange) 형광염색에서 적색 형광을 나타낸다.

1) 포일겐 반응(Feulgen reaction)

핵산을 1 N HCl로 60℃에서 가수분해하면 DNA의 디옥시리보스와 결합되어 있던 퓨린염기가 분리되면서 알데히드가 형성된다.

이 알데히드에 쉬프 시약(Schiff 시약 또는 leuco-fuchsin)이 반응하여 원래의 염기성푹신(basic fuchsin)과는 약간 다른 장파장의 포일겐 색소(basic fuchsin보다 약간 청색) 복합체를 만드는 반응이다(그림 7-21). 이 반응에서 리보스와 결합된 퓨린염기는 가수분해가 일어나지 않기 때문에 RNA는 염색되지 않아 DNA에 특이적으로 적자색으로 염색된다(그림 7-22).

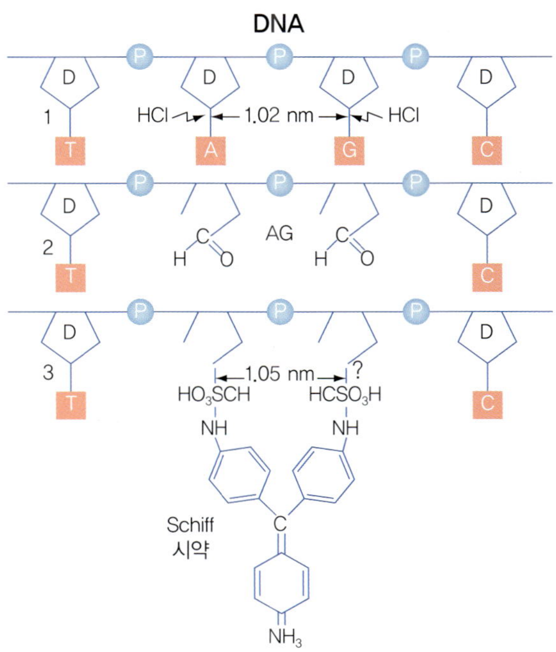

그림 7-21. 포일겐 반응(Feulgen reaction)의 원리

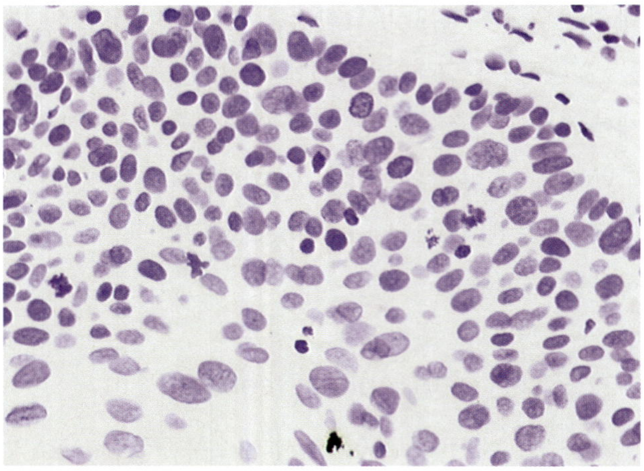

그림 7-22. 유방암. DNA만 적자색으로 염색됨. 포일겐 반응(Feulgen reaction), 400배

산 가수분해에 소요되는 적정 시간은 고정에 사용한 고정액의 종류에 따라 다르게 조절해야 한다. 만일 가수분해 시간을 적정 시간보다 짧게 두거나 반대로 너무 오래 두면 반응이 제대로 나타나지 않거나 알데히드가 더 분해되어 반응이 일어나지 않게 된다. 특히, 브앙(Bouin)액은 핵산을 과산화시키는 경향이 있으므로 사용을 금한다.

표 7-12는 바우어(Bauer)의 실험에 의거한 가수분해의 적정 시간을 나타낸 것이다.

표 7-12. 60℃에서 1 N HCl의 가수분해 시간

(Bauer, 1932; Lison, 1953)

고정액	시간(분)	고정액	시간(분)
Carnoy	8	Helly	8
Flemming	16	Regaud	14
Formaldehyde vapor	30~60	Regaud-sublimate	8
Formalin	8	Susa	18
Formol-sublimate	8	Zenker	5
Absolute alcohol	5	Bouin(사용할 수 없음)	

2) MG-P (methyl green-pyronine) 염색

1901년 파펜하임(Pappenheim)은 염기성염료인 메틸그린과 피로닌 혼합액을 사용하여 염색질이 녹색, 염기호성 봉입체(주로 RNA)가 적색으로 염색됨을 보고하였다. 이 방법은 후에 운나(Unna, 1902)가 페놀(phenol)을 사용하면서 운나-파펜하임(Unna-Pappenheim) 염색으로 널리 알려지게 되었다.

이 두 염기성염료에 대한 DNA와 RNA 사이의 염색성 차이는 현재까지도 화학적으로 명확히 밝혀져 있지는 않지만 두 가지 이론이 상당한 공신력을 얻고 있다.

첫째는 염색이론에서 지적한 바와 같이 염기성염료들은 염색액의 pH의 차이에 따라 각기 다른 성분들과 결합하는 성질을 가진다는 이론이다. 두 종류의 서로 다른 염색 반응능을 가진 염기성염료를 대상으로 각 염료가 잘 염색되는 pH의 중간 범위로 만들어 반응시켜 보면 각기 다른 산성 물질에 다르게 염색됨을 알 수 있다. 이러한 현상은 메틸그린과 피로닌을 혼합하여 pH를 변화시켜 보면 쉽게 확인할 수 있다. 즉 염색액을 낮은 pH (1.5)에서 반응시키면 피로닌에만 염색되고, 높은 pH (9.0)에서 반응시키면 메틸그린이 훨씬 두드러지게 강한 염색성을 나타내며, 이 두 pH의 중간인 pH 4.8에서는 서로 다른 성분에 각각 염색된다(그림 7-23). 이런 의미에서 보면 초기에 운나(Unna)가 사용한 페놀 처리 방법은 염색액의 pH를 약간 낮춤으로써 이러한 차이를 유발하는 데 영향을 미쳤을 것으로 생각할 수 있다. 둘째는 커니크(Kurnick, 1950)가 제시한 이론으로 DNA와 RNA 사이의 염색성 차이는 핵산의 중합도 차이에 기인한다는 것이다. 즉, 고중합체인 DNA는 메틸그린과 결합하고 저중합체인 RNA는 피로닌과 결합이 된다고 보는 견해이다. 이같은 이론적 배경은 DNA를 산, 자외선, 방사선, 고정액 등으로 처리하여 중합해체반응(depolymerization)을 시킬 경우 메틸그린의 결합능이 상실되는 반면에 피로닌의 결합능은 증가한

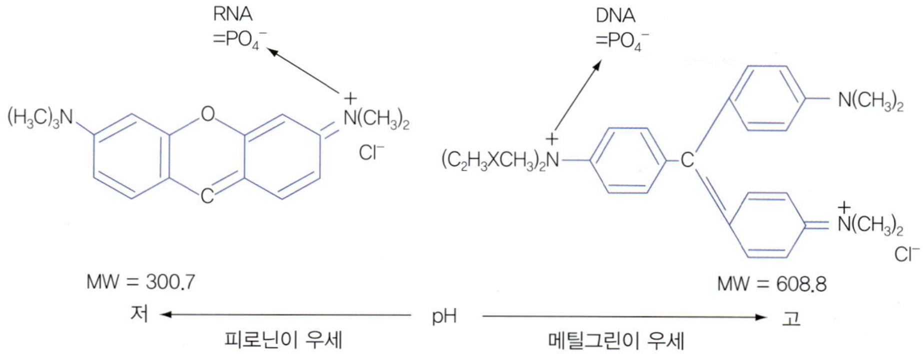

그림 7-23. 메틸그린-피로닌(methyl green-pyronin) 용액의 pH에 의한 염색성의 변화

다는 사실이 실험 결과로 확인되었다.

MG-P 염색은 특히 형질세포의 증명에 매우 유용하다. 형질세포의 핵염색질은 핵막에 인접하여 응축되고 규칙적으로 배열되어 청록색의 마차바퀴(cartwheel) 모양으로 나타나며, RNA가 존재하는 핵소체와 리보솜(r-RNA와 단백질로 이루어진 입자)이 붙어 있는 과립세포질그물은 적색으로 염색된다. 단백질 합성(면역글로불린)이 왕성한 형질세포는 과립세포질그물이 특히 잘 발달되어 매우 진하게 나타나므로 다른 세포와 감별이 용이하다. 핵소체는 RNA가 풍부하여 피로닌에 적색으로 염색된다(그림 7-24).

MG-P 염색에 사용하는 메틸그린은 메틸바이올렛(methyl violet)으로 쉽게 산화되는 성질이 있어서 시판되는 메틸그린 분말 속에는 일정량의 메틸바이올렛이 포함되어 있다. 따라서 순수한 메틸그린 분말을 얻기 위해서는 클로로포름(chloroform)에 의한 메틸바이올렛의 추출이 선행되어야 한다(그림 7-25).

피로닌 Y (pyronin Y)는 얇은 막 크로마토그래피(thin layer chromatography)를 실시하여 피로닌이 충분히 함유되어 있는가를 확인한 다음 사용하는 것이 좋다(그림 7-26). 조직의 고정은 4℃의 카노이(Carnoy)액이 가장 안정한 것으로 알려져 있다.

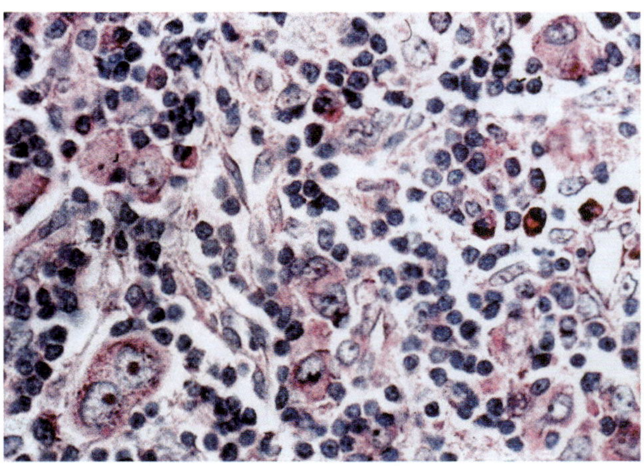

그림 7-24. 다발성 뼈속질종(multiple myeloma). RNA가 피로닌에 의해 적색으로, DNA는 메틸그린에 의해 청록색으로 염색된다. 뼈속질종 세포는 세포질이 강한 호피로닌성을 보임. 뼈속질천자, MG-P염색, 400배

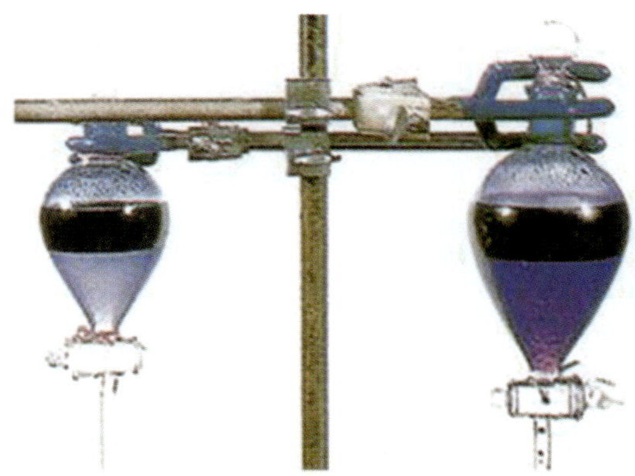

그림 7-25. 클로로포름 추출과정. 왼쪽 분리깔때기 밑의 클로로포름은 메틸바이올렛의 착색이 없으나, 오른쪽의 깔때기 밑에는 메틸바이올렛이 추출되어 착색되어 있음

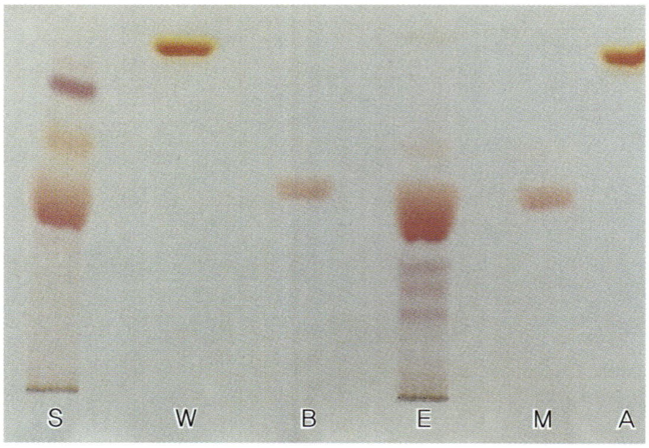

그림 7-26. **여러 회사에서 시판된 피로닌 Y의 얇은막 크로마토그래피.** 일부 제품에서 피로닌 Y 성분이 포함되어 있지 않은 것도 있음. (P : 피로닌 O : 시작점)

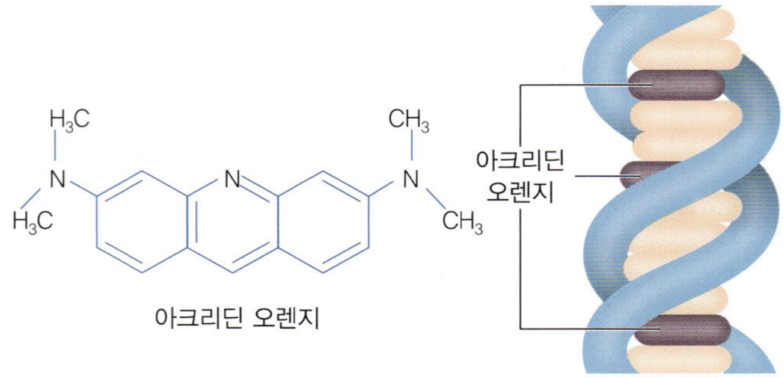

그림 7-27. **아크리딘 오렌지(acridine orange)의 염색 원리.** 이중 나선구조 사이의 염기쌍 사이로 끼어 들어가 결합함.

3) 아크리딘 오렌지(acridine orange)염색

형광염료인 아크리딘 오렌지를 사용하여 신선한 조직절편 또는 세포도말표본(신선표본과 고정표본 모두 사용 가능함)에서 DNA를 증명하는 방법이다. 아크리딘은 이온결합이나 기타 다른 결합력에 의해 세포 내의 핵산과 결합한다(그림 7-27). 염색결과는 형광현미경을 사용하여 검경한다. DNA는 녹색 형광, RNA는 적색 형광을 나타낸다(그림 7-28). 자궁목도말표본에서 암세포를 동정하는 방법의 하나로 널리 사용되고 있다. 영구표본은 얻을 수 없다.

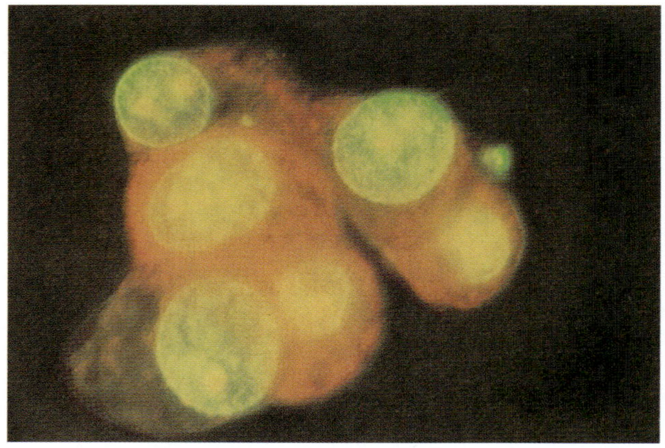

그림 7-28. **아크리딘 오렌지(acridine-orange) 형광염색.** 위샘암(gastric adenocarcinoma). 암세포 핵 내의 DNA는 녹색형광, RNA는 적색형광을 나타냄

참고

Methyl green-pyronin 염색과정

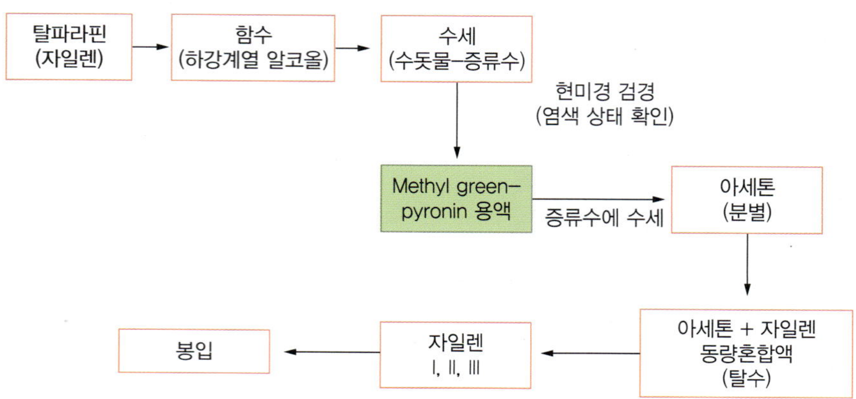

V. 봉입(mounting)

목적에 따라 염색된 절편은 그대로 방치하여 건조되면 투명도를 잃어 검경할 수 없게 된다. 가령 물에 적신다 할지라도 그대로는 불투명하여 현미경적 관찰을 하기에는 적당치 않다. 이를 위해 점도가 높은 용액(봉입제)을 떨어뜨린 후 커버글라스를 덮어 영구 보존해야 하는데 이 과정을 봉입이라 한다(그림 7-29).

봉입제(mounting medium)는 조직상이나 염색성에 변화를 주지 않고 표본을 오래 투명하게 유지하는 용액이어야 한다. 봉입제는 친수성 유무에 따라 수용성과 비수용성의 두 가지로 나누고 있다. 수용성 봉입제는 글리세린, 고무시럽, 젤라틴 등이 있고, 비수용성 봉입제는 캐나다발삼(Canada balsam)이나 세덱스(Caedax) 같은 수지성 봉입제가 사용된다. 표본의 취급이나 보존에는 비수용성 봉입제가 뛰어나지만, 이런 봉입제를 사용하기 위해서는 염색 후 절편을 알코올로 탈수한 후 자일렌으로 투명화해야 한다. 이런 이유 때문에 지방염색이나 효소반응을 수행한 절편에서는 수용성 봉입제를 사용하여야 한다.

1. 비수용성 봉입제

1) 캐나다발삼(굴절률 = 1.541~1.547)

시럽형과 고형으로 시판되고 있다. 고형을 구입한 경우는 순도가 높은 자일렌으로 용해하여 사용한다. 즉, 고형발삼에 자일렌을 가하여 묽게하여 적당한 점도를 유지하여야 한다. 일반적으로 발삼 6:자일렌 4의 비율로 혼합한다. 이 봉입제는 제조상 완전히 중성을 유지하기 어려워 보통 약간 산성을 띤다.

2) 세덱스(굴절률 = 1.55)

인공적으로 합성된 완전한 중성으로 투명하고 점조도가 높은 봉입제이다. 발삼이 항상 약산성인데 반해, 세덱스는 중성이므로 특히 산에 예민하여 퇴색하기 쉬운 염색에 좋다. 이 봉입제도 방치하면 점도가 높아지기 때문에, 이때는 자일렌을 가하여 적당한 끈기를 유지하도록 해준다. 이 외에 크라라이트(clarite), 크라라이트 X (clarite X), 퍼마운트 O (permount O) 등의 나프탈렌(naphthalene)계의 합성수지 봉입제도 있다. 이 종류는 캐나다발삼과 달리 황색으로 변하지 않고, 오래 두어도 염색성이 약해지지 않는 것이 장점이다. 자일렌으로 적당히 희석하여 사용한다.

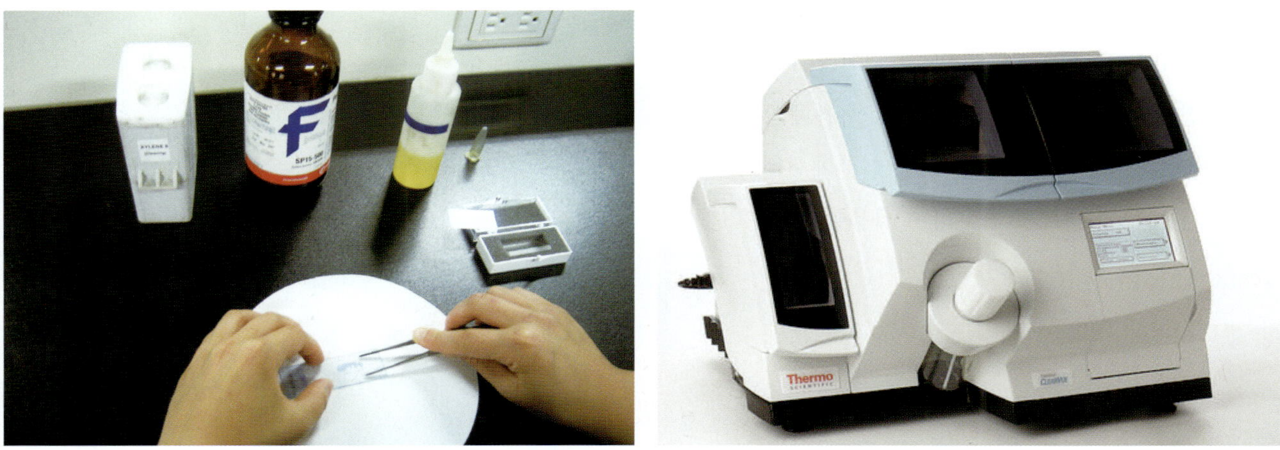

그림 7-29. 봉입하는 모습과 자동봉입기(automactic coverslipper)

3) 피코라이트수지(picolyte resin)

이것은 베타-피넨(β-pinene)계 합성수지로, HSR (harleco synthetic resin), 퍼마운트 N (permount N) 등이 시판되고 있다. 모두 중성이고 투명하며 황색으로 변하지 않고 염기성염료에 의한 염색도 퇴색되지 않는다. 모두 자일렌에 녹여 사용한다.

2. 수용성 봉입제

지방이나 유지방과 같이 알코올에 탈수하면 절편으로부터 소실하는 물질을 염색한 경우에는, 수지나 오일에 의한 봉입법은 사용할 수 없다. 그렇다고 물에서 직접 자일렌으로 옮겨 봉입하거나 직접 발삼으로 봉입하면 절편에 젖빛 혼탁이 생겨 그 후 검경할 수 없게 되어 버린다. 그러나 수용성 봉입제의 경우는 염색이 끝난 절편을 탈수하지 않고 물에서 직접 꺼내어 바로 봉입할 수 있어서 지방 보존에 효과적이다.

1) 글리세린 젤리(glycerin jelly) (굴절률 = 1.464)

글리세린-젤라틴과 유사한 봉입제, 분말의 젤라틴 5 g을 차가운 증류수 25 mL에 넣어 약 1시간 방치한 후에 뚜껑을 덮어 파라핀 용해기에 넣는다. 젤라틴이 용해될 때까지 주기적으로 흔들어야 하며, 용해된 젤라틴에 글리세린 35 mL, 증류수 40 mL와 크레졸(cresol) 35 mL를 혼합한다. 이들 액은 잘 혼합하면서 용해기 내에서 무명천을 통하여 여과한다. 이 액도 실온에서는 젤리상으로 굳기 때문에 필요시 가온하여 사용한다.

2) 아파치 고무시럽(Apathy's gum syrup) (굴절률 = 1.524)

순수한 색이 없는 아라비아 고무 50 g과 설탕(sucrose) 50 g을 증류수 50~100 mL에 넣어 60℃의 항온수조에서 천천히 흔들면서 용해한다. 미생물 오염을 방지하기 위해 포르말린 1 mL 또는 티몰(thymol) 0.5 g을 첨가한다. 이 봉입제는 메틸렌블루(methylene blue)나 수단 III (sudan III) 염색표본에 사용하면 좋다.

3) 레블로스시럽(levulose syrup)(굴절률 = 1.50)

특히 아밀로이드(아밀로이드) 염색표본에 적합한 봉입제이다. 과당(levulose) 30 g에 증류수 20 ml를 가한 후에 37℃의 항온기 내에서 24시간 두어 걸쭉하게 만든다. 이 봉입제는 아닐린이나 카민 염색 보존에 좋지만 헤마톡실린 염색은 급격히 퇴색된다.

4) 시판 수용성 봉입제

면역염색용으로 판매되는 봉입제에 임무노마운트(Immuno-mount), 아쿠아마운트(Aquamount), 유니버셜마운트(Universal mount) 등이 있다.

참고문헌

1. Cook HC. Origins of tinctorial methods in histology. J Clin Pathol 50(9):716-720, 1997.
2. Gill GW, Frost JK, Miller KA. A new formula for a half-oxidized hematoxylin solution that cannot overstain and does not require differentiation. Acta Cytol 18(4):300-311, 1974.
3. Bracegirdle B. The history of staining. Chapter 2 in: Horobin RW, Kiernan JA (eds.), Conn's Biological Stains. 10th ed. Oxford, BIOS Scientific Publishers Ltd: pp.15-22, 2002.
4. Harris HF. A new method of "ripening" haematoxylin. Micr Bull. (Philadelphia) Dec: 47, 1898.
5. Harris HF. On the rapid conversion of haematoxylin into haematein in staining reactions. J App Micr 3(3)777-80, 1900.
6. Baker JR, Jordan BM. Miscellaneous contributions to microtechnique. Quart J Micr Soc 94:237-42, 1953.
7. Gill GW. Gill hematoxylins – first person account. Biotechnic & Histochemistry 84(4):1-12, 2009.
8. Baker JR. E xperiments on the action of mordants. 2. A luminium-hematein. Quart J Micro Sci 103(4):493-517, 1962.
9. McManus JFA, Mowry RW. S taining Methods: Histolgic and Histochemical. Paul B. Hoeber Inc., New York, 1960.
10. Lillie RD. Histopathologic Technic and Practical Histochemistry. 3rd ed. The Blakiston Company, New York, 1965.
11. Disbrey BD, Rack JH. Histological Laboratory Methods. E. and L . Livingstone, Edinburgh and London, 1970.
12. Luna L G (Ed.). Manual of Histologic Staining Methods of the Armed Forces Institute of Pathology. 3rd ed. The Blakiston Division, New York, 1969.
13. Carson FL, Hladik C. Histotechnology: a Self-instructional Text. 3rd ed. Chicago, IL : ASCP P ress, 2009.
14. Gill GW. Troubleshooting eosin staining, and a brighter eosin stain. Microscopy Today 8:27, 1999;
15. Baker JR. Principles of Biological Microtechnique: a Study of Fixation and Dyeing. Bungay, Suffolk: Methuen & Co., Ltd., 1958.
16. Allison RT. Haematoxylin – from the wood. J Clin Pathol 52:527-528, 1999.
17. Bettinger C, Zimmermann HW. New investigations on hematoxylin, hematein, and hematein-aluminium complexes. I. Spectroscopic and physico-chemical properties of hematoxylin and hematein. Histochemistry 95(3):279-88, 1991.
18. Bettinger C, Zimmermann HW. New investigations on hematoxylin, hematein, and hematein-aluminium complexes. II. Hematein-aluminium complexes and hemalum staining. Histochemistry 96(3):215-28, 1991.
19. Bracegirdle B. A History of Microtechnique. Cornell University P ress, Ithaca NY, ISBN-100801411173, 1978.
20. Cardon D. Natural Dyes: Sources, Tradition, Technology and Science. Archetype Publications, London, ISBN-10: 190498200X, ISBN-13: 9781904982005, pp. 263-74, 2007.
21. Llewellyn BD. Nuclear staining with alum hematoxylin. Biotechnic & Histochemistry 84(4):159-177, 2009.
22. Titford M. The long history of hematoxylin. Biotech Histochem 80(2):73-8, 2005.
23. Puchtler H, Meloan SN & Waldrop FS. Application of current chemical concepts to metal-hematein and – brazilein stains. Histochemistry 85:353-364, 1986.
24. Baker JR. Experiments on the action of mordants. 2. Aluminiumhaematein.Quart J Microsc Sci 103:493-517, 1962.
25. Marshall PN , Horobin RW. T he mechanism of action of 'mordant' dyes- a study using preformed metal complexes. Histochemie 35:361-371, 1973.
26. Feulgen R, Rossenbeck H. Mikroskopischche-mischer Nachweis einen Nucleinsaure von Typus der Thymonuceinsaure und die darauf berhende elektive Farbung von Zennkernen in microskopischen Preparaten. Zeitschrift Physiology Chemistry. 135:203, 1924.
27. Horobin RW, Murgatroyd LB. A comparison of rapid electrophoretic and chromatographic methods for the

investigation of common histological dyes. Histochemie 11:141-151, 1967.

28. Kurnick NB. Histological staining with methyl green-pyronin. Stain Technol 27:233-242, 1952.
29. Lyon H, Andersen AP, Andersen IB, Clausen PP, Herold B. Purity of commercial non-certified European samples of pyronin Y. Histochem J 14:621-630, 1982.
30. Potvin C. Simple, modified methyl green-pyronin Y stain for DNA and RNA in formalin-fixed tissues. Lab Med 10;772, 1979.
31. Scott JE. On the mechanism of the methyl green-pyronin stain for nucleic acids. Histochemie 9:30-47, 1967.
32. Telford CB. Nucleic acids and methyl green-pyronin: fixation, pyronin purification and theory of staining. Can J Med Technol 36:1-24, 1974.

08

결합조직
Connective tissue

학습목표

- 3가지 결합조직 섬유의 조직학적 특성과 분포에 대해 설명한다.
- 3가지 결합조직 섬유염색의 조직병리학적 의의에 대해 설명한다.
- 바닥막의 구조적 특성, 화학적 조성 및 조직병리학적 의의에 대해 설명한다.
- 아교섬유 염색법의 종류와 삼색염색의 기본원리를 설명한다.
- 탄력섬유 염색법의 종류와 베르헤프(Verhoeff) 염색의 원리에 대해 설명한다.
- 그물섬유 도은법의 특성을 설명한다.
- 3가지 결합조직섬유 및 바닥막 염색의 양성 대조로 적합한 조직에 대해 설명한다.
- 고모리 그물섬유염색에서 암모니아성 은용액의 조성, 제조방법 및 문제점에 대해 설명한다.
- 콩팥 침생검조직의 처리법 및 절편제작에 대하여 설명한다.
- 콩팥 침생검조직의 필수적인 염색법을 열거한다.
- PAMS 염색 원리에 대해 설명한다.
- 다음 결합조직 염색에 사용되는 고정액에 대해 설명한다.
  가. Masson trichorme
  나. PTAH
  다. PAMS

I. 결합조직의 구성

결합조직(connective tissues)은 동물체를 구성하는 4가지 기본조직의 하나로 세포성분(cell components)과 세포바깥바탕질(extracellular matrix)로 이루어져 있다(그림 8-1). 결합조직 세포성분은 중배엽의 미분화 중간엽세포(undifferentiated mesenchymal cell)로부터 여러 종류의 세포들이 분화되어 형성되며, 섬유모세포(fibroblast)나 지방세포(adipose cells)와 같이 결합조직에 항상 존재하는 고정세포(fixed cells)와 호중구나 림프구와 같이 다른 부위로부터 결합조직으로 이동하여 임시로 머무는 이주세포(transient cells)가 있다. 세포바깥바탕질은 섬유모세포로부터 생성되는 단백질섬유(protein fiber)와 무형기질(ground substance)로 이루어진다. 결합조직은 이들 세포성분과 세포바깥바탕질의 구성 비율에 따라 여러 종류로 분류한다. 또한 결합조직은 기능에 따라 장기의 표면을 싸고 있는 피막이나 세포들 사이에 존재하면서 그 내부구조를 연결해

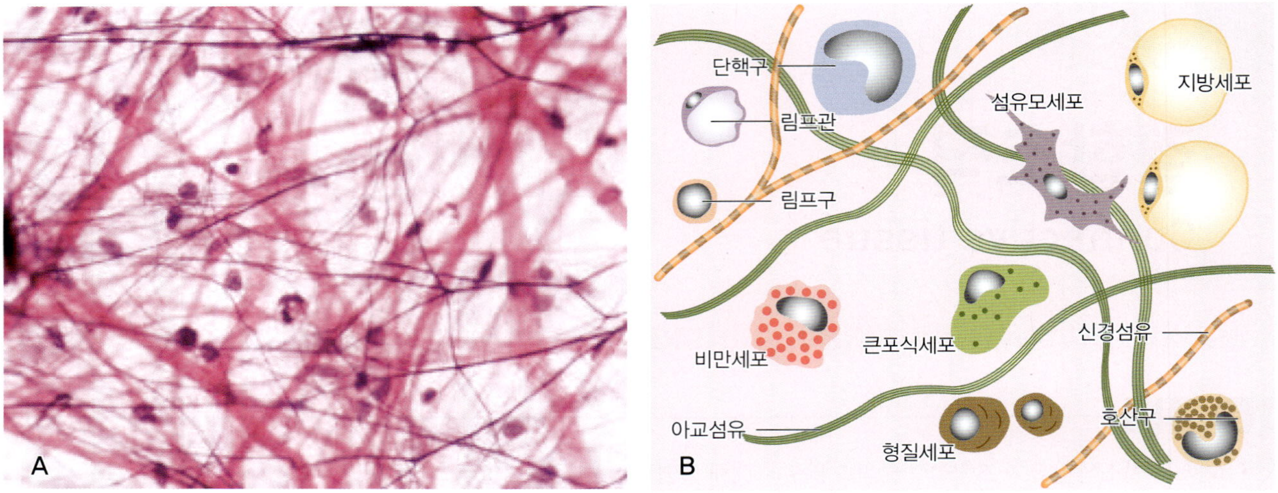

그림 8-1. 결합조직. A. 장간막조직의 H&E 염색 B. 고유결합조직의 모형도

주는 고유결합조직(connective tissue proper)과 뼈나 연골과 같이 체내의 연부조직들을 지탱해주는 특수결합조직(specialized connective tissue)으로 구분하기도 한다. 이 장에서는 세포바깥바탕질에 대해서만 다루었으며, 결합조직 세포성분들의 일부는 다른 장에서 별도로 다루었다.

II. 결합조직의 섬유

결합조직 내 섬유성분으로 아교섬유(collagen fiber), 그물섬유(reticular fiber), 탄력섬유(elastic fiber)가 있다. 아교섬유와 그물섬유는 아교질(collagen)이라는 단백질로 구성되며, 탄력섬유는 주로 탄력소(elastin)란 단백질로 되어 있다. 이러한 섬유들은 각 결합조직에 각기 다른 함량으로 분포하고 있기 때문에 어느 섬유가 많이 존재하느냐에 따라서 그 조직의 성질이 달라진다.

1. 아교섬유

결합조직내에 존재하는 섬유 가운데 가장 널리 분포하는것으로, 특히 힘줄(tendon)과 인대(ligament)에는 다발을 형성하고 있다. 아교섬유 다발은 눈으로 보면 흰색의 광택을 띠므로 백색섬유(white fiber)로 불리기도 한다. 이 섬유의 단백질은 글리신(glycine), 프롤린(proline), 하이드록시프롤린(hydroxyproline)으로 구성되어 있으며 장력(tensile strength)이 강하여 힘줄은 5 kg/mm^2의 견인력에도 견디어 낸다.

아교섬유는 히알루론산분해효소(hyaluronidase)로 처리하거나 가는 바늘로 조심스럽게 분리하면 광학현미경으로 겨우 볼 수 있을 정도의 미세한 섬유들이 분리되어 나온다. 가느다란 섬유를 아교원섬유(collagen fibrils)라 하며, 원섬유들이 모여 아교섬유 한 가닥을 형성한다. 원섬유는 편광현미경으로 보면 뚜렷한 복굴절성을 나타내며 이는 원섬유를 구성하는 분자가 일정한 방향으로 배열하고 있음을 의미한다. 아교섬유는 H&E 염색표본에서 에오신에 약하게 염색되어 분홍색을 띠며, 전자현미경표본에서는 50~100 nm 굵기의 아교미세섬유(collagen filaments)가 평행으로 달리는 다발 형태로 관찰된다. 미세섬유는 64 nm 주기로 밝은 띠와 어두운 띠가 반복되어 가로무늬를 만든다(그림 8-2). 미세섬유는 길이가 300 nm, 직경이 1.5 nm의 막대기 모양 단백질인 트로포콜라겐(tropocollagen) 분자들로 구성되어 있다(그림 8-3).

최근 연구방법의 발달로 척추동물의 아교질은 화학적 조성, 형태학적 및 병리학적 양상, 조직 내의 분포 및 기능 등에 의해 I형에서 X형까지 10종류 이상이 있는 것으로 알려져 있으며, 이 중에 4종류에 대해 구조, 출현 부위 및 기능에 대해 간략히 요약하였다(표 8-1).

1) 조직병리학적 의의

아교섬유 염색은 주로 간생검조직으로 간섬유증(liver fibrosis)의 정도를 판정하는 데 이용된다. B형 및 C형 간염바이러스감염, 지방간, 알코올성 간질환, 만성 담관성 질환과 같은 간질환은 딧세강(Disse's space) 내 간성상세포(hepatic stellate cells)를 근섬유모세포(myofibroblast)로 형질전환하여 아교섬유의 생성을 증가시키고 이로 말미암아 가교성 섬유사이막(bridging fibrous septa)을 만들고 그 후 만성화하여 말기 상태인 이른바 간경변증(liver cirrhosis)으로 진행한다. 간경변증은 정상 간의 소엽이 진행성 섬유화(progressive fibrosis)와 재생결절(nodules)로 대체되

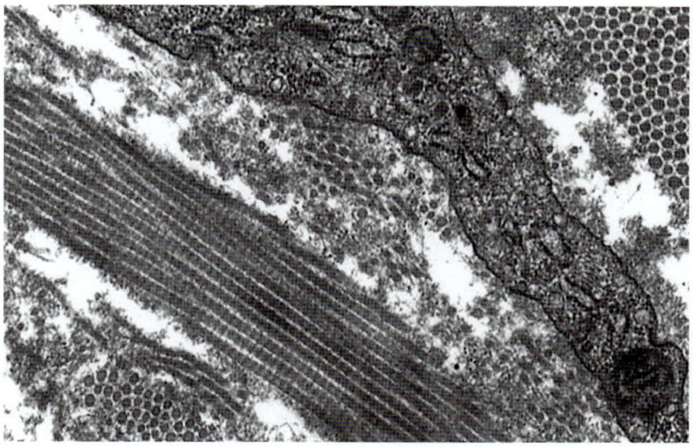

그림 8-2. 아교섬유의 세로단면과 가로단면 전자현미경.

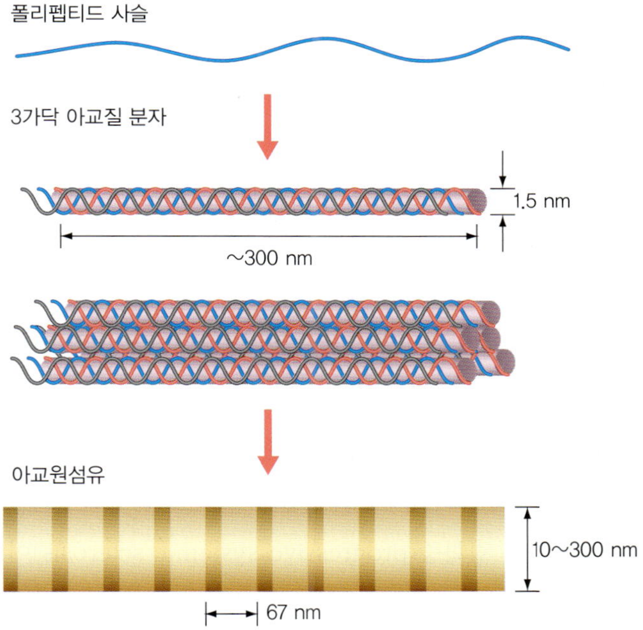

그림 8-3. 아교섬유 형성과정의 모형도.

표 8-1. 단백질섬유의 종류 및 특성

아교섬유	구조	출현 부위	기능	염색
I형	섬유 내에 두꺼운 원섬유 다발을 형성하고 있음	뼈, 인대, 피부, 힘줄, 섬유연골	매우 질김 흉터(반흔) 형성(육아조직)	H&E-분홍색 도은법-황갈색 Masson trichrome-청색
II형	가는 원섬유	유리연골, 탄력연골	압력에 저항	
III형	원섬유가 다발을 만들지 않고 그물망을 형성	그물섬유 림프조직 간	기관의 뼈대	도은법-흑갈색 호은성 섬유
IV형	원섬유를 형성하지 않음	바닥막(기저막)	상피조직의 지지, 여과 장벽	PAS-양성

는 병변으로, 지속적이고 반복적인 간실질의 손상으로 인한 섬유조직의 증식 및 재생결절의 형성을 보이는 형태학적 특징을 가지고 있다. 간경변증에는 만성 활동성 간염(chronic active hepatitis)을 앓고 난 뒤에 발생하는 괴사후성 간경변증(postnecrotic cirrhosis), 음주 과다로 인해 발생하는 알코올성 간경변증(alcoholic cirrhosis), 간 내외의 폐쇄에 의한 담즙성 간경변증(biliary cirrhosis), 구리 대사의 장애에 의한 윌슨병(Wilson's disease) 및 원인 불명인 간경변증이 있다. 이 중 한국인에게 가장 많은 것은 괴사후성 간경변증이다. 이들 간경변증은 재생결절의 크기에 따라 직경이 3 mm 이하인 소결절형(micronodular type)과 4 mm 이상에서 몇 cm에 달하는 대결절형(macronodular type)으로 나누기도 한다.

따라서 병리의사들은 간생검조직 진단 시 간질환의 병기를 파악하기 위해 H&E 염색 외에 아교섬유 염색을 실시하여 간섬유증의 정도를 임상의사에게 알려준다. 간섬유증의 정도는 간질환의 진행상태에 대한 필요한 정보를 제공하며 임상적으로 치료방법을 선택하는 데 매우 중요한 정보를 제공해준다.

이 밖에 아교섬유의 증가를 보이는 질환으로는 진행성 전신성 경화증(progressive systemic sclerosis)이나 켈로이드(keloid)가 있으며, 조직검사 없이도 진단이 가능하다. 진행성 전신성 경화증에서는 피부, 소화기, 근육, 콩팥을 포함한 거의 모든 장기에 과도하게 섬유화가 일어나 장기들의 유연성을 저하시킨다. 켈로이드는 피부의 흉터(scar)에 지나친 양의 아교질이 생성되어 부분적으로 부푼 것으로 특히 흑인들에게 자주 나타난다. 켈로이드는 모양이 뒤틀리고 잘라내면 언제나 재발하므로 임상적으로 다루기가 매우 어려운 질병이다.

2) 아교섬유 염색법

아교섬유의 증명에는 보통 2~3종류의 염료를 사용하는 삼색염색(trichrome stain)이 주로 사용되며 특히 밴기슨(van Gieson), 마손삼색염색(Masson trichrome), 하이덴하인 아잔(Heidenhain AZAN), MSB 염색등이 있다. 이 중 마손삼색염색이 가장 흔히 사용되고 있다.

삼색염색의 염색기전에 관해서는 현재까지 확실히 규명되어 있지 않다. 그러나 이제까지의 지배적인 견해는 "강산성 용액에서 산성(음이온성) 염료의 상대적인 분자 크기에 따라 투과율이 각기 다른 구조들(아교섬유, 근섬유, 적혈구 등)이 서로 다른 염료에 염색되는 친화성"을 이용하는 것으로 알려져 있다. 예를 들어, 아교섬유는 엉성하여 틈이 넓고 근섬유는 치밀하게 짜여 있어 틈이 좁기 때문에 확산속도가 빠른 작은 염료분자(예 : azocarmine G, orange G 등)는 치밀 구조의 좁은 틈으로 들어가기 쉽다. 또한 이들 치밀 구조는 산성용액 내에서 양(+)으로 하전하는 성질이 풍부하기 때문에 큰 염료분자를 밀어내게 된다. 이에 반해 큰 염료분자(예 : aniline blue 등)는 확산속도가 느리지만 분자 내에 일부 양(+)으로 하전된 아미노기($-NH_3^+$)를 갖고 있고 친수성이 결여되어 있어서 흡착성이 크기 때문에, 틈이 넓은 구조 내로 들어가 작은 염료분자를 밀어내게 된다(표 8-2).

아교섬유염색에 사용하는 산성염료를 분자 크기에 따라 나열하면 피크린산(picric acid) 〈 오렌지 G

표 8-2. 일부 조직 성분의 투과성

투과성	조직 성분	
	호산성 성분	호염기성 성분
고 ↑ ↓ 저	아교섬유 민무늬근 세포질 적혈구	술잔세포점액 염색질 니슬소체 탄력섬유

참고 **Masson trichrome 염색과정**

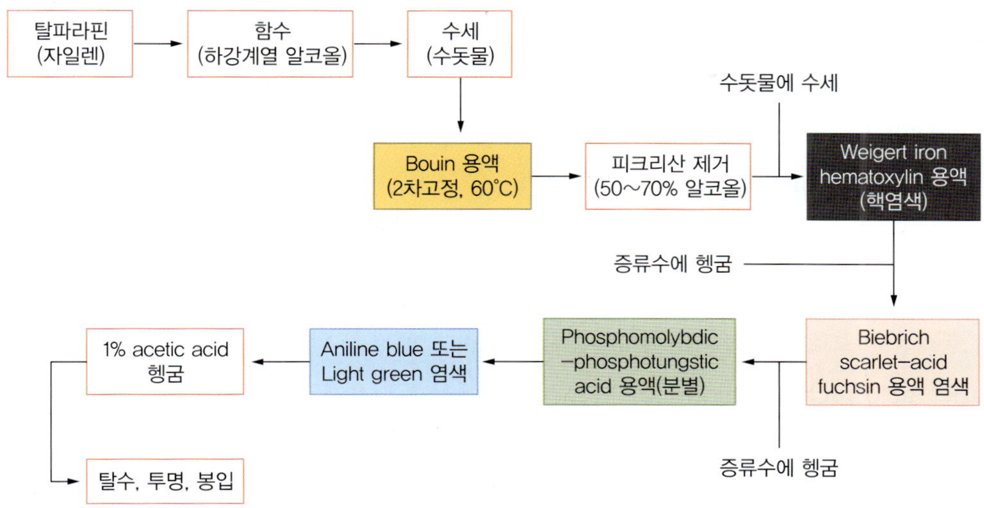

(orange G) 〈 비브리히스칼렛(biebrich scarlet) 〈 산성푹신(acid fuchsin) 〈 아조카민 G (azocarmine G) 〈 아닐린블루(aniline blue) 순이다.

(1) 밴기슨(van Gieson picrofuchsin) 염색

가장 먼저 개발된 아교염색법으로 산성푹신(acid fuchsin)과 포화 피크린산 수용액(saturated picric acid)의 혼합액을 사용한다. 혼합액 내의 피크린산은 염색액의 pH를 산성으로 조절해 주는 기능과 함께 근섬유 및 세포질의 대조염색으로 이용된다. 이 염색은 염색액의 pH가 1.5~3.0의 산성을 유지해야 하고, 피크린산이 포화용액 상태여야 좋은 결과를 얻을 수 있다. 피크린산의 농도가 낮으면 아교섬유, 근섬유, 세포질이 거의 비슷한 연분홍색으로 염색되어 구별이 어렵게 된다. 이 염색에서는 아교섬유가 적색, 근섬유와 세포질이 황색으로 염색되며, 핵은 바이게르트 철헤마톡실린(Weigert iron hematoxylin)에 의해 흑갈색으로 염색된다(그림 8-4).

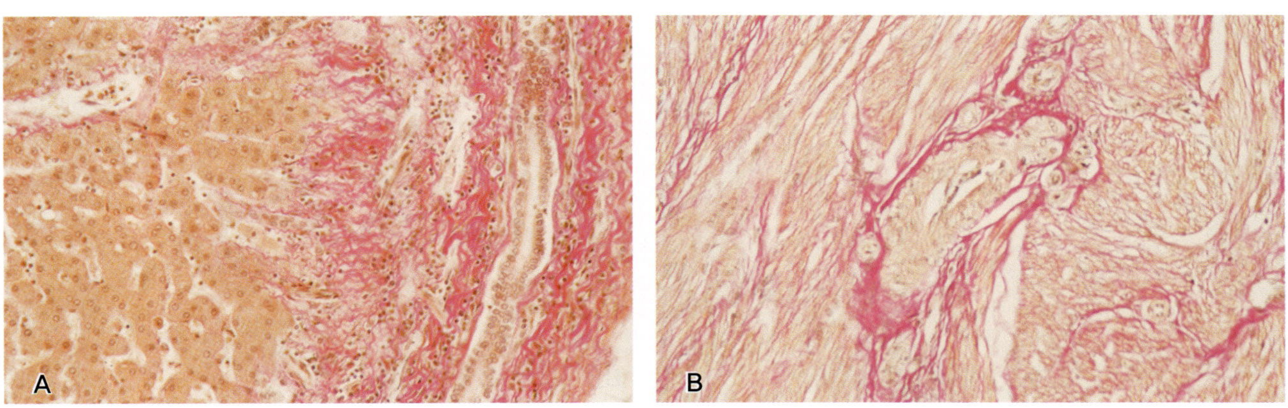

그림 8-4. 밴기슨(van Gieson) 염색. 아교섬유는 적색, 세포질과 근육은 노란색, 핵은 흑갈색으로 염색됨. A. 간섬유증(hepatic fibrosis) 400배. B. 정상 자궁의 자궁근층, 400배

염색과정이 간편하여 다른 삼색염색에 비해 소요 시간이 짧으나 시간이 경과하면서 다소 퇴색되는 단점이 있다.

(2) 마손 삼색(Masson trichrome) 염색

말로리(Mallory)의 원법을 마손(Masson)이 밴기슨(van Gieson) 염색을 참고하여 고안한 염색법으로 재현성도 좋고 안정하여 아교섬유 염색에 가장 널리 사용되고 있다. 이 염색은 비브리히스칼렛-산성푹신혼합액(biebrich scarlet-acid fuchsin mixture)과 아닐린블루(aniline blue) 용액을 분리 · 제조하여 순차적으로 반응시키는 방법이다. 조직절편을 이 혼합액들에 순서대로 담그면 아교섬유는 가장 큰 염료분자인 아닐린블루에 의해 청색으로, 근섬유는 중간 크기의 염료분자(acid fuchsin)에 의해 적색으로, 세포질은 가장 작은 염료분자(biebrich scarlet)에 의해 적색으로 염색된다(그림 8-5). 이 경우 투과성이 큰 아교섬유는 비브리히스칼렛-산성푹신 혼합액의 염색 단계에서 염색되기 때문에 인텅스텐산-인몰리브덴산(phosphotungstic acid-phosphomolybdic acid)으로 분별한 후 아닐린블루로 염색하게 된다. 아닐린블루 대신 라이트그린(light green)을 사용하기도 한다. 핵 염색은 밴기슨 염색과 같이 산저항성(acid resistant)인 바이게르트 철헤마톡실린 용액을 사용한다.

이 염색은 포르말린에 고정된 조직절편의 경우 염색 전에 브앙액(Bouin solution)으로 매염하여야 좋은 결과를 얻을 수 있다.

(3) 시리우스 레드(sirius red) 염색

밴기슨 염색을 개량한 것으로 아교섬유 검출을 비롯하여 밴기슨 염색에서 염색되지 않거나 마손 삼색염색에서 뚜렷하게 염색되지 않는 그물섬유(III형 collagen, 그물조직의 주섬유 성분) 또는 모세혈관 바닥판(basal lamina)의 검출에 사용된다. 1단계 삼색염색인 밴기슨 염색과 원리가 동일하다. 밴기슨 용액에 사용되는 산성푹신(acid fuchsin) 대신 시리우스레드(sirius red)가 사용된다(그림 8-6). 시리우스레드는 산성푹신에 비해 간섬유증의 초기에 형성되는 아교섬유에 더 침투가 쉽다. 대조염색으로 파스트그린 fast green을 사용하기도 한다. 이 염색은 진단적 목적보다는 주로 연구 목적으로 조직 내 아교섬유의 영상분석(image analysis)이나 정량을 위해 이용되고 있다(표 8-3). 아밀로이드 검출을 위한 염색으로도 사용된다.

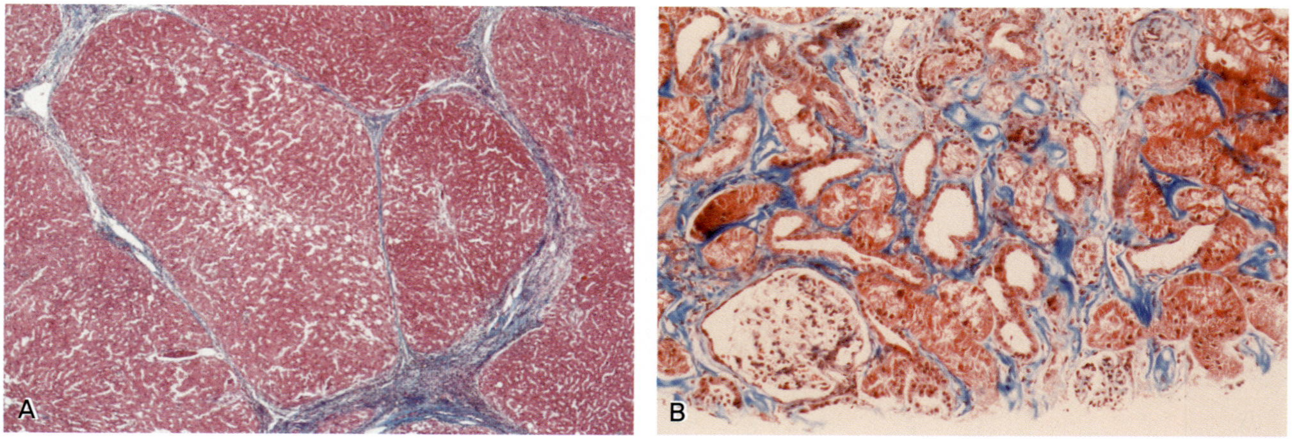

그림 8-5. 마손삼색(Masson trichrome) 염색. A. 간경변증. 청색의 아교섬유가 소엽(적색) 주위를 둘러싸고 있음. 침생검 200배
B. 콩팥의 사이질 섬유증(interstitial fibrosis). 요세관(적색) 사이의 사이질 부위를 청색의 아교섬유가 채우고 있음, 침생검 200배

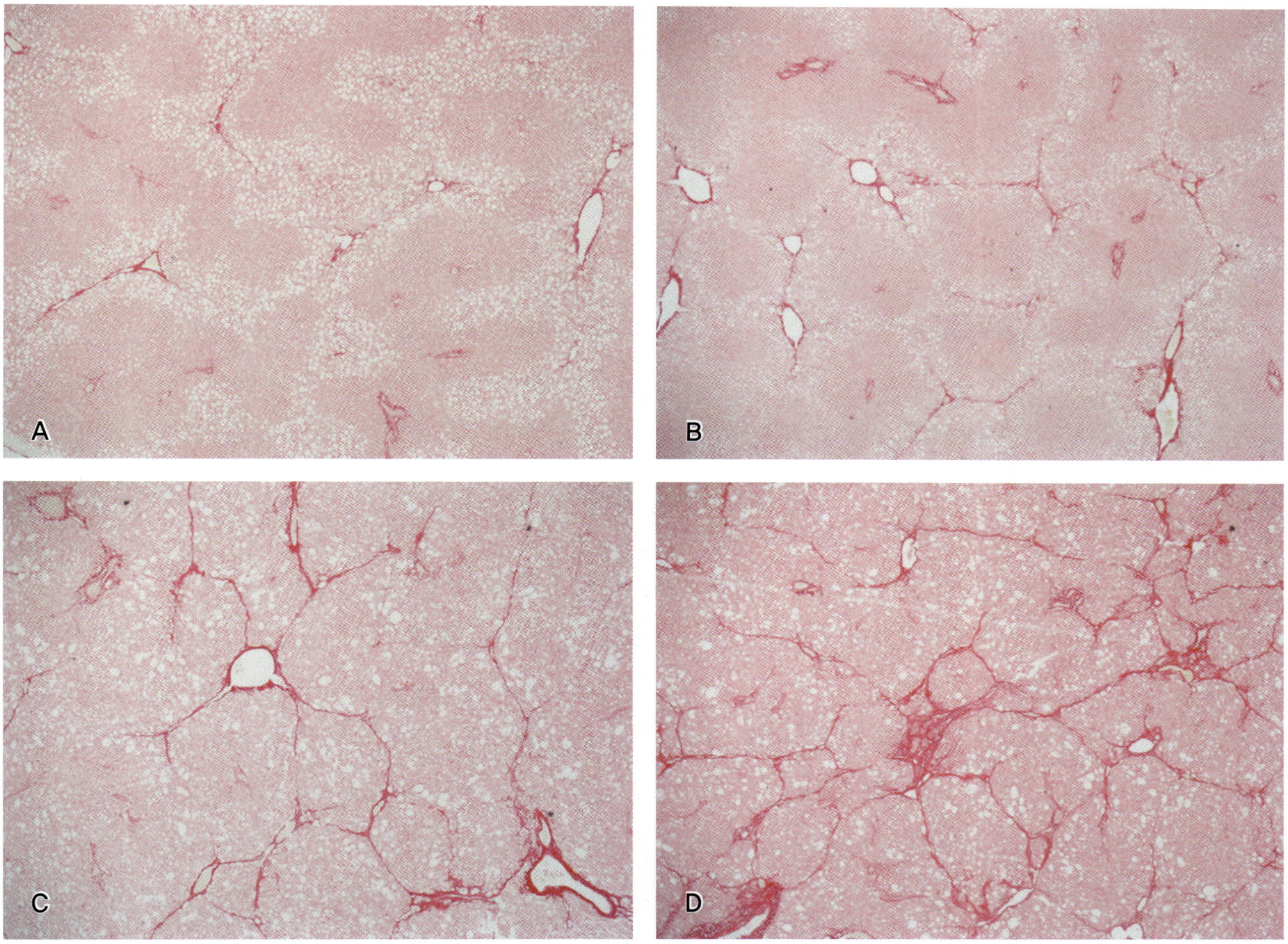

그림 8-6. 시리우스레드(sirius red) 염색. 실험동물에서 사염화탄소로 유도한 간섬유화. A. 2주 B. 4주 C. 6주 D. 8주

표 8-3. 간섬유증의 등급 분류와 점수화(IShak, 1995)

점수	분류 기준
0점	no fibrosis(정상)
1점	일부 문맥부위에 짧은 섬유 사이막(fibrous septa) 확장이 있을 경우
2점	대부분의 문맥부위에 짧은 섬유 사이막 확장이 있을 경우
3점	대부분의 문맥주위에 섬유성 확장과 가끔 문맥-문맥 가교(portal-portal bridging)가 있는 경우
4점	문맥부위의 뚜렷한 가교를 가진 섬유성 확장(portal-portal bridging)과 문맥-중심정맥 가교(portal-central bridging)가 있는 경우
5점	문맥-문맥 사이와 문맥-중심정맥 사이에 뚜렷한 가교와 함께 가끔 결절들(nodules)이 형성되는 경우(불완전 경변증, incomplete cirrhosis)
6점	간경변증(liver cirrhosis)

(4) 하이덴하인 아잔(Heidenhain AZAN) 염색

말로리(Mallory)의 원법을 하이덴하인(Heidenhain)이 개량한 삼색염색으로 아교섬유와 토리바닥막 염색에 사용되고 있다. AZAN이란 명칭은 이 염색에 사용되는 아조카민G (azocarmine G)와 아닐린블루-오렌지(aniline blue-orange)의 첫머리 글자를 합성하여 만든 것이다. 마손삼색염색과 유사한 염색으로, 아조카민 G로 염색한 후 아닐린-알코올(aniline-alcohol)로 분별한 다음 아닐린블루-오렌지 G에 염색한다. 아교섬유는 청색으로, 근섬유와 핵이 적색으로, 적혈구는 오렌지색으로 염색된다(그림 8-7). 그물섬유도 청색으로 염색된다. 마손삼색염색에 비해 염색시간도 길고 핵

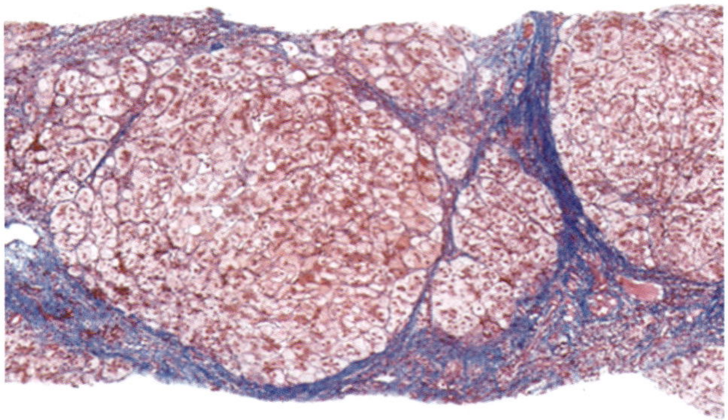

그림 8-7. **아잔(AZAN) 염색.** 간경변증(liver cirrhosis). 아교섬유는 청색, 핵과 세포질은 적색으로 염색됨. 바늘 생검, 200배

의 구별도 좋지 않아 사용빈도가 높지 않으나, 유리질양 변성(청색)이나 섬유소(적색)를 검출할 수 있으므로 토리콩팥염의 진단에 필수적인 염색법의 하나로 이용되고 있다.

포르말린에 고정된 조직절편은 염색 전에 헬리용액(Helly solution)이나 10% 중크롬산칼륨(10% potassium dichromate) 수용액과 10% 삼염화초산(10% trichloroacetic acid)의 동량 혼합액에 매염하여야 좋은 염색 결과를 얻을 수 있다.

2. 그물섬유

그물섬유는 III형 아교섬유에 속하는 섬유로 직경이 0.5~2 μm로 가늘며, 일부 장기에서 광범위한 그물을 형성하고 있다. 이 섬유는 H&E 염색에서는 관찰되지 않으나 은염(silver salts)으로 염색하면 흑색으로 침착되어 나타나기 때문에 호은성섬유(argyrophilic fibers)라 부른다.

그물섬유는 당단백질이 풍부하기 때문에 PAS 반응에도 양성을 나타내며 I형 아교섬유가 1%의 6탄당(hexose)을 함유하고 있는 데 비해 그물섬유는 6~12%를 함유하고 있다.

그물섬유는 민무늬근, 신경섬유막, 림프기관(림프절, 가슴샘, 지라, 편도 등) 및 적색 뼈속질에 풍부하며, 실질성기관인 간, 콩팥 및 내분비기관의 세포들 주위에 그물구조를 이루고 있다. 발생과정이나 염증과정에 있을 때, 상처 치유 동안 대부분의 결합조직에는 그물섬유가 풍부하다. 그러나 이들은 나중에 아교섬유로 대치된다. 그물섬유는 최근까지도 미성숙한 아교섬유(immature collagen fibers)라고 생각되어 왔으나 생화학적, 형태적, 기능적, 병리적으로 독특한 독립된 섬유로 밝혀져 있다.

1) 조직병리학적 의의

(1) 간염질환 진단

바이러스성 간염(viral hepatitis)에서 간세포의 위축 또는 괴사로 인해 파괴된 간소엽에서 그물섬유의 농축상이 관찰된다(그림 8-8 A). 또한 간세포의 재생 시 간세포판(hepatic cell plates)의 비후(thickening)의 판정에도 의의가 있다(그림 8-8 B). 그물섬유 염색에서는 1형 아교섬유와 그물섬유를 구별할 수 있다. I형 아교섬유는 갈색의 두꺼운 섬유로 보이고, 그물섬유는 흑색의 가는 그물모양으로 나타난다.

(2) 림프조직종양의 감별진단

림프그물종양(lymphoreticular neoplasm)이나 전이성암(metastatic tumor) 등과 같이 림프절에 종양세포들이 미만성으로 침윤되어 있을 경우에는 정상 림프절의 그물섬유 양상이 뚜렷하게 변화된다. 특히, 전이성 암세포의 림프절 침윤은 암세포 자체가 독특한 그물을 만들어 그 종양 특유의 그물섬유 양상을 나타낸다. 그 예로 그물세포육종(reticulum cell sarcoma)과 전이된 미분화암종(metastatic undifferentiated carcinoma)의 구별에 그물섬유 염색이 큰 도움을 준다. 즉 전이 암종은 침윤된 암종세포들 주위를 그물섬유가 둘러싸서 마치 새둥지 모양(nest)의 양상으로 나타나며, 그물세

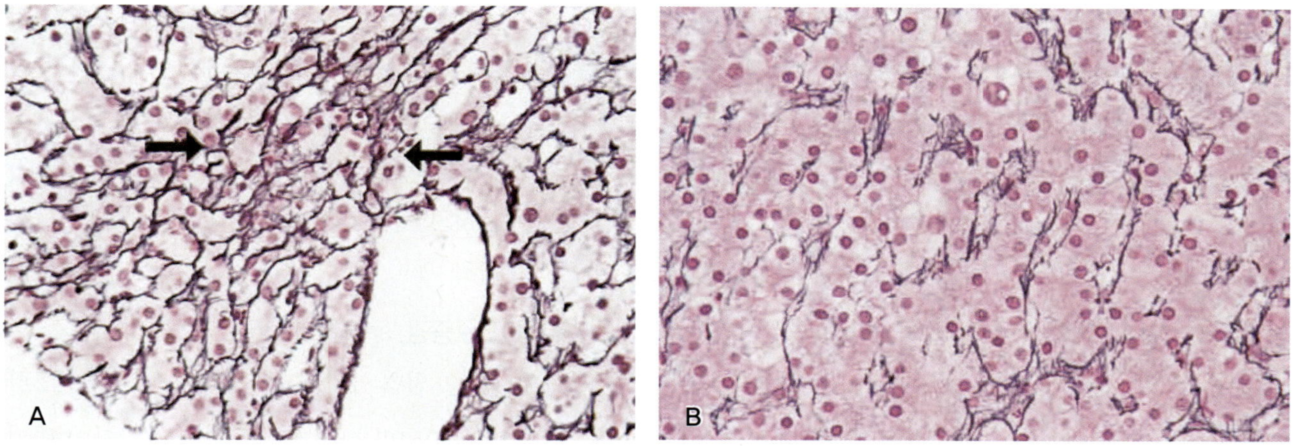

그림 8-8. 고모리 그물섬유(Gomori reticulum) 염색. A. 간세포 괴사에 따른 그물섬유 붕괴가 존재함(화살표). 200배 B. 간세포 재생을 의미하는 간세포판 두께 변화가 관찰됨. 400배

포육종의 경우는 악성 그물세포들이 붙어 있는 하나하나의 그물섬유들이 가는 그물을 형성하고 있을 뿐 중복(duplication) 양상을 보이지 않는 것이 특징이다.

이 밖에도 비크롬친화성 결신경절종(paraganglioma 또는 chemodectoma)과 같은 종양에서는 그물섬유 염색 시 H&E 염색에서 나타나지 않는 종양세포구를 둘러싸는 그물섬유 그물의 특징적인 형상을 관찰할 수 있다(그림 8-9). 이 밖에 혈관종(hemangioma), 혈관육종(hemangiosarcoma), 혈관주위세포종(hemangiopericytoma) 등과 같은 혈관 종양에서 혈관과 종양세포의 상호관계를 식별하는 데 필요하다.

2) 그물섬유 염색법

그물섬유는 H&E 염색에서 관찰이 어려우나 PAS 반응에 적자색, 마손삼색염색에 청색, 도은법에 검정색으로 염색된다. 그러나 PAS 반응과 마손 삼색염색의 경우

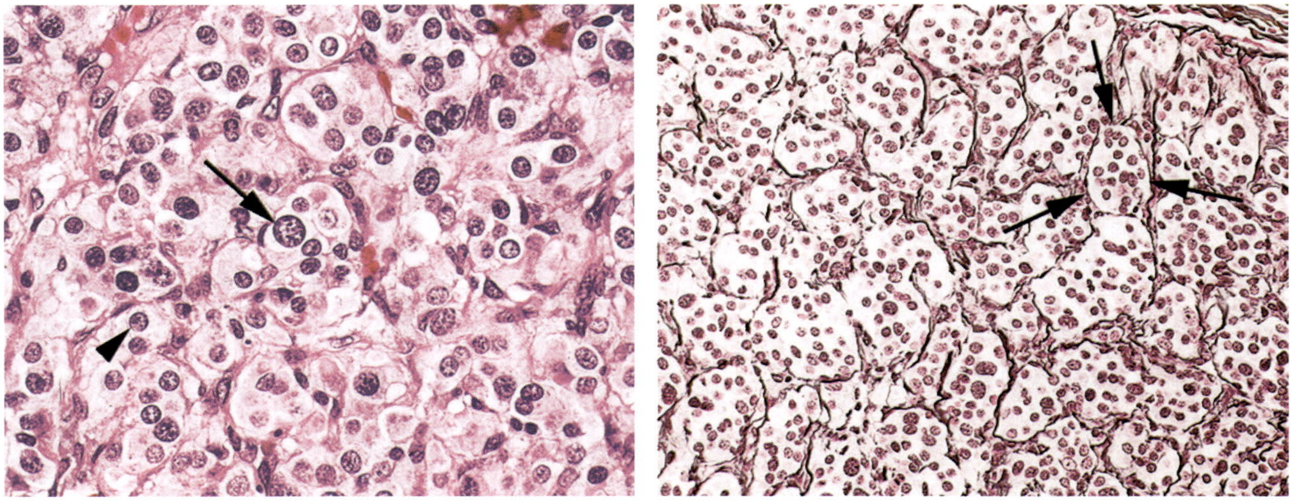

그림 8-9. 부신의 결신경절종(paraganglioma). A. 결신경절종의 특징적인 세포구(cell ball) 성장 양상이 관찰된다. 같은 주세포(chief cells)에서도 핵의 크기가 뚜렷이 차이가 나는 대소부동이 관찰됨(화살표머리와 화살표). H&E 염색. B. 그물섬유염색에서는 주세포(chief cells)의 각 세포구를 둘러싸는 섬세한 섬유혈관 그물이 뚜렷이 구별됨. 고모리 그물섬유염색.

는 아교섬유도 함께 염색되어 두 섬유를 감별하기 어렵기 때문에 사실상 도은법이 주로 이용되고 있다.

도은법은 1904년 빌쇼스키(Bieschowsky)가 신경섬유와 축삭의 염색이 시초이다. 1905년 마레(Maresch)는 이 방법을 간조직에 적용하여 결합조직섬유를 염색하는 데 성공하여, 그 이후부터 빌쇼스키-마레(Bielschowsky-Maresch) 염색으로 알려지게 되었다. 그러나 빌쇼스키-마레의 원법은 아교섬유도 염색되는 단점이 있어서 1921년 퍼드루(Perdrue)가 과망간산칼륨-수산(potassium permanganate-oxalic acid) 전처리과정을 도입하면서 안정한 방법으로 자리 잡게 되었다. 퍼드루 이후에도 많은 변법들이 소개되었는데, 그것은 대부분 좀 더 안정된 염색을 위한 개량에 불과하였다.

근래에 권장하고 있는 방법으로는 윌더(Wilder), 고든-스위트(Gordon-Sweet), 고모리(Gomori) 방법 등이 있는데, 이 중 고모리 방법이 표준염색으로 이용되고 있다.

(1) 고모리 그물섬유(Gomori reticulum) 염색의 진행 순서

기본 원리는 그물섬유 내 기질의 호은성(argyrophilic)을 이용하여 기질 표면에 은염(silver salt)을 침착시킨 후 금속은(metallic silver)으로 환원시켜 관찰하는 물리적인 염색기전에 의한 것이다. 고모리 도은법의 진행과정은 다음과 같다.

① 산화(oxidation)

강산화제인 과망간산칼륨(potassium permanganate)으로 조직절편을 처리하면 그물섬유에 있는 6탄당의 근접 히드록실기(-OH)가 산화되어 알데히드(aldehyde, -CHO)가 생성되고 기질이 팽창되어 은염이 침착하는 부위의 표면적이 확장됨으로써 그물섬유의 호은성이 증가되며, 세포핵 및 신경섬유 등의 배경 구조물이 심하게 과염색되는 것을 막아주는 효과가 있다. 그러나 산화과정이 너무 길면 섬유가 지나치게 팽창하고 갈라져서 오히려 호은성이 약해지므로 산화시간을 지켜야 한다.

② 감작(또는 증감, sensitization)

조직에 은을 침착시키기 전에 황산암모늄제2철(ferric ammonium sulfate), 질산우라닐(uranyl nitrate) 등의 금속염을 처리하여 금속-유기화합물(metal-organic compound) 사이의 결합을 촉진해 줌으로써 그 후 은침투과정에서 침투시간을 단축시켜주며 도은법의 특이도를 높여준다. 이 금속-유기화합물은 후에 조색과정에서 금으로 치환된다.

③ 은침투(exposure to the silver solution)

암모니아성 은용액(ammoniacal silver solution)을 그물섬유 표면에 침착시키는 과정이다. 암모니아성 은용액은 다음과 같이 조제한다. 먼저 10% 질산은($AgNO_3$) 수용액과 10% 수산화칼륨(KOH) 수용액을 각각 준비하여 두 용액을 혼합한다(그림 8-10 A). 두 용액이 반응하면 수산화은(AgOH)이 생겼다가 곧이어 산화은(Ag_2O)으로 변하면서 흑갈색 침전물을 만든다(그림 8-10 B). 이 용액에 계속해서 강암모니아수(strong ammonia water, NH_4OH)를 한 방울씩 떨어뜨리면 수산화은과 반응하여 은암모니아 착염[silver diamine complex, $Ag(NH_3)_2$]을 형성하면서 무색으로 변한다(그림 8-10 C). 이때 몇 개의 흑갈색 침전 알갱이가 남아 있도록 제조하는데, 그 이유는 산화은으로 다시 변화되는 것을 방지하기 위함이다. 암모니아성 은용액의 pH는 11~12이다.

$$2AgNO_3 + 2KOH \rightarrow 2KNO_3 + H_2O + Ag_2O$$

$$Ag_2O + 4NH_3 + H_2O \rightarrow 2Ag(NH_3)_2OH$$

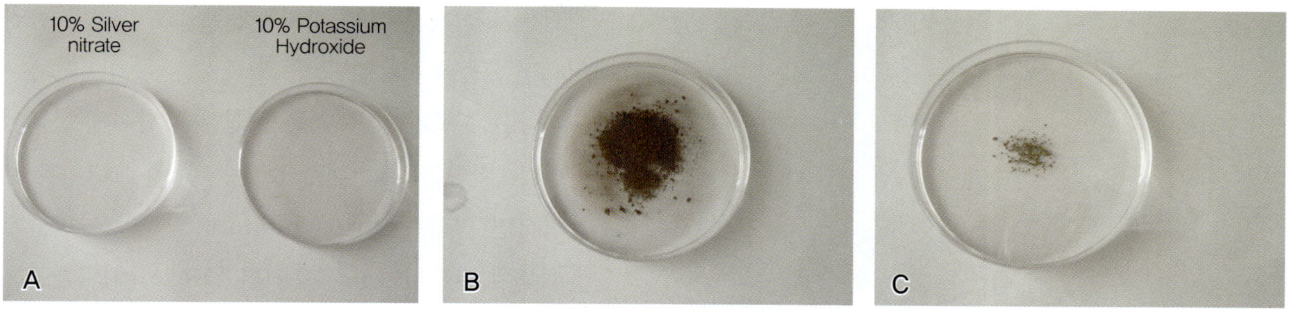

그림 8-10. 암모니아성 은(ammoniacal siver) 용액 제조과정. A. 질산은($AgNO_3$) 용액과 수산화칼륨(KOH) 용액 B. 산화은(Ag_2O) 생성물 C. 은암모니아 착염[$Ag(NH_3)_2$]을 형성하여 무색으로 변함

④ 환원(reduction)

보통 현상(development)이라 부르는 단계로 은염이 침착된 그물섬유를 검게 변화시켜 가시화하기 위한 과정이다. 이 단계에서 은염은 금속은(metallic silver)으로 환원된다(그림 8-11). 그물섬유의 색상은 금속성 은의 침착 양과 입자의 크기에 따라 갈색-흑색으로 나타난다. 환원제는 보통 포르말린을 사용한다.

$2Ag(NH_3)_2OH + HCHO$

$\rightarrow 2Ag + HCOOH + H_2O + 4NH^3$

⑤ 조색(toning)

색상을 안정화시키며 배경과의 대조를 뚜렷이 하기 위한 과정이다. 염화금(gold chloride, $HAuCl_3$) 수용액으로 처리하면 침착되어 있던 금속은(metallic silver)이 금속금(metallic gold)으로 환원되면서 그물섬유의 색상이 안정화되며 그물섬유의 섬세한 부분을 관찰할 수 있다.

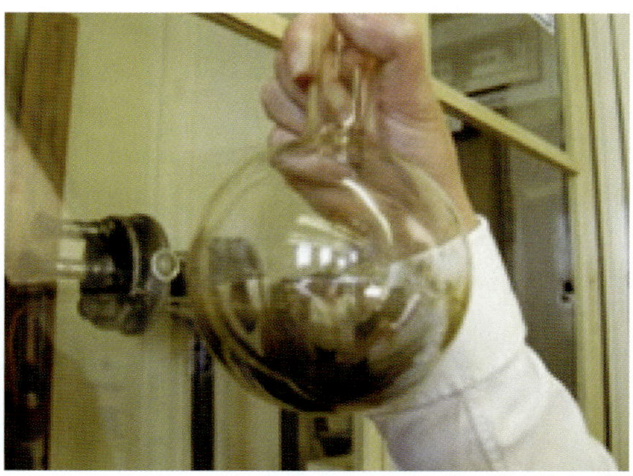

그림 8-11. 은거울 반응. 무색의 암모니아성 은용액이 검게 환원되면서 유리 표면에 은거울(silver mirror)을 만듬.

$3Ag + AuCl_3 \rightarrow Au\downarrow + 3AgCl$

⑥ 정착(removal of unreacted silver)

그물섬유 이외의 부위에 남아있는 미반응 은을 제거하는 과정을 정착이라 부른다. 조색 후 절편을 티오황산나트륨(sodium thiosulfate, hypo)으로 처리하면 티오황산이온(thiosulfate ion)과 미반응 은이온이 용해성 은복합체를 형성하여 제거된다. 이 과정은 남아 있는 미반응 은이 빛에 의해 환원되어 금속성 은으로 변화되는 것을 막기 위한 것이다.

$Ag^+ + 2Na_2S_2O_3 \rightarrow Na^+ + Na_3Ag(S_2O_3)_2$

(2) 고모리 그물섬유 염색의 특성

호은성을 이용한 염색으로 포르말린을 환원제로 사용하여 은을 침착시키는 도은법이다. 호은성의 강도 차이에 따라 그물섬유는 흑색, 아교섬유는 갈색으로 염색된다(그림 8-12). 그물섬유가 아교섬유에 비해 강한 호은성을 나타내는 것은 은이 섬유에 침착되는 것이 아니라 섬유의 표면을 싸고 있는 기질에 침착되기 때문에 원섬유(fibrils)의 양적 차이로 설명된다. 바꾸어 말하면, 그물섬유는 구성 원섬유가 적어 기질성분이 많이

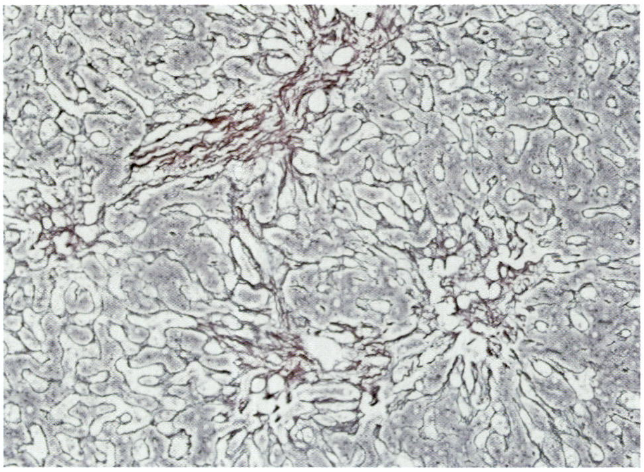

그림 8-12. **고모리 그물섬유(Gomori reticulum) 염색.** 초기 간섬유증(early fibrosis). 그물섬유는 흑색, 아교섬유는 갈색으로 염색된다.

노출되는 데 반해, 아교섬유는 구성 원섬유가 많지만 상대적으로 기질성분이 적게 노출되어 약하게 염색된다는 것이다.

(3) 도은법 진행과정의 주의 사항

- 도은법에서 모든 기구는 유리제품을 사용하고, 사용 전에 10% 질산(nitic acid)으로 세척하여 증류수로 헹궈둔다. 금속성 기구는 사용하지 않는다. 핀셋은 집게 부분을 파라핀으로 도포하거나 플라스틱 제품을 사용한다.
- 시약은 순도가 높은 것을 구입하여 신선하게 조제한다. 질산은(silver nitrate)은 염소이온(Cl−)과 결합하면 염화은(silver chloride) 침전물을 만들기 때문에 암모니아성 은용액의 제조 시에는 재증류수를 사용한다. 시약의 제조나 염색과정은 가급적 직사광선을 피하여 약간 어두운 곳에서 수행하는 것이 좋다. 일단 사용한 증류수는 반복 사용하지 않도록 주의한다.
- 암모니아성 은용액은 pH가 11~12 정도의 높은 알칼리성 용액(high alkalinity)이므로 잘 붙어 있는 절편이라도 유리슬라이드로부터 쉽게 탈락하는 경향이 있다. 따라서 이를 방지하기 위한 접착제인 젤라틴 대신 난백알부민(egg albumin)을 사용하거나 면역염색용 도포슬라이드(coating slide)를 사용한다.
- 사용하고 남은 암모니아성 은용액은 그대로 오래 방치해두거나 에탄올이 들어가면 흑색 침전물 상태의 Ag_3N 또는 CNOAg를 만드는데, 이 화합물

참고 **고모리 그물섬유(Gomori reticulum) 염색과정**

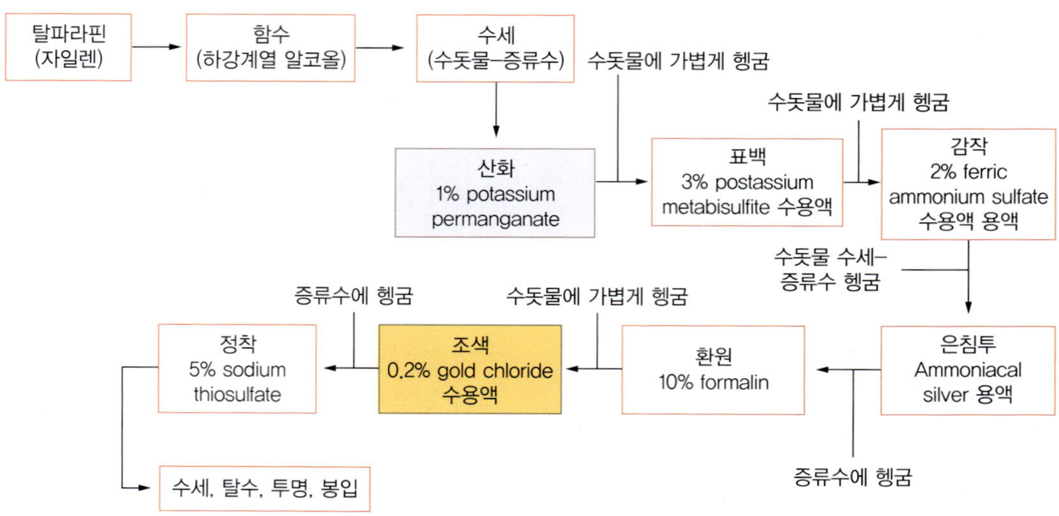

은 마찰, 충격, 가열 등에 의해 쉽게 폭발하므로 주의가 필요하다. 암모니아성 은용액은 사용 후 바로 폐기하거나 염산 등을 넣어 염화물로 만들어 폐기한다.

3. 탄력섬유

고무와 같이 탄력성이 강한 섬유로, 신선한 상태에서 눈으로 보면 황색을 띠므로 황색섬유(yellow fiber)라 부르기도 한다.

탄력섬유는 H&E 염색에서 거의 염색되지 않기 때문에 잘 구별되지 않으나, 굴절성이 높은 관계로 광학현미경 표본에서 자세히 관찰하면 섬유가 빛나 보인다. 간혹 리본모양(ribbon-like)으로 폭넓게 분포하기도 하지만 대부분 막모양(membrane-like)을 형성하여 이른바 탄력막(elastic membrane)을 만들고 있다.

전자현미경으로 관찰하면 탄력섬유는 두 가지 성분으로 구성되어 있다. 중앙에 위치하는 무정형 구조의 탄력소(elastin)를 직경 14 nm 두께의 원통형 미세섬유(microfibrils)인 피브릴린(fibrillin)이 둘러싸고 있다. 피브릴린은 구조당단백질(structural glycoprotein)로 구성되어 있고, 분비되어 나온 분자량 7만 정도의 구형 분자인 전탄력소(proelastin)와 중합하여 무정형의 고무와 같은 탄력소를 형성한다.

탄력소는 피부나 힘줄에 있는 섬유모세포 또는 탄력조직에 존재하는 큰 혈관벽의 민무늬근세포로부터 생성된다. 탄력소는 끓이거나 묽은 산 또는 알칼리에 의해 추출되지 않으며 트립신에 의해서도 분해되지 않는다. 그러나 펩신에 의해 pH 2.0에서 천천히 분해되며, 이자에서 분비되는 탄력소분해효소(elastase)에 의해서도 쉽게 가수분해된다.

1) 조직병리학적 의의

(1) 혈관질환의 진단

동맥경화증(arteriosclerosis), 고혈압성 혈관질환, 활동성 또는 오래된 동맥염과 같은 질환의 진단에 의의가 있다. 동맥경화증에서는 동맥 탄력판(elastic laminae)이 얇아지거나 소실되며, 고혈압성 혈관질환에서는 탄력판이 갈라지거나 중첩되는 변화가 관찰된다. 또한 동맥염에서도 탄력판의 손상 및 파손이 관찰된다.

(2) 콩팥생검조직의 진단

양성 및 악성 콩팥경화증(benign and malignant nephrosclerosis), 오래된 콩팥이식거부반응, 콩팥다발동맥염(renal polyarteritis)을 비롯한 여러 질환의 진단에 탄력섬유 염색이 필요하다.

(3) 비정상 심판막의 진단

정상 심판막에서는 얇은 탄력섬유의 선(elastic line)이 뚜렷이 구별되지만, 손상된 심판막의 경우는 섬유증식(fibrosis), 석회화(calcification), 감염 등에 의해 탄력섬유의 선이 변화한다.

2) 탄력섬유 염색법

많은 염색방법들이 탄력섬유 염색에 이용되어 왔으나 현재는 극히 소수의 염색만이 활용되고 있다. 이들 염색 중 올세인(orcein), 바이게르트 레졸신푹신(Weigert resorcin fuchsin), 베르헤프 철헤마톡실린(Verhoeff iron hematoxylin), 고모리 알데히드푹신(Gomori aldehyde fuchsin) 염색이 주로 이용되고 있다.

(1) 운나 올세인(Unna orcein) 염색

가장 오래된 탄력섬유 염색으로 현재는 그다지 사용빈도가 높지 않다. 초기에는 천연 올세인을 사용하였으나 최근에는 합성염료를 사용하고 있으며, 염색성도 천연염료에 비해 더 강하고 섬세하게 염색된다(그림 8-13). 염색 원리는 명확하지는 않으나 탄력섬유 내의 SS기(cystine의 SH기가 산화하여 disulfide 결합한 것)나 SH기가 올세인과 결합하여 염색된다고 알려져 있다.

(2) 바이게르트 레졸신푹신 (Weigert resorcin fuchsin) 염색

이 염색은 염기성푹신-철-레졸신(basic fuchsin-iron-resorcin)이 염료레이크(dye lake)를 만든 다음 레졸신의 페놀기(phenol group)가 탄력섬유와 수소결합을 형성하는 것으로 가정하고 있다. 바이게르트(Weigert) 원법에는 염기성푹신이 사용되고 있으나 이 염료 대신 트리페닐메탄(triphenylmethane) 계열의 다른 염기성염료로 교체하여 사용할 수 있다.

보통 시판되는 염기성푹신은 적어도 세 종류 이상의 염료가 혼합되어 있기 때문에 염색액이 쉽게 변질되고 탄력섬유의 색상도 안정하지 않다(그림 8-14). 또한 원법에 사용되는 염화제2철(ferric chloride)액은 신선한 액이라 하더라도 약간의 제1철염(ferrous salt)이 포함될 수 있고, 이로 인해 안정된 염색성을 얻기 어렵

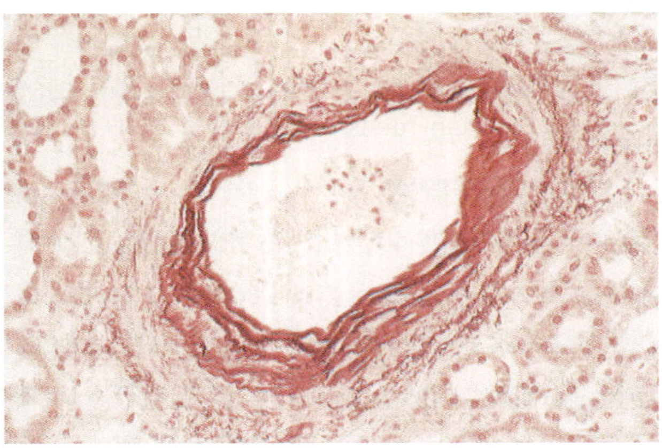

그림 8-13. 올세인(orcein) 염색. 콩팥에서 소동맥 내막의 갈색 탄력섬유층이 중첩되어 있음

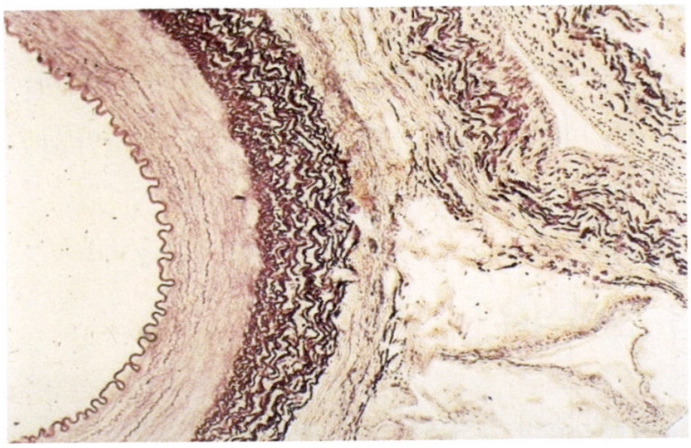

그림 8-14. 바이게르트 레졸신푹신(Weigert resorcin fuchsin) 염색. 혈관속막에 단일 층의 탄력섬유 띠가 배열되어 있고, 바깥막에는 여러 겹의 탄력섬유가 중첩되어 있으며, 탄력섬유가 흑갈색으로 염색됨.

기 때문에 질산제2철(ferric nitrate)의 사용을 권장하고 있다.

(3) 베르헤프 철헤마톡실린 (Verhoeff iron hematoxylin) 염색

탄력섬유 염색 가운데 가장 사용빈도가 높은 방법이다. 염색과정은 헤마톡실린-요오드-염화제이철(hematoxylin- iodine-ferric chloride)의 용해성 염료레이크를 조직절편에 과염색시킨 후 농도가 낮은 염화제이철로 적당히 분별하여 탄력섬유를 염색하는 전형적인 퇴행성 염색이다. 따라서 좋은 염색결과를 얻기 위해서는 무엇보다 분별과정에서 많은 경험이 필요하다.

염색액 내의 염화제이철은 헤마톡실린의 매염제이면서 동시에 강한 산화제이기 때문에 헤마톡실린의 과산화를 막기 위해서는 염색 때마다 신선하게 제조하여 사용해야 한다. 요오드는 매염제의 역할보다는 분별 시 탄력섬유로부터 염료레이크가 떨어져나가는 속도를 지연시켜 주는 염료포획제(dye trapping agent)의 기능이 강하다. 대조염색으로 밴기슨(van Gieson) 염색을 사용하기 때문에 엘라스티카-밴기슨(Elastica van

Gieson, EVG) 염색이라고도 부르며, 탄력섬유는 흑색, 아교섬유는 적색, 근육은 노란색으로 염색된다(그림 8-15, 16).

이 염색은 굵은 탄력섬유에는 강하게 염색되나 가는 탄력섬유는 잘 염색되지 않는 것이 단점이다.

(4) 고모리 알데히드푹신 (Gomori aldehyde fuchsin) 염색

조직절편 내의 시스틴(cystine)과 같이 황산기(sulfate radical)를 함유한 성분과 알데히드푹신(aldehyde fuchsin)이 화학적 결합에 의해 이루어지는 것으로 가정하고 있다. 염색액은 염기성푹신(basic fuchsin), 염산(HCl), 파라알데히드(paraldehyde), 95% 에탄올로 제조하며, 용액은 2~3일간 충분히 숙성되어 알데히드푹신액이 자색을 띠어야만 굵은 탄력섬유나 가는 탄력섬유가 모두 잘 염색된다(그림 8-17).

탄력섬유 외에 이자섬의 β-세포와 샘뇌하수체 먼쪽부분의 HBsAg, 설포뮤신(sulfomucin) 등의 증명을 위해서도 이용된다. 염색 직전 과요오드산(periodic acid), 과염소산(perchloric acid), 과망간산칼륨(potassium permanganate) 등으로 산화시키면 글리코겐이나 중성점액다당류(neutral

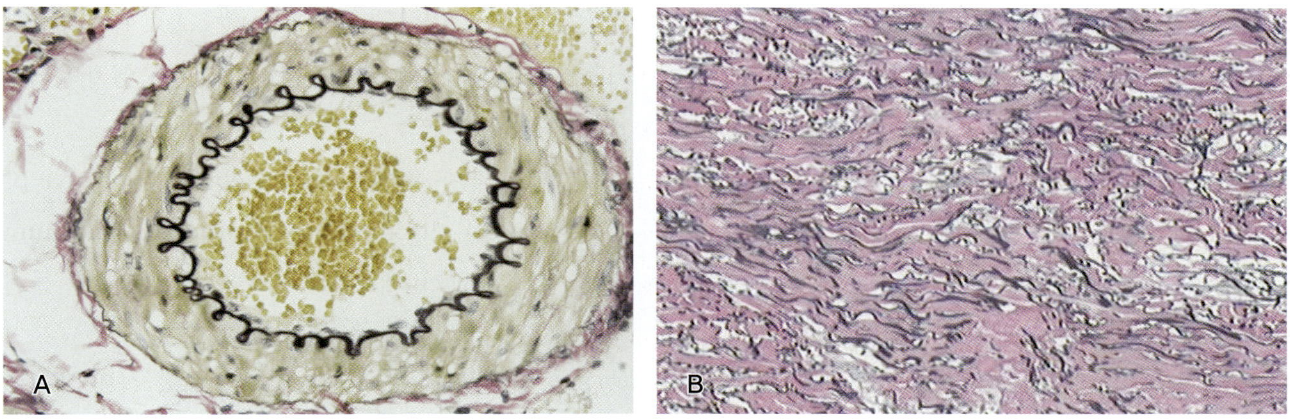

그림 8-15. 베르헤프 철헤마톡실린(Verhoeff iron hematoxylin) 염색. A. 콩팥 내의 소동맥 B. 피부 진피. 소동맥 내벽의 탄력섬유는 스프링 형태(내탄성막)를 보이고 진피 내 흑색의 탄력섬유는 물결모양으로 나타남

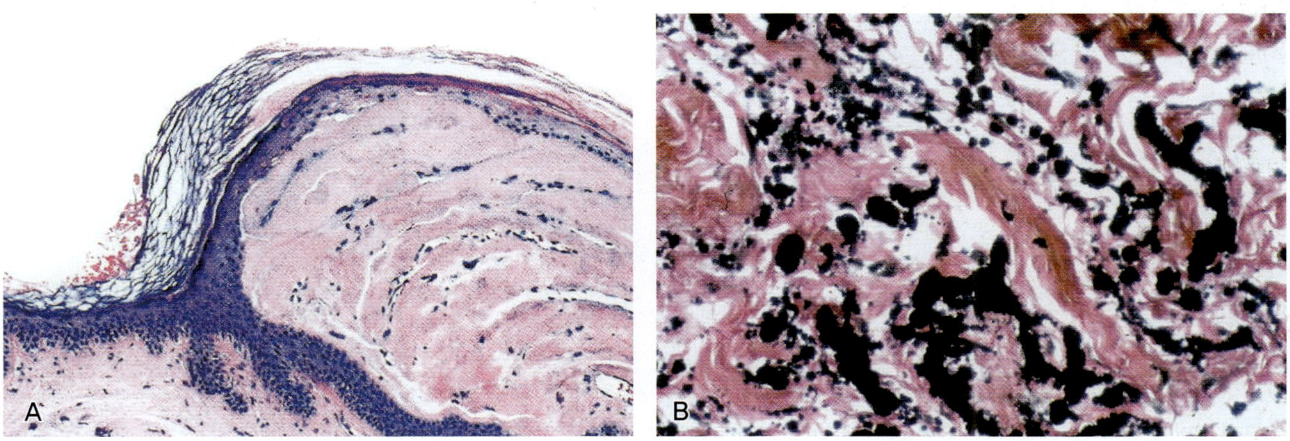

그림 8-16. 코 주변 피부의 결절성 콜로이드 변성(nodular colloid degeneration). A. 표피층이 얇아져 있고 진피층의 아교섬유가 증식되어 있음, H&E, 200배. B. 진피층 내 단절되거나 뭉쳐 있는 탄력섬유가 흑색으로 염색됨. 베르헤프 철헤마톡실린(Verhoeff iron hematoxylin) 염색, 400배

참고 **Verhoeff iron hematoylin 염색과정**

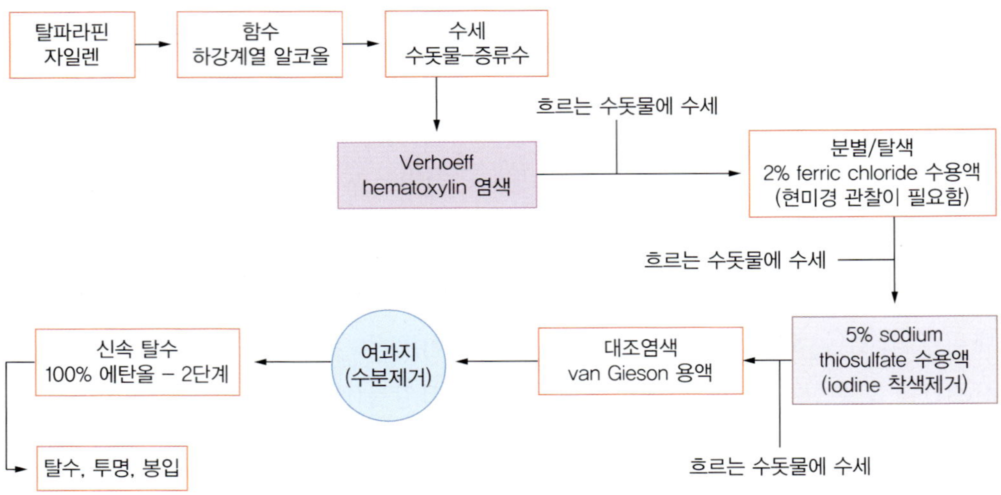

mucopolysaccharide)도 증명할 수 있는 것이 특징이다.

(5) 빅토리아 블루(Victoria blue) 염색

탄력섬유, 산 글리코스아미노글리칸(acid glycosaminoglycan)의 검출에 이용된다. 최근 산화 처리를 하여 몇 종류의 폴리펩타이드 호르몬, 인슐린, 세크리틴 그리고 HBsAg, 리포푸신(lipofuscin)의 염색에 이용할 수 있음이 보고되었으며, 또한 간세포 내 구리결합 단백질에도 염색이 가능하여 윌슨병(Wilson's disease), 원발성 담즙성 간경변증(primary biliary liver cirrhosis) 등의 간질환에서 구리 검출에 이용되기도 한다.

빅토리아 블루(Victoria blue, tetra CH_3-phenyl-p, p'-diamino-diphenonaphthofuchsonimonium chloride)는 orcin에서 합성된 적갈색 결정물로 물에 녹지 않고 알코올에 녹는 염기성염료이다.

HBsAg의 검출에 이용할 때는 산화와 환원 처리를 하지만 탄력섬유를 염색할 때는 이 과정이 반드시 필요치는 않다. 원리는 탄력섬유 내의 SS기(cystine의 SH기가 산화하여 disulfide 결합한 것)나 SH기가 빅토리아 블루와 결합하여 염색된다고 알려져 있다(그림 8-18).

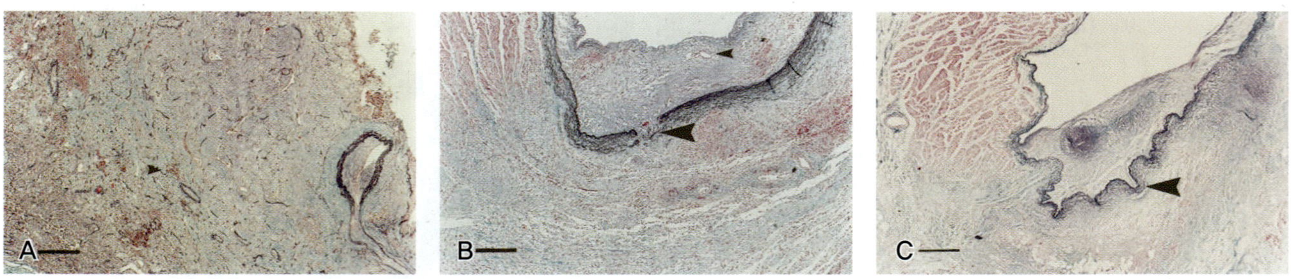

그림 8-17. 고모리 알데히드푹신(Gomori aldehyde fuchsin) 염색. 괴사성 심근염. A. 심방의 심근에는 광범위한 괴사, 출혈, 섬유화, 큰포식세포 침윤(화사표 머리)이 관찰됨. bar=300 μm B. 심근 내 혈관의 속탄력막은 끊어져 있고(큰화살표 머리) 속막에는 결합증식이 증가되어 있으며 혈관신생(작은 화살표 머리)소견으로 관찰됨. bar=400 μm C. 속탄력막이 울통불통하여 심하게 만곡되어 있으며(화살표 머리) 속막은 일부에 결합조직의 증가로 인해 내강이 좁아져 있음. bar=400 μm

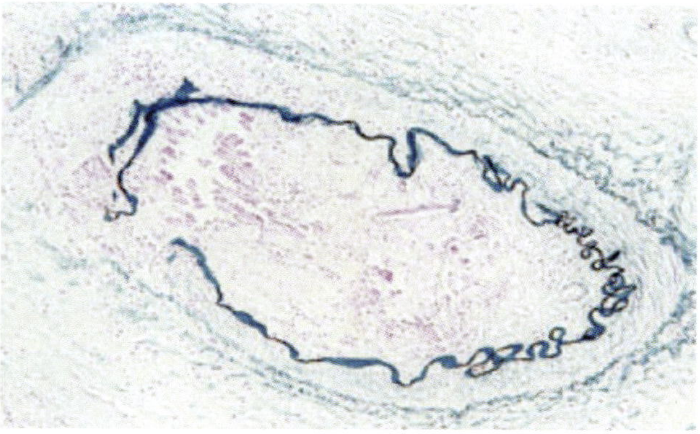

그림 8-18. 빅토리아블루(victoria blue) 염색. 소동맥 속막에서 속탄성막(inner elastic membrane)이 끊어져 있는 것이 관찰됨, 400배

4. 섬유소

섬유소(Ia 인자)는 혈액의 응고에 관여하는 섬유성 단백질로 중합되면 그물망을 형성하고 혈소판과 엉켜 상처부위에 혈전(blood clot)을 만든다. 또한 신호전달(signal transduction), 혈액응고, 혈소판 활성화, 단백질 중합과 같은 생물학적 과정에도 관여한다.

1) 조직병리학적 의의

응고 연쇄반응(coagulation cascade)의 활성화로 인한 과다한 섬유소의 생성은 혈전증을 유발하기도 하지만, 섬유소의 비효율적인 생성 또는 미성숙 용해는 출혈을 초래할 수 있다. 간질환은 섬유소원(fibrinogen) 생산을 감소시키거나 비정상 섬유소원 분자를 만드는 이상섬유소원혈증(dysfibrinogenaemia)을 일으키며, 섬유소의 유전적 이상(4번 염색체에 있는 유전자)은 섬유소의 질적 또는 양적 변화를 유도하여 무섬유소원혈증(afibrinogenaemia), 저섬유소원혈증(hypofibrinogenaemia), 이상섬유소원혈증(dysfibrinogenaemia), 저이상섬유소원혈증(hypodysfibrinogenaemia) 등을 초래한다.

2) 섬유소 염색법

(1) MSB (Martius-Scarlet-Blue) 염색

마손삼색염색을 렌드럼(Lendrum)이 개량하여 만든 것으로 오래된 섬유소(old fibrin)와 신생 섬유소(young fibrin)를 감별하기 위해 이용하였다. 염색기전은 기본적으로 다른 삼색염색과 유사하다.

염색액으로는 말티우스엘로우(martius yellow), 브릴리언트클리스탈스카렛(brilliant crystal scarlet) 및 메틸블루(methyl blue) 혼합액을 사용하며, 섬유소는 적색, 아교섬유는 청색, 적혈구는 황색으로 염색된다. 이 염색은 섬유소와 아교섬유가 뚜렷이 구별되므로 결절성 동맥주위염(polyarteritis nodosa), 경피증 콩팥(scleroderma kidney), 루푸스콩팥(lupus nephritis), 악성 고혈압(malignant hypertension) 등의 질환에서 나타나는 소동맥 또는 토리의 섬유소모양 괴사(fibrinoid necrosis)나 일부 용혈성 요독증후군(hemolytic uremic syndrome)에서 나타나는 토리모세혈관 내의 섬유소 프러그(fibrin plug)를 증명하는데 효과적이다. 승홍($HgCl_2$)이 첨가된 젠커용액(Zenker solution)과 같은 고정액에 고정하여야 좋은 염색결과를 얻을 수 있다(그림 8-19).

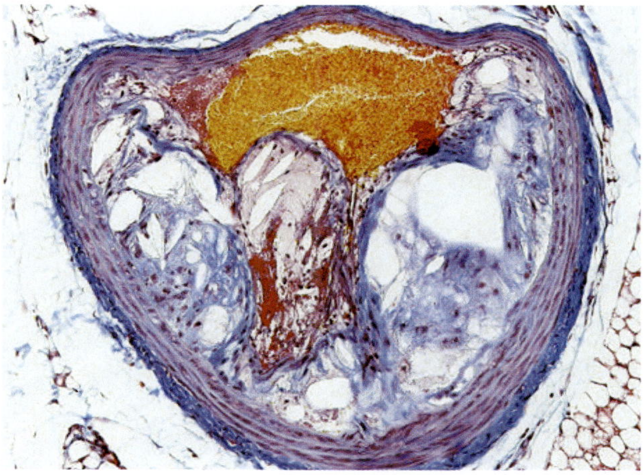

그림 8-19. 랜드럼 MSB 염색. 동맥은 내강은 심하게 좁아져 있으며 내강 일부에는 섬유소(적색)가 존재함, 400배

(2) 말로리 PTAH (Mallory phosphotungstic acid hematoxylin) 염색

PTAH 용액 내에는 헤마테인(hematein)보다 인텅스텐산(phosphotungstic acid)이 훨씬 많이 포함되어 있다. 따라서 일부 인텅스텐산만 용액 내의 모든 헤마테인과 결합하여 청색의 레이크(lake)를 형성하고 나머지는 용액 내에 레이크를 형성하지 않은 상태로 남는다. 이렇게 형성된 헤마텐인-레이크는 가로무늬근, 섬유소(그림 8-20), 핵 및 일부 조직성분을 청색으로 염색하고 남아있는 인텅스텐산은 아교섬유와 같은 성분에 주황색으로 염색된다. 즉, 한 용액을 사용하여 두 가지 색으로 염색하는 다염색성 염색(polychromatic staining)이라 할 수 있다.

이 염색은 가로무늬근육종(rhabdomyosarcoma), 신경계질환 등의 조직병리학적 진단에 활용된다. 이 염색은 포르말린에 고정된 조직에도 적용할 수 있지만 젠커고정액(Zenker fixative)이 더 우수하다. 만일 조직이 포르말린에 고정되어 있으면 염색 전에 젠커 용액에 옮겨 실온에서 하룻밤 또는 56~60℃에 매염하는 것이 좋다. 염색 후에는 신속히 탈수하여야 염색된 표본이 물이나 알코올에 노출되었을 때 주황색 성분이 소실되는 것을 방지할 수 있다.

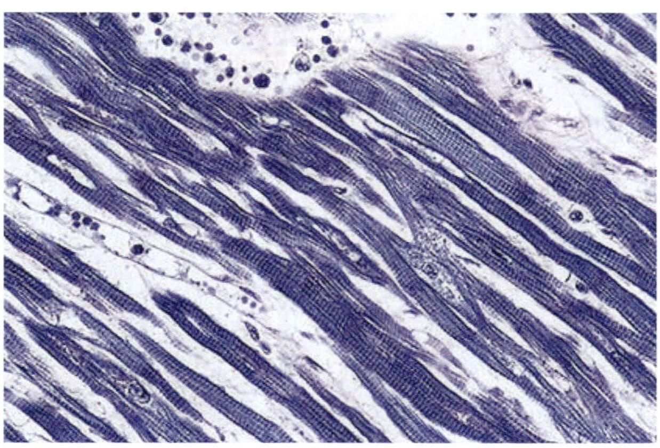

그림 8-20. 말로리 PTAH 염색. 심장 근육섬유 내 청색의 뚜렷한 가로무늬가 관찰됨. 400배

III. 무형기질과 바닥막

무형기질(amorphous matrix)은 결합조직 세포 사이를 채우고 있는 끈끈한 액체로서 수분을 많이 함유하고 있고 형태가 없기 때문에 신선한 표본이나 고정된 표본에서 관찰하기 힘들다. 그러나 일단 고정이 되면 이 성분들은 겔화되어 전자현미경표본에서 과립형물질로 나타나게 된다.

무형기질은 글리코스아미노글리칸(glycosamino-glycans)과 구조당단백질로 구성되어 있다. 글리코스아미노글리칸은 선형의 다당류로서, 보통 우론산(uronic acid)과 헥소사민(hexosamine)으로 구성된 이당류(disacharide)가 반복된 구조를 이루고 있다.

산성점액다당류(acid mucopolysaccharides)라는 용어는 원래 결합조직으로부터 추출된 헥소사민이 풍부한 산성 다당류에 붙여진 이름이었다. 그러나 최근에는 글리코스아미노글리칸이라는 용어가 많은 호응을 얻어 점액다당류라는 이름 대신 쓰게 되었다. 헥소사민은 글루코사민(glucosamine)이나 갈락토사민(galactosamine)이며, 우론산은 글루쿠론산(glucuronic acid)이나 이드우론산(iduronic acid)이다. 히알루론산(hyaluronic acid)을 제외한 선형 글리코스아미노글리칸은 중심 단백질(protein core)과 결합하여 단백당분자를 형성한다. 글리코스아미노글리칸에는 황산화더마틴(dermatan sulfate), 황산화콘드로이틴(chondrotin sulfate), 황산화헤파린(heparan sulfate) 등이 있다. 이 중 황산화헤파린은 IV형 아교질과 함께 바닥막(basement membrane)의 구성성분으로 중요하다. 따라서 여기서는 바닥막에 대하여 서술하고 나머지 결합조직 점액다당류에 대해서는 탄수화물편에서 다루고자 한다.

바닥막은 H&E 염색에 염색되지 않으나 PAS 반응에는 양성을 나타낸다. 전자현미경 표본에서는 대부분

참고 **PTAH 염색과정**

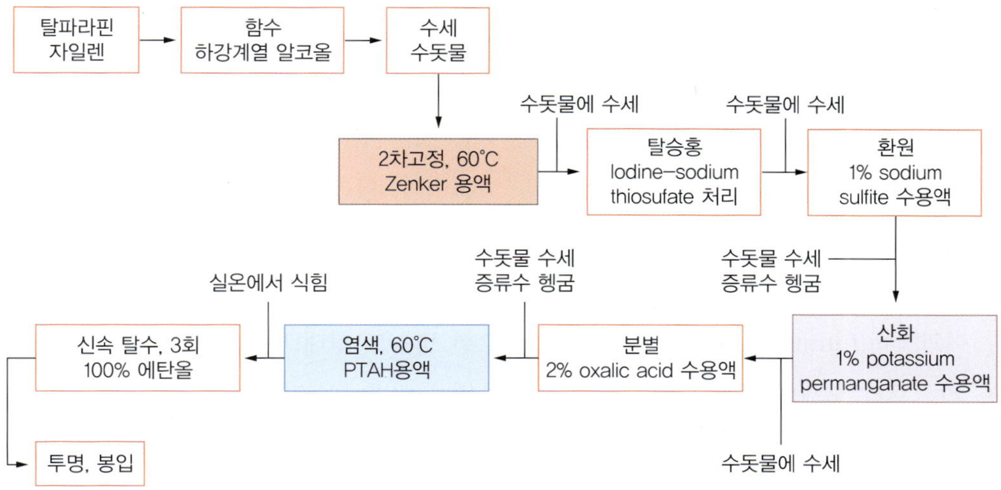

의 바닥막이 뚜렷한 전자밀도를 지닌 두 층으로 구분된다. 이 중 전자밀도가 낮은 투명층(lamina rara 또는 lucida)은 세포막과 인접해 있으며, 전자밀도가 높은 치밀층(lamina densa)은 간질에 인접해 있다(그림 8-21). 이 두 층은 40~60 nm의 두께로 거의 대부분의 조직에서 동일하나, 렌즈캡슐(lens capsule)이나 데세메막(descemet membrane) 등 일부에서는 치밀층으로만 이루어진 것도 있다. 또한 성숙한 토리 바닥막은 내외 두 층의 투명층과 중앙에 한 층의 치밀층으로 구성된 독특한 삼층판 구조로 이루어져 있다. 이 삼층판 구조는 발생과정이 뚜렷하게 다른 내피바닥막과 상피바닥막의 융합에 의해 형성된다. 폐포 바닥막도 토리바닥막과 같이 삼층판 구조로 되어 있다(그림 8-22).

바닥막은 표피, 내분비, 비뇨생식기, 호흡기, 위장관 등의 상피 밑에 존재하며 이로 인해 상피와 간질이 분리된다. 간세포(hepatocyte)에는 바닥막이 없으며, 중

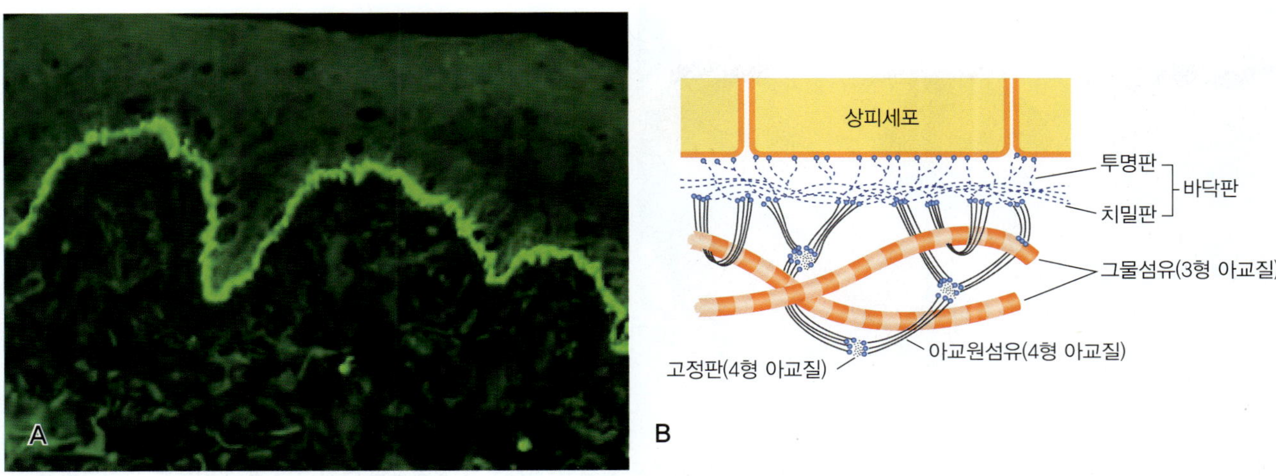

그림 8-21. 바닥막의 구조. A. 면역형광법에 의한 피부표피 중층편평상피의 바닥막. B. 바닥판과 그물판의 모형도.

추신경계에는 혈관바닥막만 존재한다. 대부분의 내피세포(endothelial cells)도 상피세포와 마찬가지로 바닥막에 의해 밑의 간질과 분리되어 있으나 예외로 뼈속질, 지라, 림프절 및 간의 동굴모양혈관내피의 경우에는 바닥막이 존재하지 않는다. 이 밖에 지방세포와 근육세포들도 바닥막으로 둘러싸여 있다. 특히 콩팥의 경우는 토리 모세혈관을 구성하는 바닥막이 안쪽에 내피세포와 바깥쪽에 발세포(podocyte)와 함께 혈액의 여과를 담당하는 여과장벽(filtration barrier)을 형성하고 있다(그림 8-22). 토리 모세혈관들은 혈관사이세포(mesangial cell)라 부르는 특수화된 탐식세포에 의해 함께 고정되어 있으며, 보우만주머니라 부르는 섬유성 피막으로 둘러싸여 있다.

1) 조직병리학적 의의

바닥막 염색은 주로 콩팥토리 질환의 감별진단에 필수적인 염색이다. 토리 질환은 토리 자체의 손상으로 발생하는 원발성 질환과 전신적인 면역질환, 혈관질환, 대사성 질환, 유전성 질환으로 인한 속발성 질환으로 구분된다. 그러나 토리콩팥염(glomerulonephritis)의 발생에 관여하는 인자나 그 기전이 확실치 않은 관계로 분류가 혼선을 빚어 왔다. 분류를 더욱더 어렵게 하는 것은 한 가지의 토리콩팥염이 다양한 형태 변화를 보이며, 다른 종류의 콩팥염이 유사한 형태 변화를 나타내는 데 있다. 현재까지도 토리콩팥염의 병인에 대해서는 극히 일부분만 알려져 있다. 또한 콩팥염에 대한 명칭도 형태 변화, 임상경과, 면역형광현미경적 소견을 기반하여 진단되기도 한다.

토리콩팥염의 조직학적 변화는 세포증식, 백혈구침윤, 토리모세혈관 바닥막의 비후, 유리질양 변화와 경화의 4가지 기본 조직반응 중 한 가지 이상의 반응을 나타낸다.

토리 병변은 크기에 따라 미만성(diffuse), 국소성(focal), 글로벌(global) 및 분절상(segmental) 등 용어와 함께 사용되고 있다. 미만성 토리콩팥염은 콩팥 안에 있는 모든 토리를 침범하는 병변을 말하며, 국소성

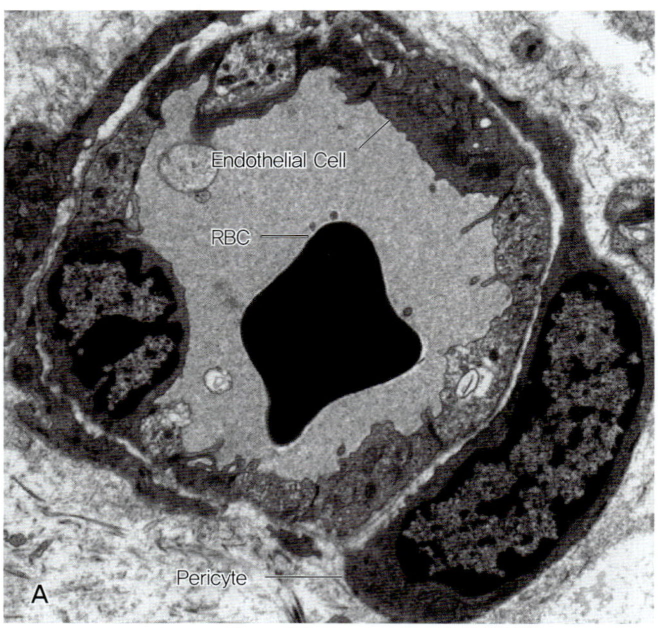

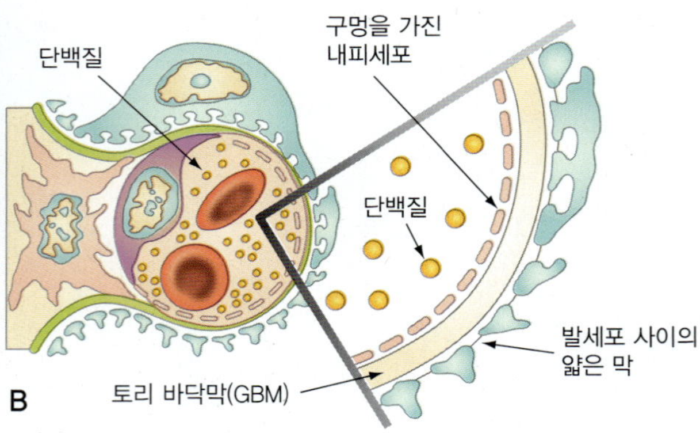

그림 8-22. 콩팥의 여과장벽(filtration barrier)을 형성하는 내피세포-바닥막-발세포의 형태학적 관련 구조를 보여주는 전자현미경 사진(A)과 모형도(B)

토리콩팥염은 일부 토리만이 침범되었을 때 표현이다. 글로벌 토리콩팥염은 토리의 전 소엽이 침범된 경우이고, 분절상 토리콩팥염은 토리의 소엽 일부가 침범된 병변을 가리킨다.

2) 바닥막 염색법

콩팥질환은 그 병인이 다양하고 매우 복잡하기 때문에 환자의 증상, 이학적 징후, 혈액이나 요검사만으로 정확한 진단이 어렵다. 따라서 콩팥질환의 분류, 진단 및 관리에 있어서는 콩팥침생검(kidney needle biopsy)에 의한 조직병리학적 진단이 필수적으로 요구된다. 이를 위해서는 바닥막 염색에 의한 광학현미경적 검사를 비롯하여 형광항체염색 및 전자현미경적 검사가 필수적으로 이용되고 있다. 그러나 이 절에서는 바닥막 염색에 대해서만 다루고 형광항체염색이나 전자현미경적 검사에 관해서는 별도의 장에서 좀 더 자세히 취급하였다.

바닥막 염색에 의한 광학현미경적 검사는 특히 조직 절편의 두께가 얇아야 토리의 형태와 바닥막의 비후, 세포의 증식과 같은 관찰이 용이하다. 토리바닥막 염색을 위해서는 2 μm의 두께 절편으로 통상 PAS, PAMS (JMS) 및 AZAN(또는 MSB) 염색 표본을 각각 제작하여 비교 · 관찰하는 것이 필요하다.

(1) 헤마톡실린-에오신 염색

H&E 염색에서는 토리가 거짓으로 세포과다(hyper-celluarity)를 보이기 때문에 내피세포(endothelial cells)와 혈관사이세포(mesangial cells)를 구별하기가 어렵다. 또한 토리의 내장쪽 상피세포의 세포질로 인하여 토리모세혈관 바닥막(glomerular capillary basement membrane, GBMs)이 약간 두껍게 보인다. H&E 염색은 고에오신성(hypereosinophilia)으로 보이는 철사고리모양(wire loop)의 침착물과 루푸스콩팥염(lupus nephritis)에서 특유하게 자주색으로 보이는 헤마톡실린소체(hematoxylin bodies)를 찾는데 도움을 준다. 또한 괴사성 토리콩팥염(necrotizing glomerulonephritis)에서 출현하는 푸른 핵조각 모양의 핵붕괴(karyorrhexis)도 볼 수 있으며, 토리와 혈관에서 섬유소, 혈소판혈전(분홍색조), 섬유소양괴사(fibrinoid necrosis)를 쉽게 찾을 수 있다. 뿐만 아니라 사이질 부종, 염증, 요세관 및 상피 손상을 검사하는 가장 좋은 염색이다(그림 8-23).

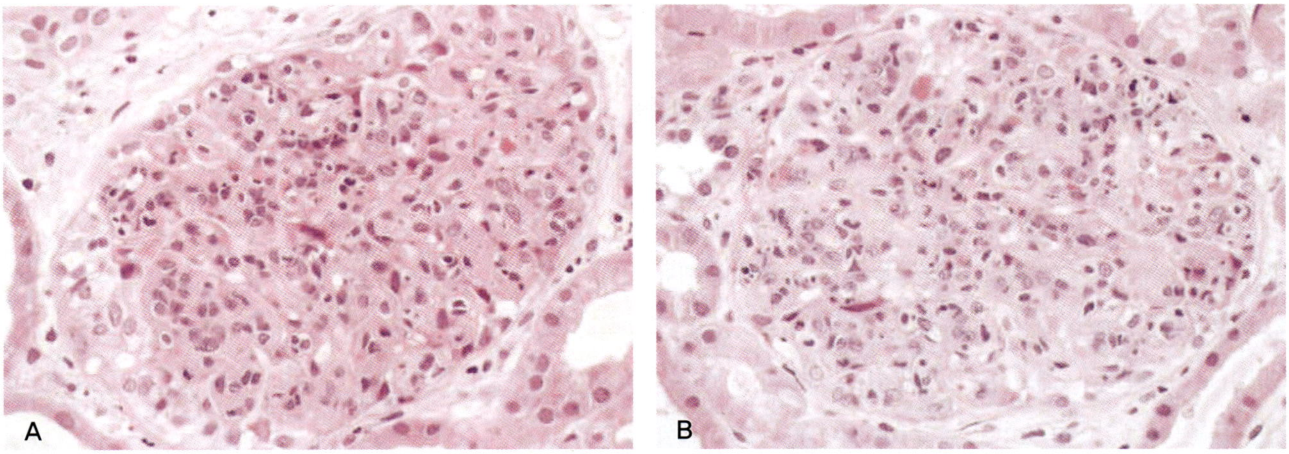

그림 8-23. 루프스 콩팥염(lupus nephritis). 토리에 혈관사이질과 내피세포의 모세혈관 내 증식으로 모세혈관 속공간이 막혀 있다. 호중구의 침윤과 농축된 핵붕괴 파편들이 존재하며, 소수의 모세혈관벽은 상피밑 면역침착물에 의해 철사고리모양(wire-loop)의 비후를 보임, H&E, 400배(A)

(2) PAS (periodic acid Schiff) 염색

PAS 염색은 바닥막과 보우만주머니(Bowman's capsule)를 매우 뚜렷하게 염색시키므로 토리를 평가하는 데 가장 좋은 염색 중 하나이다. 막성 토리콩팥염(membranous glomerulonephritis), 당뇨병, 고혈압에서 보이는바닥막의 미만성 비후(diffuse thickening)를 구별하는 데도 우수하며, 허혈(ischemia)과 고혈압에서 나타나는 모세혈관벽 붕괴와 함께 바닥막의 주름과 겹침을 쉽게 관찰할 수 있다. 유리질 침착(hyaline deposits)은 PAS 염색에서 전형적인 양성을 보이나 Jones' periodic acid methenamine silver (PAMS 또는 JMS) 염색에서 음성을 나타내는 반면에, 경화증(sclerosis)에는 유리질 침착이 PAS와 PAMS 모두 양성을 보인다. 혈관사이질과 세포충실성(cellularity)이 증가하고 모세혈관 안과 밖의 세포증식도 볼 수 있다. 루프스 토리콩팥염에서 볼 수 있는 커다란 철사고리 모양의 내피세포밑 침착물(subendothelial deposits)과 혈관사이지질 변성(mesangiolysis)도 잘 나타난다. 단백뇨 환자에서는 종종 토리 내장쪽 상피세포와 요세관상피 내에서 PAS-양성 반응을 볼 수 있다. 토리쪽곱슬세관은 솔가장자리가 PAS-양성을 보이므로 쉽게 구별된다. 당뇨병성 콩팥병에서 요세관바닥막 비후와 요세관 위축, 요세관 내의 탐-호스폴원주(Tamm-Horsfall cast)를 명확히 볼 수 있다. 반대로 벤스존스 콩팥병(Bence-Jones nephropathy)으로 생긴 원주는 PAS 염색에서는 사실상 음성이다. 특히 동정이식(allograft)의 급성 세포성 거부반응과 같은 요세관염, 토리염의 확인에도 매우 도움이 된다. 더욱이 PAS 염색은 동맥경화증과 당뇨병에서 미만성 유리질 내피세포밑 침착(diffuse hyaline subendothelial deposition)과 칼시뉴린 억제독성(calcineurin inhibitor toxicity)으로 인한 이식 콩팥 내의 유리질 결절성 침착(hyaline nodular deposition)과 같은 혈관의 평가에 유용하게 이용된다(그림 8-24).

PAS염색은 1946년 맥마누스(McManus)가 개발한 염색법이다. 다당류를 과요오드산(periodic acid)으로 산화하여 알데히드(aldehyde)를 유리시킨 후, 이 알데히드를 쉬프시약(Schiff's reagent)으로 검출하는 방법이다. 해리스 헤마톡실린 용액을 대조염색으로 사용한다. 토리모세혈관바닥막은 적자색, 핵은 청색으로 염색된다. 이 염색에 대한 보다 상세한 내용은 탄수화물편을 참조한다.

(3) PAMS (periodic acid methenamine-silver) 염색

바닥막의 미세구조 연구에서 PAMS 염색은 PAS염색에 비해 우수하다. 막성 토리 콩팥염에서 면역 침착물로 인한 바닥막의 돌기(spike)(그림 8-25), 말초 모세혈관고리의 아밀로이드 침착으로 인한 아밀로이드증 내의 가시(spicules)(그림 8-26), 막증식성 토리 콩팥염에서 혈관사이질 삽입으로 인한 기차철로와 같은 이중윤곽(double contour)(그림 8-27), 내피밑 공간의 확장, 가끔 만성 이식성 토리병증에서 혈관사이질 삽입을 쉽게 확인할 수 있다. 또한 초승달 토리콩팥염(crescentic glomerulonephritis)에서 바닥막과 보우만주머니의 붕

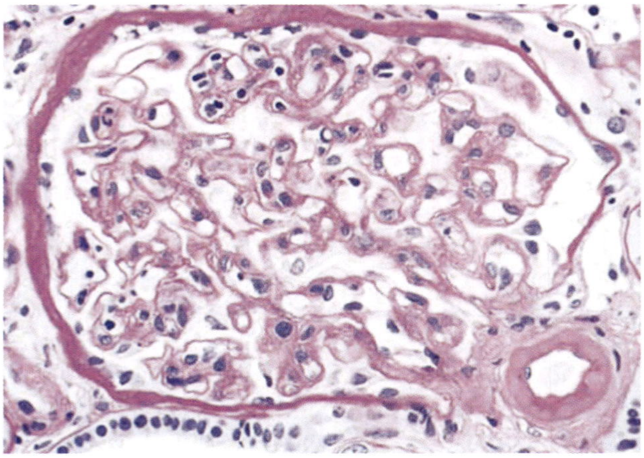

그림 8-24. 이식 토리병증(transplant glomerulopathy). 이중윤곽(double contour), 세동맥 유리질증(arteriolar hyalinosis), 모세혈관 내 백혈구 가장자리 분포(intracapillary marginated leukocytes)를 보임. PAS 염색, 400배

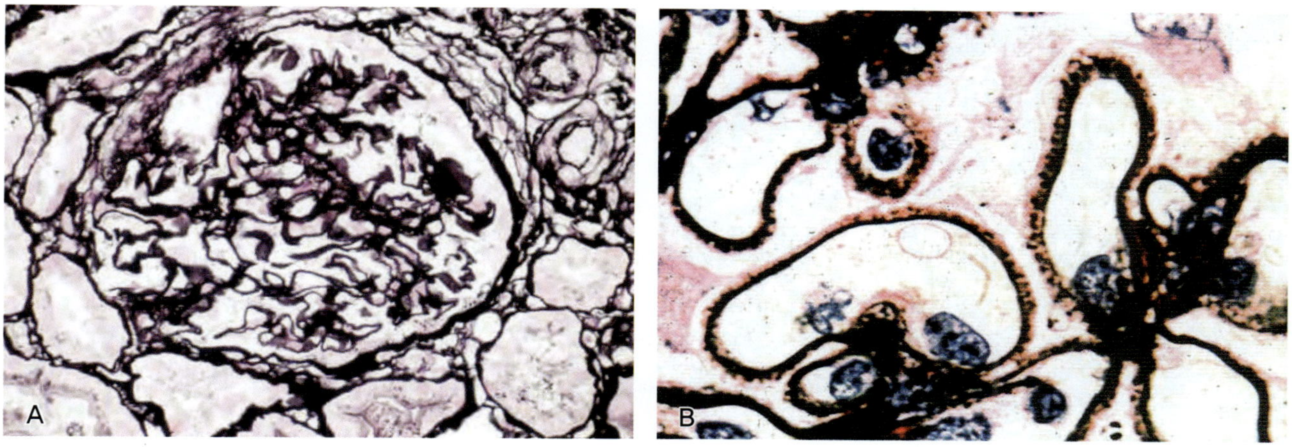

그림 8-25. 막성 토리 콩팥염(membranous glomerulonephritis). A. 토리모세혈관 바닥막이 두터워져 있음. PAMS 염색, 400배 B. 세뇨막 바닥막에 상피밑 침착물에 의해 스파이크 모양의 표기가 관찰됨. PAMS 염색, 600배

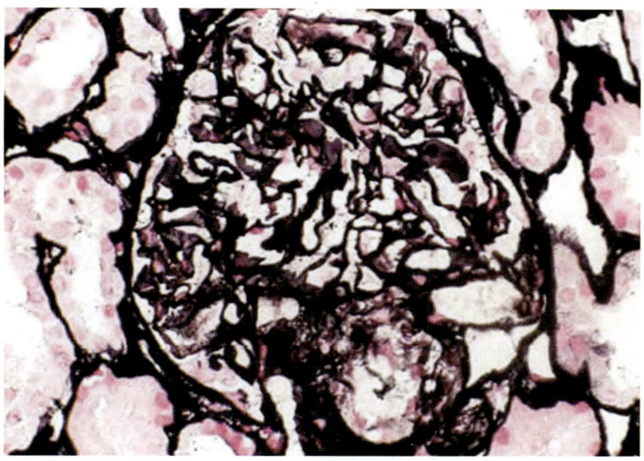

그림 8-26. 바닥막 가장자리를 따라 출현하는 분절상 돌기(segmental spicules). PAMS 염색, 600배

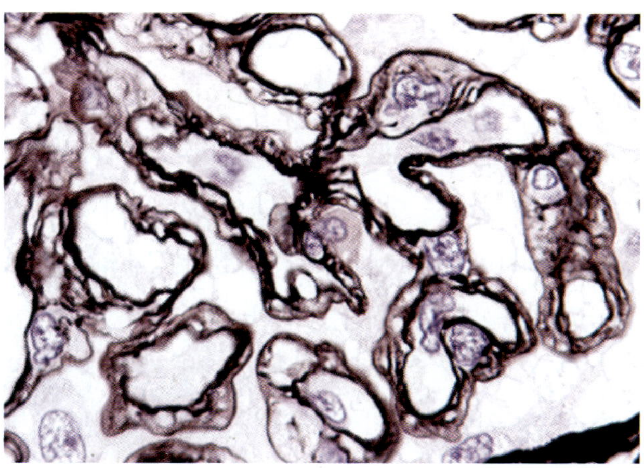

그림 8-27. 막증식성 토리 콩팥염. 흔히 바닥막의 기차철로와 같은 이중윤곽(double contour)이 관찰됨. PAMS 염색, 600배

괴도 잘 구별된다. 요세관염 확인에 좋으며 염색질의 은친화성으로 인해 유사분열상도 쉽게 관찰할 수 있다. 탐-호스폴단백질(Tamm-Horsfall protein)의 요세관 원주가 회색-흑색으로 염색된다. 동맥의 속막 탄력판을 쉽게 볼 수 있어서 혈관염성 병터에서 발생하는 혈관벽 파열을 쉽게 확인할 수 있다(그림 8-25).

1957년 존스(Jones)가 개발하여 존스염색으로도 알려져 있다. 바닥막 구성성분의 하나인 다당류의 1,2 glycol기(CHOH- CHOH)를 과요오드산(periodic acid, HIO_4)으로 산화하여 디알데히드(dialdehyde, CHO-CHO)를 유리시킨 다음, 이 알데히드를 이용하여 무색의 메데나민-은(methenamine-silver)을 흑색으로 환원시키는 은거울반응에 기초한 염색이다(그림 8-28).

이 염색은 드보스크-브라질(Dubosq-Brazil, DB) 용액을 고정액으로 사용하면 좋은 결과를 나타낸다. 만일 포르말린에 고정된 조직절편을 그대로 염색하고자 할 경우에는 메데나민-은용액에서 표준 반응시간보다 좀 더 오래두는 것이 좋다. 이 염색에서 요세관의 바닥막이 토리의 바닥막에 비해 먼저 흑색으로 변하기 때문에 현미경으로 관찰해 가면서 토리바닥막이 흑색으로 나타나는 시점을 염색의 종말점으로 잡아야 좋은 결과를 얻을 수 있다.

참고

Periodic acid methenamine silver (PAMS) 염색과정

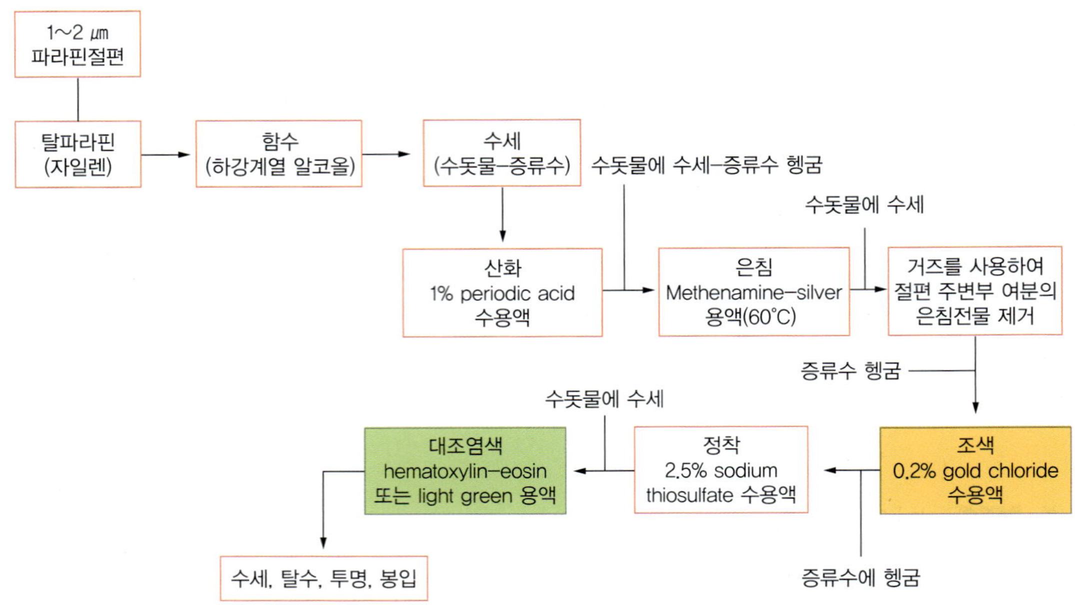

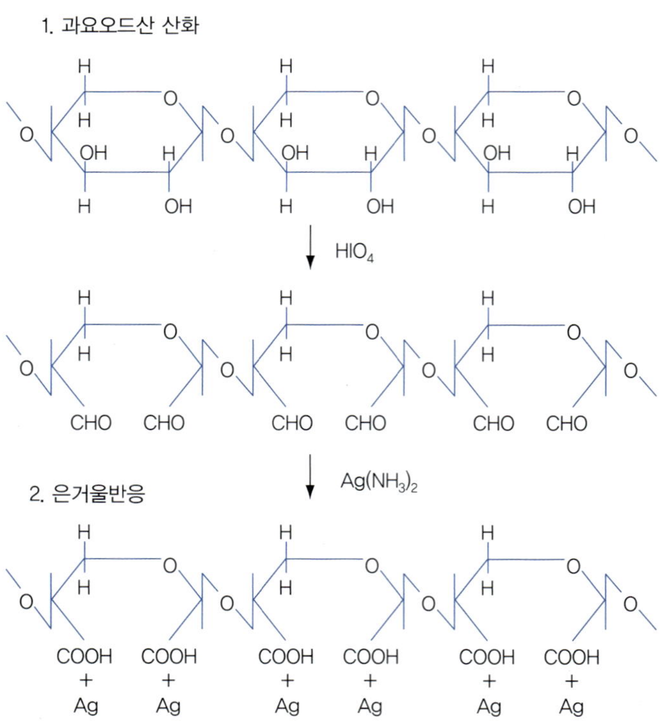

그림 8-28. PAMS의 원리. 다당류의 1,2 glycol기(CHOH-CHOH)가 HIO_4에 의해 산화되어 디알데히드(dialdehyde, CHO-CHO)로 변하고, 이 알데히드에 의해 결합한 은이 흑색으로 환원됨.

참고

드보스크-브라질(Duboscq-Brazil fluid)

Picric acid	1 g
80% ethanol	150 mL
37~40% formalin	60 mL
Glacial acetic acid	15 mL

이 염색은 전자현미경 초미세박절표본에도 활용할 수 있는 장점이 있다.

(4) 삼색염색(AZAN 또는 Masson trichrome 염색)

삼색염색은 콩팥생검조직에서 섬유성 결합조직의 양을 평가하는 데 특히 도움이 된다. 사이질 섬유증(interstitial fibrosis)과 사이질 부종(interstitial edema)을 구별하는 데 유용하다(그림 8-29). 조기 섬유증 또는 경도 섬유증의 경우에 부종이 존재하면 구별이 불가능하지만 토리의 이중윤곽, 보우만주머니, 요세관 항진(tubular accentuation)은 쉽게 구별된다. 삼색염색에서 토리 면역 침착물이 작은 푹신호성 적색과립

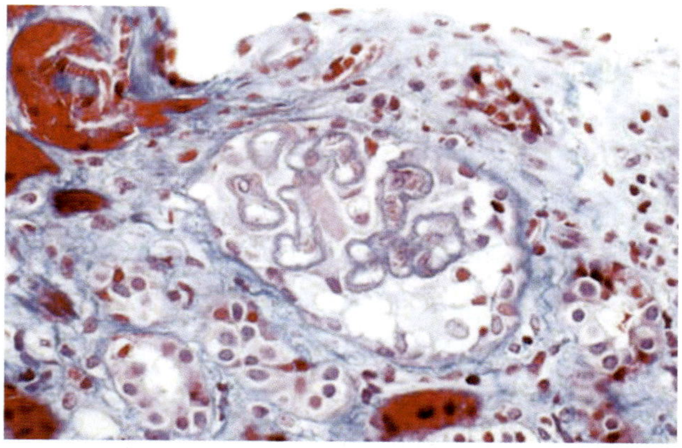

그림 8-29. 막성 토리 콩팥염. 상피밑 침착물이 적색으로 염색됨. 마손 삼색염색(Masson trichrome) 염색, 400배

(small fuchsinophilic dots)으로 출현하기도 한다(그림 8-30). 만일 면역침착물이 혈관사이질에 위치한다면 이 침착물은 혈관사이세포의 세포질과 구별해야 한다. 한랭글로불린혈증(cryoglobulinemia)뿐만 아니라 유섬유성 괴사에서 출현하는 토리모세혈관속 공간 내의 유리질 혈전은 밝은 주황색으로 염색되어 쉽게 볼 수 있다. 탐-호스폴 단백질(Tamm-Horsfall protein)의 요세관 원주도 연한 청색, 아밀로이드는 밝은 청색으로 염색되지만 벤스존스 원주는 적색의 푹신호성을 보인다. 또한 삼색염색은 혈관 내 유리질의 적색 결절성 침착물을 검출하는 데도 유용하다. 이 침착물은 토리 앞 세동맥 속막이나 대부분 칼시뉴린억제제 치료

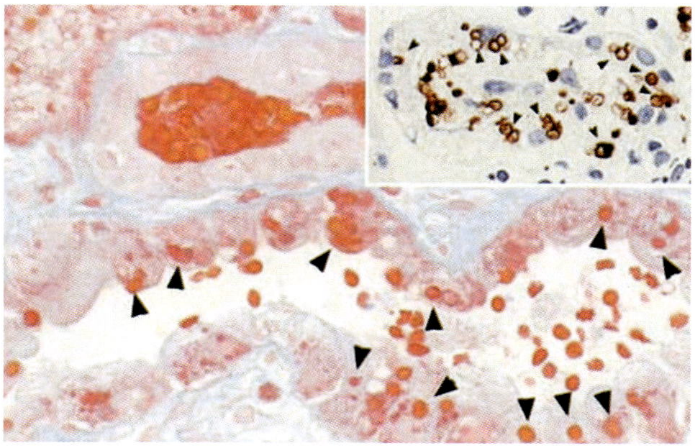

그림 8-30. 요세관 내의 면역침착물이 작은 푹신호성 적색과립(small fuchsinophilic dots)으로 관찰됨, 아잔(AZAN) 염색, 600배 또한 삽입된 사진은 면역침착물에 대한 면역조직화학적 염색 결과임. 400배

환자 [이른바 사이크로스포린 세동맥병(cyclosporin arteriolopathy)] 소엽사이 세동맥의 먼 쪽 부분 또는 고혈압 콩팥경화증(hypertensive nephrosclerosis) 환자에서 작은 동맥, 특히 세동맥의 내피밑에서 발견된다. 당뇨병 환자에서는 토리 수출세동맥의 아주 특수한 유리질화가 나타난다. 콩팥질환에 따라 적절한 염색방법을 사용하면 좋은 결과를 얻을 수 있다(표 8-4).

아밀로이드는 콩고레드(congo red) 염색하여 편광현미경으로 보면 독특한 녹색의 이중굴절을 보인다. 이 염색은 혈관사이결절의 감별진단에도 도움을 준다. 결절성 당뇨병 토리경화증(nodular diabetic glomerulosclerosis)에서 혈관사이결절(Kimmelstiel-Wilson nodules) 또는 가벼운 사슬 침착질환(light chain depostition diseases)은 콩고레드 염색표본이 이중굴절을 보이지 않는다(아밀로이드 편 참고).

마지막으로 렌드럼(Lendrum) 염색은 유리질 혈전으로부터 섬유소 혈전을 감별하는 데 이용하고, 프루시안 블루(prussian blue) 염색은 보통 요세관상피 내에서 철침착물 검출에 이용하며, 탄력섬유염색은 혈관변화, 항산성염색은 결핵균 감별에, 그로코트 메테나민은(Grocott's methenamine siver, GMS) 염색은 진균 검출에 이용된다.

표 8-4. 콩팥조직 구성성분과 염색성

	H&E	PAS	Trichrome	PAMS
혈관사이기질	불량	우수	우수	우수
콩팥경화증 (글로벌, 분절상)	불량	최우수	최우수	우수
면역복합체	볼 수 없음	불량	가변적	음성
바닥막 (토리/요세관)	불량	최우수	우수	최우수
사이질섬유증	불량	불량	최우수	최우수
세동맥과 모세혈관 고리 유리질	우수	불량	우수	음성
미세혈전	우수	불량	가변적	가변적

참고문헌

1. Thompson, Samuel W. Selected histochemical and histopathological methods, Charles C. Thomas, Springfield, IL, 1966.
2. Sheehan, D.C. and Hrapchak, B.B. Theory and practice of histotechnology, Battelle Memorial Institute, Columbus, OH, 1987.
3. Ishak K, Baptista A, Bianchi L, Callea F, De Grroote J, Gudat F, Denk H, Desmet V, Korb G, macSween RN et al. Histological grading and staging of chronic hepatitis. J Hepatol 22:696-699, 1995.
4. Jamall IS, FineIli VN, S.S Que Hee. A single method to determine nanogrma levels of 4-hydroxyproline in biological tissue. Anal Biochem 112:70-75, 1981.
5. Junqueira LCU, Bignolas G, Brentani RR. Picrosirius staining plus polarization microscopy, a specific method for collagen detection in tissue sections. Histochem J 11: 447~455, 1979.
6. Lin XZ, Horng MH, Sun YN, Shiesh SC, Chow NH, Guo XZ. Computer morphometry for quantitative measurement of liver fibrosis: comparison with Knodell's score, colorimetry and conventional description reports. J Gastroenterol Hepatol 13:75-80, 1998.
7. Gomori G. Silver impregnation of reticulum in paraffin sections. Am J physiol 13:993, 1937.
8. Gordon H, Sweets HH. A simple method for the silver impregnation of reticulum. Am J Pathol 12:545, 1936.
9. Bancroft JD, Gamble M. Theory and Practice of Histological Techniques. 5th Ed, Churchill Livingstone, Edinburgh. pp. 155-158, 2003.
10. Sampson WJ. A comparative light microscopic evaluation of oxytalan fiber staining with a variety of dye substances. Stain Technol 54:181-191, 1979.
11. Wohlab F. Victoria blue : Staining properties in histology and pathology. Acta Histochemica 91:51-57, 1991.
12. Carson FL. Histotechnology: A Self-Instruction Test. 2nd Ed, ASCP press, pp.149-151, 1997.
13. Jones DB. Glomerulitis. Am J Path 29:33, 1958.
14. Lendrum AC, Fraser DS, Slidder W, Henderson R. Studies on the character and staining of fibrin. J Clin Pathol 15:401, 1962.
15. Lillie RD. Histopathologic Technic and Practical Histochemistry. New York, McGrew-Hill, 1995.
16. Meloan SN, Puchtler H. On the chemistry of phosphotungstic acid-hematein : Development of a rapidly ripening PTAH solution. J Histotechnol 11:153, 1988.
17. Horobin RW, Flemming L. One-bath trichrome staining – an investigation of a general mechanism, based on a structure-staining correlation analysis. Histochem J 20, 29-34, 1988.

09

탄수화물
Carbohydrate

학 습 목 표

- 조직 내 탄수화물의 종류, 화학적 특성 및 분포를 설명한다.
- 글리코겐 및 점액 염색이 필요한 질환에 대해 설명한다.
- 글리코겐 검출 시 고정액의 선택과 주의할 점을 설명한다.
- 탄수화물 염색기전의 차이에 따라 분류한다.
- PAS 염색의 의의와 원리를 설명한다.
- 쉬프(Schiff) 시약의 조성, 제법 및 보관에 대해 설명한다.
- D-PAS 염색의 의의에 대해 설명한다.
- 알시안블루(alcian blue) 염색 특성 및 pH와 관련성을 설명한다.
- 비만세포의 염색 특성에 대해 설명한다.
- 점액 검출을 위한 염색에 대해 설명한다.

I. 탄수화물이란?

탄수화물(carbohydrate, 당질)은 탄소의 수화물로 일반식은 $(CH_2O)n$으로 표기하며 동물과 식물세포의 에너지원으로 이용된다. 탄수화물은 화학적으로 많은 히드록실기(-OH)를 가진 폴리하이드록시 알코올(polyhydroxy alcohol)의 케톤 또는 알데히드 유도체(그림 9-1)로서 중합 정도에 따라 단당류(monosaccharide), 이당류(disaccharide), 올리고당류(oligosaccharide) 및 다당류(polysaccharide)로 나누어진다. 포도당(glucose)은 체내에 존재하는 유일한 단당류로서 물에 잘 녹고 분자크기가 작아 조직절편에서 검출할 수 없다. 같은 이유로 이당류나 올리고당류도 조직절편에서 검출할 수 없다.

다당류들은 단당류가 사슬로 연결된 거대분자를 형성하고 있어서 물에 잘 녹지 않아 조직절편에서는 조직화학적으로 검출이 가능하다.

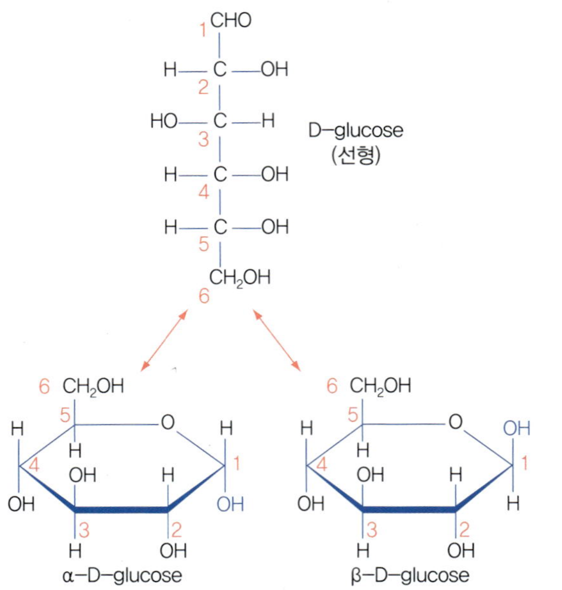

그림 9-1. 단당류인 포도당의 선형과 고리형 구조. 포도당은 C_1의 알데히드와 C_5의 OH가 반응하여 분자 내 헤미아세탈(hemiacetal)을 형성한다. 이 고리형 당을 하워드 투영식(Haworth projections)이라 부름.

II. 탄수화물의 분류

조직에 출현하는 다당류는 탄수화물로만 순수하게 이루어진 단순다당류와 탄수화물에 단백질이나 지질이 결합된 복합다당류의 두 군으로 나누어진다. 이들은 조직화학 반응이 복잡하고 용어와 분류가 일치하지 않아 사용하는 데 약간 혼란스럽다. 따라서 여기서는 1974년 컬링(Culling)이 제안한 조직화학적 차이에 근거한 4군 분류법에 따라 나누어 취급하였다.

이 중 단순다당류로는 포도당(glucose)이 사슬형으로 중합된 글리코겐(그림 9-2)이 있다. 글리코겐은 동물 조직에 널리 분포되어 있으며, 물에 잘 녹지 않고 알코올에도 보존되어 포르말린으로 고정된 조직의 파라핀 절편에서 검출할 수 있다.

복합다당류는 다당류와 단백질의 결합체인 점액물질(mucosubstance)과 다당류와 지질의 복합체인 당지질(glycolipid)의 형태로 조직 내에 포함되어 있다. 탄수화물은 조직화학에서 주로 점액물질을 대상으로 다루고 있으며, 대부분의 당지질은 파라핀절편을 제작하는 과정에서 소실되기 때문에 지질의 조직화학에서 취급하였다.

점액물질은 동물체 내의 결합조직과 상피조직에 존재하는데 조직화학적으로 각각 산성점액다당류(acid mucopolysaccharide)와 당단백질(glycoprotein)로 나누어지며, 이 두 물질은 당사슬 부분의 구조가 크게 다르다(표 9-1). 산성점액다당류(결합조직점액)는 최근 글리코스아미노글리칸(glycosaminoglycan, GAG)으

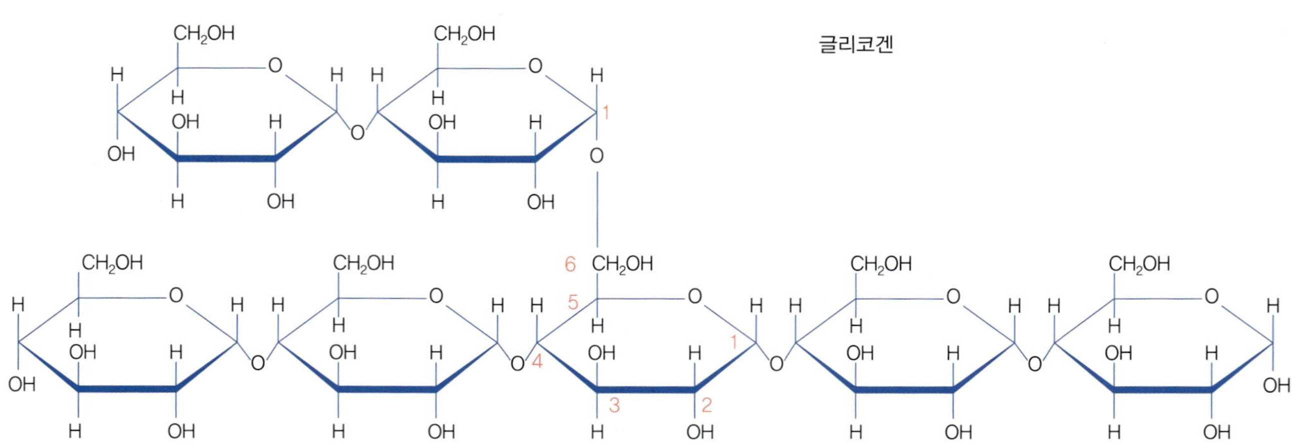

그림 9-2. 글리코겐. 동물에서 포도당 저장 중합체 α(1→6)가지를 가짐.

표 9-1. 조직 내 탄수화물의 분류(Culling, 1974)

탄수화물의 종류	화학적 특징	명칭	조직 내 위치	
			상피	결합조직
중성 다당류 (neutral polysaccharide)	1:2 glycol기를 간직한 glucose 중합체	Glycogen	간, 자궁목 및 질상피세포	
산성점액다당류 (acid mucopolysaccharide)	Carboxylated (COOH)	Hyaluronic Acid		탯줄 피부
	Sulfated (COOH and SO_4)	Chondroitin Sulfate A and C		연골 심판막
		Chondroitin Sulfate B, Heparin		대동맥 비만세포
	Sulfated (SO_4)	Keratan sulfate		연골 추간원판
당단백질(glycoproteins)	Neutral(1:2 glycol)	Gastric Mucin	위, 파네트 세포과립, 전립샘	
	Carboxylated(1:2 glycol + COOH)	Sialomucin	작은창자 침샘	
	Sulfated(1:2 glycol + COOH + SO_4)	Sulfomucin	잘록창자(결장)	
당지질(glycolipids)	Lipid containing(1:2 glycol + lipid)	Cerebroside	중추신경계	

로 불리며 일반적으로 헥소사민(hexosamine)과 우론산(uronic acid)으로 이루어진 이당류가 반복적인 구조로 된 곧은 사슬로 구성되어 있다(그림 9-3). GAG는 산성기가 많이 포함되어 있고 하전밀도(charge density)가 높기 때문에 특유의 물리·화학적 성질을 나타낸다.

당단백질(상피점액) 가운데 중성점액단백질(neutral mucoprotein)은 조직화학적으로 산성기를 검출할 수 없는 점액물질을 말하며, 시알로뮤신(sialomucin)은 시알산(sialic acid)을 함유한 당단백질을, 설포뮤신(sulfomucin)은 황산기를 함유한 당단백질을 의미한다. 설포뮤신은 시알산 하나를 가지고 있는 것이 많으므로 황산화시알로뮤신(sulfated sialomucin)이라 부르기도 한다.

마지막으로 당지질은 탄수화물(대개 갈락토스)에 지방산이 결합한 것으로 세레브로사이드(cerebroside)가 가장 대표적인 예이다.

고셔병(Gaucher's disease)에 출현하는 글루코

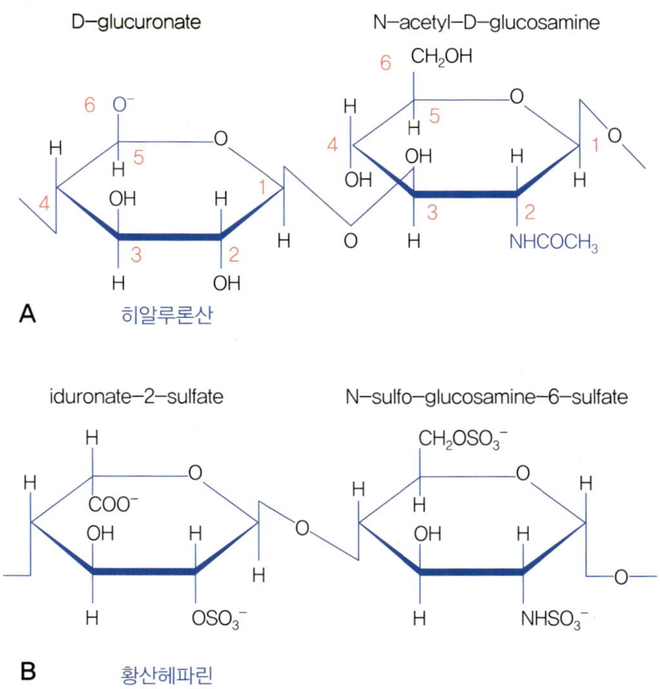

그림 9-3. 산성 점액다당류. A. 히알루론산의 구조식. 2개의 포도당 유도체(글루쿠론산과 N-아세틸글루코사민)으로 구성됨. **B.** 황산헤파린의 구조식.

스 세레브로사이드(glucose cerebroside)인 케라신(kerasin)도 이 군에 속한다. 이 밖에 곤충의 외골격을 구성하는 키틴(chitin), 외과용 고무장갑에 사용되는 전분(starch), 소화되지 않는 음식에 존재하는 셀루로스(cellulose) 등의 탄수화물이 있다.

조직 내에 출현하는 탄수화물은 모든 세포의 바깥 표면, 일부 세포 내의 저장형 또는 분비형 물질, 세포바깥바탕질(extracellular matrix) 내에 다당류로서 존재한다.

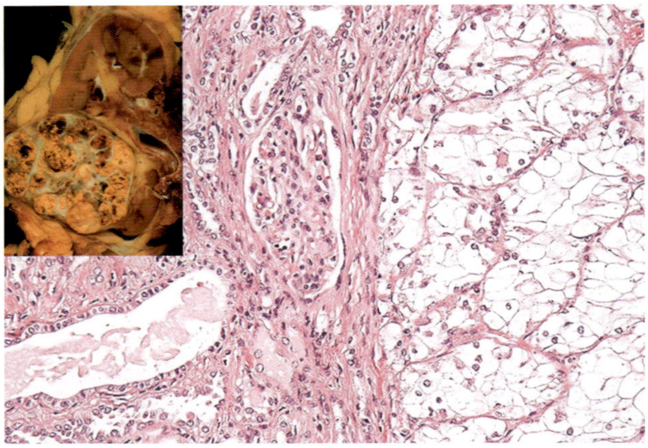

그림 9-4. 콩팥의 투명세포암종(clear cell carcinoma). 오른쪽 암종부위의 투명한 세포질 내에 글리코겐이 포함되어 있어 PAS-양성 반응을 나타냄. H&E, 200배

III. 조직병리학적 의의

글리코겐은 정상적으로 간, 자궁목상피, 뼈대근육과 심장근육 등에 존재하지만 선천적인 결함이 있는 글리코겐증(glycogenosis) 환자의 조직이나 염증성 괴사조직 주위에 많이 축적된다. 이에 반해 소모성 질환이나 당뇨병 환자에서는 간세포 내의 글리코겐이 감소한다. 특히 당뇨병 환자는 세포질 내 글리코겐은 감소하지만 상대적으로 핵 속에는 글리코겐이 증가하여 일반염색에서 핵이 투명하게 보인다(핵글리코겐, nuclear glycogen). 또한 글리코겐은 심근의 가로무늬근육종, 폐의 투명세포종(일명 sugar tumor), 콩팥의 투명세포암종(그림 9-4), 림프육종, 난소의 브렌너종양(Brenner's tumor), 정상피종(seminoma), 중피종(mesothelioma) 등에서도 세포질 내에 많은 양이 출현한다.

결합조직점액은 정상적으로 세포바깥바탕질(extracellular matrix)내에 존재하며, 갑상샘기능저하증(점액수종, myxedema), 점액종(myxoma) 환자의 피하조직 및 점액다당류증(mucopolysaccharidosis) 환자에서는 조직 내에 과잉 축적된다.

점액다당류증은 산성점액다당류가 선천적 대사 장애로 발생하는 질환이다. 그 발생기전이 분명히 밝혀져 있지는 않으나 임상적·유전적 및 생화학적 기준에 의거하여 6종류의 아형으로 구분하고 있다. 주로 지라(비장), 간, 림프절, 뼈속질의 큰포식세포, 내분비상피세포, 신경세포, 결합조직의 가고일세포(gargoyle cell : 점액물질의 축적으로 인해 팽창되어 세포질이 투명하게 보이는 세포) 등에 점액물질이 축적된다. 결합조직 점액 중 히알루론산은 중피종(mesothelioma)에서 증가한다.

상피점액은 정상적으로 상피세포의 바깥표면, 위의 목점액세포, 작은창자와 큰창자의 술잔세포에 저장 및 분비형으로 존재하며, 소화관은 부위(특히, 돌창자 말단부, 막창자, 잘록창자, 곧창자)에 따라 그 종류가 다르다. 중성점액은 위샘암종, 유방암종, 난소의 쿠르겐버그 종양(Krükenberg tumor)의 진단(그림 9-5)에 가치가 있으며, 특히 하부 위장관계에서 분비되는 점액은 상부 위장관계와 달리 시알로뮤신(O-acetyl 형)을 함유하고 있어서 이들 장기로부터 발생한 종양이 다른 부위로 전이하였을 때 그 원발소를 찾는 데 매우 유용하게 이용할 수 있다. 하부 위장관계 전이암종의 약 70%가 O-아세틸형 시알로뮤신(O-acetylate sialomucin)

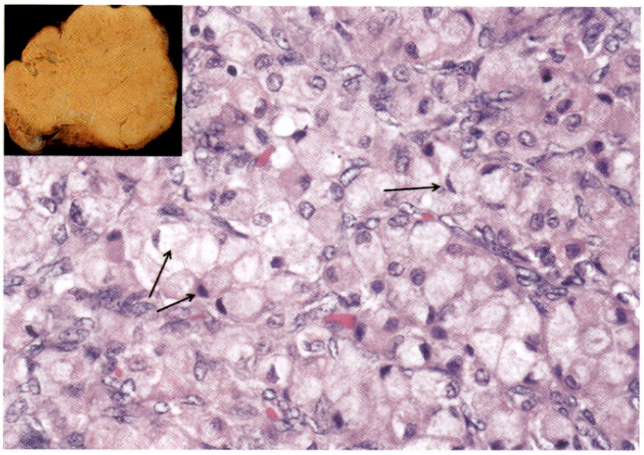

그림 9-5. **난소의 쿠르겐버그 종양(Krükenberg tumor).** 난소 내에 반지형(화살표)의 위암종세포가 침윤되어 있다. 이 세포는 PAS-양성을 나타냄. H&E, 400배

염색에서 양성 반응을 나타낸다. 이 밖에 위점막의 장상피화생(intestinal metaplasia)의 완전형과 불완전형의 감별에 시알로뮤신과 설포뮤신의 감별염색이 필요하다.

IV. 탄수화물의 보존과 고정

순수 글리코겐은 수용성이어서 수용성 고정액을 사용하면 용해되어 소실되지만, 조직 내의 글리코겐 함량이 10 mg/g(습윤 중량) 이하에서는 글리코겐 주변부를 둘러싸고 있는 단백질이나 지질 등이 고정됨으로써 그 사이에 보존된다. 따라서 단백질이나 지질의 고정이 가능한 고정액이면 어느 것이나 사용할 수 있지만 조직 내의 글리코겐 함량이 10 mg/g 이상을 초과할 때는(간은 제외, 간의 경우 보통 조직 내의 글리코겐 함량이 10 mg/g 이하이다) 어떤 고정액으로 고정하더라도 글리코겐 일부가 빠져 나온다. 정상 간 글리코겐의 고정에는 무수알코올, 카노이용액, 포멀-알코올(formol-alcohol) 용액이 효과적인 것으로 알려져 있다. 또한 글리코겐의 고정에 있어 고정액의 선택에 못지않게 중요한 것은 고정할 조직편의 두께와 고정온도이다. 2 mm 두께 이상의 조직편을 실온에서 고정하면 글리코겐 과립은 한쪽으로 몰리는 이른바 분극현상(streaming artifact 또는 polarization)이 발생한다(그림 9-6 B). 이 현상을 방지하려면 동결건조절편을 사용하는 것이 가장 좋고, 이 조건이 어려울 때는 조직편을 고정액에 넣어 냉장고 온도(0~4℃)에서 고정하면 좋은 결과를 얻을 수 있다(그림 9-6 A). 이밖에 조직 내 글리코겐은 사용한 고정액의 종류에 따라서 그 형태가 약간씩 차이를 보인다. 그 예로 포르말린계 고정액에서는 고은 과립상을 보이는 반면, 피크린산계 또는 알코올

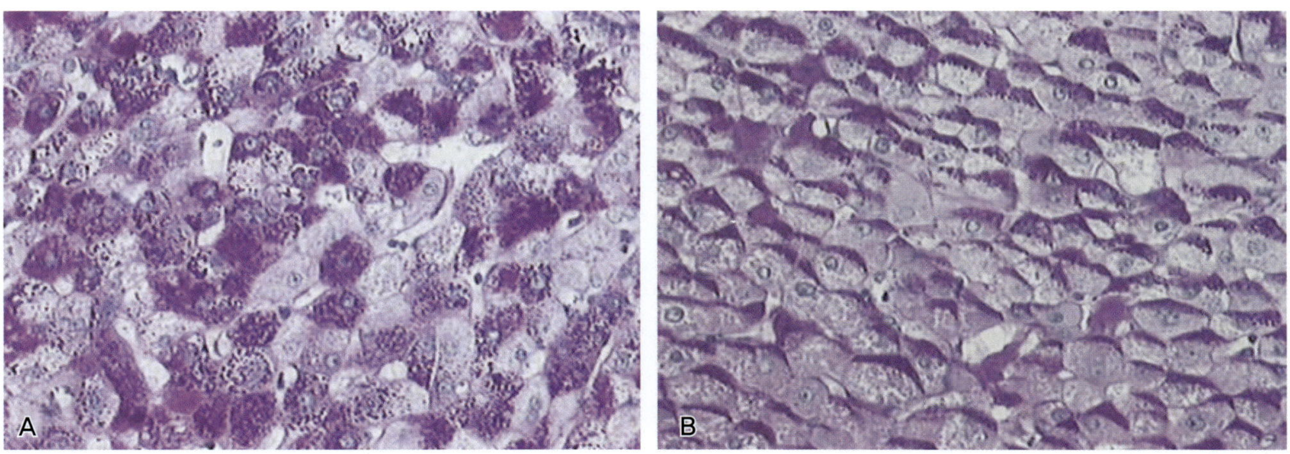

그림 9-6. **정상 간 조직.** **A.** 간세포의 글리코겐 과립이 세포질 내에 과립형태로 고르게 퍼져 있음. **B.** 간세포질 내 글리코겐과립이 한쪽으로 밀려 분극현상(polarization)을 보임. PAS염색, 400배

고정액에서는 거친 과립상으로 나타난다.

한편, 점액물질은 다당류가 다른 물질과 결합된 복합체로 존재하기 때문에 특별한 고정액을 선택해야 할 필요가 없으며, 포르말린계 고정액이면 어느 것이나 대체로 무난하다. 그러나 예외로 점액다당류증 환자에서 출현하는 비정상 탄수화물의 경우에는 포르말린계 고정액보다 알코올 고정이 좋으며, 순수 유리상태의 히알루론산의 보존에는 특히 포멀-칼슘(formol-calcium)이나 포멀-승홍(formol-sublimate)이 효과적인 것으로 알려져 있다. 표본제작에 있어서도 파라핀절편을 사용하면 거의 대부분 보존이 가능하다. 그러나 점액다당류증 환자의 비정상 탄수화물은 불안정한 상태이므로 신선 동결절편이 좋다는 견해도 있다.

V. 탄수화물 염색의 분류

탄수화물은 조직화학적 검출법의 원리에 따라 분류되기도 한다(표 9-2). 탄수화물 검출의 조직화학적 방법으로는 근접수산기(또는 1,2 glycol기로 부름)나 산성기를 검출하는 방법이 가장 흔히 이용되고 있다. 그러나 이들 방법은 당사슬의 극히 일부만을 염색에 이용하는 데 불과하므로 염색 반응성만을 토대로 당사슬 구조의 해석이나 특정 당사슬의 동정을 위해서는 이용하기 어렵다. 이에 대해 효소를 이용하는 방법이나 렉틴 염색은 반응기의 상호 삼차원 관계나 특정 당잔기 또는 당잔기군의 존재에 기초하여 당사슬의 구조를 부분적으로 확인할 수 있다. 특히 가수분해효소, 렉틴, 갈락토스 산화효소-쉬프(galactose oxidase-Schiff)반응과 조합하여 사용하면 탄수화물 조직화학에 효과적인 수단이 될수도 있으며, 이 같은 염색법의 등장으로 인해 세포 종류에 따른 고유한 당사슬의 동정하는 방법으로 사용될 수도 있다.

표 9-2. 탄수화물의 조직화학적 염색에 따른 분류

전통적 방법(비특이적) Best carmine, iodine
근접수산기(1:2 glycol기)를 검출하는 방법 PAS
산성기(COOH, OSO_3H)를 검출하는 방법 변색성 염색 toluidine blue, thionin, alcian blue (pH 2.5), mucicarmine, colloidal iron, high iron diamine 등
근접수산기 및 산성기에 특이성을 가진 방법에 의한 이중염색 alcian blue, pH 2.5-PAS, high iron diamine-alcian blue (pH 2.5), aldehyde fuchsin-alcian blue (pH 2.5)
화학적 수식법 메틸화(methylation), 비누화(saponification)
효소처리법 diastase, hyaluronidase, galactose-oxidase 등
렉틴(lectin) 염색법
당사슬에 대한 항체를 이용한 면역조직화학적 염색법

VI. 염색법

조직 내 탄수화물의 검출에는 크게 1:2 글리콜기를 이용한 PAS 반응과 점액물질의 카르복실기(-COOH)나 황산기(OSO_3H) 등의 산성기를 이용한 염색법 및 렉틴과 같이 특이 당잔기에 반응하는 물질을 이용하여 염색하는 방법이 있다. 그러나 이 염색법들은 일부 탄수화물의 경우 그 조성을 정확히 동정할 수 있으나, 상당수의 조직 내 탄수화물은 보통 한 종류 이상의 혼합형으로 존재하므로 한 가지 염색법만으로는 특이적으로 동정할 수 없으므로 특정 탄수화물의 동정을 위해서는 여러 염색법을 실시하여 확인해야 한다(표 9-3).

1. 글리코겐의 검출

1) PAS (periodic acid-Schiff) 반응

DNA 검출에 이용하던 포일겐 반응을 맥마누스(McManus, 1946)가 탄수화물 염색으로 개량한 반응이다.

표 9-3. 탄수화물의 동정표

종류	PAS	D-PAS	pH 2.5 AB	pH 1.0 AB	HID	AF	M-AB, pH 2.5	M-S-AB, pH 2.5	Hyal/AB, pH 2.5	Sial/AB, pH 2.5	Meta	Cl	Sudan black
Glycogen	+	–	–	–	–	–	–	–	–	–	–	–	–
Hyaluronic acid	–	–	+	–	–	–	–	+	–	+	+	+	–
Chondroitin sulfate A와 C	–	–	+	+	+	+	–	+/±	–	+	+	+	–
Chondroitin sulfate B와 heparin	–	–	+	+	+	+	–	+/±	+	+	+	+	–
keratan sulfate	–	–	+	+	+	+	–	+/±	+	+	+	+	–
gastric mucin	+	+	–	–	–	–	–	–	–	–	–	–	–
sialomucin	+	+	+	+	–	–	–	+	+	–/±	+	+	–
sulfomucin	+	+	+	+	+	+	–	+	+	+	+	+	–
cerebroside	+	+	–	–	–	–	–	–	–	–	–	–	+

D-PAS - diastase-PAS, AB-alcian blue, M-methylation, S-saponification, HID-high iron diamine, AF-aldehyde fuchsin, Hyal-hyaluronidase digestion, Sial-sialidase digestion, Meta-metachromasia, Cl-colloidal iron

PAS 반응은 과요오드산(periodic acid, HIO_4 또는 H_5IO_6)을 산화제로 사용하여 조직 내에 존재하는 다당류에 근접한 두 개의 1,2-글리콜기(1,2-glycol group, CHOH-CHOH)를 산화하여 디알데히드(dialdehyde, CHO-CHO)를 유리해 내는 과정과 유리된 알데히드를 무색의 쉬프시약과 반응시켜 적자색으로 발색하는 두 단계 반응으로 이루어진다(그림 9-7).

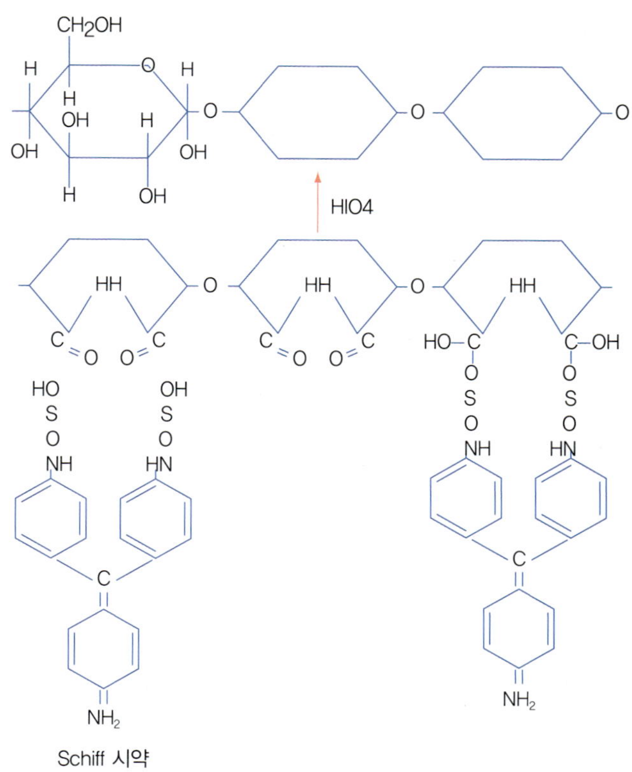

그림 9-7. PAS 반응 원리. 다당류의 1,2-글리콜기를 과요오드산으로 산화하여 알데히드를 유리한 후 쉬프시약으로 반응시켜 적자색으로 발색시킴.

(1) 쉬프시약(Schiff reagent)

쉬프시약은 조직 내 알데히드 검출에 가장 널리 사용되는 시약으로 트리아릴메탄(triarylmethane)계 염료인 염기성푹신(basic fuchsin)으로 제조한다. 염기성푹신은 함량이 다른 네 가지의 유사한 염료, 즉 로즈아닐린(rosaniline), 파라로즈아닐린(pararosaniline), 마젠타 II (magenta II) 및 뉴푹신(new fuchsin) 등이 정제되지 않은 혼합된 염료이다(그림 9-8). 염기성푹신에 혼합되어 있는 네 가지 성분의 함량 차이가 PAS 염색 결과의 차이를 발생시킨다(적자색에서 자색까지). 또한 염기성푹신은 상당량의 불순물이 포함된 것으로 알려져 있고, 그 불순물의 함량은 제품마다 다르기 때문에 쉬프시약 제조에 적당치 않는 것도 있다. 이 중 파라로즈아닐린은 불순물 함량이 가장 적어서 다른 것에 비해 좀 더 일관성 있는 결과를 얻을 수 있기 때문에 가장 많이 사용되고 있다.

쉬프시약의 제법에는 여러 방법들이 소개되어 있으나 일반적으로 물에 염기성푹신을 넣어 반복하여 끓인 후 50℃가 되도록 식힌 다음 1 N HCl을 넣어 완전히 식힌 다음 환원제인 메타아황산나트륨(sodium metabisulfite) (de Tomasi 처방 1936)을 첨가하여 빛을 차단한 후에 하룻밤 이상 방치한다. 이후 활성탄(activated charcoal)을 첨가하여 남아 있는 붉은색을 흡착시켜 여과하여 무색으로 변한 액을 사용한다. 1951년 릴리(Lillie)는 냉 쉬프(cold Schiff) 방법을 발표하여 인기를 끌었다. 이 제조법도 다른 것과 마찬가지로 메타아황산나트륨을 환원제로 사용하지만, 가열과정이 필요없기 때문에 제조하기 쉬워 사용 빈도수가 점점 높아지고 있는 방법이다. 환원된 염기성푹신, 즉 쉬프시약은 류코푹신(leucofuchsin) 또는 황화푹신(fuchsin sulfurous)이란 명칭으로도 부른다. 잘 제조된 용액은 투명한 무색이지만, 이 분자는 알데히드와 반응하여 원래의 색으로 복원된다. 쉬프시약 반응 후 조직절편을 0.5% 메타아황산나트륨(sodium metabisulfite)으로 2~3회 씻어내는데, 이 과정을 환원성 헹굼(reducing rinse)이라 부른다. 만일 환원성 헹굼과정을 거치지 않고 조직절편을 물로 헹구면 남아 있던 쉬프시약이 재산화되어 본래의 트리아릴메탄 염료로 전환한다. 이렇게 형성된 염료는 일부 조직성분에 같은 색으로 염색되어 거짓양성 반응을 나타낸다. 따라서 환원성 헹굼이란 결국 남아있던 쉬프 시약이 재산화가 일어나지 않도록 환원된 상태로 제거하는 과정이다.

쉬프시약은 빛을 차단하여 냉장고에 보관하며 사용 직전 포르말린에 떨어뜨려 신속히 적자색으로 변하는지 확인한 후 사용한다(그림 9-9). 청색이 강하게 나타나면 폐기하고 다시 제조하여 사용한다.

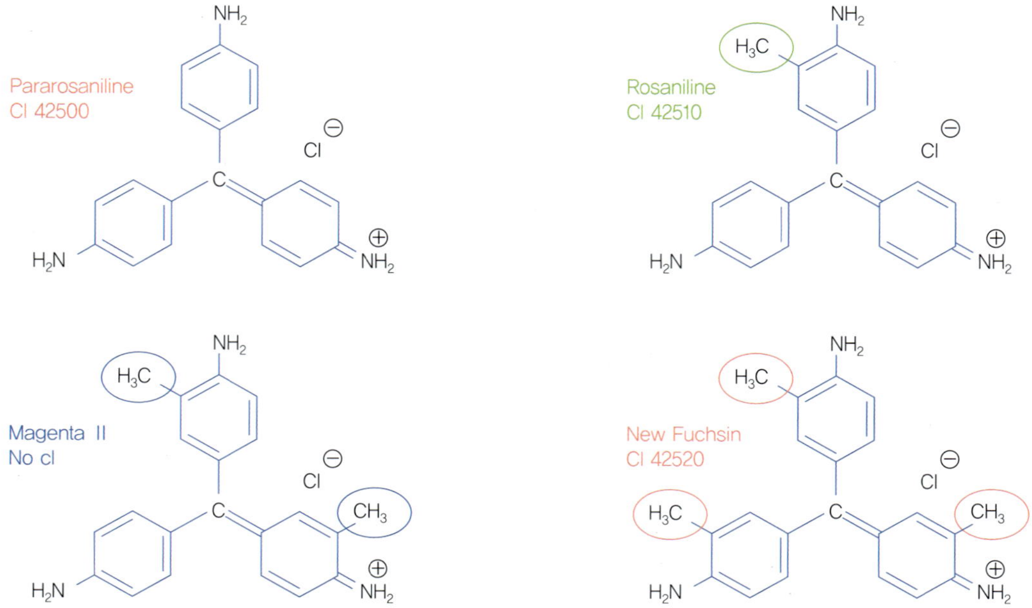

그림 9-8. 4종류의 염기성 푹신(basic fuchsin)의 화학구조

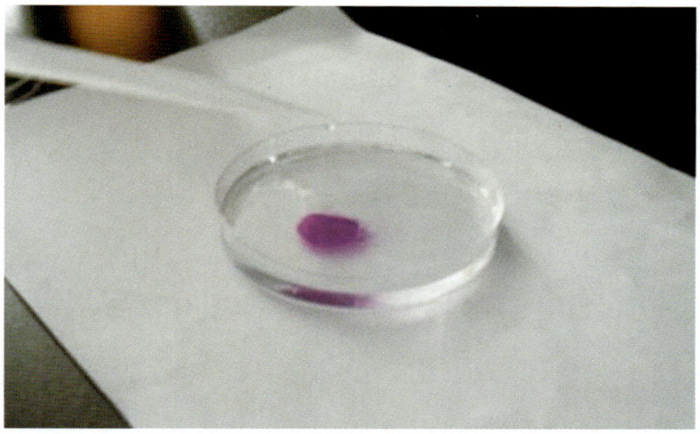

그림 9-9. 쉬프시약의 검정. 포르말린에 무색의 쉬프시약을 떨어뜨려 적자색으로 변화되는 것을 확인함.

(2) PAS 반응의 용도

PAS 반응은 헤마톡실린 다음으로 조직병리학적 검사에 많이 이용되는 염색의 하나이지만, 특수염색이란 명칭과 달리 다양한 구조나 성분과 반응하여 양성 반응(표 9-4)을 나타내기 때문에 진정한 의미의 조직화학적 반응으로 볼 수 없다. PAS반응은 당단백질(glycoprotein) 또는 중성 당(neutral sugar)을 함유한 점액물질의 검출에서 그 진가를 발휘한다(그림 9-10).

PAS 반응에서 아교섬유도 단당류나 이당류가 공유결합되어 있기 때문에 양성반응을 보인다. 글리코겐도 PAS 반응에 양성을 나타내나 정확히 동정하려면 디아스타제(diastase) 소화법을 병행하여야 한다.

표 9-4. 양성 반응 물질들

중성 점액	바닥막(기저막)
전분	진균
세룰로스	일부 미생물 (예: 고초균, 사슬알균, 아메바)
글리코겐	호중구
키틴	리포푸신
위의 목점액세포	파네트 세포

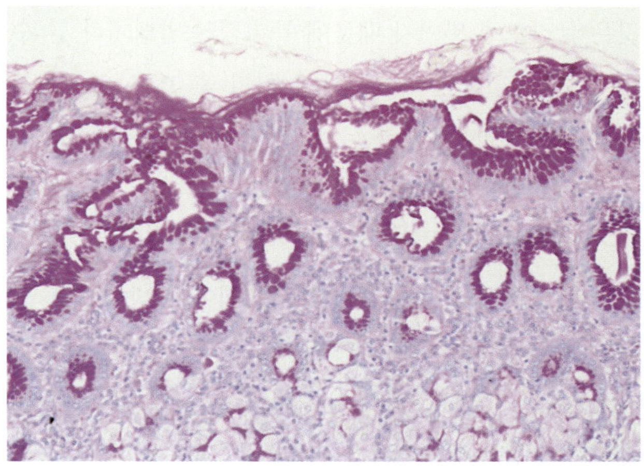

그림 9-10. PAS 염색. 위의 반지세포암종(gastric signet ring cell carcinoma)에서도 PAS 양성을 보임.

참고

Periodic acid Schiff (PAS) 염색과정

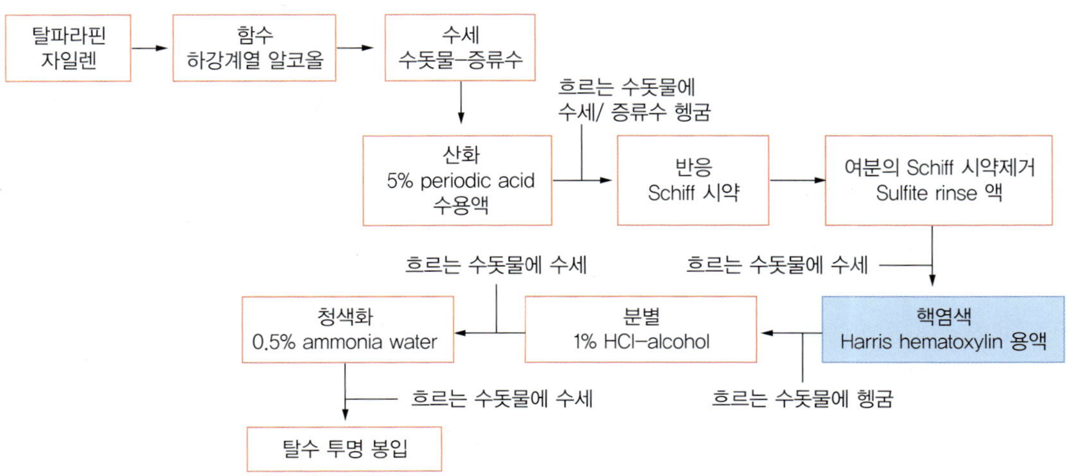

2) 디아스타제-PAS (diastase-PAS) 염색

글리코겐인가를 정확히 동정하기 위해서는 글리코겐을 디아스타제(diastase)로 처리한 후 PAS 염색을 하여 확인한다. 디아스타제(malt diastase)는 α와 β-아밀라제를 포함하고 있는 엿기름 추출물로서 조직절편에서 글리코겐을 더 작은 당으로 분해하여 제거하는 효소이다. 상품화된 디아스타제는 완충액 상태로 만들어 사용하는데 없을 경우에는 사람의 타액을 37℃에서 사용해도 똑같은 분해 효과를 얻을 수 있다. 염색 시 반드시 알고 있는 양성 대조절편을 병행하는 것이 결과 판독에 효과적이다. PAS 양성 물질 중 디아스타제에 제거되는 것은 글리코겐 뿐이기 때문에 특이적인 방법이라 할 수 있다. 글리코겐은 디아스타제 처리 후 PAS 염색에서 음성반응을 보인다(그림 9-11).

3) 베스트 카민(Best carmine) 염색

과거 오랫동안 경험적으로 사용되어온 방법으로 원리가 분명히 밝혀져 있지 않다. 그러나 머가트로이(Murgatroy, 1970)에 의하면 알칼리 용액(pH 9~11) 하에서 글리코겐의 OH기와 카민(carmine) 사이의 수소결합에 의해 염색된다고 주장되었다. 이 같은 주장을 뒷받침하는 증거로는 조직 내 수소결합과 경쟁하는 강력한 수소결합제인 요소(urea)를 사용하면 이 반응이 차단되는 것을 확인할 수 있다. 글리코겐은 적색으로 염색된다.

4) 랑한스 요오드(Langhans iodine) 염색

베르나르(Claud Bernard, 1877)와 에를리히(Ehrlich, 1883)가 처음으로 이용한 글리코겐의 염색으로 가장 오래된 방법이다. 이 염색은 영구표본제작이 어렵지만 결과의 해석이 우수하다. 글리코겐 이외에 아밀로이드도 양성 반응을 나타내므로 비특이적인 방법이나, 디아스타제(disatase) 소화법과 병행하면 특이도를 높일 수 있다.

2. 점액물질(mucosubstance)의 검출

점액물질이란 앞서 말한 바와 같이 산성화 정도가 다른 점액다당류나 당단백질(또는 점액단백질)을 말한다. 일반적인 점액물질 증명에는 PAS 반응과 뮤시카민(mucicarmine) 염색을 가장 많이 이용한다. 그러나 결합조직점액과 일부 상피점액은 산성점액다당류 염색법

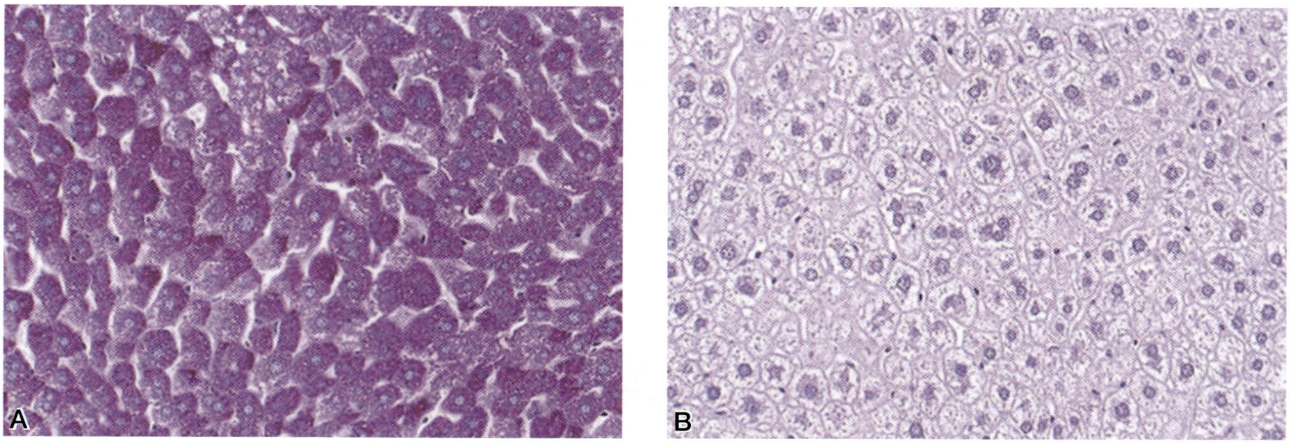

그림 9-11. 사람 정상 간조직. A. 간세포내의 글리코겐이 적자색으로 염색됨. PAS 염색, 400배. **B.** 이다스타제 처리 후에 글리코겐 염색을 한 것으로 효소에 의해 글리코겐만을 특이적으로 소화시킴. (diastase-PAS 염색, 400배)

으로만 증명이 가능하다. 점액물질의 염색결과는 흔히 중복되는 것을 볼 수 있는데, 이는 점액물질이 점액다당류와 점액단백질의 혼합 형태로 존재하기 때문이다.

현재 점액물질의 검출에는 고전적인 염색으로 알려진 뮤시카민 염색이나 변색성 염색을 비롯하여 그 뒤로 개발된 콜로이드철 염색, 알데히드푹신 염색, 알시안블루 염색(대표적인 염색법) 등이 있다.

1) 뮤시카민(mucicarmine) 염색

상당히 오랫동안 이용되어 왔음에도 그 원리가 확실치 않은 염색이다. 다만 카민액(aluminum과 carmine 화합물)이 양(+)으로 하전하여 음(-)으로 하전된 점액물질과 결합하여 짙은 분홍색 또는 적색으로 염색된다고 가정하고 있을 뿐이다(그림 9-12). 근래의 보고로는 카민-알루미뉴레이크(carmine-aluminum lake)를 형성한 큰 분자가 저밀도(low-density) 산성 화합물로 침투하여 결합한다는 설도 있다(Goldstein 1962). 이 염색에서 중성점액다당류와 강산성의 황산화 점액다당류(sulfated mucopolysaccharide)는 음성(또는 약양성)을 나타내고 약산성의 카르복시화 점액다당류(carboxylated mucopolysaccharide)는 양성을 나타낸다. 세포핵은 헤마톡실린으로 염색하고 남아있는 조직성분은 메타닐옐로우(metanil yellow)로 대조염색한다.

2) 변색성 염색(metachromatic staining)

카르복시화점액다당류(carboxylated acid mucopolysaccharide)나 황산화점액다당류(sulfated acid mucopolysaccharide)와 같은 산성 점액물질들은 다가음이온성 결합부위(polyanionic binding sites)를 가지고 있어서 톨루이딘 블루(toluidine blue)(그림 9-13), 아주르(azure), 티오닌(thionin) 등의 변색성 염료로 염색하면 변색성을 나타낸다.

변색성 염색은 산성기를 가진 상피점액이나 결합조직점액에 모두 응용할 수 있으나 사실상 결합조직의 산성점액다당류의 염색에 주로 이용하고 있다. 이 염색용액의 pH를 조절하면 산성점액다당류의 카르복시화형(carboxylated type)과 황산화형(sulfated type)을 감별해낼 수 있다. 즉 pH 2.0 이하의 염색용액에서는 황산화 점액다당류만 변색성을 보이며, pH 5.0에서는 카르복시화 점액다당류만 변색성을 나타낸다.

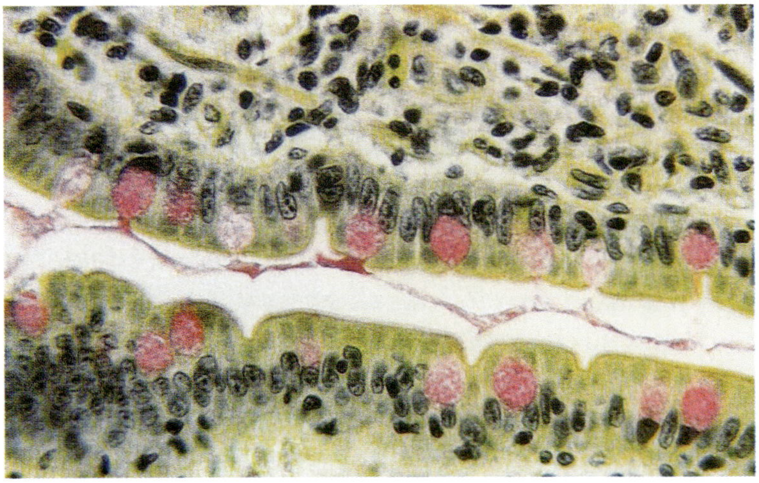

그림 9-12. 작은창자 점막. 창자융모상피 사이에 존재하는 술잔세포(goblet cells)가 양성 반응을 보이며, 융모의 표면을 따라 나타나는 줄무늬가장자리(striated border)도 약한 양성 반응을 보임. mucicarmine 염색, 400배

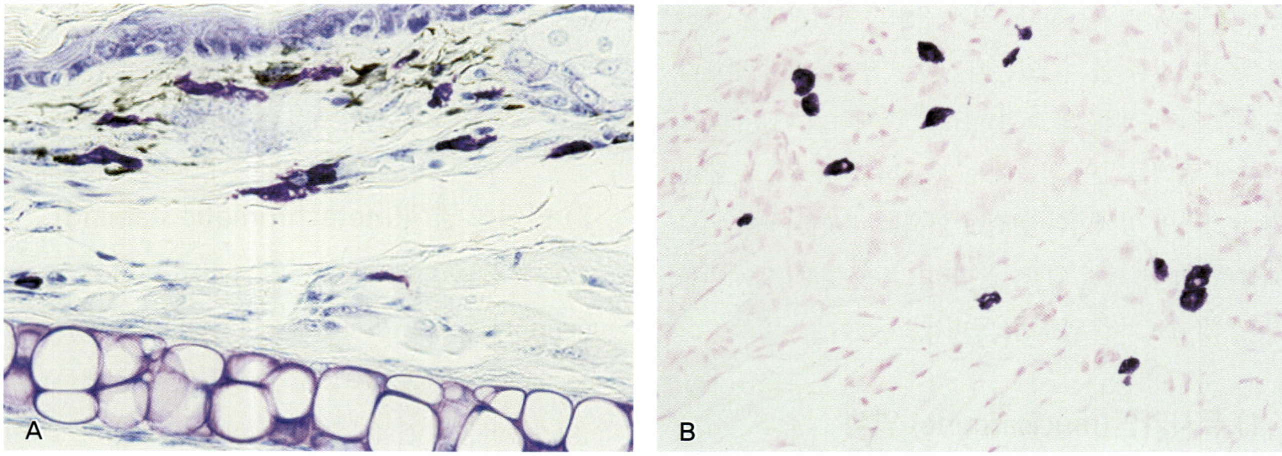

그림 9-13. A. 귓바퀴. 비만세포가 짙은 자주색으로 염색되며, 배경의 핵은 청색으로 염색됨. 400배 B. 피부진피. 대조염색으로 뉴클리어파스트레드(nuclear fast red)를 사용하였으며 톨루이딘 용액의 pH를 0.5로 낮춘 결과 핵은 염색되지 않고 비만세포의 세포질 내 과립만 짙은 자주색으로 염색되었음. toluidine blue 염색, 400배

3) 콜로이드철(colloidal iron) 염색

직경 2.5~3.5 nm의 다가 콜로이드상 철입자와 탄수화물 내 산성기의 이온결합에 기초한 염색이다. 즉, 콜로이드 상태의 염화제이철(ferric chloride, $FeCl_3 \cdot 6H_2O$)을 사용하여 산성점액다당류에 3가철(Fe^{3+})을 결합시킨 후, 프루시안블루반응(prussian blue reaction)을 이용하여 간접적으로 산성점액다당류를 검출하는 방법이다(그림 9-14). 이 염색은 일명 할반응(Hale's reaction) 또는 철포획반응(iron-capturing reaction)이라 부르기도 한다. 산성점액다당류는 청색의 프러시안블루 반응을 보인다(그림 9-15).

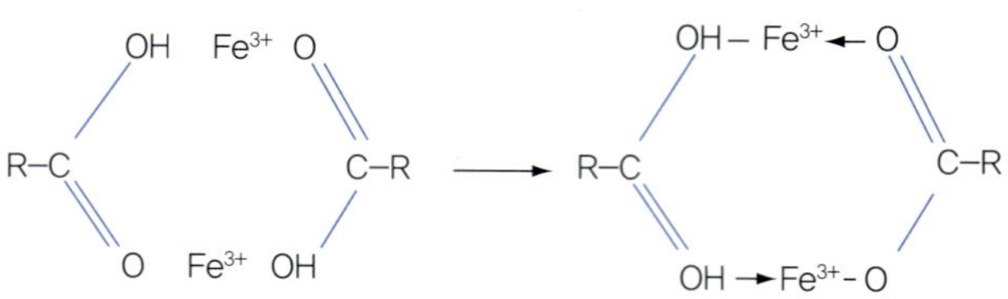

$$4\,Fe^{3+} + 3\,K_4Fe(CN)_6 \longrightarrow Fe_4[Fe(CN)_6]_3 \downarrow$$

그림 9-14. 카르복시화와 황산화 점액다당류에 의한 3가철(ferric ions)의 흡수와 프루시안블루반응에 의한 산성점액다당류의 검출

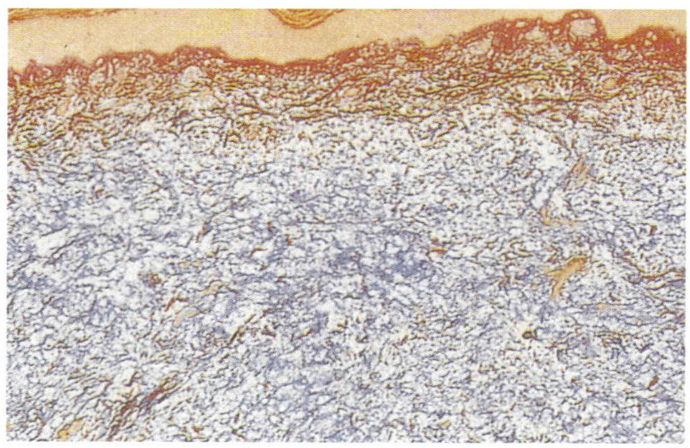

그림 9-15. **피부의 점액부종(myxedema).** 표피(상부)가 황갈색, 아교섬유가 흑갈색으로 염색되고, 진피와 피하지방조직이 많은 양의 결합조직점액의 축적으로 짙은 청색으로 염색된다. 이 절편에 히알루론산 분해효소(hyaluronidase)를 전처리한 결과 결합조직 점액의 대부분이 제거되었기 때문에 이 점액은 히알루론산(hyaluronic acid)으로 확인됨. 콜로이드철(colloidal iron) 염색, 200배

4) 알데히드푹신(aldehyde fuchsin) 염색

파라알데히드(paraldehyde)와 염기성푹신(basic fuchsin)을 강산성 용액에서 2~3일간 충분히 숙성시키면 짙은 자색의 알데히드푹신(aldehyde fuchsin)을 형성한다. 이 알데히드푹신이 황산기를 가진 점액다당류와 결합하여 자색으로 염색되는 데 기초한 반응이다

(그림 9-16 B). 그러나 알데히드푹신-양성 물질은 알시안블루에도 양성을 나타내므로 이 염색의 양성 물질은 순수한 황산화 점액다당류라기보다는 복합 황산화 점액다당류로 판단된다.

5) 알시안블루(alcian blue) 염색

알시안블루(alcian blue, AB)는 4개의 이소티오우로늄(isothiouronium)기를 가진 프탈로시아닌(phthalocyanin)계에 속하는 4가의 염기성 염료이다(그림 9-17). 1950년 스티드만(Steedman)이 조직화학에 도입한 후 모우리(Mowry, 1956)와 스컷트(Scott, 1965)에 의해 세련된 방법으로 개량되어 널리 보급되었다. 그 후 호로빈과 골드스타인(Horobin & Goldstein, 1972)이 제조회사별 AB의 품질을 검토한 결과, 8GX와 8GS는 염료로써 특성의 차이가 없다는 것과 20~56%의 불순물(주로 boric acid)이 포함되어 있다는 사실을 밝히게 되었다. 이 정도의 불순물은 AB, pH 2.5 또는 AB, pH 1.0 염색에는 문제가 없으나, 전해질 농도에 따라 미묘한 차이가 발생하는 임계전해질농도(critical electrolytic concentration, CEC)를 이용한 염색에서는 영향을 미칠 수 있으므로 정제된 염료를 사용하는 것이 바람직하다.

AB 염색의 원리는 AB가 낮은 pH에서 산성점액물질의 산성기와 이온결합하는 것에 기초하고 있다. AB의 염색특이성은 염색용액의 이온강도나 수소이온농도에 의존하며, 염색용액의 pH가 2.5를 넘으면 산성점액물질에 대한 특이성이 뚜렷하게 감소한다.

알시안블루는 산성점액물질에 대한 특이성, 강한 염색성, 염색의 불용성, 영구적으로 안정된 염색성을 유지할 수 있어서 다양한 산성점액물질의 검출에 매우 활발하게 사용되고 있다(그림 9-18).

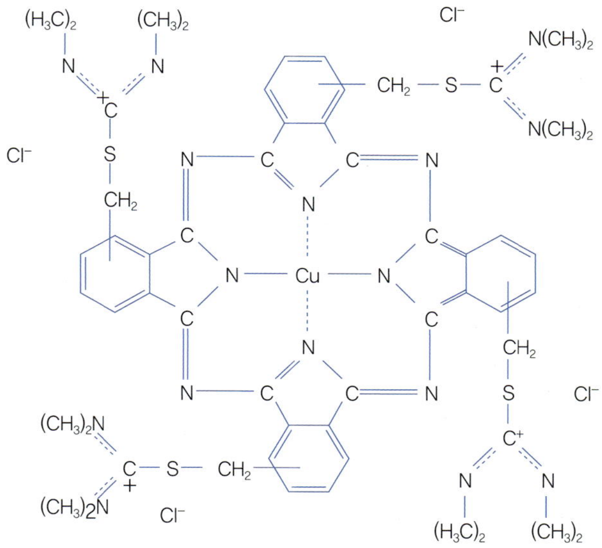

그림 9-17. 알시안블루 8GX (alcian blue 8GX)의 화학구조

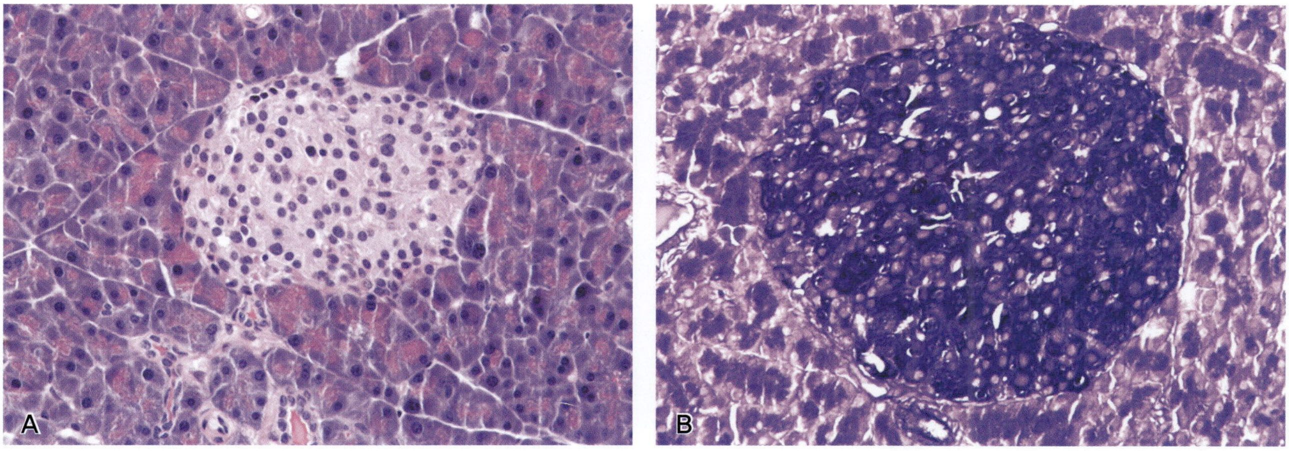

그림 9-16. 이자(췌장)의 랑게르한스섬. A. 정상조직, H&E 염색, 400배 B. β-세포가 짙은 자색으로 염색됨. 알데히드푹신(aldehyde fuchsin) 염색, 400배

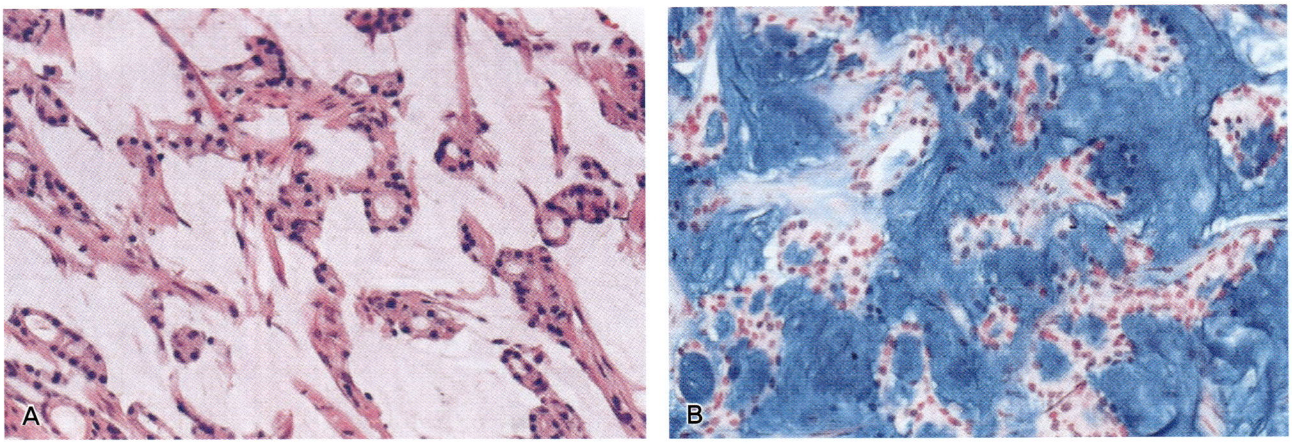

그림 9-18. 점액성 샘암종(mucinous adenocarcinoma). A. 샘 구조 주위에는 호염기성의 물질이 다량 존재함. H&E 염색, 200배 **B.** 호염기성으로 관찰된 물질에 강한 양성 반응을 보이고 있으며 대조염색은 뉴클리어파스트레드(nuclear fast red)를 사용하였음. 알시안블루(alcian blue) 염색.

(1) pH에 따른 알시안블루염색

일반적으로 AB, pH 2.5 (3% acetic acid에 녹임)를 사용하며, 이 pH에서 AB는 카르복시화와 황산화 산성점액물질에 모두 염색된다. 이는 pH 2.5 용액 내에서 카르복실기와 황산기가 모두 이온화되기 때문이다. 이에 대해 AB, pH 1.0에서는 카르복실기가 이온화되지 않기 때문에 고도로 황산화된 산성점액물질만 염색된다(그림 9-19).

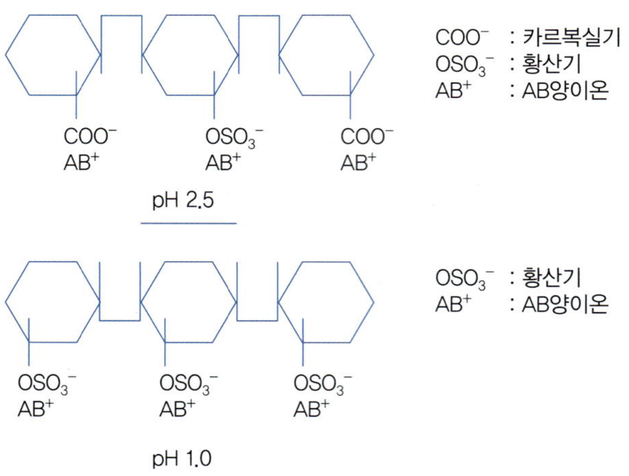

그림 9-19. pH 2.5와 pH 1.0 alcian blue 용액에서 산성점액물질의 반응성 차이. pH 2.5에서는 카르복실기(carboxyl group)와 황산기(sulfate group)에 모두 결합되지만, pH 1.0에서는 황산기에만 결합함.

비만세포에 함유된 헤파린도 AB, pH 1.0에서 양성 반응을 보인다.

(2) 임계전해질농도에 따른 알시안블루 염색

임계전해질농도(critical electrolytic concentration, CEC)란 물에 녹지 않는 어떤 종류의 염(salt)이 일정량 이상 무기 전해질(예 : $MgCl_2$)을 첨가하면 녹일 수 있으며, 이 경우 염의 용해도에 급격한 변동을 일으키는 전해질의 농도를 임계전해질농도라 한다. 스컷트(Scott)는 이 현상을 알시안블루에 의한 GAG(점액다당류) 염색에 이용하여 특정 점액다당류를 검출하는 데 성공하였다.

조직의 다가음이온(polyanion)과 알시안블루의 결합은 가역성이기 때문에 $MgCl_2$를 함유하지 않은 알시안블루용액에서 염색한 후 $MgCl_2$ 용액으로 분별할 수 있다. 이는 $MgCl_2$가 조직 내의 다가음이온 성분에 대해 알시안블루와 서로 이온경쟁(ion competition)을 일으키며 이 효과는 알시안블루의 pH를 낮추는 것과 같다.

이 염색법은 단백질의 평균 등전점에 가까운 pH 5.8에서 수행하기 때문에 AB, pH 2.5와 AB, pH 1.0 염색으로는 검출할 수 없는 다가음이온도 종종 관찰된다.

pH 5.8의 초산완충액 대신 3% 초산용액을 사용하면, $-COOH$ 및 $-OSO_3H$기를 둘 다 함유한 다가음이온은 폴리설파이트(polysulfate)로서 성질을 나타내게 되어 임계전해질농도가 pH 5.8에서의 염색에 비해 뚜렷하게 상승하기 때문에 카르복실기와 슬폰산기를 둘 다 가진 탄수화물을 동정하는 데 이용된다. 특정 점액다당류의 동정에 적당한 $MgCl_2$의 임계전해질농도는 차이가 있다(표 9-5).

6) 디아민(diamine) 염색

디아민 염색법은 염색액 내에서 생성된 염기성염료가 산성기를 가진 점액물질에 이온결합하는 데 기초한 방법으로, LID (low iron diamine)와 HID (high iron diamine)의 두 종류가 있다. 용액 내에서 생성되는 염기성염료의 구조는 가정한 것(그림 9-20)으로 아직 확실히 밝혀져 있지 않기 때문에 염색의 특이성에 대해서 정확히 설명할 수 없으나, LID 용액의 pH가 2.5이고 HID 용액의 pH가 1.5~1.7이므로 수소이온농도에 크게 의존하는 것으로 추정하고 있다. 이들 용액 내에 공존하는 철이온은 염료의 생성을 촉진하며, 핵산의 인산기에 생성된 염료와의 결합을 유발시킴으로써 염색 특이성을 높이는 데 기여하고 있다. LID방법에서는 대부분의 산성점액물질(sulfomucin은 대부분 염색되나 sialomucin의 일부는 염색되지 않는 것도 있음)이 짙은 자색으로, HID 방법에서는 황산화 점액물질(sulfomucin)만이 흑자색으로 염색된다. 이 염색법에서 염색용액의 온도가 매우 중요하기 때문에 반응시간(18시간) 동안 23~25℃를 유지해야 한다. 만일 탄력섬유가 짙게 염색되고 색상이 갈색일 경우에는 시약의 품질 및 염색의 전 과정을 재검토할 필요가 있다.

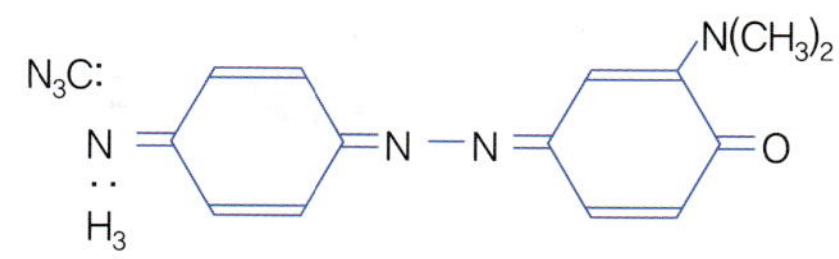

그림 9-20. HID 용액 내에 생성된 염기성염료의 가정구조

7) 근접 수산기 및 산성기의 이중염색

이중염색(double staining)은 조직절편에서 단일염색만으로 얻어낼 수 없는 더 많은 정보를 얻기 위해 자주 이용하고 있다. 그러나 이중염색은 이런 장점이 있

표 9-5. 각종 다가음이온의 알시안블루 친화성에 대한 $MgCl_2$의 농도의 영향

음이온기의 종류	다가음이온	$MgCl_2$의 몰농도									
		0.0	0.025	0.05	0.1	0.2	0.3	0.45	0.65	0.8	1.0
$-COO^-$	hyaluronate	++	++	++		–	–	–	–	–	–
	alginate	++	+	++	+++	–	–	–	–	–	–
$=PO_4^-$	RNA		+	++	++		–	–	–	–	–
	polyphosphate		+	+	+++		–	–	–	–	–
	DNA		++	++	+++		–	–	–	–	–
$-COO^-$와 $-OSO_3^-$	chondroitin sulfate	++	++	++	+++	+++	+++	+++		–	–
	heparin		++	++	+++	+++	+++	+++	+++		–
$-OSO_3^-$	keratan sulfate	++	++	++	+++	+++	+++	+++	+++	++	+

+++: 강약성, ++: 중등도양성, +: 약양성, –: 음성을 의미함

지만 한계도 있다.

이중염색은 처음 사용되는 염료나 시약은 조직 내의 반응기(reactive group)와 자유롭게 접근하여 결합하기 때문에, 단일염색의 특이성을 그대로 이중염색에서도 재현할 수 있다. 그러나 그 결과 2차 염색에서 사용되는 염료 또는 시약은 당사슬과 반응하는 데에 제약을 받을 수 있다.

대표적인 예로 알시안블루-강양성의 상피점액(주로 sulfomucin)의 경우 AB, pH 2.5-PAS 이중염색에서 자주 청색으로 염색되어, 마치 PAS 반응성이 없는 것처럼 보일 수 있다. 또 큰창자의 술잔세포 등에 함유되어 있는 황산화 시알로뮤신(sialic acid를 함유한 sulfomucin)은 HID-AB, pH 2.5 이중염색에서 자주 흑자색으로 염색되어 시알산(sialic acid)을 함유하지 않은 것처럼 보이기도 한다. 따라서 이중염색을 해야 할 경우는 단일염색도 함께 병행하여 두 염색을 서로 비교하여 보는 것이 바람직하다.

(1) AB-PAS (alcian blue, pH 2.5-PAS) 염색

산성점액과 중성점액을 감별하는 방법으로 산성당단백질은 청자색, GAG은 청색, 중성점액은 PAS에만 반응하여 적자색으로 염색된다(그림 9-21). 그러나 앞서 기술한 바와 같이 AB에 강양성의 상피점액이 자주 청색으로 염색되어 PAS 반응성이 없는 것처럼 보이기도 하고, AB, pH 2.5 염색에서는 고도로 황산화된 점액이 자주 AB의 염색성이 결여되어 산성점액물질이면서도 PAS 반응성만을 나타내기도 한다.

(2) AF-AB (aldehyde fuchsin-alcian blue, pH 2.5) 염색

황산화 점액물질과 카르복시화 점액물질을 감별하는 데 이용된다. 염색원리는 확실치 않으나 PAS 반응에서의 쉬프시약의 반응 양식, 즉 염기성 푹신 + 황(basic fuchsin + sulfur) 화합물이 알데히드(-CHO)에 의해 적자색 반응을 보이는 것(염기성푹신 + 황 + 알데히드 = 유색화합물)과 유사하게 알데히드푹신이 황산기와 결합하여 자색으로 염색되는 것으로(알데히드 + 푹신 + 황 = 유색화합물) 알려져 있다. 따라서 알데히드푹신 염색 후에 알시안블루로 이중염색하면 황산화 점액물질은 자색, 카르복시화 점액물질은 청색으로 염색된다.

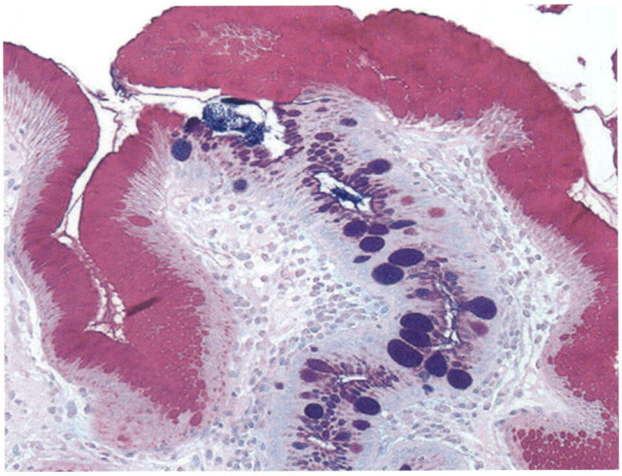

그림 9-21. 장상피화생(intestinal metaplasia). 위점막의 목점액세포는 중성점액을 포함하고 있어 PAS-양성(적자색), 화생부위의 술잔세포는 알시안블루(AB)에 양성(청색~청자색)을 나타냄. AB, pH2.5-PAS 염색, 400배

(3) AB-SO (alcian blue, pH 0.3-safranin O) 염색

1966년 에너백(Enerback)이 개발한 방법으로 1% AB, pH 0.3 (0.7N HCl에 용해)에 30분간 염색 후 0.5% 사프라닌 O 용액(safranin O 용액, 0.125N HCl에 용해)으로 5분간 염색한 다음 탈수하여 투명, 봉입한다. 이 방법은 비만세포과립 내에 존재하는 프로테오글리칸인 헤파린과 황산콘드로이틴을 이용하여 점막형(mucosal type)과 결합조직형(connective tissue type)의 비만세포를 구별하기 위해 이용된다(표 9-6). 비만세포는 헤파린을 간직하고 있는 세포로서 알레르기(예 : 천식, 습진), 아나필라시스(anaphylaxis), 자가면역질환 및 비만세포질환에서 증가한다.

표 9-6. 비만세포의 분류

표현형질	점막형 비만세포	결합조직형 비만세포	배양 비만세포
세포의 크기	작다	크다	작다
과립의 크기	크다	작다	크다
과립의 형	부정	균일	부정
과립의 염색성	알시안블루(+)	알시안블루(+) 사프라닌(+)	알시안블루(+)
유주능력	있음	없음	
프로테오글리칸	황산콘드로이틴	헤파린	황산콘드로이틴
히스타민	적다	많다	적다
단백분해효소	tryptase	tryptase chymase	tryptase
증식인자	IL-3	IL-3, IL-4	IL-3
존재부위	점막	피부, 점막밑조직, 장막	
수명	40일 이하	40일 이상	

점막형 비만세포는 알시안블루-양성, 사프라닌-음성이며, 결합조직형 비만세포는 알시안블루-양성, 사프라닌-양성을 보인다. 마우스나 랫트에서 점막형과 결합조직형의 구별이 잘 되지만, 사람에서 구별이 어려워 과립 내 트립신분해효소(tryptase)와 세린단백질가수분해효소(chymase)를 면역조직화학적 염색으로 구별한다. 사람의 비만세포는 트립신분해효소에만 양성을 보이는 MCT형과 트립신분해효소와 세린단백질가수분해효소에 모두 양성을 보이는 MCTC형으로 나눈다. 동물에서 비만세포의 경우 알시안블루-양성, 사프라닌-양성 이외에 두 가지에 모두 양성을 보이는 혼합형도 존재한다(그림 9-22).

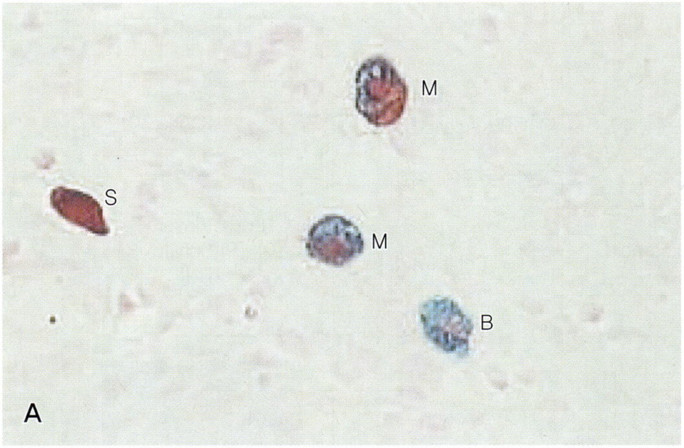

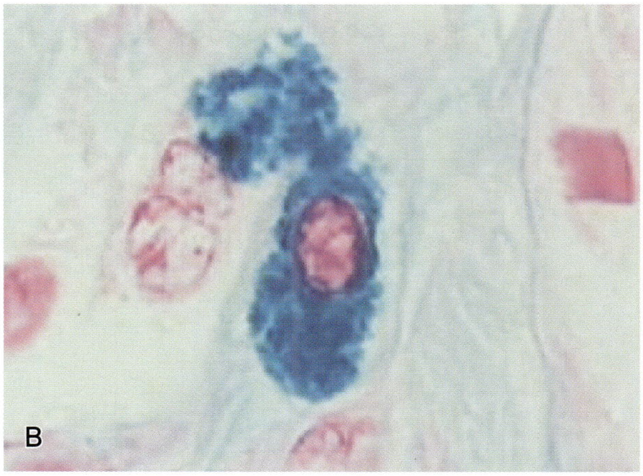

그림 9-22. 쥐 피부진피층 결합조직 내 비만세포. **A.** 알시안블루-양성(B), 사프라닌-양성(S) 및 혼합형(M) 비만세포가 존재함. 400배 **B.** 알시안블루-양성인 난원형 비만세포의 세포로부터 탈과립이 관찰되고 있으며, 핵 염색을 위해 추가로 뉴클리어 파스트레드(nuclear fast red)로 대조염색을 시행하였음. alcian blue-safranin O (AB-SO) 염색, 500배

(4) HID-AB (high iron diamine-alcian blue, pH 2.5) 염색

HID 염색 후 잠시 수세한 다음 AB, pH 2.5로 염색하는 방법이다. 히알루로산(hyaluronic acid)을 제외한 GAG과 설포뮤신은 흑자색으로, 히알루론산과 시알로뮤신은 청색으로 각각 염색된다(그림 9-23). 단, 고도로 황산화된 설포뮤신에 함유된 시알산(sialic acid)은 대부분 검출되지 않기 때문에 시알산에 선택적인 염색법을 동시에 병행하는 것이 바람직하다.

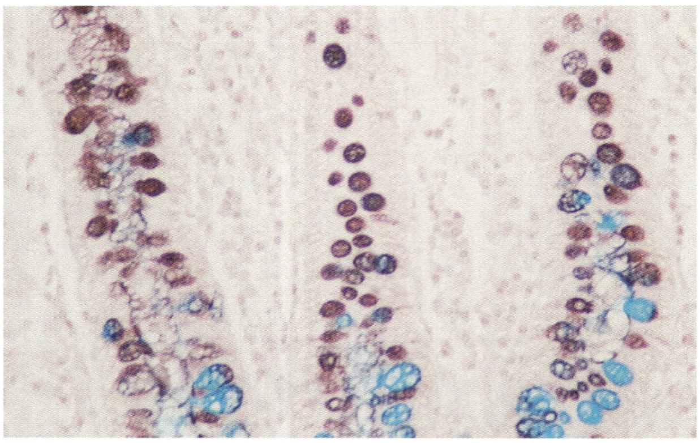

그림 9-23. 잘록창자(colon). 시알로뮤신분비 술잔세포는 밝은 청색, 설포뮤신분비 술잔세포는 흑청색으로 관찰됨. HID-AB, pH 2.5 염색, 400배

3. 화학적 수식법

히드록실기나 황산기의 화학적 수식에 따른 조직화학적 반응성의 출현, 소실 및 회복을 관찰하여 반응기의 존재를 간접적으로 증명하는 방법이다. 히드록실기의 아세틸화(acetylation)와 황산화(sulfation) 또는 황산기의 메틸화(methylation)와 비누화(saponification) 등의 방법이 있다.

1) 히드록실기의 아세틸화

조직절편을 탈파라핀, 함수, 수세 후 빙초산수용액(무수빙초산 16 mL + 무수 pyridine 24 mL)에 옮겨 58℃에서 30분~6시간(또는 25℃에서 1시간~24시간) 담가 아세틸화한다. 이 처리에 의해 히드록실기에 의존한 반응성은 사라진다. 그러나 글리코겐의 PAS 양성 반응성을 완전히 제거하지는 못한다.

2) 황산기의 메틸화

조직절편을 탈파라핀 후 100% 에탄올 처리 후 직접 염산-메탄올용액(농염산 0.4 mL + 100% methanol 50 mL)에 옮긴 후, 37℃의 항온수조에서 4시간(mild

참고 Alcian blue-Periodic acid Schiff (AB-PAS) 염색과정

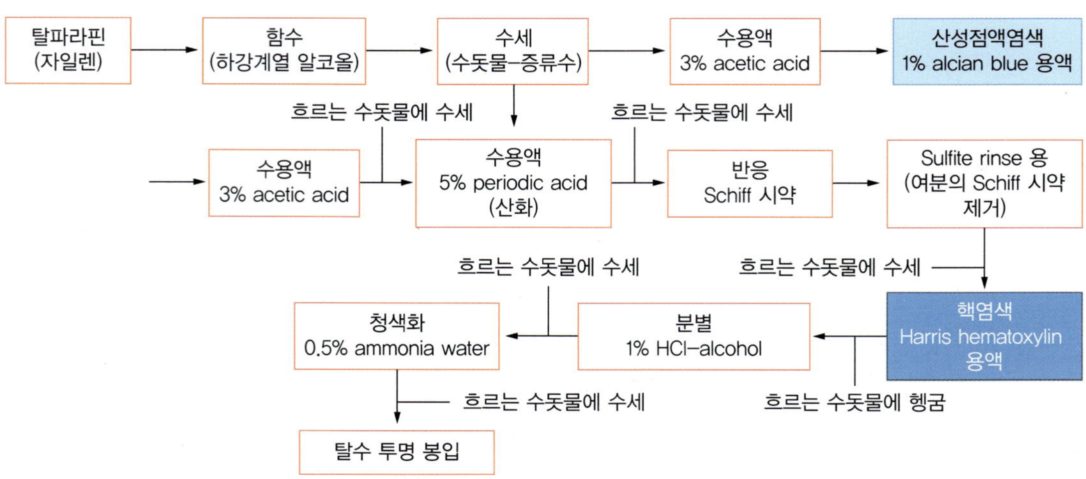

methylation), 60℃에서 4시간(active methylation) 메틸화한다.

경도메틸화(mild methylation)에 의해 탄수화물의 카르복실기가 메틸화되며(-COOH → $-COOCH_3$), 고도메틸화(active methylation)에 의해 카르복실기와 황산기가 메틸화되어($-OSO_3H$ → $-OCH_3$) 호염기성을 잃어버린다.

3) 비누화

메틸화를 시행한 조직절편을 70% 에탄올에 세척한 후 KOH 용액(1% KOH/70% ethanol 용액)으로 비누화시키면 카르복시화 점액물질의 호염기성은 회복되지만($-COOCH_3$ → -COOH), 황산화 점액물질은 호염기성이 되살아나지 않는다.

4. 효소 소화법

탄수화물에 특이적인 소화효소를 사용하여 그 분해소실을 이용한 방법이다. 여러 종류의 효소가 알려져 있으나 조직화학적으로는 GAG 가수분해효소(예 : hyaluronidase, chondroitinase 등), 뉴라민분해효소(neuraminidase), 갈락토스-산화효소(galactose-oxidase) 등으로 극히 일부에 불과하다. 히알루론산분해효소(hyaluronidase)는 소의 고환 및 세균(Streptomyces)에서 추출한 것을 이용하며, 그 외에 콘드로이틴분해효소 ABC (chondroitinase ABC), 콘드로이틴분해효소 AC (chondrotinase AC), 헤파린분해효소(heparitinase), 케라틴분해효소(keratinase) 등도 사용된다. 이 중 고환에서 유래한 히알루론산분해효소는 히알루론산(hyaluronic acid)과 황산화 콘드로이틴 A와 C (chondroitin sulfate A와 C)를, 이에 반해 Streptomyces 유래의 히알루론산분해효소는 히알루론산만 선택적으로 가수분해한다. GAG 분해효소의 소화조건은 효소에 따라 차이가 있다(표 9-7).

뉴라민분해효소(neuraminidase 또는 sialidase)는 *Arthrobacter ureafaciens*와 *Vibrio cholerae*에서 추출한 것을 이용한다. 0.01 M Tris-acetate buffer, pH 6.0에 뉴라민분해효소 1unit를 녹여 37℃에서 4~8시간 반응시킨다. *Vibrio cholerae*에서 추출한 뉴라미니다제는 4 mM의 Ca^{2+}을 첨가하여 사용한다. 뉴라미니다제는 제품에 따라 단백질분해효소(protease) 활성이 높은 것이 있으므로 주의한다.

갈락토스-산화효소는 갈락토스, N-아세틸갈락토사민(N-acetylgalactosamine)의 C-6 부위를 선택적으로 산화하여 알데히드를 발생시키는 특이한 효소로서, 생성된 알데히드는 쉬프시약을 사용하여 검출한다. pH 7.0의 인산완충액에 갈락토스-산화효소 50단위를 녹여 37℃에서 2시간 반응시킨다. 갈락토스, N-아세틸갈락토사민(N-acetylgalactosamine)은 비환원성 말단에 시알산(sialic acid)이 결합되어 있어서 다수의 시알로뮤신은 시알산분해효소(sialidase) 소화 후 갈락토스-산화효소반응에 양성을 나타낸다.

이 방법은 뒤에 기술하는 렉틴(lectin) 염색과 병행하

표 9-7. 분해효소의 소화조건

효소	효소용액	소화조건
Hyaluronidase	2,000 U/mL 0.1 NaCl 0.05 M 초산완충액, pH 5.0	40~50℃ 1~8시간
	100 U/mL 0.1 M 인산완충액, pH 5.0	37℃ 1~8시간
Chondroitinase ABC 및 AC	1~2 U/mL 0.1 M Tris 염산염, pH 7.4	37℃ 1~4시간
	1~2 U/mL 0.1 M 완충액, pH 7.4	37℃ 1~4시간
Heparitinase	1 U/mL 0.1 M 인산완충액, pH 6.8	37℃ 1~4시간
Tinase	5~10 U/mL 0.1 M 인산완충액, pH 7.4	37℃ 1~4시간

면 당사슬 구조의 해석에 매우 유용하게 사용할 수 있다. 시판 갈락토스-산화효소에는 흔히 단백질분해효소 활성을 나타내는 성분이 혼입되어 있으므로 염색에 앞서 효소액을 50℃에서 30분간 처리하여 단백질분해효소 활성을 제거한다. 갈락토스-산화효소 활성은 이 온도에서 영향을 받지 않는다.

5. 렉틴염색법

1) 렉틴

식물종자에서 추출된 물질로 특정 당잔기에 선택적으로 결합하여 혈구응집활성을 나타내는 단백질 또는 당단백질을 렉틴(lectin)이라 총칭한다. 현재 500종류 이상이 알려져 있으나, 조직화학에 이용되는 것은 그 일부에 지나지 않는다.

렉틴은 적혈구응집활성 외에 림프구의 유약화, 여러 세포의 분열촉진, 일부 종의 호르몬과 유사한 세포대사 억제작용 등 다양한 생물활성을 나타낸다. 이 모든 작용은 렉틴이 특정 당잔기 또는 당잔기군에 선택적으로 결합하는 성질에서 유래한다(표 9-8).

점액조직화학에서도 렉틴의 이러한 특성을 이용하여 특정 당잔기의 검출에 활용되고 있다. 탄수화물에 대한 렉틴의 친화성이 C-3, C-4 부위의 수산기 입체배위에 의존하고 있는 것을 이용하여 마케라(Makela)는 렉틴을 4군으로 분류하였다. 그러나 렉틴의 친화성은 종종 복수의 당잔기의 영향을 받기 때문에 동일 군에서도 그 특이성이 동일하지 않다. 또한 각각의 렉틴 특이성은 응집 또는 침강반응을 저지할 수 있는 단당류 또는 소당류의 농도에 따라 상대적인 특이성을 나타낸다. 따라서 시험관 실험과 달리 수많은 탄수화물을 함유하고 있는 조직 또는 세포를 취급하는 조직세포화학에서는 렉틴이 어느 당잔기와 결합하는가에 대해서 매우 신중하게 판단해야 한다.

2) 렉틴염색의 활용 및 원리

렉틴염색은 조직세포화학적으로 2가지 측면에서 이용된다. 하나는 면역세포생물학적 측면에서의 응용으로 형질막을 함유한 막계(membrane system)의 연구에서 중요한 수단이 되고 있다. 다른 하나는 점액조직화학적 측면에서 점액물질의 분포나 그 당사슬 구조의 해석에 중요하게 이용된다. 렉틴은 단백질 또는 당단백질이므로 자주 조직성분과 이온결합 또는 수소결합방식에 의해 비특이적인 반응이 일어날 수 있다. 특히 이온결합에 의한 반응은 비특이적 반응의 주요 원인이 되고 있다. 따라서 렉틴은 특이적 반응에 영향을 미치지 않는 범위 내에서 전해질 강도가 높은 용액을 사용하는 것이 바람직하다.

원리는 특정 당잔기에 친화성이 있는 비오틴표지 렉틴(biotinylated lectin)을 결합시킨 후 아비딘-비오틴-과산화효소 복합체(avidin-biotin-peroxidase complex)를 반응시킨 후 색소원(예 : DAB)을 사용하여 발색시키는 것이다(그림 9-24). 이를 통해 위점막 부위별 위샘의 렉틴 염색의 차이도 볼 수 있다(그림 9-25).

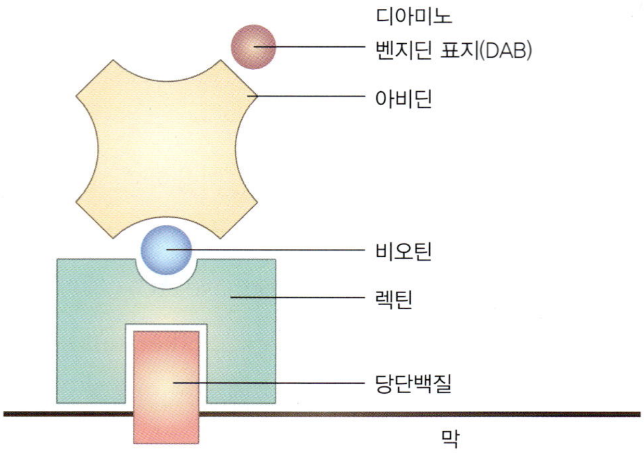

그림 9-24. 렉틴 염색원리 모형도

표 9-8. 렉틴의 종류와 특이적 친화성

Lectin 유래	약어	특이적 친화성
glucose와 mannose에 대한 친화성		
Canavalia ensiformis (concanavalin A)	Con A	manα- > glcα- > glcNAcα-
Galanthus nivalis (snowdrop lectin)	GNL	Terminal manα-3manα-
Lens culinaris (lentil lectin)	LCA	manα- > glcα- > glcNAcα-
Narcissus pseudonarcissus (daffodil agglutinin)	NPA	-6manα-6manα-6-man
Pisum sativum (pea lectin)	PSA	manα- > glcα- > glcNAcα-
N-acetylglucosamine에 대한 친화성		
Griffonia simplicifolia (=Bandeiraea simplicifolia; Griffonia lectin II)	GSL-II or BSL-II	glcNAcα- and glcNAcβ-
Lycopersicon esculentum (tomato lectin)	LEL or TL	glcNAc oligomers
Phytolacca americana (pokeweed mitogen)	PAA or PWM	glcNAcβ-4glcNAc = galβ-4glcNAc
Solanum tuberosum (potato lectin)	STA	glcNAcβ-4glcNAc
Triticum vulgare (wheat germ agglutinin)	WGA	glcNAcβ-4glcNAc > glcNAc β- > sialic acids
galactose와 N-acetylgalactosamine에 대한 친화성		
Arachis hypogaea (peanut agglutinin)	PNA	galα-3galNAc- > galβ- and galα-
Artocarpus integrifolia (jacalin, jackfruit lectin)	Jac	galβ-3galNAcα-
Bauhinia purpurea (Bauhinia lectin)	BPL	galβ-3galNAcα- > galNAcα-
Dolichos biflorus (horse gram lectin)	DBA	galNAcα-3galNAc >> GalNAcα-
Glycine max (soybean aggluinin)	SBA	galNAcα- and galNAcβ- > galα- and gal-β
Griffonia simplicifiolia (=Bandeiraea simplicifolia; Griffonia lectin I)	GSL-1, BS-1	galNAcα-(isolectin A) and galα- (isolectin β)
Helix pomatia (Edible snail agglutinin)	HPA	galNAc > glcNAc >> gal
Maclura pomifera (osage orange lectin)	MPA	galNAcα- > galα-
Phaseolus vulgaris (kidney bean lectins)	PHA-E & PHA-L	complex sequences, including galβ-4glcNAcβ-2manβ-(isoiectins E and L agglutinate erythrocytes and leukocytes respectively)
Riclnus communis (castor bean agglutinin I)	RCA-I or RCA120	gaβ- > galα- >> galNAc
Vicia villosa (hairy vetch lectin)	WA	galNAcα-(ser/thr) > galα - 3galNAcα- > galNAc-
fucose에 대한 친화성		
Anguilla anguilla (eel lectin)	AAA	fucα-
Lotus tetragonobolus (=Tetragonobolus purpureus; asparagus pea lectin)	LTA	fucα-
Ulex europaeus (gorse lectin I)	UEA-I	fucα-
sialic and/or uronic acids에 대한 친화성		
Aplysia depilans (sea-hare gonad lectin)	AGL, SHL	Galacturonic acid >> D-Gal
Bovine or porcine lung, pancrease, salivary glands (aprotinin; bovine trypsin inhibitor)		Uronic and sialic acids
Limax flavus (slug lectin)	LFA	Sialic acids : N-acetylneuraminic acid > N-glycolylneuraminic acid
Limulus polyphemus (limulin or horseshoe crab lectin)	LPA	sialic acids : Neu5Ac (or Neu5Gc) α-6galNAc > NeugAc
Maackia amurensis (Amur maackia lectin)	MAL	Sialylα-3gal
Sambucus nigra (eider bark lectin)	SNA	Neu5Acα-6 (gal or galNAc)

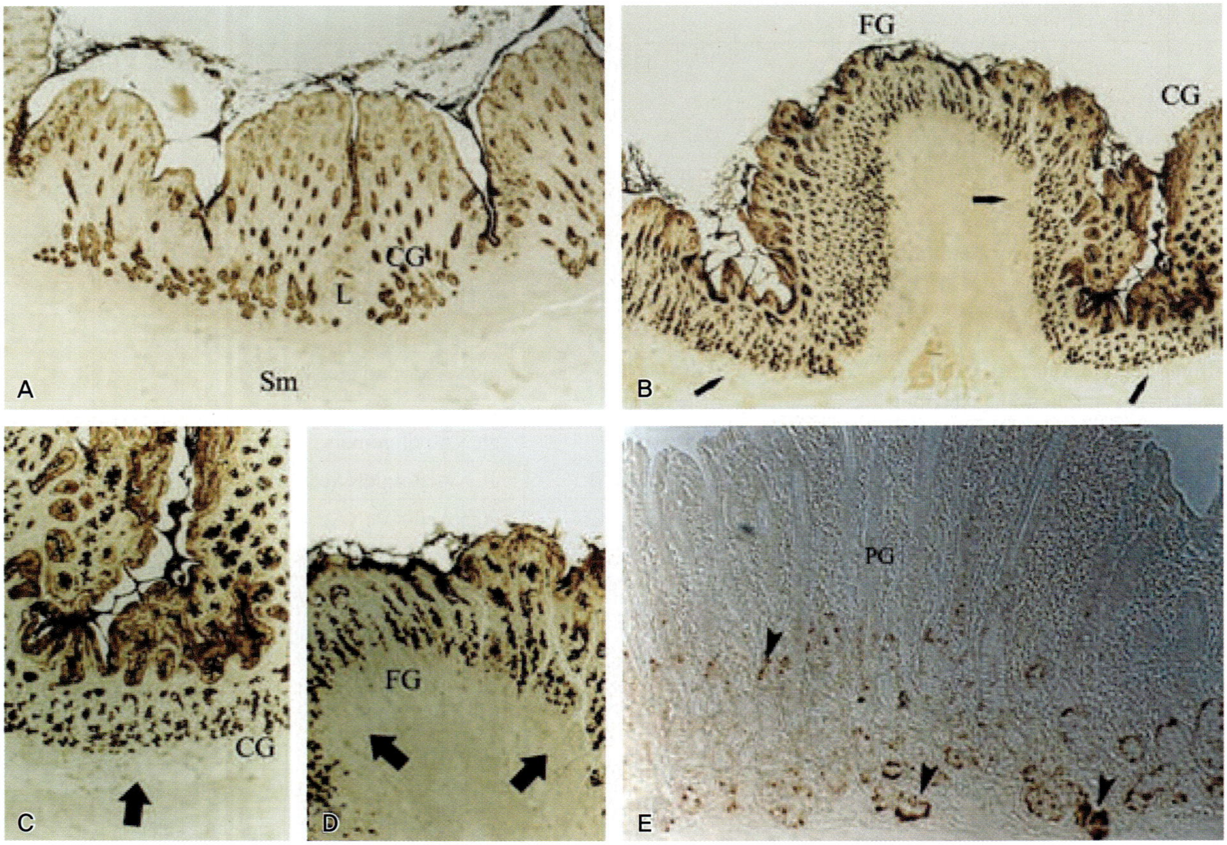

그림 9-25. 원숭이 위점막 부위에 따른 렉틴의 염색성 차이.
A. 들문샘의 전체 길이에 양성을 보이며, 위점막의 점액층에 강한 양성도 관찰됨. HRP/WGA 렉틴염색, 100배 **B.** 들문샘과 위저샘 사이의 이행부(transition zone)와 샘 바닥부위가 음성을 보임(넓은 화살표). HRP/WGA 렉틴염색, 100배 **C와 D.** 들문샘과 위저샘의 염색이 안된 샘 바닥부위가 뚜렷이 관찰됨(넓은 화살표) 각 200배, 100배. **E.** 날문샘 아래 부분의 일부세포에서만 양성 반응을 나타냄(화살표 머리). HRP/WGA 렉틴염색, 200배(G: 들문샘, FG: 위저샘, PG: 날문샘)

6. 면역조직화학적 방법

점액물질에 대한 특이항체를 이용한 염색법이다. 당사슬 부분에 대한 항체 또는 펩타이드 부분에 대한 항체가 이용된다. 전자에 속하는 것은 혈액형 물질의 항원결정기에 대한 항체가 있다.

많은 종양표지자(tumor marker)에 대한 단클론항체도 당사슬 항원을 인식한다. 따라서 이와 같은 항체는 렉틴과 마찬가지로 특정 당사슬 구조의 검출에 이용할 수 있다.

당단백질의 단백질 부분을 인식하는 항체의 대표적인 것은 면역글로불린 항체이다(표 9-9).

표 9-9. 면역조직화학 방법에 의해 검출이 가능한 당단백질과 그 역할

항체	역할
Muc-1	과량의 O-glycosylated 막투과성 단백질로 대부분 분비성 상피조직에서 발현되며, 젖샘 및 일부 조혈세포들에서도 일부 분비됨
GCDFP-15	난소암종에서 발현되는 당단백질
Glycophorin	적혈구와 적혈구 전구세포들에서 발현되는 당단백질

위점막 또는 술잔세포 특유의 점액에 대한 항체를 제작하여 이용하고 있다. 이상의 항체를 이용한 염색방법의 기술은 면역조직화학적 방법과 동일하다(그림 9-26).

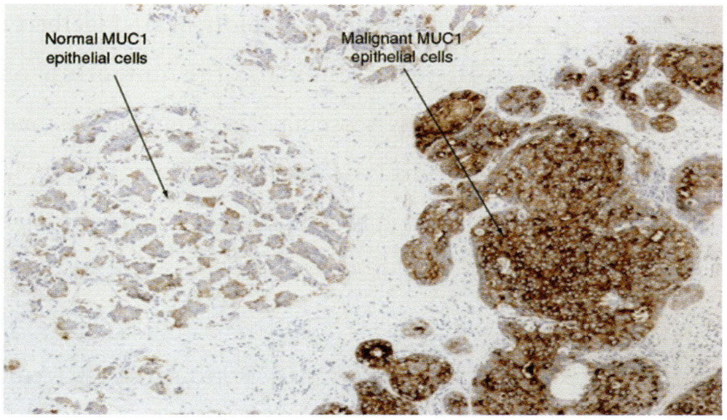

그림 9-26. 정상 유방조직(완쪽)과 유방암조직(오른쪽). 암종조직에서 MUC-1이 강한 양성반응을 보임. MUC-1 면역조직화학염색, 100배

참고문헌

1. Spicer SS, Leppi TJ, Stoward PJ. Suggestions for a histochemical terminology of carbohydraterich tissue components. J Histochem Cytochem 13(7):599-603, 1965.
2. Reid L, Clamp JR. The biochemical and histochemical nomenclature of mucus. British Medical Bulletin 34:5-8, 1978.
3. Pearse AGE. Histochemistry, Theoretical and Applied, 4th edn. Vol. 2. Analytical Technique. Edinburgh: Churchill-Livingstone, pp.675-785, 1985.
4. Horobin RW. Special stains"-influence of dye chemistry on staining DAKO Connection 14: 2010
5. Scheinthal BM, Bettelheim FA. Multiple forms of sialic acids. Carbohyd Res 6(3):257-265, 1968.
6. Schrevel J, Gros D, Monsigny M. Cytochemistry of cell glycoconjugates. Prog Histochem Cytochem 14(2):1-269, 1981.
7. Scott JE. Histochemistry of alcian blue. III. The molecular biological basis of staining by alcian blue 8GX and analogous phthalocyanins. Histochemie 32:191-212, 1972.
8. Scott JE. Critical electrolyte concentration (CEC) effects in interactions between acid glycosaminoglycans and organic cations and polycations. In: Balazs EA, ed. Chemistry and Molecular Biology of the Extracellular Matrix. v. 2. London: Academic Press, pp.1105-1119, 1970.
9. Horobin RW, Goldstein DJ. The influence of salt on the staining of tissue sections with basic dyes: an investigation into general applicability of the critical electrolyte concentration theory. Histochem J 6:599-609, 1974.
10. Quintarelli G, Scott JE, Dellovo MC. The chemical and histochemical properties of alcian blue. III. Chemical blocking and unblocking. Histochemie 4:99-112, 1964.
11. Hooghwinkel GJM, Smits G. The specificity of the periodic acid-Schiff technique studied by a quantitative test-tube method. J Histochem Cytochem 5:120-126, 1957.
12. Leblond CP, Glegg RE, Eidinger D. Presence of carbohydrates with free 1,2-glycol groups in sites stained by the periodic acid-Schiff technique. J Histochem

Cytochem 5:445-458, 1957.

13. Scott JE, Harbinson RJ. Periodate oxidation of acid polysaccharides. II. Rates of oxidation of uronic acids in polyuronides and acid mucopolysaccharides. Histochemie 19:155-161, 1969.
14. Scott JE, Dorling J. Periodate oxidation of acid polysaccharides. III. A PAS method for chondroitin sulphates and other glycosamino-glycuronans. Histochemie 19:295-301, 1969.
15. Kasten, FH. The Chemistry of Schiff's reagent. Int Rev Cytol 10:1-100, 1960.
16. Hardonk MJ, van D uijn P . The mechanism of the Schiff reaction as studied with histochemical model systems. J Histochem Cytochem 12(10):748-751, 1964.
17. Robins JH, A brams GD, P inock JA. The structure of Schiff reagent aldehyde adducts and the mechanism of the Schiff reaction as determined by nuclear magnetic resonance spectroscopy. Can J Chem 58:339-347, 1980.
18. Heinemann RL. Comparative spectroscopy of basic fuchsin, Schiff reagent, and a formalin-Schiff derivative in relation to dye structure and staining. Stain Technol 45(4):165-172, 1970.
19. McManus JFA, Mowry RW. Staining Methods. Histologic and Histochemical. New York: P. B. Hoeber, pp. 75, 126-128, 1960.
20. Demalsy P, C allebaut M. Plain water as a rinsing agent preferable to sulfurous acid after the Feulgen method. Stain Technol 42:133-136, 1967.
21. Sharon N, L is H. History of lectins: from hemagglutinins to biological recognition molecules. Glycobiology 14(11):53R-62R, 2004.
22. Spicer SS, S chulte BA. D iversity of cell glycoconjugates shown histochemically: a perspective. J Histochem Cytochem 1992;40:1-38.
23. Brooks SA, L eathem A JC, S chumacher U. Lectin Histochemistry: A C oncise Practical Handbook. Oxford: Bios, 1997.
24. Nagao M, Oka N, Kamo H, A kiguchi I , Kimura J. Ulex europaeus-I and Glycine max bind to the human olfactory bulb. Neurosci Lett 164:221-224, 1993.
25. Liener IE, Sharon N, Goldstein IJ, eds. The Lectins. Properties, Functions and Applications in Biology and Medicine. Orlando, Florida: Academic Press, 35-248, 1986.
26. Taatjes DJ, Roth J, Peumans W, Goldstein IJ. Elderberry bark lectin-gold techniques for the detection of Neu5Ac(a2,6)Gal/GalNAc sequences: applications and limitations. Histochem J 20:478-490, 1988.
27. Spicer SS, Schulte BA. Diversity of cell glycoconjugates shown histochemically: a perspective. J Histochem Cytochem 40:1-38, 1992.
28. Boya J, Calvo JL, Carbonell AL, Borregon A. A lectin histochemical study on the development of rat microglial cells. J Anat 175:229-236, 1991.
29. Streit WJ, Schulte BA, Balentine JD, Spicer SS. Histochemical localization of galactose-containing glycoconjugates in sensory neurons and their processes in the central and peripheral nervous system of the rat. J Histochem Cytochem 33:1042-1052, 1985.
30. Nagao M, Oka N, Kamo H, Akiguchi I, Kimura J. Ulex europaeus-I and Glycine max bind to the human olfactory bulb. Neurosci Lett 164:221-224, 1993.
31. Biernacka D, Tomaszewska A, Muszynski J, Moskalewski S. Concomitant staining of mast and parietal cells in human gastric mucosa. Biotech Histochem 71(5):234-236, 1996.
32. Sharon N, Lis H. History of lectins: from hemagglutinins to biological recognition molecules. Glycobiology 14(11):53R-62R, 2004.

10

아밀로이드
Amyloid

학 습 목 표

- 아밀로이드의 구성성분에 대해 설명한다.
- 아밀로이드의 종류와 염색 특성에 대해 설명한다.
- 아밀로이드를 단백질의 종류와 환자의 임상소견에 따라 분류한다.
- 전신성 아밀로이드증의 장기별 아밀로이드 출현율에 대해 설명한다.
- 콩고레드(congo red) 염색의 특이도를 높일 수 있는 방법에 대해 설명한다.
- AL과 AA 아밀로이드를 구별하는 방법에 대해 설명한다.

I. 아밀로이드란?

아밀로이드(amyloid)는 단백질 대사의 장애로 인해 생긴 비정상적인 단백질이며, 침착된 장기나 조직을 손상시켜 여러 증상을 나타내는 질환을 아밀로이드증(amyloidosis)이라 한다. 아밀로이드가 침착된 기관은 흔히 비대 및 경화되고 색깔이 퇴색되어 그 절단면이 밀납처럼 변하기 때문에 아밀로이드에 의한 조직 변화를 돈지양변성(lardaceous degeneration) 또는 밀납변성(waxy degeneration)이라 부른다. 아밀로이드증의 초기에는 증상이 없는 경우가 많다. 증상은 수개월에서 수년에 걸쳐 침범된 조직과 기관에 따라 다양하게 나타난다. 침범되는 기관은 콩팥, 심장, 간, 신경 등이며 침범 부위가 커지면서 고유의 기능을 상실한다. 그 결과 만성 콩팥부전, 만성 심부전, 신경 손상 등이 발생한다.

아밀로이드란 용어는 아밀로이드 침착 부위에 요오드액을 바른 후 황산을 떨어뜨렸을 때 청자색으로 변화됨(그림 10-1)을 보고 전분과 유사한 물질(starch-like substances)이라는 의미로 비르효(R. Virchow)가 처음 사용하였다. 그러나 그 후 프레드릭(Fredrick)과 케

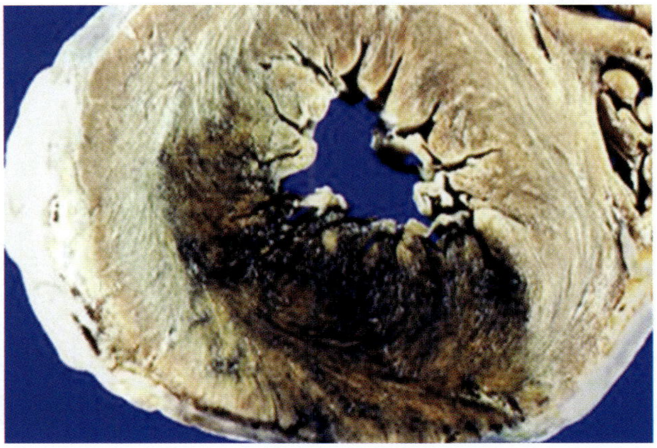

그림 10-1. 부검 심장의 아밀로이드 침착. 루골 요오드-황산 처리에 의해 아밀로이드 침착부위가 청자색으로 착색되어 있음

쿨레(Kekúle)가 간과 지라에 침착된 아밀로이드가 질소를 많이 함유한 단백질임을 확인하여 현재는 아밀로이드의 전체 함량 중 95% 이상이 단백질로 이루어진 당단백질(glycoprotein)로 알려져 있다.

II. 아밀로이드의 구성성분과 원섬유 단백질의 구조

아밀로이드는 원섬유단백질(fibrillar protein), 아밀로이드 P 성분(amyloid P component), 복합 다당류(glycosaminoglycan, 주로 heparan sulfate)의 3가지 주요성분 및 기타 알파1-안티키모트립신(α1-antichymotrypsin), 일부 보체성분, 아포지단백질(apolipoprotein) 등으로 이루어져 있으며 원섬유단백질의 특성에 따라 다양한 종류로 분류된다.

그러나 아밀로이드는 원섬유단백질의 특성과 무관하게 전자현미경 표본에서는 모두 유사한 초미세 구조로 나타난다(그림 10-2 A). 각 원섬유는 직경이 약 7.5 nm이며, 이것은 다시 직경이 2.5 nm인 두 개의 전자치밀 선상 물질이 중심부의 2.5 nm의 간격을 두고 서로 분리되어 있다. 원섬유들은 대개 불규칙한 배열을 하고 있으나, 때때로 규칙적인 수평배열을 하고 있는 2~8개의 원섬유들이 무리를 이루는 것도 있다. 따라서 아밀로이드는 단백질원섬유가 원섬유 사이 점액다당류의 기질 내에 매몰되어 있는 상태로 존재하는 것이다. 1968년 그렌너(Glenner)는 이 기질 내의 아밀로이드원섬유를 분리하여, 물리적 특성 및 아미노산 서열을 조사한 결과, 베타-병풍구조(β-pleated sheet)로 배열된 가벼운 사슬 폴리펩티드(light-chain polypeptide)로 구성되어 있다는 것을 알아냈다(그림 10-2 B).

III. 아밀로이드의 분류

아밀로이드는 발생 원인이 불분명하고 전자현미경 표본에서도 모두 유사하기 때문에 분류에 많은 혼란이 있어 왔다. 그러나 지난 몇 년간 아밀로이드를 분류하는데 매우 큰 변화가 일어났다(표 10-1). 첫째는 유전성 질환인 지중해성 열(familial Mediterranean fever)에서 출현하는 아밀로이드 단백질이 여러 염증질환에

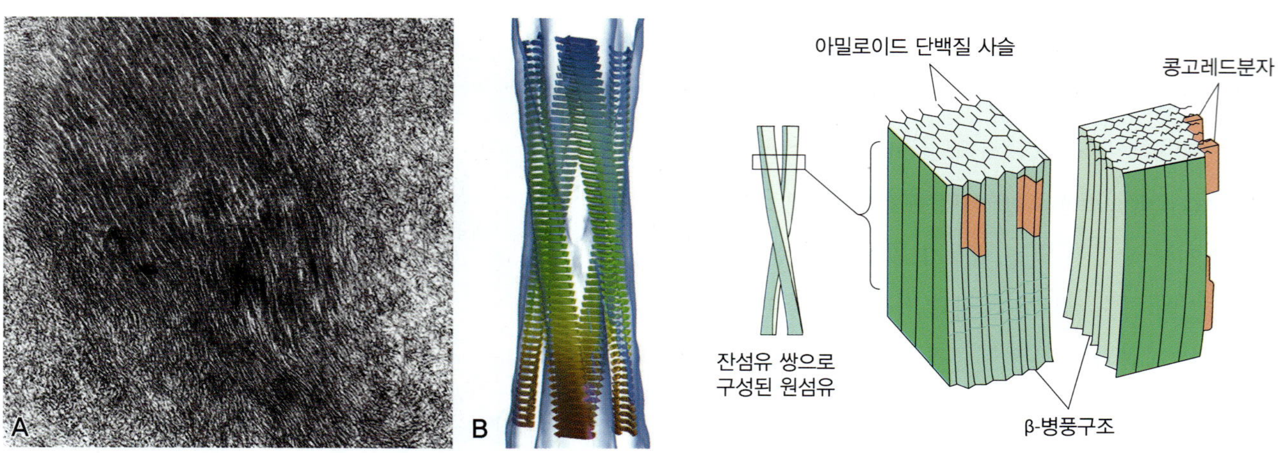

그림 10-2. 아밀로이드의 구조. **A.** 전자현미경 사진. 중앙의 아교섬유 바깥쪽에 가는 아밀로이드 원섬유가 보임. **B.** 교차 β-병풍구조 단백질 홈에 콩고레드 염료분자가 수소결합을 형성하는 모식도

표 10-1. 단백질에 따른 아밀로이드 분류

종류	단백질 전구체	증상
AL	Ig 사슬의 가변부위(환자마다 다르다)	원발성 전신성 아밀로이드증
AA	Amino acid terminus-SSA(환자마다 동일하다)	속발성 아밀로이드증
ATTR	Transthyretin	유전성 전신성 아밀로이드증
$A\beta_2M$	β_2 - microglobulin	혈액투석연관 전신성 아밀로이드증
Acal	Calcitonin	갑상샘 속질 수양암
IAPP	Islet - associated peptide	II-형 당뇨병

AL; amyloid light (chain) AA; amyloid A, SAA; serum amyloid A

서 속발성으로 침착하는 아밀로이드 단백질과 동일하다는 사실이 밝혀졌고, 둘째는 원발성 아밀로이드증(primary amyloidosis)이 여러 종류의 형질세포질환에서 볼 수 있는 아밀로이드와 동일하다는 것, 셋째는 가족 아밀로이드성 다발신경증(familial amyloidotic polyneuropathy)에서 발견되는 아밀로이드 단백질이 국소성 심장아밀로이드(isolated cardiac amyloid)에서 발견되는 것과 같다는 사실이다. 오래전의 임상적 분류법에서는 가족성 지중해성 열과 가족 아밀로이드성 다발신경증의 아밀로이드증이 비슷한 경과를 취하기 때문에 '가족성'이란 형태로 함께 취급하였다. 그러나 이 개념은 두 질환에서 출현하는 아밀로이드 단백질이 서로 다르다는 것이 밝혀진 후로 그 가치를 상실하였다. 이 같은 사실에도 불구하고 오늘날 임상의학에서는 여전히 구 분류가 사용되고, 그에 반하여 단백질형에 근거한 신 분류법은 아직도 일반화되지 않고 있는 실정이다. 이런 이유 때문에 이 장에서는 이 신·구 분류법을 각각 나누어 기술하였다.

1. 임상적 분류

가장 보편적으로 이용되는 분류는 환자의 임상소견을 기초로 한 것이다. 이 분류에서는 아밀로이드증을 원발성, 속발성, 가족성 및 국소성으로 나누고 있으며 그중 임상적으로 원발성 아밀로이드증이 가장 높은 출현율을 보인다(그림 10-3). 원발성, 속발성, 가족성 아밀로이드증 환자는 흔히 콩팥부전 또는 심부전을 보이지만, 다른 기관에는 영향을 미치지 않는다. 흔한 침착부위는 간, 지라(비장), 위장관, 혀, 피하조직이다.

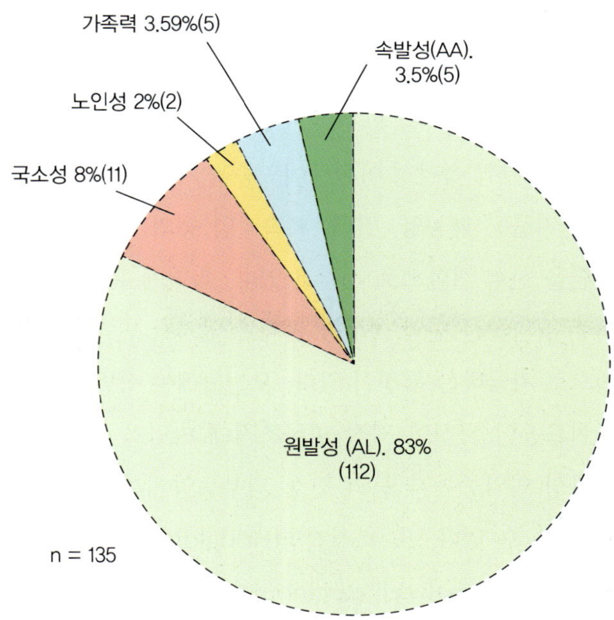

그림 10-3. 아밀로이드증 발생률. 1996년 미국 메이오 병원에서 135명의 아밀로이드증 환자를 대상으로 조사한 결과 원발성 아밀로이드증 환자가 전체의 83%로 가장 높은 것으로 조사되었음.

1) 원발성 아밀로이드증(primary amyloidosis)

선행 질환이 없이 출현하는 전신성 아밀로이드증이다. 이 아밀로이드증의 20~40%는 형질세포종양, 즉 다발성 뼈속질종(multiple myeloma) 또는 기타 B세포 림프종의 전구증(harbinger)으로 알려져 있다. 이런 관점에서 보면, 원발성 아밀로이드증은 B세포 이상과 관련된 아밀로이드질환의 넓은 범위를 차지하고 있으나, 악성 종양의 이전 또는 이후에 출현하는 다른 종류의 아밀로이드와는 다르다.

2) 속발성 아밀로이드증 (secondary amyloidosis)

선행 질환의 합병증으로 나타나는 전신성 아밀로이드증이다. 원발성 아밀로이드증을 유발하는 다발성 뼈속질종 환자의 10~15%에서 아밀로이드증으로 발전하지만, 대부분의 속발성 아밀로이드증은 면역학적 배경의 유무에 관계없이 만성 염증성 질환을 앓았던 환자에서 나타난다. 류마티스성 관절염(rheumatoid arthritis), 강직성 척수염(ankylosing spondylitis), 전신홍반성 낭창(systemic lupus erythematosus), 크론병, 궤양성큰창자염 환자는 종종 속발성 아밀로이드증이 발생한다. 속발성 아밀로이드증을 가진 대부분의 다른 환자들은 폐농양, 결핵, 뼈속질염 등의 만성 염증성 질환을 선행 질환으로 가지고 있다. 과거에 유행하였던 이런 질환들은 면역 이상과 관계가 없지만 면역계를 만성으로 자극하는 특징이 있다. 오늘날에는 속발성 아밀로이드증이 자신이 직접 피하조직에 마약을 투여하는 습관성 마약중독자 등의 만성 피부농양에서 발생하는 것을 볼 수 있다. 또 호지킨병(Hodgkin's disease) 및 콩팥세포암(renal cell carcinoma) 등과 같은 특정 악성 종양 환자에서도 나타난다. 이들 종양에서 출현하는 아밀로이드은 류마티스성 관절염, 만성 염증질환, 지중해성 열 환자에서 출현하는 것과 동일하다.

3) 가족성 아밀로이드증 (familial amyloidosis)

국한된 몇몇 인구분포 지역에서 유전적으로 발생하는 아밀로이드증이다. 이 중 한 군은 가족유전성 지중해성열의 아밀로이드증으로 이스라엘의 포르투칼계 유대인에서 발견된다. 이 질환은 다형핵백혈구 이상을 특징으로 하며 복막염을 포함한 장막염(serositis)의 재발 경험을 갖고 있다. 이 경우 출현하는 아밀로이드 단백질은 염증의 재발이 있기 때문에 속발성 아밀로이드증에서 볼 수 있는 것과 동일하다. 다른 한 군은 가족아밀로이드성 다발신경증(familial amyloidotic polyneuropathy)으로 적어도 3개국, 즉 스웨덴, 포르투칼, 일본에서 보고된다. 이 형은 아밀로이드가 말초신경과 자율신경에 주로 침착된다. 아밀로이드 단백질의 성상은 가족성 지중해성 열에서 출현하는 것과 전혀 다르다.

노인성 전신아밀로이드증(senile systemic amyloidosis)도 가족성으로 분류되며, 70세 이상에서 전신에 아밀로이드가 침착된다. 특히 심장에 침착되어 심근이상과 부정맥을 발생시킨다.

4) 국소성 아밀로이드증 (isolated amyloidosis)

국소적으로 하나의 기관만을 침범하는 아밀로이드증으로 폐, 콩팥, 여러 관절, 폴리펩티드호르몬을 분비하는 내분비종양부위에서 보고된다. 내분비종양에서는 아밀로이드이 호르몬 또는 프로호르몬(prohormone)의 일부분이다.

알츠하이머 질환(Alzheimer's disease)은 기관특이성 아밀로이드(organ-specific amyloid)가 가장 흔히 출현하는 대표적인 질환이다. 이 질환에서는 아밀로이드가 뇌와 그 혈관에 제한되어 침착한다. 대부분의 경우 이 질환은 특발성이나 가족성으로 나타나기도 한다.

2. 단백질 종류에 의한 분류

단백질의 분리, 정제 및 아미노산 서열 분석기술의 발전으로 아밀로이드 침착물에서 발견되는 단백질의 성상이 밝혀지게 됨으로써, 아밀로이드는 단일 질환이 아니고 복합적인 질환임이 확인되었다. 또 그 단백질 침착물은 기본적으로 아미노산 서열이 다른 데도 불구하고 모두 형태, 구조 및 염색성이 유사하다. 따라서 아밀로이드증과 관련된 질환과 단백질의 종류에 따른 재분류가 필요하게 되었다(표 10-1).

1) AL 아밀로이드(amyloid light chain)

원발성 아밀로이드증 또는 다발성 뼈속질종 환자로부터 최초로 분리되고 아미노산 서열이 결정된 아밀로이드 단백질로서, 보통 면역글로불린 가벼운 사슬(immunoglobulin light chain)의 가변부위(variable region)로 구성되어 있다. AL 아밀로이드에서는 κ 와 λ 성분을 분리해 낼 수 있다. 또 동일 환자에서 분리된 아밀로이드는 비록 장기는 다를지라도 AL 아밀로이드 단백질의 아미노산 서열이 일정하다. 소변에서 볼 수 있는 벤스-존스단백질(Bence-Jones protein)의 가변부위 아미노산 서열은 이 환자의 AL 아밀로이드 단백질과 일치한다. AL 아밀로이드는 가벼운 사슬(드물게 무거운 사슬, heavy chain)로 나타나기 때문에 환자가 다르면 분리된 AL 아밀로이드 단백질의 아미노산 서열도 다르다.

AL 아밀로이드는 원발성 아밀로이드증을 유발하며 다발성 뼈속질종 또는 B-세포림프종(B cell lymphoma)에서 흔히 출현한다. 폐의 고립 결절 내에서 발견되는 AL 아밀로이드는 일반적으로 국소적인 형질세포 종괴(mass)와 관련이 있다. 또 원발성 아밀로이드증이 있는 많은 환자들에서 그 후 형질세포 이상이나 확실한 뼈속질종으로 발전하기 때문에 원발성 아밀로이드증, 다발성 뼈속질종 및 면역아구성 림프종은 단일 질환의 부류로 볼 수 있다.

2) AA 아밀로이드(amyloid associated, amyloid A protein)

AA 아밀로이드는 외관상 관련이 없어 보이는 감염성 질환(결핵, 나병), 만성 염증(유육종증, 크론병, 궤양성 대장염), 류마티스 질환(류마티스 관절염, 강직척수염), 가족성 질환 및 여러 형태의 암의 합병증에서 볼 수 있다. AA 아밀로이드 단백질의 76개 아미노산은 자연적으로 생성된 혈청단백질의 아미노산 말단 2/3와 일치한다. 혈청단백질은 SAA (serum amyloid associated)라 부르며 급성기 단백질로서 염증기간 동안에 혈청에서의 농도가 500~1,000배 정도 신속히 증가한다. 혈청단백질은 AA 단백질과는 반대로 염증의 종류와 관계없이 모든 환자에서 아미노산 서열이 동일하게 나타난다. 또 이 종류의 AA 단백질은 가족성 지중해성 열에서 볼 수 있는 AA 단백질의 아미노산 서열과도 동일하다. 뿐만 아니라 호지킨병이나 콩팥세포암에서도 나타난다.

3) ATTR 아밀로이드(Transthyretin)

ATTR 아밀로이드는 티록신(thyroxine)과 레티놀 결합단백질(retinol-binding protein)을 운반하는 혈청단백질이다. 각각 127개의 아미노산으로 구성된 4개의 동일한 소단위를 가진 사량체(tetramer)로서 혈액을 순환한다. ATTR 단백질은 원래 혈청단백질 전기영동에서 알부민쪽 양극으로 이동하기 때문에 프리알부민(prealbumin)으로 불리나, ATTR 아밀로이드이 알부민 전구체가 아니기 때문에 잘못 명명된 것이다. ATTR 아밀로이드 단량체는 8개의 역평형 베타-병풍 도메인을 가진다. ATTR 단백질은 일차로 맥락얼기(choroid plexus), 망막(retina) 외에 간에서도 합성된다.

4) Aβ2M 아밀로이드(β2-microglobulin amyloid)

β2-미크로글로불린(β2-microglobulin) 아밀로이드는 오랜 기간 혈액투석이나 복강투석을 받는 환자에서 발생한다. β2-미크로글로불린 아밀로이드는 HLA class I 분자의 β-사슬이며 대부분의 세포표면에 출현한다. 콩팥의 기능이 정상적인 경우에 β2-미크로글로불린은 토리 곁에 침착하며, 콩팥부전 환자에서는 콩팥에서의 분해 기능이 손상되어 정상치의 10~60배까지 증가한다.

이 밖에 비정상 아밀로이드증 유발(amyloidogenic proteins)로는 아포리포단백질A1 (Apolipoprotein A1) (AApoA1 아밀로이드증), 겔소린(Gelsolin) (AGel 아밀로이드증), 리소자임(Lysozyme) (ALys 아밀로이드증), 섬유소원(Fibrinogen) (AFib 아밀로이드증), 시스타틴 C (Cystatin C) (ACys 아밀로이드증) 등이 알려져 있다.

IV. 아밀로이드증의 진단 및 검체표본 제작

아밀로이드증은 임상적, 혈청학적, 방사선 검사만으로 확실히 진단할 수 없기 때문에 정확한 진단을 위해서는 반드시 광학현미경이나 전자현미경을 이용한 형태학적 조사가 필요하다.

아밀로이드는 H&E 염색에서 침착부위의 세포 밖(extracellular) 부위에 형태가 없는 호에오신성 침착물로 나타나기 때문에 다른 구조들과 감별이 어려워 일반적으로 콩고레드(congo red) 염색 후 편광(polarized light) 아래에서 관찰하여 밝은 녹색형광을 확인하여 진단한다.

전신성 아밀로이드증의 생검 부위는 복부지방, 곧창자(직장), 잇몸, 콩팥, 심근 등이 비교적 좋은 부위로 평가받고 있다. 이 중에서 특히 복부지방 흡인(abdominal fat aspirate) 검체가 가장 검출률이 높은 것으로 보고된다(표 10-2). 우리나라에서도 1996년 권 등에 의하면 조직생검에서 아밀로이드증으로 확진되었던 15례 중 14례가 복부 지방 흡인술에서 양성을 보였으며 1례에서만 음성으로 나타났다. 또한 다른 장기 생검에서 아밀로이드증 음성이었던 15례 중 복부 지방 흡인술 검사에서 6례가 양성을 나타내었다. 복부지방 흡인술은 아밀로이드증의 진단에서 민감도 93.3%, 특이도 66%, 위양성률 40%, 위음성률 6.7%로 보고되었으며, 복벽에 약한 반상출혈이 있었던 1례를 제외하고는 아무런 합병증이 발생되지 않았다. 따라서 아밀로이드증이 의심되는 환자에서 복부 피하지방흡인술은 환자에게 불편감을 주지 않으면서 합병증이 없으며 안전하고 진단율이 높은 검사법으로 출혈의 위험 때문에 조직생검을 실시할 수 없는 환자에서도 안전하게 사용할 수 있는 진단법으로 권장하고 있다.

아밀로이드는 흔히 혈관벽에 침착하기 때문에 곧창자(직장) 생검에서는 세동맥이 많은 점막밑조직(submucosa)이 충분히 포함되어야 한다(그림 10-4). 물론 국소성 아밀로이드증, 예를 들어 콩팥 같은 특정 장기에 한정되어 있을 때에는 당연히 그 부위가 진단적인 의미가 있지만, 콩팥 생검에서는 내출혈 등의 위험을 수반하기 때문에 경험이 풍부한 의사가 시행하여야 한다.

표 10-2. 생검 부위에 따른 아밀로이드증 진단 민감도

장기	민감도(%)
복부지방	70
곧창자	60
뼈속질생검조직	55
피부*	50

* 피부는 비정상을 나타낼 때만 양성 반응을 보인다.

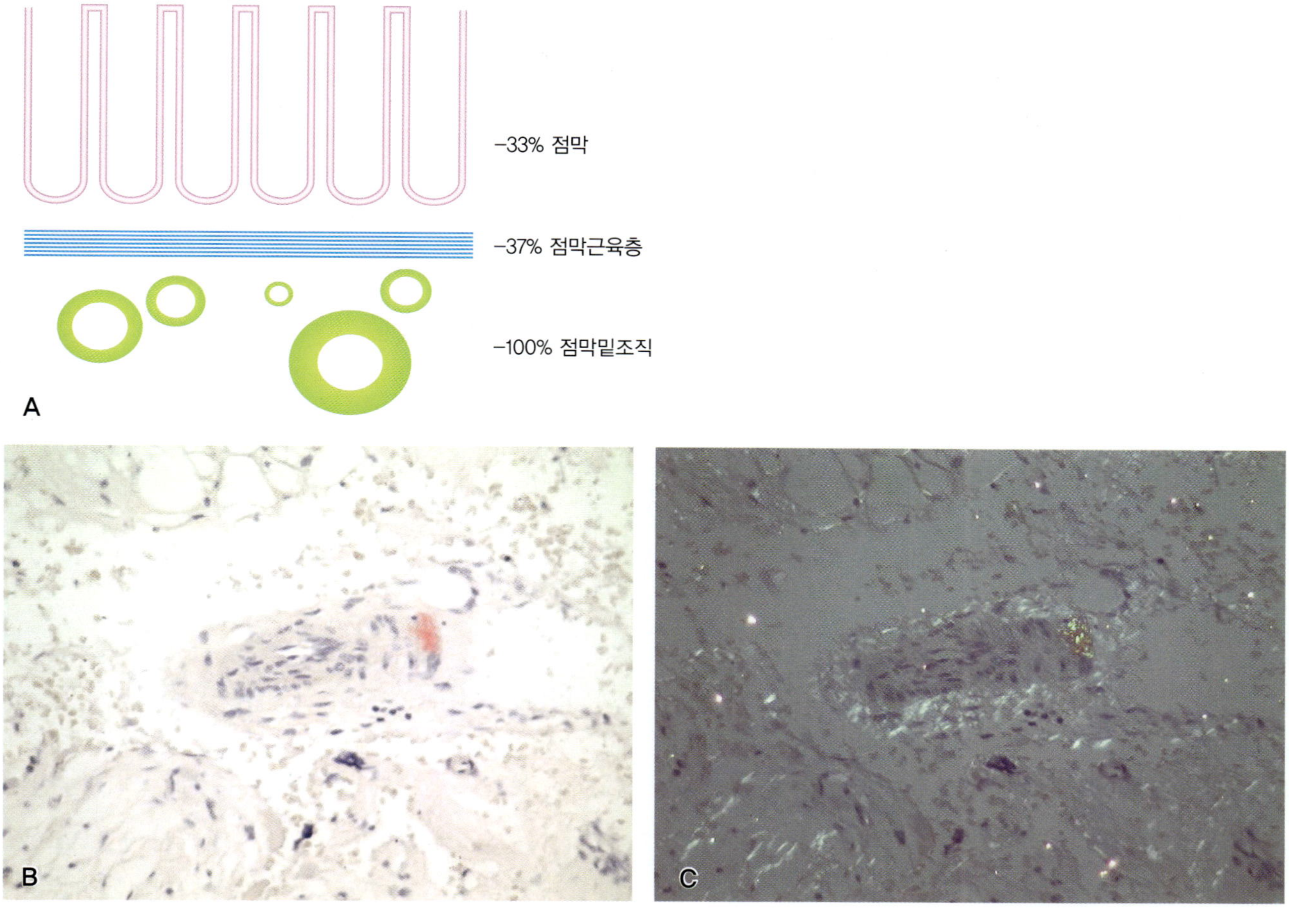

그림 10-4. **A.** 아밀로이드증 환자의 곧창자(직장) 점막과 점막밑조직 생검의 아밀로이드 검출률. **B.** 직장 점막밑조직 내 세동맥의 혈관벽에서 주황색으로 염색됨. 콩고레드 염색, 400배. **C.** 콩고레드 염색 후 편광현미경으로 관찰한 것으로 밝은 녹색으로 관찰됨. 400배

아밀로이드증의 오진을 막고 정확한 조직병리학적 진단을 위해서는 일차적으로 콩고레드 염색 시 원법인 벤홀드(Bennhold) 방법 대신에 푸췰러(Puchtler) 변법을 이용해야 하고, 반드시 편광현미경 관찰을 할 수 있는 시설을 갖추고 있어야 하며, 암소에서 현미경 관찰에 익숙한 실험자가 판독해야 한다. 특히 초기 아밀로이드증의 진단에는 가능하면 형광현미경이나 전자현미경과 같은 추가 관찰이 필요하며, 콩고레드 염색 외에 한 가지 이상의 다른 염색을 병행하면 좀 더 민감도를 높일 수 있다. 또한 손상을 받은 부위로부터 정확히 생검조직을 채취하여 적은 양이 존재할 경우라도 연속절편을 만들어 세심히 관찰해야 한다.

조직표본의 제작은 파라핀절편이 무난하지만 정확한 진단을 위해서는 동결절편을 사용하는 것이 검출률도 높고 염색결과도 좋은 것으로 알려져 있다. 파라핀절편을 사용할 때는 고정시간을 가능한 단축하는 것이 좋으며, 고정액은 어느 것을 사용해도 결과에 큰 영향을 미치지 않지만, 포멀-생리식염수(formol-saline)가 가장 안정한 것으로 알려져 있다.

V. 아밀로이드 염색법

아밀로이드는 H&E 염색에서 형태를 갖추지 않은 유리질 구조(hyaline structure)로 보이므로 다른 단백질과 구별이 되지 않기 때문에 특수염색으로 확인해야 한다. 아밀로이드 검출을 위한 특수염색으로 가장 흔히 이용되는 방법이 콩고레드(congo red) 염색이다. 또한 아밀로이드의 변색성을 이용한 메틸바이올렛(methyl violet) 또는 크리스탈바이올렛(crystal violet) 염색이 아밀로이드 검출에 사용된다. 그러나 이 방법들은 모든 종류의 아밀로이드에 동일하게 염색되므로 특이성이 없다. 따라서 AL과 AA 아밀로이드를 간단히 구별하기 위해서는 먼저 과망간산칼륨(potassium permanganate)으로 산화시킨 후 콩고레드 염색을 하여 확인한다. 이 방법에서 AL 아밀로이드는 콩고레드에 염색되고 편광도 변화되나 AA 아밀로이드는 콩고레드에 염색성이 사라지고 편광도 소실되므로 구별이 가능하다. 티오플라빈 T (thioflavin T) 염색도 아밀로이드 검출에 사용되며 자외선을 비추면 아밀로이드가 형광을 나타낸다. 티오플라빈 T는 아밀로이드 이외의 성분과도 결합하여 형광을 나타내기 때문에 특이성은 없다. 최근에는 여러 아밀로이드 단백질의 분리에 성공함으로써 각각의 단백질에 대한 다크론 및 단크론항체가 제조되어 특정 아밀로이드 단백질을 면역조직화학적 방법을 이용하여 특이적으로 검출해낼 수 있게 되었다. 이 밖에도 PCR 및 DNA 시퀀싱(sequencing)과 같은 분자생물학적 검사를 하여 단백질 종류를 구별하기도 한다.

1. 콩고레드(Congo red) 염색

벤홀드(Bennhold)에 의해 처음 소개되었으나, 그 후 여러 변법이 개량되어 염색결과가 좋아졌다. 이 변법들 중 하이만과 푸첼러(Highman & Puchtler)의 콩고레드 염색이 가장 우수한 것으로 평가되고 있어서 여기서는 이 방법을 기술하였다.

염색원리는 콩고레드 염료분자가 선상배열(linear arrangement)을 하고 있어서 이 분자의 아조기(azo group)와 아민기(amine group)가 아밀로이드 단백질과 유사한 배열을 하고 있는 히드록실기와 수소결합을 하는 것으로 보고 있다(그림 10-5). 알칼리액에 의한 전처리과정은 인접한 단백질들을 연결하는 수소결합 부위를 끊어주어 염료가 결합할 수 있는 부위를 더 많이 제공하는 역할을 한다. 아밀로이드는 콩고레드 염색 후에 이중굴절을 나타낸다(그림 10-6).

2. DFS (direct fast scarlet) 염색

피부 아밀로이드 검출에 이용된다. 피부 아밀로이드증에서는 콩고레드의 적색 염색성이 약하게 나타나기 때문에 DFS를 사용하면 좀 더 강한 염색성을 얻을 수 있다(그림 10-7). DFS는 콩고레드를 순수 정제한 염료로 염색기전은 콩고레드와 같은 원리에 의해 이루어지는 것으로 추측하고 있다. 콩고레드 염색과 마찬가지로

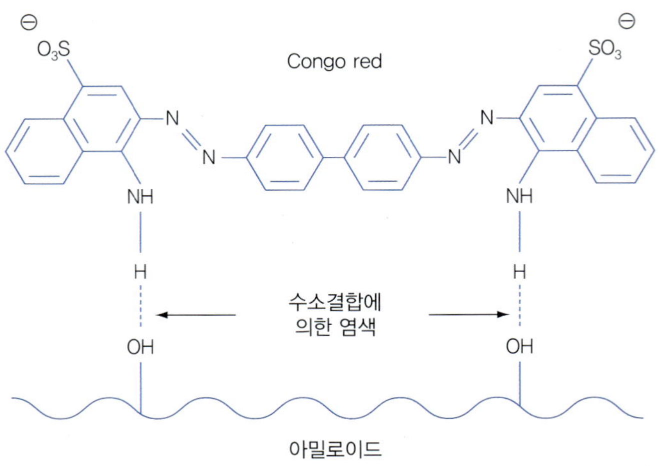

그림 10-5. 콩고레드 염색기전. 콩고레드 염료의 아민기와 아밀로이드 단백질 히드록실기가 수소결합을 형성함.

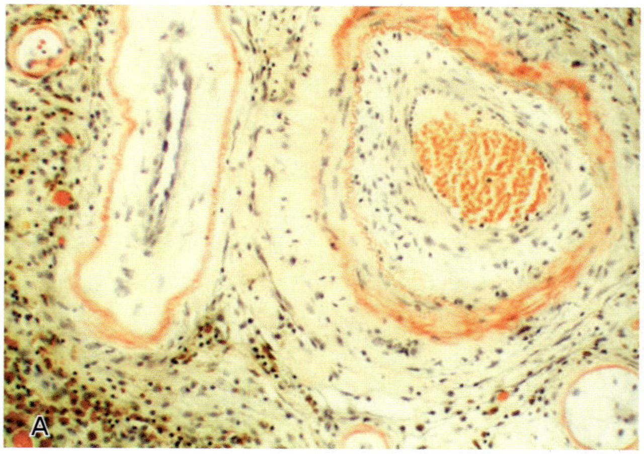

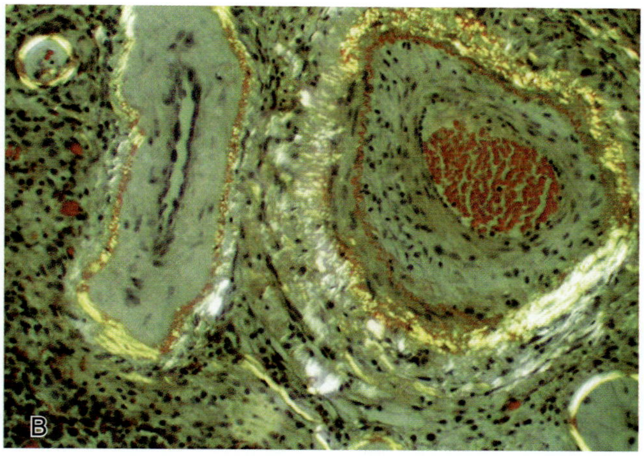

그림 10-6. 대뇌피질 혈관벽. **A.** 혈관벽에서 침착된 아밀로이드가 주황색으로 염색됨. 콩고레드 염색, 400배 **B.** 콩고레드 염색 후에 편광현미경으로 관찰하면 아밀로이드가 밝은 녹색의 이중굴절을 보임, 400배

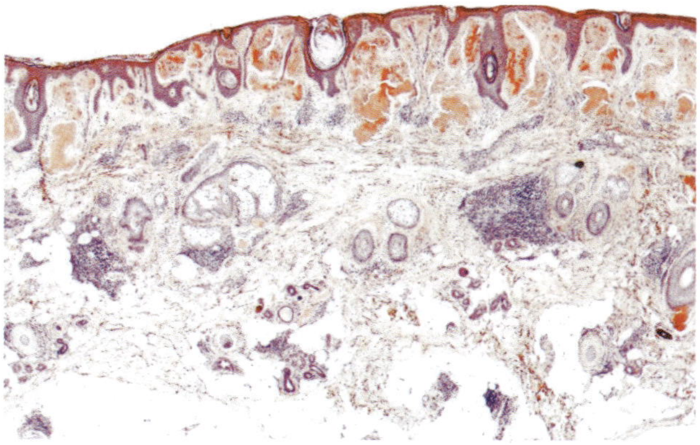

그림 10-7. 피부생검조직. 피부천중의 잔피층에 아밀로이드 양성반응을 보이고 있음. DFS 염색, 100배

과망간산칼륨 전처리를 하면 AL 아밀로이드와 AA 아밀로이드를 구별할 수 있다.

3. 시리우스 레드 염색

시리우스레드(sirius red F3B 또는 direct red 80)는 콩고레드와 염색성이 비슷하지만 콩고레드에 비해 염색 강도가 강하여 사진 촬영용으로 가치가 있다. 시리우스레드에 염색된 아밀로이드는 콩고레드에 염색된 아밀로이드와 같이 편광현미경 관찰에서 밝은 녹색 이중굴절을 보이는 반면 형광을 나타내지는 않는다.

4. 변색성 염색

아밀로이드 검출을 위한 신속한 선별염색으로 좋은 방법이기는 하지만, 콩고레드 염색에 비해 특이도가 떨어져 현재는 자주 이용되지 않고 있다. 정확한 염색기전은 알려져 있지는 않지만, 아밀로이드 구성성분의 점액다당류가 황산헤파린(heparan sulfate)과 같은 황산기(H_2SO_3)를 함유한 단백질이어서 메틸바이올렛(methyl violet)이나 크리스탈바이올렛(crystal violet) 등의 염기성 염료와 반응하면 강한 변색성을 나타내는 것으로 알려져 있다(그림 10-8).

5. 티오플라빈 T (thioflavine T) 형광염색

이 방법은 다른 아밀로이드 염색법에서 지나쳐버리기 쉬운 미량의 아밀로이드 침착물도 자외선하에서 밝은 형광(그림 10-9)으로 볼 수 있는 매우 예민한 방법이기는 하지만, 다른 구조물(예 : 일부 유리질체)들도 비특이적으로 염색되는 단점을 가지고 있다. 따라서 단독 사용은 피하고 다른 방법과 병행함으로써 진단의 정확도를 높일 수 있다.

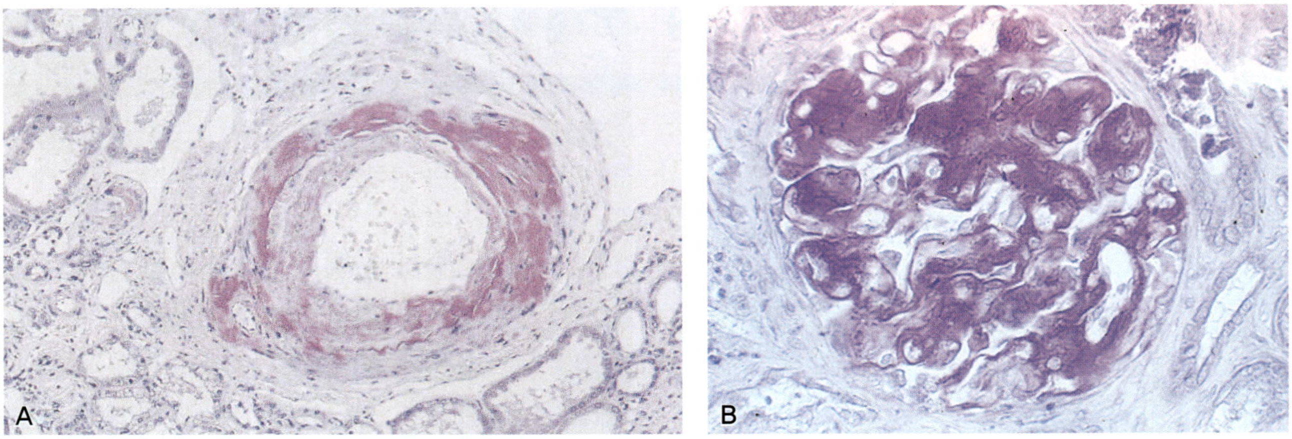

그림 10-8. 콩팥의 아밀로이드증. A. 혈관 벽에 침착된 아밀로이드가 변색성을 띠어 양성반응을 보이고 있음. 메틸바이올렛(methyl violet) 염색, 400배 **B.** 토리(사구체)벽에 침착된 아밀로이드에서 양성반응으로 관찰됨. 크리스탈바이올렛(crystal violet) 염색, 600배

참고

Alkaline congo red (Puchtler) 염색과정

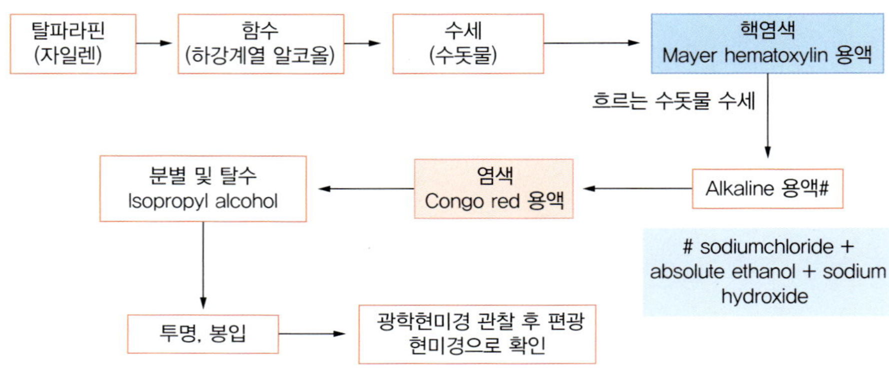

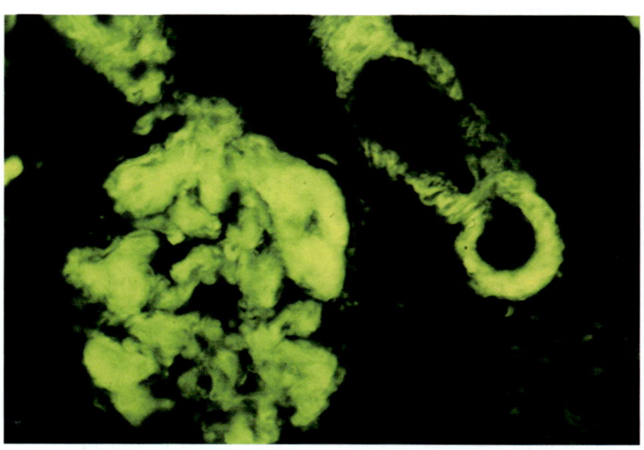

그림 10-9. 콩팥의 아밀로이드증. 토리와 주변 세동맥벽에 아밀로이드가 황록색 형광을 보임. 형광현미경 사진. thioflavin T 염색, 600배

6. 면역조직화학 염색

임상에서 아밀로이드증의 종류와 아밀로이드 단백질을 간편하고 쉽게 감별하기 위하여 기본적인 콩고레드 염색 및 아밀로이드 P 성분과 아밀로이드 AA 성분에 대한 면역조직화학 염색이 필요하다(그림 10-10). 아밀로이드 P 성분은 모든 종류의 아밀로이드에 존재하지만 정상 탄력섬유나 바닥막에도 존재하기 때문에 아밀로이드 P 성분에 대한 면역조직화학 염색이 양성이라 하더라도 반드시 진정한 의미의 아밀로이드로 보기 어렵다. 따라서 일차로 아밀로이드임을 확인하려면 면역

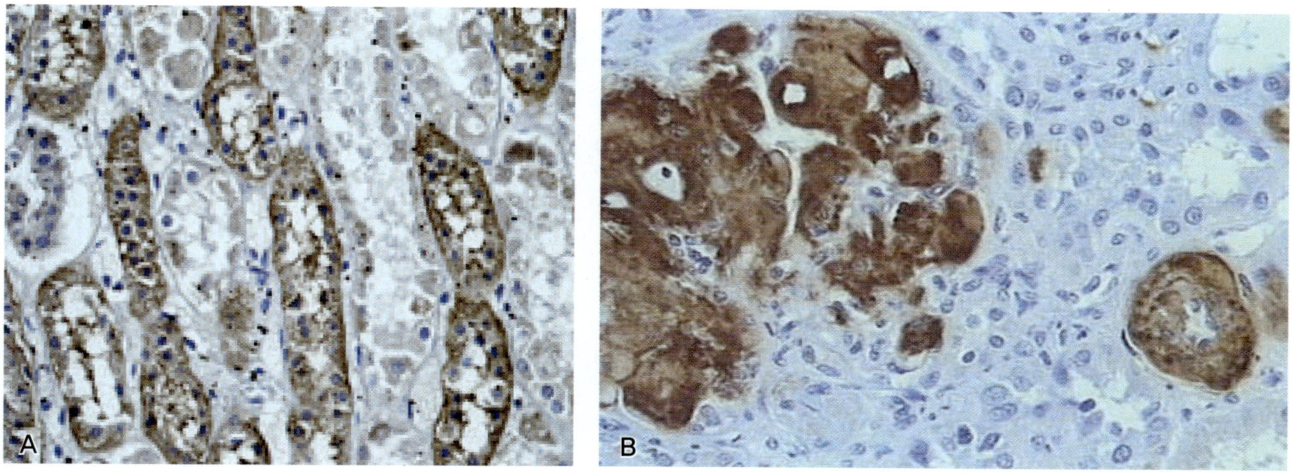

그림 10-10. **콩팥. A.** 요세관상피에서 갈색의 강한 양성을 보임. 아밀로이드 AA에 대한 면역염색, 400배 **B.** 토리와 주변 세동맥벽에서 갈색의 강한 양성을 보임. 아밀로이드 AA에 대한 면역염색, 600배

조직화학 염색 전에 콩고레드 염색을 실시하여 먼저 아밀로이드임을 입증하는 것이 필요하다. 콩고레드에 염색된 아밀로이드는 편광 아래에서 관찰하면 밝은 녹색의 이중굴절을 보이지만 아밀로이드가 소량으로 침착되어 있을 경우에는 현미경 관찰 시 충분한 주위를 기울이지 않는다면 밝은 녹색의 이중굴절을 찾기가 쉽지 않다. 이 경우에는 콩고레드 염색 후에 형광현미경으로 관찰하면 검은색 바탕에 밝은 오렌지색을 나타내기 때문에 더 쉽게 구별할 수도 있다.

AA 아밀로이드 단백질은 AA 아밀로이드증과 가족성 지중해성 열 환자에서만 존재하기 때문에 이들 질환에서 면역조직화학적으로 양성을 보인다. 혈액투석이나 복막투석 환자에서 Aβ2M 아밀로이드에 대한 면역조직화학적으로 양성 반응을 보이면 Aβ2M 아밀로이드증으로 확진하게 된다.

환자를 치료하는 임상의사에게 아밀로이드의 종류에 대한 정확한 정보를 제공하는 것은 아밀로이드증 환자에게 최상의 치료방법을 선택하는 데 큰 도움이 되므로 아밀로이드증의 진단에 면역조직화학염색은 필수적인 염색법이라 할 수 있다(표 10-3, 4).

표 10-3. 아밀로이드 P 성분과 아밀로이드 AA에 대한 면역조직화학염색 결과와 관련 아밀로이드증

Amyloid P - 양성 Amyloid AA - 음성	Amyloid P - 양성 Amyloid AA - 양성
AL(원발성) 아밀로이드증(형질세포혈액질환), β2M 아밀로이드증(투석관련) 및 유전성 아밀로이드증의 가능성이 높음	AA(속발성) 아밀로이드증(만성 감염, 류마티스성 관절염, 크론병, 가족성 지중해성열, 일부 암)의 가능성이 높음

표 10-4. 아밀로이드 단백질 종류 확인을 위한 면역조직화학에 사용되는 항체

판넬 항체 종류	
AA amyloid	AL amyloid
AApoAI amyloid	λ-light chain
Afib amyloid	κ-light chain
ATTR amyloid	ALys amyloid
Aβ2M amyloid	P-component Amyloid

참고문헌

1. Highman B. Improved methods for demonstrating amyloid in paraffin sections. Arch Pathol, 41:559-562, 1946.
2. Puchtler H, Sweat F. A review of early concepts of amyloid in context with contemporary chemical literature from 1389 to 1859. J Histochem Cytochem 14:123-134, 1966.
3. Puchtler H, Waldrop FS, Meloan SN. A review of light, polarization and fluorescence microscopic methods for amyloid. Appl Pathol 3:5-17, 1985.
4. Wolman M. On the use of polarized light in pathology. Pathol Ann 5:381-416, 1970.
5. Wright JR, Calkins E et al. Potassium permanganate reaction in amyloidosis. A histologic method to assist in differentiating forms of this disease. Lab Invest, 36(3): 274-281, 1977.
6. Linke RP. Highly sensitive diagnosis of amyloid and various amyloid syndromes using Congo red fluorescence. Virchows Arch, 436(5):439-48, 2000.
7. Puchtler H, Sweat F. Congo red as a stain for fluorescence microscopy of amyloid. J Histochem Cytochem, 13(8):693-94, 1965.
8. Gertz MA: The classification and typing of amyloid deposits (editorial). Am J Clin Pathol 121:787-9, 2004.
9. Kaplan B et al. Biochemical typing of amyloid in formalin-fixed tissue samples confirms and supplements immunohistologic data. Am J Clin Pathol 121:794-800, 2004.
10. Abraham RS, Katzmann JA, Clark RJ, et al. Quantitative analysis of serum free light chains: a new marker for the diagnostic evaluation of primary systemic amyloidosis. Am J Clin Pathol. 119:274-278, 2003.
11. Swan N, Skinner M, O'ara CJ. Bone marrow core biopsy specimens in AL (primary) amyloidosis: a morphologic and immunohistochemical study of 100 cases. Am J Clin Pathol 120:610-616, 2003.
12. Lachmann HJ, Booth DR, Booth SE, et al. Misdiagnosis of hereditary amyloidosis as AL (primary) amyloidosis. N Engl J Med. 346:1786-1791, 2002.
13. Bely M, Apathy A. Histochemical and immunohistochemical differential diagnosis of amyloidosis: a brief illustrated essay and personal experience with Romhanyi' method. Amyloid. 2000;7:212-217.
14. Janssen S, Elema JD, van Rijswijk MH, et al. Classification of amyloidosis: immunohistochemistry versus the potassium permanganate method in differentiating AA from AL amyloidosis. Appl Pathol. 3:29-38, 1985.
15. Murphy CL, Eulitz M, Hrncic R, et al. Chemical typing of amyloid protein contained in formalin-fixed paraffin-embedded biopsy specimens. Am J Clin Pathol. 116:135-142, 2001.
16. Anesi E, Palladini G, Perfetti V, et al. Therapeutic advances demand accurate typing of amyloid deposits. Am J Med. 111:243-244, 2001.
17. Fujihara S, Balow JE, Costa JC, Glenner GG. Identification and classification of amyloid in formalin-fixed, paraffin-embedded tissue sections by the unlabelled immunoperoxidase method. Lab Invest, 43, 358-365, 1980.
18. Lian JB, Benson MD, Skinner M, Cohen AS. A 25,000 molecular weight protein constituent of human amyloid fibrils related to amyloid protein AA. Archives Biochem Biophysics, 171, 197-205, 1975.
19. Linke RP. Immunohistochemical identification and cross-reactions of amyloid fibril proteins in senile heart and amyloid in familial polyneuropathy. Lack of reactivity with cerebral amyloid in Alzheimer' disease. Clin Neuropathol, 1:171-182, 1982.
20. Livni N, Laufer A, Levo Y. Demonstration of amyloid in murine and human secondary amyloidosis by the immunoperoxidase technique. J Pathol, 132: 343-348, 1980.
21. Puchtler H, Sweat F, Levin M. On the binding of Congo red by amyloid. J Histochem Cytochem, 10:355-364, 1962.
22. Skinner M, Shirahama T, Benson MD, Cohen AS. Murine amyloid protein AA in casein-induced experimental amyloidosis. Lab Invest, 36, 420-427, 1977.

11

지질
Lipid

학 습 목 표

- 조직 내 지질의 종류를 열거한다.
- 지질염색의 조직병리학적 의의에 대해 설명한다.
- 조직 내 지질 염색 원리 및 표본제작기법을 설명한다.
- 염색법에 의한 조직 내 지질의 동정과정에 대해 설명한다.
- 수단염료의 종류와 용매에 대해 설명한다.
- 수단염료의 종류에 따른 친유성의 차이를 설명한다.
- 다음 지질들의 추출을 위한 지용제에 대해 설명한다.
  가. 모든 지질　나. 세레브로시드　다. 인지질　라. 트리아실글리세롤(트리글리세리드), 콜레스테롤
- 다음 지질들의 양성대조로 적합한 조직에 대해 설명한다.
  가. 모든 인지질　나. 트리아실글리세롤(트리글리세리드) 및 지방산　다. 콜레스테롤과 콜레스테롤에스테르
  라. 강글리오시드　마. 설파티드

I. 지질(lipid)이란?

지질이란 라틴어의 lipo(지방)와 ide(화합물)의 합성어로 일반적으로 물에 녹지 않고 비극성 용매(알코올, 에테르, 클로로포름 등)에 잘 녹는 생체 내 유기화합물을 총칭한다.

조직 내 지질은 최초로 1859년 뮬러(Müller)가 검출을 시도하였으나 당시로는 지질에 대한 분자구조나 물리적 특성이 명확히 밝혀지지 않은 상태여서 고정, 표본제작 및 염색법의 개발이 이루어지지 않아 사실상 증명이 어려웠다. 그러나 오늘날 지질의 화학적 구조와 물리적 특성이 밝혀지고 동결절편(frozen section)을 이용한 조직화학적 염색법의 개발로 말미암아 지질증(lipidosis)을 포함한 지질관련 질환의 진단에 많은 정보를 제공하고 있으며 세포 내에서의 출현 부위 및 미세구조를 동시에 관찰할 수 있는 수준에 도달해 있다.

II. 조직 내 지질의 분류

지질은 일반적으로 단순지질, 복합지질 및 유도지질로 나눈다. 단순지질은 지방산과 알코올의 에스테르로서 중성지방과 밀납이 이에 속한다. 중성지방은 지방산과 글리세롤의 에스테르(triacylglycerol)이며, 밀

납은 긴 사슬(C34–C36) 지방산과 고급 알코올의 에스테르이다. 복합지질은 지방산과 알코올 외에 한 개 이상의 질소염기와 기타 화합물이 포함된 것으로 인지질, 스핑고지질 및 당지질이 있다. 인지질은 인산이 포함되어 있고, 스핑고지질은 질소염기가 스핑고신(sphingosine)으로 이루어져 있으며, 당지질은 스핑고신 이외에 6탄당이 포함되어 있다. 유도 지질은 단순지질이 가수분해에 의해 유래되는 지질로 지방산(중성지방에서 유래)과 콜레스테롤(밀납에서 유래)이 있다(그림 11-1).

1. 단순 지질(simple lipid)

1) 중성지방(neutral fat)

중성지방은 1몰의 글리세롤과 3몰의 지방산으로 이루어진 에스테르로서 대부분 트리아실글리세롤(triacylglycerol)이다(그림 11-2). 글리세롤에 결합된 지방산은 14~18개의 탄소가 연결된 포화지방산(예 : palmitic acid 또는 stearic acid)이 대부분이나 일부는 1개 이상의 불포화지방산(예 : oleic acid)을 가진 것도 있다. 트리아실글리세롤의 지방산은 둘 또는 세 종류로 구성되어 있으며, 상온에서 액체인 기름(oil)과 고체인 지방(fat)의 두 종류가 있는데, 이 같은 융점의 차이는 지방산의 포화도에 의해 결정된다. 즉 이중결합(불포화결합)의 수가 증가할수록 융점(melting point)이 낮아진다. 일반적으로 식물의 기름이나 지방은 동물의 것보다 불포화지방산을 훨씬 많이 함유하고 있다. 중성지방은 인체에서 가장 풍부한 지질로서 저장지질(storage lipid)의 90% 이상을 차지한다.

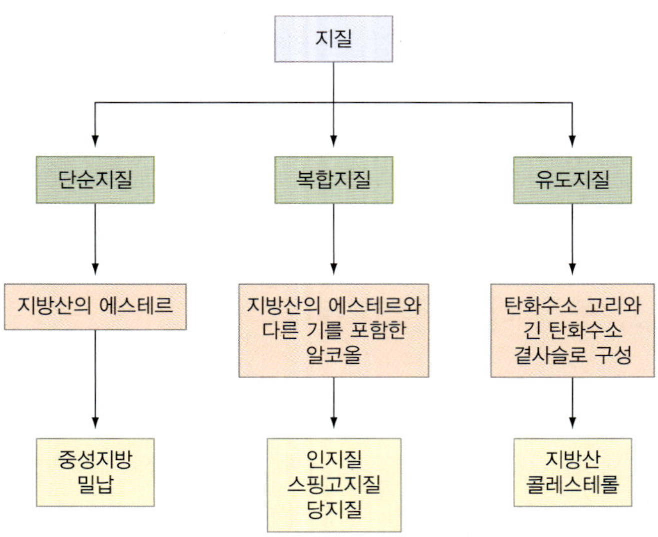

그림 11-1. 지질의 분류

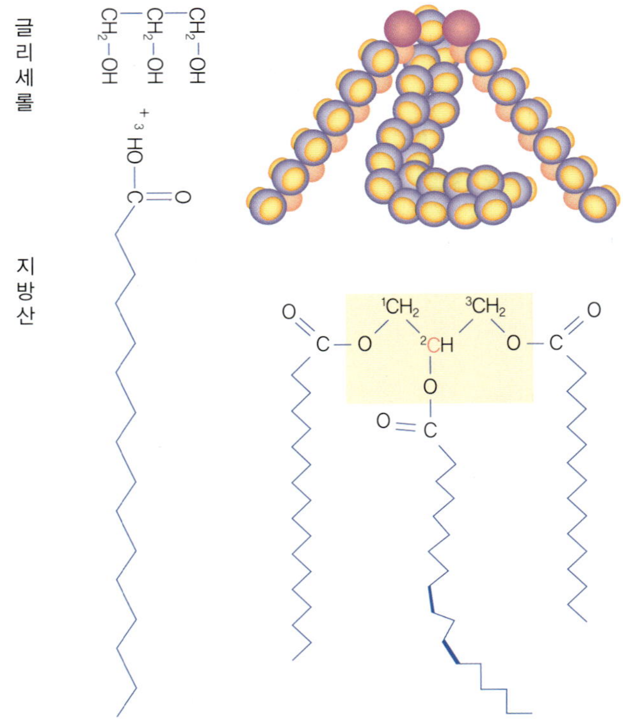

그림 11-2. 트리아실글리세롤(triacylglycerol). 1몰의 글리세롤과 3몰의 지방산으로 구성된 에스테르임.

2) 밀납(wax)

밀납은 글리세롤이 아닌 다른 고급 알코올(긴사슬 알코올)과 지방산의 에스테르이다. 글리세롤 대신 콜레스테롤(cholesterol)이 에스테르를 형성하고 있는 콜레스테롤 에스테르(cholesterol ester)도 이 군에 속하며 부신 내에 상당량이 존재한다.

단순지질은 지용제(fat solvent)에는 잘 녹지만 물에 녹지 않기 때문에 지용성 염료로 염색할 수 있다. 대기 중에 노출되면 부분적으로 가수분해되어 지방산을 유리하기도 한다.

2. 복합 지질(compound lipid)

1) 인지질(phospholipid)

인지질은 인산과 지질이 결합된 지질로서 친수성(hydrophilic)을 띤 인산과 질소의 극성 부분 및 소수성(hydrophobic)을 띤 지방산의 탄소사슬로 이루어져 있어서 양친매성(amphipathic)을 나타낸다(그림 11-3). 인지질은 트리아실글리세롤과 달리 지방산 3개 중 2개만이 글리세롤과 에스테르를 형성하고 나머지 하나는 인산-질소염기 화합물과 에스테르를 만든다. 인지질에는 포스파티딜콜린(phosphatidylcholine, PC), 포스파티딜에탄올아민(phosphatidylethanolamine, PE), 포스파티딜세린(phosphatidylserine, PS), 프라스말로겐(plasmalogen) 등이 있다. 이 중 PC는 질소염인 콜린[choline, $CH_2OH \cdot CH_2 \cdot N(CH_3)_3$]을 포함하는 인지질로 동물조직에 가장 많이 분포되어 있으며 세포막을 구성하는 막지질(membrane lipid)로 중요하다. 인

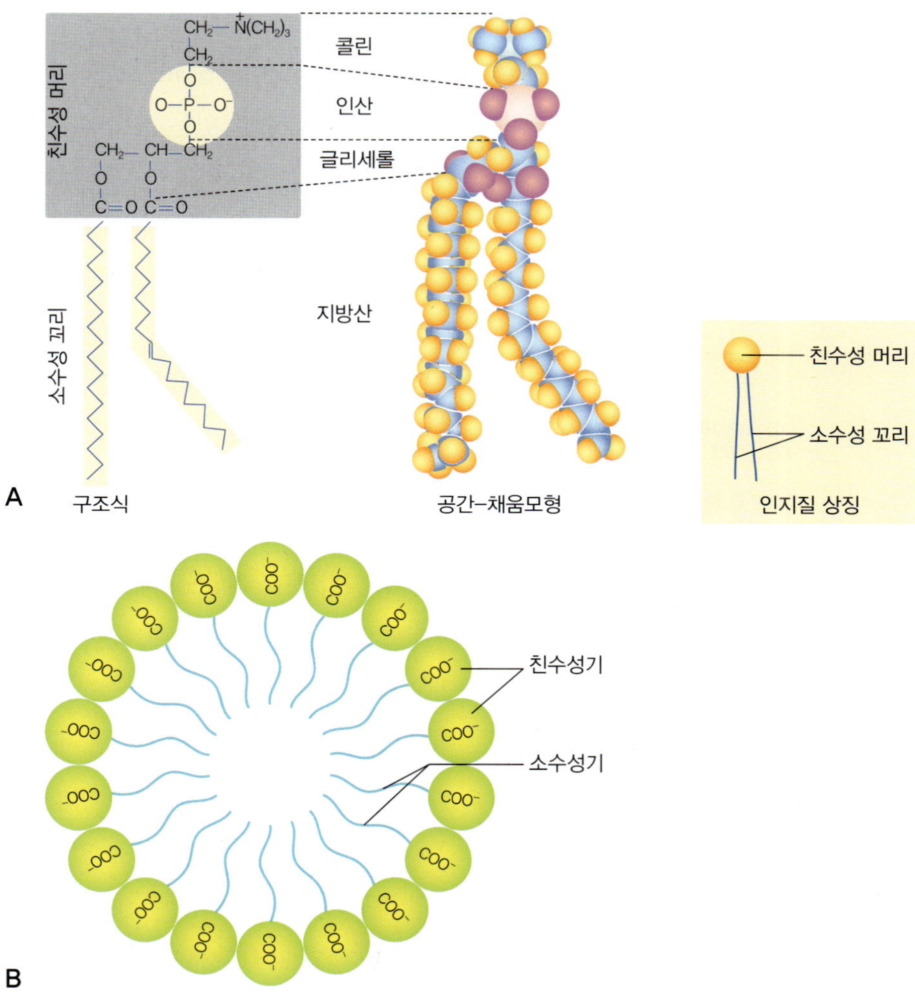

그림 11-3. 인지질. A. 친수성의 인산과 소수성의 지방산으로 구성됨. **B.** 물 내에서 지방산의 친수성 부분은 밖을 향하고 소수성 부분은 안쪽으로 들어가 미셀(micelles)을 형성함.

지질의 대사 장애는 단순지질이나 유도지질의 대사 장애에 비해 세포에 미치는 영향이 훨씬 심각하다. 프라스말로겐은 글리세린 1번 탄소에 불포화 알코올이 에테르결합(C–O–C)하여 2번 탄소가 지방산 에스테르, 3번 탄소가 인산에스테르가 된 글리세로 인지질을 총칭하는 것이다.

2) 스핑고지질(스핑고마이엘린, sphingolipid)

스핑고지질은 예전에 인지질로 분류되던 지질이었으나 글리세롤이 없고 콜린(choline)과 스핑고신(sphingosine)이 있는 점이 인지질과 다르다(그림 11-4). 중추신경계에 풍부하고 상당히 안정한 지질이기 때문에 산화 또는 유화(emulsificcation)에 대해 저항한다. 이 지질은 니이만-픽병(Niemann-Pick's disease)으로 알려진 지방증 환자의 간이나 지라에 많이 축적된다.

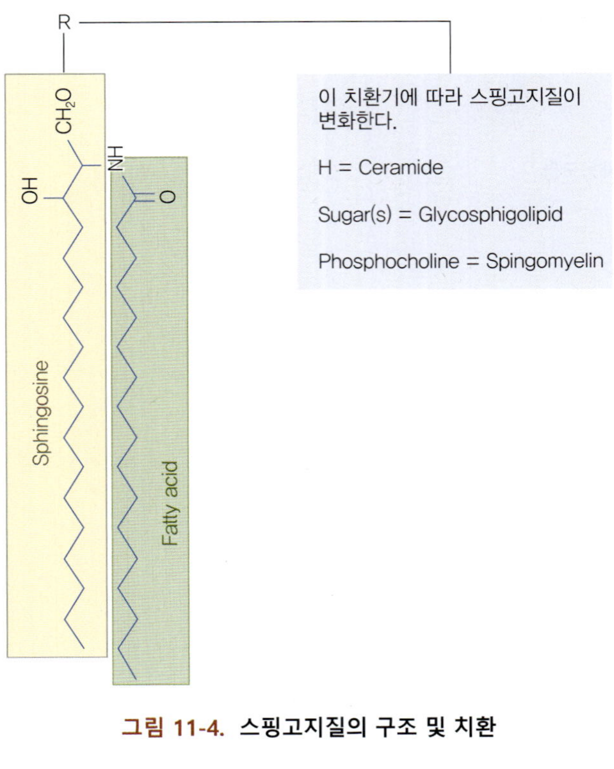

그림 11-4. 스핑고지질의 구조 및 치환

3) 당지질(glycolipid)

(1) 세레브로시드(cerebroside)

세레브로시드란 명칭에서 알 수 있듯이 주로 중추신경계에 분포되어 있는 지질이다. 스핑고마이엘린과 화학적 특성은 유사하나 인산-질소염기 결합 대신 6탄당(주로 galactose 또는 glucose)이 결합되어 있는 점이 다르다(그림 11-5). 케라신(kerasin), 프레노신(phrenosin), 너본(nervon)의 세 종류가 있는 것으로 알려져 있다. 고셔병(Gaucher's disease) 환자의 간, 지라, 뼈속질, 림프절에는 많은 양의 케라신이 침착된다.

(2) 강글리오시드(ganglioside)

강글리오시드의 기본 구조는 세레브로시드와 유사하나 헥소사민(hexosamine)과 뉴라민산(neuraminic acid)을 함유하고 있는 점이 다르다(그림 11-6). 이들 성분으로 인해 뚜렷한 산성을 나타낸다. 주로 뇌회백질 뉴론에 분포한다. 강글리오시드는 흑내장성 백치(amaurotic idiocy) 환자에서 뇌에 축적되며, 테이-삭스병(Tay-Sach's disease) 환자에서는 곧창자근육신경총(myenteric plexus)의 신경절세포에 침착되므로 진단상 중요한 의미를 가진다. 강글리오시드가 침착된 신경절세포는 특징적인 팽창을 보인다.

(3) 설파티드(sulfatide)

설파티드는 세레브로시드의 갈락토스(galactose) 잔기의 황산 유도체이다(그림 11-7). 신경조직의 구성성분으로 뉴론, 별아교세포 및 말초신경에 존재한다. 그러나 변색성 뇌백질이영양증(metachromatic leucodystrophy) 환자에서는 인체의 어느 곳에서나 출현한다. 이 병의 명칭은 동결절편을 크레실파스트바이올렛(cresyl fast violet) 또는 톨루이딘블루(toluidine blue)로 염색했을 때 갈색으로 변색되는 것에서 유래하였다.

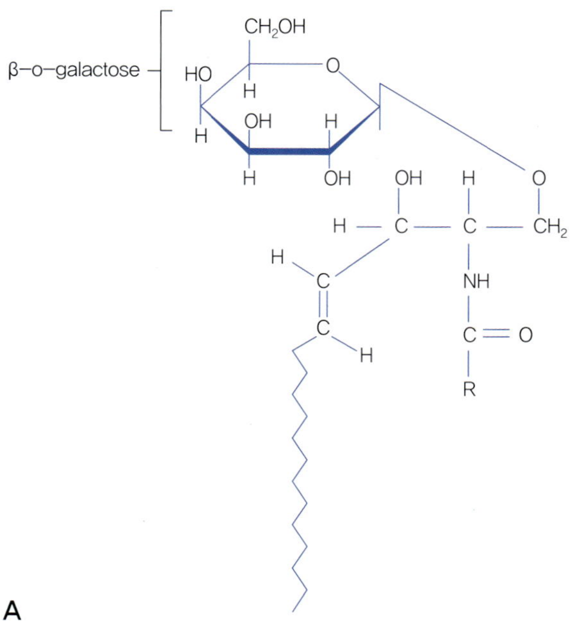

A

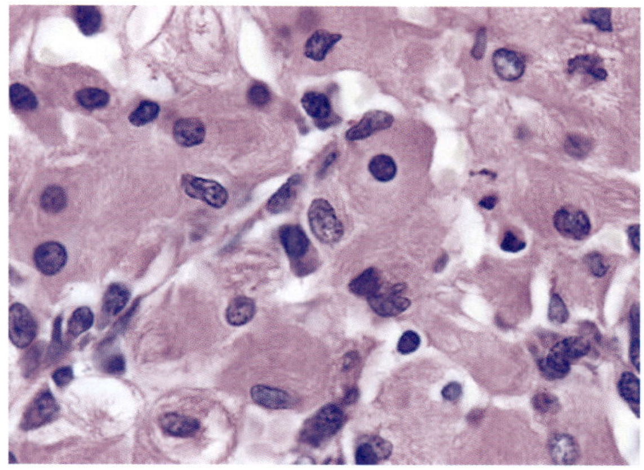

B

그림 11-5. A. 세레브로시드의 구조식. B. 고셔병 환자의 지라. 조직 내에 '주름진 종이(crinkled paper)' 모양의 세포질을 가진 세포들과 당지질을 탐식한 큰포식세포(glycolipid-laden macrophage)가 보임.

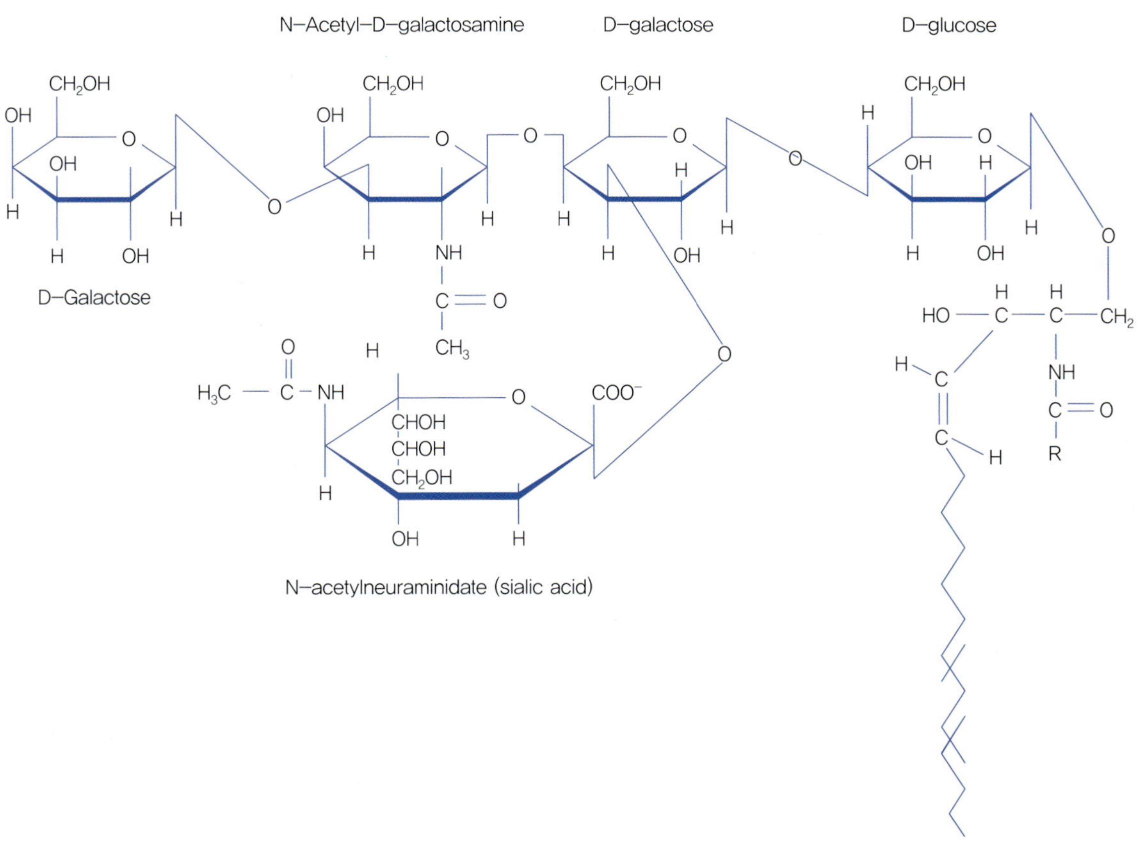

그림 11-6. 강글리오시드(Gm1)의 구조식

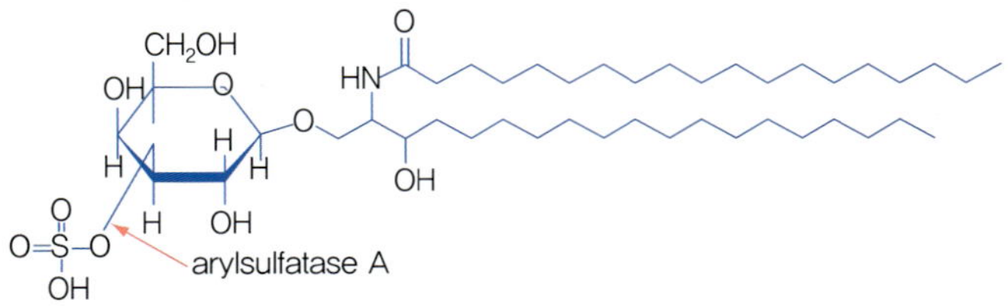

그림 11-7. 설파티드의 구조식

3. 유도 지질

1) 지방산(fatty acid)

지방산은 중성지방이 가수분해에 의해 생성되는 카르복실기(-COOH)를 가진 곧은 사슬형의 화합물이다. 포화지방산은 일반식을 CnH(2n+1)COOH로 표기하고, 불포화지방산은 한 개 또는 두 개의 이중결합을 갖는 것으로 일반식은 CnH(2n-x) COOH로 표기한다(그림 11-8, 9). 여기서 x는 이중결합의 수를 나타낸다. 불포화 지방산은 주로 식물에서 유래하여 다양한 종류가 있다(표 11-1).

2) 스테롤(sterol)

스테롤은 밀납이 가수분해에 의해 생기는 고분자량의 화합물로 스테로이드핵(그림 11-10)을 가진 콜레스테롤이 대표적이다. 스테로이드핵(페난트렌)은 4개의 융합된 고리로 이루어져 있으며, 이 중 3개는 6각의 탄소고리로 되어 있고 나머지 1개는 5각의 탄소고리로 되어 있다. 스테롤은 5각 탄소고리의 C17 위치에 붙는 곁사슬의 종류에 따라 성질이 달라진다. 테스토스테론(testosterone) 또는 그 대사물인 안드로겐

표 11-1. 주요 지방산

화합물형과 탄소수	이름	화학식	녹는점 (℃)	흔한 유래
Saturated				
14	Myristic acid	$CH_3(CH_2)_{12}$ - COOH	54	Butterfat, coconut oil, nutmeg oil
16	Palmitic acid	$CH_3(CH_2)_{14}$ - COOH	63	Lard, beef fat, butterfat, cottonseed oil
18	Stearic acid	$CH_3(CH_2)_{16}$ - COOH	70	Lard beef fat, butterfat, cottonseed oil
20	Arachidic acid	$CH_3(CH_2)_{18}$ - COOH	76	Peanut oil
Monounsaturated				
16	Palmitoleic acid	$CH_3(CH_2)_5CH=CH(CH_2)_7$ - COOH	-1	Codliver oil, butterfat
18	Oleic acid	$CH_3(CH_2)_7CH=CH(CH_2)_7$ - COOH	13	Lard, beef fat, olive oil, peanut oil
Polyunsaturated				
18	Linoleic acid	$CH_3(CH_2)_4(CH=CHCH_2)_2(CH_2)_6$ - COOH	-5	
18	Linolenic acid	$CH_3CH_2(CH=CHCH_2)_3(CH_2)_6$ - COOH	-11	Cottonseed oil, soybean oil, cornoil, linseed oil
20	Eicosapentaenoic acid	$CH_3(CH_2)_4(CH=CHCH_2)_4(CH_2)_2$ -COOH	-50	
20	Docosahexaenoic acid	$CH_3CH_2(CH=CHCH_2)=(CH_2)_2$-COOH		Linseed oil, corn oil, corn oil, linseed oil, animal tissues
22	Docosahexaenoic acid	$CH_3CH_2(CH=CHCH_2)_6CH_2$ - COOH		Fish oil, seafoods

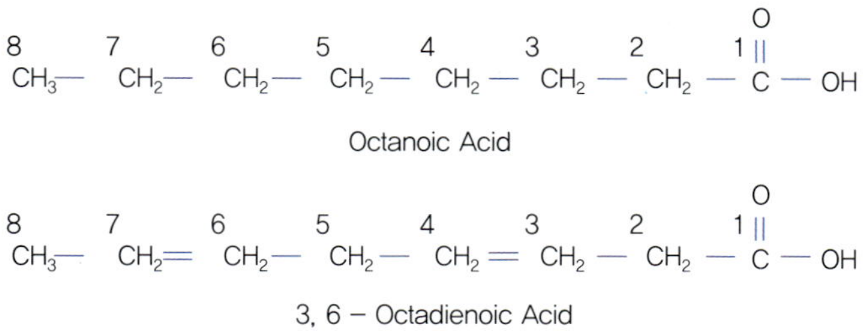

그림 11-8. 포화지방산(단일결합)과 불포화지방산(이중결합)의 구조

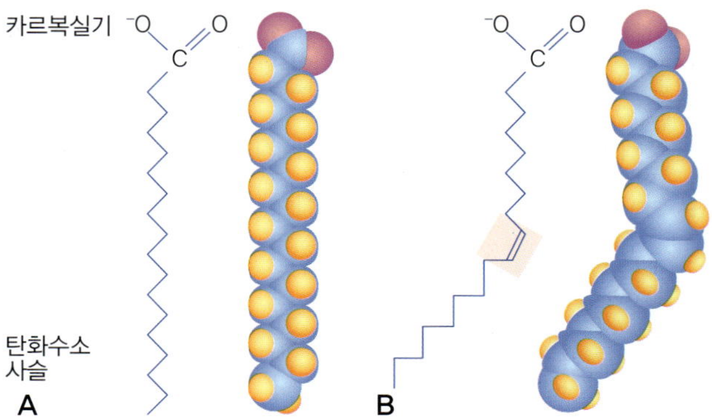

그림 11-9. A. 포화지방산과 B. 불포화지방산의 구조식과 공간 채움모형

(androgen)은 C17 위치에 곁사슬이 없으며, 프로게스테론(progesterone)과 부신겉질호르몬(adrenocortical hormone)은 곁사슬로 탄소원자 2개, 담즙산은 탄소원자 5개, 콜레스테롤과 그 전구체인 비타민 D는 탄소원자 8개를 가진다.

III. 조직병리학적 의의

조직 내 지질의 검출 의의는 인체의 여러 조직에서 발생하는 지방색전증(fat embolism)(그림 11-11 A), 지방육종(liposarcoma)(그림 11-11 B) 또는 난포막종(thecoma)과 같은 일부 종양에서의 지질 유무, 심장 또는 간의 지방변성(fat degeneration)(그림 11-12 A), 죽상동맥경화증(atherosclerosis)에서의 혈관 내 죽종(atheroma)의 확인 및 이미 앞서 기술한 지질축적질환(lipid storage diseases)의 감별진단에 매우 중요한

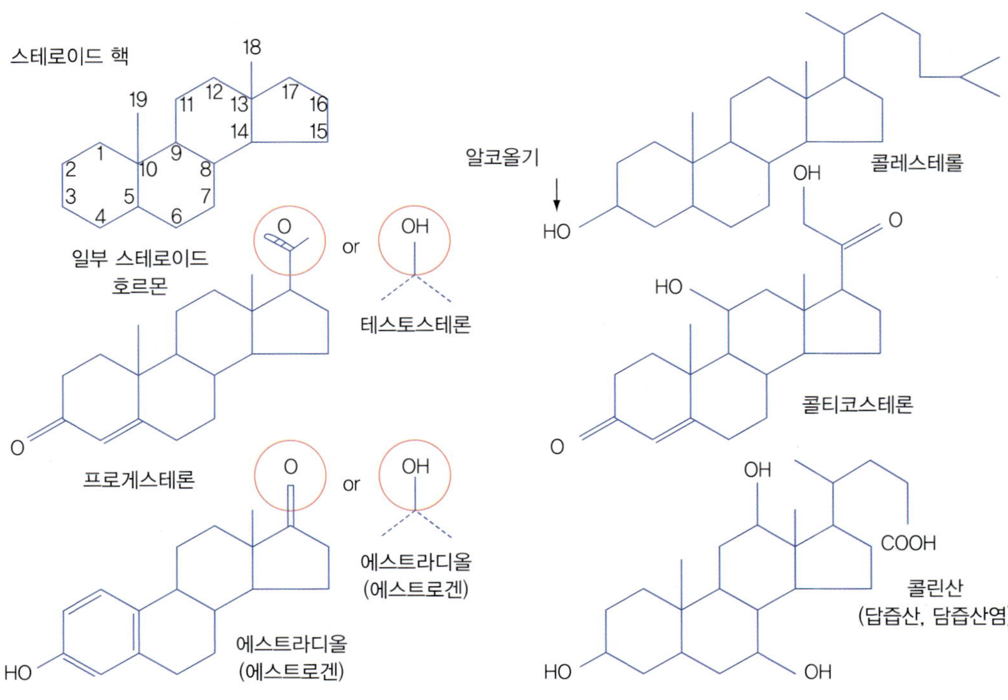

그림 11-10. 스테로이드 핵을 가진 화합물

정보를 제공해주고 있다. 또한 소아의 치사성 질환인 레이증후군(Reye's syndrome) 환자에서 나타나는 콩팥요세관이나 간의 광범위한 지방 침착(그림 11-12 B), MCAD (medium-chain acyl-CoA dehydrogenase) 결핍 환자의 심장, 간, 콩팥의 지방 침착 등을 확인하는 데도 유용하게 이용된다. 그러나 현재 염색법만으로 여러 종류의 지질을 정확히 동정하는 데는 한계가 있으므로 조직화학적 방법과 생화학적 방법을 병행하면 더 특이도를 높일 수 있다.

IV. 지질의 고정과 보존

조직 내 지질은 단백질과 강하게 결합되어 있는 것을 제외하고는 거의 모두가 탈수와 투명에 사용하는 유기용매에 녹기 때문에 파라핀절편에서는 검출할 수 없다. 일부 학자들은 조직 내 지질에 화학적 전처리를 하면 유기용매에 저항할 수 있도록 고정이 가능하다고 주장하고 있지만, 사실상 이들 화학적 전처리 과정은 지질의 화학적 구조를 상당히 변화시키기 때문에 그 결과는 그다지 신뢰할 만한 것은 못된다. 따라서 모든 지질을 잘 보존하기 위해서는 반드시 유기용매를 사용하지 않는 동결절편을 제작하여야 한다. 그러나 동결절편에서

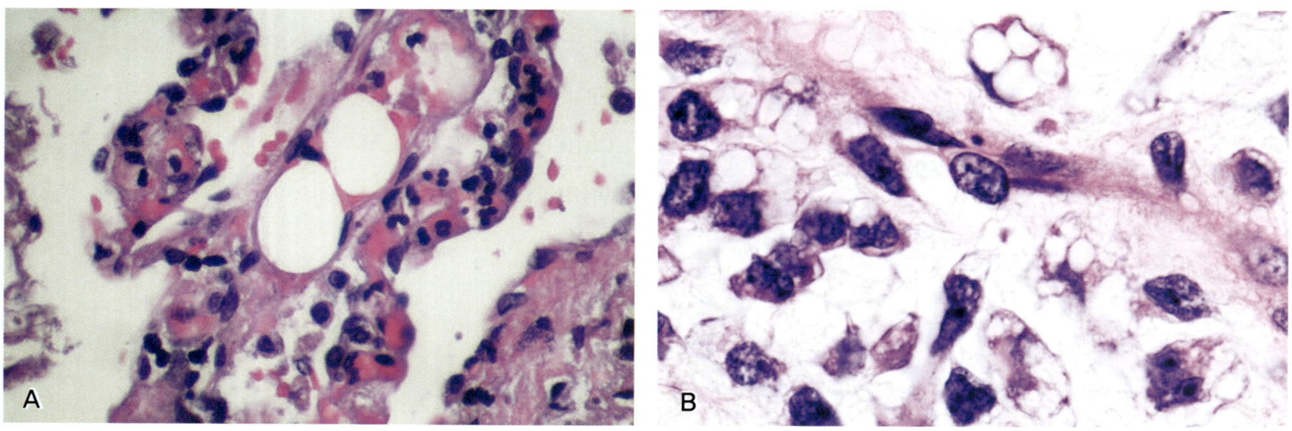

그림 11-11. 지방관련 질환. A. 폐모세혈관 내의 지방색전증. H&E 염색, 400배 **B.** 넓적다리 연부조직에서 발생한 점액모양지방육종(myxoid liposarcoma). H&E 염색, 400배

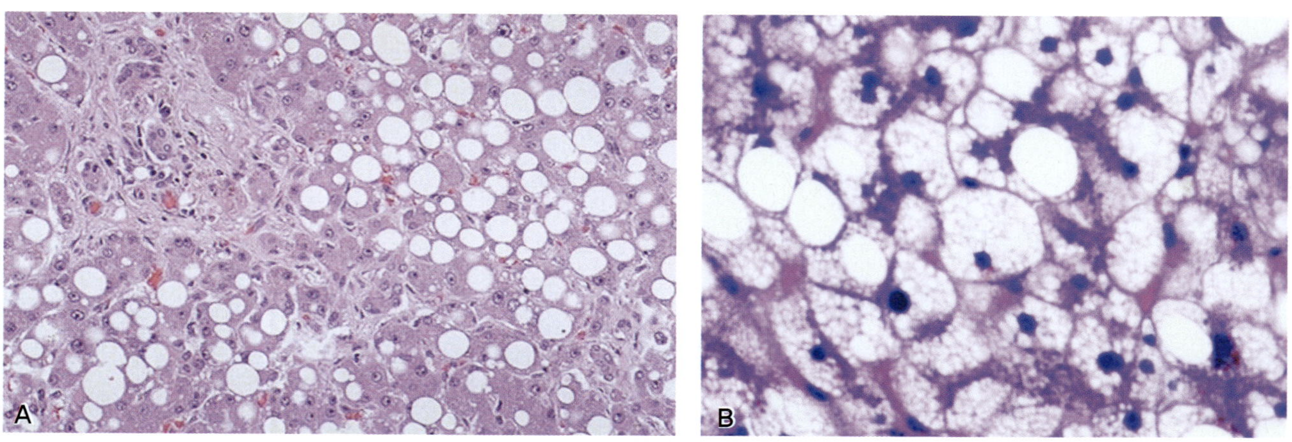

그림 11-12. A. 간세포내에 다양한 크기의 지방적이 존재함. H&E 염색, 200배 **B.** 레이증후군(Reye syndrome) 환자의 간으로 대소공포 지방증(macrovesicular/microvesicular steatosis)이 관찰됨. H&E 염색, 600배

도 복합지질은 분자의 한쪽 말단에 다소 친수성기를 가지고 있고 일부 인지질, 특히 포스파티딜콜린은 수용성이므로 물에 들어가면 소실된다는 보고도 있다. 이 때문에 지질을 증명할 때는 절편이나 고정액을 현명하게 선택하는 것이 무엇보다 중요하다(표 11-2).

경험적으로 일부 지질을 보존하는 과정에서 칼슘이 주요한 역할을 하는 것으로 알려져 있다. 칼슘은 인지질과 복잡한 코아세르베이트(coacervates)를 형성하며, 포름알데히드는 인지질과 근접한 단백질을 고정함으로써 인지질의 안정화에 기여하는 것으로 생각된다. 현재까지 대부분의 지질 보존에는 포멀-칼슘(formol-calcium) 용액이 가장 좋은 것으로 평가받고 있다.

V. 지질의 염색 특성

지방세포 내에 저장된 지방방울(fat droplets)이나 신경섬유의 수초(myelin)에 포함된 유리지질(free lipid)은 단순한 지방염색만으로도 쉽게 염색할 수 있다. 그러나 정상 조직에서 화학적으로 그 존재가 입증되어 있는데도 간, 콩팥, 심장 등 일부 장기에 존재하는 지질은 조직절편상에서 염색되지 않는다. 이처럼 분명히 존재하지만 단순한 방법으로 증명하기 곤란한 지질을 가면지질(masked lipid)이라 하며 대개 단백질과 결합해 있다.

또한, 조직 내 존재하는 지질은 물리·화학적 상태

표 11-2. 지질 조직화학을 위한 고정 및 염색법

종류	고정	방법
Fats	비고정, 또는 FC 고정	Oil red O, Sudan black
All lipids	비고정 또는 FC 고정	Bromine sudan black
Plasmalogens	비고정	Plasmal reaction
Unsaturated lipids	비고정	UV-Schiff
Lipofuscins	비고정 또는 고정(all)	Sudan black Autofluorescence
Phospholipids(지방과 지방산 포함)	비고정 또는 FC 고정(짧게)	Nile blue sulfate
Phospholipids (all)	비고정 또는 FC 고정(짧게)	Ferric hematoxylin Dichromate-acid hematein
Sphingomyelin	FC 고정	Ferric hematoxylin
Fatty acid	FC 고정(짧게)	Copper-rubeanic acid Copper-pDMAB-rhodanine
Sufatides	FC 고정	Toluidine blue/acetone Acriflavine-DMAB
Gangliosides	비고정 또는 FC 고정	PAS, diluted PAS Borohydride-PAS
Cerebrosides	비고정 또는 FC 고정	PAS, modified PAS
Cholesterol (free)	비고정 또는 FC 고정	Filipin
Cholesterol./ester	FC 고정(길게)	Schultz, PAN
Triglycerides	FC 고정(길게)	Calcium-lipase
Phosphoglycerides	FC 고정(길게)	Gold hydroxamate

* FC: formol-calcium

의 차이에 따라 단상지질(monophasic lipid)과 이종상지질(heterophasic lipid)로 나누기도 한다. 단상지질은 지방세포 내에 저장되어 있는 작은 지방방울과 같이 연속상(cotinuous phase)으로 주변의 다른 물질과 완전히 분리되어 존재하며 오직 지질로만 구성되어 있어서 그 표면이 소수성(hydrophobic)을 띤다. 이와 반대로 이종상지질은 주변의 물 또는 단백질 등의 비지질성 성분과 결합해 있는 지질로 비연속상(non-continuous phase)이며 표면이 친수성을 띤다.

따라서 지방염색은 조직 내 연속상(단상)의 작은 지방방울은 표면이 소수성을 띠는 용매보다 지용성염료(lipid-soluble dyes)에 더 잘 녹기 때문에 염색이 되지만, 비연속상(이종상) 지질은 표면이 친수성이기 때문에 지용성 염료에 염색이 되지 않는다.

VI. 대조절편

지방염색은 이미 지적한 지질의 물리적 특성에 관련된 한계성으로 인하여 염색 시 비지질성 화학 작용기로부터 발생하는 거짓양성 반응을 배제하기 위해서는 대조절편을 함께 병용하는 것이 가장 중요한 조건이다. 더욱이 동일 용기에 들어 있는 염료 간에도 상당한 염색성의 차이가 발생하여 검사실마다 결과에 일치를 보이지 못하는 경우도 있다는 것도 알아야 한다. 그런 의미에서 차단제(blockading agent)의 사용은 반응산물이 특별한 화학 작용기에 기인한 것인가를 확인하는데 도움을 준다. 따라서 염색된 물질이 지질 성분인가를 입증하기 위해서는 언제나 탈지한 양성대조절편을 사용하는 것을 습관화하는 것이 바람직하다. 양성 대조절편은 다음과 같은 적당한 조직으로 표본 제작하여 -20℃에 보관하여 두었다가 사용한다(표 11-3).

표 11-3. 지질염색을 위한 양성 대조조직

지질의 종류	양성 대조조직
모든 인지질	쥐 또는 사람의 뇌
중성지방 및 지방산	지방간
콜레스테롤과 콜레스테롤 에스테르	죽종(atheroma), 부신
강글리오시드	흑내장성 백치 환자의 뇌
설파티드	변색성 뇌백질 이영양증 환자의 뇌

VII. 조직 내 지질의 검출

1. 지질 추출법

순수한 지질은 유기용매의 종류에 따라 각기 다른 용해성을 나타내므로 지질 동정의 보조 수단으로 사용되고 있다(표 11-4). 그러나 실제로 조직에 존재하는 대부분의 지질은 순수한 상태가 아니기 때문에 추출법에 의해 얻어진 결과를 해석하는 데는 세심한 관찰이 필요하다.

추출 과정은 먼저 신선한 조직괴를 2~3 mm 두께로 얇게 잘라 적절한 유기용매에 3회 교환해준다. 첫 번째와 두 번째 단계는 3시간씩 두고, 마지막 단계는 12시

표 11-4. 각종 지질에 대한 추출용매

지질의 종류	추출액
모든 지질	Hot chloroform-methanol(동량)
세레브로시드	Hot acetone
레시틴, 세파린	Hot ether
트리아실글리세롤, 콜레스테롤 및 콜레스테롤 에스테르	Cold acetone

간 둔다. 가온한 용매(hot solvent)를 사용할 때는 속실렛장치(Soxhlet apparatus)를 이용한다. 추출이 끝나면 동결절편을 제작한 다음 적당한 지질염색을 하여 그 결과를 판독한다.

2. 형광법

조직에 존재하는 지질은 적은 양이기는 하지만 그 산화산물인 리포푸신(lipofuscin)이나 지질에 녹는 카로티노이드(carotenoid)가 포함되어 있어서 이들 물질에 의한 일차형광(primary fluorescence)을 얻을 수 있다. 또 일차형광이 아니더라도 지질에 녹는 형광염료(예 : phosphine R)로 이차형광(secondary fluorescence)을 유발시켜 형광현미경으로 관찰하기도 한다. 이차형광법은 동결절편에 0.1% 포스핀 3R (phosphine 3R) 수용액에 3분간 염색시킨 후 증류수에 신속히 헹군 다음 90% 글리세롤(glycerol)을 사용하여 봉입한다. 콜레스테롤에스테르를 포함한 단순지질 및 대부분의 복합지질은 은백색 형광으로 나타나지만 지방산과 콜레스테롤은 음성을 보인다(그림 11-13A).

3. 편광법

편광법은 여러 종류의 지질을 감별하기에는 부적당하나 추출법과 병행하면 지질의 복굴절성(birefringence)의 유무를 찾아내는 데 유용하다. 액체형으로 존재하는 지질은 대개가 단굴절성(monorefringence)을 나타나며 냉각시키면 복굴절성 결정을 형성한다. 콜레스테롤에스테르 및 일부 복합 지질은 어느 온도 이상에 도달하면 액체상의 원형 결정체로 존재하며 말타십자형[maltese cross()]의 복굴절성을 나타낸다(그림 11-13B). 이 결정체는 가열하면 단굴절성으로 변하고 어느 온도 이하에서는 현미경 재물대를 360° 회전하였을 때 네 곳으로부터 빛이 흡수되어 보통의 복굴절성을 지닌 침모양의 결정을 만든다. 트리아실글리세롤이나 지방산은 결코 원형 결정체를 형성하지 않기 때문에 말타십자형 복굴절성이 나타나지 않는다고 해서 콜레스테롤에스테르나 복합 지질이 없다고 말할 수는 없다. 이 과정은 포르말린 또는 포멀-칼슘용액에 고정한 절편을 비염색 상태 그대로 수용성 봉입제로 봉입하여 편광현미경으로 검경한다. 재검하기 전에 절편을 37℃에서 몇 초간 가온해주기도 한다.

4. 염색법

여러 종류의 지질 염색법이 소개되어 쓰이고 있으며 그중 수단염료(sudan dye)를 사용하는 방법이 가장 일반적으로 널리 알려져 있다. 수단염색은 중성지질을 포함한 대부분의 비산성 지질을 증명하는 방법으로서는 적합하지만 여러 종류의 지질을 감별해내기 불가능하기 때문에 정확한 동정이 필요할 때는 각각의 지질에 적합한 특수염색을 활용하여야 원하는 결과를 얻을 수 있다(그림 11-14).

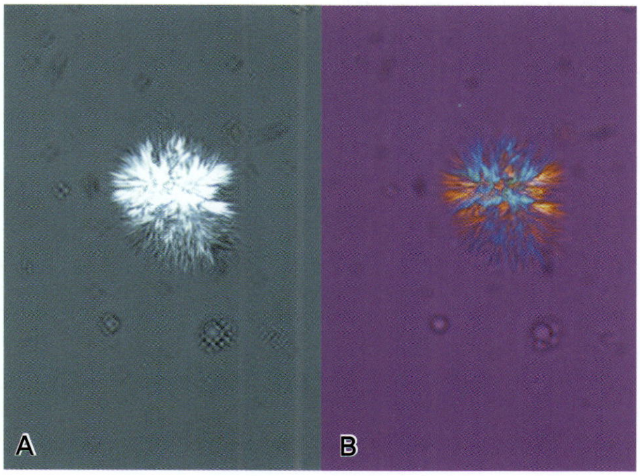

그림 11-13. 급성 관절염 환자의 관절 활액 내의 지질방울.
A. 단순지질과 복합지질은 이차형광법을 통해 은백색으로 관찰됨.
B. 편광현미경 아래에서 말타십자형 구조로 관찰됨.

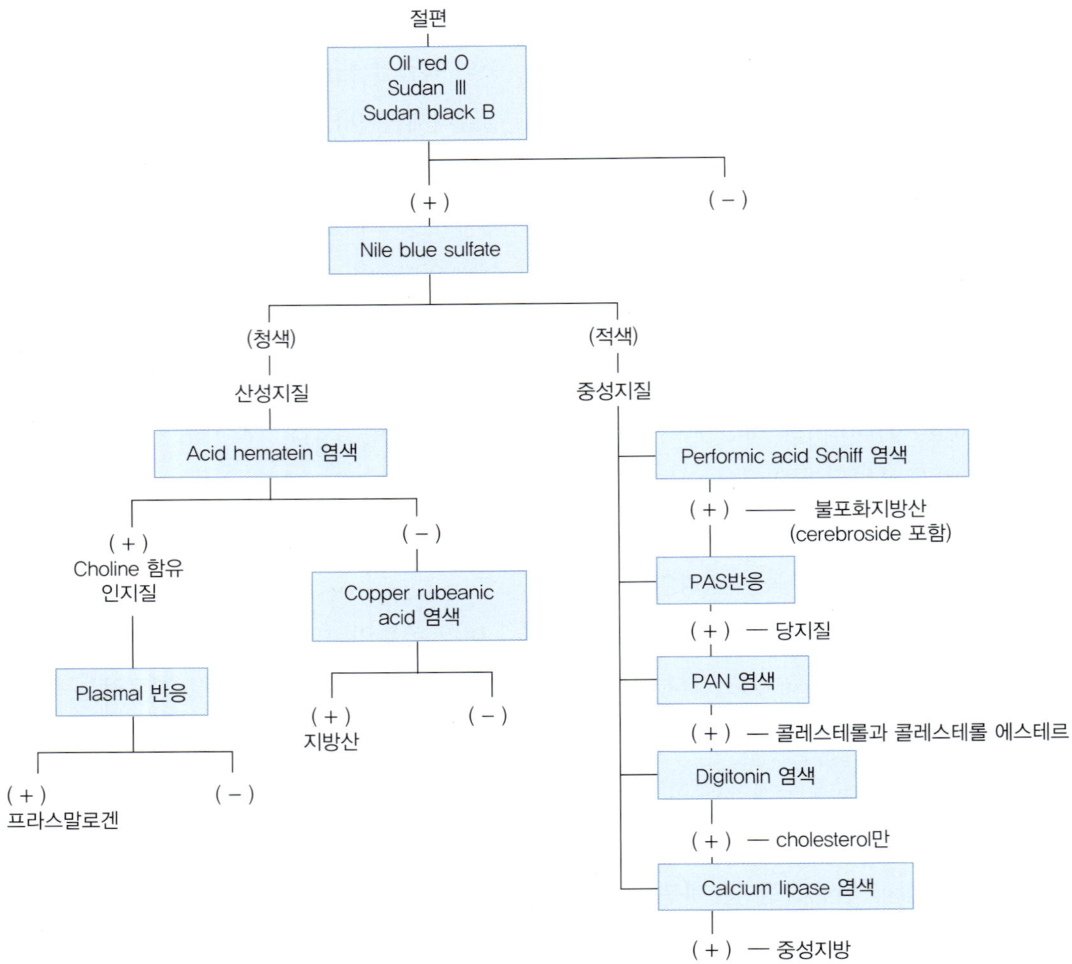

그림 11-14. 지질 동정을 위한 염색 흐름도

1) 지용성 염료(lipid soluble dye = lysochrome)에 의한 염색

수단염료는 과거 수십 년간 지질 염색의 유일한 수단으로 활용되어 왔으며, 현재까지도 여전히 널리 사용되는 지용성 염료이다. 1896년 데디(Daddi)가 처음으로 지질 염색에 수단 III (sudan III)를 소개한 이래, 계속해서 수단 IV (sudan IV) (Michaelis 1901), 오일레드 O (oil red O) (French 1926) 및 수단블랙 B(sudan black B) (Lison과 Dagnelie 1935)가 등장하면서 지질 염색의 중요한 위치를 차지하고 있다(그림 11-15).

수단염료에 의한 염색은 화학적 결합에 의한 염색이 아니고, 용매가 수단염료와 함께 조직이나 세포에 침투해 들어가다가 지질과 만나면 염료가 용매보다 지질에 더 잘 용해되는 성질을 이용한 순수한 물리적 반응이다. 수단염료는 친수성 반응기가 없기 때문에 물에는 녹지 않지만 유기용매에 잘 녹는 특성이 있다.

수단염료는 메틸기(−CH_3)와 벤젠고리의 수가 증가함에 따라 흡수 극대파장이 오른쪽(긴 파장 쪽)으로 이동하여 오렌지색에서 적색으로 변화하며 친유성이 강해진다(그림 11-16). 따라서 같은 양의 염료가 용매로부터 지질 쪽으로 용해된다고 가정하면, 색이 짙은 염료쪽이 현미경 관찰하기가 쉽기 때문에 색이 짙은 오일레드

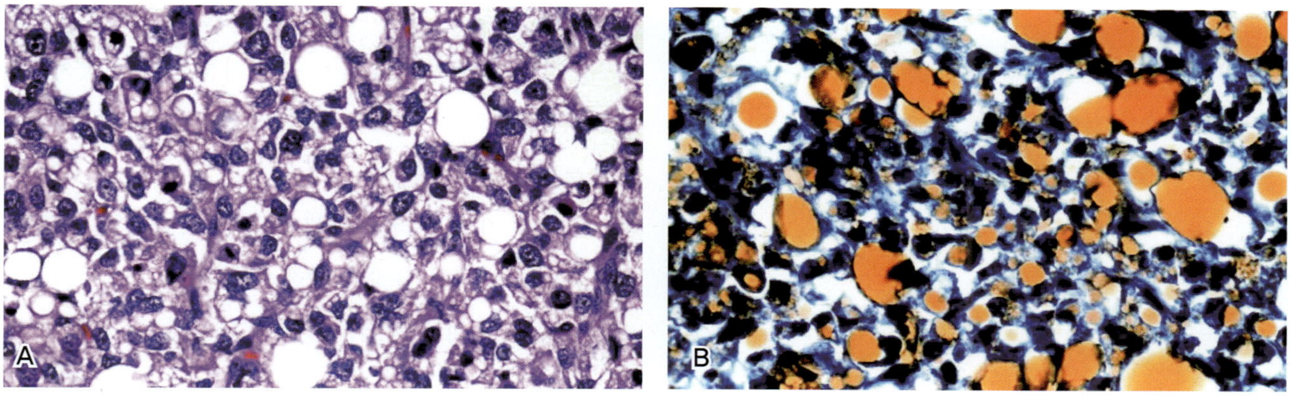

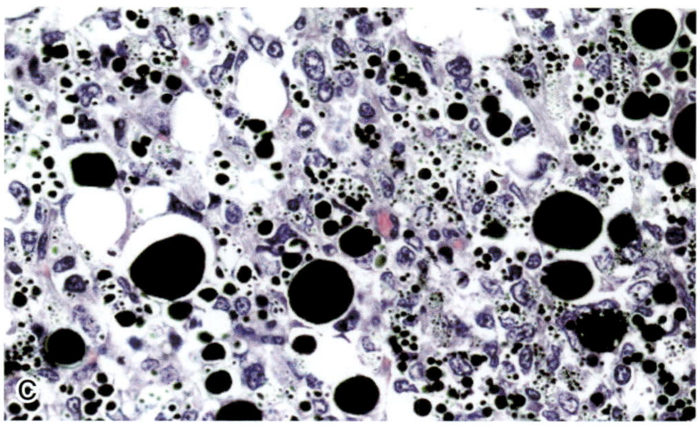

그림 11-15. **비강 내 지방육종. A.** 종양세포의 세포질 내에 다양한 점도의 지방적이 존재함, H&E, 400배. **B.** 동결절편, 오일레드 O (oil red O) 염색, 400배 **C.** 종양세모내의 실포질내에 지방적이 흑색으로 양염색됨. 동결절편, 수단블랙 B (sudan black B) 염색, 400배

O나 수단 IV를 사용하는 것이 중성지방의 염색에 좋을 것이다. 수단염료 중 수단블랙 B 역시 지용성 염료로 용해 또는 분배라는 물리적 기전에 의해 지질을 염색하지만, 이 염료는 염기성의 아미노기를 가지고 있어서 약간 극성을 띤다(그림 11-17). 따라서 지질 중에서도 약간 극성을 띠는 인지질과 화학적 친화성을 나타내어 다른 지질에 비해 인지질이 좀 더 짙게 염색된다. 이와 반대로 중성지방에 대한 용해성은 감소하기 때문에 옅게 염색되는 경향이 있다.

지용성 염료는 용매의 선택이 매우 중요시 되고 있다. 선택 조건으로는 첫째, 조직절편으로부터 지질의 추출이 없어야 하고 둘째, 충분한 양의 염료가 녹아 있어야 좋은 염색 결과를 얻을 수 있으며 셋째, 경제적이며 제조가 쉽고 저장액 상태에서 오랜기간 동안 변질, 증발 및 침전이 잘 발생되지 않은 것을 고르는 것이 좋다. 지용성 염료의 용매제로는 50~70% 에탄올,

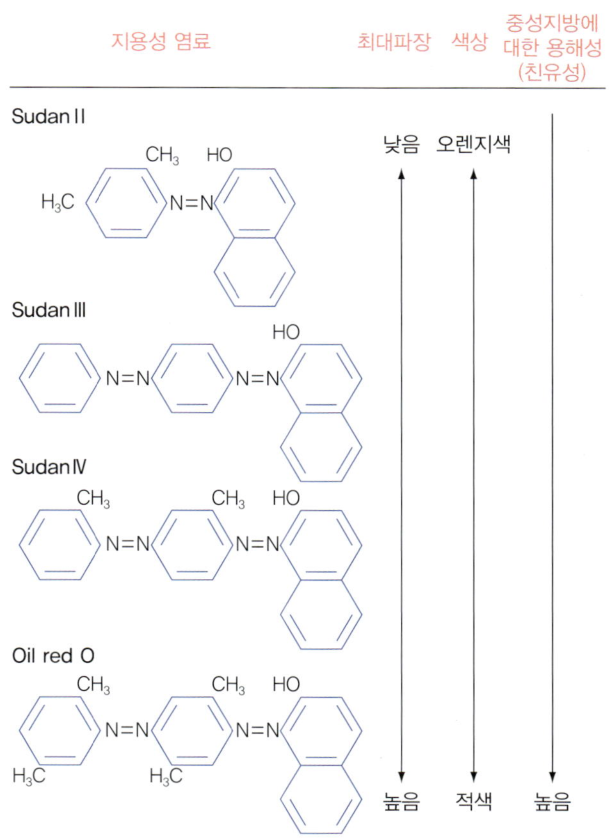

그림 11-16. **수단염료들의 특성**

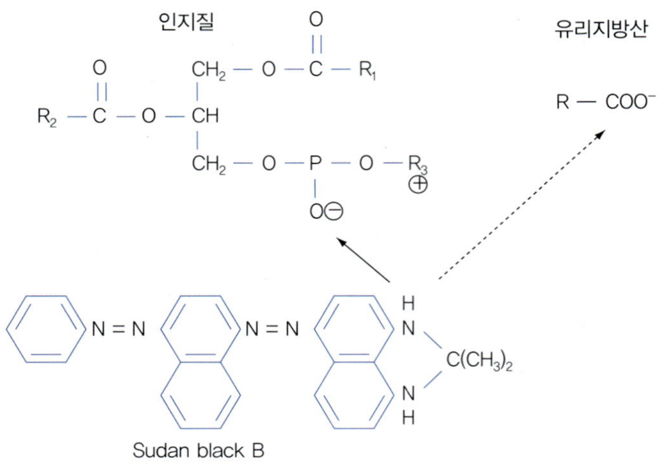

그림 11-17. 수단블랙 B (sudan black B)에 의한 지질염색 기전

60% 이소프로필알코올, 60% 트리에틸인산(triethyl phosphate), 프로필렌글리콜(propylene glycol) 및 에틸렌글리콜(ethylene glycol) 등이 있다. 이 중 프로필렌글리콜과 에틸렌글리콜이 위의 조건에 가장 부합하는 안정된 용매로 인정받고 있다. 특히 이 용매는 세 가지 조건 중 첫째 조건이 가장 좋으며, 수단염료 중 수단블랙 B와 수단 IV가 잘 녹기 때문에 이들 염료의 용매로써 가장 많이 사용되고 있다.

2) 나일블루(nile blue sulfate) 염색

중성 지질과 산성 지질이 각기 다른 색으로 염색되므로 두 종류의 지질 감별 수단으로 많이 이용하고 있다 (그림 11-18).

염색의 기본 원리는 염색액 중의 어떤 성분은 특정 지질과 물리적인 흡착에 의해 결합하며, 또 다른 성분은 특정 지질과 화학적으로 결합하는 물리 · 화학적 기전에 기초하고 있다.

나일블루황산(Nile blue sulfate) 용액에는 세 가지의 각기 다른 분자가 혼합되어 있다. 이 분자들 중 옥사진 염(oxazine salt)이 가장 우세하며 수용성 성분이다 (그림 11-19 A). 둘째는 이온화하여 생기는 지용성인 소량의 유리 염기가 있으며, 셋째는 가수분해의 결과로서 생기는 지용성인 옥사존(oxazone)이다(그림 11-19 B). 옥사진 염은 청색, 유리 염기와 옥사존은 적색을 띤다. 옥사진은 자일렌과 같은 유기용매로 쉽게 분리해 낼 수 있으며, 중성 지질과 반응하여 적색으로 나타난다. 이 작용 기전은 수단염료가 용매보다 지질방울에 더 잘 녹는 것과 같은 방식으로 염색된다. 이에 반해 옥사진은 산성 지질과 결합하여 청색화합물을 형성한다.

참고 **Oil red O 염색과정**

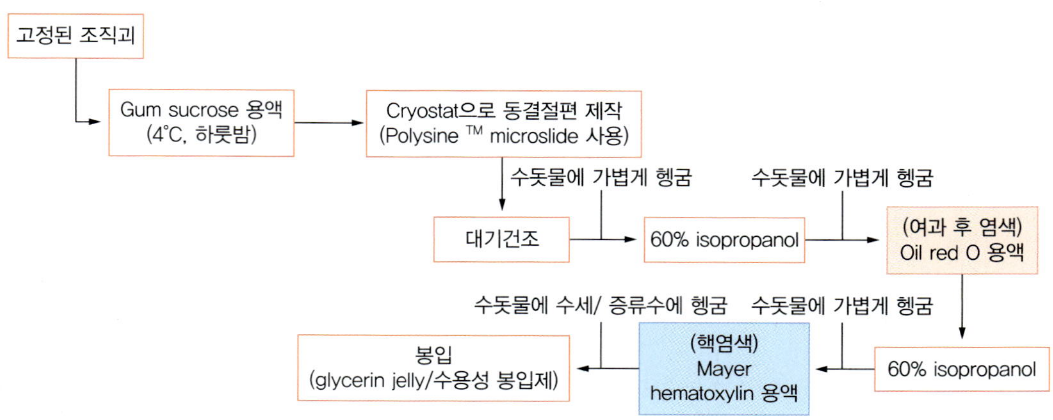

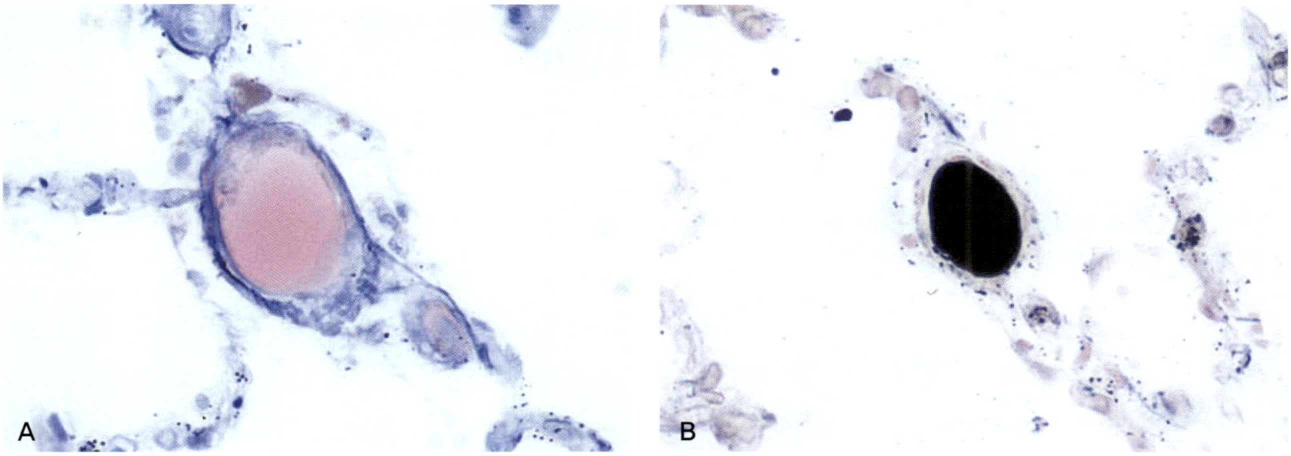

그림 11-18. 폐의 지방색전증(fat embolism). **A.** 폐포벽의 모세혈관내에 있는 지방적이 적색(중성지방)으로 염색됨. 동결절편, 나일블루(nile blue) 염색, 600배 **B.** 폐포벽의 모세혈관 내에 있는 지방적이 흑색으로 염색됨. 동결절편, 수단블랙B (sudan black B) 염색, 400배

3) 산-헤마테인(acid-hematein) 염색

인지질 염색의 특이적인 방법의 하나로 평가되고 있다. 베이커(Baker)는 오랫동안 널리 알려진 크롬산에 고정된 조직이나 매염된 조직은 헤마톡실린에 훨씬 더 잘 염색된다는 현상에 착안하여 인지질 염색의 특이적인 방법으로 발전시켰다. 이 방법은 특히 고정액의 선택이 중요하다. 그 과정은 고정, 크롬 처리, 염색, 탈색 순으로 진행된다.

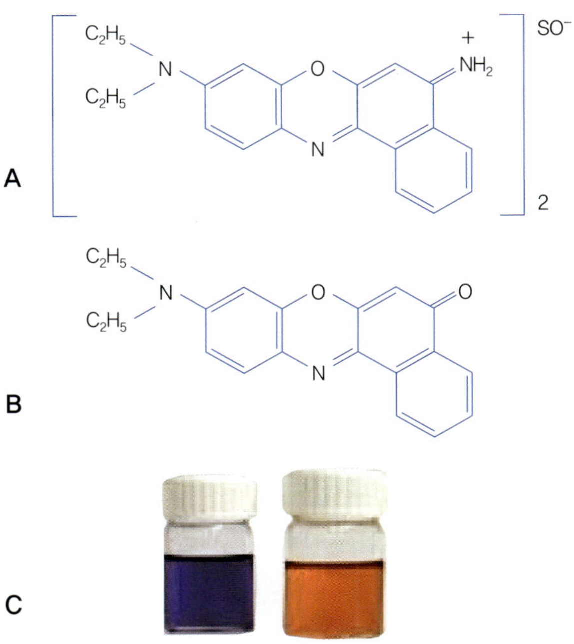

그림 11-19. Nile blue sulfate. **A.** oxazine (nile blue). **B.** oxazone (nile red) 화학 구조식. **C.** nile blue로 수용성을 띠고 우측은 Nile red로 비수용성임

원리가 명확히 밝혀져 있지 않지만, 인지질 또는 비지질성 산성 물질은 중크롬산염과 킬레이트를 형성, 복잡한 지질 중합체를 만들어 인지질을 불용성 상태로 전환하는 것으로 보고 있다(그림 11-20). 중크롬산염에 의한 크롬 처리(매염이라고도 함) 후에 산헤마테인(acid hematein)으로 염색하면 산헤마테인이 크롬과 결합하여 청색-갈색의 염료레이크(dye lake)를 형성한다. 이어 탈색액(borax ferricyanide)으로 분별하면 인지질이 아닌 성분과 결합한 산헤마테인은 깨끗이 제거되고 인산기를 갖고 있는 성분만 짙은 청색으로 나타난다.

이 방법은 콜린 함유성 지질(lecithin 또는 sphingomyelin)만 염색되기 때문에 원래 인지질이면 어느 것이나 염색되는 것으로 생각해 왔으나, 세파린 또는 세레브로시드도 약한 양성반응을 보이며, 또 핵단백질, 점액(mucin) 등도 양성반응을 나타내는 것으로 알려져 있다.

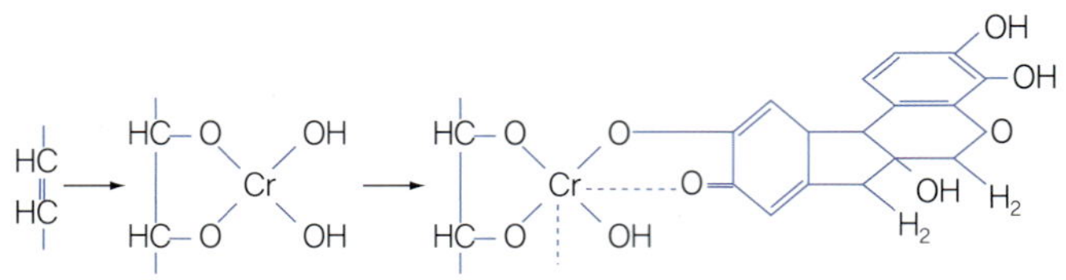

그림 11-20. 크롬-지질복합체(chrome-lipid complex)의 구조 및 산헤마테인(acid hematein) 결합에 대한 가정구조

4) 사산화오스뮴-α-나프틸아민(osmium tetroxide-α-naphthylamine, OTAN) 염색

본래 정상 수초와 변성 수초를 동시에 증명하기 위한 염색법으로 1959년 아담스(Adams)가 소개하였다. 원리는 변성 수초가 사산화오스뮴을 환원하여 흑색으로 염색되지만, 정상 수초는 비환원성 사산화오스뮴과 결합한 다음 α-나프틸라민(α-naphthylamine)과 킬레이트를 형성하여 적색화합물로 나타나는 데 기초하고 있다. 그러나 일반적으로는 소수성 지질(콜레스테롤에스테르, 중성지방, 지방산)로부터 친수성 지질(스핑고마이엘린, 인지질)을 감별하는 데 활용되고 있다. 변성 수초는 그 주성분이 인지질이므로 수초 변성부위를 찾는 목적으로 사용할 수도 있다. 1963년 아담스와 베일리스(Adams와 Bayliss)는 이 방법을 개량하여 스핑고마이엘린을 특이적으로 증명해낼 수 있는 염색법으로 발전시켰다. 이 변법의 중요한 특징으로는 염색 과정 중에 NaOH 처리과정이 포함된다. 이 처리 과정을 통해 알카리에 안전한 스핑고마이엘린만이 염색된다. 그러나 다른 인지질은 알칼리에 불안정하여 염색성이 사라지게 된다.

5) 프라스말(plasmal) 반응

1924년 포일겐과 보이트(Feulgen과 Voit)가 처음 소개한 이래로 현재까지 많은 논쟁을 불러 일으키고 있는 반응이다. 조직에 염화제2수은(mercuric chloride) 희석액을 처리하여 프라스말로겐(plasmalogen)을 가수분해시킨 후 여기서 생성된 알데히드를 쉬프시약(Schiff's reagent)으로 증명하는 것을 원리로 하고 있다. 그러나 불포화지방산의 비닐기(vinyl group)가 염화제2수은에 의해 가수분해되는지는 불확실한 점이 많다. 이 반응에 관한 논쟁의 주요 대상은 고정액의 선택 문제와 대조절편에 대한 것들이다.

이 반응에 또 하나의 문제는 불포화지방산 사슬 내의 이중결합으로부터 우연하게 생기는 알데히드로 인한 거짓양성반응(pseudoplasmal reaction)을 들 수 있다. 이 알데히드 역시 쉬프시약과 반응하여 양성반응을 나타내므로 특이적인 방법이라고는 말하기 어렵다.

6) 불포화지질 염색법

지방산 내의 불포화결합은 여러 방법으로 산화가 가능하다. 이중 사산화오스뮴(osmium tetroxide)과의 반응, 과포름산(performic acid)에 의해 알데히드를 형성시키는 반응, 브롬화(bromination) 반응이 가장 많이 이용되고 있다.

특히 사산화오스뮴은 오랜 기간 세포 및 조직의 고정액으로 사용되어온 것으로 불포화지방산의 시스(cis)-이중결합과 특이적으로 반응하지만 트랜스(trans)-이중결합에는 반응하지 않는다. 그 결과 불포화결합을 잇는 두 개의 지방산 사슬 사이에 오스뮴 가교(osmium bridge)를 형성하여 극히 불투명한 흑색 산물이 나타난다(그림 11-21 A). 이 오스뮴 가교는 먼저 오스뮴-지방산 모노에스테르(osmium-fatty acid monoester)가 형성되고, 이후 두 개의 모노에스테르가 반응하여 오스뮴 가교(bis-osmate bridge)(그림 11-21 B)와 유리형의 산화오스뮴(osmium oxide)이 생성되는 두 단계 과정을 거치는 것으로 추정되고 있다.

7) 슐츠(Shultz) 염색

콜레스테롤 검출에 이용하던 초기 생화학적 방법인 리베르만-브르하르트(Liebermann-Burchard) 반응에 기초하여 조직화학적 방법으로 개량한 것이다. 원리는 조직절편을 먼저 황산암모늄철(ferric ammonium sulfate 또는 iron alum) 완충액으로 7일 이상 산화시킨 다음 빙초산과 농황산 혼합액을 처리하여 7-하이드록시콜레스테롤(7-hydroxycholesterol)이라 생각되는 청록색 색소의 형성을 보는 반응이다(그림 11-22 B).

원법은 특이도는 높지만 감도가 낮고, 조직절편 내에 기포가 형성되며, 형성된 색소의 수명이 짧을 뿐만 아니라 관찰 시 산혼합액으로 도포하여야 하는 단점이 있다. 1976년 로소우(Rossouw) 등은 이 같은 단점을 황산암모늄철과 산혼합액을 미리 함께 혼합해 둠으로써 보완할 수 있음을 발견하였다. 로소우 등의 변법은 형성된 색이 2~3시간 동안 안정하고 기포도 적게 형성되었으며, 또 미리 혼합해둔 시약도 안정하여 보관이 가능하였다.

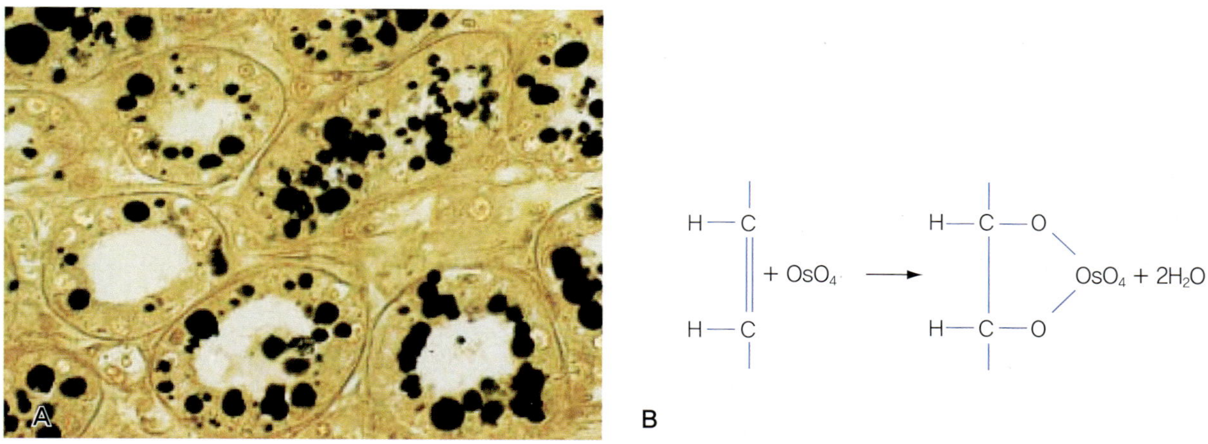

그림 11-21. 불포화 지질 염색 A. 수유기의 유선으로 분비샘의 상피세포에 있는 지방이 양성반응을 보임. 사산화오스뮴 염색법, 400배 **B.** 불포화 지질과 OsO_4가 반응하여 생성된 오스뮴가교(osmium bridge)을 형성 과정의 추정 화학식임

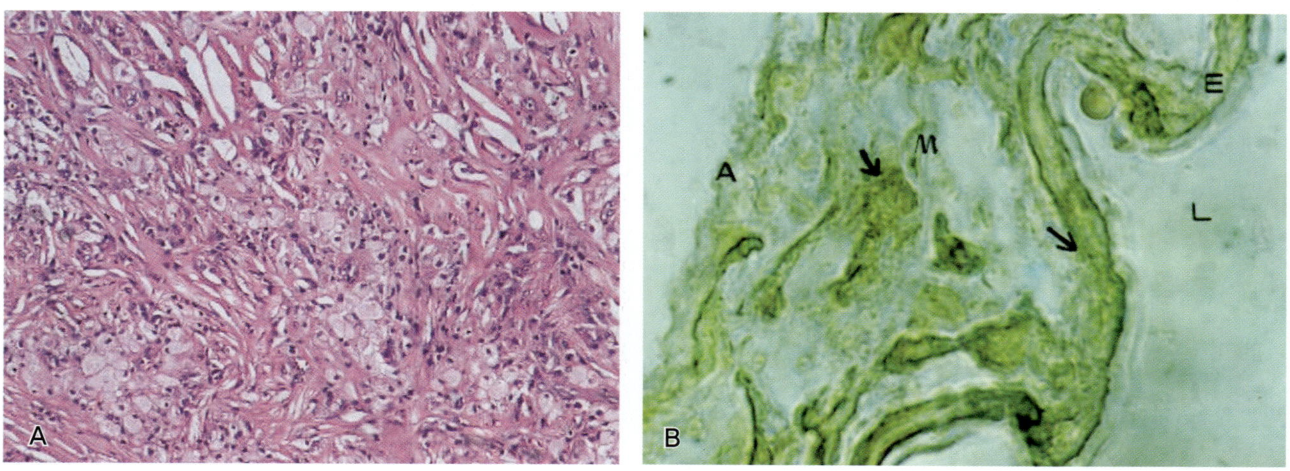

그림 11-22. 콜레스테롤 염색 A. 황색종(xanthoma) 조직으로 콜레스테롤 변성(cholesterol clefts)과 함께 지방을 탐식한 포말세포(lipid laden foam cells)가 관찰됨. H&E 염색, 200배 **B.** 대동맥. 혈관 속막과 중간막에 청록색의 콜레스테롤 침착되어 있음. 슐츠(Shultz) 염색, 600배 (L : 속공간 E : 속막 M : 중간막 A : 바깥막)

8) 디지토닌(digitonin) 염색

슐츠 염색법과 마찬가지로 초기에 이용하던 생화학적 방법을 개량한 방법이다. 원리는 디지토닌이 콜레스테롤과 결합하면 복굴절성인 결정상 복합체가 형성되는데 이 결정을 편광으로 관찰하는 것이다. 이 복합체는 지용제에 녹지 않기 때문에 반응 후에 콜레스테롤에 스테르를 추출해 낼 수 있다. 디지토닌은 에탄올에 잘 녹기 때문에, 이로 인해 콜레스테롤이 용해되어 반응산물이 확산되어 나타난다. 따라서 슬라이드에서 염색상의 확산이 일어나게 된다.

9) PAN (perchloric acid-naphthoquinone) 염색

슐츠와 디지토닌 염색에서 발생하는 단점이 없다는 것이 특징이다. 최대의 반응 결과를 얻기 위해서는 조직을 포멀-칼슘(formol-calcium)액에 넣어 적어도 1주 정도는 고정해야 한다.

과염소산(perchloric acid)을 콜레스테롤과 반응시켜 콜레스트라-3,5-디엔(cholestra-3,5-diene)을 형성시킨 다음, 디엔을 1,2-나프토퀴논-4-슬폰산(1,2-naphthoquinone-4-sulfonic acid)으로 처리하여 적색색소를 형성시켜 보는 방법이다. 이 색소는 열을 가하면 청색으로 변한다. 콜레스테롤과 콜레스테롤에스테르 이외의 다른 지질도 적색을 나타내지만, 가열하면 콜레스테롤과 콜레스테롤에스테르만 짙은 청색으로 변한다.

10) 칼슘 지질분해효소(calcium lipase)법

트리아실글리세롤은 선택적으로 염색할 수 있는 특유의 화학 작용기나 물리적 특징이 결여되어 가장 늦게 개발된 지질 염색법의 하나이다. 원리는 이자 지질분해효소(lipase)를 사용하여 트리아실글리세롤을 가수분해한 후, 지방산을 생성시켜 칼슘의 존재하에 불용성의 납비누(lead soap)로 전환시키고, 이 납비누를 황화암모늄(ammonium sulfide)으로 처리하여 발색시켜 보는 방법이다. 기존에 있는 칼슘이나 지방산 역시 동일한 결과를 나타낸다. 따라서 반응의 특이도를 높이기 위해서는 지질분해효소를 처리하지 않은 대조절편을 함께 병행해야 한다. 이 반응은 효소를 사용하기 때문에 트리아실글리세롤 증명에 매우 특이적인 반응이다.

11) 구리루베안산(copper rubeanic acid)법

유리 지방산 증명에 이용하는 특이적인 염색법이다. 조직 내에는 정상적으로 증명하기에 충분한 지방산이 존재하지 않는다. 그러나 어떤 경우의 지방괴사가 발생하면 그 부위에 많은 지방산이 출현하기도 한다. 이 방법은 지방산과 칼슘비누(calcium soap)가 구리와 같은 중금속에 친화성이 있다는 특성을 이용한 것으로 지방산과 결합한 칼슘비누를 루베닉산(rubeanic acid)과 반응시켜 짙은 청색 침전물을 관찰하는 것을 원리로 하고 있다. 탈지시킨 대조절편을 함께 병행하면 칼슘침전물과 지질을 구별해낼 수 있다.

12) 구리-올시놀-염산(copper-orcinol-HCl)법

당지질(glycolipid)은 단백질과 결합하지 않으면 물에 잘 녹는 수용성 지질이다. 그중 특히 강글리오시드(ganglioside)는 흑내장성 백치(amaurotic idiocy) 환자의 뇌에 축적되는 것으로 유명하다. 이 지질 내에는 뉴라민산(neuraminic acid)과 아실 유도체(acyl derivatives) 및 시알산(sialic acid)이 포함되어 다른 지질들과 구별된다.

과거에는 뉴라민분해효소(neuraminidase)를 사용하여 헥소스(hexose)로부터 뉴라민산을 분리한 다음 알시안블루(alcian blue)로 염색하는 방법이 많이 이용되었으나 재현성이 좋지 않아 근래에는 구리-올시놀-염산법으로 대치되고 있다. 이 방법은 시약을 크로마토그래피 분무기(chromatography spray)에 담아 조직절편에 뿌려 보는 것으로 뇌에 침착된 강글리오시드가 뚜렷이 나타난다.

13) 아크리후라빈-DMAB (Acriflavine-DMAB) 염색

변색성 뇌백질 이영양증(metachromatic leucodystrophy) 환자의 뇌에 출현하는 비정상 설파티드(abnormal sulfatide)를 증명하는 방법으로 이용된다(그림 11-23).

이 방법은 황산화 점액다당류(sulfated mucopolysaccharide)만을 특이적으로 염색하기 위해 충분한 양을 사용하고 있으나, 예외적으로 비만세포과립도 양성반응을 나타내므로 이 두 성분을 명확히 구별하려면 클로로포름-메탄올(chloroform-methanol) 용액에 처리하여 반응 결과를 보아야 한다. 비만세포과립은 클로로포름-메탄올에 녹지 않는다.

아크리후라빈과 결합한 설파티드는 그 자체로 자외선을 조사하면 오렌지색 형광을 내기 때문에 직접 형광현미경으로 관찰할 수 있다. 그러나 보다 안정한 화합물을 얻으려면 DMAB (p-dimethylaminobenzaldehyde)를 반응시켜 광학현미경으로 검경하는 것이 편리하다.

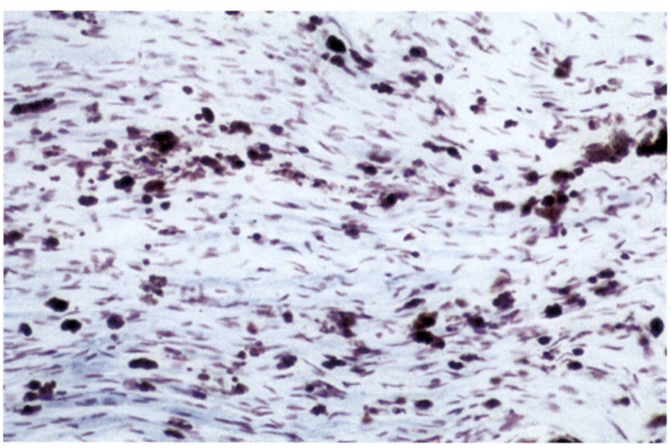

그림 11-23. 변색성 뇌백질 이영양증(metachromatic leucodystrophy). 비정상 설파티드(sulfatide)에 대한 염색에 양성반응을 보이고 있음. DMAB 염색, 200배

참고문헌

1. Carson F. Histotechnology: A Self-Instructional Text, 1st Ed, ASCP Press, pp.161-62, 1990.
2. Bancroft JD, Gamble M. Theory and Practice of Histological Techniques. 5th ed., Churchill Livingstone, 2003.
3. Bayliss OB, Adams CWM. Bromine sudan black (BSB). A general stain for tissue lipids including free cholesterol. Histchem J, 4:505, 1972.
4. Cain AJ. Use of nile blue in the examination of lipoids. Quarterly Journal of Microscopical Science, 88:383, 1947.
5. Dunnigan MG. The use of nile blue sulphate in the histochemical identification of phospholipids. Stain Technol, 43:249, 1968.
6. Beet WD, Hayes EH. An ultraviolet-Schiff reaction for unsaturated lipids. Stain Technol. 31: 117-122, 1956.
7. BERENBAUM, M. C. The histochemistrv of bound lipids. Quart J Micr Sci 99: 231-231-242, 1958.
8. Cayen J, Gahan PB, AND Lacour LF. The masked lipids of nuclei. Quart J Micr Sci 100: 325-337, 1959.
9. Chiffelle TL, Putt FA. Propylene and ethylene glycol as solvents for Sudan IV and Sudan Black B. Stain Technol. 26:51-56, 1951.
10. Deane HW. Intracellular lipides: Their detection and significance. In S. L. Palay (Ed.) Frontiers in Cytology. Yale University Press, New Haven, pp. 227-263, 1958.
11. Gray GM. The structure of the plasmalogens of ox heart. Biochem J 70: 425-433, 1958.
12. Holman RT. Autoxidation of fats and related substances. Ito HT. Holouuan WD. Lundberg and T. Malkin (Eds.), Progress in the Chemistry of Fats and Other Lipids. Pergamon, London, Vol. 2. 51-98, 1954.
13. Lillies RD. Ethylenic reaction of ceroid with performic acid and Schiff reagent. Stain Technol. 27: 37-45, 1952.
14. Mukherji M, Der C, Sen PB. Histochemical demonstration of unsaturated lipids by bromine silver method. J Histochem Cytochem 8: 189-194, 1960.

12

병원미생물
Pathogenic microorganisms in tissue

학습목표

- 조직 내 감염균의 검출 의의에 대해 설명한다.
- 조직 내에서 염색으로 검출 가능한 감염균에 대해 설명한다.
- 그람염색의 원리를 설명한다.
- 항산성 염색의 원리를 설명한다.
- 항산성 염색과 오라민-로다민 염색의 차이점을 설명한다.
- 진균 염색법의 종류와 원리를 설명한다.
- 헬리코박터 파이로리 감염의 임상적 의의를 설명한다.
- 헬리코박터 파이로리의 염색법에 대해 설명한다.
- 와르틴-스타리 염색의 의의와 원리를 설명한다.
- 바이러스성 봉입체의 세포 내 출현부위에 대해 설명한다.
- HBsAg 검출에 이용되는 염색법과 검출률의 차이를 설명한다.
- 프리온 질환과 감염조직의 처리법에 대해 설명한다.

감염성 질환에서 원인체의 규명은 매우 중요한 일이다. 이를 위해 필수로 조직의 배양검사나 분자병리학적 검사와 같이 병원체의 정확한 동정방법이 요구되지만, 병리조직의 특수염색만으로도 어느 정도 감염 병원균의 유추가 가능하며 경우에 따라 상당한 진단적 가치를 가지기도 한다. 그 한 예로 자궁속막 소파조직, 림프절 조직, 장조직 등에서 발생하는 결핵증(tuberculosis), 유육종증(sarcoidosis) 및 크론병(Crohn's disease)의 세 가지 질환과 같이 조직학적 변화만으로 감별이 어려울 때 결핵균이 소수만 발견되더라도 결핵진단에 매우 중요한 정보를 제공한다. 이 밖에도 조직 내 병원미생물 염색의 의의는 정상 균총과 병원성 균총의 감별(예 : *Candida albicans, Cytomegalovirus*)을 비롯하여 배양시간이 오래 걸리는 병원균(예 : *Mycobacterium tuberculosis, Fungus*), 배양이 안되는 병원균(예 : *Mycobacterium leprae, Pneumocystis jirovecii, Treponema pallidum*) 및 반드시 세포배양이 필요한 병원균(예 : 바이러스감염, *Chlamydia trachomatis, Richettsia Tsutsugamushi*) 등의 검출에서 비교적 빠르고 간편한 추정검사로서 조직병리학적 진단에 가치있는 정보를 제공한다.

I. 병원미생물의 분류 및 특징

조직내 병원미생물은 보통 세균, 진균, 바이러스 및 원충의 4군으로 분류하며 다음과 같은 특징이 있다.

1. 세균(bacteria)

원핵세포(prokaryotes)로서 핵막이 없이 세포질 내에 염색체가 분산되어 있고 세포질내그물이 발달되어 있지 않으며 견고한 세포벽(cell wall)으로 싸여 있다. 보통 그람염색(Gram stain)에 의해 그람양성균과 그람음성균으로 분류한다(표 12-1).

그람양성균은 세포벽이 두껍고 견고한 여러 층의 펩티도글리칸(peptidoglycan)으로 되어 있는데 반해 그람음성균은 세포벽이 단지 한 층의 얇은 펩티도글리칸으로 구성되어 있다(표 12-2). 또한 그람양성균의 세포벽은 테이코산(teichoic acid, 글리세롤과 같은 알코올과 인산으로 구성된 물질)이 포함되어 있으며, 인산기로 인해 음전하(negative charge)를 띄고 있기 때문에 세포 내외의 양이온(positive ion)과 결합하거나 양이온의 이동을 조절한다.

세균 중에 결핵균이나 나균과 같은 항산성 간균의 세포벽은 60% 이상의 미콜산(mycolic acid, 밀납양 지질)과 나머지 40% 정도의 펩티도글리칸으로 구성되어 있어서 이 세균 역시 그람양성을 나타낼 것으로 생각된다(표 12-2).

그람음성균의 세포벽은 한 층의 펩티도글리칸과 외막(outer membrane)으로 구성되어 있다. 이 펩티도글리칸은 외막의 지단백질과 결합되어 외막과 형질막 사이의 공간, 즉 세포질 주위 공간(periplasmic space) 내에 존재한다.

이 공간에는 고농도의 분해효소가 포함되어 있으며 단백질의 수송로 역할을 한다. 그람음성균의 외막은 지단백질(lipoprotein), 지다당류(lipopolysaccharide) 및 인지질(phospholipid)로 구성되어 강한 음전하를 띠고 있어서 탐식작용이나 보체의 작용을 피할 수 있으며, 또한 일부 항생제(예 : 페니실린), 리소자임(lysozyme), 세제, 중금속, 담즙염, 어떤 염료에 대한 장벽으로서의 역할도 한다. 세균 중에는 앞서 다룬 항산성 간균을 비롯하여 매독과 같은 스피로헤타, 헬리코박터, 리케차나 크라미디아 등과 같이 그람염색으로 구별되지 않는 종류도 있다.

표 12-1. 그람양성균과 그람음성균

형태	그람양성균	그람음성균
구균(cocci)	*Staphylococcus* spp *Streptococcus* spp *Streptococcus Pneumococcus* spp	*Neisseria* spp
구간균(coccobacilli)		*Brucella* spp *Hemophilus* spp
간균(bacilli)	*Bacillus anthracis* *Clostridia* spp *Corynebacterium* spp *Mycobacterium* spp (약양성) *LactobacillusListeria* spp	*Escherichia* spp *Klebsiella* spp *Pasteurella* spp *Proteus* spp *Psuedomonas* spp *Salmonella* spp *Shigella* spp *Vibrio* spp

표 12-2. 그람양성균과 그람음성균의 세포벽 구조의 차이

세포벽 성분	그람양성균	그람음성균
펩티도글리칸층	두껍다(다층)	얇다(단층)
테이코산	많이 존재한다	없다
세포질 주위공간	없다	있다
외막	없다	있다
지다당류(LPS) 함량	낮다	높다
지질과 지단백질 함량	낮다	높다

2. 진균(fungi)

진균은 단일세포성(unicellular) 또는 다세포성(multicelluar) 원시 식물로 유전물질이 포함된 독특한 막으로 둘러싸인 핵을 가지고 있고, 세포벽은 키친(chitin)으로 구성되어 있다. 버섯과 같이 큰 다세포성 진균은 식물과 매우 많이 닮아 있지만 클로로필(chlorophyll)이 없기 때문에 광합성을 할 수 없는 것이 식물과 다른 점이다.

진균에 의해 발생되는 질환을 진균증(mycosis)이라 부르며 의학적으로 중요한 진균은 네 클래스(4 class)가 있다. 이들 진균 중 일부는 정상인에서는 병원성이 없으나 다른 질환에 의해 손상된 조직에서 병원성을 나타내는 것도 있다. 또한 진균은 면역억제제, 세포독성제제 및 스테로이드 제제와 같은 치료로 인해 면역방어계가 손상되면 정상조직에서도 감염을 일으킬 수 있으며, 이를 기회감염(opportunistic infection)이라 한다.

병원성 진균은 침범부위에 따라 표피에 국한되는 표재성 진균(superficial fungi)과 몸속 깊은 장기 또는 조직을 침범하는 심부성 진균(deep fungi)으로 나누고 있다.

진균은 크기가 크고 종류에 따라 그 모양이 매우 다양하기 때문에 일반적으로 배양 형태와 현미경 관찰에 의해 동정하고 있다. 형태에 따라 사상체(filament) 형태로만 존재하는 것, 구형체(rounded bodies)로만 존재하는 것, 사상체와 구형체가 둘 다 존재하는 것으로 나누고 있다(표 12-3).

사상진균(filamentous fungi)은 몰드(mold)라 부르기도 하며 기본 구조는 균사(hyphae)로 이루어진 사상체이다. 이 종류는 균이 성장해감에 따라 균사를 더욱 많이 생성하게 된다. 균사가 모인 집합체를 균사체(mycelium)라 하며 영양형과 생식형으로 분류한다. 일부 진균의 균사는 격벽(septa)이라 부르는 가로막에 의해 분할되는 것도 있다. 전형적인 격벽성 균사(septate hyphae)는 조직절편에 출현하는 *Aspergillus fumigatus*에서 볼 수 있다.

출아(budding)에 형성된 단일 구형 또는 난원형 세포는 효모(yeasts)로 분류한다. 출아에서는 양친세포의 바깥 표면에 돌기가 생기고 세포의 핵도 나누어져 한 개의 핵은 분아(bud)로 이주하며 양친세포와 분아 사이에 세포벽 물질이 생겨나 분아가 양친세포로부터 떨어져 나간다. 이 종류에 속하는 대표 진균이 *Cryptococcus neoformans*이다. 효모양진균(yeast-like fungus)도 출아에 의해 생겨난다. 그러나 이 경우 분아는 길게 늘어나 사상체 구조를 보이며 양친세포로부터 분리되지 않는다. 이런 구조를 거짓균사(pseudohyphae)라 부르는데 마치 사상균의 균사체와 유사하지만 분아로부터 형성된 것이기 때문에 사상균에서 나타나는 것과 같은 진성 분지(true branch)는 볼 수 없다. 이 종류에 속하는 대표적인 것이 기회감염성 진균인 *Candida albicans*이다.

마지막으로 이형진균(dimorphic fungi)은 배양 온

표 12-3. 병원성 진균의 형태에 의한 분류

사상체(균사)만 존재	구형체(효모)만 존재	사상체와 구형체가 둘 다 존재
Actinomyces spp *Nocardia asteroides* *Aspergillus* spp *Rhizophus Mucor* *Trichophyton* *Sporotrichum schenkii*	*Cryptococcus neoformans*	*Candida albicans* *Blastomyces dermatitidis* *Histoplasma capsulatum* *Coccidioides immitis*

도에 따라 두 가지의 다른 형태로 자라는 진균을 가리킨다. 37℃의 인공배지에서 배양하거나 또는 체내에서 자랄 때는 효모양 형태를 가지지만, 25℃의 인공배지에서 배양하거나 토양에서 자랄 경우에는 사상체 형태로 관찰되는 이중적인 진균으로 *Blastomyces dermatitidis*, *Coccidioides immitis*, *Histoplasma capsulatum*과 같은 전신성 병원성 진균이 이 종류에 속한다.

3. 바이러스(virus)

바이러스는 매우 작은 생물체로 전자현미경을 통해서만 관찰이 가능하며, 살아 있는 숙주세포 내에서만 증식할 수 있는 편성세포내성 기생충(obligate intracellular parasite)이다. 이때 감염된 숙주세포는 바이러스에게 효소를 제공하여 바이러스로 하여금 새로운 바이러스를 합성하도록 도와주는 건축물에 불과하다.

바이러스는 외부의 단백질막과 내부에 들어 있는 핵산으로만 구성되며 전자현미경으로 관찰하면 그 종류에 따라 형태가 다양하게 나타난다. 형태에는 구형(예 : polio virus), 막대기형(예 : 담배모자이크 바이러스), 큰 덩어리형(예 : vaccinia virus), 올챙이형(예 : bacteriophage) 등이 있다. 그러나 이들 바이러스는 광학현미경으로는 관찰할 수 없기 때문에, 광학현미경하에서 바이러스의 감염 유무를 확인하기 위해서는 숙주세포에 출현하는 바이러스 입자들의 응집물을 찾아내야 한다. 이 경우 숙주세포 내에 있는 바이러스 입자의 응집물을 바이러스 봉입체(viral inclusion body)라 부른다.

4. 원충(protozoa)

단세포동물로서 구조는 간단하지만 기능이 복잡하며 형태도 다양하다. 대부분 운동기관으로 섬모 또는 편모를 가지고 있다. 영양형(trophozoit) 시기의 세포질에는 글리코겐이나 크로마틴양 소체(chromatoid body)의 형태로 영양분을 보유하고 있으며, 포낭(cyst) 시기에는 영양형보다 저항성이 강하여 아메바의 경우 이 시기에 감염된 숙주에서 다른 숙주로 전파되는 기회가 많다. 인체에 호발하는 원충으로는 질트리코모나스(*Trichomonas vaginalis*)와 장내 원충인 이질아메바(*Entamoeba histolytica*)와 람불편모충(*Giardia lamblia*) 등이 있다. 이외에도 말라리아 원충(*Plasmodium* spp)과 레이슈마니아(*Leishmania* spp)가 있으며 이중 말라리아는 혈액에 기생하는 원충으로 우리나라(*P. vivax*, 3일열)에서도 1993년 이후로 다시 발생하고 있다.

II. 각종 병원균의 검출방법

1. 세균 염색법

세균 검출에 가장 널리 사용하는 염색으로, 그람양성균과 그람음성균을 감별하거나, 또 어떤 농양이나 괴사가 세균에 의한 것인지 아니면 다른 요인에 의한 것인지를 결정하는 데 유용하다. 뿐만 아니라 노카르디아(*Norcardia* spp)와 방선균(*Actinomyces* spp)의 균사도 잘 나타나기 때문에 그 의의가 매우 크다.

1) 그람염색

그람염색은 1884년 덴마크의 그람(Hans C.J. Gram)이 발표한 퇴행성 염색법(regressive staining)으로 그 원리는 그람양성균과 그람음성균의 세포벽 구조의 차이에 따라 각각 다르게 반응하는 것에 기초하고 있다. 먼저 주 염료인 크리스탈바이올렛(crystal violet)으로 염색하면 이 염료는 그람양성균과 그람음성균의 세포벽에 결합하여 두 종류 모두 자색으로 염색된다. 여기에 요오드(iodine)로 처리하면 세포벽의 펩티도글리칸 사이에 침전된 염료와 결합하여 커다란 응집체를 형성한다. 이때 그람양성균은 그람음성균에 비해 펩티도글리칸이 훨씬 많으므로 세포벽에 더욱 많은 커다란 염료-요오드 응집체가 갇히게 되어 탈색제에 제거가 어렵게 된다(그림 12-1). 즉, 요오드는 염료포획제(dye trapping agent)로서 작용한다. 그 다음 알코올 탈색에 의해 그람음성균 세포벽의 외막에 존재하는 지질을 용해하면 세포벽으로부터 염료응집체도 함께 제거된다. 그러나 세포벽이 두꺼운 그람양성균은 염료응집체가 그대로 남는다. 마지막으로 탈색된 그람음성균을 사프라닌(safranin)으로 대조염색하면 적색으로 염색된다. 그러나 이 경우 사용하는 분별제는 모든 세균에 침투되기 때문에, 분별은 절대적인 단계라기보다는 상대적인 단계로 생각할 수 있다. 즉, 그람양성균도 탈색이 지나치면 크리스탈바이올렛-요오드(crystal violet-iodine) 결정체가 제거되며, 반대로 탈색이 불충분하면 그람음성균에도 염료결정체가 그대로 남아 그람양성균처럼 염색될 수도 있다.

조직절편의 염색에는 브라운-브렌(Brown-Brenn)법(그림 12-2), 브라운-홉(Brown-Hopp)법, 맥칼륨-굿패스춰(MacCallum-Goodpasture)법, 타일러(Taylor)법, 헉커-콘(Hucker-Conn)법과 같은 개량된 그람염색법이 이용되고 있다.

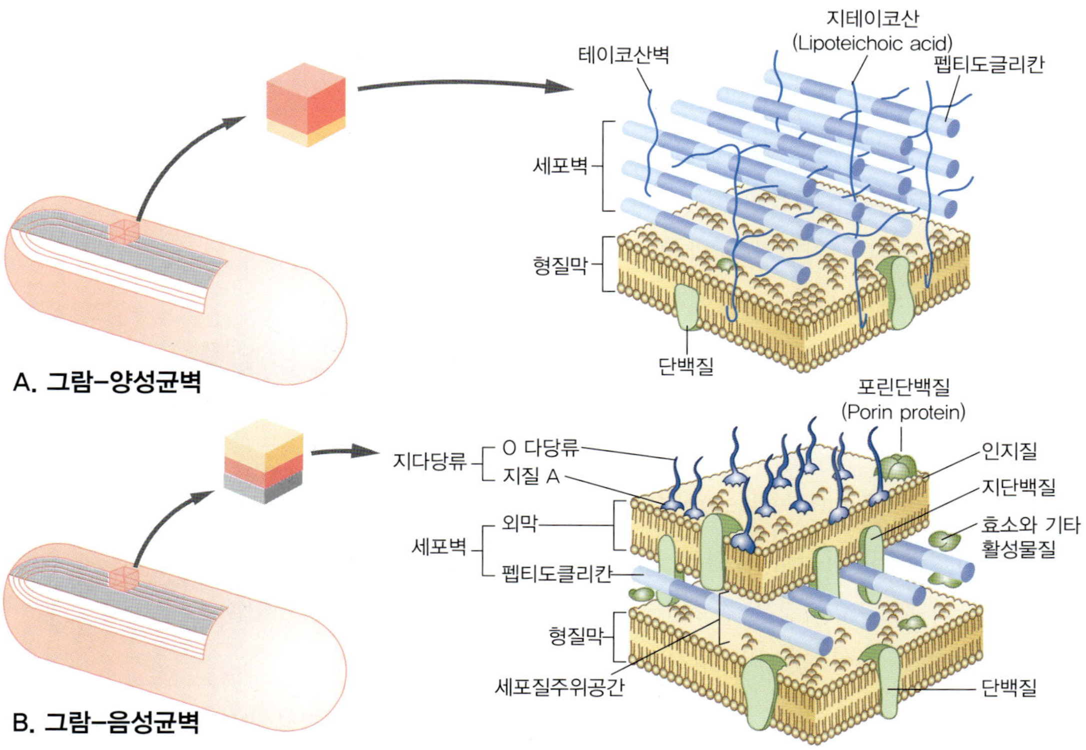

그림 12-1. 그람양성 세균과 그람음성 세균 세포벽(cell wall)의 구조적 차이. A. 그람양성 세균의 세포벽 조성. **B.** 그람음성 세균의 세포벽 조성.

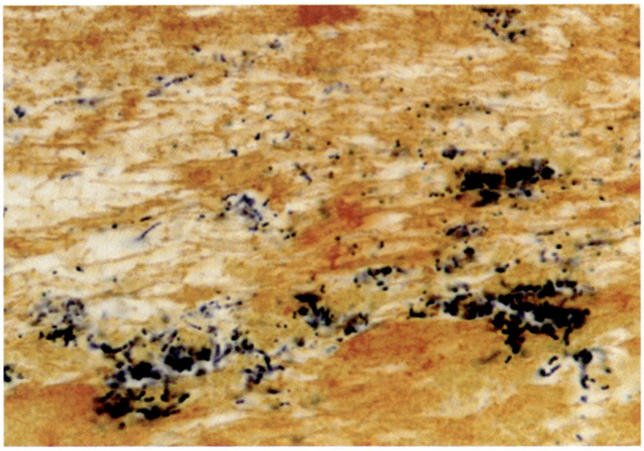

그림 12-2. **세균감염 뇌조직.** 그람-양성 사슬알균(Gram positive cocci in chains). 화농성뇌염. 세균이 자색조로 염색되었으며 구형으로 관찰됨. 그람염색(Brown-Brenn법), 1000배

2) 항산성염색

항산성간균(예 : *Mycobacterium tuberculosis, Mycobacterium leprae*)의 염색에 이용되는 염색이다. Mycobacterias는 다른 세균과 달리 피막이 소수성(hydrophobic)의 긴사슬 지방산인 미콜산(mycolic acid)으로 덮여 있어 그람염색으로 검출하기 어렵다. 이 지방피막으로 인해 일단 염색이 되면 산이나 알코올에 의한 탈색에 저항하기 때문에 항산성간균(acid-fast bacilli)으로 불리게 되었다. 특히 *Mycobacterium leprae*와 같이 지방 피막이 약한 간균의 염색에서는 항산성을 보존하기 위해 표본제작과정에서 알코올이나 자일렌과 같은 탈지제(defatting agents)를 피하고 있다.

(1) 냉 지힐-닐센(Cold Ziehl-Neelsen) 염색

조직 내의 항산성균 및 항산성 물질의 증명에 이용된다. 항산성균의 대표적인 것은 결핵균, 나균 및 노카르디아(Nocardia) 등이 있으며, 항산성을 나타내는 조직성분은 털피질, 표피의 각질유리질양과립(keratohyaline granule) 및 세로이드(ceroid)라 부르는 색소과립이 알려져 있다. 이 염색법은 세균학자인 프란츠 지힐(Franz Ziehl)과 병리학자인 프레드리히 닐센(Friedrich K.A. Neelsen)이 최초로 소개하였다(그림 12-3).

조직 염색에 이용되는 지힐-닐센염색에는 세균 도말표본을 가열 없이 진행하므로 냉 지힐-닐센염색이라 한다. 염색에는 염기성 푹신(basic fuchsin), 페놀, 알코올 혼합액을 염색액으로 사용하고 있다. 염색 시 염색액 내의 페놀 처리는 표면장력(surface tension)을 감소시키고 다공성(porosity)을 증가시켜서 염기성 푹신이 지방피막을 통과하여 세균 내로 유입하는 침투력을 강화시켜 주는 작용이 있다(염색보강제).

항산성염색에 사용되는 염색액을 카볼푹신(carbol-fuchsin)이라 부르며, 조직절편에 일단 염색되면 항산성간균을 비롯한 모든 세포가 적색으로 나타난다. 따라서 그 다음 단계로 항산성간균을 제외한 나머지 성분에 결합되어 있는 염료를 제거하기 위해 산-알코올(acid-alcohol)에 의한 분별이 이어진다. 분별과정이 끝나면 항산성간균만 카볼푹신을 보유한 채 남아 있고 기타 성분들에서는 카볼푹신이 제거된다. 이후 메틸렌블루(methylene blue)를 사용하여 염증세포의 핵을 대조염색한다.

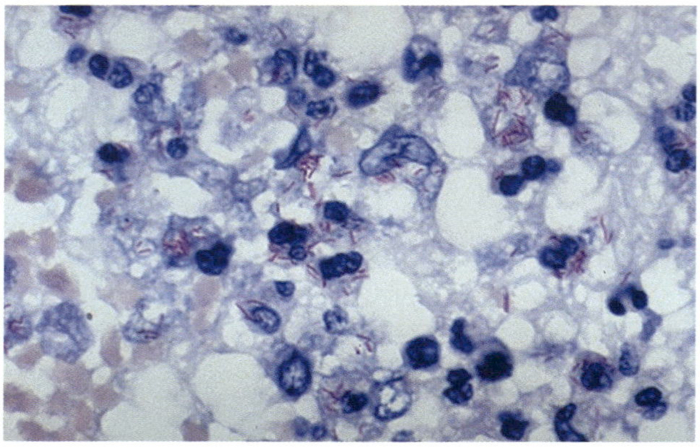

그림 12-3. **결핵성 기관지 폐렴(tuberculous broncho-pneumonia)** 많은 수의 결핵균이 큰포식세포의 둘레에 적색으로 염색되어 있으며 큰포식세포의 핵은 청색으로 염색되었음. 지힐-닐센(Ziehl-Neelsen) 염색, 1000배

참고 Gram(Hucker-Conn) 염색과정

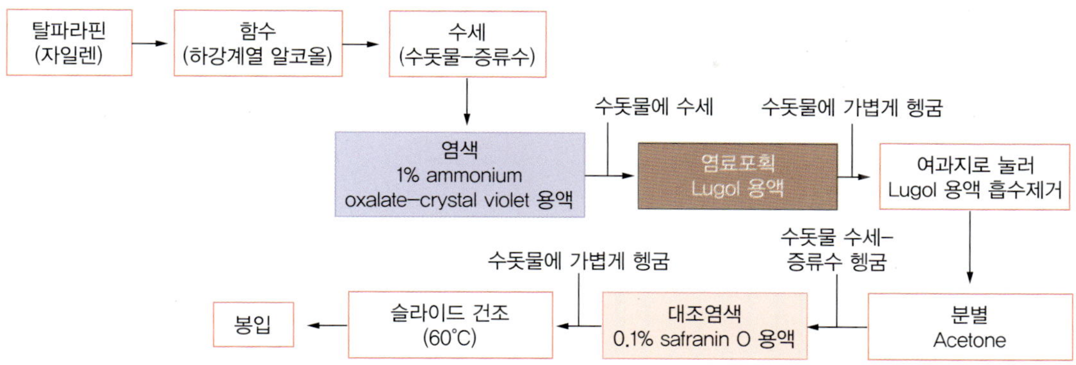

(2) 웨이드-파이트(Wade-Fite)의 항산성균 염색

나균이나 노카르디아의 항산성은 결핵균에 비해 약해서 지힐-닐센법에서는 균을 증명할 수 없는 경우가 많다(그림 12-4). 이런 점에서 웨이드-파이트 염색은 특별히 우수하다는 것이 확인되었다.

이 방법은 파라핀절편의 준비과정에서 탈수제, 투명제 등에 의해 또는 탈파라핀 과정에서 항산성간균의 세포막을 이루는 지방피막이 용해되어 항산성 성질이 상실되는 것을 막기 위해 특별한 전처리과정을 두는 것을 특징으로 하고 있다. 즉 조직절편을 탈파라핀하는 과정에서 자일렌 2 : 낙화생기름(peanut oil) 1 혼합액을 사용함으로써 항산성 성질이 상실되는 것을 막게 된다.

(3) 오라민-로다민(auramine-rhodamine) 형광염색

대량의 검체를 취급하는 검사실에서 예비적인 신속한 스크리닝 방법으로서 매우 가치가 있으며, 조직절편의 결핵성 육아종 내에서 항산성 간균을 확인하는데 유용하게 이용되고 있다.

이 방법은 지힐-닐센염색에 비해 균이 더 크게 나타나고 그 형태가 잘 유지되어 항산성 간균의 관찰이 훨씬 용이하다는 장점이 있다(그림 12-5). 그러나 이 염색

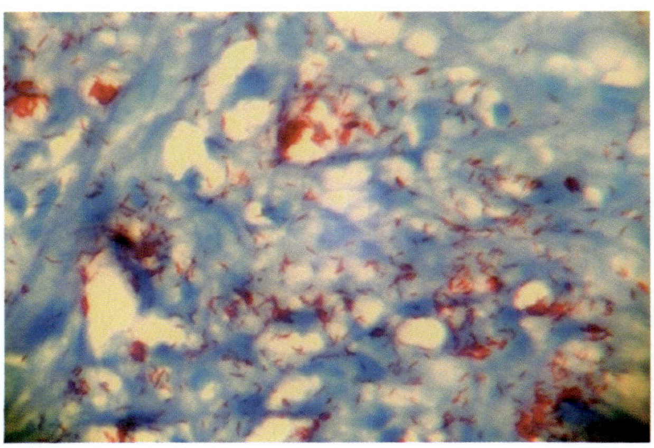

그림 12-4. 나병에 의한 피부염. 피부에서 항산성 간균이 단일 또는 군집으로 관찰됨. 지힐-닐센염색의 파이트변법(Modified Fite stain) 1000배

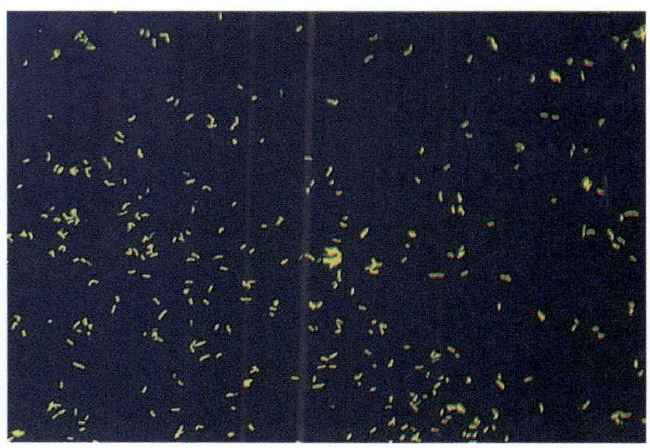

그림 12-5. 결핵환자의 폐. 폐의 날인도막 표본에 대한 형광염색사진으로 막대모양의 형광이 관찰됨. 오라민-로다민(auramine-rhodamine) 염색, 1000배

참고 **Ziehl-Neelsen (Wade-Fite) 염색과정**

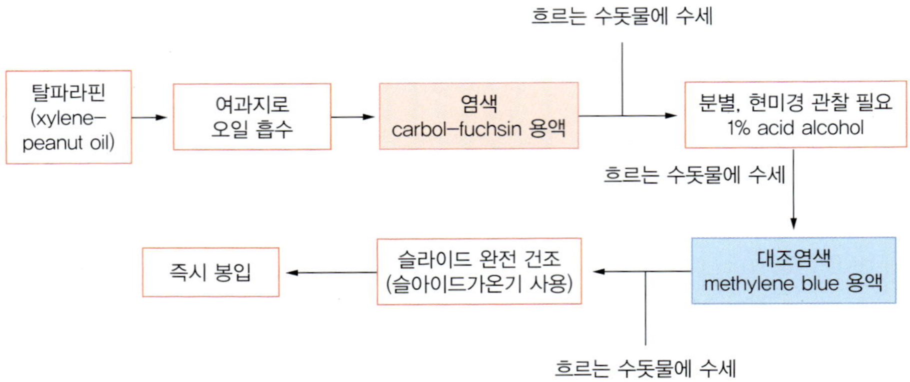

은 배경에서 세포성 변화를 볼 수 없고 간균의 형태가 변형되어 있거나 형광이 약할 때는 반드시 지힐-닐센 염색으로 확인할 필요가 있다.

3) 스피로헤타 염색

조직절편 내의 스피로헤타 염색에는 많은 문제점을 안고 있다. 일반적으로 스피로헤타 검출법으로는 호은성(argyrophilia)을 이용한 도은법이 있지만, 과염되면 스피로헤타 뿐만 아니라 섬유소 그물섬유 및 탄력섬유들도 염색되어 서로 감별이 매우 어렵게 된다. 성공적인 표본이란 밝은 갈색 배경에 검은색 스피로헤타가 나타나야 하지만, 이 결과를 얻기란 그리 쉽지 않다. 그뿐만 아니라 절편 방향에 평행하게 나타나지 않고 수직 또는 비스듬히 잘리게 될 경우 관찰이 불완전하고 불가능하게 된다. 따라서 필히 양성 대조절편이 준비되어야 함은 물론 염색기술의 숙련 또한 중요하다. 그러나 도은법(Levaditi, Warthin-Starry 염색)은 아무리 잘 염색했다 할지라도 그 자체가 앞서 열거한 여러 문제점이 있기 때문에 근래에는 효소항체법 또는 형광항체법이 권장되고 있다.

*Helicobacter pylori*는 구부러진 간균으로 위 날문방 점막(muscosa of pyloric antrum)에서 콜로니를 만들며 활동성 만성 위염을 일으킨다. 그람-음성간균으로 많은 수가 존재하면 H&E 염색표본에서도 쉽게 검출할 수 있으나 Giemsa 변법, Diff-Quik, Warthin-Starry, 면역조직화학 염색이 이용된다.

도은법은 *H. pylori*를 증명하는 데 매우 효과적이며 균체를 더 크게 보이도록 하여 좀 더 쉽게 관찰할 수 있으나 염색시간이 많이 걸리고 염색 경험이 없으면 상당히 다양한 염색성을 보인다. 도은법 중 Warthin-Starry 염색과 Steiner 변법이 가장 흔히 이용된다. *H. pylori* 검출에는 Warthin-Starry 염색보다 Steiner 변법이 좀 더 단순하다. 그러나 Steiner와 Dieterle 도은법에는 질산우라닐(uranyl nitrate)이 사용되기 때문에 잠재적인 독성이 있고 폐기할 때에 비용이 많이 든다. Warthin-Starry 염색에는 질산우라닐이 사용되지 않으나 배경염색이 진하여 경험 있는 사람이 정교하게 조절하여야 좋은 결과를 얻을 수 있다. *Helicobacter pylori* silver stain (HpSS)은 핵소체형성부위(nucleolar organizing region)를 표적으로 하는 은을 기초로 한 염색으로 Giemsa 염색보다 간단하고 민감한 염색으로 보고되어 있다. 이외에 위점막의 구조와 *H. pylori*를 동시에 평가할 수 있는 염색으로 Genta 염색과 Steiner, H&E, alcian blue (pH 2.5)를

참고 **Auramine-rhodamine 형광염색과정**

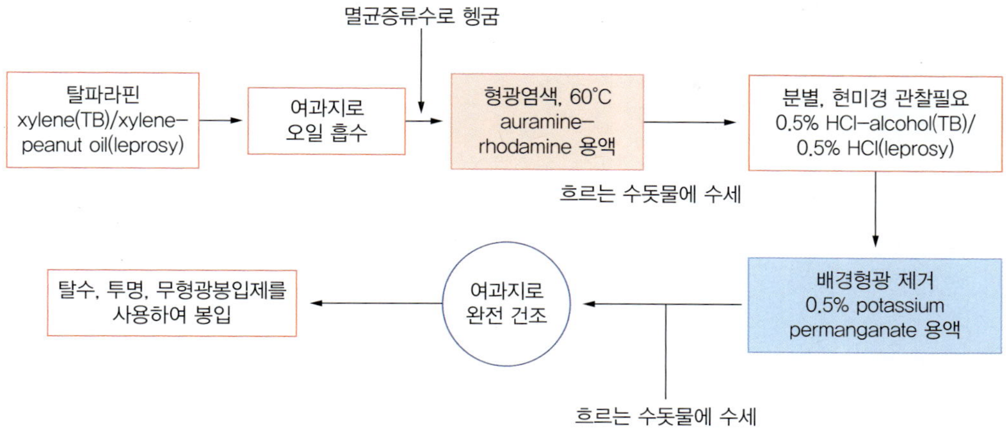

결합시킨 삼중염색인 ElZimaity 염색이 있으며 질산우라닐을 사용하지 않는다.

(1) 레바디티(Levaditi) 염색

이 방법은 조직편 자체를 그대로 질산은액에 담가 도은시키는 염색법이다. 도은 기간이 꽤 오래 걸리기 때문에 신속한 진단에는 적합하지 않다. 도은된 스피로헤타는 환원액으로 환원시켜 흑색으로 나타난 나선균을 찾아내는 것이다.

조직편의 두께는 약 1 mm 정도가 적당하다. 결합조직이 비특이적으로 염색되어 나타나고 불안정한 염색법이기는 하지만 근래의 변법들은 이러한 단점을 개량한 것들이 소개되고 있다.

(2) 와르틴-스타리(Warthin-Starry) 염색

레바디티(Levaditi) 법과는 달리 파라핀절편을 사용하기 때문에 발색시간이나 염색액의 pH 등을 조절하여 염색성의 강도를 적당히 얻어낼 수 있다. 도은 후 하이드로퀴논(hydroquinone)을 환원제로 사용하여 스피로헤타를 흑색으로 환원시켜 검출하는 방법이다. 하이드로퀴논은 산화되면서 도은된 은을 금속성 은으로 환원시킨다. 특히 이 방법은 근래에 위염을 일으키는 원인균으로 알려진 *Helicobacter pylori* 검출에 많이 이용되고 있다(그림 12-6).

(3) 겐타(Genta) 염색

*H. pylori*와 위염의 조직학적 형태와 더불어 장화생(intestinal metaplasia)을 동시에 관찰할 수 있는 3중 염색(triple stain)이다. 겐타 염색은 스피로헤타 검출에 이용되었던 스타이너(Steiner)변법을 개량하여 동일 표본 내에서 *H. pyrori*와 조직병리학적 소견을 함께 보기 위해 호은성을 이용한 도은법과 함께 알시안블루(alcian blue)와 H&E 염색을 혼합한 염색이다(그림 12-7). 그러나 최근 겐타 염색 원법에 사용되는 질산우라닐(uranyl nitrate)의 방사성 재해 잠재성과 염색방법의 복잡성과 그로 인한 염색시간의 연장에 따른 문제점 때문에 질산우라닐 대신 질산납(lead nitrate)을 사용하고 일부 과정을 간소화하는 변법을 개발하여 이용하고 있다. 염색의 기본 원리는 호은성을 이용하여 *H. pylori*의 균체에 은을 흡착시킨 후, 이 은을 하이드로퀴논(hydroquinone)으로 환원시켜 눈으로 볼 수 있는 금속성은으로 전환시킨 후, 대조염색으로 알시안블루

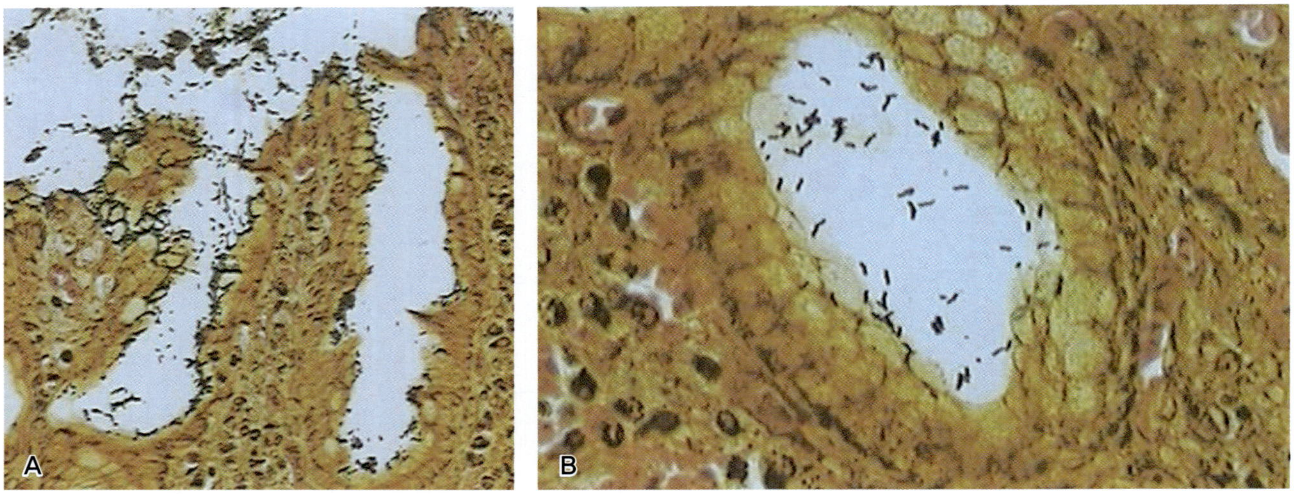

그림 12-6. ***H. pylori* 감염 위점막.** **A.** 위점막의 세로단면으로 상피표면과 내강에서 다수의 흑색의 나선균이 관찰됨. 와르틴-스타리(Warthin-Starry) 염색, 400배 **B.** 위점막의 가로단면으로 상피표면과 위샘 내강에서 흑색의 간균이 관찰됨. 와르틴-스타리(Warthin-Starry) 염색, 1000배

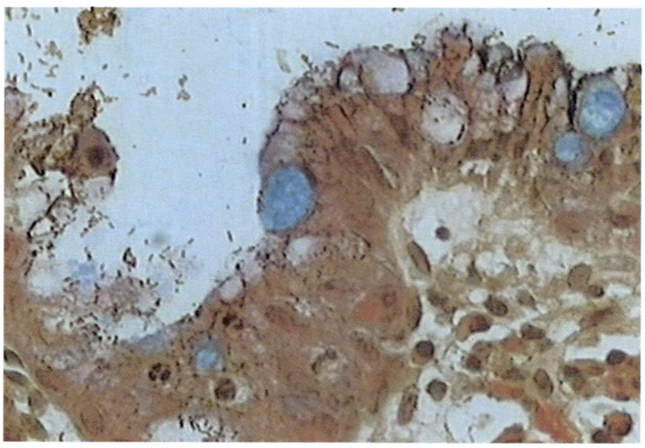

그림 12-7. ***H. pylori* 감염 위내시경 생검조직.** 위점막상피 표면 위에 *H. pylori*를 볼 수 있으며, 동시에 상피세포의 형태와 장화생에 의한 술잔세포도 관찰됨. 겐타(Genta) 변법, 1000배

와 H&E 염색을 하여 조직 전체의 조직병리학적 소견과 더불어 *H. plylori*를 검출하는 것이다.

(4) 김사(Giemsa) 염색

*H. pyrori*의 세균 수가 적을 경우에는 H&E 염색에 비해 특수염색이 검출하기 쉽다. Giemsa 염색은 빠르고 저렴하며 쉽게 이용할 수 있는 반면 대조(contrast)가 좋지 않을 수 있다. 로마노브스키(Romanowsky) 변법인 Diff-Quick 염색은 Diff-Quik II 용액만을 사용하면 *H. pyrori* 검출에 매우 간단하고 효과적인 염색이다. 현재 *H. pyrori*검출에는 Diff-Quik과 Giemsa 염색이 가장 흔히 이용되는데, 정확한 검출을 위해서는 면역염색이 이용되기도 한다(그림 12-8).

Giemsa 염색은 여러 색조의 염료 혼합체로 구성된 다색성 염색(polychromatic stains)이다. 메틸렌블루(methylene blue)는 알칼리성 pH에서 제조하면 자연적으로 아주르(azure) A나 B와 같은 다른 염료가 형성된다. 그러나 메틸렌블루를 자연적으로 숙성시켰을 때 아주르 성분을 일관되게 얻기 어려워 현재는 Giemsa 용액 제조 시 정확한 양의 아주르를 첨가하고 있다. Diff-Quik 염색은 Giemsa 염색의 변법이다.

2. 병원성 진균의 검출

1) 조직절편 내 진균 검출의 문제점

진균이 포함된 조직을 많이 관찰해보지 못한 초보자들은 병원성 진균의 다양한 형태와 진균과 닮은 정상적인 구조들 때문에 구분하기 어려운 것이 사실이다. 히

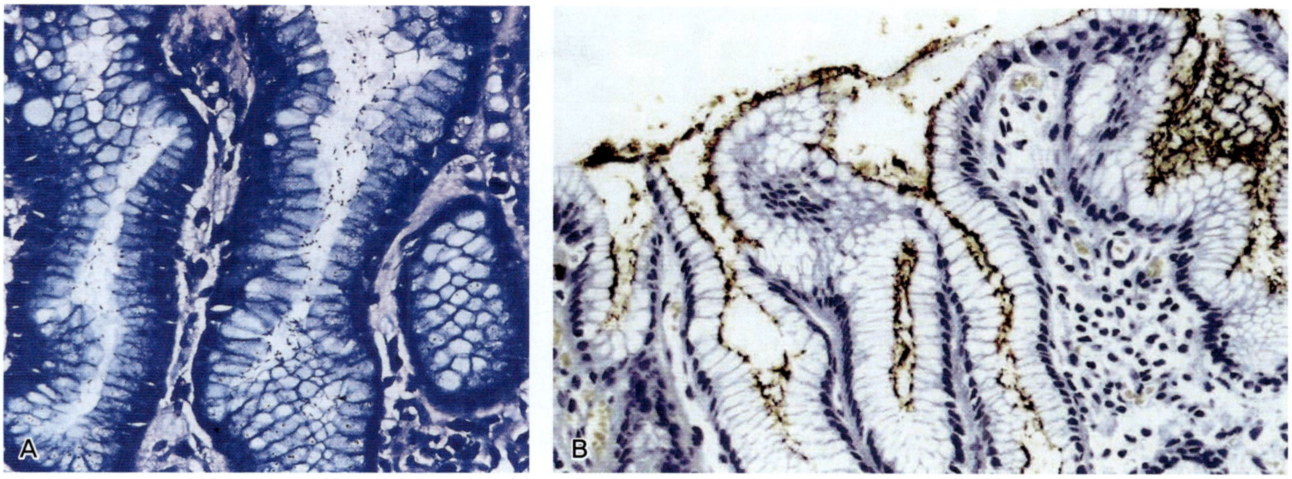

그림 12-8. *H. pylori* 감염 위점막. A. 위오목(gastric pits) 부위에 청자색의 *H. pylori*가 관찰됨. Diff-Quik (Giemsa 변법) 염색, 400배 **B.** 위오목 부위에 *H. pylori* 항체에 대한 강한 양성 반응을 보임. 면역염색, 200배

스토플라스마(*Histoplasma* spp)와 같은 세포 내 진균은 레이슈마니아(*Leishmania* spp) 또는 브라스토마이세스(*Blastomyces* spp) 등의 형태와 매우 유사하며, 정상 조직에서의 핵파편, 러셀소체, 이물질, 세포 내 공포, 점액방울, 림프조직의 종자중심에서 발견되는 염색소체(stainable body) 등과 효모양 구형 진균들과 구별하기 쉽지 않을 수 있다. 이들 중 일부는 그람-양성인 PAS 또는 그리들리(Gridley) 염색에 밝게 염색되며, 또 어떤 감염된 폐나 증식된 림프절에서는 구별이 애매한 세포 내 소체들이 많이 포함되어 있기도 하다. 즉, 오래된 결핵병소나 유육종증(sarcoidosis)에서 출현하는 아스테로이드소체(asteroid body)와 석회화된 구형체(Schaumann body) 및 폐, 전립샘, 뇌에서 발견되는 유리질모양(호산성) 또는 석회화(호염기성)를 보이는 커다란 전분모양체(corpora amylacea) 등은 진균과 혼동을 일으키기도 한다. 이뿐만 아니라 조직표본제작이나 염색과정에서 오염되는 비병원성 진균들은 진성 병원성 진균 감염과 구별이 어려울 때가 많다. 이것은 병원성 진균이라도 항상 조직반응을 보이는 것이 아니므로 조직 내에 출현한 진균이 오염균인가를 확실히 감별하기가 쉽지 않기 때문이다. 진균감염의 정확한 인식은 일반적으로 진균의 전형적인 형태와 감염된 장기의 특징적인 조직반응에 근거하고 있다. 만일 이 기준이 확실하지 않을 경우에는 관찰자가 조심스럽게 해석해야 한다.

2) 주요 병원성 진균의 감염 특징 및 염색성

(1) *Actinomyces israelii*

진균보다 세균에 가까운 균으로 분류학자들 사이에 여전히 논쟁의 대상이 되고 있으나 현재는 노카르디아, 결핵균과 같이 세균으로 분류되고 있지만 편의상 진균에 포함시키고 있다. 이 균에 의해 발생한 질환을 방선균증(actinomycosis)이라 하며, 정상적으로 구강, 편도움(crypt of tonsil) 등에서 발견되지만 흔히 목의 샘과 이따금 막창자꼬리에 감염을 일으켜 농양을 형성한다. 농양부위의 집락은 그 가장자리가 유황과립(sulphur granules)으로 둘러싸여 있고, 중앙은 균사가 서로 엉켜 덩어리를 만든다. 균사체는 헤마톡실린에 강하게 염색되지만(그림 12-9 A) 집락 가장자리의 유황과립을 보기 위해서는 PAS, GMS(그림 12-9 B), 그람(Gram), 김사(Giemsa) 염색을 해야 한다.

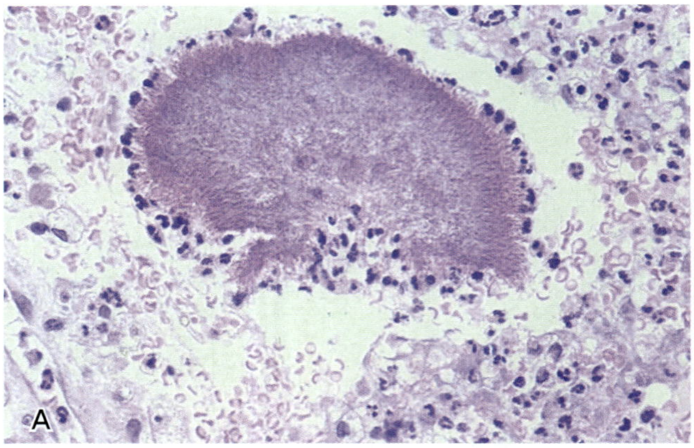

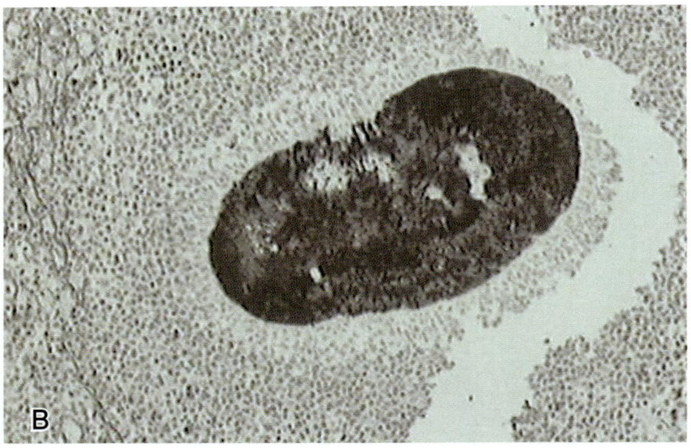

그림 12-9. 방선균증(actinomycosis). **A.** 폐내의 병변으로 유황과립이 관찰됨. H&E 염색, 600배 폐기종 환자의 폐. **B.** 간농양의 중심부에서 유황과립이 관찰됨. GMS 염색, 400배

(2) *Nocardia asteroides*

이 균 역시 생긴 모양은 분지된 사슬형의 긴 실 모양을 하고 있으나 실제로는 그람-양성 호기성 세균이다. 이 균에 의해 발생되는 노카르디아증(nocardiosis)은 대부분 만성 질환 환자나 또는 면역기능이 저하된 환자에서 흔히 볼 수 있다. 주로 폐와 피부에 감염을 일으키며, 특히 폐에서는 단발성 또는 다발성의 만성 괴사성 무벽(Walled-off)의 농양을 형성한다. 이 세균은 H&E 염색에서 잘 나타나지 않으므로 지나쳐 버리기 쉽다. 따라서 그람 또는 항산성 염색이 필요하다. 그러나 항산성염색의 경우도 결핵균을 보기 위한 지힐-닐센법에서는 잘 나타나지 않기 때문에 나균 염색에 이용하는 웨이드-파이트(Wade-Fite) 변법이 효과적이다(그림 12-10).

(3) *Cryptococcus neoformans*

매우 심각한 뇌막염과 뇌염을 일으키며 이따금 치료에 저항하는 것도 있다. 효모균으로 조류, 특히 비둘기의 변 등에 배설된 균을 흡입함으로써 폐에 일차감염을 일으킨다. 폐에 감염되면 보통 국소적 또는 폐 가장자리에 백색의 경결(consolidation)을 형성하고 흔히 폐포 내에 밀집하여 나타난다. 또 폐에 감염된 균은 다른 장기, 특히 중추신경계로 파급되어 뇌막염을 자주 일으킨다. 뇌막염 환자에서는 이 균이 지주막하강에서 다수가 발견되며, 이따금 뇌 자체에서도 끈적끈적한 점액성 농양을 형성한다.

이 진균에 의한 세포성 반응은 다양하게 나타난다. 즉, 어떤 때는 호중구의 침윤을, 또 다른 때에는 조직구의 침윤을 일으키지만, 흔히 세포성 반응이 전혀 일어나지 않은 때가 많다. 이 진균은 두터운 점액성 피막에 싸여 있어서 조직절편에서는 균체 주위에 뚜렷한 투명대(halo)로 관찰된다. 진균체 자체는 PAS 또는 GMS에 염색되지만(그림 12-11) 피막을 염색하려면 뮤시카민(mucicarmine) 염색을 하여야 한다.

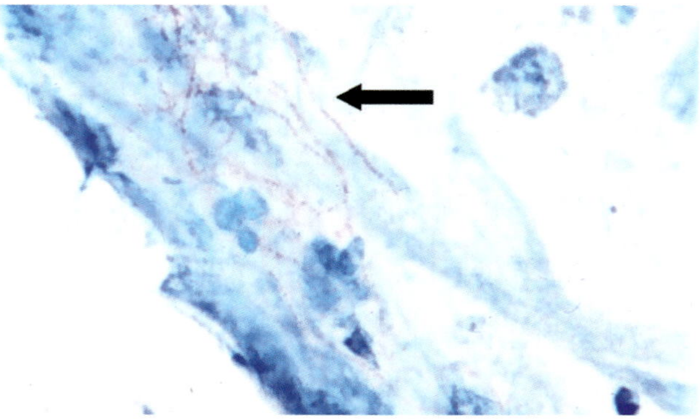

그림 12-10. 노카르디아증. HIV-감염 환자의 폐에서 노카르디아(화살표)가 관찰되고 있음. 지힐-닐센염색의 파이트변법(Modified Fite stain) 1000배

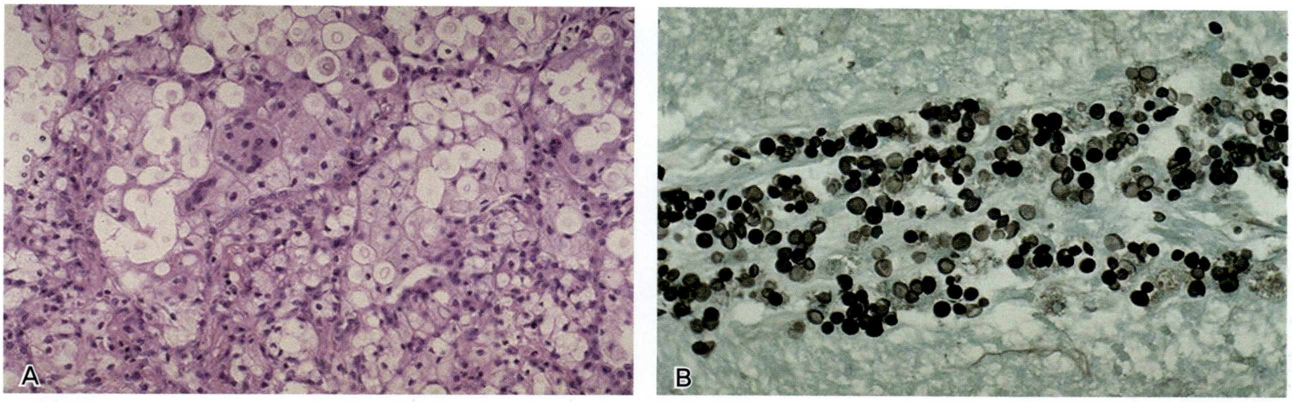

그림 12-11. *Cryptococcus neoformans* 감염증. A. 폐에서 육아종역증이 관찰되고 있으며 희미한 둥근 핵주위로 투명하게 보이는 커다란 점액성 협막을 가진 여러 개의 균체가 보임. H&E 염색, 400배 **B.** 뇌막뇌암 소견을 보이고 있으며 균체 둘레에 피막이 뚜렷이 보이지 않고 있으나 출아세포들은 협막이 좁게 나타남. GMS 염색, 400배

(4) *Blastomyces dermatitidis*

발생빈도는 높지 않으나 감염되면 피부, 폐, 뼈 등에 만성 육아종성 결절을 형성한다. 미국에서 많이 발생하며 캐나다, 아프리카, 멕시코 등에서도 자주 볼 수 있다. 갈색의 색소를 함유하고 있어서 H&E 염색으로도 쉽게 찾을 수 있지만 GMS 염색에서 관찰하면 더욱 뚜렷하게 나타난다.

(5) *Histoplasma capsulatum*

이형진균(dimorphic fungi)으로 박쥐나 조류의 배설물이 오염된 토양에서 서식하는 균사로부터 나온 포자를 흡입함으로써 감염된다. 급·만성 폐렴 및 전신성 감염을 일으킨다.

토양에서 자라거나 실온에서 배양하면 균사가 자라서 두 종류의 분생포자(conidium)를 생산한다. 소분생포자(microconidia)는 잘 떨어져 나가고 감염성이 있으며, 대분생포자(macroconidia)는 모양이 독특하기 때문에 진단적 가치가 있다. 그러나 37℃에서 배양하거나 조직에서 자랄 때는 피막 없이 얇은 세포벽으로 된 2~5 μm의 효모형으로 바뀐다. 폐 감염 시 폐결핵의 임상소견과 유사하게 나타나며 현미경 관찰 시 흔히 큰포식세포 내에서 발견된다(그림 12-12). 특히 효모형은 H&E 염색에서 잘 나타나지 않기 때문에 GMS 또는 김사(Giemsa) 염색이 필요하다.

(6) *Sporotrichum schenkii*

37℃에서는 효모형으로, 실온에서는 균사를 내는 이형진균으로 주로 피부를 침범하며 심부 또는 전신질환은 매우 드물다. 외상 후 손이나 다리에 감염을 일으켜 약 2~4주가 지나면 피부에 궤양이 생기고 그 후 결절성 림프선염이 발생한다. 현미경 소견은 육아종성 염증과 화농성 염증이 함께 나타난다. PAS와 GMS 염색을 하여 검색한다.

(7) *Coccidioides immitis*

효모양진균으로 미국 남서부 지역, 특히 캘리포니아에서 많이 볼 수 있다. 주로 폐에 감염되며 전신성으로 발생하는 예는 드물다.

감염된 폐는 결핵결절(tubercle)과 비슷한 병소와 여러 모양의 건락괴사 소견이 나타나기 때문에 결핵병변과 유사하다. 보통 병소는 육아종성 염증과 함께 화농성의 미세한 농양으로 이루어져 있으며, 조직 내에서는 직경 5~70 μm의 난원형 균체가 거대세포 속에 들어차 있거나 또는 세포 밖으로 터져 나와 유리 상태로 존재하기도 한다. 어떤 균체는 내생포자(endospore)를 간직하고 있는 것도 있다(그림 12-13). 효모형이나 내생포자는 H&E 염색에서 잘 구별되지 않기 때문에 보통 GMS 염색을 하여 검색한다.

(8) *Candida albicans*

구강, 인두(아구창, thrush), 식도, 질, 피부, 손(발)톱 및 항문주위에 감염을 일으킨다. 특히 항문주위의 감염은 어린이에서 이른바 '거품 같은 발진(nappy rash)' 형의 심각한 상태에 빠지게 된다. 이 진균의 감염은 전신으로 파급되어 미만성 농양을 일으키기도 한

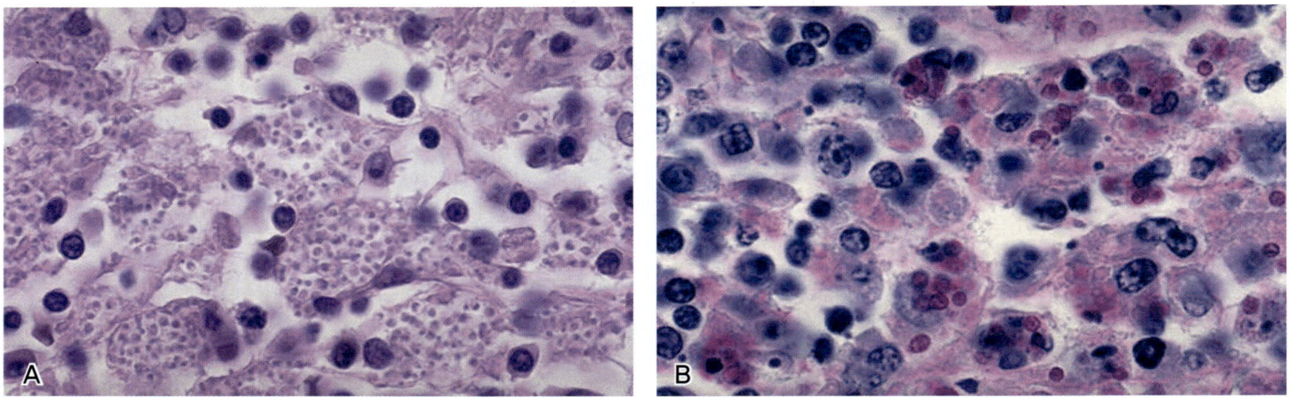

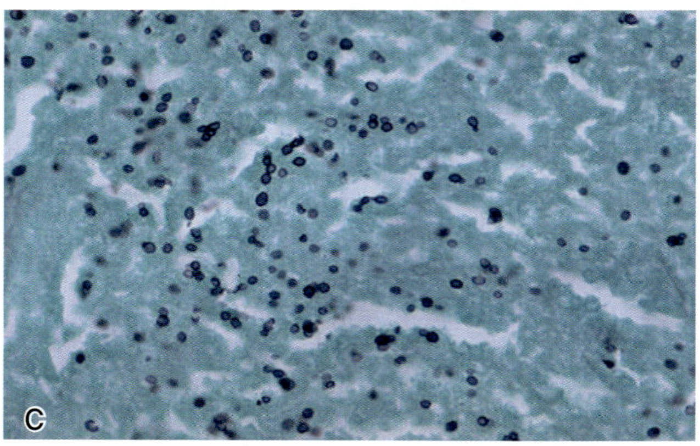

그림 12-12. ***Histoplasma capsulatum* 감염증.** **A.** 간에 만성염증 소견을 보이고 있으며 큰포식세포 내에 효모 모양의 원인체가 관찰됨. H&E 염색, 600배 **B.** 큰포식세포 내에 무수히 작은 균체들로 채워져 있으며 균체는 중앙의 청색 핵 둘레에 투명대를 가지며 협막모양의 세포막에 의해 둘러싸여 있음. PAS 염색, 600배 **C.** 많은 발아(budding)를 보이는 작은 효모형채의 균체가 관찰되고 있음. GMS 염색, 600배

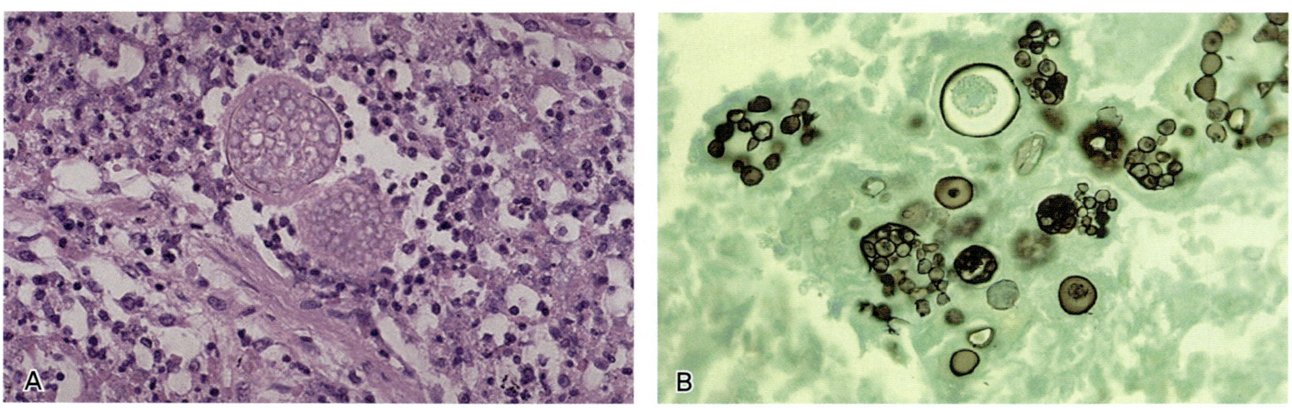

그림 12-13. **Coccidioides 감염증.** **A.** 폐에서 화농성육아종성 염증은 보이고 있으며 큰포식세포내에 효모양 원인체가 관찰됨. H&E 염색, 400배 **B.** 내생포자(endospore)로 채워진 두 개의 커다란 구상체가 관찰됨. GMS 염색, 600배

다. 이것은 거의 대부분 오랜 기간 정맥 내 약물치료를 받은 환자 또는 상습적인 헤로인 투여자 등의 면역억제 환자에서 발생한다. 뿐만 아니라 혈액 속으로 침입할 경우에는 종종 심판막에서 부스러지기 쉬운 형태로 증식(florid vegetation)하여 진균성 심내막염을 야기한다.

이 진균은 거짓균사의 균사체형 또는 나원형 효모양체의 두 형태로 존재한다. 이따금 초기 거짓균사에서는 효모형으로부터 출아하는 것을 뚜렷하게 볼 수 있다. 상피표면 감염의 경우는 항상 효모형이 존재하기는 하지만 대다수가 거짓균사형으로 출현한다(그림 12-14).

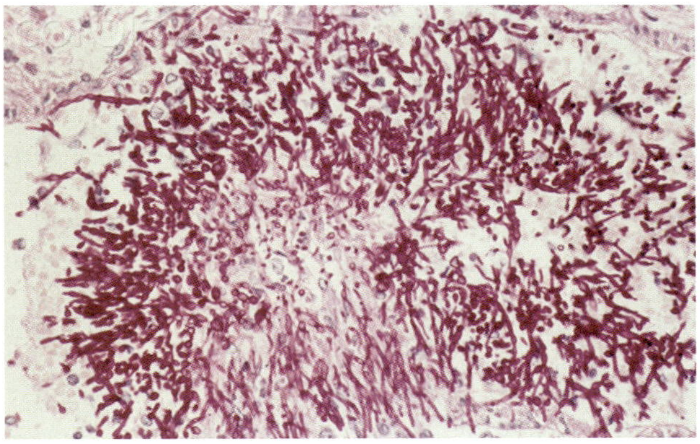

그림 12-14. ***Candida albicans* 감염증.** 폐의 육아종성 염증내에서 발아세포(budding cells)와 거짓균사(pseudohypae)가 관찰되고 있음. PAS 염색, 200배

PAS, GMS, 그리들리(Gridley) 염색을 하여 검출할 수 있다.

(9) *Aspergillus fumigatus*

오래된 폐결핵 공동에 감염을 일으키거나 면역억제 상태의 환자나 미만성 폐감염(때로 혈류를 통해 전신성 감염을 일으킴)에서 가장 흔히 볼 수 있는 병원성 진균이다. 균사는 넓고 분지되어 있으며 격벽(septa)이 있다(그림 12-15). 조직절편 내에서는 특징적인 자실체(fruiting body), 즉 분생자병(conidiophore)을 자주 볼 수 있다. 이것은 균이 공기와 접촉할 수 있는 곳, 예컨대 기관지 등에서 가장 잘 출현한다. 이 진균은 혈관, 심지어 동맥을 침범할 수 있어서 때로 국소적인 동맥염을 일으키며 그 균사는 종종 혈전 내에 출현하기도 한다. PAS, GMS 염색을 하여 검색한다.

(10) *Rhizophus mucor*

모균증(mucormycosis)을 일으키는 원인체로 드물게 기회감염도 되기도 한다. 흔히 당뇨병, 진행된 암, 백혈병, 림프종 및 장기이식 등의 면역결핍증 환자를 비롯하여 광범위 항생제나 스테로이드, 세포독성 치료

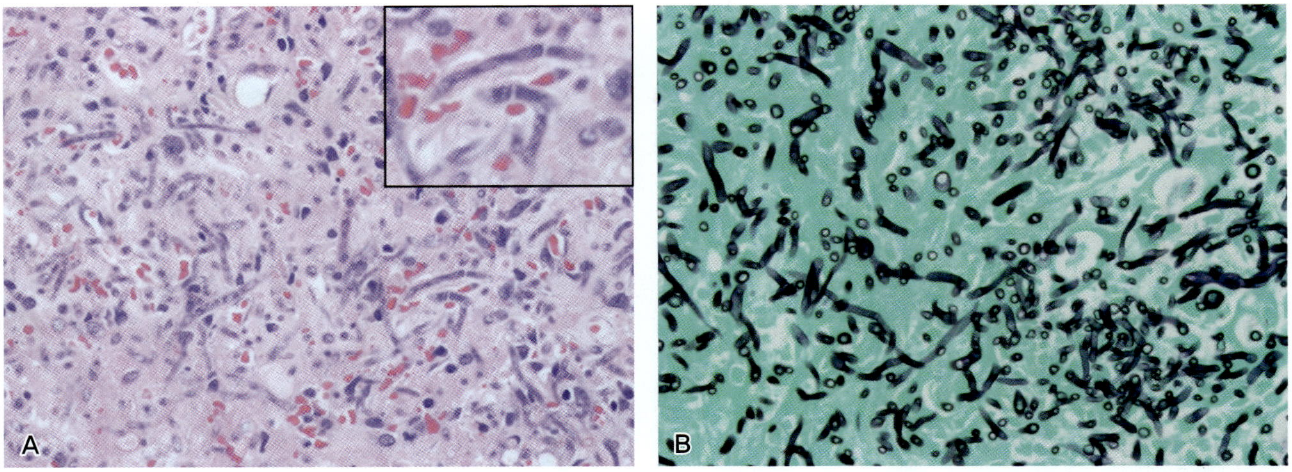

그림 12-15. Aspergillosis 감염증. A. 폐의 괴사내에 균사가 관찰됨. H&E 염색, 400배 B. 균사는 넓고 분지되어 있으며 격벽이 있음. GMS 염색, 400배

등을 받은 환자들에서 감염을 일으킨다. 비강, 폐, 장관에 감염되며 특히 포자가 비강 내로 들어가면 비강에서 안구, 뇌로 퍼져서 비장뇌모균증(rhinocerebral mucormycosis)을 야기한다. 조직학적으로는 화농성 괴사병소를 일으키고 그 부위에 포자가 잘 나타난다. 가끔 염증반응을 일으키지 않는 경우도 있다. H&E 염색 및 PAS, GMS 염색(그림 12-16)에서 직각으로 분지된 격벽이 없는 폭 6~50 μm의 포자를 관찰할 수 있다.

(11) Trichophyton

Microsporum, *Epidermophyton* 속 등과 함께 표피, 모발, 손(발)톱 등의 부위를 침범하는 표재성 진균으로 피부병변, 탈모 및 가려움증을 일으킨다. 질병명은 표재성 진균증의 일반적 용어인 'Tinea'에 감염부위를 붙여 나타낸다. 예를들면 두부백선(tinea capitis), 완백선(tinea crusis), 무좀(tinea pedis) 등이 그것이다. 보통 진단은 피부에서 긁어낸 찰과물을 10% KOH로 처리하여 직접 현미경으로 균체의 유무를 확인하는 방법을 이용하고 있다. 생검조직의 경우는 PAS, GMS, 그리들리(Gridley) 염색을 하여 검색한다.

(12) 폐포자충(*Pneumocystis jirovecii*)

암이나 HIV/AIDS 환자와 같이 면역성이 저하된 환자에서 폐에 감염을 일으키는 기회감염성 효모모양진균(yeast-like fungus, 예전에는 원충으로 분류)으로, 이전에는 학명이 *Pneumocystis carinii*로 불렀으나 현재는 *Pneumocystis jirovecii*로 명명하고 있다. 이 병원체는 사람 특이성이며 다른 동물에는 감염되지 않는다.

감염된 폐포 내에 영양형(tropic form, 예전에는 trophozoite로 부름) 또는 포자형(spore form, 예전에는 cyst로 부름)으로 출현하며, 포자는 크기가 4~6 μm이며 그 속에 8개의 포낭내소체(intracystic body, 예전에는 sporozoite로 부름)가 존재한다. H&E 염색에서 병변부위는 세포붕괴물, 거품같은 물질로 가득차서 흡사 단백성 부종처럼 보이지만(그림 12-17 A), 이 원충의 영양형 또는 포낭은 관찰할 수 없다. 폐포에는 약한 간질성 폐렴, 폐포벽의 비후, 단백질과 섬유소의 삼출액, 적혈구의 유출 등이 동반되며, 드물게 유리질모양 막이 형성되기도 한다. 이 원충은 객담도말표본에서는 잘 검출되지 않기 때문에 기관지내시경 또는 바늘(침)천자생검법을 이용하여 진단하고 있다.

진단에는 보통 GMS(그림 12-17 B) 또는 칼코플라워화이트(calcofluor white) 염색을 이용하고 있지만, 이 염색에서는 포자벽(cyst wall)만 염색되므로 간혹 *Histoplasma capsulatum*과 혼동할 때가 있다. 이때는

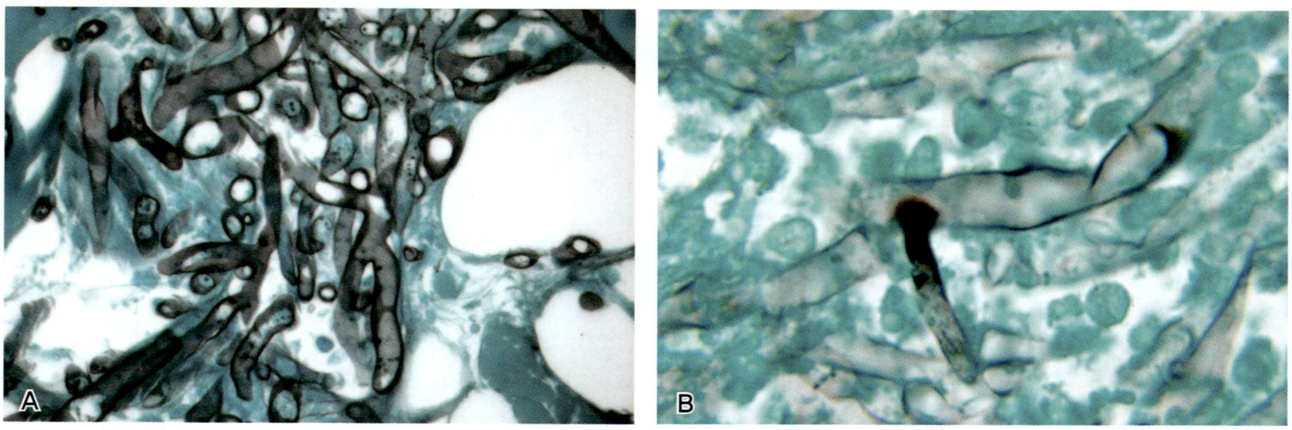

그림 12-16. *Rhizopus mucor* 감염 폐조직. GMS 염색. A. 저배율. B. 고배율. 넓고, 격벽이 없으며, 직각의 분지를 가진 것이 특징이다.

김사(Giemsa) 염색을 하여 포자 속 포낭내소체를 확인하여야 한다.

3) 진균염색의 특성과 염색법

일부 진균은 조직절편 내에서 쉽게 찾을 수 있는 것이 있는가 하면, 진균에 따라서는(특히 구형체만 존재하는 경우) 명확히 구별하기가 어렵고 확실하게 조직 내에 출현하지 않는 경우가 빈번하다. 따라서 관찰자는 조직 내의 진균이 가장 있을 만한 부위와 염색반응 등의 복합적인 지식을 갖고 있어야 한다. 이런 측면에서 정확하게 진균을 검색함과 동시에 가장 적합한 염색방법을 선택해야 한다.

또한 위에서 기술한 바와 같이 무엇보다 먼저 비병원성 진균의 오염을 피하는 것이 필수 조건이다. 흔히 지저분한 검체용기 또는 수도꼭지, 고무마개, 파라핀, 봉입제 등에서 낙하균이 오염되는 것이 많다. 또 손가락에 진균이 있으면 난백알부민(egg albumin)을 유리슬라이드에 바를 때 옮겨지기도 한다. 대부분의 진균 염색방법에 있어 특별히 고정이나 파라핀절편을 취급하는 데 큰 문제점은 없다. 단지, 일반적으로 크립토콕사이(*Cryptococcius* spp) 등의 작은 구형 진균의 염색에는 얇은 절편이 좋고, 실모양의 균사 염색에는 약간 두꺼운 절편이 염색에 적합하다. 대부분의 진균은 H&E 염색만으로도 충분히 구별할 수 있지만, 그 종류에 따라서는 좀 더 정확한 감별을 위하여 특수염색이 필요하다. 그람염색도 진균을 증명하는 데 이용되고 있다. 히스토플라스마(*Histoplasma* sp)와 같은 작은 진균의 증명에는 특별히 김사(Giemsa) 염색이 가치가 있다. 크립토콕쿠스(*Cryptococcus* sp)는 점액성 피막을 갖고 있어 변색성을 보이기 때문에, 톨루이딘블루 또는 티오닌(thionin)(탄수화물편 참조)으로 염색하면 크립토콕쿠스는 자색, 기타 성분은 청색으로 나타난다. 또 크립토코쿠스는 뮤시카민(mucicarmine)(탄수화물편 참조)에 특별한 친화력을 갖고 있어서 어떤 점액염색보다 염색성이 우수하여 가장 빈번히 이용되고 있다. PAS 염색은 조직 내의 진균 균사체나 효모의 염색에 가장 많이 이용하는 염색법의 하나이지만, 특히 이들 진균의 동정이 어려울 때 특히 효과를 발휘한다. 그리들리(Gridley) 염색은 PAS 염색을 약간 개량한 진균 염색법으로 가끔 이용된다. GMS염색은 그물섬유가 과염색되는 단점이 있기는 하지만, 대부분의 진균을 매우 뚜렷하게 구별해낼 수 있어서 진균염색 중 가장 우수한 염색법의 하나로 평가받고 있다. 최근 신속한 진균 검출을 위해 카코플라워 화이트(calcofluor white) 염색도 자주 이용된다.

(1) GMS (Grocott-Gomori methenamine silver) 염색

염색원리는 유도성 은환원성(induced argentaffin)을 이용한 도은법으로, 진균 세포벽의 주성분인 다당류를 크롬산(chromic acid)으로 산화하여 알데히드(aldehyde)를 유리시킨 다음, 이 알데히드를 이용하여 메테나민-은(methenamine silver)을 흑색으로 환원하여 검출하는 방법이다. 특히 조직 내에 진균의 수가 적을 때 이용하면 매우 효과적이다. 기회감염 세균인 폐포자충(*Pneumocystis jirovecii*)도 흑색으로 염색된다(그림 12-17 B).

(2) 그리들리(Gridley) 염색

PAS의 변법으로 진균 세포벽의 다당류를 크롬산(chromic acid)으로 산화시켜 알데히드(aldehyde)를 유리시킨 다음, 쉬프(Schiff)시약으로 반응시켜 보는 방법이다. 크롬산으로 다당류를 산화하면 흔히 과산화가 발생하기 때문에 알데하이드푹신(aldehyde fuchsin)을 첨가하여 쉬프시약의 염색성을 보강해주는 과정이 삽입된다(그림 12-18).

(3) 카코플라워 화이트(calcofluor white) 염색

카코플라워 화이트는 비특이 형광염료로 진균이나 다른 미생물의 세포벽에 존재하는 셀룰로스(cellulose)나 키틴(chitin)과 결합한다. 이 염색은 보통 많은 효모와 병원성 진균(*Pneumocystis, Microsporidium, Acanthamoeba, Naegleria, Balamuthia* 등)의 신속한 검출에 이용된다. 염색액 내에 있는 에반스블루(evans blue)는 대조염색으로 사용되는데 자외선이 아닌 청색광을 사용할 때 조직이나 세포의 배경형광을 감소시키는 역할을 한다. 방출파장은 300~400 nm 범위이며, 여기(흥분) 파장은 355 nm이다. 진균이나 기생충은 밝은 녹색에서 청색 형광으로 나타나는 반면, 다른 물질들은 주황색 형광을 보인다(그림 12-17 D).

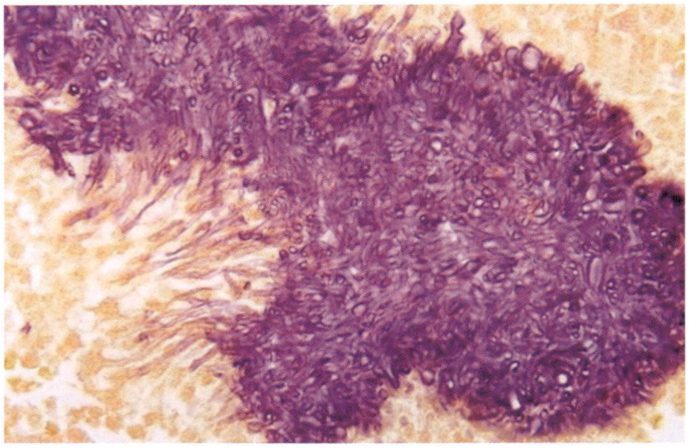

그림 12-18. 진균 감염 피부조직. 노란색 배경에 특징적인 적자색의 'black grain mycetoma'를 볼 수 있음. Gridley 염색, 400배

조직검체를 사용하면 배경에 황록색의 비특이반응이 나타나기도 하는데, 진균과 기생충은 좀 더 진하게 나타나므로 구별은 어렵지 않다. 면섬유는 강한 형광을 나타내므로 진균의 균사와 감별해야 한다. 10% KOH

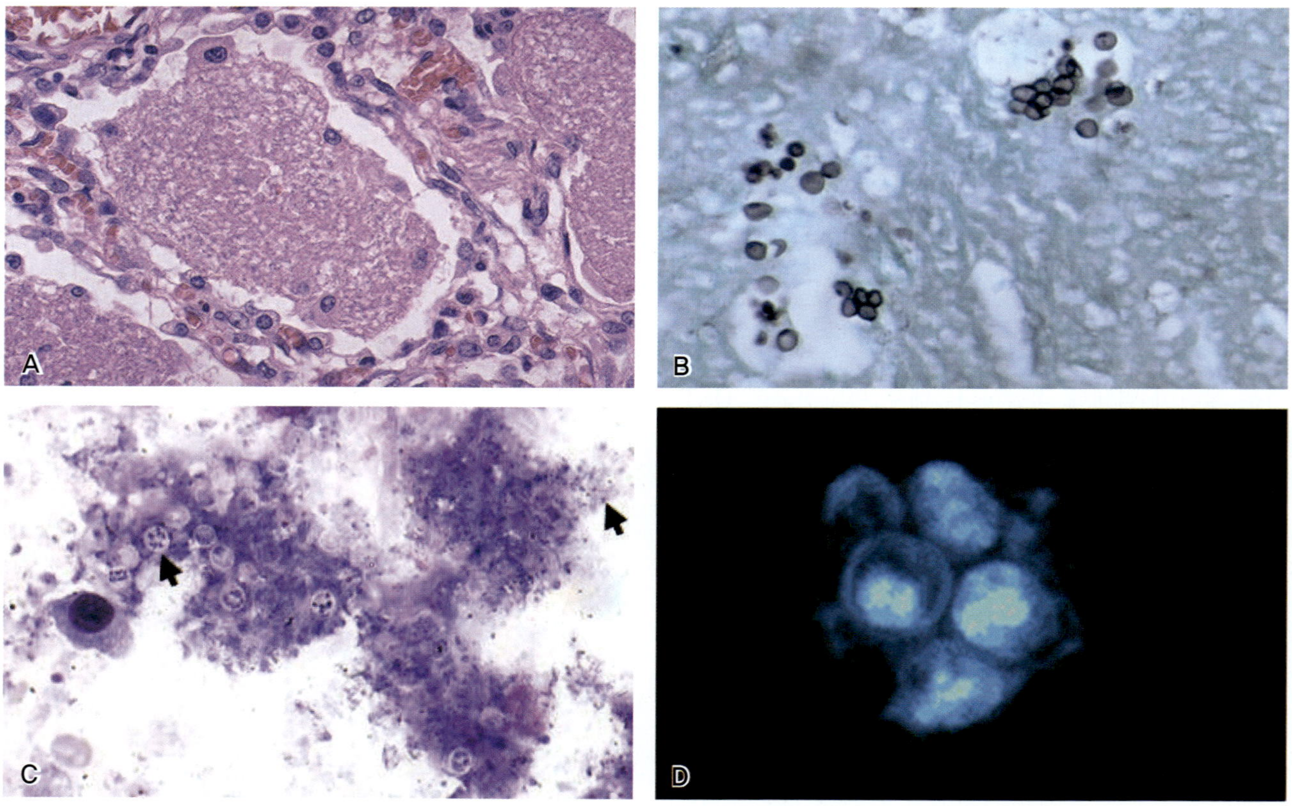

그림 12-17. 폐포자충감염. A. 폐포강 내에 세포붕괴물과 큰포식 세포로 차있음. H&E 염색, 400배 **B.** 폐포강 내에 언형에서 난원형의 효모양 진균이 관찰됨. GMS 염색, 400배 **C.** 영양형을 보기 위한 염색으로 창백한 청색의 세포질 내에 점 모양(dot-like) 핵이 보임. Giemsa 염색, 400배 **D.** 진균 포자벽(cyst wall)을 신속히 보기 위한 염색으로 포자벽과 포낭내소체(intracystic body)가 밝은 형광을 나타냄. Calcofluor white 염색, 1000배

참고 Gomori methenamine silver (GMS) 염색과정

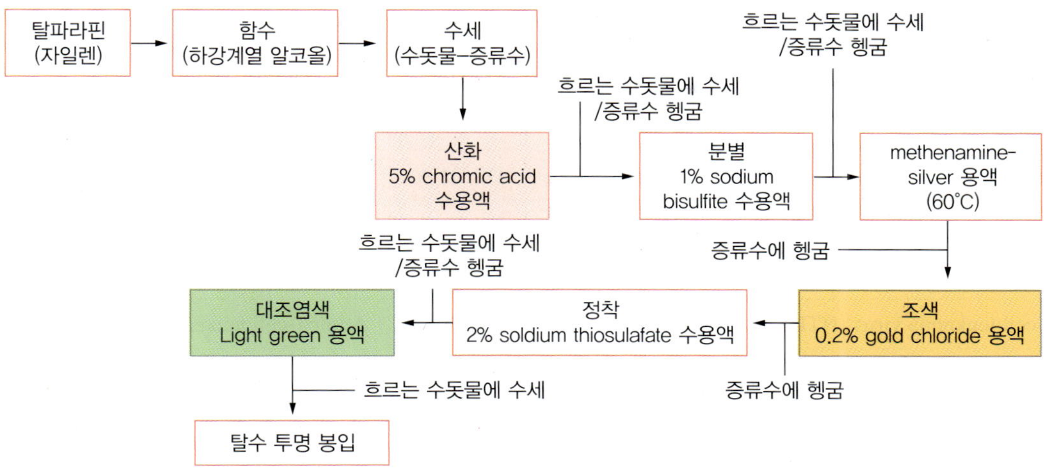

용액을 한 방울 떨어뜨리면 진균을 좀 더 자세히 관찰할 수 있다.

특히 주폐포자충(*Pneumocystis jirovecii*)은 신속한 진단이 필수 요건이기 때문에 크레실에히트바이올렛(cresyl echt violet) 염색을 이용하는 것이 좋다.

3. 바이러스 봉입체의 검출

바이러스 자체는 크기가 너무 작아서 광학현미경으로 확인할 수 없으나 감염된 세포 내 봉입체를 형성하기 때문에 특징적인 세포변화와 함께 봉입체를 확인함으로써 감염질환을 의심할 수 있다. 조직병리학이나 세포병리학을 통해 봉입체를 관찰할 수 있는 바이러스들을 정리하였다(표 12-4).

1) 조직 내 바이러스 감염세포의 형태 변화

(1) HSV와 VZV (herpes simplex virus and varicella zoster virus)

핵밀착(nuclear molding)을 동반한 다핵거대세포(multinucleated giant cell)가 출현하고, 감염된 세포에 핵내봉입체(intranuclear inclusion bodies)를 형성하며, 이 봉입체에 의해 핵염색질이 핵막주위로 밀리는 염색질 핵막이동(chromatin margination) 현상과 함께 봉입체주위 투명대(clear zone)가 나타난다(그림 12-19).

(2) CMV (cytomegalovirus)

양색성 핵내봉입체(amphophilic intranuclear inclusion)를 가지며 종종 투명대(halo)로 둘러싸인 비

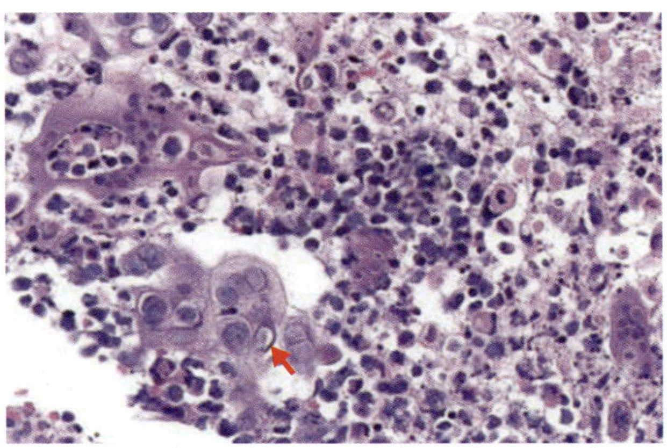

그림 12-19. HSV 감염된 입술주위 수포형성 피부. 표피의 다핵상피세포(multinucleated cells) 내에 균질한 핵내봉입체(intranuclear inclusion bodies)와 염색질 핵막이동(margination of chromatin)이 관찰됨. H&E 염색, 400배

표 12-4. 조직병리학 분야에서 볼 수 있는 바이러스 감염

바이러스	과	게놈	질환
Measles	Paramyxo	SS RNA	Measle
Varicella-zoster	Herpes	DS DNA	Chicken pox, shingles
Herpes simplex	Herpes	DS DNA	Cold sores
Herpes genitalis	Herpes	DS DNA	Genital herpes
Cytomegalovirus (CMV)	Herpes	DS DNA	Cytomegalic inclusion disease
Epstein-Barr virus	Herpes	DS DNA	Glandular fever, African Burkitt's lymphoma
Human T-cell leukemia virus (HTLV 1)	Retro	SS RNA	Adult T-cell leukemia
Human immunodeficiency virus (HIV)	Retro	SS RNA	AIDS
Human papilloma virus (HPV)	Papova	DS DNA	Human wart viruses
JC virus	Papova	DS DNA	Progressive, multifocal leucoencephalopathy
Poliovirus	Picorna	SS DNA	Poliomyelitis
Molluscum virus	Pox	DS DNA	Molluscum contagiosum
Lyssavirus	Rhabdo	SS RNA	Rabies

DS=double stranded; SS=single stranded

대한 세포(enlarged cells) 또는 여러 개의 과립상의 호염기성 세포질내봉입체(basophilic intracytoplasmic inclusion)를 가진 세포가 출현한다(그림 12-20). 감염 후 죽은 세포는 수축되고 염색성이 흐려져 봉입체의 윤곽이 불분명해진다. 이 사멸세포의 봉입체는 아데노바이러스(adenovirus)의 봉입체와 비슷하다.

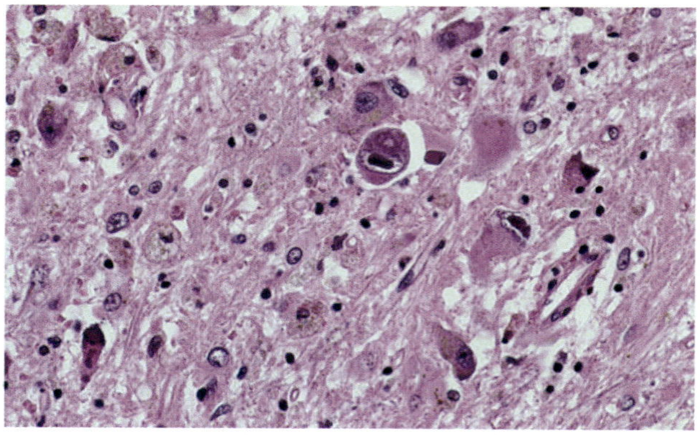

그림 12-20. 전신성 CMV 감염. 올리브핵의 신경원(neurons of the olival nucleus)에 핵내봉입체가 관찰되며, CMV는 주로 뇌실주위실질을 침범하고, 종종 망막염을 일으킴. H&E 염색, 400배

(3) 아데노바이러스(adenovirus)

감염세포는 핵이 크고 핵내에 양색성 또는 호염기성 봉입체를 가지며 세포질이 매우 얇은 테두리(thin rim) 형태로 나타난다. 감염초기 봉입체는 HSV의 봉입체와 비슷하다.

(4) HPV (human papilloma virus)

바이러스 감염으로 인해 특징적인 공동세포(koilocyte)가 출현한다. 공동세포는 한 개 이상의 불규칙한 농염성 핵(hyperchromatic nuclei)과 핵 주위에 넓은 투명대(clear zone)를 형성한 비대한 세포로 자궁목상피의 중간세포(intermediate cell)에서 나타난다(그림 12-21). 산부인과 세포도말표본에서는 이 바이러스 감염으로 공동세포와 함께 호오렌지성의 세포질과 작고 불규칙한 핵을 가진 이상각화세포(dyskeratocyte)도 자주 관찰된다.

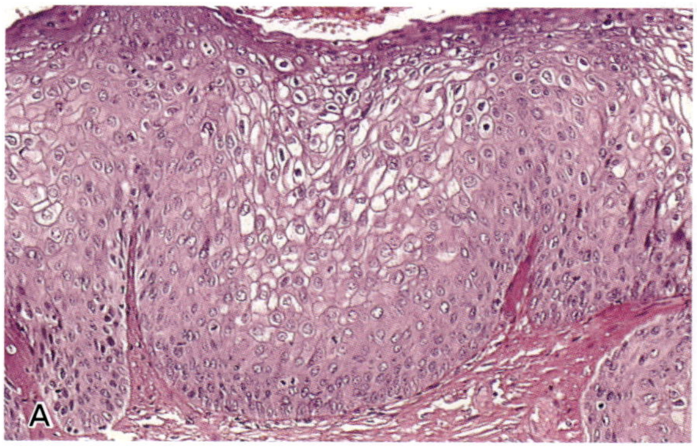

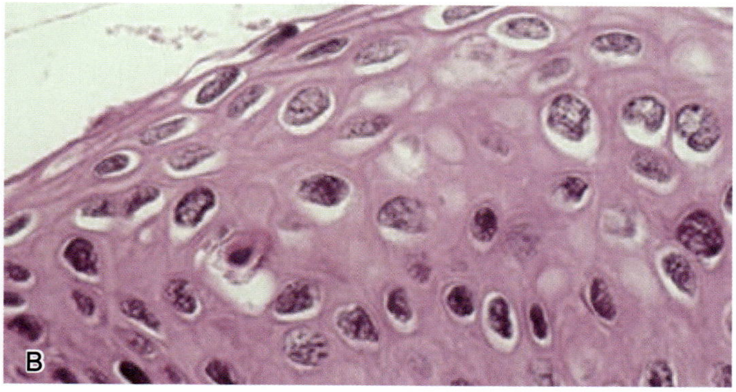

그림 12-21. HPV 감염. **A.** 자궁목(자궁경부)의 상피세포 내에 핵 주위 투명대가 관찰됨. H&E 염색, 200배 **B.** 자궁목의 확대사진으로 상피세포의 핵 주위에 투명대가 뚜렷한 공동세포들이 관찰됨. H&E 염색, 600배

(5) 홍역 바이러스(measles virus)

호산성 세포질내봉입체(intracytoplasmic inclusion) 또는 때때로 핵내봉입체(intranuclear inclusion)를 가진 다핵성 거대세포(multinucleated giant cell)가 출현한다(그림 12-22).

(6) RSV (respiratory syncytical virus)

드물게 호산성의 세포질내봉입체(종종 핵주변에 위치)를 가진 상피세포가 출현하며, 봉입체는 특히 면역성이 약화된 환자에서 오래 감염되어 있는 경우에 잘 나타난다. 간혹 여러 개의 큰 세포질내봉입체를 가진 거대세포가 출현할 때도 있다.

(7) 마마와 우두바이러스(variola와 vaccinia virus)

벽돌모양의 호산성 세포질내봉입체(Guarnieri bodies)를 동반한 비대한 편평상피세포의 출현이 특징이다. 봉입체 주위에 투명대를 형성한다.

(8) 전염성 연속종 바이러스(molluscum contagio-sum virus)

감염된 거의 모든 편평상피 내에 커다란 유리질 호산성 세포내성 과립상 덩어리(hyaline, acidophilic intracytoplasmic granular mass), 즉 연속종소체(molluscum body)가 출현하며(그림 12-23), 이 봉입체는 루골 요오드액(Lugol iodine)에 갈색으로 염색된다.

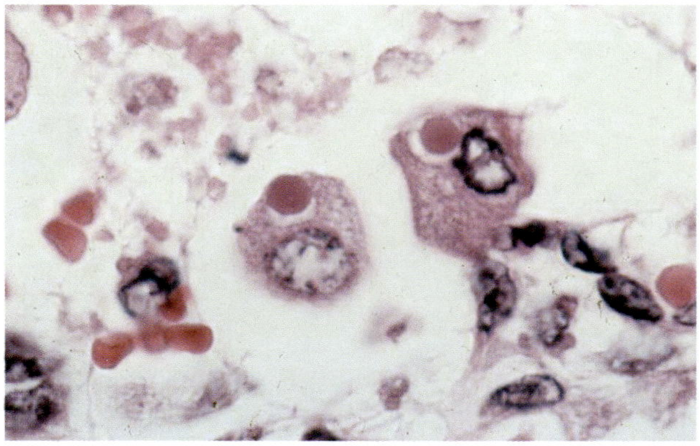

그림 12-22. 홍역 바이러스(Measle virus) 감염. 감염된 세포의 세포질 내 호산성 봉입체(inclusion bodies)가 관찰됨. H&E 염색, 600배

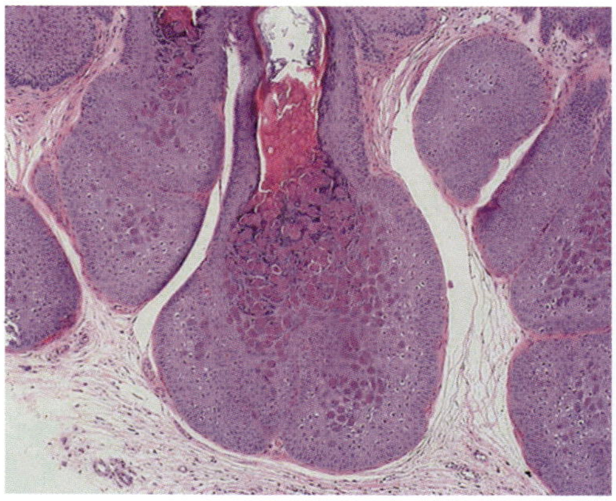

그림 12-23. 전염성 연속종 감염. 표피의 상피세포 내에서 호산성 과립상 덩어리 모양의 연속종소체(molluscum body)를 볼 수 있음. H&E 염색, 200배

(9) 광견병 바이러스(rabies virus)

호염기성 반점(basophilic stippling)을 가진 다양한 크기의 구형 또는 타원형 호산성 세포질내봉입체, 이른바 네그리 소체(Negri body)가 출현하며, 해마(hippocampus), 암몬각(horn of Ammon) 및 소뇌의 푸르키니에 세포(Purkinje cell)에서 잘 관찰된다(그림 12-24).

(10) B형간염 바이러스(hepatitis B virus)

감염된 세포는 간유리 모양(ground-glass)의 세포질내봉입체가 나타나며, 이 봉입체는 올세인(orcein), 알데히드푹신(aldehyde fuchsin), 빅토리아블루(victoria blue) 염색으로 검출할 수 있다. 대부분 간세포 내에서 관찰되지만, 때로 동굴모양 혈관벽의 쿠퍼세포(Kupffer cell)에서도 관찰된다.

또한 감염 상태에 따라 다수의 간세포가 감염되었을 경우는 봉입체가 세포질 전체에 분산되거나 동굴모양 혈관 강에 인접한 세포의 세포질 내에 농축된 미세과립상으로 나타나지만, 단일 세포만 침범했을 때는 주로 핵주위에 난원형 또는 구형의 불규칙한 응집체로 나타난다.

(11) HIV (human immunodeficiency virus)

레트로바이러스과(retrovirus)에 속하는 렌티 바이러스(Lenti virus)로 두 종류가 있다. 이 바이러스의 봉입체는 배양된 림프구 내에서 가장 잘 볼 수 있으나 AIDS 환자의 조직 내에서는 관찰하기 어렵다. AIDS 뇌염에서는 거대세포, 미세아교세포 및 별아교세포가 포함된 미세아교성 결절로 구성된 독특한 병변이 나타난다.

(12) 인플루엔자 바이러스(influenza virus, flu)

인플루엔자 바이러스에 의해 발생하는 전염성 호흡기 질환이다(그림 12-25). 증상은 경도에서 고도까지 다양하며 때로 사망에 이르기도 한다. 미국 질병관리센터(Center for Disease Control, CDC)에 따르면 미국에서는 매년 인구의 5~20%에서 이 질환의 합병증으로 고통 받고 있으며 200,000명 이상이 병원에 입원하고 약 36,000명이 사망하는 것으로 보고된다.

최근에는 조류 인플루엔자(avian influenza, AI)인 인플루엔자 A H5N1 주가 출현하고 있어 관심을 집중시키고 있다. 노인, 어린이의 일부 사람들에서 심한 합병증으로 인해 사망에 이를 정도로 위험성이 증가하고 있다.

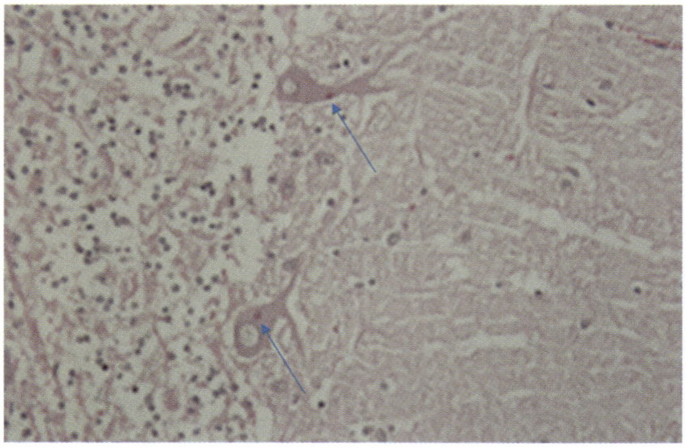

그림 12-24. 광견병. 소의 소뇌로 세포질 내에 특징적인 호산성의 봉입체(화살표)인 네그리 소체(negri bodies)가 관찰되고 있으며, 네그리 소체는 해마의 신경세포에서도 잘 관찰됨. H&E, 400배

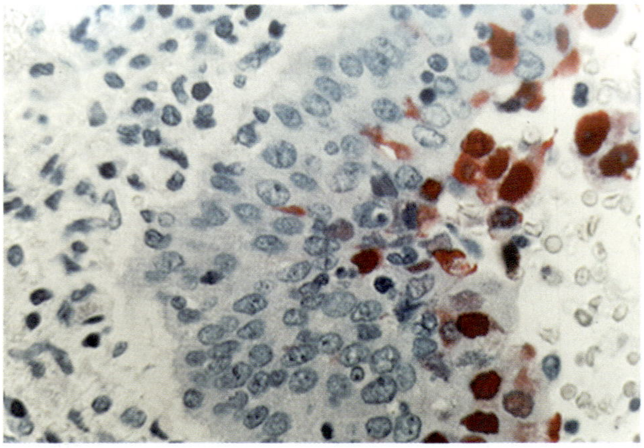

그림 12-25. 인플루엔자 감염. 기관지 상피세포에서 갈색의 양성 반응을 보이고 있음. Flu A 면역조직화학 염색, 400배

참고

Victoria blue 염색과정

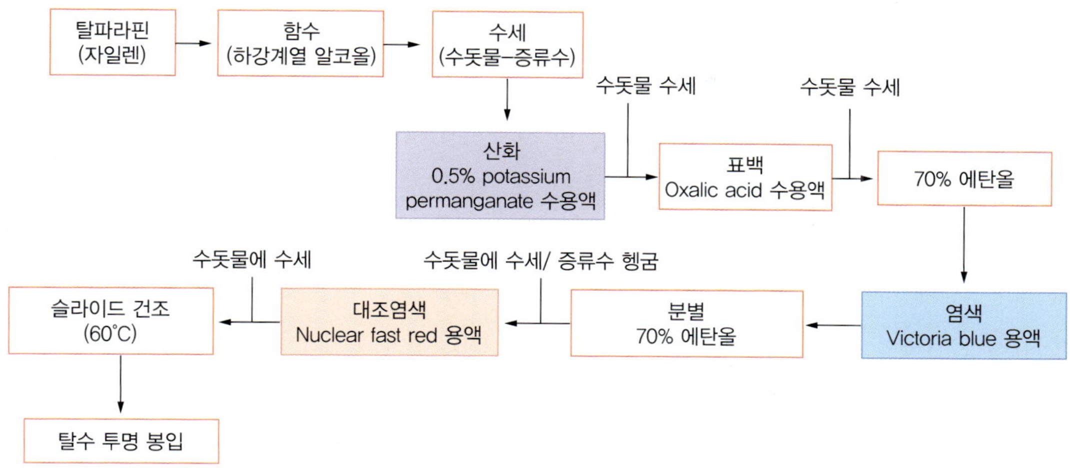

(13) 사스(severe acute respiratory syndrom, SARS)

SARS-관련 코로나바이러스(SARS-associated coronavirus, SARS-CoA)에 의해 발생하는 바이러스성 호흡기 질환이다. SARS는 아시아에서 2003년 2월 처음 보고되었다. 그 후 몇 달 지나지 않아 북미, 남미, 유럽 및 아시아의 24개 국가로 퍼져나가는 폭발적인 전염성을 보였다(그림 12-26).

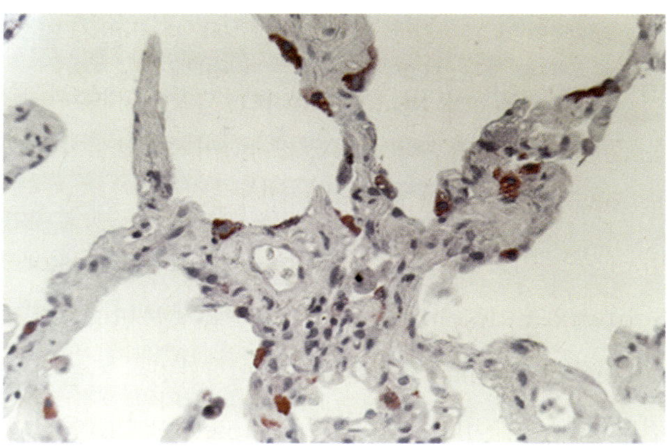

그림 12-26. SARS 감염. 폐포벽은 두터워져 있으며 폐포벽에 침윤된 큰포식세포의 세포질 내에서 갈색의 양성 반응을 보임. SARS-CoA 항체를 이용한 면역조직화학염색, 400배

2) 바이러스 봉입체의 염색 특성과 염색법

바이러스 봉입체의 염색으로는 렌드럼(Lendrum)의 프록신 타트라진(phloxine tartrazine)과 만(Mann)의 메틸블루-에오신(methyl blue-eosin) 염색이 가장 잘 알려져 있다. 이 중 후자는 주로 광견병(rabies)의 뇌신경세포 내의 네그리 소체(Negri body) 검출에 주로 이용되는 것으로 알려져 있지만 실제로는 성공적인 염색을 기대하기가 매우 어렵다. 따라서 근래에는 파슨(Parson) 염색이나 쉴레프스타인(Schleifstein)염색으로 대치되고 있다.

파슨 염색의 경우는 포르말린 고정이 좋고, 쉴레프스타인 염색에는 젠커(Zenker) 고정이 더 좋은 결과를 나타낸다. 프록신 타트라진 염색은 홍역바이러스(measles virus) 봉입체의 검출에 탁월한 효과를 보이지만 현미경 조절을 통하여 매우 신중하게 탈색해야 하는 방법이다. 따라서 이 방법은 바이러스성 봉입체를 찾아내는 일차 염색으로는 적합하지 않다.

일차 염색으로는 H&E 염색이 가장 적합한 것으로 보고 있다. H&E 염색만으로도 거대세포바이러스(CMV) 봉입체와 전염성 연속종바이러스(molluscum virus)

봉입체를 찾아내기가 쉽다. 그러나 단순포진(HSV) 또는 대상포진(VZV)과 같은 핵내봉입체를 찾으려면 좀 더 신중히 검색할 필요가 있다.

바이러스성 간염의 확인을 위해서는 HBsAg에 대한 염색이 이용되는데, 이 염색에는 올세인(orcein), 빅토리아블루(victoria blue) 및 알데히드푹신(aldehyde fuchsin) 염료가 이용되고 있다. 이들 염료는 모두 원래는 탄력섬유 염색에 사용되었지만 산화처리를 함으로써 훨씬 HBsAg 검출이 용이하게 되었다. 이 개량된 방법은 탄력섬유 염색에서도 좀 더 좋은 결과를 얻을 수 있으며, 또한 간세포 내의 구리결합단백질 염색이 쉬워서 윌슨병(Wilson's disease), 원발성 담즙성 간경변증(primary biliary cirrhosis, PBC)과 같은 간 질환의 구리검출에도 이용할 수 있다. HBsAg 검출을 위한 특이적인 방법으로는 ABC (avidin-biotin peroxidase complex)와 같은 면역염색법이 있다.

(1) 프록신-타트라진(phloxine-tartrazine) 염색

염색원리는 일부 조직 내 구조들(봉입체, 일부 종양세포의 핵소체, 파네트세포과립 등)의 호프록신성(phloxinophilia)에 의한 것이다. 일단 조직 전체를 프록신(phloxine)액으로 과염색시킨 후 황색의 타트라진(tartrazine)액으로 탈색하면 위의 성분들만 적색으로 남게 된다.

형질세포 내의 러셀소체(Russell body)와 섬유소도 적색으로 염색되지만 그 색상이 약하다. 이 방법에서는 네그리 소체가 밝게 염색되지 않기 때문에 네그리 소체의 염색으로는 적당치 않다.

(2) 파손의 네그리 소체(Parson's Negri body) 염색

네그리 소체를 검출하는데 특히 우수한 염색으로 네그리 소체는 에틸에오신(ethyl eosin)에 의해 적색으로 염색된다. 핵의 대조염색으로 메틸렌블루(methylene blue)를 사용하며, 대조염색 후 아세트산으로 탈색(감별)한다.

(3) HBsAg 검출을 위한 염색

HBsAg의 세포 내 분포는 봉입체형(indusion type), 막형(membrane type), 미만형(diffuse type)으로 3가지 유형이 있다.

올세인, 빅토리아블루, 알데히드푹신 염색에서 HBsAg이 봉입체형일 경우는 구별이 쉽지만 막형이나 미만형의 경우에는 구별이 어려워 면역염색을 필요로 한다.

면역염색을 제외한 세 방법 모두 염색 기전이 확실히 규명되어 있지는 않으나 같은 원리에 의해 염색되는 것으로 알려져 있다. 즉, -SS-기나 -SH기를 다량 함유한 아미노산으로 이루어진 물질과 이들 염료가 특이적으로 결합하는 것을 이용하는 것으로 -SS-기나 -SH기는 고정과 강한 산화 처리에 의해 술폰산화되고 여기에 염료가 결합되어 염색된다고 보고 있다. 탄력섬유도 -SS-기나 -SH기를 많이 함유하고 있어서 이들 염색에 양성 반응을 나타낸다(그림 12-27, 28).

4. 프리온 질환(prion disease)

중추신경계를 침범하는 전염성 신경변성질환(transmissible neurodegenerative diseases)으로는 현재 7가지 이상이 보고되었다. 이 중 크로이츠펠트-야콥병(Creutzfeldt-Jakob disease), 게르스트만-슈투로이슬러-샤잉커병(Gerstmann-Straussler-Schienker disease), 치명성 가족성불면증(fatal familial insomnia) 및 쿠루(kuru)의 4가지는 사람에서 전염되는 질환이다. 스크래피(scrapie), 밍크전염성뇌병증(mink transmissible encephalopathy), 소해면뇌병증(bovine spongiform encephalopathy), 고양이

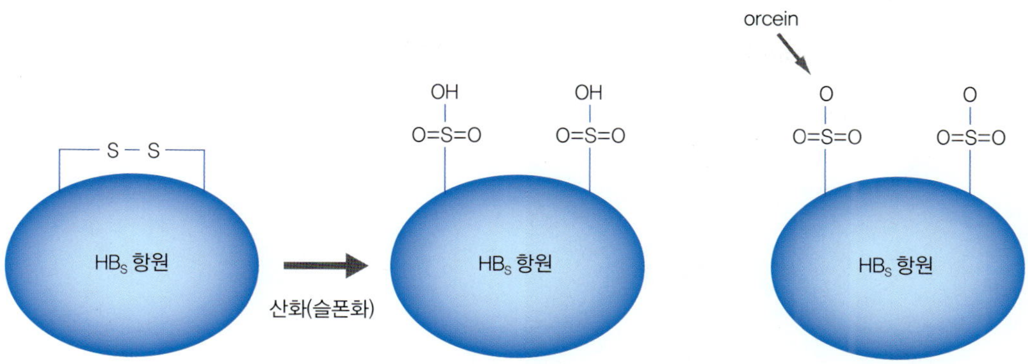

그림 12-27. HBsAg에 올세인이 염색되는 기전 모형도

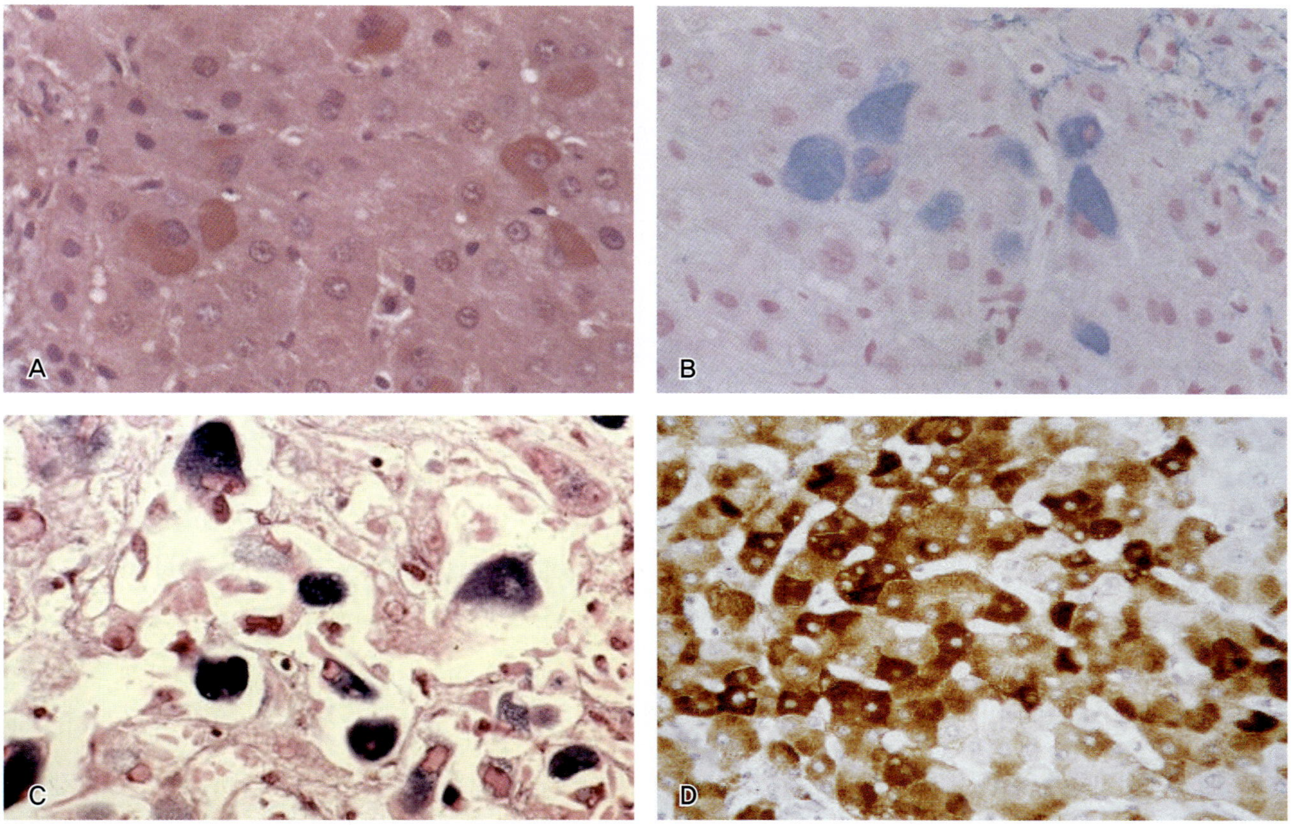

그림 12-28. 간경변증. 간세포 세포질 내에 HBsAg가 모여 이루어진 봉입체가 염색에 따라 각기 다른 색으로 진하게 염색되어 있음.
A. 세포질의 HBsAg이 갈색으로 염색됨. 올세인 염색, 400배 **B.** 세포질의 HBsAg이 청색으로 염색됨. 빅토리아블루 염색, 400배
C. 세포질의 HBsAg이 흑갈색으로 염색됨. 알데히드푹신 염색, 400배 **D.** 세포질의 HBsAg이 진한 갈색으로 염색됨. 면역염색, 400배

전염성뇌병증(feline transmissible encephalopathy), 사슴 만성 소모성 질병(chronic wasting disease)은 동물에서 전염성을 가지고 있다. 이중 BSE는 사람의 vCJD와 관련이 있는 것으로 알려져 있다.

이들 질환은 감염 뇌에 모두 특징적인 해면형 변화(pongiform change), 신경세포의 죽음 및 별아교세포증(astrocytosis)을 일으킨다(그림 12-29). 현재 이들 질환의 감염원은 프리온이다. 프리온은 핵산이 없는 작은

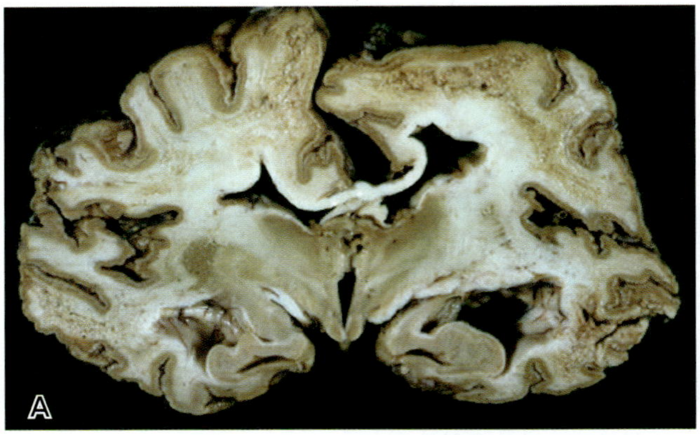

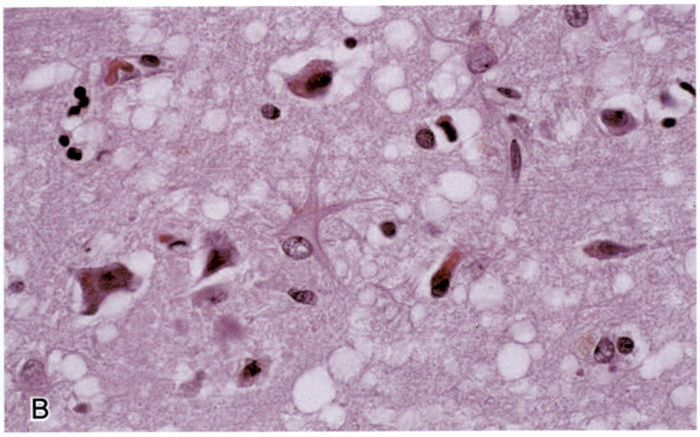

그림 12-29. 크로이츠펠트-야콥병(Creutzfeldt-Jakob disease, CJD). **A.** 대뇌의 단면으로 심한 뇌 위축을 볼 수 있음. **B.** 신경세포 내에 공포가 나타나고 점차 뚜렷해지면서 특징적인 해면형 변화(spongiform change)가 나타나므로 해면형 뇌병증(spongiform encephalopathy)으로도 함. H&E 염색, 400배

펩티드로 정상적인 막투과성 당단백질의 한 부분으로 전염성 단백질이다.

변종 크로이츠펠트-야콥병(Variant Creutzfeldt-Jakob disease, vCJD)은 1996년 영국에서 처음 보고된 프리온질환으로 소에서 발생하는 프리온질환인 소해면뇌병증(bovine spongiform encephalopathy, BSE), 일명 광우병(mad cow disease)의 원인체와 사람의 vCJD가 동일한 원인체에 의해 발생한다는 강한 과학적 증거들이 있다.

5. 병원성 원충의 검출

1) 주요 병원성 원충의 병원성

(1) 이질아메바(*Entamoeba histolytica*)

아메바성 장염의 원인체가 주로 잘록창자의 궤양부위 및 간농양부위 등에서 발견된다. 이 아메바는 잘록창자의 움(crypt)을 침범하여 조직용해소(histiolysin)의 분비를 통해 하부로 파고 들어가지만 점막근육판(muscularis mucosa)에 의해 병변의 진행이 저지된다. 여기서 병변은 측방으로 진전되어 목이 좁고 기저부가 넓은 플라스크 모양의 궤양을 만들고 이로 인해 혈액공급이 차단되어 점막표면이 떨어져 나감에 따라 궤양은 점점 커지게 된다. 영양형은 파괴된 혈관 또는 림프관으로 들어가 다른 장기(간, 폐, 뇌, 지라 등)로 이동해 가기도 한다. 간에서는 주로 우엽에 단발성 농양을 만들어 직경이 10 cm 이상으로 커지기도 한다. 이 원충은 헤마톡실린에 약하게 염색되지만, 의심스러울 경우에는 PAS, PTAH, 베스트 카민(Best carmine) 염색을 하여 확인한다(그림 12-30 A, B).

(2) 말라리아(Malaria, *Plasmodium* species)

말라리아 원충은 3일열(*P. vivax*), 난형열(*P. ovale*), 4일열(*P. malariae*), 열대열(*P. falciparum*)의 4종류가 존재하며 우리나라에서는 3일열 말라리아가 주로 경기 북부지역에서 발생하고 있다. 이들은 어느 것이나 모두 적혈구를 파괴하여 빈혈을 초래함과 동시에 기생충이 헴(heme)을 소화함으로써 형성되는 말라리아 색소를 배출한다. 파괴된 적혈구와 말라리아 색소는 그물내피계(reticuloendothelial system)에 의해 혈액으로부터 제거되고 이로 인해 지라종대와 간종대가 일어나며 종대된 장기와 뼈속질에 색소침착이 나타난다. 이 색소는 H&E 염색에서 적혈구 내에 흑청색 소체로 보이며(그림 12-31), 특수염색으로는 김사(Giemsa)와 포일겐(Feulgen) 염색이 이용되고 있다.

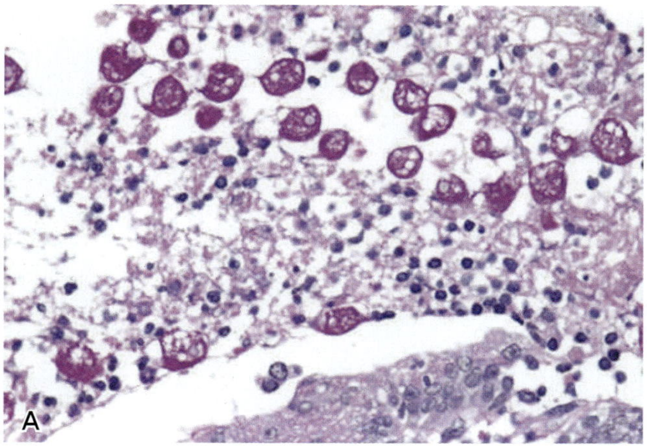

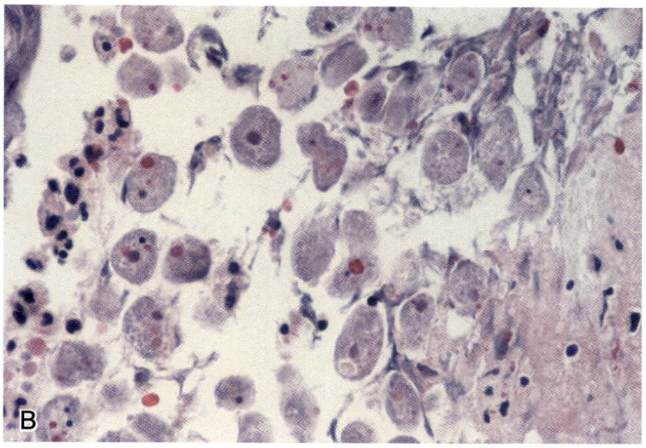

그림 12-30. 이질아메바 감염. A. 잘록창자 점막면에 분홍색으로 염색된 원충이 다수 관찰됨. PAS 염색, 400배 **B.** 점막의 궤양 부위에 핵과 세포질이 명확하게 관찰되는 원충이 관찰됨. PTAH 염색, 400배

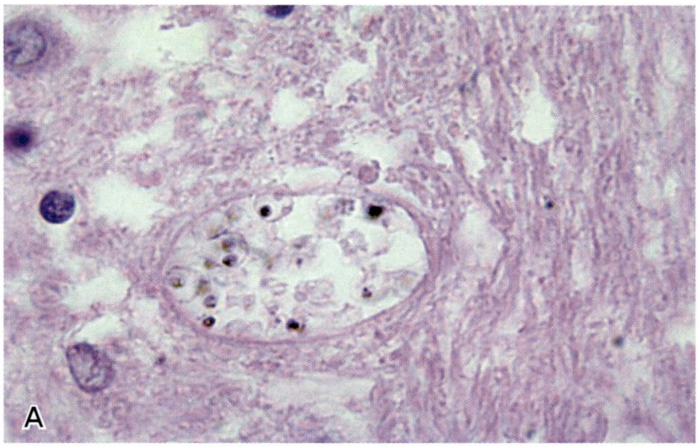

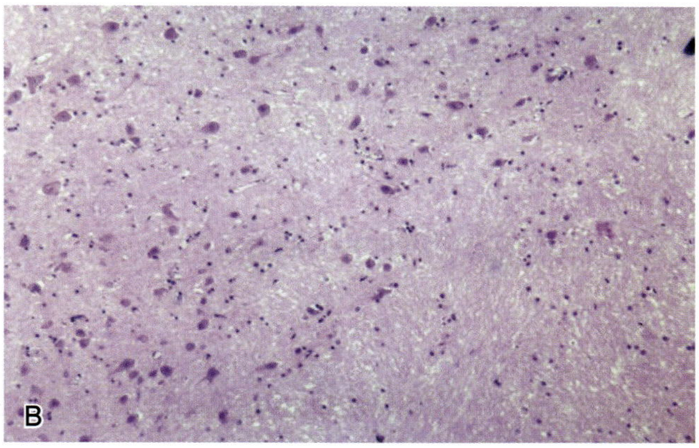

그림 12-31. 말라리아 감염. A. 뇌에서 성숙한 분열소체(mature schizonts)가 관찰되고 있음. H&E 염색, 600배 **B.** 열대열 말라리아(*Plasmodium falciparum*)의 감염으로 인해 뇌의 부종과 출혈이 관찰됨. H&E 염색, 200배

(3) 람블 편모충(*Giardia duodenalis*)

영양형과 포낭형이 존재하며, 영양형은 H&E 염색에서 흐린 청색으로 보이는 핵을 가지고, 둔한 삼각형 또는 낫모양의 소체로 관찰되며 2개의 핵을 가지고 있다. 포낭형은 설사 변에서만 관찰되고 대개 핵이 4개인 포낭형이 검출되기 때문에 다른 충란과 혼동하기 쉽다.

기생부위는 주로 십이지장이지만, 그 하부나 총담관, 담낭에서도 발견된다. 대부분 장점막 표면에 기생하며, 형태학적 변화는 장융모의 곤봉상 변화(clubbing)와 더불어 융모 길이가 짧아지고 점막고유층과 장샘에 염증세포의 침윤을 보인다. 이 원충은 조직염색표본으로는 감별이 쉽지 않으므로 삼색염색(trichrome stain), 면역형광염색 및 위상차현미경하에서 관찰하는 것이 도움이 된다(그림 12-32 A, B).

(4) 열대레슈마니아(*Leishmania tropica*)

'동양피종(oriental sore)' 또는 피부에 만성염증을 일으킨다. 사람에서는 그 병변이 피부에 국한되고 드물게 점막까지 퍼진다. 궤양은 단발성이고 신체 노출부위에 생긴다. 긴 잠복기 후에 경결(iduration)된 부위에 가려운 구진(papule)이 생기고 이것이 서서히 퍼져나가 궤양으로 변한다.

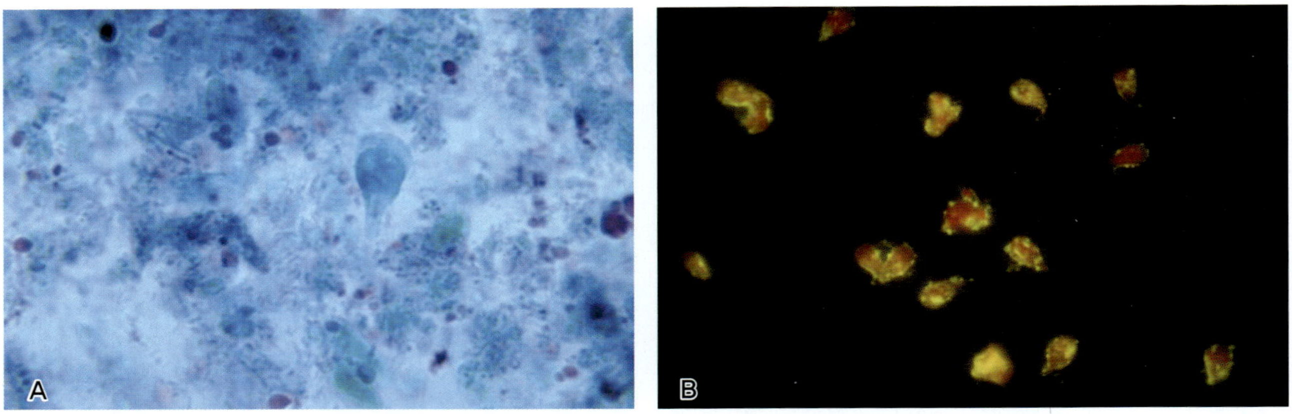

그림 12-32. **람블편모충. A.** 장점막을 도말하여 관찰한 것으로 서양배 모양의 람블편모충과 영양형이 관찰됨. 삼색염색(trichrome stain), 100배 **B.** 영양형(trophozoite)이 밝은 형광을 나타내고 있음. 간접면역형광법, 100배

현미경적으로 이 병변은 육아종성 반응을 보인다. 이 원충은 병변부위 피부의 진피층에 침윤한 조직구에서 다수가 발견된다. H&E 염색에서 헤마톡실린에 염색되기 때문에 고배율로 관찰하면 쉽게 찾을 수 있지만, 김사(Giemsa) 염색 표본을 제작하여 관찰하면 훨씬 더 뚜렷이 나타난다.

(5) 도노반레슈마니아(*Leishmania donovani*)

카라-아자르(Kala-azar)라 부르는 전신성 감염을 일으키는 원충으로 단핵구탐식계(macrophage system, MPS)를 침범하여 간과 지라종대, 림프절종대, 범백혈구감소증(pancytopenia) 등의 소견을 보인다(그림 12-33). 침범된 장기에서 큰포식세포들은 아주 커지고, 그 세포 내에서 원충들이 관찰된다. 이 원충은 보통 김사(Giemsa) 염색을 통해 관찰할 수 있다.

(6) 톡소플라스마(*Toxoplasma gondii*)

영양형은 사람과 척추동물의 조직 내에서 발육과 증식하며, 그 형태는 낫 또는 반월형으로 앞쪽은 뾰쪽하고 뒷쪽은 원형이며 중앙에 핵이 있다. 면역이 저하된 환자 또는 뇌, 눈, 가로무늬 근육에 감염된 경우에는 30~50 μm 크기의 포낭을 형성하며 그 속에 수백 개의 어린 충체(bradyzoites)를 갖고 있다(그림 12-34). 포낭이 파열되면 이 충체가 유출되어 미세아교세포성 결절을 만든다. 척수액 또는 혈액에서 직접 충체를 검출하여 진단하며, 이 밖에 보체결합법, 적혈구응집반응, 형광항체법 등의 간접 진단을 활용하고 있다.

2) 조직 내 병원성 원충의 검출 문제점

병원성 원충은 일반적으로 혈액 또는 대변에서 발견되기 때문에 대부분의 원충질환의 진단에는 혈액 또는 대변 도말표본 검사가 이루어진다. 그러나 일부 원충증은 조직절편 내에 원충이 출현하는 것도 있고 열대레슈

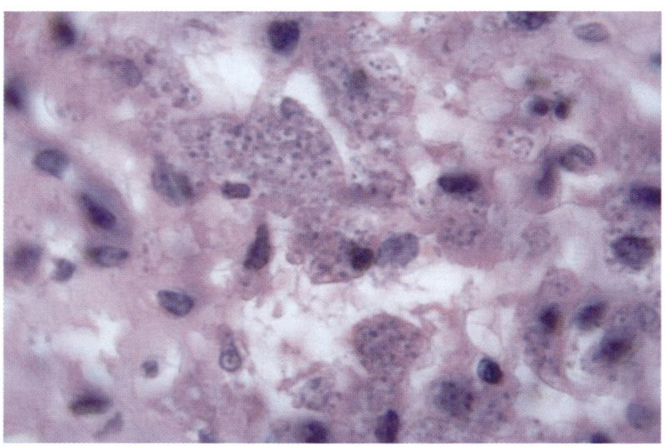

그림 12-33. **레슈마니아증(leishmaniasis).** 피하에서 관찰되는 큰포식 세포의 세포질에서 도노반 레슈마니아(Leishmania donovani) 원충이 관찰됨. H&E 염색, 400배

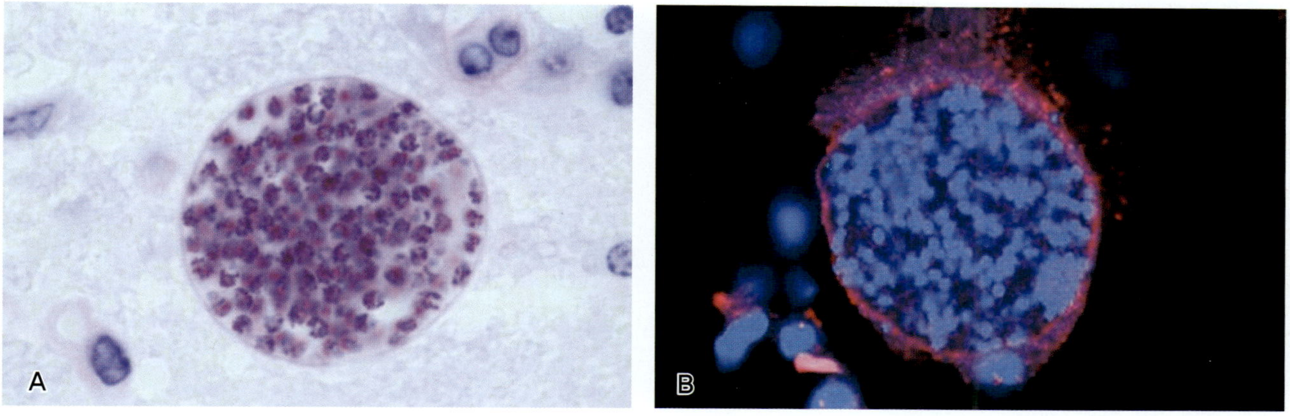

그림 12-34. 톡소프라스마가 감염된 AIDS. **A.** 뇌에 많은 수의 bradyzoites가 존재하는 포낭이 관찰됨. H&E 염색, 400배 **B.** 톡소프라스마의 포낭에서 밝은 형광이 관찰됨. 형광항체법, 400배

마니아(*Leishmania tropica*)와 같은 원충은 조직에만 한정되어 출현하기도 한다. 하지만 사실상 대부분의 경우 조직절편보다는 신선표본 또는 도말표본에서 신속하고 정확한 진단이 내려지며, 또 조직절편보다 도말표본에서 세포가 더 크고 납작하게 관찰되기 때문에, 특히 말라리아나 카라-아자르(Kala-azar)의 레슈만-도노반 소체(Leishman- Donovan body)를 쉽게 찾을 수 있어서 좀 더 정확한 진단을 할 수 있다. 조직절편은 신선표본이나 도말표본에 비해 고정 또는 파라핀포매 등으로 인한 인공산물의 발생이 빈번하게 관찰된다.

조직절편에서 좋은 결과를 얻기 위해서는 신속한 고정이 필수이다. 이런 점에서 부검조직을 대상으로 검사하는 경우는 성공적인 진단이 어렵고, 또 혈액 내 감염의 경우에는 진단에서 감염세포의 구조가 잘 보존되어야 하기 때문에 자가융해가 발생한 검체로는 이 변화를 발견하기가 매우 어렵다.

고정에서는 레슈만-도노반 소체 등과 같이 특히 혈구 보존상태가 좋아야 할 경우에는 헨리(Helly) 용액이 좋지만, 일반적으로 중성포멀-생리식염수(neutral formol-saline)를 사용하면 안정하다. 그러나 포르말린이 첨가된 고정액은 말라리아 색소와 유사한 산헤마틴(acid hematin), 즉 포르말린 색소를 발생시키기 때문에 세심한 주의가 필요하다. 더욱이 말라리아 색소는 포르말린 색소의 제거법에 의해서도 소실되므로 두 색소의 구별을 더 어렵게 한다. 다만 세포 내 존재위치에 있어 말라리아 색소는 세포내성(intracellular)인데 반하여 포르말린 색소는 세포외성(extracellular)으로 존재하므로 이를 구별할 수는 있다. 적혈구 보존이 필수적일 때에는 승홍고정액이나 카노이(Carnoy)액의 사용을 피해야 한다.

3) 원충의 염색 특성 및 염색법

조직 내 원충의 일차적인 스크리닝에는 다른 것과 마찬가지로 통상 H&E 염색이 이용된다. H&E 염색은 잘 염색되었을 경우 레슈만-도노반 소체와 같이 작은 원충까지도 어느 정도 가려낼 수가 있다. 또 아메바는 절편에 약간의 인공산물이 있더라도 구별에 큰 불편이 없는 경우가 많다. 고전적인 원충염색으로는 PTAH염색이 표준방법으로 알려져 있다. 또 일부 원충의 세포질 염색에는 PAS 염색이 좋으며, 김사(Giemsa) 염색은 재현성이 좋지는 않지만 조직절편 내 원충진단에는 신속하고 좋은 결과를 나타낸다.

III. 안전(Safety)

대부분의 감염성 병원체는 포르말린에 직접 노출되면 감염성을 상실한다. 표준 고정방법에 의해 미생물들은 충분히 사멸되나 크로이츠펠트-야콥병(Creutzfeldt-Jakob disease, CJD)에 감염된 조직은 예외이다. CJD 감염조직은 고정이 잘 되어 있는 경우에도 파라핀 포매조직, 완성된 슬라이드 염색표본이라도 감수성이 있는 동물과 접촉되면 감염성을 가진다고 알려져 있다. 따라서 CDJ 감염의 고정조직이나 슬라이드는 염색표본 제작에 들어가기 전에 96% 포름산(formic acid)에 1시간 처리한 후 충분히 수세하면 감염성도 없어지고 염색에도 큰 영향이 없는 것으로 보고되어 있다.

모든 검사실과 사체보관소에서는 안전수칙으로 반드시 감염차단 규약이 들어 있어야 한다. 만일 세균 오염 발생 가능성이 높을 때에는 원인균을 신속하게 동정하는 것이 가장 좋은 처치이므로 비고정 조직들은 미생물부로 보내 동정을 해야 한다.

IV. 양성 대조조직의 준비

미생물의 증명을 위해서는 이미 알고 있는 양성 대조절편을 준비하는 것이 필수이다. 양성 대조조직이 없는 상태에서 결과를 확정하는 것은 위험하다.

양성 대조절편은 어느 부위에서나 의심 미생물이 적절하게 존재해야만 한다. 예를 들면, 주폐포자충(*Penumocystis jirovecii*)을 증명하려면 반드시 주폐포자충이 포함된 대조를 사용해야 한다.

그람염색의 대조조직에는 그람-양성과 그람-음성 세균이 둘 다 포함되어 있어야 한다. 이 경우 사체 조직을 양성 대조로 사용하는 것이 좋지만, 없을 경우에는 쥐의 넙다리근육(thigh muscle)에 그람-양성과 음성 세균 부유액을 주입하여 사용할 수도 있다. 또한 그람-양성과 음성 세균을 증균배지로부터 긁어 모아 10% 중성완충포르말린에 부유시킨 후 원심분리하여 약간의 잘게 썬 정상 콩팥조직과 섞은 다음 슬라이드 표본을 만들어 양성대조로 사용하기도 한다.

참고문헌

1. Freida LC. Histotechnology, A self-instruction test. 2nd ed. ASCP press, Chicago, 1997.
2. Grocott RG. A stain for fungi in tissue sections and smears. Am J Clin Pathol 25: 975, 1955.
3. Kuper SWA, May JR. Detection of acid-fast organisms in tissue sections by fluorescence microscopy. J Pathol Bacteriol 79:59, 1960.
4. Shikata T, Uzawa T, Yoshiwara N, Akatsuka T, Yamazaki S. Staining methods for Australian antigen in paraffin section detection of cytoplasmic inclusion bodies. Jap J Exp Med 44:25, 1974.
5. Wadw HW. A modification of Fite formaldehyde (Fite 1) method for staining acid-fast bacilli in paraffin sections. Stain Technol 32: 287, 1957.
6. Warthin AS, Starry AC. A more rapid and improved method of demonstrating spirochetets in tissue. American Journal of Syphilis, Gonorrhea, and Veneral disease. 4:97, 1920.
7. Chandler FW, Watts JC. Pathologic Diagnosis of Fungal Infections. Chicago: ASCP P ress; 1987.
8. Liber AF, Choi HS. Splendore-Hoeppli phenomenon about silk sutures in tissue. Arch Pathol Lab Med 95:217-220, 1973.
9. Schwartz J. The diagnosis of deep mycoses by morphologic methods. Hum Pathol 13:519-533, 1982.
10. Vacca LL. Laboratory Manual of Histochemistry. New York: Raven, 1985.
11. Chandler FW, Kaplan W, A jello L . Color Atlas and Text of the Histopathology of Mycotic Disease. Chicago: Year Book Medical, 1980.
12. Youngberg GA, Wallen ED B, Giorgadze TA. Narrow-Spectrum histochemical staining of fungi. Arch Pathol Lab Med 127:1529-1530, 2003.
13. Hussain Z, Martin A, Youngberg GA. Blastmyces dermatitides with large yeast forms. Arch Pathol Lab Med 125:663-664, 2001.
14. Kwon-Chung KJ, Hill WB, Bennett E. New, special stain for histopathological diagnosis of cryptococcosis. J Clin Microbiol 13:383-87, 1981.
15. Lazcano O, S peights VO Jr, S tickler JG, Bilbao JE, Becker J, Diaz J. Combined histochemical stains in the differential diagnosis of Cryptococcus neoformans. Mod Pathol 6:80-84, 1993.
16. Wood C, Russel-Bell B. Characterization of pigmented fungi by melanin staining. Am J Dermatopathol 5:77-81, 1983.
17. Wages DS, Wear D J. A cid-fastness of fungi in blastomycosis and histoplasmosis. Arch Pathol Lab Med 106:440-441, 1982.
18. Mann JL. Autofluorescence of fungi: an aid to detection in tissue sections. Am J Clin Pathol 79:587-90, 1983.
19. Grocott RG. Stain for fungi in tissue sections and smears using Gomori's methenamine-silver nitrate technic. Am J Clin Path 24:975-979, 1955.
20. Monheit JE, Cowan DF, Moore DG. Rapid detection of fungi in tissue using calcofluor white and fluorescence microscopy. Arch Pathol Lab Med 108:616-18, 1984.
21. Kobayashi M, Kotani S, Fujishita M, et al. Immunohistochemical identification of T richosporon beigelii in histologic sections by Immunoperoxidase method. Am J Clin Pathol 89:100-105, 1988.

13

색소와 무기질
Pigments and Mineral

학 습 목 표

- 색소의 분류방법과 종류에 대해 설명한다.
- 각 색소 검출의 조직병리학적 의의를 설명한다.
- 각 색소의 검출방법과 원리를 이해한다.
- 조직 내 침착되는 주요 무기질의 종류를 열거한다.
- 주요 무기질의 검출방법과 원리를 설명한다.
- 각 색소의 염색에 필요한 양성대조 조직에 대해 설명한다.
- 프루시안블루와 턴불블루 반응의 차이를 설명한다.
- 멜라닌 출현 부위에 대해 열거한다.
- 멜라닌 색소 염색법에 대해 설명한다.
- 멜라닌 표백방법을 설명한다.
- 리포푸신의 생성과정과 염색 특성을 설명한다.
- 호은성 세포와 은환원성 세포의 차이를 설명한다.
- 탄분과 다른 흑갈색 색소(예 : 포르말린, 멜라닌 등)를 구별하는 방법을 설명한다.

체내에는 여러 종류의 색소들이 출현한다. 이들 색소는 복잡한 대사경로를 거쳐 중간산물 또는 최종산물로서 존재하며 생리적으로 중요한 기능을 수행한다. 체내 색소는 대개 단일 성분이 아닌 여러 복합물질로 이루어져 있기 때문에 경우에 따라 그 성상이 유사한 것도 있어서 조직화학적 특이성이 낮다는 점이 문제점으로 지적되고 있다. 그럼에도 불구하고 일부 색소의 성상과 출현부위 및 양적 변화는 특정 질환의 조직병리학적 진단에 중요한 정보를 제공하고 있다.

I. 색소의 분류

일부 체내 색소는 그 화학적 성질이 명확히 규명되어 있지 않고 발생기전도 불분명하며, 사람에 따라 분류방식도 다르기 때문에 아직도 통일된 분류기준이 마련되어 있지 않으나 대체로 인공색소, 세포내 색소로 분류되고 있다(그림 13-1).

체내 색소는 먼저 크게 조직 고정과정에서 발생되는 인공 색소(artifact pigment)와 세포 내에 출현하는 세포내 색소(intracellular pigment)로 분류할 수 있다. 인공 색소의 대부분은 세포밖 또는 간질조직 내에 출현하며 세포 내에는 존재하지 않는다. 세포내 색소는 발생기전에 따라 세포 대사과정의 부산물로 나타나는 내인성 색소(endogenous pigment)와 체외에서 체내로 침투되어 세포 내에 침착되는 외인성 색소(exogenous pigment)로 구별된다. 내인성 색소는 다시 생성기원에 기초하여 혈액유래성 색소(hematogenous pigment)와 비혈액유래성 색소(nonhematogenous pigment)로 나누어진다. 이 중 비혈액유래성 색소는 화합물의 화학적 성질에 따라 멜라닌 등의 페놀화합물과 리포푸신과 같은 지질색소 및 기타 특수 과립세포들로 세분할 수 있다. 외인성 색소는 체외 환경으로부터 우연하게 피부에 침착되거나 공기 흡입 시 기도를 통하여 체내로 침투하며 주로 무기질 성분이 주종을 이룬다.

II. 인공 색소

1. 포르말린 색소

산성 pH의 포르말린 고정액으로 고정된 조직에서 갈색 또는 흑갈색으로 나타나는 색소로 특히 지라, 출혈부위, 울혈부위 등과 같은 혈액이 풍부한 조직에서 잘 발생된다. 이 색소는 미세결정 구조이며 편광 하에서 복굴절성을 나타낸다. 그 성분은 산성화된 포르말린 내에 포름산(formic acid)과 포름산에 의한 적혈구막 파괴로 인해 유출된 헤모글로빈이 반응하여 생성된 산성 포름알데히드 헤마틴(acid formaldehyde hematin)으로 염산이나 빙초산에 의해 생성되는 산성 헤마틴과는 분광학적으로 구별된다.

포르말린 색소는 용액의 pH가 5.6 이하로 산성화되면 나타나기 시작하여 pH 3.0~4.5 범위에서 가장 많이 형성되므로 조직 고정 시 중성완충포르말린(neutral buffered formalin)을 사용하거나, 사용 전에 알칼리로 중화하여 고정에 사용하면 미리 예방할 수 있다.

포르말린 색소는 황산, 염산, 초산, 물, 알코올, 아세톤, 지용제 등에 저항성을 보이는 반면, 농질산, 3% 과산화수소(H_2O_2)에 표백되고, 알코올에 녹인 수산화나트륨(NaOH), 수산화칼륨(KOH), 수산화암모늄(NH_4OH)에 의해 추출되며, 피크린산 포화알코올 용액(saturated alcoholic picric acid)에서 제거된다. 포르말린 색소를 신속히 제거해야 할 때에는 보통 피크린산 포화알코올 용액을 사용한다.

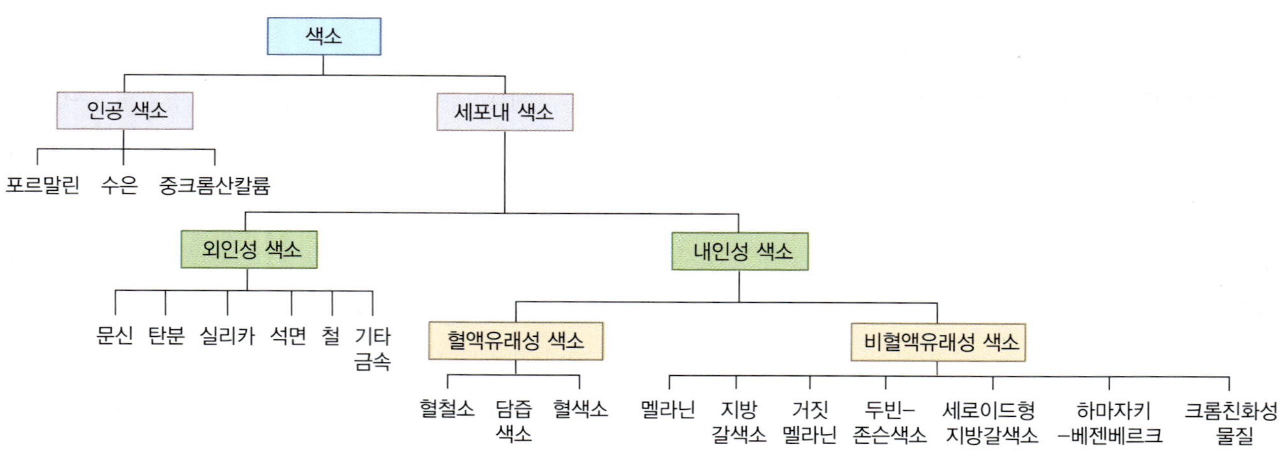

그림 13-1. 체내 색소의 분류

2. 수은(승홍)색소

젠커(Zenker), 헬리(Helly), 하이덴하인의 수사(Heidenhain's Susa), 포멀-승홍(formal-sublimate) 용액 등과 같이 염화제2수은(mercuric chloride)이 포함된 고정액으로 고정된 조직에는 승홍색소라 부르는 균일한 과립상 침전물이 생성된다. 보통 이 색소는 조직의 주변 부위에 비해 중심 부위에 많이 분포하는데, 이 현상은 조직에 침착된 주변 부위의 색소침전물이 중심 부위의 침전물보다 알코올 탈수과정에서 좀 더 쉽게 제거되기 때문이다.

승홍색소는 루골요오드액(Lugol's iodine)의 반응 후 티오황산나트륨(sodium thiosulfate 또는 hypo)의 처리에 의해 몇 분 내에 제거할 수 있는데, 이 과정을 '요오드화 과정'이라 한다.

3. 중크롬산염 침전물

젠커(Zenker), 헬리(Helly) 용액 등과 같이 중크롬산칼륨(potassium dichromate)이 포함된 고정액에 고정된 조직을 흐르는 수돗물에 충분히 수세하지 않고 직접 알코올 탈수과정으로 옮겼을 때 발생되는 황갈색 산화물(yellow-brown oxide)이다. 이 침전물은 1% HCl (70% alcohol에 용해)에 30분 동안 처리하면 어느 정도 제거되지만 완전히 제거되지는 않는다. 따라서 위의 고정액을 사용하였을 경우 반드시 고정 후 12~18시간 동안 흐르는 수돗물에 충분히 수세하여 색소 발생을 예방하여야 한다.

III. 세포 내 색소

1. 내인성 색소

내인성 색소에는 혈액에서 유래하는 헤모글로빈, 혈철소, 담즙색소가 있으며, 혈액이 아닌 것으로부터 유래하는 것으로는 페놀화합물에 속하는 멜라닌, 크롬친화성 물질과 지질색소에 속하는 세로이드, 리포푸신, 거짓멜라닌이 있다.

1) 혈색소

(1) 혈색소의 구성

혈색소(hemoglobin)는 체내에서 산소와 이산화탄소를 운반하는 색소로서 분자량이 64,458인 결합단백질이다. 이 색소는 무색의 염기성 단백질인 글로빈(globin) 한 분자에 적색 색소인 헴(heme) 네 분자가 부착되어 있다. 헴은 네 개의 피롤고리(pyrrole ring)에 2가철(ferrous iron)이 결합된 프로토폴피린(protoporphyrin)으로 구성되어 있다(그림 13-2). 헴 내의 철은 헴 분자와 매우 강하게 결합되어 있어서 혈

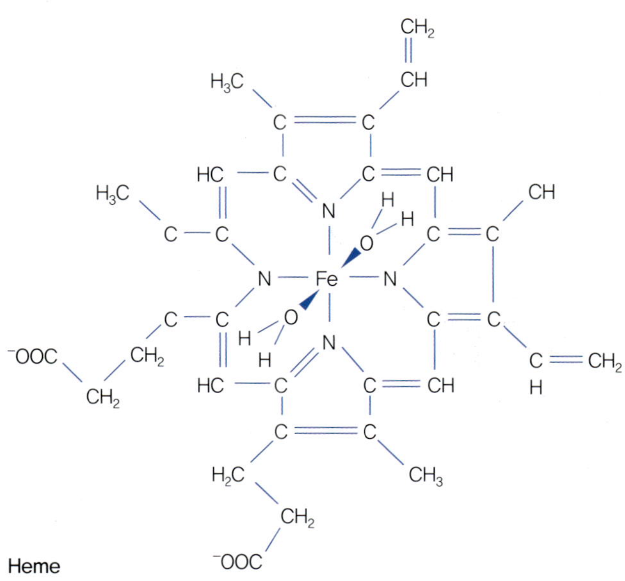

그림 13-2. 헴(heme)의 화학적 구조

색소를 과산화수소로 미리 처리하지 않으면 2가철 염색을 위한 조직화학적 반응에 음성을 나타낸다.

(2) 조직병리학적 의의

조직 내 혈색소 염색은 진단적으로 큰 가치가 없으나 드물게 혈색소뇨(hemoglobinuria) 환자(혈관 내 용혈이 동반된 환자)의 콩팥요세관 내강의 원주 내 그리고 여러 종류의 활동성 토리콩팥염(active glomerulonephritis) 환자에서 혈색소 동정이 필요할 때 의의가 있다.

(3) 염색법

혈색소는 염기성 성질로 인하여 에오신과 같은 산성 염료에 염색이 잘되며 특히 H&E 염색표본에서 선명한 오렌지-적색으로 나타난다. 그러나 혈색소의 증명이 필요한 경우는 던-톰슨(Dunn-Thompson) 염색이나 효소반응을 이용한 벤지딘(benzidine) 또는 루코파텐트블루(leuco patent blue) 염색으로 확인한다.

① 던-톰슨(Dunn-Thompson) 염색

명확한 염색 원리는 밝혀져 있지 않으나 벤기슨(van Gieson) 염색의 변법으로 혈색소, 적혈구, 혈색소원주(hemoglobin cast)가 녹색으로 염색된다(그림 13-3). 안정된 결과를 얻기 위해서는 중성완충포르말린에 조직을 고정한다.

② 벤지딘(benzidine) 염색

헴유도체가 가진 과산화효소(peroxidase)와 같은 성질을 이용하여 과산화수소(H_2O_2) 존재하에 벤지딘을 작용시키면 벤지딘이 산화되어 청색의 퀸하이드론(quinhydrone)이 형성된다(그림 13-4). 이 경우 헴유도체의 과산화효소 활성은 진성 과산화효소(120℃에서 파괴됨)와 달리 그 활성이 낮고 내열성(heat-resistant)을 보이기 때문에 진성 과산화효소(true peroxidase)와 구별하여 거짓 과산화효소(false peroxidase)라 부른다. 벤지딘 염색은 조직의 내인성 과산화효소(endogenous peroxidase)나 백혈구 과립도 염색되기 때문에 좀 더 특이적인 방법으로 사용하려면 조직절편을 미리 180℃에서 10~20분 가열한 후 염색한다(거짓 과산화효소 활성은 180℃에서 30분간 가열해도 활성이 보존됨).

이 염색은 헴유도체 이외에 자가용해 세포의 핵, 비만세포과립, 림프구 세포질, 연골기질, 니슬소체 등에도 양성반응을 보인다. 벤지딘은 발암물질이므로 같은

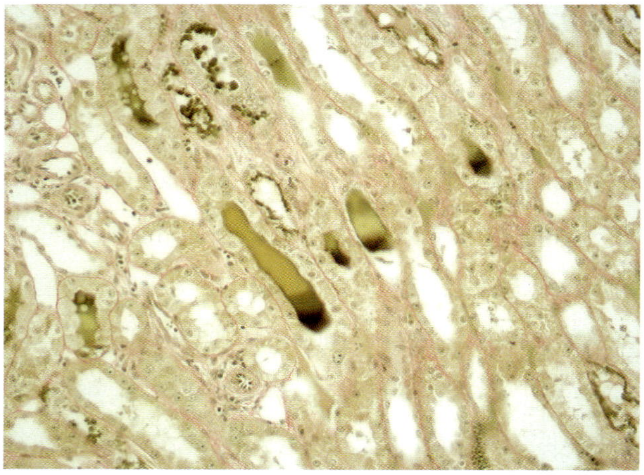

그림 13-3. **현색소.** 콩팥 요세관 내의 혈색소 원주가 녹색으로 관찰됨. 던-톰슨(Dunn-Thompson) 염색, 200배

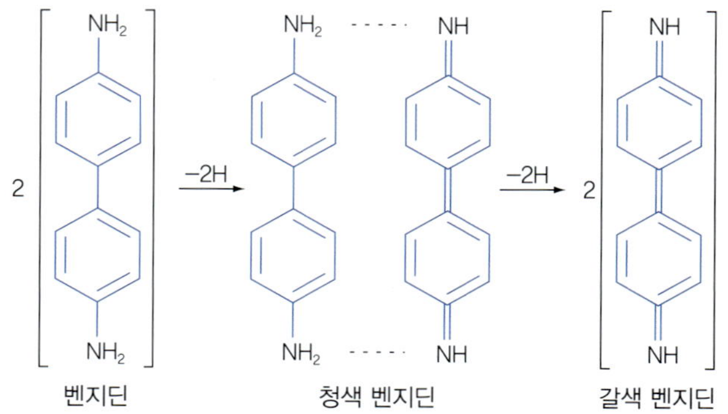

그림 13-4. **벤지딘(benzidine, 무색).** 산화에 의한 청색 벤지딘(benzidine blue)의 형성과 과산화로 인한 갈색 벤지딘(benzidine brown)의 형성

작용을 가진 루코파텐트블루(leuco patent blue)로 대체하여 사용하는 것이 좋다.

③ 루코파텐트 블루(leuco patent blue) 염색

루코파텐트 블루는 촉매로 아연을 함유한 초산을 가열하여 탈색시킨 염료이다. 이 무색 염료는 과산화수소와 혈색소의 존재하에 청색으로 변화되며 그 원리는 벤지딘 염색과 유사하다. 그러나 이 염색은 벤지딘 염색과 달리 진성 과산화효소와 반응하지 않고 특이성도 높은 것으로 알려져 있다. 그러나 신선한 상태의 혈색소에만 반응하며 용혈되어 며칠이 경과된 혈색소나 단백질이 결핍된 헴은 음성반응을 보인다. 따라서 혈색소뇨 환자에서와 같이 요세관 내에 오래된 혈색소는 검출할 수 없는 단점이 있다.

2) 담즙색소

(1) 담즙색소의 특성 및 생성 기전

담즙색소(bile pigment)는 화학적으로 헴의 유도체(tetraporphyrin derivative)로서 빌리루빈(bilirubin)과 헤마토이딘(hematoidin)으로 구별된다. 이 두 색소의 형태는 다르지만(후자는 결정상) 조직화학적으로 거의 유사한 반응을 보이기 때문에 동일 성분으로 취급한다.

120일의 수명을 마친 적혈구가 지라, 뼈속질과 같은 그물내피계에서 파괴되면 혈색소가 유리되어 헴(heme)과 글로빈(globin)으로 분해된 다음 헴에서 철이 떨어져 나가 피롤고리(pyrrole ring)만 남는 녹색의 빌리버딘(biliverdin)으로 변한다(그림 13-5). 이 색소는 지라나 뼈속질의 탐식세포 속에서 형성된다. 그물내피계에서 형성된 빌리버딘은 알부민(albumin)에 의해 간으로 운반되어 빌리루빈으로 환원된다. 간에서 만들어진 초기 빌리루빈은 물에 녹지 않지만, 후에 글루쿠론산(glucuronic acid)과 결합하여 결합빌리루빈

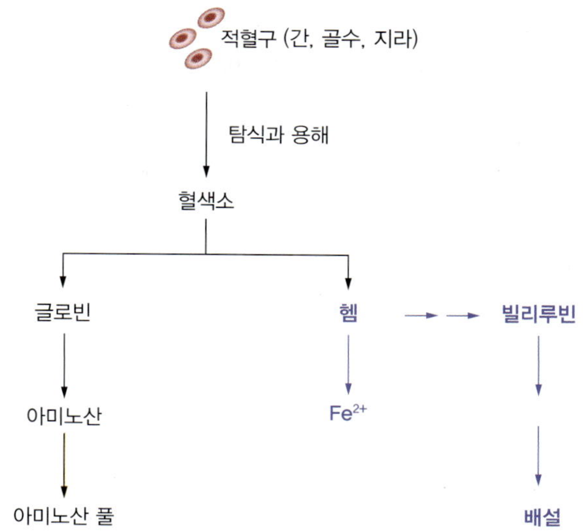

그림 13-5. 적혈구로부터 빌리루빈이 생성되는 과정

(conjugated bilirubin)으로 되면 수용성으로 변한다. 결합빌리루빈은 담즙 내로 분비되어 간세포의 담세관(bile canaliculi)을 빠져나와 간관(hepatic duct)을 거쳐 담낭에 일시적으로 저장된다. 그 후 담낭관(cystic duct)을 거쳐 총담관(common bile duct)을 타고 내려와 십이지장의 팽대부(ampulla of Vater)로 들어가 장내세균에 의해 환원되어 우로빌리노겐(urobilinogen)으로 변한다.

헤마토이딘은 빌리루빈과 달리 출혈부위의 적혈구가 큰포식세포에 탐식되어 혈철소로 된 다음, 이 혈철소로부터 형성되어 혈류 내로 이동하여 간에서 배설된다. 따라서 헤마토이딘은 간세포 외에 오래된 경색부위의 세포 틈에 분포한다.

(2) 조직병리학적 의의

담즙색소는 H&E 염색표본에서 간실질세포와 kuffer cell에서 황갈색의 작은 방울 형태로 관찰되며, 담세관에서는 좀 더 큰 둥근 막대형의 방울 모양을 한 이른바 담즙혈전(bile thrombi)으로 관찰된다. 이 담즙혈전은 특히 담석증이나 이자(췌장) 두부암으로 인한 폐쇄

성 황달(obstructive jaundice)이 있을 때 자주 볼 수 있다. 이 색소는 또한 만성 담낭염 환자에서 담낭의 아쇼프-로키탄스키 동굴(Aschoff-Rokitansky sinus) 내(황갈색의 작은 방울) 또는 점막(무형의 황갈색 덩어리)에 침착되어 있어서 H&E 염색에서도 쉽게 구별된다. 헤마토이딘은 지라의 오래된 경색부위에서 흔히 발생되며 이 경우에 흰색 배경하에서 관찰하면 육안으로도 쉽게 확인할 수 있다.

(3) 염색법

담즙색소는 산화제를 사용하여 빌리루빈을 녹색의 빌리버딘(biliverdin)으로 산화시켜 검출하는 방법들이 주로 이용되고 있다.

① 그멜린 반응(Gmelin reaction)

빌리루빈을 질산(nitric acid)으로 산화시키면(탈수소 반응) 녹색의 빌리버딘으로 산화되는 원리를 적용한 염색법이다.

빌리루빈은 산화되면 색상이 계속 변화하는데, 녹색 단계는 빌리버딘과 아직 산화되지 않은 빌리루빈의 혼합물이 있음을 의미한다. 산화가 진행되면서 청록색의 빌리버딘은 자색의 빌리펄푸린(bilipurpurine)으로 변하고 마지막으로 황색의 콜레스테린(cholestelin)이 되어 반응이 끝난다. 따라서 이 검출법은 시간 경과에 따른 색상 변화를 주의 깊게 관찰하여 판정하는 것이 바람직하다.

② 스타인 반응(Stein reaction)

산화력이 약한 요오드용액(iodine solution)으로 빌리루빈을 빌리버딘으로 산화시켜 검출하는 방법이다(그림 13-6).

남아 있는 요오드는 티오황산나트륨(sodium thiosulfate)을 사용하여 제거한다. 이 검출법은 담즙색소의 산화 외에 담즙색소와 요오드가 결합하여 양성반응을 나타낼 가능성도 있다. 그멜린 반응과 달리 헤마토이딘도 양성을 나타낸다.

③ 푸세 반응(Fouchet reaction)

일명 홀 방법(Hall method)으로 불리는 담즙색소의 검출법으로 빌리루빈을 삼염화초산(trichloroacetic acid)의 존재하에 염화제이철(ferric chloride)로 산화하여 녹색의 빌리버딘 형성을 관찰하는 방법이다(그림 13-7)

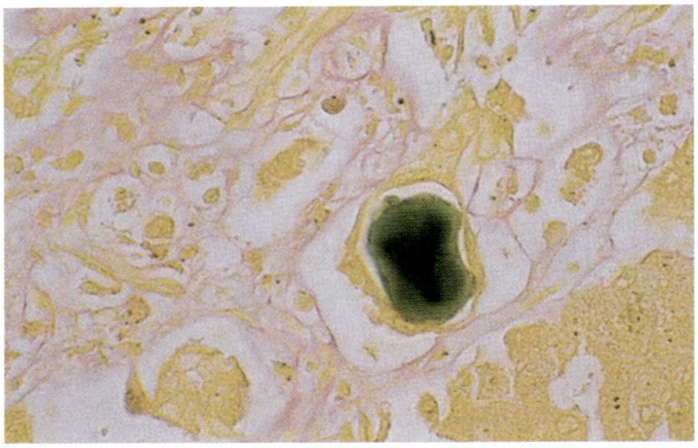

그림 13-6. 담즙색소. 담세관 내에 담즙색소가 녹색으로 관찰됨. 스타인(Stein) 염색, 400배

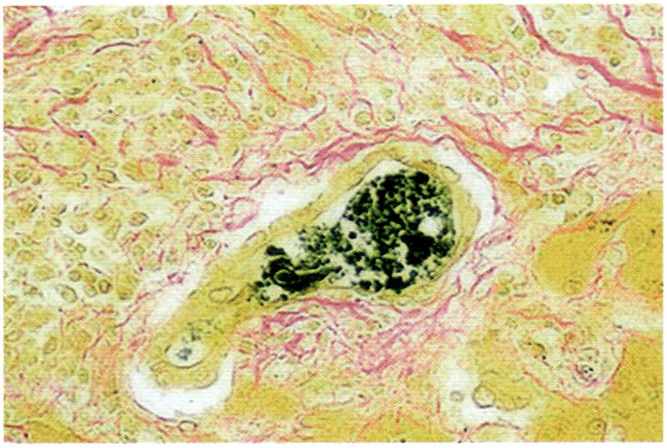

그림 13-7. 담즙색소. 간의 담관 내 담즙색소가 녹색으로 관찰되고 있으며 대조염색으로 밴기슨(van Gieson) 염색을 하였음. 푸세(Fouchet) 염색, 200배

3) 혈철소

(1) 철의 대사와 혈철소의 생성

식이성 철(dietary iron)은 유리철(free iron) 또는 헴철(heme iron)의 2가지가 존재한다. 장 내에서 유리철은 장상피세포 표면에서 3가철(Fe^{3+})에서 2가철(Fe^{2+})로 환원되어 2가 금속운반체(divalent metal transporter)인 DMT1의 작용으로 세포 내로 운반된다. 또한 헴철의 장흡수는 식이 헴(dietary heme)과 헴운반단백질(heme carrier protein)인 HCP1의 상호작용을 통하여 이루어진다. 그 후 헴 내의 철은 장상피 안에서 헴분해효소인 헴옥시게나제(heme oxygenase)의 작용으로 방출된다. 이 철은 장상피 안에서 페리틴(ferritin)과 결합하여 저장되었다가 철운반단백질인 페로포틴(ferroportin)의 작용을 통하여 장상피세포의 바닥가쪽부위막(basolateral membrane)을 가로질러 순환 혈액 내로 운반된다. 페로포틴은 철조절유전자1 (iron-regulated gene 1, IREG1)이라 부르기도 한다. 페로포틴과 관련된 효소로 구리함유 페록시다제(ferroxidase)인 헤파스틴[hephaestin은 셀루로프라스민(ceruloplasmin)과 동일물질]으로 2가철을 3가철로 산화시킨다(그림 13-8). 일단 순환혈액으로 들어간 3가철 상태의 철은 트렌스페린(transferrin)과 결합하여 간의 문맥순환을 통과한다. 간은 철의 주요 저장 장소이며, 철 이용의 주요 부위는 헴합성이 이루어지는 뼈속질이다.

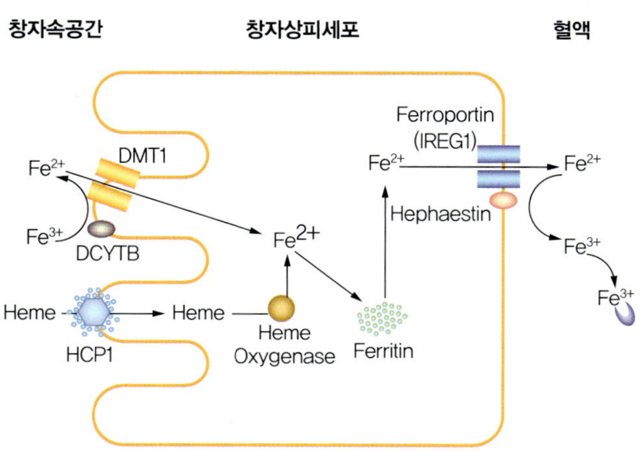

그림 13-8. 창자상피 내에서 식이성 철의 대사 기전

트렌스페린과 결합된 철은 간세포의 트렌스페린 수용체(transferrin receptor)에 결합하여 간세포 내로 들어간다. 이에 대해 혈장 내의 비트렌스페린 결합철(non-transferrin bound iron, NTBI)인 유리철은 DMT1의 작용을 거쳐 간세포 내로 흡수된다. 하지만 혈액 내에는 3가철 상태가 우월하므로 DMT1의 운반에 앞서 우선 철환원효소(ferrireductase)에 의해 환원되어야 한다. 트렌스페린과 결합한 트렌스페린수용체는 수용체 매개 세포내 섭취(receptor-mediated endocytosis)를 경유하여 엔도솜(endosome)으로 들어가며, 엔도솜의 산성 환경에서 트렌스페린으로부터 3가철이 방출된다. 엔도솜 내에서 방출된 3가철은 엔드솜 철환원효소(endosome ferrireducatse)인 STEAP3 (six-transmembrane epithelial antigen of prostate protein 3)에 의해 2가철로 환원된다. 2가철은 DMT1 작용을 거쳐 엔도솜 밖으로 운반된 다음 장상피에서와 같이 페리틴과 결합하여 간세포 내에 저장될 수 있다. 트렌스페린-트렌스페린수용체 복합체는 간세포 표면으로 다시 돌아가 재순환되며, 트렌스페린은 순환 중에 3가철과 좀 더 결합할 수 있는 혈액으로 방출된다. 2가철은 페로포틴의 작용을 통해 간세포로부터 순환혈액 내로 방출된다. 순환혈액 중의 2가철은 셀루로프라스민으로 알려진 혈장페록시다제에 의해 3가철로 산화된다. 그 다음 3가철은 트렌스페린과 결합되어 인체의 다른 부위로 운반된다(그림 13-9).

이처럼 저장 철은 식이에 포함된 철이 작은창자점막에서 흡수되어 혈장 내로 들어간 다음 트렌스페린에 의해 운반되어 간, 지라에 저장되거나, 지라에서 적혈구 파괴로 유리된 철이 혈장의 트렌스페린에 의해 간으로 운반되어 페리틴과 결합한 후 뼈속질에 저장된다. 그러

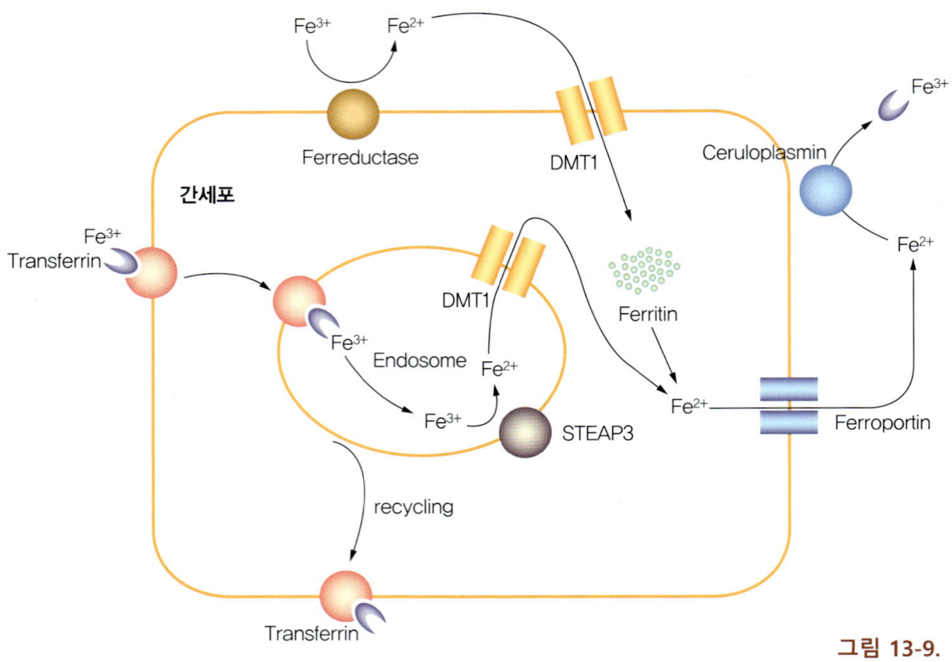

그림 13-9. 간세포 내에서 철의 대사

나 창자상피의 철 흡수 조절이상이나 세포 내 철이 지나치게 많아져서 페리틴계(ferritin system)에 과부하가 일어나면 철은 갈색의 과립상태로 여러 장기에 침착되는데 이런 형태의 철을 혈철소라 부른다.

혈철소(hemosiderin)의 구성은 과거 오랫동안 수산화제이철[ferric hydroxide, $Fe(OH)_3$]과 단백질의 복합체로 간주되어 왔으나 PAS 반응에서도 양성이 확인되어 현재는 철과 단백질 이외에 다당류가 결합되어 있는 것으로 알려져 있다. 그러나 혈철소와 달리 생체에는 페리틴으로 알려진 다른 종류의 철 함유 단백질이 있는데, 이 페리틴이 저장철의 주된 형태로 존재한다. 따라서 혈철소는 철이 정상을 넘어 과다하게 저장된 상태이거나 페리틴이 모여 거대분자를 형성한 것으로 추정하고 있다.

(2) 조직병리학적 의의

혈철소는 혈철소침착증(hemosiderosis)이나 혈색소증(hemochromatosis)과 같은 질환에서 증가한다. 이 중 혈철소침착증은 용혈성 빈혈(hemolytic anemia)과 같이 혈구의 파괴가 심하거나 치료 목적으로 반복적인 수혈을 받은 환자의 간, 지라, 콩팥에서 혈철소가 증가하는 질환으로, 특히 간에 가장 심하게 혈철소가 침착된다. 이에 대해 혈색소증은 유전적 질환으로 장점막의 철 흡수기전이 파괴되어 과다한 식이철이 체내로 흡수되어 장간막 림프절, 간, 심근, 이자, 피부 등에 혈철소가 침착되는 질환이다(그림 13-10). 이 중 특히 간의 혈철소 침착은 항상 섬유화를 동반하여 경변증(cirrhosis)을 일으키고, 이자에서는 섬유화의 동반과 함께 랑게르한스섬(Langerhans islet)을 파괴하여 당뇨병을 유발한다. 또한 피부에서는 땀샘 주위에 과도한 멜라닌 침착을 일으키기도 하는데, 이것을 청동성 당뇨병(bronzed diabetes)이라 부른다.

이 외에 혈철소는 출혈부위에서 적혈구가 큰포식세포에 탐식되어 형성되기도 한다. 그 대표적인 예가 심부전증 환자의 폐에서 출현하는 심부전세포(heart failure cell)이다(그림 13-10).

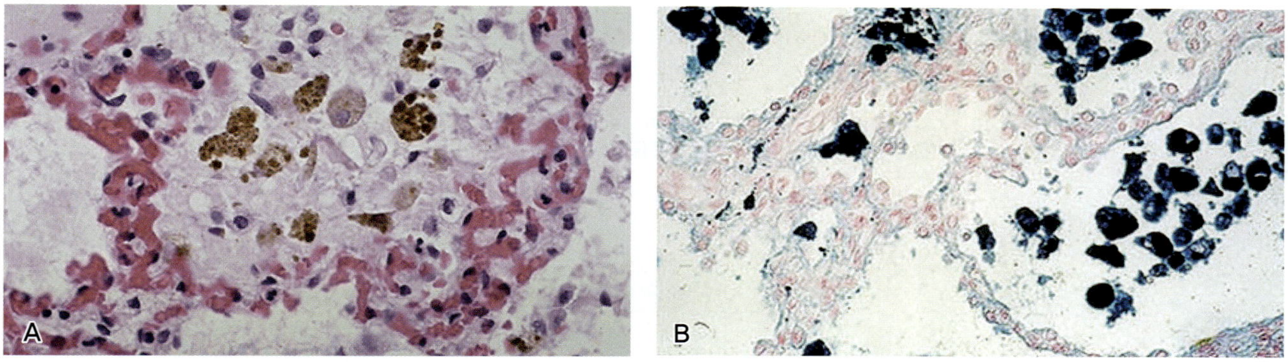

그림 13-10. 승모판협착증(mitral stenosis)에 의한 만성 수동성 허파울혈. A. 허파꽈리 모세혈관의 혈액 정체로 인한 혈관확장과 허파꽈리 내강에 큰포식세포의 단백양물질이 존재함. H&E 염색, 400배 B. 허파꽈리 큰포식세포 내에 많은 양의 혈철소가 탐식되어 있음. 프루시안블루(prussian blue) 염색, 400배

(3) 염색법

① 프루시안블루 반응(prussian blue reaction)

1867년 페를스(Perls)가 개발한 방법으로 조직절편에 프루시안블루 용액(HCl과 potassium ferrocyanide)을 첨가하면 먼저 용액 내 HCl에 의해 혈철소 내의 단백질과 결합된 3가철(Fe^{3+})이 유리되며, 이어 유리된 3가철이 페로시안화칼륨(potassium ferrocyanide)과 반응하여 청색의 불용성 화합물인 프루시안 블루(ferric ferrocyanide)가 형성되는 데 기초한 검출법이다(그림 13-10, 13-11). 이 반응은 매우 예민하여 2가철이나 다른 금속이온과 반응하지 않는다.

$$4FeCl_3 + 3K_4Fe(CN)_6 = Fe_4[Fe(CN)_6]_3 + 12KCl$$

ferric iron　　potassium ferrocyanide　　ferric ferrocyanide

② 턴불블루 반응(turnbull blue reaction)

2가철(Fe^{2+})이 페로시안화칼륨(potassium ferricyanide)과 결합하여 청색의 페로시안화제일철(ferrous ferricyanide)을 형성하는 데 기초한 반응이다.

$$3FeCl_3 + 2K_3Fe(CN)_6 = Fe_3[Fe(CN)_6]_2 + 6KCl$$

ferrous iron　　potassium ferricyanide　　ferrous ferricyanide

체내에는 2가철 상태로 존재하는 철이 드물기 때문에 진단적 가치가 없으나, 조직절편을 먼저 희석 황화암모늄(ammonium sulfide)으로 환원시킨 후[3가철이 황화제일철(ferrous sulfide, FeS)로 변화됨] 턴불블루 반응을 시행하면 3가철도 검출할 수 있다. 이와 같은 방법을 퀸케(Quincke) 반응 또는 터어만-슈멜쳐(Tirmann-Schmeltzer) 반응이라 부른다.

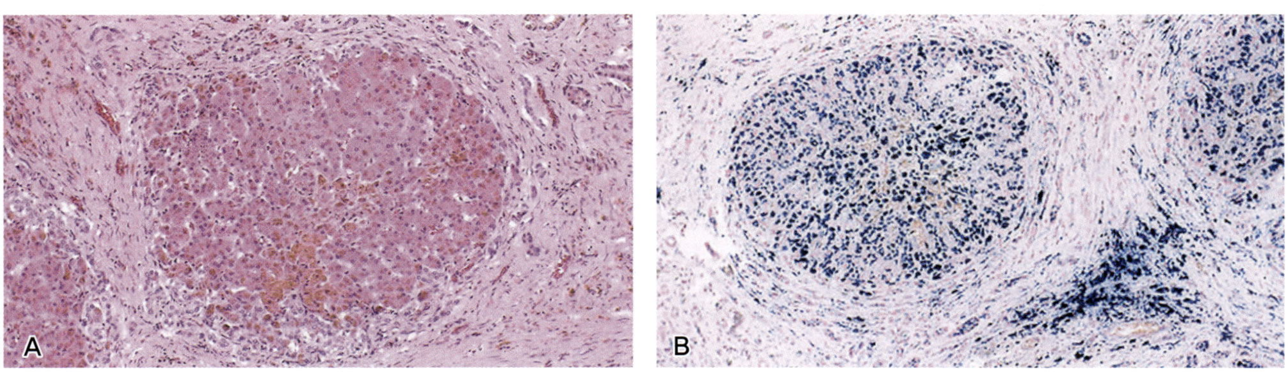

그림 13-11. 유전성 혈색소증에 의한 간경변. A. 간의 심한 섬유화로 인한 간소엽이 위축되어 있음. H&E 염색, 200배 B. 섬유화로 위축된 간세포내의 섬유화된 부위의 침윤된 큰포식세포 내에서 양성반응을 보임. 프루시안 블루(Prussian blue) 염색, 200배

참고

Prussian blue 염색과정

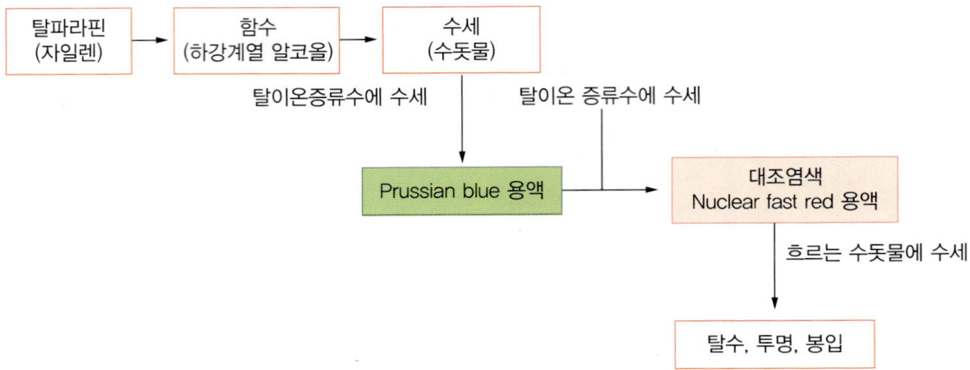

4) 멜라닌

(1) 멜라닌의 생성과 조절

멜라닌(melanin)은 밝은 갈색에서 흑색을 띤 한 무리의 색소로서 정상적으로 피부, 눈, 뇌흑질(substantia nigra of brain) 및 털주머니(hair follicle)에 출현한다. 멜라닌은 표피의 기저층에 존재하는 멜라닌 세포(melanocyte)에서 합성된다(그림 13-12). 그 과정은 먼저 티로신분해효소(tyrosinase 또는 dopa-oxidase)에 의해 티로신(tyrosine)이 도파(dopa, 3,4-dihydroxyphenylalanine)로 된 다음 계속해서 도파퀴논(dopaquinone)으로 전환된 후 일련의 과정을 거쳐 멜라닌이 된다. 멜라닌은 단백질에 싸여 멜라닌 소체(melanosome)를 만들고 이것이 성장하여 광학현미경으로 볼 수 있는 멜라닌 과립(melanin granule)을 형성한다(그림 13-13). 이렇게 형성된 멜라닌 과립은 멜라닌 세포의 돌기 쪽으로 이동한 후 시토크린분비(cytocrine secretion)에 의해 표피의 각질세포(keratinocyte)로 들어가서 분열 과정에 있는 세포의 핵을 태양광선으로부터 보호해 주거나 진피 내의 큰포식세포에 의해 탐식된다.

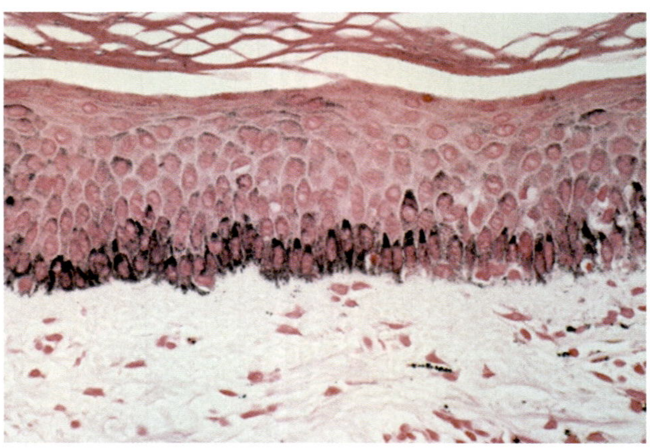

그림 13-12. 정상 피부표피. 폰타나-마손(Fontana-Masson) 염색. 표피 바닥층에 한 줄로 배열되어 있는 바닥세포의 세포질 내에서 과립 형태의 멜라닌이 흑갈색으로 관찰된다.

멜라닌의 형성과정은 그림 13-14와 같이 몇 종류 호르몬의 되먹임기전(feedback mechanism)에 의해 조절된다. 즉 태양광선 내의 자외선이 피부를 자극하는 것을 신호로 뇌하수체 중엽에서 멜라닌세포자극호르몬(melanocyte stimulating hormone, MSH)이 분비되고 이로 인해 멜라닌 세포로부터 멜라닌 생성이 시작된다. 그러나 일정량의 MSH가 분비되면 부신으로부터 부신피질호르몬(adrenocortical hormone)이 분비되어 MSH의 분비를 억제하며, 부신수질에서는 카테콜아민(catecholamine)이 분비되어 멜라닌세포를 자극하여 멜라닌의 합성을 막아 준다.

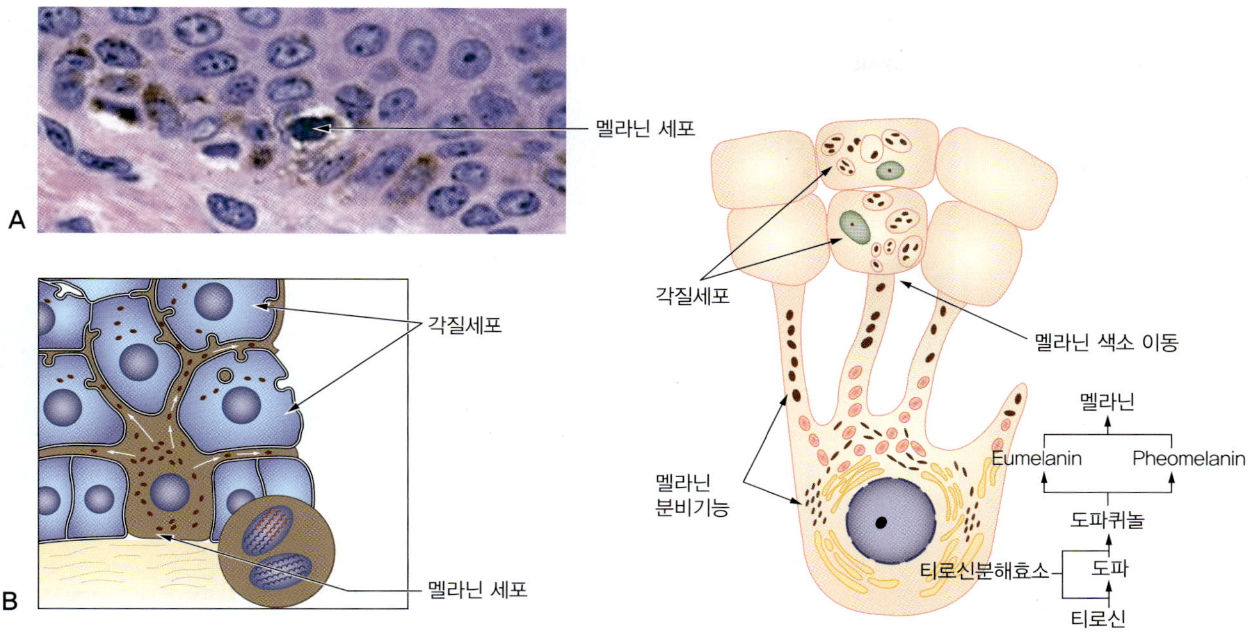

그림 13-13. 피부표피 바닥층의 멜라닌 세포(A)와 멜라닌 합성과정(B)

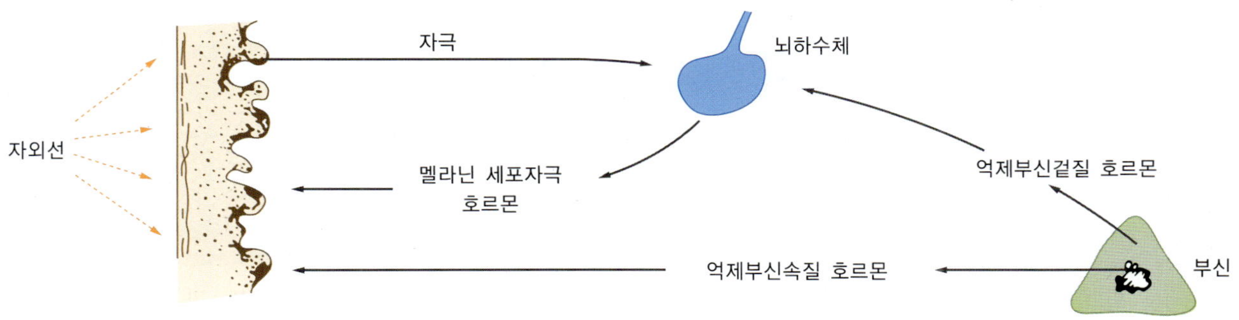

그림 13-14. 호르몬에 의한 멜라닌의 형성 조절 기전

(2) 조직병리학적 의의

멜라닌은 정상인에서 임신 중 일시적인 MSH 분비 증가로 인해 안면피부, 유방, 성기에 많이 침착되며(갈색반, chloasma), 악성 흑색종(malignant melanoma)(그림 13-15), 애디슨병(Addison disease; 부신기능저하증), 혈색소증(hemochromatosis)과 같은 질환에서 증가한다. 이에 반해 부신기능항진증, 파킨슨병(Parkinson disease), 백반증(vitiligo), 백피증(albinism) 등의 질환에서는 감소한다. 멜라닌 염색은 조직병리학적으로 특히 악성 흑색종의 진단에 매우 유용하게 이용되고 있다(그림 13-16).

(3) 멜라닌의 조직화학적 특성

멜라닌은 물, 산, 유기용매에 녹지 않고 강알칼리(예: 뜨거운 2.5N NaOH)에만 용해되며, 과산화수소(H_2O_2)나 과망산칼륨($KMnO_4$) 등의 산화제에 표백된다. 또한 은환원성(argentaffin)이 있으며, 방향성 아민(aromatic amine)을 함유하고 있어서 포르말린과 반응

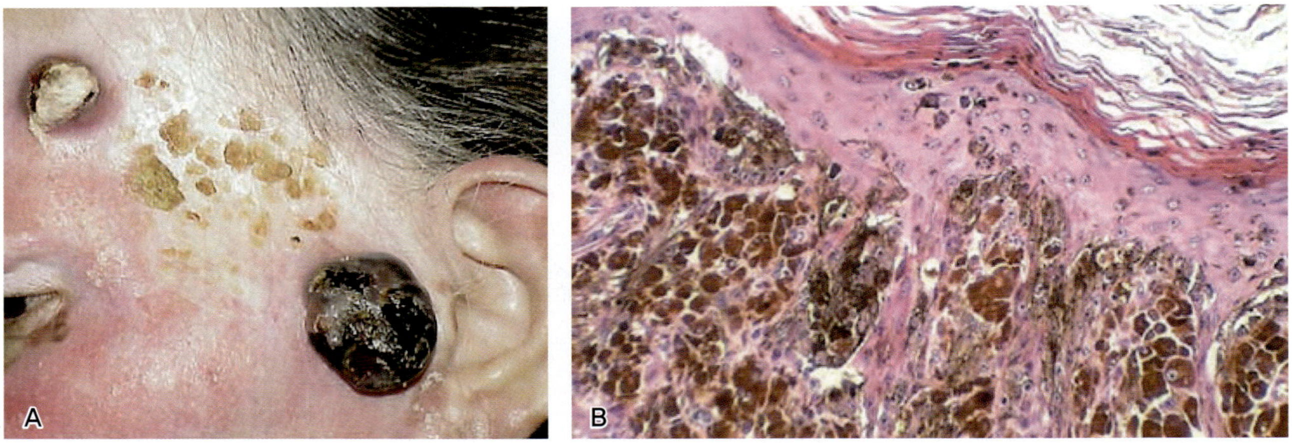

그림 13-15. 악성 흑색종. A. 귀 옆에 커다란 흑색종괴가 존재하고 왼쪽 위에는 연한 갈색의 종괴도 관찰됨. B. 피부 진피층에 많은 양의 갈색 색소 침착되어 있음. H&E 염색, 400배

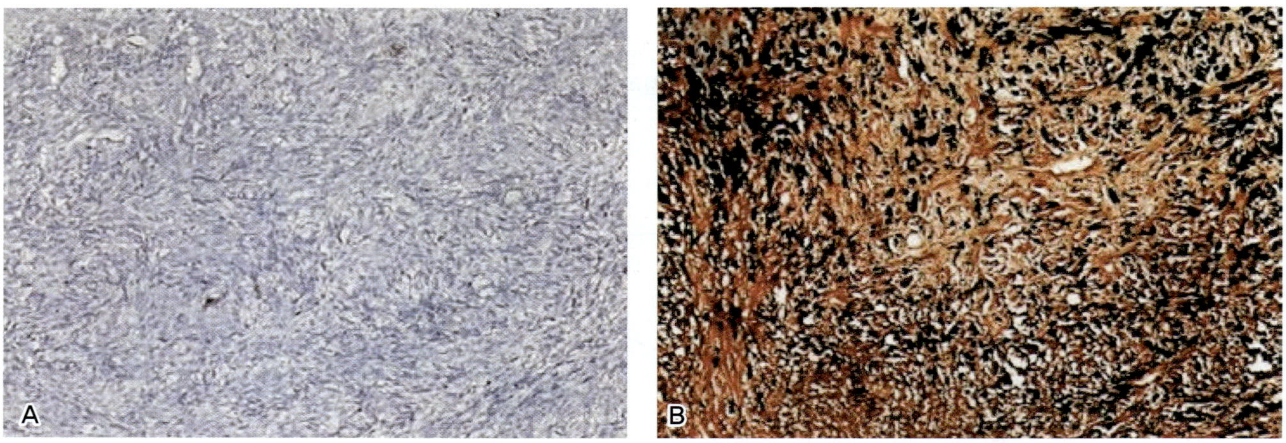

그림 13-16. 뇌의 악성 흑색종. A. 방추형의 종양세포가 증식되어 있으며 일부의 세포질에는 흑갈색의 색소가 존재하기도 함. H&E 염색, 100배 B. 종양세포 내 멜라닌이 짙은 흑갈색으로 염색됨. 폰타나-마손(Fontana-Masson) 염색, 200배

하면 일차형광을 나타낸다. 그 밖에 티로신분해효소 활성(tyrosinase activity)-양성반응을 보이는 조직화학적 특성을 보인다.

(4) 검출법

멜라닌이나 멜라닌 생성세포를 동정하기 위해 여러 방법이 이용되고 있다. 가장 믿을 만한 방법으로는 다음의 5가지 검출법이 있다

- 환원법(예 : Fontana-Masson silver법, Schmorl's ferric ferrocyanide 환원법)
- 효소법(예 : DOPA 반응)
- 용해성 및 표백 특성
- 형광법
- 면역조직화학염색(멜라닌 활성 항원)

① 환원법

ㄱ. 폰타나-마손(Fontana-Masson) 염색

은환원성을 이용한 염색으로 슬라이드를 디아민은($Ag(NH_3)_{2+}$이온(ammoniacal silver)이 들어 있는 용액에 넣으면 조직 내 환원성 기에 의해 $Ag(NH_3)_{2+}$를 갈

색 또는 흑색의 콜로이드성 은이온(colloidal metallic silver)으로 전환한다. 그 후 염화금(gold chloride)을 첨가해주면 은이 금으로 치환되면서 색이 더 짙어진다. 염화금은 tetrachloroauric acid ($HAUCl_4$) 또는 그 나트륨염이다. 대조염색으로 뉴트랄 레드(neutral red)나 뉴크리어 파스트레드(nuclear fast red)를 사용한다. 디아민은의 형성과 환원, 염화금 조색 기전은 아래의 그림과 같다(그림 13-17).

ㄴ. Schmorl 반응

멜라닌은 3가 철염(ferric salt)의 존재하에 ferricyanide를 ferrocyanide로 환원시켜 페로시안제일철(ferrous ferricyanide, turnbull blue)을 생성한다. 멜라닌 외에 일부 리포푸신, 담즙, 신경내분비세포 과립에서도 양성반응을 보인다.

ㄷ. 2가철이온 흡수반응(ferrous ion uptake reaction)

멜라닌의 철 흡수능을 이용하여 멜라닌에 2가철(Fe^{2+})을 킬레이트화(chelation)하여 착염을 만든 후, 페로시안화칼륨(potassium ferricyanide)을 첨가하여 청색의 페로시안제일철(ferrous ferricyanide, turnbull blue)을 형성시켜 검출하는 방법이다. 멜라닌에 매우 특이성이 높은 반응이다.

② 도파-산화효소 반응(dopa-oxidase reaction)

멜라닌세포에서 티로신분해효소의 활성을 이용한 방법이다. 원리는 기질로 사용된 dopa(3,4-dihydroxyphenylalanine)가 티로신 분해효소에 의해 산화되어 효소활성 부위에 흑갈색 색소를 형성하는 반응이다(그림 13-18). 이 반응은 멜라닌 형성능을 가진 세포에 특이적인 양성반응을 나타낼 뿐만 아니라 악성 흑색종의 변이종인 무멜라닌성 흑색종(amelanotic melanoma; 이 종양세포는 멜라닌 형성능은 없으나 티로신 분해효소 활성이 있는 변이종) 진단에 매우 유용하게 이용된다.

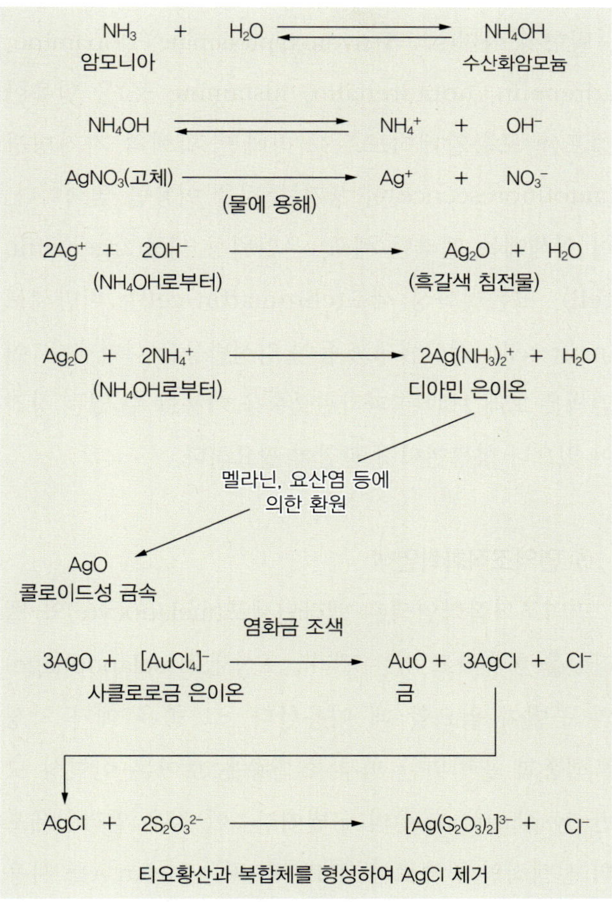

그림 13-17. 폰타나-마손(Fontana-Masson) 염색기전. 은환원성 반응을 이용하여 디아민 은이온을 환원한 후 염화금으로 조색한다.

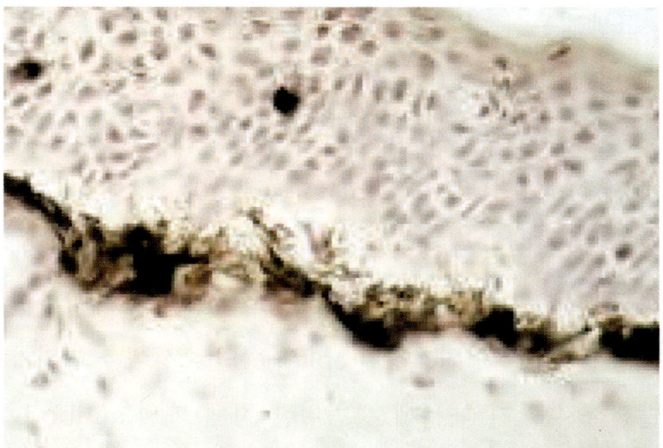

그림 13-18. 정상 피부. 표피 바닥층에 한 줄로 배열되어 있는 멜라닌세포의 세포질 내에서 흑갈색과립이 관찰됨. Dopa 반응

참고

Fontana-Masson 염색과정

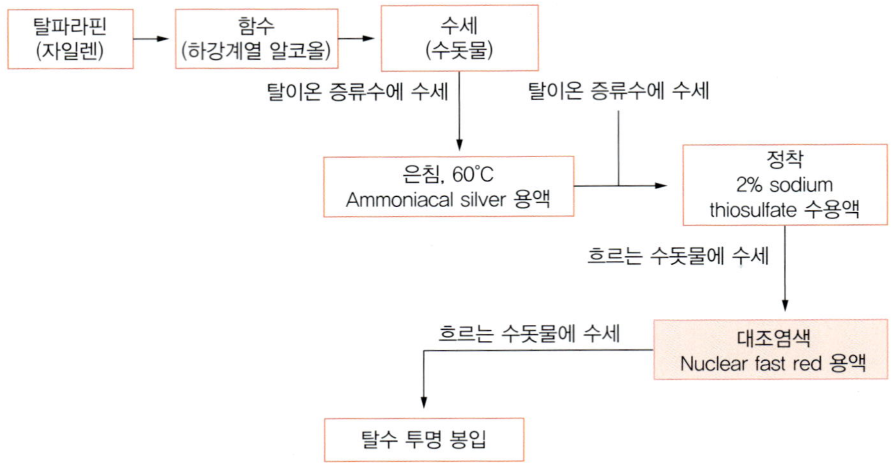

③ 용해성과 표백법

멜라닌은 단백질과 강한 결합을 형성하고 있어서 대부분의 유기용매에 녹지 않는다. 그러나 과산화수소, 과망간산칼륨, 크롬산, 과초산(peracetic acid) 등의 강산화제로 처리하면 색이 소실(표백)된다(그림 13-16 A). 이 같은 현상은 멜라닌 분자구조 변화로 발생되는데, 과망간산칼륨 표백법은 과망간산칼륨 처리 후 생기는 갈색침전물(이산화망간, MnO_2)이 수산(oxalic acid)에 의해 환원되어 멜라닌이 표백되는 성질에 기인한 것이다.

표백법은 산화단계 후 조직절편과 항원결합 부위에도 영향을 미쳐 그 후 면역조직화학염색에 좋지 않은 결과를 초래한다. 이 문제를 극복하기 위해 2007년 오차드(Orchard)는 PBS (pH 7.6)에 10% 농도로 과산화수소(hydrogen peroxide)를 희석한 용액을 60℃에서 1시간 반응시켜 완전히 표백하는 방법을 개발하였다. 이 방법은 항원결정기(epitope)의 손상이나 파괴가 발생하지 않기 때문에 광범위한 항체 패널(antibody panel)을 조사하기 위한 면역조직화학염색에도 사용할 수 있는 장점이 있다.

④ FIF (formaldehyde-induced fluorescence) 염색

방향성 아민(예: 5-hydroxyprotamine, dopamine, adrenalin, noradrenalin, histamine 등)을 함유한 세포를 포름알데히드로 처리하면 황색의 자가형광(autofluorescence)이 생기는 것을 이용한 염색이다. 이 염색에는 멜라닌 세포, 은환원성 세포(argentaffin cell), 크롬친화성 세포(chromaffin cell), 비만세포(mast cell), 갑상샘세포 등이 양성반응을 나타낸다. 이 염색은 오래 보관된 파라핀블록을 이용할 수 있는 장점이 있으나 형광현미경 관찰이 필요하다.

⑤ 면역조직화학염색

면역조직화학염색은 멜라닌세포(melanocyte)와 멜라닌을 함유하고 있는 멜라닌포식세포(melanophage)의 구별이 필요할 때 이용한다. 그 좋은 예가 악성흑색종과 광범위한 피부 흑색종을 보이는 이형성 모반(dysplastic navi)의 구별이다. 이 경우 멜라닌세포의 선택적인 항체로는 HMB 45 또는 Melan A를 사용하고, 멜라닌포식세포 검출에는 CD68 (KP1)을 사용한다.

이 두 세포의 구별은 멜라닌 침착이 너무 심하여 침범세포의 핵 미세구조가 전체적으로 불분명할 경우에 특히 중요하다.

HMB 45 또는 Melan A와 같은 항체는 멜라닌세포 활성화와 관련된 항원인 gp100 또는 Mart-1과 각각 반응한다. 이밖에 티로신 분해효소(tyrosinase)와 같이 멜라닌 합성에 관계하는 효소에 대한 항체도 있다.

티로신 분해효소 항체는 특히 무멜라닌성 흑색종(amelanotic melanoma)과 같은 비전형적인 멜라닌세포성 병변을 동정하는 데 매우 가치가 있다. 악성 흑색종은 조직학적으로 형태가 매우 다양하여 상피모양(epitheloid), 방추형(spindle) 또는 심지어 작은 구형의 종양세포들이 존재한다.

현재까지도 조직병리학적 진단용으로 악성과 양성 멜라닌 병변을 구별할 수 있는 신뢰할 만한 항체는 없는 것으로 알려져 있다. 현재 대다수 멜라닌성 병변의 검출에 사용되는 절대기준(gold standard) 항체로는 S100을 채택하고 있다. 그러나 이 항체는 신경능선(neural crest)으로부터 유래한 세포에서 발현되는 항체는 인식하지만 멜라닌세포(melanocyte) 자체에 대해서는 비특이적인 것으로 알려져 있다.

5) 리포푸신(지방갈색소)

(1) 리포푸신(lipofuscin)의 생성 및 분포

황갈색내지 적갈색 색소로서 인체 여러 부위의 세포 내에서 출현하며 일명 소모성색소(waste 또는 wear and tear pigment)라고도 한다. 이 색소는 성인의 경우 정소의 선상피, 부신피질의 그물층(zona reticularis), 심근 및 평활근세포, 신경절세포 등에 존재한다. 나이가 많은 노인의 심장이나 간의 위축 상태에서 많이 침착되어 갈색을 띠게 되는데, 이를 갈색위축(brown atrophy)이라 부른다(그림 13-19).

리포푸신은 세포소기관의 하나인 용해소체(lysosome)를 둘러싸고 있는 막의 파편으로부터 형성된다. 조직병리학적으로 리포푸신은 드물게 발생하는 유전질환인 용해소체 축적질환(lysosomal storage diseases)인 신경세포 세로이드 리포푸신증(neuronal ceroid lipofuscinoses)의 신경세포 내에 출현한다.

리포푸신에는 단백질과 결합된 지방산을 포함하고 있다. 리포푸신의 염색특성은 소수성, 즉 불포화결합(-CH=CH-), 글리콜(glycol), 글리콜의 산화에 의해 생성된 알데히드(aldehyde) 및 약산기(카르복실, 인산)의 존재에 기인한다.

리포푸신은 부신리포푸신, 심장리포푸신, 헤모푸신

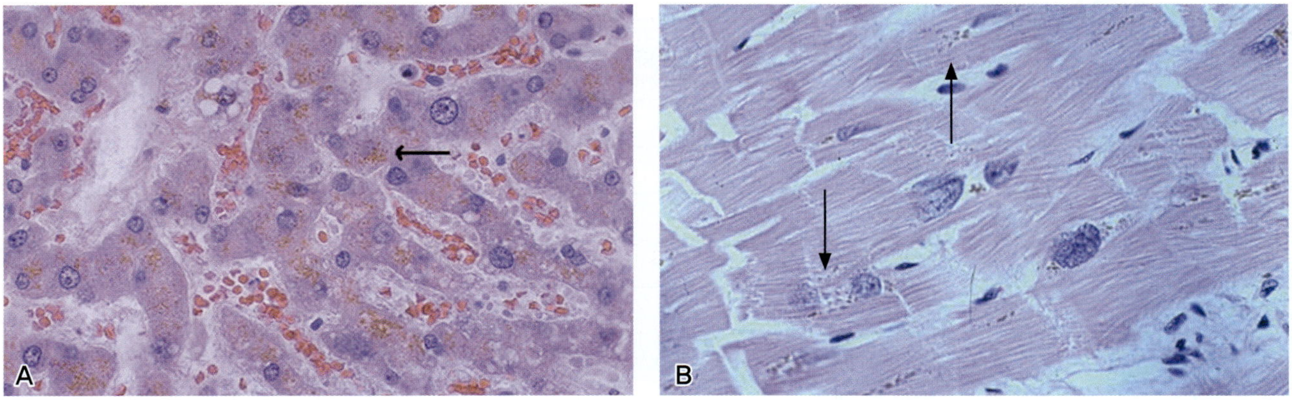

그림 13-19. 리포푸신. A. 간세포 세포질 내에 황갈색 과립으로 침착되어 있음(화살표). H&E 염색, 400배 B. 심근섬유의 핵주위에 황갈색 과립이 관찰됨(화살표). H&E 염색, 400배

(hemofuscin), 세로이드(ceroid)로 나누기도 하는데, 이는 검출 염색법들의 물리 · 화학적 반응특성의 차이에 따른 것이다.

(2) 염색법

리포푸신은 자외선하에서 황금색-적갈색의 1차형광을 발하며, 초기 산화단계에서 항산성에 양성, 호수단성(sudanophil)을 나타내고 후기 산화물에서는 알칼리성 은용액을 환원하는 성질이 있다. 리포푸신은 이처럼 산화 정도에 따라 염색성이 변하므로 한 가지 방법만으로 정확히 동정하기가 어렵기 때문에 표 13-1과 같이 염색 결과를 종합하여 판정해야 한다.

① 롱 지힐-닐센(long Ziehl-Neelsen) 염색

항산성은 세로이드(ceroid) 및 초기 산화 상태의 리포푸신에서 볼 수 있는 현상으로, 이 상태의 리포푸신은 염기성 푹신(basic fuchsin)과 같은 염기성염료에 일단 염색되면 산에 탈색되지 않는 성질을 이용한 것이다. 이 같은 성질은 리포푸신을 구성하는 불포화지방산(unsaturated fatty acid)으로부터 유래한다고 알려져 있다.

② 쉬몰(Schmorl) 염색

후기 리포푸신, 멜라닌 등의 환원능을 이용한 방법이다(그림 13-20). 조직절편에 페로시안화칼륨(potassium ferricyanide)과 염화제이철(ferric chloride)을 동시에 첨가하면 환원성 물질에 의해 염화제이철의 3가철(Fe^{3+})이 2가철(Fe^{2+})로 환원되고, 이 Fe^{2+}는 페로시안화칼륨과 반응하여 청색의 페로시안화제일철(ferrous ferricyanide, turnbull blue)을 형성한다. 은환원성 과립, 크롬친화성 세포, SH기(sulfhydryl group)도 양성 반응을 나타낸다(그림 13-21).

6) 크롬친화성/호은성 세포

(1) APUD 세포의 개념

크롬친화성 세포(chromaffin cell)는 과거 은환원성 세포(argentaffin cell) 및 호은성 세포(argyrophil cell)로 부르던 세포들로 인체 전역에 분포하고 있는데, 현재는 기능이 유사한 여러 종류의 세포의 통합 개념을 도입하여 APUD계(APUD system)라 부른다. APUD계 세포란 아민전구체 흡수 및 탈카르복실 반응(Amine Precursor Uptake and Decarboxylation)의 첫 머리글자를 따서 만든 용어로, 이 종류의 세포는 아

표 13-1. 리포푸신의 일부 염색 특성

염색법	리포푸신의 염색성	설명
무염색	갈색, 자가형광, H_2O_2에 표백되지 않음	아미노기와 알데히드의 작용에 의해 형성되거나 플라보 단백질(flavoprotein)로부터 형성된다.
Oil red O	적색	지질의 소수성에 대한 친화성
Sudan black B	흑색	지질의 소수성에 대한 친화성
Azure A 등의 양이온성 염료	양성	지방산의 카르복실기
PAS	분홍색-자색	불포화 산화부위로부터 알데히드
Ziehl-Neelsen	적색의 항산성	보통 리포푸신은 음성, 항산성 세로이드
Fontana-Masson	갈색	불포화 산화부위로부터 알데히드에 의한 은환원성
Schmorl	청색~녹색	은환원성
Aldehyde fuchsin	자색	산화된 불포화부위로부터 생성된 카르복실기

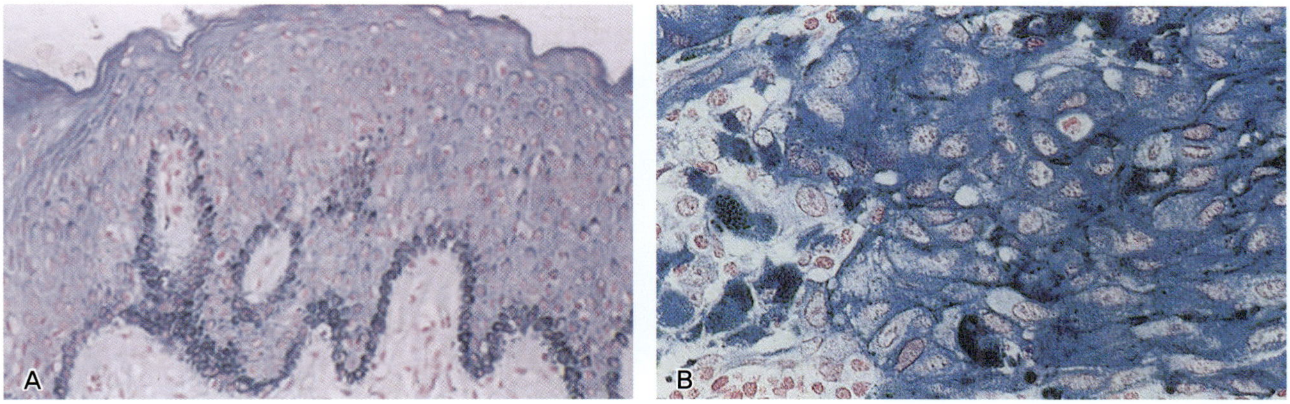

그림 13-20. **멜라닌.** A. 피부표피의 바닥층을 따라 분포하는 멜라닌 함유 기저세포가 청색으로 염색됨. 쉬몰(Schmorl) 염색, 200배 B. 피부 악성 흑색종 종양세포 내에 멜라닌이 청색으로 염색됨. 쉬몰염색, 400배

민 함량이 매우 높으며 아민전구체(amine precursor)를 흡수 및 탈카르복실 반응하는 기능을 가지고 있다. 이들 세포의 대부분은 호은성을 가지며 폴리펩타이드 호르몬이나 아민을 생성하며, 장크롬친화성 세포(enterochromaffin cell 또는 Kulchitsky cell), 부신의 크롬친화성 세포(adrenal chromaffin cell), 갑상샘의 C세포, 뇌하수체에서 ACTH를 분비하는 호염기성 세포(basophil cell) 및 최근 이자 랑게르한스섬의 α, β, δ 세포, 장의 호은성 세포, 위장의 G세포(gastrin 분비세포), 십이지장의 S 세포(secretin 분비세포) 등이 포함된다(표 13-2).

과거 위장관계에 분포하는 세포에서 발생되는 종양에 대해 유암종(carcinoid tumor)이란 명칭을 사용해 왔으나 APUD 개념을 도입한 이후 현재는 아퓨도마(APUDoma)로 부르고 있다. 그 대표적인 예로서 이자 랑게르한스섬의 α세포에서 발생한 종양을 글루카곤 아퓨도마(glucagon APUDoma)로 쓰고 있는 것을 들 수 있다.

표 13-2. 위장관 내분비 세포의 조직화학적 반응

세포	호르몬	은환원성/Diazo	호은성	톨루이딘 블루 변색성	납헤마톡실린	PTAH
이자(췌장)						
A(α)	Glucagon	−	+	±	+	+
B(β)	Insulin	−	−	−	−	−
D(δ)	Somatostatin	−	−	+	+	+
소화관						
Enterochromaffin (EC)	5-Hydroxy-tryptamine	+	+	+	+	
Enteroglucagon (EG)	Enteroglucagon	−	+	±	+	
Gastrin (G)	Gastrin	−	− / ±	−	+	
Secretin (S)	Secretin	−	±		+	+
기타(예: VIP*, GIP)	VIP, GIP	−	+ / ±		+ / ±	

* Vasoactive Intestinal Peptide, Gastric Inhibitory Polypeptide.

(2) 크롬친화성/호은성 세포의 조직화학적 특성

이들 세포는 대개 퀴논(quinone)을 함유하고 있거나 퀴논으로 쉽게 산화될 수 있는 물질을 포함하고 있어 환원능을 가진다. 후자의 예로는 파라(para) 또는 오르토(ortho) 위치에 수산기(-OH)를 가진 디페놀(diphenol), 폴리페놀(polyphenol), 폴리아민(polyamine), 아미노페놀(aminophenol) 등이 있으며, 이 물질들은 쉽게 환원능을 획득하여 크롬이나 은에 대한 친화성을 나타낸다.

한 예로 세로토닌(serotonin)의 중크롬산염에 의한 크롬친화성 반응 원리는 포르말린 고정에 의해 세로토닌의 곁사슬이 고리 모양을 만든 후 산화되어 환원능을 가진 퀴논이민(quinone-imine)을 형성하는데 기초한다(그림 13-21).

(3) 염색법

① 호은성 세포의 검출을 위한 그리메리우스(Grimelius) 염색

호은성 세포의 분비과립을 약산성(pH 5.6)의 질산은수용액 내에서 은이온과 반응시킨 후 환원제를 첨가하여 미세한 은입자로 환원시켜 분비과립이 흑색으로 나타나는 성질을 이용한 방법이다. 소화관 점막의 호은성 세포(그림 13-22)와 이자 랑게르한스섬의 α 세포(glucagon 분비)가 흑색으로 염색된다(그림 13-23).

② 호은성 세포의 검출을 위한 헬만-헬러스트롬(Hellman-Hellerström) 염색

호은성을 이용하여 절편을 산성(pH 5.0)의 질산은용액에 반응시킨 후 환원제를 첨가하여 호은성 분비과립을 흑색으로 환원시켜 관찰하는 방법이다. 이자 랑게

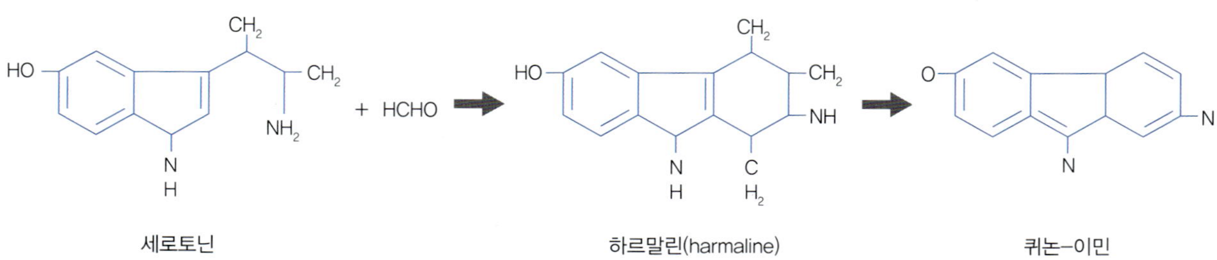

그림 13-21. 세로토닌(serotonin)의 크롬친화성(chromaffin) 반응

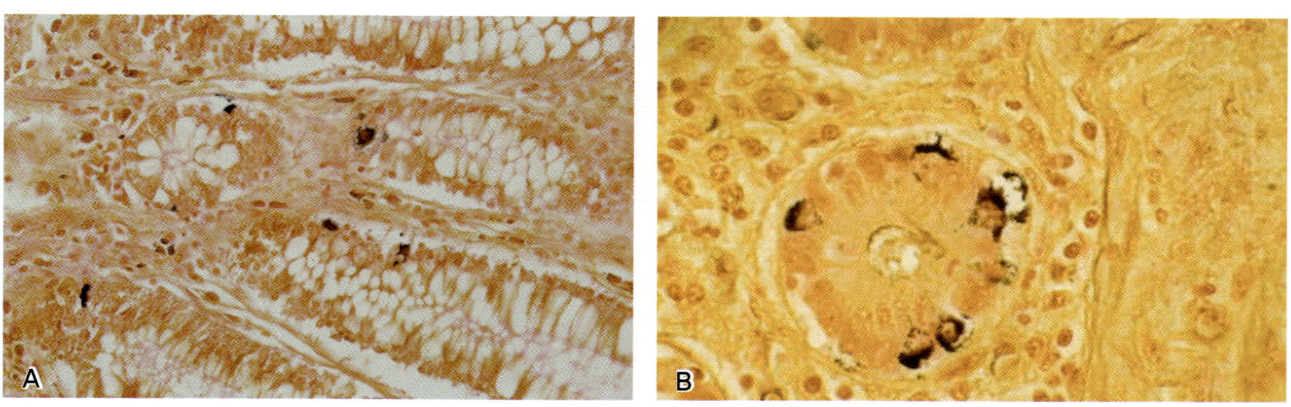

그림 13-22. 잘록창자 정상조직. A. 점막 상피층에 존재하는 장내분비세포에서 도은염색 양성반응을 보이고 있음. 그리메리우스(Grimerius) 염색, 200배 B. 샘상피 사이에 호은성을 보이는 장내분비세포가 관찰됨. 그리메리우스(Grimerius) 염색, 400배

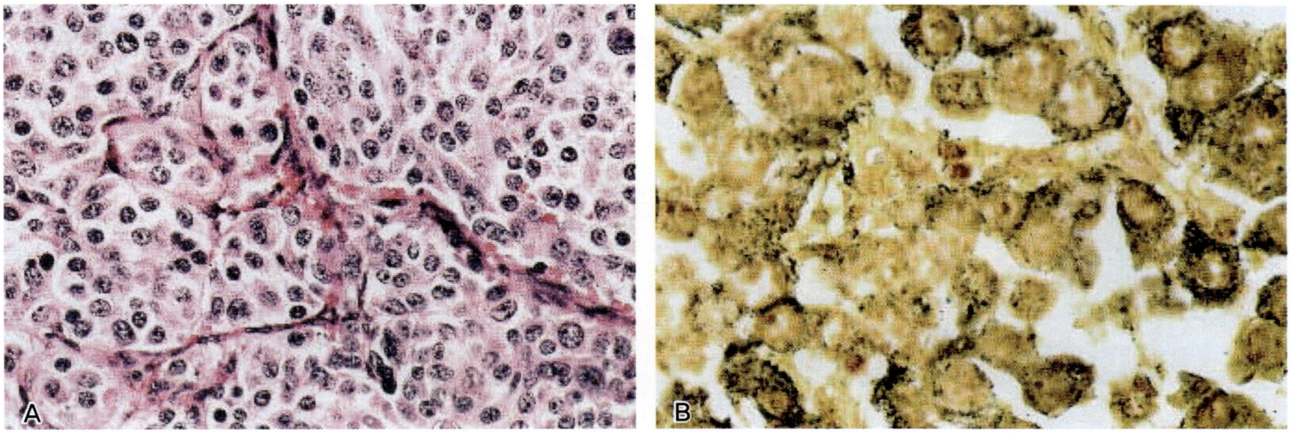

그림 13-23. 이자(췌장)의 글루카곤아퓨도마(glucagon apudoma). A. 세포의 경계가 불명확한 종양세포가 둥지모양으로 증식되어 있고 주위에는 얇은 결합조직으로 둘러싸여 있음. H&E 염색, 400배 B. 종양세포에서 흑색의 호은성 과립이 관찰됨. 그리메리우스(Grimerius) 염색, 600배

르한스섬의 δ 세포(somatostatin 분비)의 검출에 특이적인 반응을 나타낸다.

③ 장크롬친화성 세포의 검출을 위한 알칼리성 디아조(alkaline diazo) 반응

장크롬친화성 세포는 크롬친화성뿐만 아니라 은환원성이 있어서 은환원성 세포로도 알려져 있다. 세포 내 분비과립의 페놀화합물이 알칼리용액 내에서 적당한 디아조늄염(diazonium salt)과 짝짓기(coupling)를 형성하여 불용성 아조색소(insoluble azo dye)를 만드는데 기초한 반응이다.

7) 거짓멜라닌

거짓멜라닌(pseudomelanin)은 잘록창자의 거짓흑색증(pseudomelanosis coli) 환자의 잘록창자 또는 막창자꼬리(충수) 점막고유층 상부의 큰포식세포 내에 출현하는 멜라닌과 유사한 황갈색 색소이다(그림 13-24). 이 색소의 발생 기전에 대해서는 아직 확실히 규명되어 있지 않으나 생성 가능성으로는 첫째 프루시안 블루 반응에 약양성을 보인다는 점에 근거하여 혈철소가 장내 세균이 생성한 H_2S에 의해 황산제일철(ferrous sulfate)로 변화되어 생긴다는 것이다. 둘째 멜라닌 또는 리포푸신(lipofuscin)을 구성하는 단백질의 붕괴과정에서 생성된 방향성 아민(aromatic amine)이 장에 흡수되어 발생할 수 있다. 셋째 만성 변비 환자가 습관적으로 설사제인 카스카라 사그레이드(cascara sagrade; anthraquinone glucuronide를 함유한 약제)를 복용함으로써 발생될 수 있는 것이다. 이들 중 세번째의 가능성이 가장 유력시되고 있다. 유사한 색소인 멜라닌과의 염색성도 차이가 나타난다(표 13-3).

표 13-3. 멜라닌과 거짓멜라닌의 염색성 비교

염색법	멜라닌	거짓 멜라닌
PAS	음성	양성
Performic acid-Schiff	음성	양성
Alkaline diazo	무색	적갈색

8) 듀빈-존슨색소(Dubin-Johnson pigment)

듀빈-존슨 증후군을 앓는 환자의 간에서 출현하는데 빌리루빈의 담세관(bile canaliculi) 운반의 결함으로 발생하는 색소이다. 특징은 간소엽 중심부의 간세포 내에 흑갈색의 과립 색소로 나타난다(그림 3-25). 이 색소

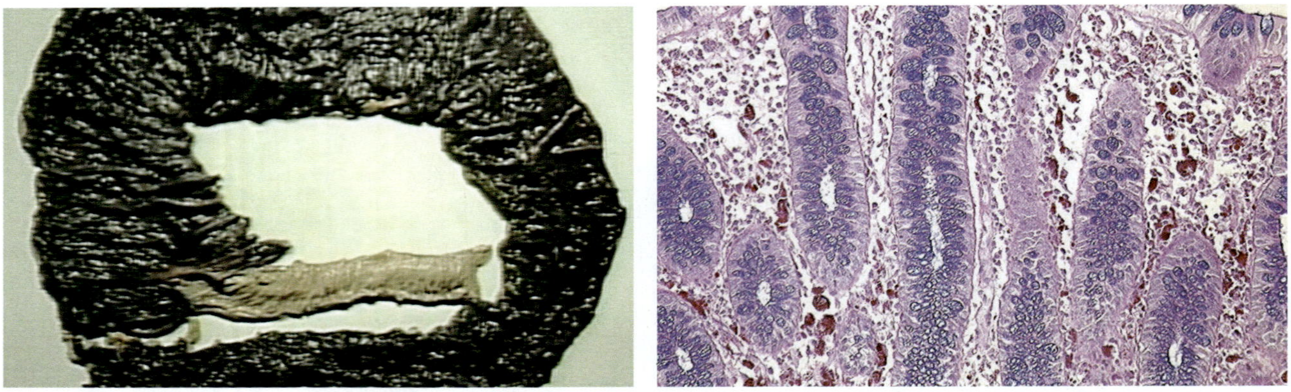

그림 13-24. **거짓 흑색증.** A. 잘록창자의 점막면이 검은색으로 관찰됨. B. 점막고유판 내에 큰포식 세포의 세포질에서 PAS-양성 반응을 보임. 알시안 블루-PAS (Alcian Blue-PAS) 염색, 200배

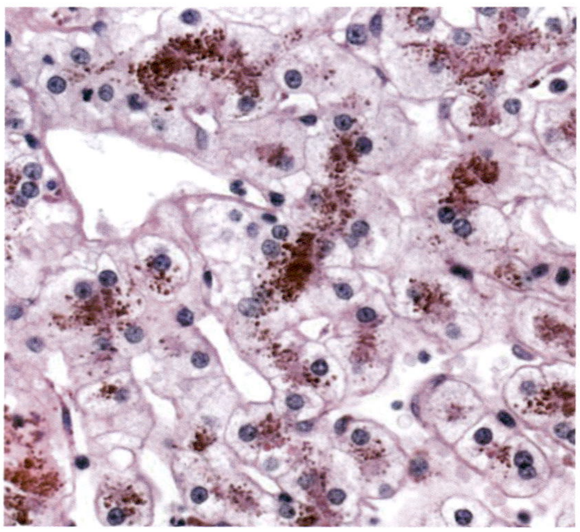

그림 13-25. **듀빈-존슨 색소(Dubin-Johnson pigment).** 간소엽 중심부의 세포질 내에 적자색으로 염색된 과립 형태로 관찰됨. PAS 염색, 400배

의 특성에 대해서는 아직 확실하게 정립되어 있지 않으나 조직화학적으로 리포푸신과 유사한 반응을 보인다. 두빈-존슨색소와 리포푸신은 전자현미경의 초미세구조에 차이가 있다.

9) 세로이드형 리포푸신 (ceroid-type lipofuscins)

1942년 릴리 등(Lillie *et. al.*)이 처음으로 기술한 색소로 부적절한 먹이로 키운 동물의 간경변조직에서 발견되었다. 이 색소가 페르시안 제이철(ferric-ferricyanide) 반응 음성이므로 리포푸신과 다른 것이라고 하였으나, 그 후 1985년 피어스(Pearse)는 초기 산화단계의 리포푸신으로서 산화가 더 진행하면 리포푸신으로 전환한다고 주장하였다.

10) 하마자키-베젠베르크 소체 (Hamazaki-Wesenberg bodies)

작고 황갈색의 방추형 구조물로 주로 림프절의 굴(sinus)에서 세포질 내 봉입체 또는 자유로운 상태

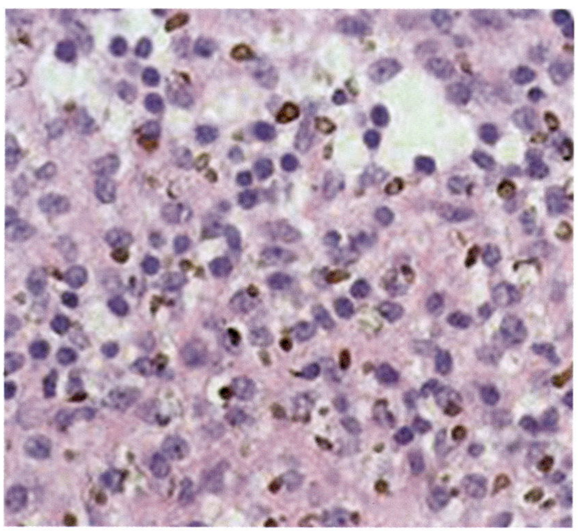

그림 13-26. **하마자키-베젠베르크 소체(Hamazaki-Wesenberg bodies).** 황갈색 소체가 림프절의 굴(sinus)의 세포질 내 봉입체 또는 자유 소체 형태로 관찰됨. H&E 염색, 200배

로 출현하는 소체이다. 하마자키에 의해 유육종증(sarcoidosis) 환자의 림프절에서 출현한 것을 처음 보고하였다. 그 후 연구에서는 이 소체가 여러 질환에서 출현하는 것으로 조사되었다.

1978년 홀과 유세비(Hall and Eusebi)는 큰창자 흑색증(melanosis coli)에서도 출현한다고 보고하였다. 조직화학적으로 리포푸신과 유사하며, 전자현미경적 초미세구조 관찰 결과 거대 용해소체 잔류소체(giant lysosomal residual bodies)로 추정하고 있다(그림 3-26).

2. 외인성 색소와 무기질

외인성 색소는 공기의 흡입, 피부침착 및 산업장에서 특정 물질에 노출됨으로써 체내에 침착된 것으로 무기질 성분이 대부분이다(그림 3-27).

1) 탄분

탄분(carbon)은 외부 환경으로부터 체내로 들어오는 가장 흔한 외인성 색소 가운데 하나로, 매연이 심한 도시 거주자와 담배 흡연자의 폐조직에서 관찰된다. 폐

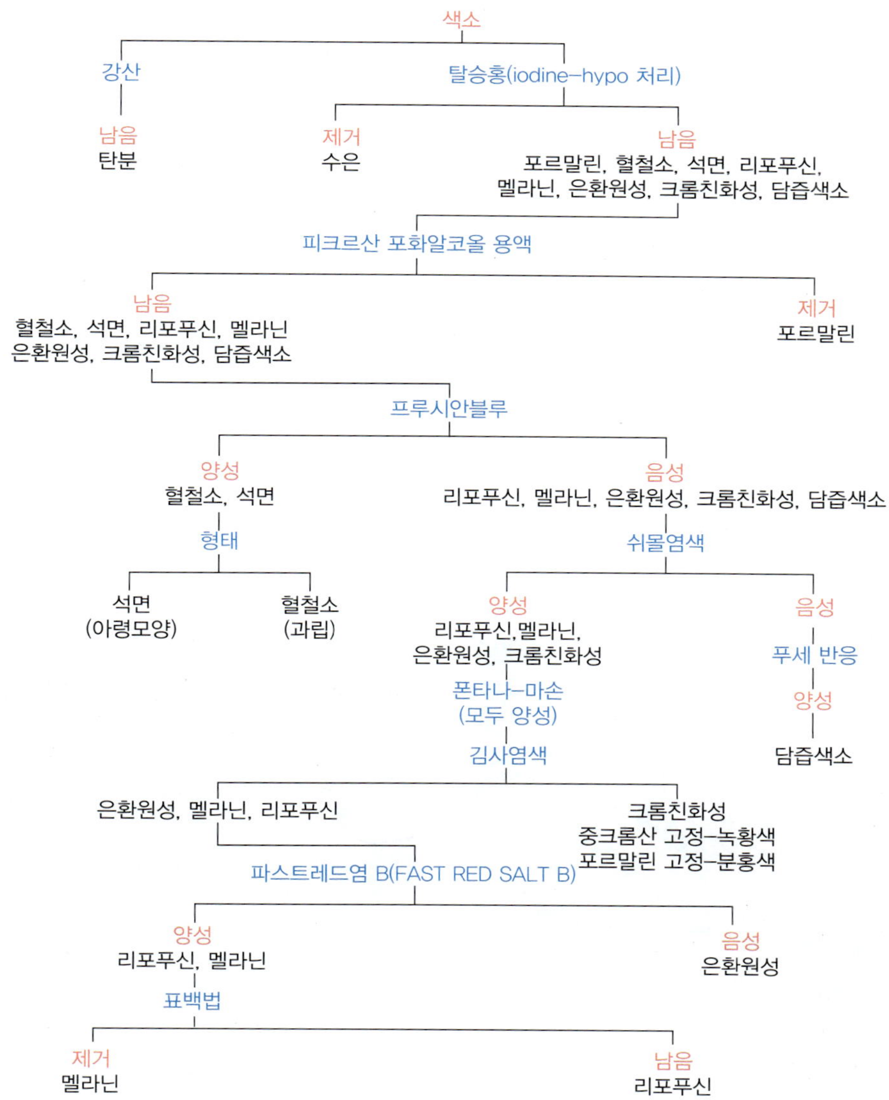

그림 13-27. 체내 색소의 동정과정

포에 도달한 탄분은 큰포식세포에 탐식되거나[이런 세포를 보통 먼지세포(dust cell)라 부름], 일부는 기관지외 림프관(peribronchial lymphatics)으로 들어가 기관지외 림프절, 주로 폐문부 림프절에 침착되어 평생 남는다(탄분증, anthracosis). 특히 탄광에서 일하는 광부들은 폐의 탄분 침착이 심하고 이로 인해 진폐증(pneumoconiosis)이 유발되기도 한다.

탄분은 불활성 원소여서 특이적인 조직화학적 염색법은 없으나 특유한 색을 띠고 있고 유기용매에 녹지 않으며, 과산화수소에도 표백되지 않아서 다른 색소와 쉽게 구별된다(그림 13-28).

2) 규소

규소(silica)는 석영, 라이터돌 등을 취급하는 사람에서 심각한 진폐증을 유발하는 광물질로서 폐에 광범위한 결절성 섬유증(fibrosis)을 동반한 조직학적 변화를 일으키며, 이를 규폐증(silicosis)이라 부른다. 규폐증의 원인은 아직 확실히 규명되어 있지 않으나 규소를 탐식한 큰포식세포 내 용해소체(lysosome)의 붕괴과정에서 발생한다고 알려져 있다.

용해소체 내 규소입자는 입자 표면에 존재하는 시알산(sialic acid)의 히드록실기(-OH)가 생체막의 인지질이나 단백질의 어떤 반응기와 수소결합을 형성하면, 이로 인해 용해소체막이 붕괴되고 가수분해효소가 유출되어 큰포식세포가 융해된다. 이때 큰포식세포의 사멸과정에서 방출된 어떤 물질이 섬유모세포를 자극함으로써 아교섬유의 증식을 유발하는 것으로 추정하고 있다(그림 13-29).

규소는 탄분과 같이 불활성 기체여서 특이적인 조직화학적 염색법으로 검출할 수 없지만 편광현미경하에서 복굴절성(birefringence)을 나타내고 열저항성(heat resistant)이 매우 강하므로 현미회화법(microincineration)으로 검출이 가능하다.

3) 석면

석면(asbestos)은 규소의 특수한 형으로 가늘고 긴 결정상 섬유이다. 성분은 철과 규산마그네슘(magnesium silicate)으로 구성되며, 내열성의 부드러운 섬유로서 전기절연성, 마찰열 및 화학약품에 매우 저항성이 높기 때문에 자동차의 브레이크라이닝, 헤어드라이어, 전기히터, 방열복, 석면슬레이트, 석고보드 등 여러 제품에 사용되고 있다. 폐에 들어온 석면섬유는 흡입 직후에는 규소와 마찬가지로 조직화학적 염색이 되지 않고 복굴절성과 열에 저항성이 있으

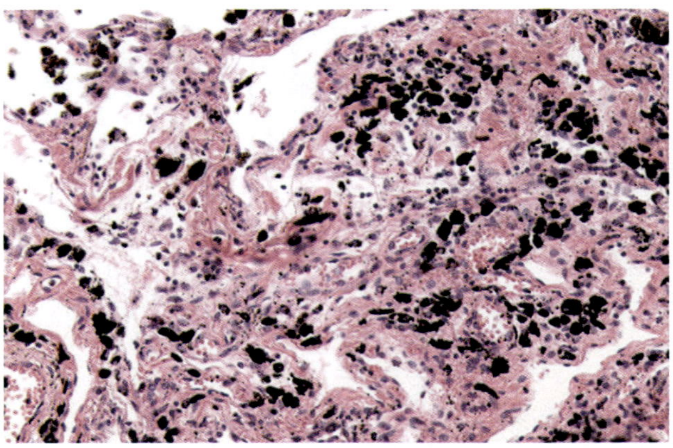

그림 13-28. 탄분증(anthracosis). 허파꽈리와 허파꽈리에 침윤되어 있는 큰포식세포 내에 검은색 과립모양의 물질을 탐식하고 있음. H&E 염색, 200배

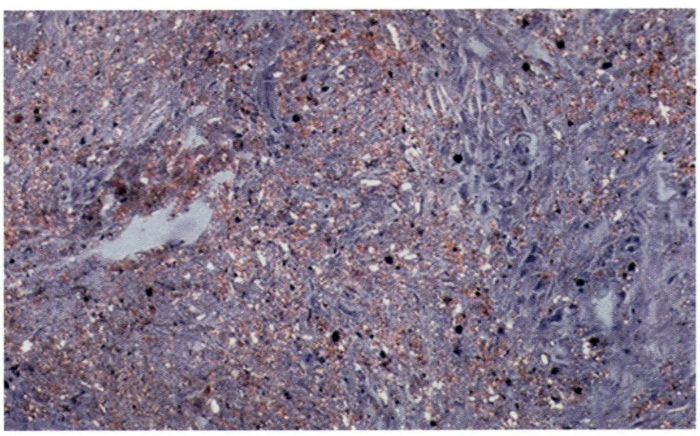

그림 13-29. 규폐증. 편광현미경으로 관찰하면 규소결정은 다양한 크기의 밝고 흰 결정체로 나타나며, 규소는 큰포식세포에 의한 섬유화 반응을 유도하여 아교질 침착의 결절병변을 형성함. H&E 염색, 100배

나, 곧 혈철소(hemosiderin)가 포함된 단백질로 둘러싸여 20~30 μm 길이의 염주모양의 황갈색 석면체(asbestos body)를 형성한다. 석면체는 혈철소를 함유한 단백질로 둘러싸여 복굴절성이 사라지고 H&E염색에서 갈색, 프루시안 블루 반응에서 청색으로 나타난다(그림 13-30). 이 때문에 석면체를 때로 함철소체(ferruginous body)라 부르기도 한다.

석면을 오래 흡입하면 폐에 산발적인 섬유증이 유발되며, 폐암이나 중피종(mesothelioma)과 같은 암을 일으키는 강력한 발암물질로 알려져 있다. 석면의 폐섬유증은 규소에 의한 기전과 유사하게 발생된다.

4) 납

어린아이에서 발생하는 납중독(lead poisoning)은 어린아이의 경우 납칠이 된 장난감이나 가구 등을 씹는 습관이 오래 지속될 때 발생하며, 성인에서는 페인트, 축전지, 도자기 공장 근로자들에서 볼 수 있는 만성 중독 질환이다. 납은 호흡기계나 위장관계를 통하여 흡수되어 뼈, 치아, 손톱, 모발 등에 결합하는데 이들 부위는 해가 없으나, 이와 반대로 뇌, 간장, 콩팥 및 골수에 침착되면 장기 손상을 초래한다. 흡수된 납은 90% 이상이 뼈에 침착되고 극히 일부분이 콩팥으로 배설된다. 납 독성에 의한 병변은 신경계, 콩팥, 조혈기계에서 잘 나타나는데, 주요 표적기관은 어린이의 경우 중추신경계이고 어른에서는 말초신경염(peripheral neuropathy)의 형태로 나타난다.

납중독에 의한 뇌질환(lead encephalopathy)의 경우 울혈, 반점상 출혈, 국소 신경세포 괴사 등의 병변이 관찰되고, 빈혈 환자에서는 적혈구 내 호염기성 반점(basophilic stippling)이 특징이며, 콩팥의 경우 근위곱슬세관의 손상으로 아미노산뇨(aminoaciduria), 당뇨(glycosuria) 및 과인산뇨(hyperphosphaturia)가 특징인 이른바 판코니 증후군(Fanconi syndrome)이 나타난다. 이 증상은 근위곱슬세관의 세포핵 내 봉입체(inclusion body) 형성과 관계가 있는데, 이 봉입체들은 콩팥에서 나타나는 납중독(lead nephropathy)의 특징적인 현미경적 소견이다(그림 13-31).

납중독은 킬레이트제(chelating agent)인 칼슘 EDTA (calcium EDTA) 단독 투여 또는 디머캅토프로파놀(dimercaptopropanol, BAL)과 병합투여로 치료하며, 조혈기계와 콩팥의 납중독은 치료되나 중추신경계는 치료되지 않는다.

납의 검출에는 팀(Timm)의 황화은(sulfide-silver) 염색(그림 13-32)이나 로디조네이트(rhodizonate) 염색

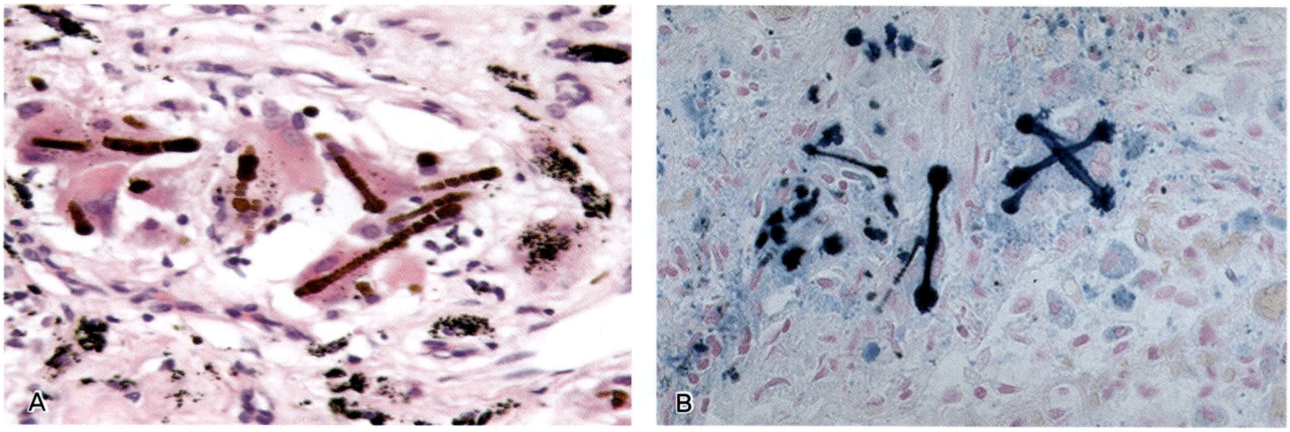

그림 13-30. 석면. A. 허파실질 내에 갈색의 마디가 있는 막대모양의 물질이 관찰됨. H&E 염색, 400배 B. 허파실질 내의 석면소체가 청색의 곤봉모양으로 관찰됨. 프루시안 블루(prussian blue) 염색, 400배

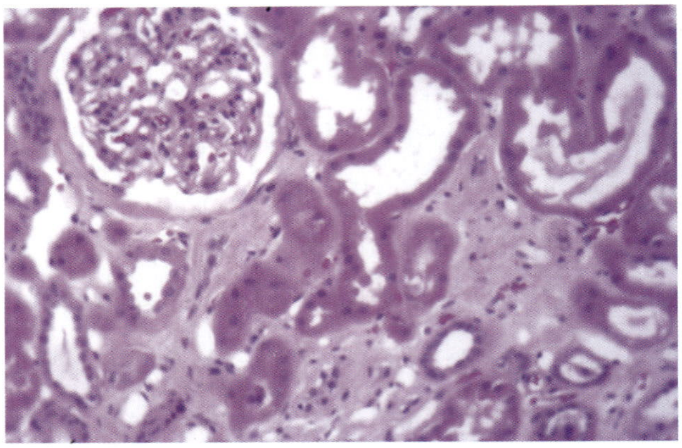

그림 13-31. **만성 납중독 콩팥.** 콩팥 겉질에 결합조직이 증가되어 있으며 주위의 세뇨관은 위축되어 있음. H&E 염색, 400배

이 이용된다. 황화 은염색은 납 이외의 여러 중금속들도 양성 반응을 보여 특이도가 낮은데 비해 로디조네이트 염색은 좀 더 특이도가 높다고 알려져 있다. 로디조네이트 염색에 사용되는 로디조네이트나트륨(sodium rhodizonate)은 킬레이트 시약으로 납과 결합하여 적색복합물을 생성한다. 이 방법은 탈회절편(decalcified bone sections)에 이용하면 효과적이다.

5) 아연

아연(zinc)은 동식물에 존재하는 중요한 무기질 성분으로 인체에는 1.5~4.5 g이 포함되어 있어 철 다음으로 풍부한 무기질 중 하나로 중추신경계, 고환, 부고환, 피부 등의 장기에 많이 분포한다. 아연의 조직생리학적 의의에 대해 아직까지 정확하게 규명되어 있지는 않지만 근래 세포의 성장발달, 분화, 면역, 수용체 활성 및 신경의 생리활성과의 관련성이 보고되어 그 중요성이 높아지고 있다. 아연의 가장 주된 기능으로 이자 랑게르한스섬의 인슐린(insulin) 분비에 깊게 관여하고 있는 것으로 알려져 있다. 또 아연은 탄산탈수효소(carbonic anhydrase)를 포함하여 아르기닌분해효소(arginase), 알칼리성인산분해효소(alkaline phosphatase), 아미노펩타이드분해효소(aminopeptidase), 카르복실펩타이드분해효소(carboxypeptidase) 및 젖산탈수소효소(lactate dehydrogenase)의 중요한 구성성분임이 밝혀졌다.

아연이 결핍될 경우 피부염, 감염, 탈모증, 상처치유 지연을 비롯하여 중추신경계에서는 행동장애, 여성에서는 2차 성징의 발달장애를 일으키며, 암세포의 발생, 유지 및 전이에도 밀접하게 관련되는 것으로 보고되어 종양병리학 분야에서 관심이 고조되고 있다.

팀의 황화은(Timm's sulfide-silver) 염색과 디티존(dithizon) 염색이 알려져 있으며, 특히 후자가 특이성이 높다.

(1) 팀의 황화-은(Timm's sulfide-silver) 염색

중금속이 들어 있는 얇은 조직편(두께 2 mm)을 H_2S 가스로 포화된 100% 에탄올에 고정하여 금속-황복합체(metal-sulfide complex)를 만든 다음 파라핀절편을 제작하여 은(Ag+)을 침투시킨 후 현상액(physical developer)을 사용하여 은이온을 흑색으로 환원시키는 방법이다(그림 13-32). 아연, 구리, 철, 납, 수은, 카드뮴, 비소 등 독성 중금속들도 양성반응을 나타낸다.

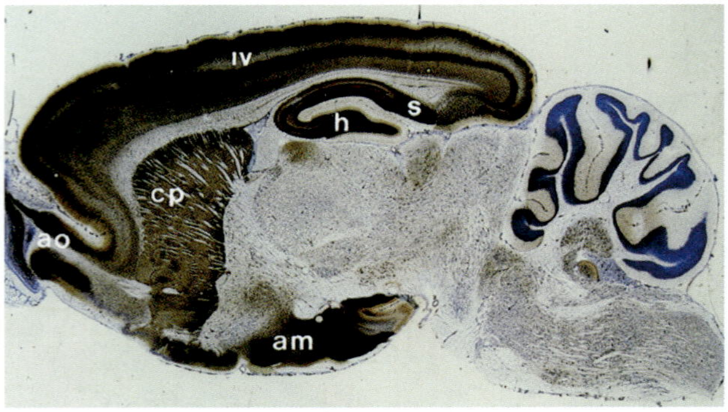

그림 13-32. **마우스의 뇌 시상단면(sagittal section).** 아연이 은염색에 의해 흑갈색으로 염색되고 니슬염색을 대조염색으로 사용하여 청색으로 관찰됨. 팀의 황화은(Timm's sulfide-silver) 염색, 10배

S: 지지물(Subiculum), h: 치아이랑문(hilus of dental gyrus), ao : 후각방울(olfactory bulb), cp: caudatoputamen, am: 편도(amygdala)

(2) 디티존(dithizone) 염색

디티존(화학명 : diphenylthiocarbazone)은 황을 포함하고 있는 유기화합물로 좋은 리간드(ligand)의 하나로서 납이나 수은과 같은 많은 금속들과 복합체를 형성한다(그림 13-33). 디티존은 페닐하이드라진(phenylhydrazine)과 이황화탄소(carbon disulfide)를 반응시킨 후 수산화칼륨(potassium hydroxide)을 반응시켜 제조한다. 또한 디티존은 1형 당뇨병 환자의 이식을 위한 사람 이자섬 표본의 순도를 검정하기 위해 사용되고 있다. 디티존은 이자섬 베타세포(islet's beta cells)에 존재하는 아연과 결합하여 적색으로 염색되지만(그림 13-34), 외분비샘조직은 디티존과 결합하지 않아 염색되지 않는다.

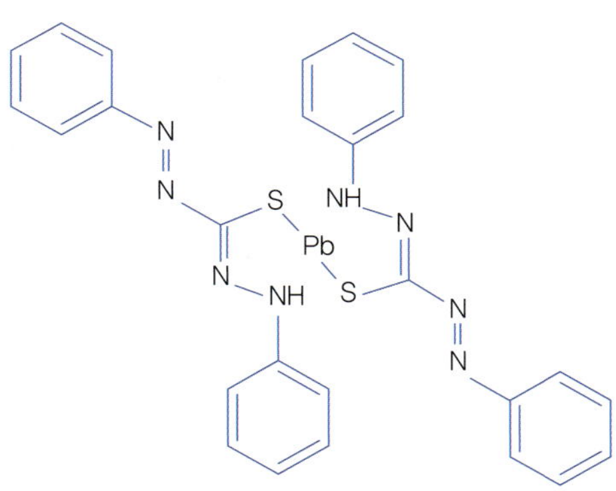

그림 13-33. 디티존과 납의 결합.

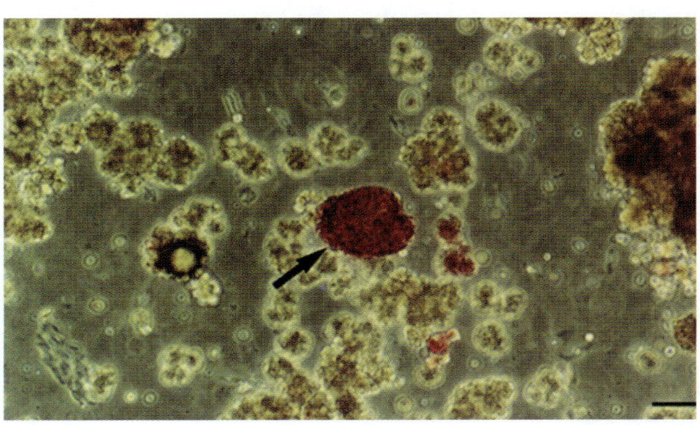

그림 13-34. 이자섬(화살표). 디티존은 베타세포 인슐린 과립(β cell insulin granules) 내의 아연과 특이적으로 결합하여 적색으로 염색됨. 디티존(dithizone) 염색(화살표), 200배

처음 디티존 염색이 소개되었을 때에는 특이성이 낮았으나 그 후 특수한 완충액을 사용하여 다른 금속과의 결합을 막을 수 있게 되어 현재는 아연 검출에 매우 특이적인 방법으로 이용되고 있다.

6) 구리

구리(copper)는 인체조직의 신선한 검체 1 kg당 1.5~13 mg 정도 함유되어 있으며, 특히 티로신분해효소(tyrosinase), 사이토크롬산화효소(cytochrome oxidase), 요산분해효소(uricase) 등의 많은 산화효소의 구성성분으로 중요하지만, 조직화학적으로 검출하기에는 너무 양이 적다. 그러나 태아, 신생아 조직을 비롯해 구리대사 이상으로 발생되는 윌슨병(Wilson disease) 환자의 간이나 뇌의 기저신경절(basal ganglia) 부위에는 다량 축적되어 있어 조직화학적으로 검출할 수 있다. 구리의 검출에는 루베안산(rubeanic acid) 염색이 특이도가 높고 간편하게 이용할 수 있다.

(1) 루베안산(rubeanic acid) 염색

루베안산(화학명 : dithiooxamide)은 구리와 반응하면 흑녹색의 구리루베안산염(copper rubeanate)을 형성하며, 이 색은 적어도 3년 이상 안정하다. 때로 구리는 조직 단백질과 복합체를 형성하고 있어서 루베안산과 반응이 일어나지 않을 때가 있으므로 절편을 H_2O_2 또는 HCl 증기로 처리해주면 구리를 단백질로부터 유리시킬 수 있다. 또한 루베안산은 코발트(cobalt)나 니켈(nickel)과도 반응하여 각각 황갈색과 청자색으로 나타날 수 있지만, 구리루베안산염의 흑녹색과는 쉽게 구별된다(그림 13-35).

(2) 로다닌(rhodanine) 염색

디메틸아미노벤질리덴-로다닌(dimethylaminobenzylidene-rhodanine)과 구리가 킬레이트 결합

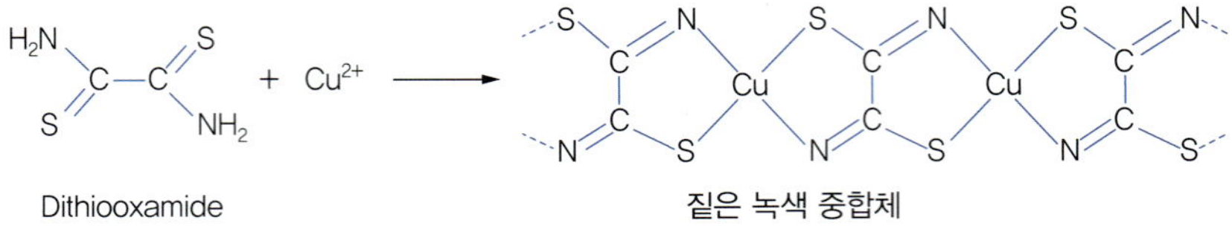

그림 13-35. **루베안산과 구리의 염결합**

(chelation)에 의해 적자색 또는 적갈색 복합체를 형성한다(그림 13-36). 이 방법은 동결절편을 사용하면 좋은 결과를 얻을 수 있다. 이 염색은 다른 킬레이트 방법과 마찬가지로 최종 반응복합체가 부분적으로 녹거나 확산되는 경향이 있다(그림 13-37).

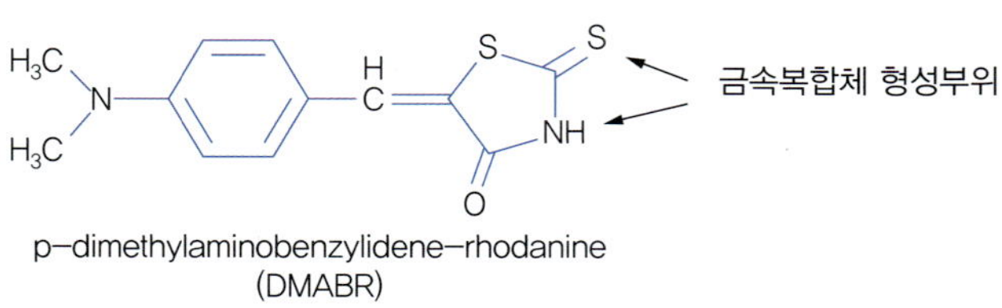

그림 13-36. **로다닌(p-dimethylaminobenzylidene-rhodanine)의 화학적 구조와 구리의 결합부위**

7) 베릴륨과 알루미늄

베릴륨과 알루미늄(Beryllium과 aluminium)은 둘 다 같은 조직화학적 염색으로 검출할 수 있기 때문에 함께 다루는 것이 편리하다. 베릴륨은 주로 형광등 제조업체에 종사하는 근로자들에게 분말 형태로 폐에 흡입되거나 이 금속을 다루는 취급자들의 외상이나 피부 침착을 통하여 체내에 축적된다. 어느 경로로 체내로 들어오든 조직을 자극하여 이물성 육아종(foreign body granuloma)을 만들기 때문에 유육종증(sarcoidosis)과 유사한 조직학적 변화를 보일 수 있다. 알루미늄은 베릴륨에 비해 조직에서 드물게 발견되지만 침착되는 주요 장기는 폐와 피부이다. 두 금속 모두 솔로크롬아주린(solochrome azurine) 염색과 나프토크롬그린 B (naphthochrome green B)에 염색되지만, 후자는 칼슘과도 비특이적으로 반응하므로 흔히 솔로크롬아주린 염색이 이용된다.

솔로크롬아주린(solochrome azurine)은 킬레이트 시약으로 베릴륨이나 알루미늄과 결합하여 짙은 청색 복합체를 형성한다.

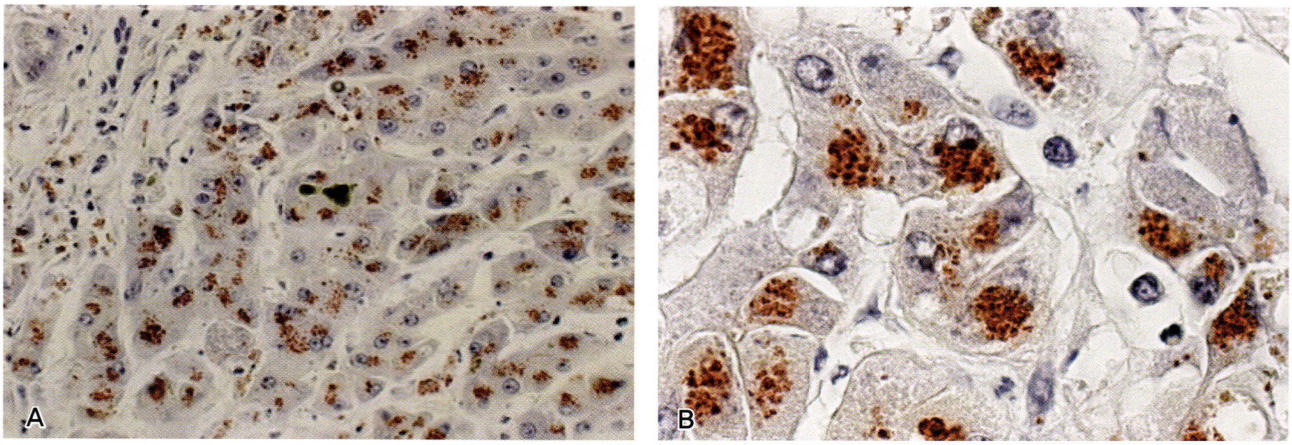

그림 13-37. **윌슨병.** A. 간세포의 세포질 내에 축적된 구리가 적갈색으로 염색됨. 로다닌(rhodanine) 염색, 200배 B. 간세포의 세포질 내에 다양한 정도로 축적된 구리에 양성반응을 보임. 로다닌(rhodanine) 염색, 400배

8) 칼슘

칼슘은 세포들의 신호전달, 강한 뼈의 형성, 뼈대근 수축에 이용되는 중요한 무기질 중 하나이다. 만일 충분히 칼슘을 섭취하지 못하면 뼈로부터 칼슘이 빠져나와 뼈가 약해지고 부스러지기 쉬워 골절의 위험이 높아지고 뼈 통증으로 인해 자세를 취하기가 어렵게 된다. 저칼슘증(hypocalcemia)은 혈중 칼슘농도가 8.2 mg/dL 이하일 때 증상을 동반하며, 이동장애, 근통증, 불규칙한 심장리듬, 피부건조, 발작 등의 증상을 나타낸다. 그 원인은 섭취 불량과 소화관 내에서 흡수장애에 기인한다. 칼슘의 흡수에는 비타민 D가 중요한 보조인자이므로 비타민 D의 결핍은 저칼슘증을 일으킨다. 또한 고인산혈증(hyperphosphatemia)은 체내에서 칼슘이 인산과 결합하여 유리칼슘의 이용도를 저하시키며, 일부 화학요법에 사용되는 약물은 저칼슘증을 일으키는 것으로 알려져 있다.

이와 반대로 부갑상샘(parathyroid gland)도 순환혈액에 충분한 칼슘 농도를 유지하는 데 중요한 역할을 한다. 어떤 질환으로 혈액 내 칼슘농도가 낮아지면 순환혈액에 칼슘을 공급하기 위해 부갑상샘의 기능이 항진되면 부갑상샘 호르몬의 생성을 자극하여 뼈로부터 칼슘을 유리시키고 뼈 이외에 칼슘이 침착하는 이소성 석회화(ectopic calcification)를 일으키기도 한다.

또한 최근에는 요독증(uremia), 콩팥이식, 인공투석 환자에서 콩팥에 수산칼슘 결정(calcium oxalate crystals) 침착이 새로운 문제점으로 등장하고 있어서 콩팥에서 칼슘을 검출해야 하는 경우가 증가하고 있다(그림 13-38).

수산증(oxalosis)은 드문 유전성 대사질환으로 콩팥부전 또는 수산이나 에틸렌글리콜(ethylene glycol)에 의한 중독으로 발생한다. 수산결정은 면역기능이 손상된 사람에서 아스페르길루스(Aspergillus) 진균감염과 동반하여 발생하기도 한다. 이 결정은 이중굴절(birefringence)로 초산(acetic acid)에 녹지 않는다. 칼슘은 수산과 밀착하여 결합되어 있으면 알리자린레드(alizaline red)에 염색되지 않는다. 수산칼슘형의 칼슘은 폰코사(von Kossa) 염색에 양성을 보이지만 가장 좋은 염색은 야수염색(Yasue staining)이다(그림 13-39).

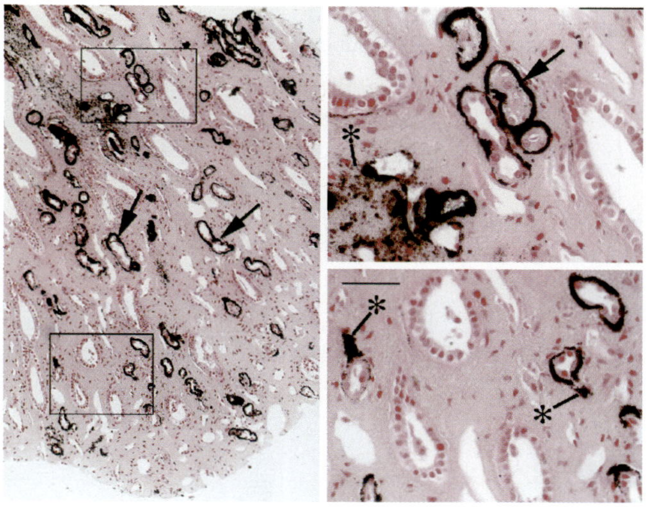

그림 13-38. 마우스 콩팥의 수산칼슘 침착. 콩팥속질(medulla)의 헨레고리에서 흑색의 칼슘-양성 반응(화살표)이 관찰되며 헨레고리 주위에서도 흑색의 침착물(*)이 관찰됨. 야수(Yasue) 염색(silver-rubeanic acid법), 40배와 200배

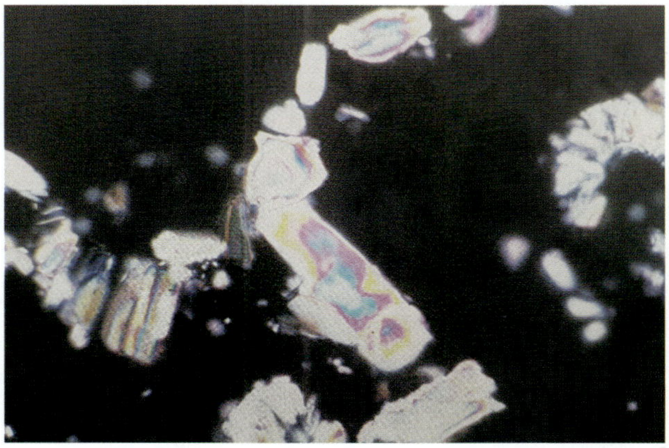

그림 13-39. 수산칼슘 결정(calcium oxalate crystal). 콩팥내에 침착된 결정을 편광현미경으로 관찰함. 400배

참고

야수(Yasue)염색(Silver-rubeanic acid법)

수산칼슘을 검출하는데 이용되는 염색법으로 인체 내에 존재하는 인산칼슘(calcium phosphate)이나 탄산칼슘(calcium carbonate)을 초산으로 용해한 후 시행한다. 랫트 수산증(rat oxalosis), 알포트 증후군(Alport's syndrome), 콩팥이식에서 출현하는 수산칼슘의 검출에 이용된다. 염색은 5% $AgNO_3$ 수용액에 반응시킨 후 루베안산(70% 알코올 100 mL당 rubeanic acid을 포화시킨 후 강암모니아수 2방울을 첨가) 1분간 침수한 후 메틸그린(methyl green)이나 사프라닌 O (safranin O)로 대조염색한다.

9) 요산(uric acid)

아데닌(adenine)과 구아닌(guanine)의 두 염기는 DNA와 RNA 뉴클레오티드 염기의 반을 구성하고 있다. 이 염기들이 죽은 세포로부터 방출되면 거의 대부분 회수되어 새로운 뉴클레오티드로 결합되지만 소량은 크산틴(xanthine)으로 변하여 요산으로 산화된다. 이 반응은 효소-촉매반응으로 주로 간에서 일어나며 이렇게 생성된 요산은 혈액으로 방출되어 소변으로 배설된다. 요산이 순환혈액에 증가되는 고요산증(hyperuricemia)은 퓨린염기(purine base)의 재순환 과정에서 대사이상이나 콩팥에서의 불충분한 배설로 인해 발생한다. 생리적 pH의 식염수에서는 요산의 99%가 이요산이온(biurate ion)으로 존재한다. 그렇지만 이요산나트륨(sodium biurate 또는 monosodium urate) 상태의 염은 거의 녹지 않는다(5~10 mg/100 ml)(그림 13-40).

이 농도는 혈액이나 세포외액의 정상농도(3~7 mg/ml)보다 더 높지 않다. 고요산혈증은 통풍(gout)으로 알려진 질환에서 주로 관절이나 콩팥에서 형성되는 이 요산나트륨 결정의 침착과 관련이 있다. 요산결정이 특히 관절 가까이의 연부조직에서 많은 양으로 축적되면 이를 통풍결절(tophi)이라 부른다.

이요산나트륨은 낮은 용해성에도 불구하고 수용성 고정액에서는 녹을 수 있어서 조직 고정 시 95% 에탄올에 넣어 고정한다. 요산결정을 톨루이딘 블루

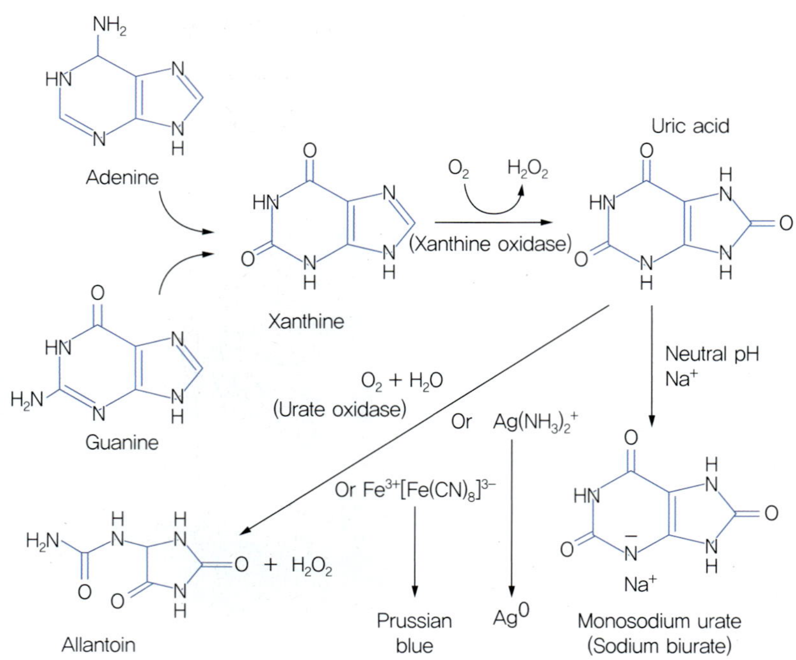

그림 13-40. 퓨린염기로부터 요산(uric acid)과 이요산나트륨(sodium biurate)의 형성과 요산에 의한 환원반응. 모든 포유동물에는 요산산화효소(urate oxidase)가 존재한다. 조직 내의 요산나트륨 결정은 마손-폰타나(Fontana-Masson) 염색의 디아민(silver diamine)이나 쉬몰(Schmorl) 염색의 페리시안제이철(ferric ferricyanide)을 환원하여 출현부위에 흑색 또는 청색의 침전물을 만든다.

(toluidine blue)로 염색하여 편광현미경으로 관찰하면 바늘모양의 이중굴절성 결정으로 보이며(그림 13-41), 강한 환원성을 지니고 있어서 멜라닌 염색에 쓰이고 있는 폰타나-마손(Fontana-Masson)이나 쉬몰(Schmorl) 염색을 이용하여 검출할 수 있다. 또한 요산동정에 반응은 다소 느리지만 Gomori methenamine-silver (GMS) 방법도 이용되고 있다.

참고문헌

1. Bentley KW. The Natural Pigments. New York: Interscience, 1960.
2. Bancroft JD, Cook HC. Manual of Histological Techniques and their Diagnostic Application. Edinburgh: Chuchill Livingstone.
3. Hall MJ. A staining reaction for bilirubin in tissue sections. Am J Clin Pathol 34:313, 1960.
4. Lillie RD, Fullmer HM. Histopathologic Technic and Practical Histochemistry. New York, McGraw-Hill Book Co, 1976.
5. Masson P. Carcinoid and nerve hyperplasia of the appendicular mucosa. Am J Pathol 4: 181, 1928.
6. Pearse AGE. Histochemistry, Theoretical and Applied 3 rd ed. Baltimore, William & Wilkins Co, 1972.
7. Prota G. The chemistry of melanins and melanogenesis. Progress in the Chemistry of Organic Natural Products 64:93-148, 1995.

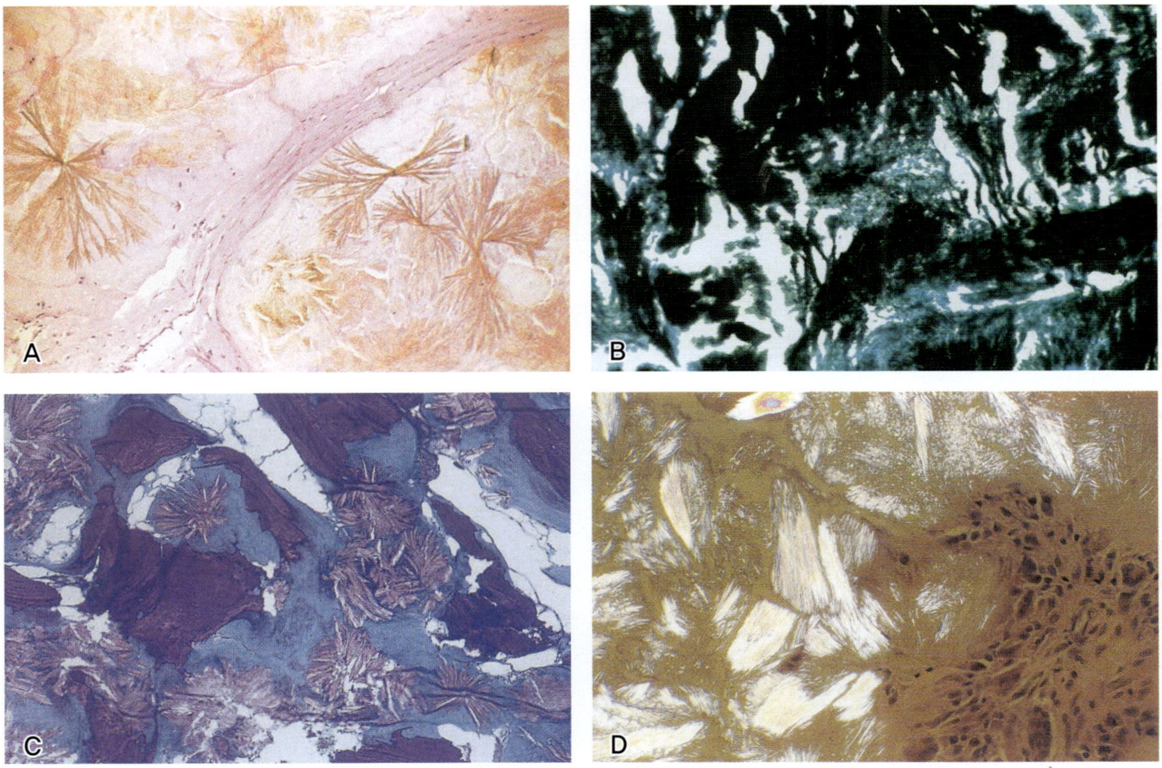

그림 13-41. 요산염 축적. 조직내에 침착된 요산의 다양한 염색성 보이고 있음(A. H&E 염색, 400배; B. GMS 염색, 400배; C. 톨루이딘블루 염색, 400배; D. 편광현미경, 400배)

8. Slominski A, Tobin DJ, S hibahara S, Wortsman J. Melanin pigmentation in mammalian skin and its hormonal regulation. Physiol Rev 84:1155-1228, 2004.
9. Barrett AM. On the removal of formaldehyde-produced precipitate from sections. J Pathol Bacteriol 56(1):135-136, 1944.
10. Chio KS, Reiss U, Fletcher B, T appel AL. Peroxidation of subcellular organelles: formation of lipofuscin-like pigments. Science 166:1535-1536, 1969.
11. Irons RD, S chenk EA, Lee CK. Cytochemical methods for copper. Arch Pathol Lab Med 101:298-301, 1977.
12. Pabuccuoglu U. Aspects of oxalosis associated with aspergillosis in pathology specimens. Pathology Research and Practice 201:363-368, 2005.
13. Puchtler H, Meloan SN, Terry MS. On the history and mechanism of alizarin and alizarin red S stains for calcium. J Histochem Cytochem 17:110-124, 1969.
14. Thornburg LP, Beissenherz M, Dolan M, Raisbeck MF. Histochemical demonstration of copper and copper-associated protein in the canine liver. Vet Pathol 22:327-332, 1985.
15. Wilcox WR, Khalaf A, Weinberger A, Kippen I, Klinenberg JR. Solubility of uric acid and monosodium urate. Mol & Biol Eng 10:522-531, 1972.
16. Yasue T. Histochemical identification of calcium oxalate. Acta Histochem Cytochem 2(3):83-95, 1969.

14

신경조직
Nervous tissue

학습목표

- 신경조직의 구성에 대해 설명한다.
- 신경조직의 고정법에 대하여 설명한다.
- 신경조직의 표본제작법에 대하여 설명한다.
- 신경조직의 염색방법들과 그 목적에 대해 설명한다.
- 니슬소체의 조직병리학적 변화에 대해 설명한다.
- 별아교세포의 조직병리학적 변화에 대해 설명한다.
- 알츠하이머 질환의 조직병리학적 특징에 대해 설명한다.

I. 신경조직

뇌(brain)와 척수(spinal cord)로 구성된 중추신경계(central nervous system)와 신경섬유(nerve fibers), 신경세포의 작은 집단인 신경절(nerve ganglia)로 구성된 말초신경계(peripheral nervous system)로 구성되어 있다.

신경조직의 세포는 형태에 따라 여러 개의 긴 돌기가 있는 신경세포(nerve cell)와 신경아교세포(neuroglial cell)의 두 종류로 나눌 수 있다. 신경세포는 외부자극에 바로 반응하여 다른 신경세포나 근육, 샘 등에 정보를 전달하는 기능이 있으며, 신경아교세포는 신경세포의 주변에 있으면서 신경세포를 지지하고 보호해주며, 신경활동에 참여하고 신경세포의 영양 공급과 중추신경계의 방어과정에도 관여하는 세포이다.

뇌와 척수는 회색질(gray matter)과 백색질(white matter)로 구성되어 있다. 회색질은 신경세포체, 신경아교세포 및 신경세포돌기들로 구성된 복잡한 그물구조이고, 백색질은 신경세포체가 없으며 신경세포의 돌기와 신경아교세포로만 구성된 부위로 신경세포돌기 주위를 말이집(수초, myelin)이 싸고 있어서 희게 보인다. 뇌줄기(brain stem)에는 신경세포체와 말이집신경섬유(myelinated fibers)가 함께 있는 부분이 있기 때문에 회색질과 백색질이 섞여 나타난다.

1. 신경세포

신경계통의 형태학적 기능적 단위로서 신경단위(neuron)라고도 부른다. 신경세포는 세포체(cell body) 또는 핵주위부(perikaryon)와 이것으로부터 나온 돌기(process)로 되어 있다. 세포체 내에는 통상 한 개의 둥글고 큰 핵을 포함하여 닛슬소체(Nissl body), 신경원섬유(neurofibrils) 및 소기관이 존재한다(그림 14-1).

1) 닛슬소체

닛슬소체는 고정 후 절편을 각종 염료(특히 염기성염료)로 염색하면, 신경세포체 내에 공모양, 짧은 막대모양 또는 과립모양으로 관찰된다. 특히 거친 과립모양으로 나타날 때는 호반물질(tigroid substance)이라 부른다. 닛슬소체는 세포체 내에서는 일정한 형태, 크기, 밀도, 배열을 보이며, 신경세포의 핵주위부 및 가지돌기 기시부에 출현한다.

이 소체는 뇌의 세포구축학적 연구 및 신경세포 기능의 판정에 사용될 뿐만 아니라, 신경로의 검색에 이용되는 극히 중요한 구조의 하나이다. 닛슬소체는 전자현미경적으로는 발달한 과립세포질그물(rough endoplasmic reticulum, rER)이며 다수의 리보솜(ribosome)을 함유하고 있다.

이 소체는 호염기성 염색성을 보이고 알칼리에 용해되며, 에테르, 알코올, 클로로포름에는 녹지 않는다. 또 알코올 고정 후에는 무기산류나 초산에 녹지 않는다. 닛슬소체를 구성하는 물질은 화학적으로는 리보핵단백질(ribonucleoprotein)이기 때문에 리보핵산분해효소(ribonuclease)에 의해 분해되며 강한 자외선 흡수(2,600 Å)를 보인다. 또한 피로닌(pyronin) 염료에는 염색되지만, 포일겐 반응(Feulgen reaction)에는 염색되지 않는다.

닛슬소체는 세포의 물질대사에도 깊은 관련을 가지고 있어서, 각종 질병, 피로, 돌기의 절단 및 중독 등의 영향을 받으면 용해되어 소실되기도 하며, 이 현상을 염색질용해(chromatolysis) 또는 호반용해(tigrolysis)라 부른다.

2) 신경원섬유

신경원섬유는 직경 10 nm의 중간미세섬유(intermediate filament)가 특정 고정액의 처리 후 응집된 형태로 나타나는 섬유를 말하며 도은법(silver impregnation)으로 염색하면 광학현미경에서 흑색으로 관찰되며 세포체와 세포돌기에 풍부하게 존재한다.

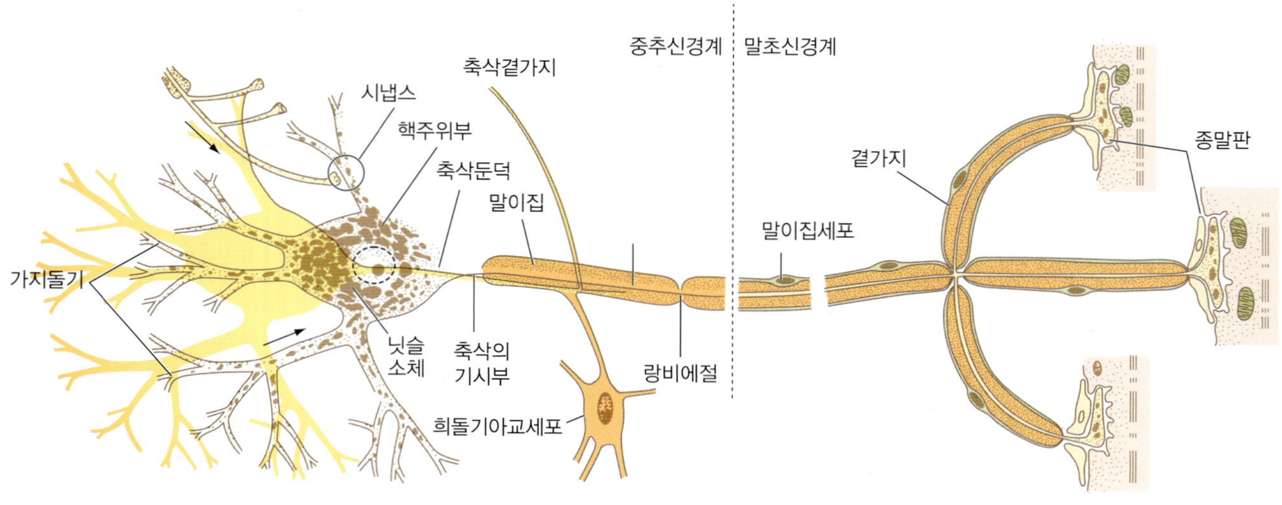

그림 14-1. 운동신경세포(motor neuron)의 모형도

3) 신경세포의 돌기

(1) 축삭

축삭(axons)은 거의 모든 신경세포에 존재하는 단 하나의 원통형 돌기로 세포의 종류에 따라 그 길이와 직경이 다르다. 대부분의 축삭은 세포체의 축삭둔덕(axon hillock)에서 기원하지만 큰 가지돌기의 줄기로부터 기원하는 경우도 있다. 축삭둔덕은 짧은 피라미드 모양의 부위로 이곳에는 세포체와 가지돌기에서 볼 수 있는 과립세포질그물(rER)이나 리보솜이 존재하지 않으며, 미세관(microtubule)만이 다발을 이루고 있다.

축삭은 가지돌기와 달리 직경이 일정하며 여러 번 분지하지 않는다. 가끔 세포체에서 가까운 부분의 축삭으로부터 나온 가지가 그 신경세포의 세포체로 돌아가는 경우가 있는데, 이를 곁가지(collateral branch)라 한다. 축삭에는 단백질 합성에 관여하는 세포소기관이 없기 때문에 축삭을 유지하기 위해서는 세포체에 의존할 수밖에 없다. 따라서 축삭이 절단되면 그 말초부에는 퇴행성 변화가 일어나고 이로 인해 축삭은 제거된다.

(2) 가지돌기

가지돌기(dendrites)는 나뭇가지 모양으로 뻗어 있는 돌기로 대부분의 신경세포에 많이 존재하며 하나의 신경세포가 여러 다른 신경세포에서 기원한 수많은 축삭종말로부터 들어오는 정보를 수용하여 종합하는 구조로 신경세포의 수용면적을 증가시키는 역할을 한다. 소뇌에 위치한 조롱박 세포(Purkinje cell)의 가지돌기에 시냅스(synapse)를 형성하는 축삭종말의 수는 200,000개로 추산된다.

2. 신경아교

신경아교는(neuroglia) 신경조직의 지지 구조물로 뇌실이나 중심관의 내면을 싸고 있는 뇌실막세포(ependymal cell)와 중추신경계의 실질 내에서 신경세포체, 신경섬유, 모세혈관 등의 사이를 채우고 있는 별아교세포(astrocyte), 희돌기아교세포(oligodendrocyte), 미세아교세포(microglia 또는 Hortega cell)가 있다(그림 14-2). 이 중에서 별아교세포는 주로 정상 회백질에 원형질성 별아교세포(protoplasmic astrocyte)와 백질에는 섬유성 별아교세포(fibrous astrocyte)의 2가지 형이 있다. 이 두 세포는 모두 신경세포와 혈관 사이에 끼어 있으면서 신경세포의 대사에 관여하고 있다. 별아교세포의 염색은 염증, 순환장해, 뇌종양 질환의 진단이나 병변의 상태를 파악하는 데 중요한 의의가 있다. 또 이 중 다수의 돌기를 가진 섬유성 별아교세포의 증가는 조직 손상이나 만성기에 일반적으로 인식되는 소견이다. 이것을 신경아교증(gliosis, 또는 그리아성 흉터)이라 부른다. 정상에서도 노인의 제4뇌실저에서 보이지만, 계통적인 변성이나 탈말이집질환(demyelinating disease)에서 주로 볼 수 있다. 섬유성 별아교세포의 뇌종양에서는 아교섬유 형성이 보다 뚜렷해진다.

3. 말이집(미엘린집)

말이집신경섬유에서는 축삭을 둘러싸고 있는 말이집(myelin sheath)이 있다. 말이집은 신선한 상태에서는 거의 투명하며 강한 광굴절성을 가지고 있다. 편광현미경으로 관찰하면 신경섬유의 중심으로부터 방사상 방향으로 향하는 강한 복굴절성 물질로 나타난다.

말이집의 주성분은 단백질과 유지방으로 되어 있으며 후자는 다시 레시틴(lecitin), 세파린(cepharin), 스핑고미엘린(sphigomyelin), 프레노신(prenosin), 콜레스테린(cholesterin) 등으로 나누어진다.

말이집 염색은 처음 경험적으로 만들어진 것이지만, 이들 지질을 위한 조직화학적검사법에 의해서도 충분

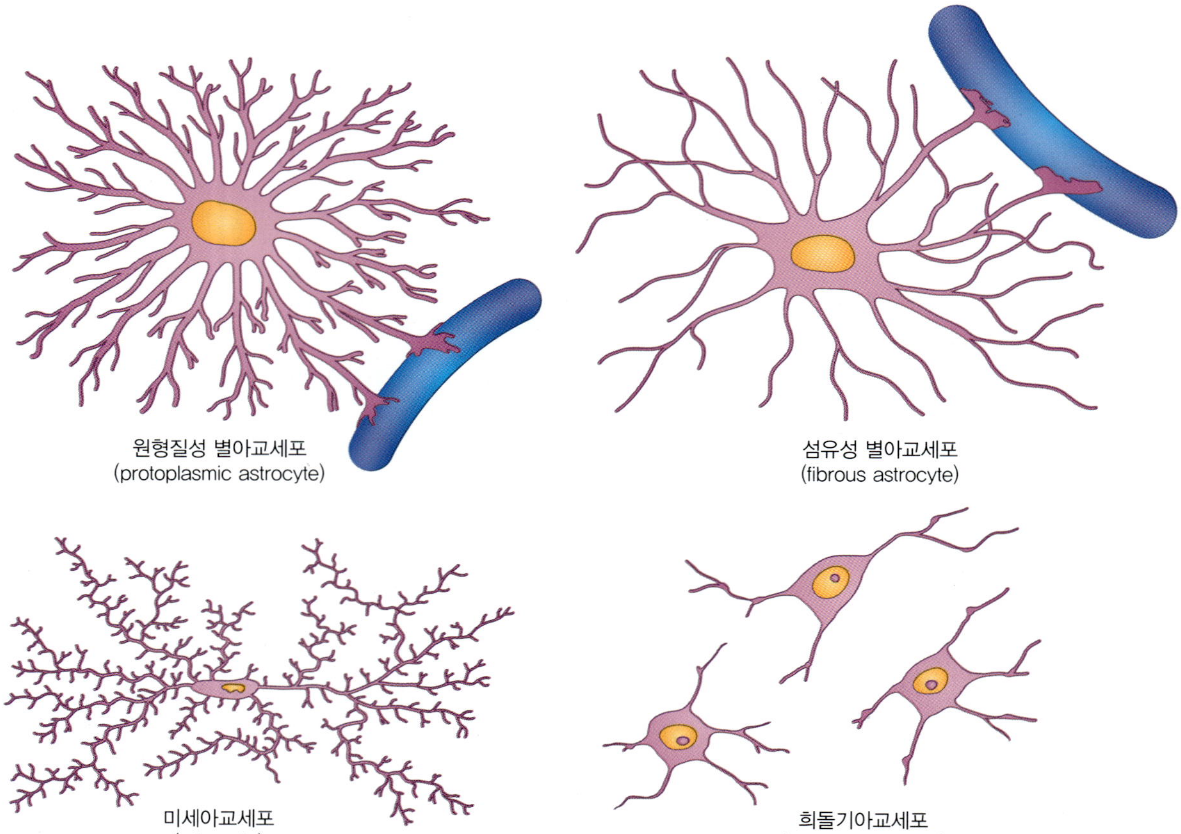

그림 14-2. 신경교세포의 모형도

히 증명할 수가 있다.

말초신경(일부는 중추신경에도)에서 말이집은 일정한 거리를 두고 존재하지 않는 부위가 있으며, 이를 랑비에마디(Ranvier's node)라 한다. 이것은 신선한 말이집섬유를 은처리하여 보면 十자상(랑비에 은십자)으로 나타난다. 또 신선한 말이집을 관찰하면 섬유의 방향에 대해 비스듬히 틈새가 생기고 이 틈새에 원추상으로 끝난 말이집의 말단이 대응하는 깔대기 모양의 말이집 말단과 연결되어 있는 것처럼 보인다. 이것을 슈미트-란터만 절흔(Schmidt-Lantermann's incisure)이라고 칭한다.

II. 신경조직 검체의 취급

최근 몇 년 사이 분자신경과학 분야는 눈부시게 번성해 오고 있으며, 이로 인해 신경병리학 검사실은 신경병리 질환의 진단과 특성화에 기여하는 데 필수적인 하나의 커다란 단일 분야로 자리잡아가고 있는 추세이다. 따라서 신경병리학 검사실은 생검 또는 부검조직의 확보뿐만 아니라 조직의 취급과 저장의 중심에 위치하고 있으며, 어떤 의미에서 조직을 사용하는 다른 학문의 연구를 촉진시키는 역할을 수행하고 있다.

신경병리 검사실에 의뢰되는 주요 조직 검체들은 다음과 같다.

- 신경외과 생검과 절제 검체
- 부검에 의해 채취한 뇌, 척수
- 말초신경 생검조직
- 근육 생검조직(효소조직화학편 참조)

1. 고정방법

1) 뇌

뇌(brain)의 고정은 기본적으로는 다른 조직의 고정과 같은 방법으로 이루어지지만, 조직 자체가 매우 부드럽고 섬세하기 때문에 미고정 상태에서 다룰 때 특별히 주의가 필요하다. 뇌는 보통 3~4 L의 고정액이 들어 있는 큰 용기에 자르지 않고 통째로 넣어 고정하는 것이 효과적이다. 그러나 뇌를 절제한 후 절취 때까지 걸리는 시간을 단축하기 위해서 수술 전후에 관류고정(perfusion fixation)을 하기도 한다. 고정이 끝난 후에도 본래의 뇌 형태를 유지하려면 기저동맥(basilar artery) 밑으로 플라스틱 갈고리를 걸어 고정용기의 밑면에서 약간 띄어 2~3주 정도 고정한다. 만일 뇌가 충분히 고정되기 전에 절편을 제작해야 할 경우에는 일반조직의 절취 두께보다 좀 더 두껍게 절취하여 조직의 변형을 최대한 막아야 한다. 또 수술 시 많은 출혈로 인해 뇌의 표면에 혈액이 묻어 있을 때는 고정 시 뇌 표면에 갈색침착이 발생하여 색이 변하고 고정액의 침투율도 현저히 저하되기 때문에 고정시작 48시간 이내에 고정액을 2~3회 신선한 액으로 교환해준다. 고정하는 동안 뇌량(corpus callosum)으로 고정액을 주입해주면 측뇌실(lateral ventricle)에 고정액이 들어가 뇌의 내부에서 확산되기 때문에 고정속도가 훨씬 빨라진다.

2) 척수

척수(spinal cord)는 절제 과정이나 그 후 취급과정에서 외부의 압력이나 손상이 쉽게 발생하므로 특별한 주의가 필요하다.

절제 후 경막(dura mater)이 건재한 상태로 붙어 있으면 고정과정에서 위축과 변형이 발생하여 척수가 비틀어지므로, 이 경우에는 경막을 절개하여 길게 잘라낸 다음 지지대에 반듯하게 펴서 핀으로 지지한 후 고정액이 들어 있는 긴 실린더에 넣어 고정한다. 만일 척수를 핀으로 지지하기가 어려울 때는 경막의 한 쪽 끝에 작은 추를 매달아 직경 2인치 정도의 플라스틱 파이프나 실린더에 매달아 고정해주면 된다.

3) 신경(nerve)

신경은 절제 후 곧게 펴서 흰색 카드종이 위에 부착하여 고정하여야 잘 보존된 가로 및 세로절편을 얻을 수 있다.

4) 뇌 또는 척수 생검조직

수술실에서 외과적으로 절제된 생검조직이 클 경우 고정용기에 억지로 넣으면 모양이 현저하게 변형되고 고정 상태도 불량하게 될 경우가 많다. 따라서 큰 생검조직의 경우는 바로 검사실에서 접수하여 큰 고정용기에 옮겨 고정하여야 한다.

작은 생검조직의 경우는 매우 주의 깊게 다루어야 한다. 신경외과 생검조직은 건조, 오염, 분실 등을 줄이기 위해 검체를 멸균 플리텐시트(sterile polytene sheet)에 넣어 접어서 운반하거나 깨끗한 포트(clean pot)에 넣어 신속히 신경병리 검사실로 운반한다. 검체가 검사실에 도착하면 수술 중 진단이 필요한 검체는 도말표본을 작성하거나 분자생물학적 분석이 필요한 경우에는 신속히 동결시킨다. 또한 수술 중 신속한 진단이 필요할 경우도 동결절편을 제작하고 전자현미경 검사를 해야 한다면 글루탈알데히드에 고정한다. 그 후 나머지 검체는 포르말린에 고정한다.

5) 말초신경 생검조직

말초신경조직은 임상적으로 감염, 염증, 면역질환(예: 혈관염과 육아종성 질환), 아밀로이드증 및 종양 관리에 많은 정보를 제공하기 때문에 조직병리학적 진단에 매우 유용하게 사용된다.

말초신경조직은 아주 섬세하여 취급 시 인공산물이 발생하기 쉽기 때문에 검체를 취급할 때 인공산물 발생을 최소화하는 것이 필수이다. 따라서 신경병리검사의 경험이 많은 전문병리사가 취급하도록 해야 한다.

말초신경생검은 검사실 팀과 임상 팀이 서로 협의한 후에 시행하여야 한다. 신경은 최소 20 mm 이상, 가능하다면 30 mm 길이로 채취하여야 한다. 생검실에는 채취한 검체를 가능한 바로 받을 수 있도록 신경병리 전문임상병리사가 참석해야 한다. 채취한 검체는 한 장의 깨끗한 카드보드 위에 살며시 두면 자연적으로 들러붙는다. 신경은 어느 경우라도 고정액에 두거나 봉합하거나, 조이거나, 스테플 또는 핀으로 고정시키지 말아야 한다.

검사실에 도착한 생검검체는 새 외과용 메스를 사용하여 적어도 세 조각으로 잘라 파라핀 절편, 전자현미경검사를 위한 수지절편 및 신경섬유 분리표본(teased fiber preparation)을 만든다. 여유가 있으면 한 조각을 더 잘라 신속히 동결(snap freezing)시켜 둔다. 보통 생검 말단 2 mm 부위는 외과 절제 시 손상되어 있으므로 검체로서 적절치 않다.

신경섬유 분리표본은 개개의 축삭을 따라 형성된 말이집의 양상을 조사하기 위해 사용된다. 이 표본은 과거 수초 손실 후 재말이집화(remyelination)가 일어난 것인지 아니면 축삭 손실로 인한 말이집 단절(myelin fragmentation)인지를 평가하는데 많은 정보를 제공한다.

2. 고정액

신경조직의 고정은 목적에 따라 약간씩 다른 고정액이 권장되고 있다. 보통 뇌와 같은 큰 검체의 경우에는 10% 포멀-셀라인(formol-saline)이 적합하다. 이 용액은 포름산이 생성되어 고정액이 약간 산성화되어도 조직표본에 큰 영향이 없으며 오히려 도은법에 좋은 결과를 보이기도 한다. 신경아교세포의 염색에는 포멀브롬화암모늄(formol ammonium bromide)이 권장되고 있다. 그러나 이 경우 고정기간이 2~3달 이상 경과하면 용액이 산성화되어 염색성에 영향을 미치므로 주의해야 한다.

인지질염색을 목적으로 할 때는 포멀-칼슘(formol-calcium) 또는 포멀-아세테이트(formol-acetate)가 좋으며, 이 용액은 일반 염색에도 적합하다. 니슬소체 염색의 경우는 과거부터 알코올 고정이 필수 조건처럼 되고 있다. 이것은 아마도 신경조직에 다량의 물과 지질이 함유되어 고정 시 이 물질들을 용출시키지 않으면 염료의 염색성이 저하되기 때문인 것으로 알려져 있다. 따라서 니슬소체의 고정에는 무수알코올, 카노이액(Carnoy), 포멀-알코올(formol-alcohol) 등이 주로 사용된다. 이에 대해 크롬염을 기초로 한 고정액(Müller액, Orth액, Zenker액)이나 사산화오스뮴(OsO_4)과 같이 지질을 불용성으로 하는 고정액을 갖고 있는 경우에는, 특정 염료를 선택적으로 작용시키지 않는다면 닛슬소체를 염색해내기가 어렵다. 그러나 포르말린으로 고정된 절편이라도 염색 전에 장시간 알코올을 작용시키면 상당한 염색효과를 거둘 수 있다.

III. 신경조직의 표본제작

뇌조직은 고정이 된 이후라도 탈수하는 동안 조직편이 말리거나 휘어져 절편을 고르게 생산해내기 어려운 경우가 많으므로 고정된 조직은 80% 정도의 알코올 단계까지는 그 형태가 크게 변하지 않지만 그 이상 농도의 알코올 단계에서는 조직편이 지나치게 경화되거나 휘는 경향이 자주 발생한다. 따라서 이런 현상을 최소화하기 위해서는 가능한 일반 조직의 절취 두께보다 좀 더 두껍게 절취하는 것이 권장된다. 그러나 파라핀 표본제작의 경우는 5×4×0.4 cm를 초과하지 않아야 한다.

신경조직은 염색목적에 따라 파라핀절편, 셀로이딘절편, 동결절편이 사용된다.

1. 파라핀표본

중추신경계 조직은 일반적으로 크고 수초가 많이 함유되어 있기 때문에 일반 조직보다 침투시간이 오래 걸리므로 침투시간을 늘려야 좋은 결과를 얻을 수 있다.

2. 셀로이딘 표본

포매과정은 적당히 고정된 조직편을 필요에 따라 하룻밤 동안 충분히 수세한 다음 상승계열 에탄올(80 → 95 → 100%)에 각각 하루씩 탈수하고 100% 에탄올에 12~48시간 넣어둔다. 그 후 무수에탄올-에테르 동량혼합액(absolute ethanol-ether mixture)에 옮겨 12시간(큰 조직은 12~48시간) 담가 둔다. 그 후 3% 셀로이딘(celloidin) 희석액에 옮겨 적어도 일주일간 담가 둔다. 자세한 셀로이딘의 포매과정과 박절에 대해서는 제6장 포매편을 참고한다.

IV. 신경조직의 염색법

신경조직의 염색에는 일반 병리학에서 이용되는 것과는 다른 염색방법이 요구되며 대부분의 경우에서는 특수염색이 필수적으로 이용된다. 이 특수염색들은 일반염색에서 볼 수 없는 비정상적인 구조를 발견한다는 의미 이외에 잘 식별되지 않는 구조를 좀 더 명확히 관찰하는 데 그 목적이 있다. 주요 염색결과는 그림과 같다(그림 14-3).

1. 닛슬소체 염색

신경세포의 중요한 특징은 헤마톡실린-에오신(H&E) 염색으로 검출이 가능하다. 하지만 신경조직의 기본구조와 그 성분을 조사하는 데는 추가로 닛슬소체 염색이 흔히 이용되고 있다. 닛슬소체 염색은 종종 말이집을 보기 위한 루솔파스트블루(luxol fast blue, LFB) 염색과 함께 이용되기도 한다. 닛슬물질은 신경세포체 내의 과립 형태로 나타나며 그 부위는 과립세포질그물(rER)과 일치한다. 닛슬과립은 핵산성분과 관계되어 호염기성을 나타내기 때문에 많은 염기성염료, 즉 뉴트랄레드(neutral red), 메틸렌블루(methylene blue), 아주르(azure), 피로닌(pyronin), 티오닌(thionin), 톨루이딘블루(toluidine blue), 크레실파스트바이올렛(cresyl fast violet) 등에 염색된다. 이 중 어느 염색을 사용하여도 염기성염료에 의해 신경세포는 물론 그 밖에 모든 세포의 핵막 및 핵소체도 염색된다. 그 이유는 이 성분들이 많은 양의 RNA를 함유하고 있기 때문이다. 닛슬소체 염색들은 용액의 pH와 분별 정도에 변화를 주면 닛슬물질만 염색할 수도 있고 닛슬물질과 세포핵을 동시에 염색할 수도 있다.

닛슬소체는 신경세포의 세포체나 가지돌기에 분포되어 있다. 운동 신경세포(motor neurone)는 일반적

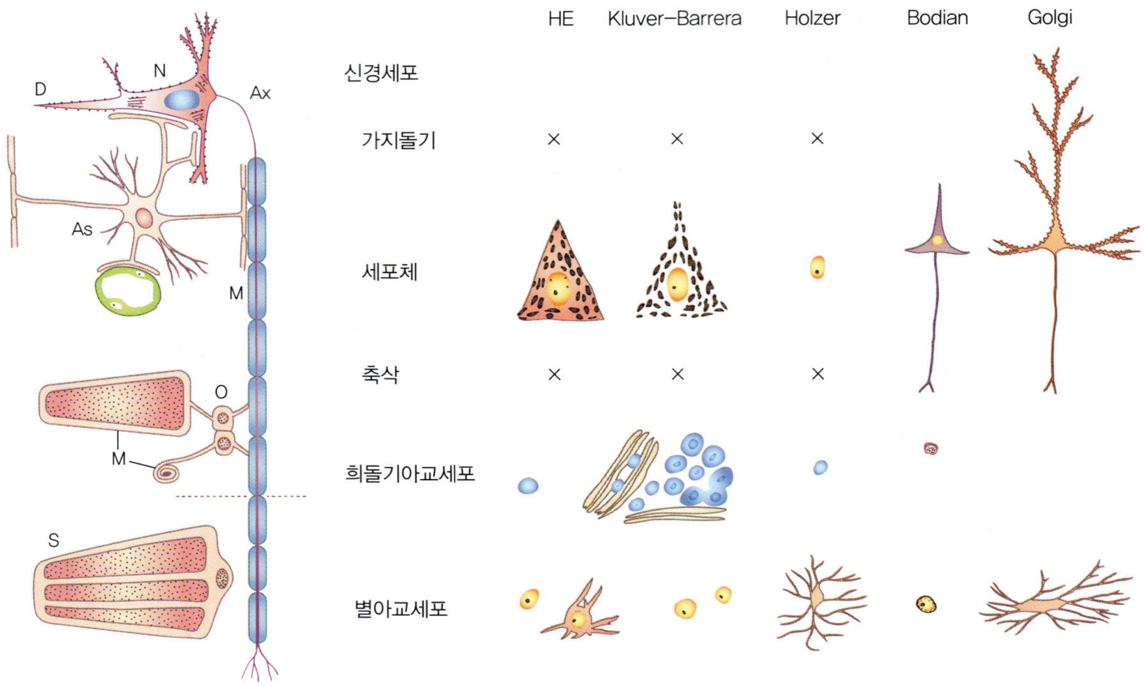

그림 14-3. 신경조직의 주요 염색결과에 대한 모형도. ×은 염색이 안 되고, 작은 O는 핵만 염색되는 것을 나타낸다. N : 신경세포(neuron), D : 가지돌기(dendrite), Ax : 축삭(axon), As : 별아교세포(astrocyte), M : 말이집(myelin), O : 희돌기아교세포(oligodendrocyte), S : 말이집세포(Schwann cell)

으로 매우 거친 호랑이무늬(tigroid) 모양의 닛슬물질을 가지고 있으며, 척수의 앞뿔(anterior horn)과 같은 부위에 존재하는 닛슬소체가 크고 과립도 풍부하여 닛슬소체 염색을 익히는데 가장 이상적인 조직이다(그림 14-4). 포르말린-고정 파라핀포매 절편의 경우 크레실 파스트바이올렛(cresyl fast violet) 염색이 신뢰할 만하고 비교적 간단하여 가장 흔히 이용되고 있다.

2. 신경세포의 면역조직화학염색

신경세포 내 성분들의 검출을 위해 면역조직화학염색에 사용하는 표적 단백질의 항체는 4가지 주요 군으로 나눌 수 있다.

1) 신경세포의 세포뼈대 단백질(neuronal cytoskeletal proteins)

신경미세섬유(neurofilaments, NF)는 특히 성숙 신경원에 발현되는 중간미세섬유(intermediate filament)이다. 이 미세섬유는 단백질 소단위들로 구성되어 있으

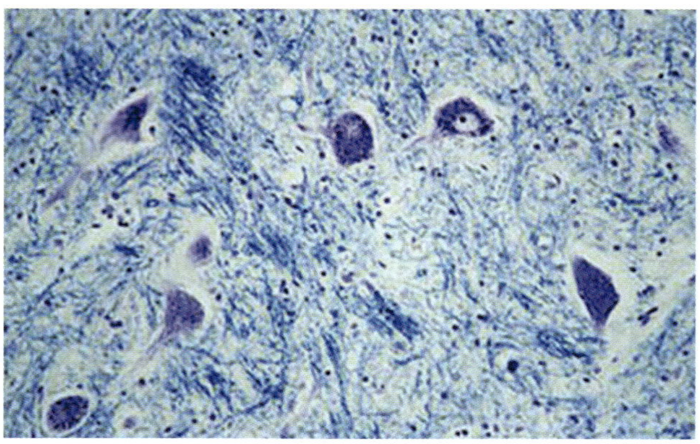

그림 14-4. 닛슬소체. 척수의 앞뿔세포로 세포질 내 닛슬소체가 강한 청자색으로 염색되어 있으며 크고 뚜렷한 핵소체도 관찰됨. 크레실페스트바이올렛(cresyl fast violet) 염색, 400배

며 분자량에 따라 NF-L, NF-M 및 NF-H로 분류한다. 면역조직화학염색에는 인산화 상태의 차이에 따라 다른 신경미세섬유단백질에 대한 항체들이 사용되고 있다. 특히 NF-H와 정도는 덜하지만 NF-M은 신경세포체 내에서는 정상적으로 비인산화 상태이나 축삭에서는 인산화되어 있다. 따라서 정상 신경계 조직에서 인산화된 NF-H에 대한 항체는 축삭에 양성반응을 보이지만 세포체에서는 음성반응을 나타낸다.

2) 세포질 단백질(cytoplasmic proteins)

신경세포에서는 PGP9.5와 neuron specific enolase (NSE)가 강하게 발현되며, 시판되는 항혈청을 사용하여 확실하게 표지할 수 있다. 하지만 신경세포에 대해 비특이적이어서 해석하기가 애매하다. 이 단백질들은 광범위 항체 판넬과 관련하여 사용하는 것이 최선이다.

3) 신경세포 핵단백질(neuronal nuclear proteins)

NeuN은 신경세포 특이 DNA 결합 단백질로 신경세포의 종말 분화의 개시 시점 부근에서 발현되기 시작한다. 그러므로 NeuN에 대한 항체는 신경세포 핵과 기타 종양들의 신경세포 성분들에 표지된다. 하지만 신경-종양학과 관련하여 특이성이 결여되어 원발성 뇌종양의 다양한 범위에서 다양한 정도로 발현된다. 따라서 NeuN은 원발성 뇌종양 세포의 조사가 필요할 때 항체 판넬의 일부로서 사용하는 것이 최선의 선택이지만 다른 종양의 경우는 유용성이 제한적이다.

4) 신경분비과립과 관련된 단백질

관련 항체들은 신경세포나 신경내분비성 분화를 입증하는데 유용하게 사용할 수 있다. 시냅토피신(synaptophysin)은 전시냅스 신경분비소포의 막당단백질 성분으로서 신경내분비성 분화의 유용한 마커이기 때문에 전이성 신경내분비종양세포의 염색에 사용된다. 또한 크로모그레닌 A (chromogranin A)도 신경분비과립의 치밀핵심 기질단백질(protein of the dense core matrix)로서 치밀핵심소포가 포함된 세포를 동정하는데 사용할 수 있다.

3. 축삭과 신경원돌기의 염색법

신경조직학에서는 축삭(생존 또는 변성), 가지돌기, 시냅스를 포함한 신경세포의 여러 특수구조와 말초 신경종말을 검출하기 위한 여러 방법이 기술되어 있다. 이러한 방법은 염색에서 블록 침투(block impregnation)와 유리 동결절편 부유법(free-floating frozen section methods)과 같은 방법을 이용해야 하기 때문에 그 과정이 까다로우며, 또 일부 염색은 시간이 너무 오래 걸려 진단 분야에선 적용하기 어려운 방법이 대부분이다. 따라서 축삭 검출에 이용하던 오래된 은염색 방법은 오늘날 거의 면역조직화학염색으로 대체하고 있다. 그 이유는 면역조직화학염색이 신경병리질환의 진단에서 염색이 쉽고 적절한 결과를 얻을 수 있으며 그 결과를 신뢰할 수 있기 때문이다. 하지만 축삭의 공식적인 정량을 위해서는 지금도 여전히 많은 사람들이 면역조직화학염색보다 팜그렌(Palmgren) 방법을 선호하고 있다. 이 방법은 고전적으로 말초신경계의 축삭 염색을 위해 이용해 왔으며, 또한 중추신경계 축삭 염색에도 우수한 방법으로 알려져 있다. 팜그램 방법에서는 그물섬유(reticular fiber) 염색을 억제하기 위해 질산칼륨(potassium nitrate)을 사용하고 있다. 따라서 신경미세섬유(nuerofilament)와 MAP-2의 검출을 위해서는 팜그렌 염색과 함께 크레실바이올렛(cresyl violet), 면역조직화학염색을 이용하면 빌쇼스키(Bielchowsky) 염색과 같은 오래된 도은법들은 더 이상 이용할 필요성이 없다고 생각된다.

팜그렌 방법과 같은 도은법의 성공적인 결과를 얻기 위해서는 염색과정 중에 깨끗한 유리기구나 순수한 증류수의 사용과 세심한 주의가 필요하다. 특히 이미 제조한 저장액은 잘 유지 관리하여야 하며 1~2개월(또는 1주) 이상 지난 용액은 더 이상 사용하지 말아야 한다.

오늘날 진단 신경병리학 분야에서 말초신경 내 축삭의 관찰에는 수지포매조직의 반초박절조직절편(semi-thin resin embedded tissue)으로 톨루이딘블루(toluidine blue) 염색이 이용되고 있다.

과거 신경세포와 가지돌기의 삼차원 특성을 관찰하기 위해 사용되어오던 골지(Golgi) 표본이나 그 변법들은 우수한 염색이지만, 일부 연구 분야를 제외하고는 근래 진단 신경병리학 분야에선 더 이상 의뢰되고 있지 않다.

4. 신경원섬유 염색

1) 골지-콕스(Golgi-Cox)의 신경원섬유, 축삭, 가지돌기 염색법

골지(Golgi) 원법은 중추신경계조직에 중크롬산칼륨(potassium dichromate) 처리 후 질산은(silver nitrate)을 침투시키는 기법이 사용되었으나, 콕스(Cox)에 의해 2종류의 크롬염(chrome salt)과 염화수은(mercuric chloride)을 처리한 후 암모니아(ammonia) 또는 탄산나트륨(sodium carbonate)을 사용하여 흑색침전물로 변화시키는 변법이 많이 이용되고 있다.

2) 카할(Cajar)의 조직편 도은법

신경원섬유나 말이집을 보기 위한 대부분의 도은법은 동결절편을 사용하여 수행하기 때문에, 완전한 연속절편을 관찰하기가 불가능하다. 이런 의미에서 카할이 고안한 다수의 조직편을 직접 도은(silver impregnation)하는 염색법이 매우 큰 가치를 지니고 있다. 이 도은법의 원리는 사진의 현상기술을 응용한 것이며, 각종 도은법의 기초가 되고 있다. 카할은 이 방법에 의해 도은법을 확립함과 동시에 그 후 다수의 개량법을 고안하여 20여 종에 달하는 각종 변법을 발표하였다.

일반적으로 조직편 도은법에서는 조직편 전체가 똑같은 도은 결과를 나타내지 않고 심부에는 도은이 부족하고 표층에는 반대로 과잉되게 흑색으로 나타나며, 중간층만이 양호한 결과를 나타내는 것이 대부분이다. 또 조직이 강한 수축을 일으키는 결점이 있지만, 성공한 경우의 도은상은 매우 우수하다.

3) 빌쇼스키(Bielschowsky)의 동결절편 및 파라핀절편 도은법

거울의 제조에 이용되는 은거울반응(즉, 질산은을 절편에 침투시킨 후 질산은과 환원제가 함유된 용액으로 은침전물을 증강시키는 반응)을 조직학에 최초로 도입한 방법으로 축삭 및 신경원섬유 도은법의 기초가 된 방법이다(그림 14-5). 이 원법을 기초로 하여 각종 개량법과 변법이 만들어져 원법으로 도은하는 기회는 많지

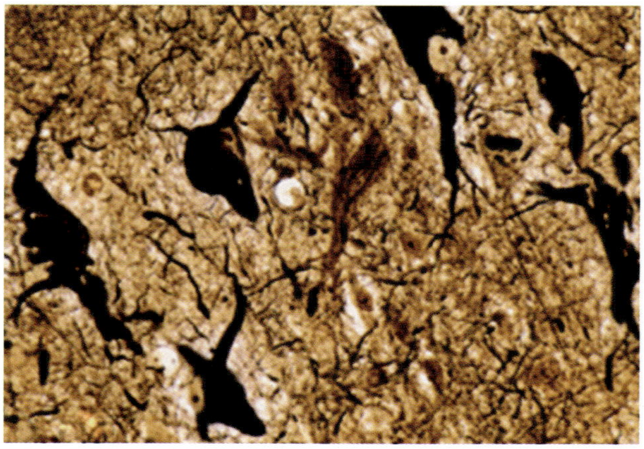

그림 14-5. 신경미세섬유 매듭(neurofibrillary tangle). 대부분의 신경세포에서 불규칙하게 비틀려 있는 신경원섬유(neurofibrils)를 볼 수 있음. 빌쇼브스키(Bielschowsky) 도은법, 400배

않지만 신경원섬유 도은법의 기본적인 성립과정을 이해하기 위해서는 한번 원법을 그대로 수행하여 볼 필요가 있다.

4) 그로스-슐체(Gross-Schultze)의 동결절편 도은법

본법은 슐체(Schultze)의 지도하에 그로스(Gross)가 빌쇼브스키(Bielschowsky) 방법을 개량한 변법으로 여러 빌쇼브스키 개량법 중에서 가장 우수한 것의 하나이다. 특히 신경섬유 도은법에서 가장 곤란한 기술이 필요한 말초신경 종말부의 미세한 구조의 도은에도 상당히 일관된 결과를 얻을 수 있다는 점이 장점이다.

5) 보디안(Bodian)의 파라핀절편 도은법

빌쇼브스키의 도은법 및 이것을 근간으로 한 일련의 변법은 대부분 동결절편을 대상으로 만들어진 방법이어서 파라핀절편에는 거의 응용할 수 없다. 이 도은법은 파라핀절편으로 고안되어 연속절편의 관찰이 가능하다는 점이 획기적인 것이다(그림 14-6). 본법은 표본제작과정 중 얼룩이 많이 생기는 암모니아성 은용액 대신 안정한 프로타골(protargol, silver proteinate의 상품명)을 사용하여 염색성을 개량한 것이다.

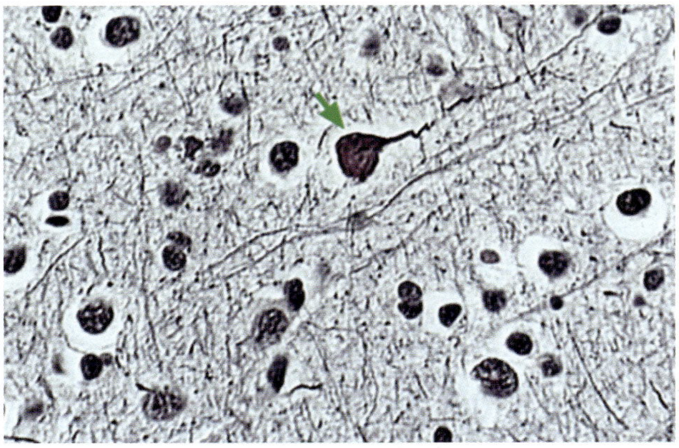

그림 14-6. 알츠하이머 질환(Alzheimer's disease)의 노인반(senile plaque). 축삭(axon)이 불규칙하게 파괴되어 있고 비정상적으로 커져 있음. Bodian 염색, 200배

5. 말이집 염색

말이집은 축삭을 둘러싸는 전기적인 절연체(insulating sheath)이다. 말이집은 대략 80% 지질과 20% 단백질로 이루어져 있으며, 축삭 주위를 동심원성으로 여러 겹 싸고 있는 아교세포(glia cells)의 껍질모양의 돌기로부터 형성된다. 말이집은 축삭을 따라 일어나는 전기충격 전도의 속도와 효율성을 크게 향상시켜준다. 말이집은 중추신경계에서는 희돌기아교세포(oligodendrocyte)에서, 말초신경계에서는 말이집세포(Schwann cell)로부터 형성된다. 말이집의 손실은 신체를 극도로 쇠약하게 만드는 결과를 초래한다. 말이집의 손실에 의해 발생하는 대표적인 예로서는 중추신경계에서 발생하는 다발경화증(multiple sclerosis)과 말초신경계에서 발생하는 길랭-바레증후군(Guillian-Barré syndrome)이 있다.

말이집 검출에 이용되는 염료염색법들은 단순하고 믿을 만하며 포르말린고정-파라핀포매조직에서 시행할 수 있다. 말이집 염색의 대다수는 신경세포의 존재부위를 검출하기 위한 닛슬염색과 결합하여 이중염색 형태로 이용되고 있다. 말이집 염색에서 오래된 염색법들은 균일하고 일관된 염색성을 나타내기는 하지만, 시간이 많이 걸려 사용자들이 사용하기꺼리는 경향이 있다. 현재 대부분의 신경병리 검사실에서 말이집 염색으로 룩솔파스트블루(luxol fast blue) 염색과 솔로크롬시아닌(solochrome cyanine) 염색을 선호하고 있다.

1) 바이게르트(Weigert)의 말이집 염색법

바이게르트(Weigert)가 개발한 염색법으로, 그 원리는 조직을 크롬(chrome)이 함유된 용액에 장기간 고정하여 특히 유지방이 풍부한 말이집을 강하게 환원하여 황갈색의 수산화크롬[$Cr(OH)_3$, $Cr(OH)_2$]으로 침전 및 응고시킴으로써 탈수, 포매 등의 조작에 의해 소실이 안 되는 상태로 변화시키고, 동시에 이것을 매염제로 하여 헤마톡실린에 염색시키는 것이다. 그러나 오늘날 이 원법은 거의 이용되지 않고 오직 이것과 유사한 원리에 의해 만들어진 변법이 이용될 뿐이다.

2) 팔-바이게르트(Pal-Weigert)의 수초염색법

바이게르트(Weigert) 원법을 개량한 것으로, 다른 변법과 달리 완전히 분별된 무색의 기질 위에 말이집신경섬유가 짙은 흑청색으로 매우 뚜렷하게 나타나는 것(그림 14-7)과 분별시간이 특히 단축되어 있다는 것이 장점이다. 그러나 신속히 분별을 완료하는 것과 동시에 분별이 지나쳐 가는 섬유가 분별될 수 있다는 위험성도 내포하고 있다.

3) 룩솔파스트블루 염색(luxol fast blue, Klüver-Barrera, 1953)

룩솔파스트블루는 물리 · 화학적으로 상당히 안정한 염료로서, 황산화한 구리 프탈로시아닌(copper phthalocyanine)의 알코올용해성 아민염이다(그림 14-8).

룩솔파스트블루의 말이집에 대한 선택적인 염색성의 원리에 대해서는 충분히 밝혀져 있지 않지만, 염색의 원리에서 바이게르트(Weigert) 방법과 그 변법에 의한

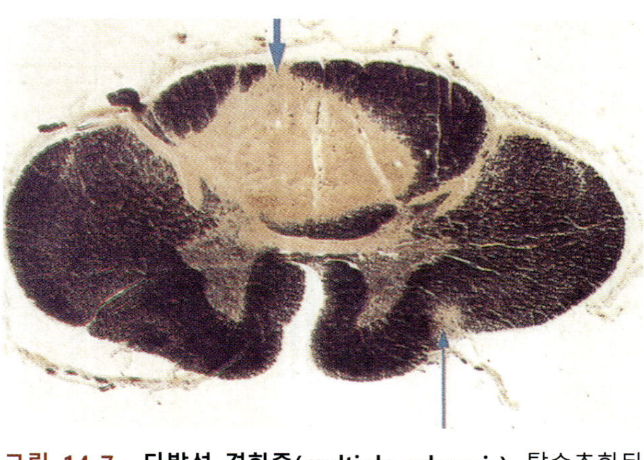

그림 14-7. 다발성 경화증(multiple sclerosis). 탈수초화된(demyelinated) 부분들(화살표)이 존재함. Pal-Weigert 염색.

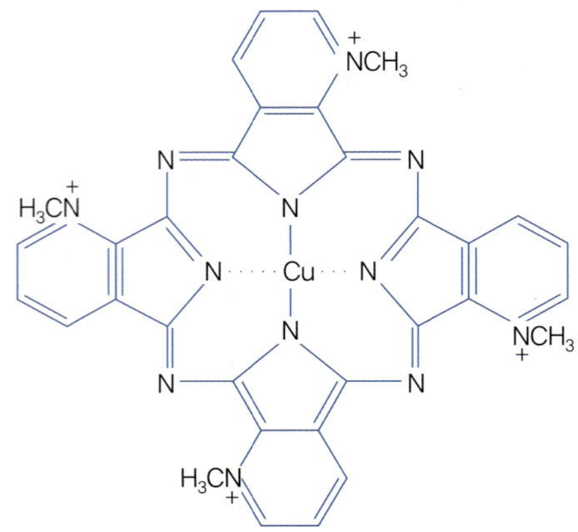

그림 14-8. luxol fast blue의 분자구조

헤마톡실린레이크 염색법과 근본적인 차이가 있다. 즉, 포르말린 고정 후의 검체라면 어떤 포매를 막론하고 응용이 가능하며 매염도 필요치 않다. 또한 종래의 방법에서는 불가능하였던 크레실 바이올렛(cresyl violet), 헤마톡실린 및 PAS (periodic acid Schiff) 염색과 함께 이중염색을 시행할 수 있는 장점을 가지고 있다. 파라핀절편을 사용하기 때문에 이 반응은 단순지질(simple lipid)보다는 주로 지단백질(lipoprotein)이 관여하는 것으로 보고 있다. 따라서 지단백질에 있는 염기가 염료의 염기와 치환되어 염을 형성하는 산-염기반응의 일종이라고 생각된다. 그 결과 나타나는 짙은 청색침전물은 콜린(choline)을 함유한 화합물과 알코올 내의 룩솔파스트블루의 결합에 의해 형성되는 것으로 판단하고 있다(그림 14-9, 10).

4) 말이집 염색을 위한 면역조직화학염색

중추신경계와 말초신경계의 말이집세포(Schwann's cell)로부터 유래하는 종양의 진단에는 S-100 면역조직화학염색이 유용하다. 말이집 형성의 마커로 많은 항체가 사용되고 있는데, 이 중 가장 유용한 항체가 말이집염기성단백질(myelin basic protein)과 말이집관련당단백질(myelin associated glycoprotein)이다. 그러나 염료염색들도 신뢰성이 높고 그 과정이 단순하기 때

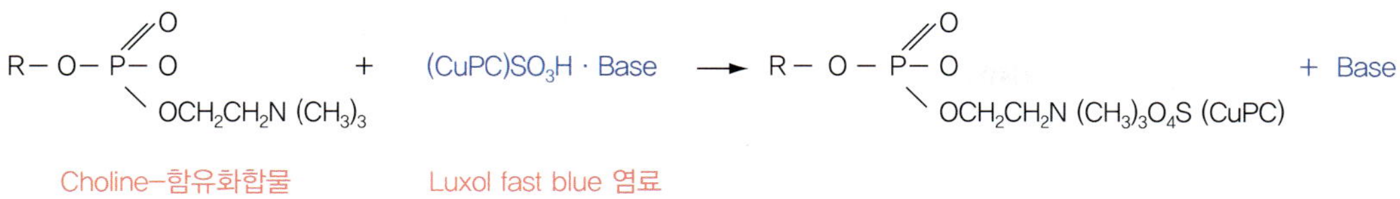

그림 14-9. 룩솔파스트블루와 콜린함유성 화합물의 산-염기반응.

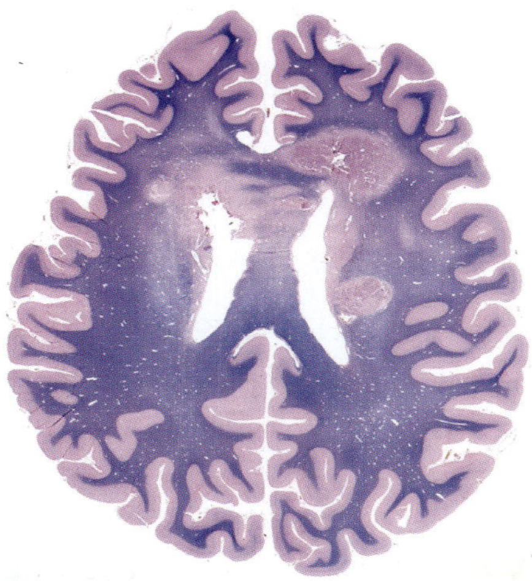

그림 14-10. 출혈성 빈혈로 인한 창백핵(globus pallidus)의 양측성 연화(malacia). 저산소혈성 저산소증(hypoxemic hypoxia)로 인해 뇌연화소견에 관찰됨. 룩솔파스트블루염색.

문에 일반 진단 신경병리학에서는 주로 염료염색법이 이용되고 면역조직화학염색은 종양진단과 연구 분야에서 주로 시행되고 있다.

말이집 손실은 외상, 종양, 다발성 경화증 또는 독성 물질과 같은 수많은 뇌 손상의 영역에서 발생하기도 하며, 뇌 축삭 손실에서 이차적으로 발생하기도 한다.

변성 말이집의 검출에는 룩솔파스트블루 또는 솔로크롬 시아닌에 의한 염료염색과 미세아교세포(microglia cells) 반응을 보기 위한 CD68 면역조직화학염색이 가장 흔히 이용되고 있다. 역사적으로 마르키(Marchi) 염색과 중성지질 염색이 각각 전기와 후기 변성 말이집의 검출에 이용되어 왔다. 그러나 마르키 염색은 블록염색(block staining) 방법을 사용해야 하고 중성지질 염색은 파라핀포매조직으로는 시행할 수 없다. 따라서 민감도가 좋은 CD68 면역조직화학염색이나 위에서 기술한 정상 말이집 염색에 이용되는 쉬운 염료염색들로 인하여 오늘날에는 마르키 염색이나 중성지질 염색은 거의 시행되지 않고 있다.

참고

Luxol fast blue 염색과정

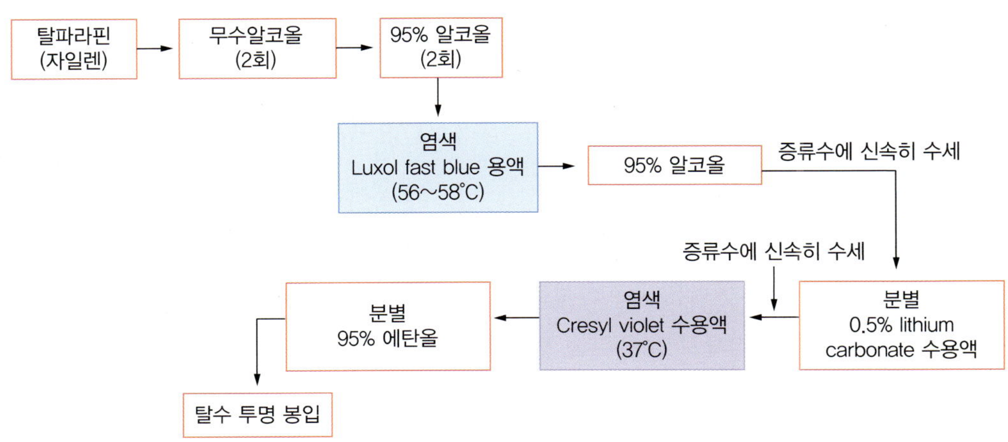

6. 변성신경섬유

신경섬유가 절단 또는 장애(약물중독 등)에 의해 변화를 받으면 말이집에 변성이 생긴다. 말이집에 변성을 받은 부위에서 말초 쪽을 향하여 변화하는 왈러변성(Wallerian degeneration)과 말초에서 중추로 향하여 변화하는 딩백현상(dingback phenomenon)이 있다. 여기서는 변성섬유를 특이적으로 염색해내도록 고안된 염색법을 취급하였다.

오래전부터 이용되어온 염색법으로는 마르키(Marchi) 방법이 있다. 이 방법은 절단에 의해 화학적 성질이 변한 말이집을 특이적으로 염색해내는 것이기 때문에, 유수섬유의 변성을 연구하는 데 매우 효과적이지만, 무수섬유의 변성의 경우에는 효과가 없다. 따라서 최근까지 일반 신경섬유 도은법에 의해서만 정상섬유와 함께 변성섬유의 상태를 검색하여 왔다. 그러나 그리스(Glees, 1946)나 나우타(Nauta, 1950)는 빌쇼브스키(Bielschowsky) 도은법을 개량하여 정상 축삭이 도은되는 것을 막고 변성된 축삭만을 도은하는 새로운 방법을 고안하였다. 그 후 나우타와 그의 공동연구자들이 각종 개량법을 발표하였다.

1) 마르키(Marchi)의 변성섬유염색법

중크롬산칼륨을 함유한 고정액을 사용하여 정상 수초가 갖고 있는 환원력을 저하시키고, 변성된 수초만 사염화오스뮴(OsO_4)을 환원시켜 흑색과립을 관찰하는 특수한 변성유수섬유 염색법이다.

2) 나우타(Nauta)의 변성섬유염색법

피리딘(pyridine)에 의해 정상축삭 섬유의 호은성을 차단하고 변성축삭 섬유만을 선택적으로 도은하는 방법이다.

7. 신경아교세포의 염색

신경아교세포(neuroglia)는 중추신경계의 지지세포로서 뇌실막세포, 별아교세포, 희돌기아교세포 및 미세아교세포를 포함하고 있다. 이들 세포의 동정에도 과거에 많이 이용해 오던 염료염색 대신 점차 면역조직화학염색의 이용 빈도가 증가하고 있다. 그 이유는 염료염색은 한 가지 방법만으로 신경아교세포의 동정이 불충분하며 완전한 것이 없기 때문이다. 또한 신경아교세포의 염료염색은 아교세포의 종류, 동물의 종류, 중추신경계의 부위, 실온, 습도, 시약이나 물의 순도 등의 각종 인자에 미세하게 영향을 받고 있어서 일관성이 결여되어 있다.

1) 뇌실막세포

뇌실막세포(ependymal cells)는 상피유사세포(epithelioid cell)로서 뇌실막이나 척수의 중심관(central canal)의 내면을 싸고 있다.

뇌실막세포는 H&E 염색과 같은 일반염색을 포함하여 GFAP, 비멘틴(vimentin) 및 S-100에 대한 면역조직화학염색으로 세포의 위치를 쉽게 찾아낼 수 있다. 정상 및 종양 뇌실막세포는 상피막항원(epithelial membrane antigen)에 대한 면역조직화학염색 양성을 보이지만, 사이토케라틴 마커(cytokeratin markers)에는 음성으로 나타낸다.

2) 별아교세포

별아교세포(astrocyte)란 명칭은 여러 개의 가는 돌기들을 가지고 있는 별모양의 세포에서 유래하였다. 휴식기의 별아교세포는 일반 H&E 염색상에서는 단지 핵만 뚜렷하게 보일 뿐 배경의 신경그물로부터 세포체를 식별해 낼 수 없다. 별아교세포의 핵들은 희돌기아교세포들의 작은 핵들에 비해 좀 더 크고 개방된 과립형 염색질을 간직하고 있다. 근래 신경병리학 분야에서는 별아교세포의 검출에 여러 단백질(GFAP, S-100, α B-crystallin, glutamine synthetase)에 대한 항체를 사용할 수 있으나 그중에 GFAP 면역조직화학염색이 가장 신뢰성이 높은 것으로 인정받고 있다. 카할(Cajar)의 금-승홍(gold sublimate) 염색과 같은 PTAH와 홀저(Hozer) 염색과 같은 금속기반(metal-based) 염색이나 염료염색은 이제 더 이상 이용되지 않는다. 그 이유는 면역조직화학염색에 비해 이들 고전적 염색이 오히려 더 비용이 많이 들고 기술적으로도 더 숙련이 필요한 데 비해 특이성이 상대적으로 낮기 때문이다.

별아교세포는 주로 원형질성 별아교세포(poroplasmic astrocytes)와 섬유성 별아교세포(fibrous astrocytes)의 두 가지 형으로 분류한다. 이 두 세포는 기능이 유사하나, 원형질성 별아교세포는 좀 더 짧고, 두꺼우며 고도로 분지된 돌기를 가지며 보통 회백질(gray matter)에서 발견된다. 섬유성 별아교세포는 더 길고 얇으며 덜 분지된 돌기를 가지며 보통 백질(white matter)에 존재하고 있다. 소뇌에서의 별아교세포 반응(astrocyte reaction)의 특징은 피질의 조롱박세포층(Purkinje cell layer)으로부터 연질막 표면까지 방사형으로 뻗어 있는 돌기를 가진 버그만(Bergmann) 또는 방사(radial) 별아교세포라 부르는 세포의 출현이다.

별아교세포는 뇌 실질의 손상이 발생하면 손상에 반응하여 세포의 크기가 커지며 더 뚜렷하고 호산성의 세포질을 가진 세포로 나타난다. 핵은 세포질의 중심에서 이동하여 한쪽으로 치우쳐 위치하며 돌기들은 더욱 뚜렷해진다. 별아교세포의 신경아교증(gliosis)이란 영구 손상에 대한 반응으로 별아교세포들이 증식에 의해 조직결손 부위가 채워져 섬유아교 흉터(fibrous glia scar)로 남는 것을 말한다.

별아교세포의 분화를 보기 위한 검출법으로는 GFAP 면역조직화학염색이 가장 우수한 것으로 인정받고 있다. 또한 GFAP 면역조직화학염색은 뇌실막세포종(ependyoma), 희돌기아교세포종(oligodendroglial tumor) 및 맥락얼기종양(choroid plexus tumor)에서도 양성반응을 나타낸다. 별아교세포종은 비멘틴, S-100에도 양성반응을 보이나 이 반응들은 많은 다른 종양들에서도 양성반응을 나타내므로 감별진단에는 거의 사용되지 않고 있다. 이밖에도 별아교세포는 간혹 범사이토케라틴 AE1/AE3 (pan cytokeratin AE1/AE3)에 대해서도 교차반응을 보이므로, 전이성 샘암종과 같은 상피세포 종양의 진단을 배재하기 위해서는 CAM5.2 또는 MNF116과 같은 다른 종류의 사이토케라틴 마커를 사용하는 것이 편리하다.

증식성 마커인 Ki-67 (MIB-1)은 종종 종양의 등급을 나누거나, 종양성 별아교세포 집단으로부터 반응성 감별에 도움이 되기 때문에 외과 신경병리학의 평가 방법의 하나로 사용되고 있다. 후자는 반응성이 높을수록 Ki-67에 양성반응을 보이는 핵의 수가 더 많이 증가하는 경향을 나타낸다.

최근 미만성 희돌기아교세포종이나 별아교세포종의 진단 분야에서 떠오르고 있는 잠재적인 강력한 도구의 하나는 R132H 돌연변이를 운반하는 동위구연산염 탈수소효소 1 (isocitrate dehydrogenase 1, *IDH1*)에 대한 항체의 사용이다. 이 변이는 미만성 아교세포종에서 가장 흔한 돌연변이이다. 이 변이단백질에 대한 항체는 II와 III 등급의 별아교세포종으로부터 반응성 아교세포증(reactive gliosis)을 구별하는데 사용되기도 한다.

3) 희돌기아교세포

희돌기아교세포(oligodendrocyte)는 중추신경계의 말이집을 형성하는 아교세포로서 회백질과 백질에 존재한다.

하나의 희돌기아교세포는 여러 개의 신경세포로부터

유래하는 축삭의 말이집 형성에 관여한다. 희돌기아교세포는 H&E와 크레실바이올렛 염색표본에서 구형 또는 난원형의 작고(7 μm) 조밀한 염색질을 간직한 핵을 가지고 있다. 세포질은 주변의 신경그물(neuropil)과 뚜렷하게 구별되지 않는다. 하지만 희돌기아교세포종의 경우에는 파라핀절편에서 인공적으로 형성된 핵주위 투명대(perinuclear halo)가 관찰된다.

희돌기아교세포의 검출에서 전통적 도은법은 거의 사용되지 않고 지금은 희소돌기아교세포 돌기에 양성반응을 보이는 말이집염기성단백질(myelin basic protein)이나 말이집관련 당단백질(myelin associated glycoprotein)에 대한 항체를 사용하는 면역조직화학염색으로 대치되고 있다. 그러나 이 에피토프(epitope)는 희돌기아교세포종에서는 발현되지 않는다. 올리고2(Oligo 2)는 전사인자로서 희소돌기아교세포의 발달을 조절하며, 희돌기아교세포의 핵과 희소돌기아교세포종에서 발현된다. 이 전사인자는 불행하게도 희돌기아교세포종에 대해 비특이적이어서 다른 형태가 유사한 종양에서도 양성반응을 보이며 또한 별아교세포종에서도 발현된다. 별아교세포종으로부터 희돌기아교세포종을 구별하는 믿을만한 면역조직화학적 마커는 아직 발견되지 않고 있다.

4) 미세아교세포

미세아교세포(microglia cell)는 다른 아교세포들과 달리 중배엽으로부터 기원한다. 이 세포들은 혈액기원 단핵구로부터 유래하여 배아 발생과정에서 뇌로 이동하는 것으로 믿고 있다. 미세아교세포는 상주하는 선천면역계로 기여하다가 어떤 병리 상태 하에서 완전한 형태의 큰포식세포로 발달하기도 한다. 이 형태의 세포들은 대부분 알려져 있는 형태의 중추신경 병리질환에 관여한다. 미세아교세포는 흔히 휴지기(resting), 활동기(activated) 및 아메바형(amoeboid form)의 세 가지로 분류한다. 휴지기 미세아교세포는 고전적으로 분지형으로 되어 있는 반면, 활동기 미세아교세포는 막대모양이며, 아메바형은 그 이름이 의미하듯이 아메바와 닮아 있다.

미세아교세포 동정에는 CD68 (PGM1), 사람폐포큰포식세포-56 (human alveolar macrophage-56: HAM-56), Class II 주조직 복합체(Class II major histocompatibility complex : Class II MHC, 특히 염증상태에서 발현) 및 HLA-DR-II 항체를 포함한 여러 개의 입증된 면역조직화학염색 마커들이 사용되고 있다. 이 항체들은 다른 아교세포들에는 반응하지 않지만 순환하고 있는 침윤형 큰포식세포에는 양성반응을 나타낸다. 전통적으로 희돌기아교세포에 이용하던 펜필드(Penfield, 1928) 염색이나 웨일과 다벤포트(Weil & Davenport) 염색과 같은 비면역염색법은 특이성이 없어서 오늘날 더 이상 시행되지 않고 있다.

(1) 카할(Cajar)의 별아교세포 도은법

별아교세포의 호은성을 이용한 염색으로 원리는 피리딘(pyridine)을 첨가한 암모니아성 은용액을 사용하여 별아교세포의 섬유와 세포체를 도은하는 방법이다. 고정액은 브롬화암모늄(ammonium bromide)을 사용하는데, 최소한 2일 이상 고정하고, 25일 이상 넘지 않도록 한다.

(2) 리오 호르테가(Rio Hortega)의 별아교세포 탄산은법

빌쇼브스키 도은법과 비슷하다. 다만 암모니아성 은용액 대신에 암모니아성 탄산은용액(ammoniacal silver carbonate)을 사용한다는 차이가 있을 뿐이다. 특히 원형질성 별아교세포의 검출에 우수하다.

(3) 펜필드(Penfield)의 희돌기아교세포와 미세아교세포 탄산은법

리오호르테가(Rio Hortega)의 방법과 유사하다. 단, 암모니아성 탄산은용액 제조 시 틴산리튬(lithium carbonate) 대신 탄산나트륨(sodium carbonate)을 사용한다. 희돌기세포 및 미세아교세포의 검출에는 신선한 고정조직을 이용한 동결제작이 필수이다. 이 탄산은 용액은 특히 비정상 아교세포(pathological glia)에 잘 침투된다.

(4) 홀저(Holzer)의 신경교질섬유 염색법

이 염색법은 사람의 신경조직에 대해 우수한 효과를 발휘하는 점이 바이게르트(Weigert) 방법보다 우수하다. 또 파라핀절편을 사용할 수 있어 이용범위가 넓다.

원리는 조직절편을 인몰리브덴산(phosphomolybdic acid)으로 매염한 후, 염기성 염료인 크리스탈바이올렛(crystal violet)으로 과염색한 다음 브롬화칼륨(potassium bromide)으로 처리하고 아닐린-자이롤(aniline-xylol) 또는 아닐린-클로로포름(aniline-chloroform)으로 분별하면 신경아교섬유는 짙은 청자색으로 남고 나머지 성분은 분별되는 것을 기초로 한 염색이다(그림 14-11).

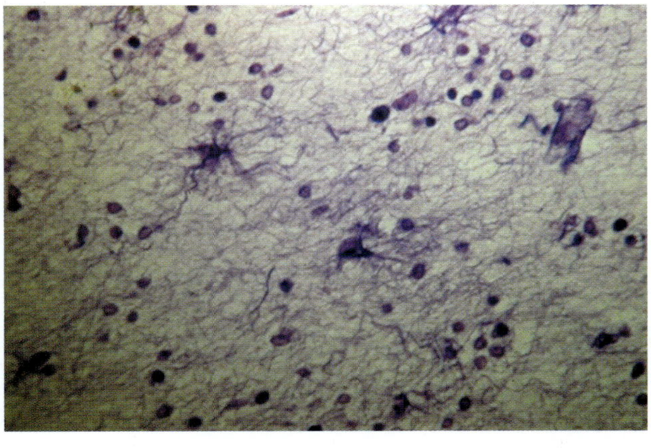

그림 14-11. **별아교세포(astrocytes).** 신경아교섬유가 청자색으로 염색됨. Holzer 염색, 400배

(5) PTAH에 의한 신경아교섬유 염색법

신경병리학적 진단에 자주 채택되는 방법으로, 뇌나 척수의 외배엽성 성분인 신경아교섬유와 간엽성 요소인 결합조직이 명확히 구별된다. 그러나 양자 정확한 염색의 구분은 규정에 있는 대로 고정한 절편에 대해서만 가능하다. 여기서는 말로리(Mallory) 원법을 말로리 자신이 파커(Parker)와 함께 개량한 방법에 대하여 기술하였다. 원리는 뼈대근조직편을 참조한다.

(6) 말초신경섬유 염색

말초신경계의 신경섬유 염색은 중추신경계에서 축삭(axon)을 염색하기 위해 이용되는 도은법들과 유사하다. 이 중 Holmes의 boric acid-buffered silver 방법이 믿을 만하고 일관된 결과를 얻을 수 있어 뇌줄기(brain stem), 척수(spinal cord), 말초신경섬유의 연구에 특히 우수하다. 아래 기술하는 팜그렌(Palmgren) 방법은 말초신경섬유의 염색에 많이 이용되며 그 결과도 좋다.

① 팜그렘(Palmgrem)의 신경섬유 염색

신경섬유의 호은성을 이용한 염색법으로 파라핀절편을 사용할 수 있다. 고정액으로는 포멀-생리식염수(formol saline)가 우수하며, 오래 보관하여도 염색에 큰 영향을 미치지 않는다.

② 초생체염색을 이용한 신경섬유 및 신경종말(nerve endings)의 염색

근육생검조직에서 신경섬유(nerve fiber)와 종말판(end plates)을 관찰하는 데 새로운 형태의 생체염색이다. 그 원리는 메틸렌블루(methylene blue)를 근육섬유 내로 주입한 후 알칼리용액 상태의 환원제를 사용하여 백색염기(leuco base)로 전환시킨 다음, 산소첨가(oxygenation)하여 메틸렌블루로 재산화(reoxidation)

하는 방법이다.

생검조직의 경우에는 먼저 운동점(motor point : 전기자극에 민감하게 반응하는 근육 상부에 위치한 피부의 한 지점으로, 보통 근육의 기시부에 가까운 근복부의 표면에 위치함)의 위치를 확인한 후 조직을 채취한다. 조직은 핀을 꽂아 고정시킨 다음 아주 가는 침을 이용하여 생리식염수에 녹인 0.03~0.05% 메틸렌블루(methylene blue, 아연제거) 10~20 mL를 근육의 원위 절단면 내로 주입한다.

8. 신경변성

신경변성(nuerodegeneration)은 거의 노인성 질환에서 나타난다. 노령화와 함께 이들 질환은 의료보험 체계의 부담이 증가하고 있으며, 이런 이유로 최근 신경변성 분야에 대한 연구의 확대와 함께 신경병리학 분야에서도 업무량이 증가하는 추세이다. 그러나 일부 신경변성 질환은 부검 없이는 확정 진단을 내릴 수 없는 경우가 많다. 대부분의 연구에서 치매 질환의 원인에 대한 임상 진단의 정확도는 대략 75% (유병률, 돌연변이 여부, 역학적 자료 등) 정도이다. 그렇기 때문에 부검을 통해 다양한 정보의 축적이 필요하며 이를 통해 원인규명과 학문적 발전을 이룰 수 있다.

신경변성 질환의 조직병리학적 진단의 특징은 단계적으로 진행하는 것이다. 첫 단계는 뇌를 제거하는 것이다. 때로 추가적으로 척수도 함께 제거한다. 이들 장기로부터 신선한 상태에서 일부 조직을 채취한다. 고정이 필요치 않은 연구를 위해서는 급속냉동(snap-frozen)을 시행한다. 그 다음 뇌는 포르말린에 고정한다. 고정은 기저동맥(basilar artery)으로 많은 양의 포르말린을 관류시킨 후 용기 밑바닥에 밀착되지 않게 띄워 두는 것이 좋다. 뇌를 포르말린 용기에 넣어 바닥에 담가두는 고정은 뇌 변형을 초래하므로 피해야 한다. 뇌는 포르말린 고정 후 통째로 또는 관상면으로 얇게 잘라 육안검사를 시행한다(그림 14-12). 그 후 적절한 조직블록을 채취하여 조직침투과정을 거쳐 포매한다. 대부분의 신경변성의 신경병리학적 평가는 크게 치매질환(dementia illness)과 운동신경변성(motor degeneration)에 집중하고 있는 경향이다. 또한 이 두 질환 사이에는 상당히 중첩되어 있는 면이 있다. 치매에 대한 연구는 한 종류 또는 세 종류, 즉 알츠하이머 질환, 혈관성 치매(다발경색 치매) 및 루이소체동반 치매를 통합적으로 규명하려는 경향이 있다. 소수의 일부 치매는 이마관자엽(frontotemporal lobe) 변성을 보인다. 부검으로 진단된 운동신경 변성질환은 운동신경세포 질환(근육위축성 가쪽경화증, 루게릭병, amylotrophic lateral sclerosis)과 파킨슨증(Parkinsonism)의 임상적 특징을 가진 질환에 초점이 맞추는 경향이 있다. 헌팅턴 질환(Huntington's disease), 척수소뇌실조(spinocerebellar ataxia) 및 프리이드라이히 운동실조증(Friedrich's ataxia)과 같은 운동계 신경변성 질환은 유전자검사로 진단하려는 경향이 있다.

9. 치매의 조직 관찰

치매(dementia)는 고령 인구 증가와 함께 노인 신경

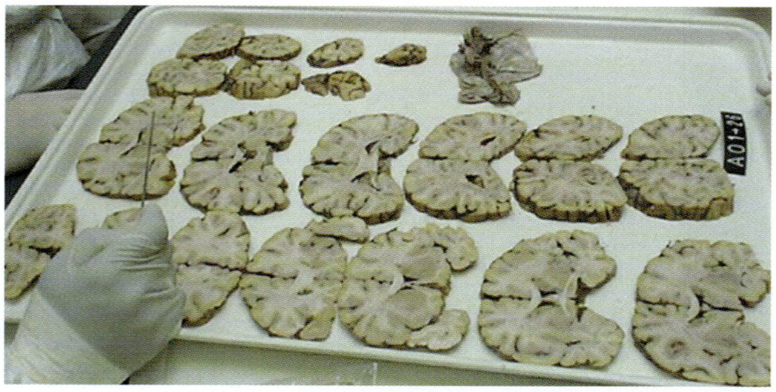

그림 14-12. 뇌의 육안 소견. 고정 후 관상면으로 절취하여 관찰함.

변성 질환 중 가장 흔한 질환의 하나이다. 치매의 원인을 찾으려면 특이한 구조 이상을 증명해야 하는데, 이를 위해 보통 특수염색이 필요하다. 치매를 일으키는 원인으로는 알츠하이머 질환(Alzheimer's disease), 혈관성 치매 또는 다발성 경색치매(vascular-infarct dementia or multi-infarct dementia), 루이소체 동반 치매(dementia with Lewy bodies), 이마관자엽 치매(frontotemporal dementia)가 있다.

이밖에 크로이츠펠트-야콥질환(Creutzfeldt-Jakob disease)에 의해서도 치매가 발생하는 것으로 알려져 있다. 현재 치매의 원인을 조직병리학적으로 검사하기 위해서는 조직학적 소견에 따라 특수염색과 면역조직화학 염색을 함께 병행하여야 한다.

1) 치매 원인의 조직학적 특징

많은 신경변성질환은 단백질의 축적(또는 봉입체)이 나타나는 것이 특징이다. 이들 단백질에 대한 대다수의 항체도 상업적으로 시판되고 있어서 면역조직화학 염색이 가능하다. 따라서 이들 질환은 각 질환 특유의 병리학적 집합체를 형성하는 특이 단백질에 의해 분류하고 있다. 이들 병증에는 타우병증(tauopathy)[예: 알츠하이머 질환, 픽질환(pick's disease), 핵상마비(supranuclear palsty), 겉질바닥핵변성(corticobasal degeneration), 호은성 과립 질환(argyrophilic grain disease)], 시뉴클레인병증(synucleinopathy)[예: 파킨슨 질환, 루이소체(Lewy body) 동반 치매, 다발계통 위축(multiple system atrophy)], 프리온 질환(prion disease) 및 TDP-43 단백병증(TDP-43 proteinopathy)(예: 운동신경원 질환, TDP-43 동반 이마관자엽 변성)이 있다(표 14-1).

유비퀴틴(ubiquitin)은 잘못 접혀 있는 단백질 또는 다른 이상 단백질들과 결합하는 작은 조절 단백질로 프로테오솜(proteosome)에 의해 파괴된 단백질에 양성 반응을 보인다. 많은 치매질환들은 유비퀴틴화 단백질(ubiquitinylated protein)의 축적에 의해 나타나는 것이 특징이다.

이 단백질의 위치나 축적 형태는 치매질환 진단의 실마리를 제공할 수 있다. 따라서 유비퀴틴화 단백질을 위한 면역조직화학 염색은 때로 신경병리학적 진단의 초기 단계에 유용하게 사용되고 있다. 이를 위해 보통 p62에 대한 항체가 사용하고 있다. p62 단백질은 유비퀴틴화 단백질과 결합하여 프로테오솜으로 이동한다. p62에 대한 항체는 병리학적으로 타우(tau), α-시뉴클레인(α-synuclein) 및 TDP-43의 유비퀴틴화 집합체를 염색하는데 사용된다. 더욱이 p62 면역조직화학염색은 유비퀴틴 면역조직화학염색 보다 병리학적 집합체에 대한 특이도가 더 높게 나타나기 때문에 많이 활용하고 있다(표 14-1).

표 14-1. 질환별 봉입체 종류들과 면역조직화학염색

질환	봉입체	면역조직화학
Alzheimer's disease	Neurofibrillary protein	Tau protein, ubiquitin/p62
Parkinson' disease	Lewy body	α-synuclein, ubiquitin/p62
Dementia with Lewy bodies	Cortical lewy body	α-synuclein, ubiquitin/p62
Motor neuron disease, 일부 형태의 FTLD	Motor neuron disease/FTLD inclusion	ubiquitin/p62
Multiple system atrophy	Glial cytoplasmic inclusion	α-synuclein, ubiquitin/p62
Progressive supranuclear palsy	Glial cytoplasmic inclusion	tau, ubiquitin/p62
Corticobasal degeneration		
Pick's disease	Pick body	Tau protein, ubiquitin/p62

2) 치매 질환의 조직병리학적 특징

(1) 알츠하이머 질환

알츠하이머 질환은 타우(tau)와 β-아밀로이드(β-amyloid)의 유비퀴틴화 단백질이 축적되는 것이 특징이다. 과인산화 타우(hyperphosphorylated tau) 단백질은 신경섬유매듭(neurofibirillary tangles)으로 불리는 불꽃모양의 신경원 세포질 내 봉입체와 신경그물실(neurophil thread)로 알려진 신경원섬유 침착물(neuritic fibrillary deposit)을 형성한다. β-아밀로이드는 아밀로이드-전구체단백질(Alzheimer-amyloid- procursor protein)이 β와 γ-분비효소(β & γ-seretase)에 의해 분활되어 생성된 펩티드의 집합체로부터 형성된다. β-아밀로이드 침착물은 확장되고 변형된 신경돌기에 의해 방사상으로 둘러싸여 노인반(senile plague)을 형성한다. 노인반과 신경섬유매듭은 알츠하이머 질환의 대표적인 특징 소견이다(그림 14-13).

(2) 혈관성 치매

혈관성 치매(vascular dementia)는 뇌 전체적으로 다발성의 크고 작은 경색 부위와 더불어 특징적으로 시상하부(thalamus) 또는 해마(hippocampus)와 같은 기능적으로 중요한 구조 내 소수의 경색이 나타나는 다양한 질환에 대한 포괄적 용어이다. 이 경우 많은 예에서 알츠하이머 질환 또는 루이소체형의 조직병리학적 특징도 함께 관찰된다.

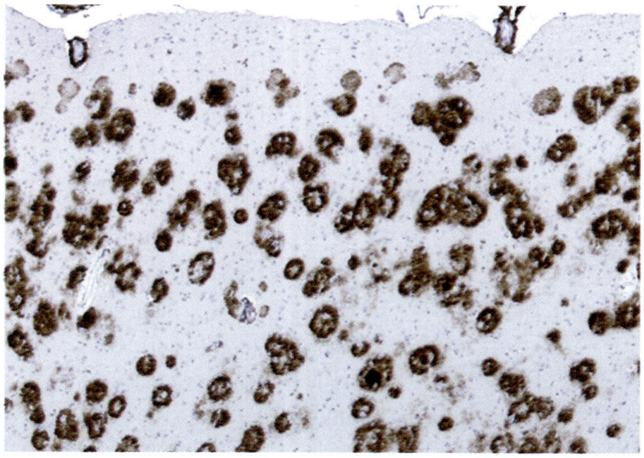

그림 14-13. 알츠하이머 반점(Alzheimer plaques). 신경세포내에 축적되어 있는 아밀로이드에 갈색의 양성반응을 보였음. β-아밀로이드(β-amyloid) 면역염색, 200배

(3) 루이소체 동반 치매

루이소체 동반 치매(dementia with Lewy body)는 알츠하이머의 조직학적 특징과 함께 겉질과 변연 신경세포질에 침착한 α-시뉴클레인(α-synuclein)의 봉입체, 즉 겉질 루이소체(cortical Lewy bodies)가 출현하는 것이 특징인 치매이다. 루이소체는 파킨슨 질환 환자의 흑질(sustantia nigra), 중뇌(midbrain) 및 뇌줄기(brain stem)의 청색반점(locus ceruleus) 내에서 출현하는 구형의 치밀한 호산성 유리질 세포질 봉입체로 처음 기술되었다. 처음 이 소체는 유비퀴틴화 α-시뉴클레인으로 구성되어 있어서 이들 단백질이나 p62에 대한 항체를 사용하여 면역조직화학염색을 할 수 있다(그림 14-14).

(4) 이마관자엽 변성

이마관자엽 변성(frontotemporal lobar degeneration, FTLD)은 임상적으로 뇌의 전두엽과 측두엽의 신경세포 소실이 특징인 이마관자 치매(frontotemporal dementia)를 의미하는 다수의 신경병리학적 질환에 대한 포괄적 용어로 사용한다. FTLD의 특징은 세포질 내 단백질 봉입체의 면역반응성에 따라 세분하며, 대다수는 세포질 내에 타우단백질이 침착하므로 타우병증(tauopathy)으로 분류된다. 비타우병증(non-tauopathy) 중 대부분은 유비퀴틴화, 인산화 TDP-43 (FTLD-TDP라 부름)의 세포질 내 봉입체로 나타나며, 소수는 FUS/TLS의 봉입체 또는 신경미세섬유(neurofilament)로 나타난다. 나머지 소수는 세포질 내

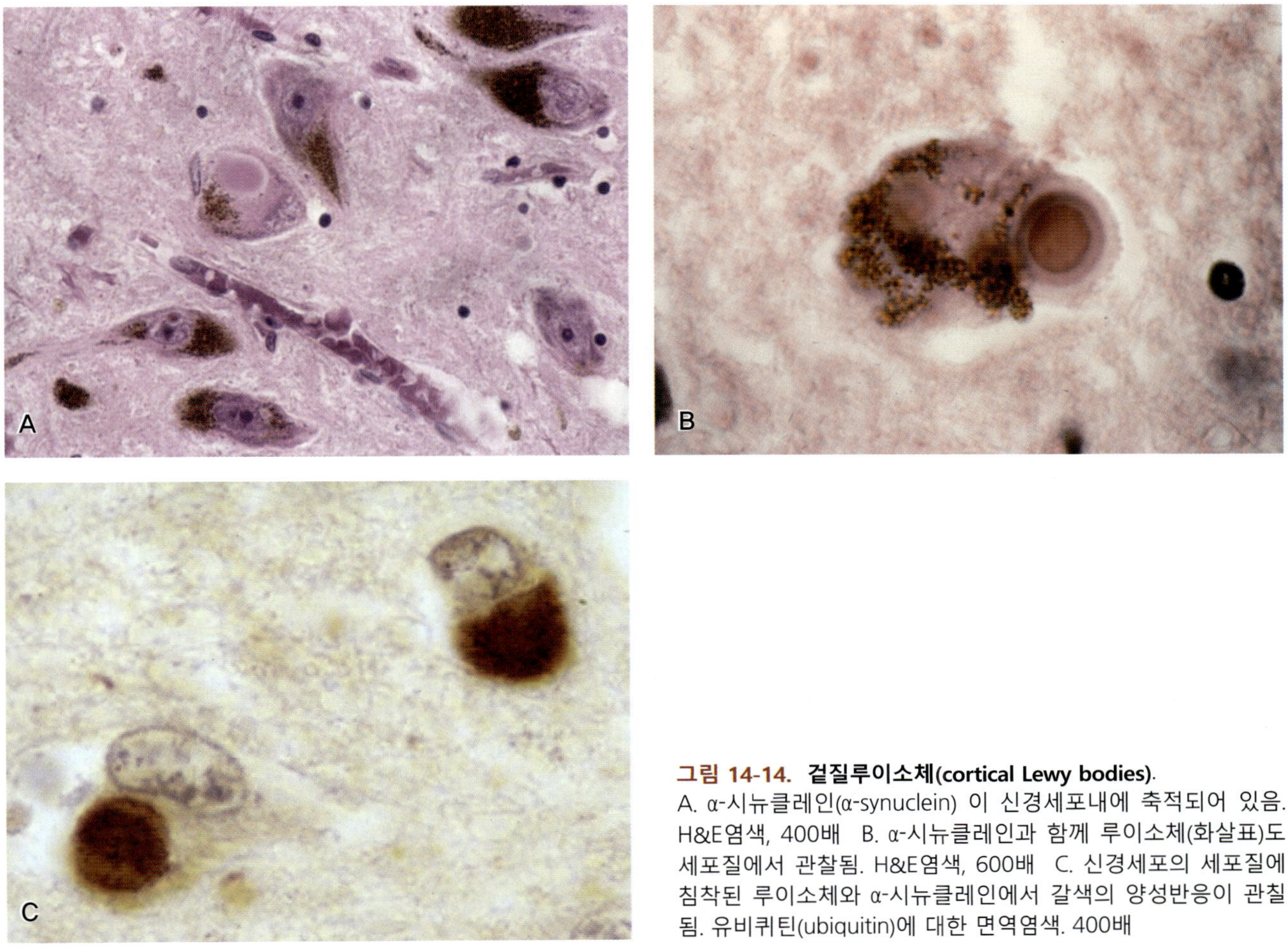

그림 14-14. 겉질루이소체(cortical Lewy bodies).
A. α-시뉴클레인(α-synuclein) 이 신경세포내에 축적되어 있음. H&E염색, 400배 B. α-시뉴클레인과 함께 루이소체(화살표)도 세포질에서 관찰됨. H&E염색, 600배 C. 신경세포의 세포질에 침착된 루이소체와 α-시뉴클레인에서 갈색의 양성반응이 관칠됨. 유비퀴틴(ubiquitin)에 대한 면역염색. 400배

봉입체가 p62와 유비퀴틴에만 면역반응성을 보이거나 전혀 반응성을 나타내지 않는 것도 있다.

(5) 프리온 질환

프리온 질환(prion disease)은 프리온 단백에 의해 발생하는 신경변성질환이다. 20년간 포르말린에 고정된 조직에서 추출한 프리온 단백에 의해서도 전염성이 확인된 바가 있으므로 공중위생학적 측면에서나 실험실 내 검사실 직원들은 취급 시 각별한 주의가 필요한 질환이다. 이 질환들은 뇌에 프리온 단백질(prion protein, PrP)이라 부르는 비정상 단백질의 축적이 특징이다. 프리온 단백질의 정상 기능은 아직 명확히 밝혀져 있지 않지만 세포막의 구성성분으로 신경세포에서 가장 높게 발현되고 있다. 이 단백질의 축적은 뇌에 해면상 변화(spongiform change)가 나타난다(그림 14-15). 이런 유형의 질환을 다른 명칭으로 해면상 뇌병증(spongiform encephalopathy)이라 부르기도 한다. 이 질환의 대표적인 예가 사람에서 발생하는 변형크로이츠펠트-야콥질환(Variant Creutzfeldt-Jakob disease, vCJD)으로 젊은 나이에도 신경증상이 나타나게 된다. 대부분의 크로이츠펠트-야콥질환은 산발적으로 나타나고 그중 약 10%가 가족 유전성이며 극히 소수는 의학적 중재가 필요하다. 프리온 질환은 이상 프리온 단백질의 섭취에 기인하기 때문에 변형크로이츠펠트-야콥질환(variant Creutzfeldt-Jakob disease, vCJD)(그림 14-16)은 소 해면상 뇌병증과 관련된 질병

으로 알려져 있다.

산발성 CJD는 임상적으로 신속하게 진행되는 다발성 신경 기능이상, 수면불안, 근육간대 반사(myoclonic jerks), 운동실조(ataxia), 말기의 심한 전체적인 인식장애(terminal severe globalized congnitive impairment)가 특징이다.

CJD는 병리학적으로 신경손실, 신경아교증(gliosis), 해면상 변화와 더불어 단백분해효소-저항 프리온 단백질(protease-resistant prion protein)이 축적되는 것이 특징이다. 실질적 관점에서 프리온 단백질은 신경계의 정상 구성성분으로 다루어야 한다. 따라서 병리학적 형태의 프리온 단백질은 먼저 단백분해효소(protease)로 절편을 처리하여 정상적으로 접혀 있는 생리적인 프리온 단백질의 면역반응성을 제거하여 검출하여야 한다. 단백분해효소 처리 후에는 병리적으로 잘못 접힌 단백분해효소-저항 프리온 단백질만 남게 된다.

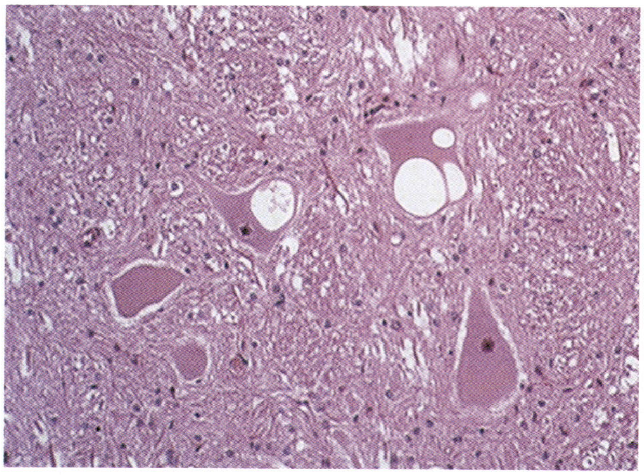

그림 14-15. 신경세포와 신경그물에서 다양한 크기의 미세공포가 관찰됨. H&E, 400배

> **참고** 프리온 질환에 걸린 환자의 조직들을 검사실에서 다룰 때는 적절한 건강과 안전 가이드라인에 따라 취급해야 한다. 그 예로 vCJD의 경우 고정 또는 미고정 상태의 작은 조직 편을 96% 포름산(96% formic acid)에 넣어 1시간 동안 두면 감염성을 거의 없앨 수 있다고 기술되어 있다. 포름산 처리 후에는 조직편이 거의 반투명으로 변해야 한다. 작업대나 기구는 2M 수산화나트륨(sodium hydroxide)에 1시간 멸균하도록 권장하고 있다. 초자기구는 차아염소산 나트륨(sodium hypochlorite)에 넣어 소독해야 한다.

(6) 파킨슨증(Parkinsonism)

떨림(tremor), 운동감소증(hypokinesia), 강직(rigidity) 및 자세 불안정(posture instability)이 특징인 질환이다. 병리학적으로 파킨슨증의 가장 흔한 원인은 뇌줄기와 중뇌에 특징적인 루이소체도 출현한다. 드

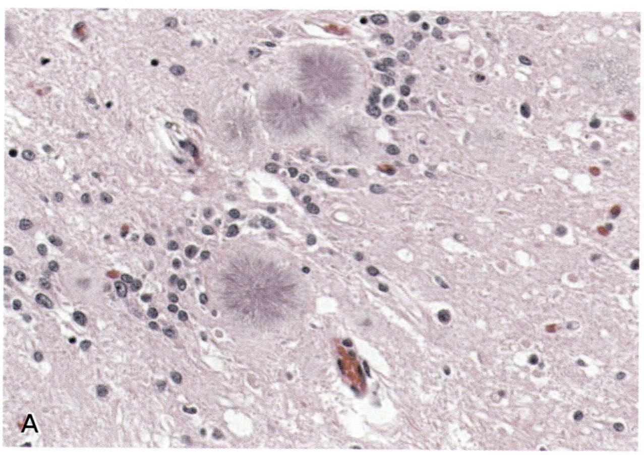

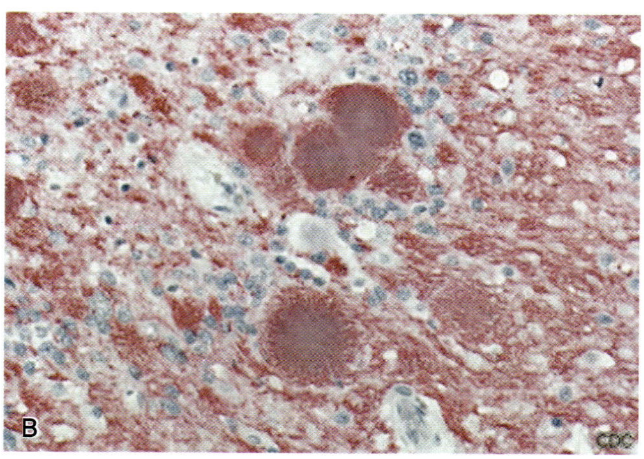

그림 14-16. 변형 크로이츠펠트-야콥 질환(vCJD). A. 전형적인 아밀로이드 반점(amyloid plaques)과 신경아교증(gliosis)이 관찰됨. H&E 염색, 400배 B. 아밀로이드 반점과 주위의 신경그물에서 양성반응을 보였음. 면역조직화학염색(immunoalkaline phosphatase stain), 400배

물게 과인산화 타우 단백질이 신경 세포질 내 축적이 특징인 진행핵상마비(supranuclear palsy)와 겉질바닥변성(corticobasal degeneration)과 α-시뉴클레인의 아교세포질 봉입체가 특징인 다발계통 위축(multiple system atrophy)도 이 질환에 포함한다.

(7) 헌팅턴 질환(Huntington's disease)

뇌의 다른 변성 질환과 마찬가지로 관련 유전자 내의 CAG-삼조체 반복 확장(CAG-triplet-repeat expansion)이라는 흔한 유전적 배경을 가지는 것이 특징인 질환이다. 또한, 일부 신경세포돌기뿐만 아니라 신경세포 핵 내에 폴리글루타민(polyglutamine)이 포함된 봉입체가 축적됨으로써 발생한다. 이 봉입체는 유비퀴틴(ubiquitin)에 대한 항체를 사용하여 면역조직화학적으로 검출할 수 있다. 봉입체를 형성하는 단백질 응집체는 신경변성 질환의 발생에 흔한 인자 중 하나이다.

3) 알츠하이머 질환 검출을 위한 염색

알츠하이머 병리학적 유형은 두 종류가 있다. 하나는 과인산화 타우(hyperphosphor-ylated tau)[주로 신경섬유 매듭(neurofibrillary tangles)와 신경그물실(neuropil threads)과 관련된 형태와 다른 하나는 β-amyloid(주로 신경성 반점(neuritic plaques)와 호콩고성 아밀로이드 혈관병증(congophilic amyloid angiopathy)]과 관련된 형태이다. 이 두 유형의 알츠하이머 질환의 진단에는 염료염색과 면역조직화학염색이 이용되고 있다.

염료염색 방법으로 고전적으로 신경성 반점과 관련된 신경병리질환 및 신경원섬유 매듭을 검출하는 데는 Palmgren의 Cross 변법(Cross, 1982)과 Gallyas 방법(Gallyas, 1971)이 이용되고 있다. 이 방법은 근래 거의 과인산화 타우 염색을 위한 면역조직화학적 방법으로 대체하고 있다.

β-아밀로이드(β-amyloid)는 역사적으로 메테나민-은(methenamine-silver)과 티오플라빈 S (thioflavine S)를 이용하여 검출하여 왔다. 이 방법들은 근래 포름산(formic acid) 전처리 후에 면역조직화학염색으로 대체하고 있다. 병리학적으로 두 유형의 알츠하이머 질환을 함께 검출할 수 있는 염색법으로는 빌쇼브스키 변법(modified Bielschowsky technique)이 이용되고 있다. 이 방법은 하나만 염색하는 다른 방법들에 비해 다소 민감도가 떨어진다.

(1) Tau 관련 질환 검출을 위한 갈리아스(Gallyas) 염색(Gallyas, 1971)

알츠하이머 질환에서 신경섬유 매듭(neurofibrillary tangles)과 비정상 타우 단백질(tau protein)을 포함하고 있는 신경세포돌기를 검출하는 데 가장 탁월한 방법이나, 아밀로이드 성분의 검출에는 적합하지 않다(그림 14-17). 갈리아스 염색은 다른 신경변성 질환, 특히 호은성 과립 질환(argyrophilic grain disease)을 확인하기 위해서 이용되기도 한다.

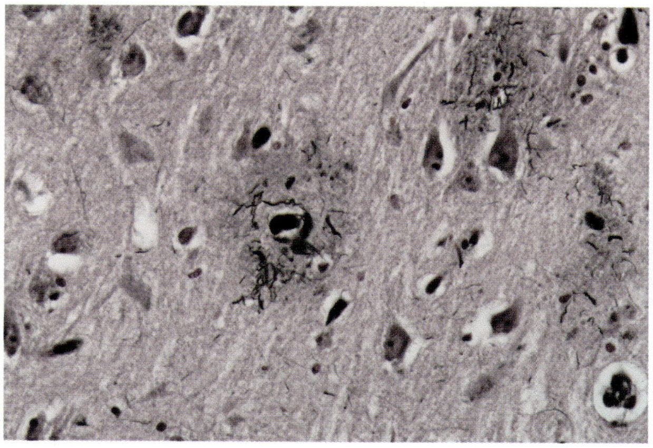

그림 14-17. 알츠하이머. 신경세포 내 신경미세섬유 매듭(neurofibrillary tangles)과 리우 단백이 흑색으로 염색되었음. Gallyas 염색, 400배

(2) 노인반(senile plaque) 검출을 위한 메테나민-은(methenamine-silver)염색(Yamaguchi 등, 1990)

현재는 거의 βA4 면역조직화학염색으로 도은염색법을 대체하고 있다. 이 방법은 아밀로이드 반점을 찾아내는 선별검사로서 매우 우수한 방법이나, 소수의 신경미세섬유 매듭(neurofibrillary tangles)의 아형에서만 염색되기 때문에 민감도가 낮은 염색으로 취급받고 있다(그림 14-18).

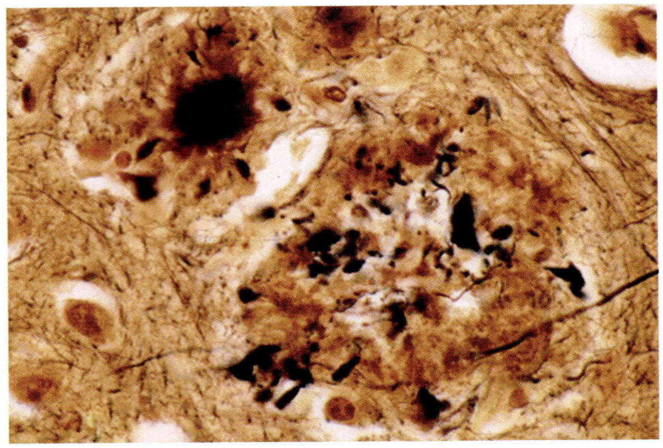

그림 14-18. 신경세포 내 노인반(senile plaque). 아밀로이드 반점이 흑색으로 염색됨. 메데나민-은염색(methenamine-silver technique), 400배

(3) 노인반과 신경원섬유 매듭 검출을 위한 빌쇼브스키 변법(Litchfield와 Nagy, 2001)

이 염색은 노인반과 신경원섬유 매듭을 함께 염색할 수 있는 도은법으로 알츠하이머 질환의 일차 진단 목적으로 이용하기에 적합하다.

참고

Gallyas 염색과정

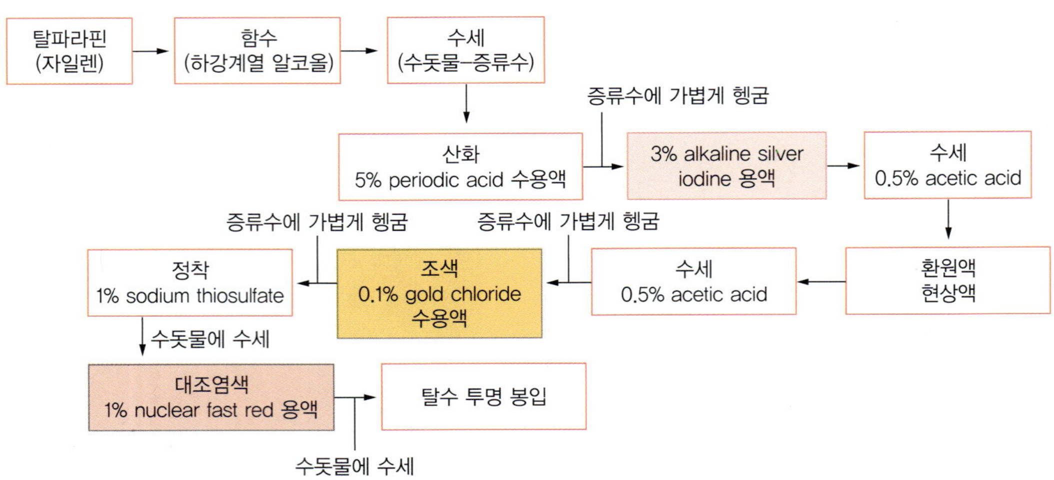

참고문헌

1. Prayson RA, Goldblum JR, eds. Neuropathology. Philadelphia: Churchill-Livingstone, 2005.
2. Gabe M. Histological Techniques (English ed., transl. E. Blackith &A. Kavoor). Paris: Masson, pp. 227-228, 1976,
3. Ralis HM, Beesley RA, Ralis ZA. Techniques in Neurohistology. London: Butterworths, 1973.
4. Dawson TP, N eal JW, L lewellyn L. Neuropathology Techniques. London: Arnold, 2003.
5. Kiernan JA. Nissl: the man, the stain and the substance. Microscopy Today 13(6):50, 2005.
6. Bear MF, Connors BW, P aradiso MA. Neuroscience: Exploring the Brain, 3rd ed. Philadelphia: Lippincott, Williams & Wilkins, pp.31-34;94-98, 2007.
7. Kiernan JA. Histochemistry of staining methods for normal and degenerating myelin in the central and peripheral nervous systems. J Histotechnol 30(2):87-106, 2007.
8. Kluver H, Barrera E . A method for the combined staining of cells and fibers in the central nervous system. J Neuropathol Exp Neurol 12:400-403, 1953
9. Bodian D. A new method for staining nerve fibers and nerve endings in mounted paraffin sections. Anat Rec 65:89-97, 1936.
10. Gallyas F. Silver staining of A lzheimer's neurofibrillary changes by means of physical development. Acta Morphol Acad Sci Hung 19:1-8, 1971.
11. Gallyas F. Physicochemical mechanisms of histological silver staining and their utilization for rendering individual silver methods selective and reliable. Biotech Histochem 83:221-238, 2008.
12. Munoz DG. Stains for the differential diagnosis of degenerative dementias. Biotech Histochem 74:311-320, 1999.

15

뼈조직
Bony tissue

학 습 목 표

- 뼈조직의 구성에 대해 설명한다.
- 뼈조직 표본제작 방법의 종류를 열거한다.
- 뼈조직의 검사 목적을 설명한다.
- 비정상적인 칼슘침착의 예를 열거한다.
- 탈회의 의의를 설명한다.
- 탈회제의 종류와 특성을 설명한다.
- 다음 탈회방법들의 탈회기전과 장단점을 설명한다.
  가. 단순 산용액 탈회법 나. 이온교환수지법 다. 전기분해법 라. EDTA 탈회법
- 산탈회 방법에 대해 설명한다.
- 산탈회 시 주의사항에 대해 설명한다.
- 산탈회 시 중화의 의의와 방법에 대해 설명한다.
- 탈회완료 여부를 확인하는 방법과 각 방법의 특징을 설명한다.
- 과탈회와 미탈회 조직의 영향을 설명한다.
- 표면탈회에 대해 설명한다.
- 칼슘의 염색방법과 염색기전을 설명한다.

I. 뼈조직의 기능과 구성

뼈조직은 우리 몸에서 가장 단단한 조직이며, 골격의 주된 요소로서 대사기능, 기계적 기능 및 조혈기능의 3가지 기능을 수행한다. 즉, 뼈는 칼슘이나 인산염 및 기타 이온들의 저장고, 근육 지지, 기관 보호, 혈구세포 생산 등의 기능을 가지고 있다.

뼈는 일종의 특수화된 결합조직으로, 뼈기질(bone matrix)이라 부르는 석회화된 세포사이질(intercellular calcified material)과 세 가지의 서로 다른 세포들, 즉 뼈소강(lacunae, 기질 내의 공간) 내에 존재하는 뼈세포(osteocyte), 기질의 유기성분을 합성하는 뼈모세포(osteoblast) 및 뼈조직의 흡수와 재구성에 관여하는 뼈파괴세포(osteoclast)로 구성되어 있다.

1. 뼈기질

뼈기질은 유기질(30~40%)과 무기질(60~70%)로 이루어진 특이한 구조를 형성하고 있다. 유기질의 95%는 제I형 아교섬유와 무형기질이며, 무형기질에는 단백질과 연관되어 있는 글리코스아미노글리칸(glycosaminoglycan)이 함유되어 있다.

뼈에 있는 글리코스아미노글리칸은 4-황산화 콘드로이틴(chondroitin 4-sulfate), 6-황산화 콘드로이틴(chondroitin 6-sulfate)과 황산화케라탄(keratan sulfate)이며, 이들 교질상 물질이 아교섬유로 둘러싸여 그물망을 형성하고 있다. 무기질은 대부분 인산칼슘염[calcium phosphate, $Ca_3(PO_4)_2$]과 탄산칼슘염(calcium carbonate, $CaCO_3$)으로 되어 있고 그 밖에 마그네슘, 나트륨, 칼륨 등이 존재한다.

이 중 인산칼슘이 약 85%를 차지하고 있으며, 이는 주로 수산화인회석결정(hydroxyapatite crystals)[$Ca_{10}(PO_4)_6(OH)_2$] 상태로 존재한다. 이 결정은 전자현미경으로 관찰하면 40×25×3 nm인 판(plate)의 형태로 나타난다. 수산화인회석의 표면이온(surface ions)은 수화되어 있고 결정체 주변에는 물과 이온으로 구성된 층이 형성되어 있다. 이 층은 수화층(hydration shell)이라고 하며, 체액의 pH 조절 및 효소계의 완충액으로 이용된다.

2. 뼈구성세포

1) 뼈모세포(osteoblast)

뼈모세포는 뼈기질의 유기성분(I형 아교섬유), 프로테오글리칸(proteoglycan), 당단백질(glycoprotein)을 합성하며 무기질의 침착에 관여한다. 주로 뼈조직의 표면에 위치하며 단층상피처럼 나란히 배열한다. 기질합성이 활발한 경우는 뼈모세포의 형태가 입방 또는 원주세포로 변하고 세포질은 호염기성을 나타내며(그림 15-1 A), 알칼리성인산 분해효소(alkaline phosphatase)의 활성이 높아진다. 반대로 기질합성 능력이 감소하면 세포는 편평해지고 세포질의 호염기성이 감소하며, 알칼리성인산 분해효소의 활성도 감소한다. 새롭게 합성된 기질에 의해 둘러싸인 뼈모세포를 뼈세포라 부른다. 뼈모세포에서 새롭게 합성되어 세포 주위로 분비된 아직 석회화되지 않은 기질을 풋뼈조직(osteoid tissue)이라 한다. 풋뼈조직은 새로 형성된 뼈 표면에 이른바 봉합선(seam)이라 부르는 경계선을 만든다. 정상 풋뼈조직은 두께가 15 μm 이하이고 뼈 표면에만 약간 분포되어 있으나, 구루병(rickets), 골연화증(osteomalacia) 등의 질환에서는 그 두께가 50 μm 이상으로 증가하며 광범위하게 분포한다.

2) 뼈세포(osteocyte)

뼈기질의 층판구조(lamellae) 사이에 있는 뼈소강(lacunae) 내에 위치하는 세포이다(그림 15-1 B). 하나의 뼈소강 내에는 하나의 뼈세포만 존재한다. 가늘고 원통형인 뼈세관(canaliculi) 내에는 뼈세포의 세포질돌기(filopodia)가 존재하며, 이 돌기는 이웃 세포질 돌기와 교통반(gap junction)에 의해 서로 연결되어 있다. 이 연접은 이온이나 호르몬과 같은 작은 물질의 이동통로가 된다. 이들 세포는 뼈기질을 유지하는 데 관여하다가 뼈기질이 흡수되면 사멸한다.

3) 뼈파괴세포(osteoclast)

매우 크고 운동성이 있으며 많은 가지를 가지고 있는 세포이다. 세포체에는 2~50개 또는 그 이상의 핵을 가지고 있다(그림 15-1 C). 이 세포는 뼈흡수(resorption)가 일어나고 있는 뼈에서 기질이 효소에 의해 침식되어 함몰된 부위인 침식소강(Howship's lacunae) 내에 존재한다.

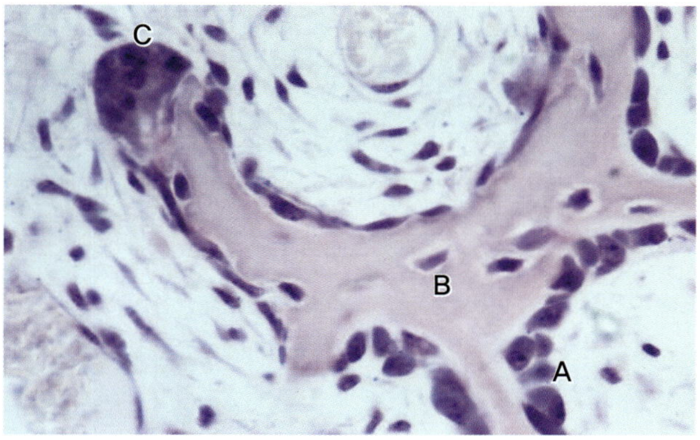

그림 15-1. 해면뼈. 뼈잔기둥(bony trabecula)에서는 뼈모세포(A), 뼈세포(B), 뼈파괴세포(C)가 관찰됨. H&E 염색, 400배

일반적으로 뼈파괴세포의 세포질은 호산성을 나타내며, 전자현미경상 세포질 내에는 수많은 용해소체(lysosome)가 있다. 또한, 자유폴리솜(free polysome)과 미토콘드리아도 풍부하고 골지복합체가 잘 발달되어 있으며, 약간의 과립 세포질내 그물도 관찰된다. 뼈흡수에 관여하는 정확한 역할은 아직 뚜렷하게 밝혀져 있지 않지만, 이 세포는 산과 아교질분해효소(collagenase) 및 다른 단백질분해효소(proteolytic enzyme)를 분비하여 뼈기질을 파괴하며, 석회화된 무형기질을 유리시키는 것으로 알려져 있다.

뼈흡수 과정에서 형성된 세포의 찌꺼기를 제거하는 역할도 담당하고 있어, 현재는 단핵포식계통(mononuclear phagocytic system)의 세포로 간주되고 있다.

II. 뼈의 종류

정상 성인의 뼈는 육안해부학적으로 피질을 구성하며 빈 공간이 없는 치밀뼈(compact bone)와 뼈끝의 공간이 많은 해면뼈(cancellous bone 또는 spongy bone)로 나눈다. 긴 뼈(long bone)의 경우 뼈끝(epiphyses)은 얇은 치밀뼈로 덮여 있고 내측은 해면뼈로 구성되어 있다. 반면 뼈몸통(diaphysis)은 거의 전체가 치밀뼈로 구성되어 있으며 뼈속질공간(bone marrow cavity) 주변을 싸고 있는 안쪽 면에서만 일부 해면뼈로 구성되어 있다(그림 15-2). 이에 대해 짧은뼈(short bone)는 일반적으로 중심부에 해면뼈가 있고 그 주변을 치밀뼈가 완전하게 둘러싸고 있다. 또한 두개관(calvaria)과 같은 납작뼈(flat bone)에서는 판(plates)이라 불리는 두 층의 치밀뼈층 사이에 판사층(dipole)이라는 해면뼈가 들어 있다.

뼈조직은 조직학적으로 미성숙한 일차뼈(primary bone) 또는 그물섬유성 막뼈(woven bone)와 성숙한 이차뼈(secodary bone) 또는 층판뼈(lamellar bone)의 두 종류가 있다. 두 종류 모두 같은 구조성분을 포함하고 있으나 미성숙뼈에는 아교섬유다발이 여러 방향으로 배열하고 있는 반면에 성숙뼈에서는 이들 섬유가 뼈층판(bone lamellae)을 따라 배열한다.

이차뼈에는 혈관, 신경, 성긴결합조직을 포함하는 하버스관(Haversian canal 또는 중심관)과 이를

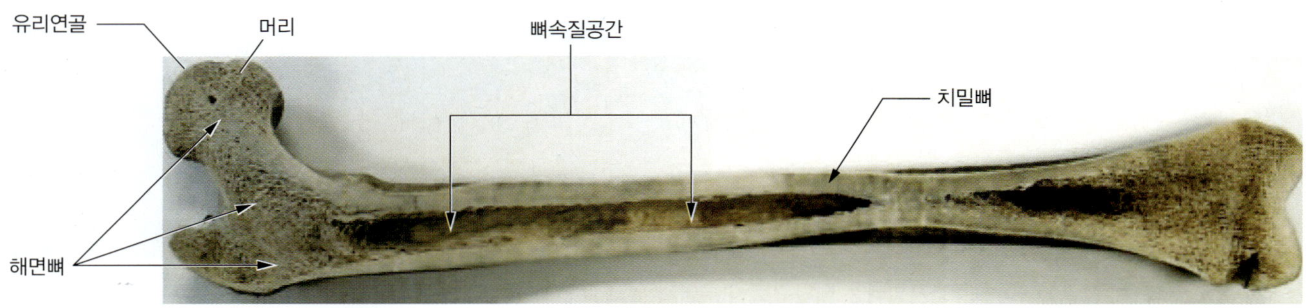

그림 15-2. 넙다리뼈(femur). 뼈의 단면으로 머리, 몸통 및 뼈를 형성하는 구조물을 관찰할 수 있음. 육안사진.

동심원성으로 둘러싸고 있는 뼈층판인 하바스 계통(Harversian system) 또는 뼈단위(osteon)가 존재한다. 중심관과 중심관은 그 사이에 가로방향 또는 사선방향으로 놓여 있는 폴크만관(Volkmann's canal, 또는 관통관)에 의해 서로 연결되어 있고 층판과 층판 사이나 층판 내에는 소강(lacunae)이 있으며 그 안에 뼈세포가 들어 있다(그림 15-3 A, B). 편광(polarized light)을 이용하여 하버스 계통을 관찰하면, 어두운 균등층(isotropic layers)과 밝은 불균등층(anisotropic layers)이 교대로 나타난다(그림 15-3 C).

치밀뼈의 층판은 하버스계통, 바깥주위층판(outer circumferential lamellae), 속주위층판(inner circumferential lamellae)과 사이질층판(interstitial lamellae)으로 구성되어 있다. 해면뼈의 가느다란 뼈잔기둥(bone trabecula)에는 하버스 계통이 존재하지 않아 영양분이 주변의 모세혈관으로부터 확산되어 직접 뼈조직으로 공급된다.

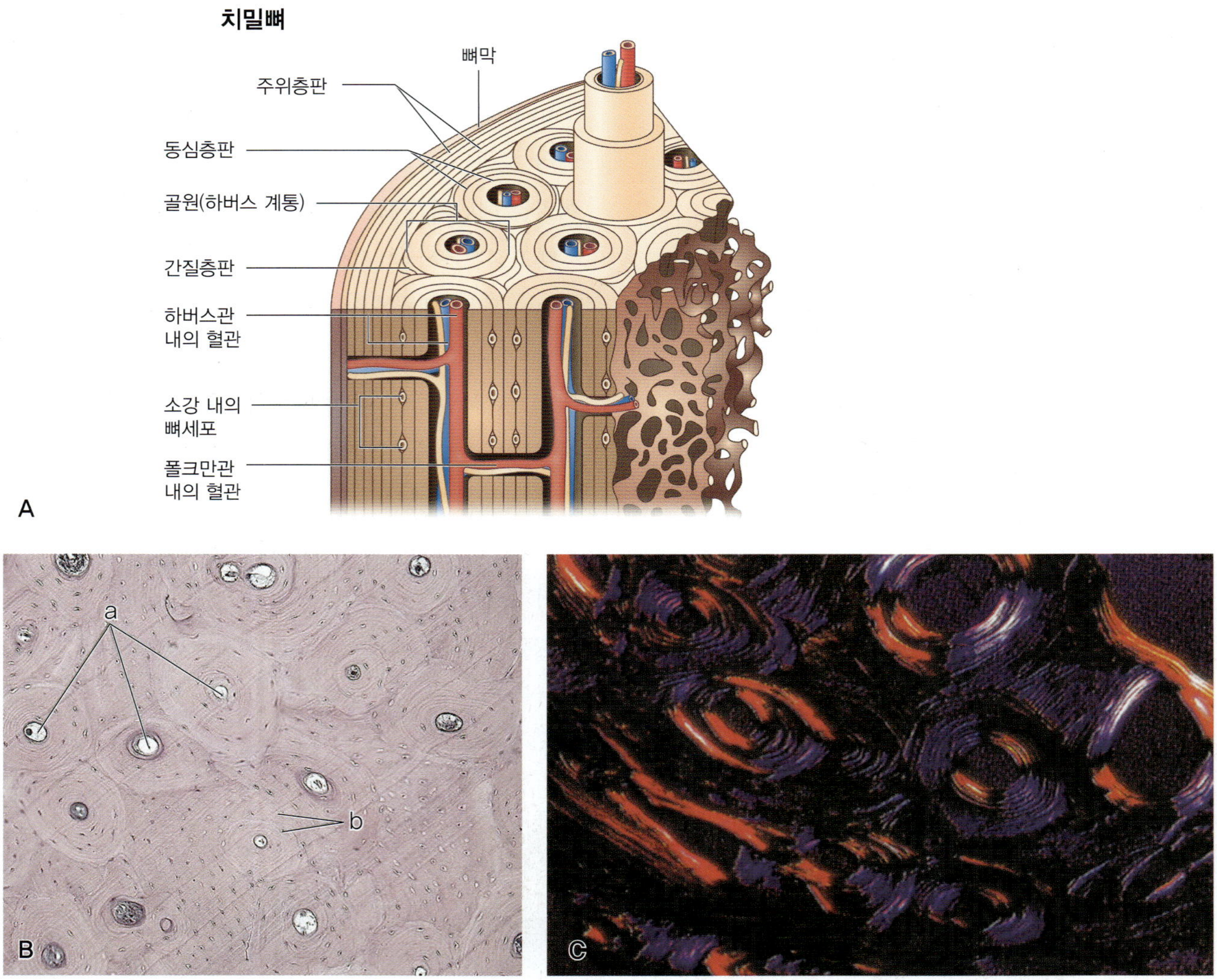

그림 15-3. 뼈. A. 치밀뼈 모식도. B. 치밀뼈는 뼈단위로 이루어져 있고 뼈단위 중심에는 중심관(a)이 존재하며 그 주위로 동심원 상으로 뼈소강(b)이 관찰됨. H&E 염색, 100배 C. 많은 하버스관을 포함한 정상 치밀뼈(cortical bone)의 가로단면임. 편광현미경 관찰, 200배

III. 뼈검체의 종류

검체는 2~3 mm의 작은 침생검조직에서 하지 전체에 이르기까지 다양하며 검체에 따라 긴급하게 처리해야 할 사례와 그렇지 않는 사례가 있을 수 있다.

1. 생검검체(biopsy specimen)

1) 종양 또는 감염의 진단을 위한 검체

뼈생검조직의 처리는 우선 탈회를 실시한 후에는 일반 표본제작과정과 동일하게 수행한다. 간혹 조직이 크거나 여러 조각이 의뢰되었을 경우는 방사선 촬영 후 필요한 부위만을 선택하여 표본을 제작한다(그림 15-4).

2) 대사성 뼈질환의 진단을 위한 검체

대사성 뼈질환(metabolic bone disease)은 대개 전신성이 많으며 그 영향이 주로 해면뼈에서 발생하기 때문에 흔히 엉덩뼈능선(iliac crest)을 생검부위로 선택한다. 이 경우 검체는 천공기(trephine)나 쐐기생검법(wedge biopsy)을 이용하여 채취한다(그림 15-5). 대사성 뼈질환의 진단은 칼슘침착부위와 풋뼈조직의 비율이 중요하기 때문에 반드시 비탈회 표본을 준비해야 한다.

2. 절단검체(amputation specimen)

종양, 만성 골수질환, 괴저(gangrene) 등의 질환에서 실시된다. 검체가 크기 때문에 작은 검체를 취급할 때보다 신속히 검사실로 운반해야 한다.

검체를 즉시 처리할 수 없는 경우는 초저온냉동고(deep freezer)나 영안실 냉장고에 보관하였다가 검사할 수도 있다. 병변부위조직은 피부와 근육을 벗겨낸 후 톱으로 절단하여 채취한 다음 절제검체와 동일하게 취급한다.

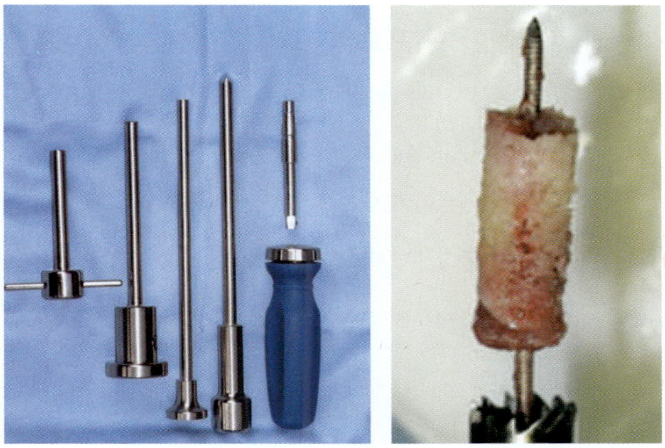

그림 15-5. **뼈생검에 필요한 도구.** A. 다양한 뼈 천공기(trephine), B. 천공기를 이용하여 채취한 생검 검체

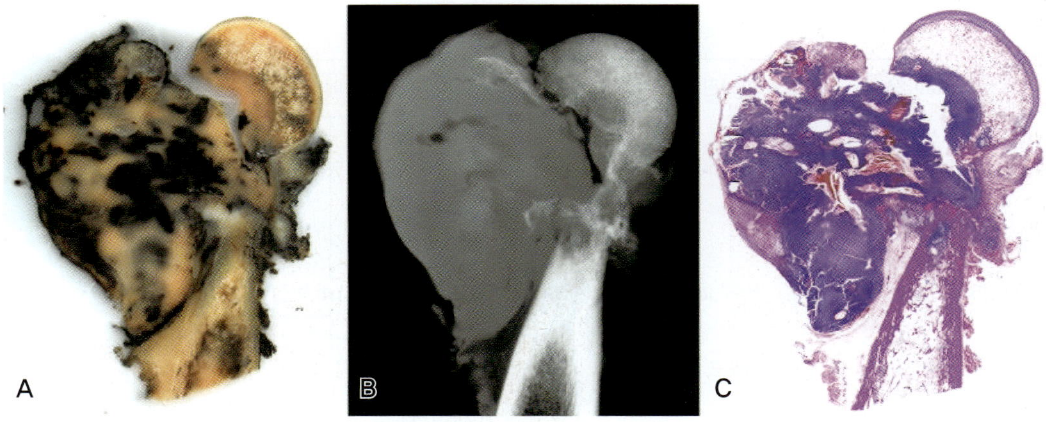

그림 15-4. **생검조직.** A. 긴뼈의 머리 부분에 종괴가 관찰되고 있음. 육안소견생검검체, B. 종양세포의 침습 정도를 확인할 수 있음. X-선 소견, C. 종양세포는 뼈머리, 몸통의 일부 주위 결합조직에 이르기까지 침윤되어 있음. H&E 염색, 1×

3. 절제검체(resection specimen)

양성 종양, 저등급의 악성 종양 및 넙다리뼈 머리부위에 관절염 등이 있을 때 실시한다. 이미 진단이 확정된 다음 채취하기 때문에 응급을 요하는 검사는 아니다.

IV. 뼈조직의 표본제작

뼈질환의 조직병리학적 진단은 표본제작을 실시한다(그림 15-6). 이 진행과정은 병변의 단순 진단을 위한 과정과 종합적인 연구(교육 목적)를 위한 과정으로 크게 구분되며, 검사 목적에 따라 탈회 및 비탈회 표본을 준비한다.

1. 탈회뼈조직의 표본제작

탈회(decalcification)는 뼈조직과 같이 칼슘이 침착된 조직에서 칼슘을 제거하여 박절하기에 적합하도록 처리하는 과정이며 탈회액(decalcifying fluid)이 사용된다. 탈회액은 보통 산(acid)이나 EDTA를 사용한다. 산은 조직 내 칼슘과 반응하여 용해성 칼슘(soluble calcium) 형태로 제거하며, EDTA는 칼슘이온과 선택적으로 킬레이트(chelate) 결합을 만들어 칼슘을 용출한다.

탈회액은 진단의 신속성, 칼슘의 침착정도, 조사범위 및 이용될 염색법 등을 고려하여 적절하게 선택한다. 예를 들어, 산 탈회제의 경우 염기성염료의 염색성에 큰 장애를 초래할 수 있으므로 메틸그린-피로닌(methyl green-pyronin) 염색과 같은 핵산 염색에 이

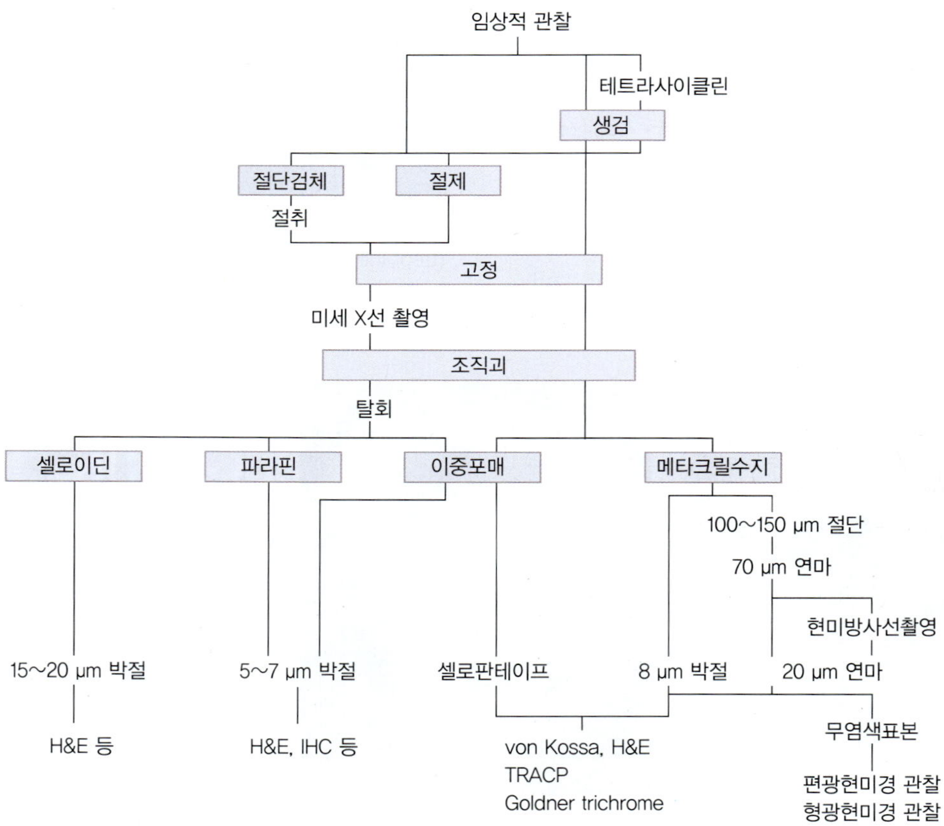

그림 15-6. 뼈조직 진단을 위한 표본제작과정의 흐름도.

용할 수 없고, H&E 염색의 경우도 핵 염색성이 지나치게 붉게 나타나는 경향이 있으며, 매염을 위한 2차 고정능을 저하시키는 요인이 되기도 한다.

1) 탈회제의 종류

탈회제는 일반적으로 조직형태학적 관찰을 위한 산탈회제(acid decalcifier)와 조직화학적 관찰을 위한 탈회제로 분류한다. 산탈회제는 강산과 약산의 두 종류가 있으며, 진단의 신속성 정도에 따라 선택하여 사용한다. 조직화학적 목적을 위한 탈회제는 탈회 시간이 오래 걸리므로 신속한 진단에는 적합하지 않다.

(1) 조직형태학적 염색을 위한 산탈회제

뼈조직 내 인산 또는 탄산과 같은 음이온과 결합되어 있는 칼슘은 산과 반응하여 용해성 칼슘염을 형성함으로써 조직으로부터 제거된다. 한 예로 염산 탈회의 경우 뼈조직을 염산에 담그면 칼슘이 염소이온과 결합하여 용해성 염화칼슘(calcium chloride)으로 전환되어 탈회액 내로 녹아 나오는 원리를 이용한 것이다($Ca_{10}(PO_4)_6(OH)_2 + 8H^+ \leftrightarrow 10Ca^{++} + 6HPO_4^{--} + 2H_2O$).

① 질산(nitric acid, HNO_3)

5~10%의 질산수용액을 주로 사용한다. 간혹 10% 포르말린에 희석하여 사용하기도 하는데, 이 경우는 희석액이 오래되면 포르말린과 질산이 화학반응을 일으켜 탈회능이 저하되기 때문에 신선하게 제조하여 사용하여야 한다. 질산액의 농도가 5% 이하로 내려가면 결합조직이 팽창되며, 반대로 농도가 지나치게 높아도 상승 농도만큼 탈회속도가 빨라지지 않고 오히려 조직의 염색성만 크게 손상된다. 질산수용액은 오래되면 황색의 아질산(nitrous acid, HNO_2)으로 변하여 조직이 노랗게 착색되고 탈회능도 저하되며, 염색성에도 큰 영향을 미친다. 따라서 질산수용액을 탈회액으로 사용할 때는 탈회액을 매일 신선한 액으로 교환해 주어야 한다. 만일 매일 교환이 어려울 경우에는 탈회액 내에 1% 요소(urea)를 첨가해주면 아질산이 형성되는 것을 다소 늦출 수 있다.

② 페레니 용액(Perenyi's fluid)

10% 질산(nitric acid) 40 mL + 0.5% 크롬산(chromic acid) 30 mL + 무수에탄올 30 mL 혼합액은 전통적으로 사용하던 탈회제로 단순 질산수용액에 비해 탈회속도가 다소 느리다. 탈회속도가 빠른 강산이 사용되므로 지나치게 오래 탈회하지 말아야 한다.

③ 염산(hydrochloric acid)

5~10% 수용액 상태로 사용한다. 포르말린에 고정된 조직의 경우에는 검체를 HCl로 옮기기 전 발암물질인 bis-chloromethyl ether의 형성을 막기 위해 충분히 수세하여야 한다. 탈회 속도가 신속하기 때문에 탈회 종료시점을 점검하여 과도한 탈회가 일어나지 않도록 주의한다.

④ 포름산(formic acid, HCOOH)

5~10%의 포름산 수용액을 주로 사용한다. 염색성과 탈회시간을 고려하면 탈회에 가장 무난하게 사용할 수 있는 탈회액이다. 특히 조직 형태보존이 좋고 거의 변형이 일어나지 않는다. 그러나 농도를 15~25%로 높이면 강산과 마찬가지의 염색성과 조직손상을 일으킨다. 5% 용액에서는 DNA 검출에 이용하는 포일겐 반응(Feulgen reaction)을 제외하고는 매우 좋은 염색결과를 얻을 수 있다고 알려져 있다. 최근에는 5% 포름산 수용액에서 25일간 탈회한 조직에서도 면역조직화학염색에 성공한 예도 보고되어 있다. 탈회 후에는 질산 탈회와 같이 0.25% 탄산리튬(lithium carbonate) 용액에

20분간 담가두었다가 1~2일간 수세한 후, 다음 단계의 제작과정을 수행한다.

근래 포름산은 에반스-크레지안 용액처럼 다른 용액과 혼합하여 사용하는 처방이 늘고 있다. 에반스-크레지안 용액(Evans와 Krajian)은 1액(90% formic acid 50 mL + 증류수 50 mL)과 2액(sodium citrate 20 g + 증류수 100 mL)을 동량 혼합한 탈회액으로 탈회속도가 질산에 비해 3배 정도 느리지만 결합조직의 팽창이 거의 발생되지 않는 것으로 알려져 있다. 2 cm^3 이하 작은 조직편의 탈회에 적합하다.

⑤ 기타 산탈회제

초산(acetic acid)이나 피크린산(picric acid)은 조직 팽창의 효과가 있어서 탈회에는 단독으로 사용되지 않으나 Carnoy, Bouin, Zenker와 같은 고정액에 포함되어 있어 탈회 기능을 나타낸다. 이 고정액들은 고정과 동시에 부수적인 탈회 효과가 있어서 미량의 석회화 조직의 응급 탈회가 필요한 경우에 사용할 수도 있다.

⑥ 상품 탈회제

산탈회제는 근래 상품화하여 시판하고 있어서 사용이 편리하나 처방이 회사 비밀로 되어 있다. 제품에 따라 제조회사에서 제공하는 MSDS (Material Safety Data Sheets)에 흔히 산의 종류와 농도가 기재되어 있다. 또한 보통 탈회속도가 빠름(rapid) 또는 늦음(slow)이 표시되어 있고 탈회 방법 및 오랜 사용에 대한 경고가 언급되어 있다.

신속 탈회용액에는 일반적으로 염산(hydrochloric acid)이 포함되어 있으며 느린 탈회용액에는 포름산 완충액 또는 포르말린/포름산이 혼합액이 포함되어 있다. EDTA와 같은 킬레이트 시약도 미리 혼합된 상태로 상품화되어 있다. 그러나 상품 EDTA가 실험실에서 제조한 EDTA 용액 이상의 장점이 있는지는 의문이다. 그럼에도 불구하고 업무가 바쁜 검사실에서는 신뢰할 수 있고 시간과 비용 면에서 효과적일 뿐만 아니라 강산 취급에 따른 안전이나 보관 문제를 고려하여 그 사용이 늘고 있는 추세이다.

(2) 조직화학적 염색을 위한 탈회제

효소조직화학이나 면역조직화학염색이 필요할 때 사용되는 탈회제로 주로 EDTA (disodium ethylenediamine tetraacetate)가 사용된다. EDTA는 탈회속도가 너무 느리기 때문에 신속한 진단에는 부적당하다. EDTA는 칼슘 등과 같은 금속이온들과 킬레이트를 형성하는 유기화합물로서, '산성(acidic)'이지만 무기산 또는 유기산으로 작용하지 않고 금속이온(특히 칼슘이나 마그네슘)과 결합한다(그림 15-7). EDTA는 pH 3.0 이하에서는 칼슘과 결합하지 않지만, pH 7.0~7.4에서 좀 더 빨리 결합한다.

① 중성 EDTA

탈회에는 약 10% 수용액을 만들어 pH 7.4~7.5로 조절하여 사용하며(pH는 NaOH로 조절), 최근에는 글리세린을 첨가하여 면역조직화학용으로 사용한다(EDTA 2Na 14.5 g + NaOH 1.25 g + glycerol 15 mL + 증류수로 100 mL까지 채움). 이 탈회제는 이온화된 칼슘(ionized calcium)에만 결합되며, 뼈조직의 인회석결정(apatite crystal) 표층에서만 작용할 뿐 결정 내부에는 작용하지 못한다. 따라서 결정의 표층이 제거되면 다시 내부로부터 칼슘이온이 형성되고, 이온화된 칼슘이 EDTA와 결합하여 제거되는 과정이 반복되면 결정이 점점 작아지면서 탈회가 진행된다. 탈회 소요시간은 작은 뼈잔기둥(bone trabecula)의 경우에는 1주, 치밀골에서는 6~8주 정도가 걸린다(그림 15-8). EDTA 용액은 매일 교환하지 않아도 된다.

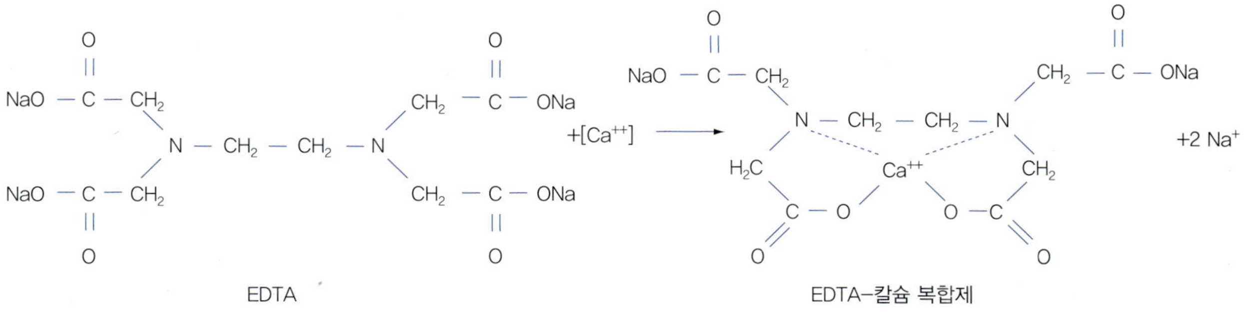

그림 15-7. EDTA와 칼슘의 킬레이트 결합

② 마그네슘-구연산(Magnesium-citrate) 용액

중성 탈회액으로 구연산(citric acid) 80 g을 증류수 100 mL에 첨가한 후 가열하여 용해하면서 산화마그네슘(magnesium oxide) 4 g을 첨가한다. 충분히 용해되면 용액을 식힌 후 수산화암모늄(ammonium hydroxide) 100 mL을 첨가하고 증류수로 300 mL까지 채워 24시간 두었다가 여과하여 5N HCl로 pH 7.0~7.6이 되게 조절하여 사용한다. 탈회속도가 매우 느려 갈비뼈의 경우 15일 정도 걸린다. 용액은 3일마다 교환한다.

2) 일반 산 탈회방법

산 탈회액에 의한 일반적인 탈회방법은 조직편을 거즈로 싸서 탈회용기의 바닥에 밀착되지 않도록 실로 매달아 탈회한다. 보통 절취한 조직을 질산수용액에 탈회할 때는 탄산가스가 발생되므로 용기를 밀봉하지 말고 약간 열어 둔다. 탈회액의 양은 조직 부피의 10~20배 정도가 적당하다. 강산을 사용할 경우는 10배, 약산 사용시에는 20배의 용액을 첨가하고 매일 신선한 용액으로 교환해준다.

탈회속도는 온도가 상승할수록 빨라지고 낮아질수록 지연되며 0℃에서는 탈회가 되지 않는다. 그러나 온도가 높을수록 탈회속도가 빨라지기는 하지만 온도 상승에 따라 조직의 구조변화와 더불어 염색성이 크게 손상되므로, 보통 10~30℃ 범위의 온화한 조건하에서 탈회액을 교반해주면 온도 상승효과만큼 탈회속도를 촉진할 수 있다(그림 15-9).

근래에는 특수한 탈회 장치들이 개발되어 탈회 속도를 향상시키는 데 기여하고 있다.

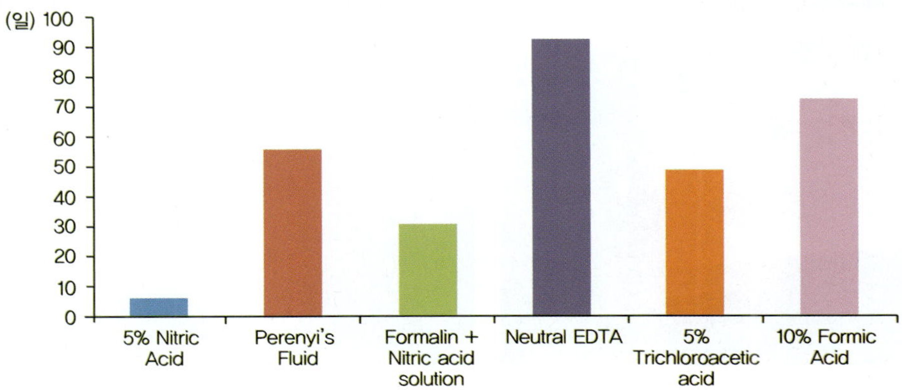

그림 15-8. 탈회제 종류에 따라 탈회시간의 비교

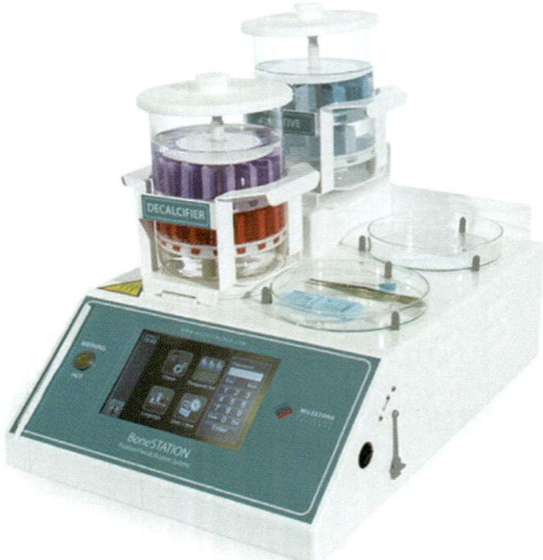

그림 15-9. **전동뼈 탈회장치(BoneSTATION, milestone사).** 온도 조절장치 및 교반기가 있어서 탈회촉진 효과를 얻을 수 있음

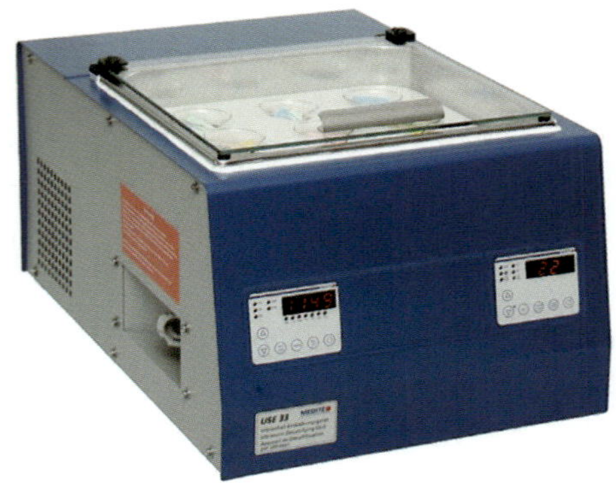

그림 15-10. **초음파 탈회장치.**

3) 산 탈회 촉진방법

(1) 초음파 탈회법

초음파 발생기(ultrasonic generator)를 사용하여 탈회속도를 촉진시키는 방법이다(그림 15-10). 7.5% 아세트산(acetic acid) 탈회액에서 1초당 약 10,250사이클(cycle)의 주파수를 발생시키면 탈회율이 약 10배 정도 빨라진다고 알려져 있다. 그러나 이 주파수의 초음파에 노출되면 탈회액이 56℃ 정도로 상승되어 조직구조의 파괴 위험이 뒤따르기 때문에 널리 사용되지는 않는다.

(2) 마이크로파 탈회법

마이크로파(microwave)를 이용하여 탈회하는 동안 탈회액이 항온을 유지하며 순환할 수 있도록 되어 있어 탈회 속도를 촉진시킬 수 있다(그림 15-11). EDTA를 탈회액으로 사용하더라도 치아는 3일, 생쥐 넙다리뼈(femur)는 24시간 이내에 탈회가 가능하다.

(3) 이온교환수지 탈회법

양이온교환수지(cationic exchange resin)를 이용하여 탈회액 내에 유리된 칼슘이온을 신속히 제거하는 방법이다. 탈회액으로 10~20% 포름산(formic acid)을 준비하고 탈회액 80~90 mL당 양이온교환수지 10 g을

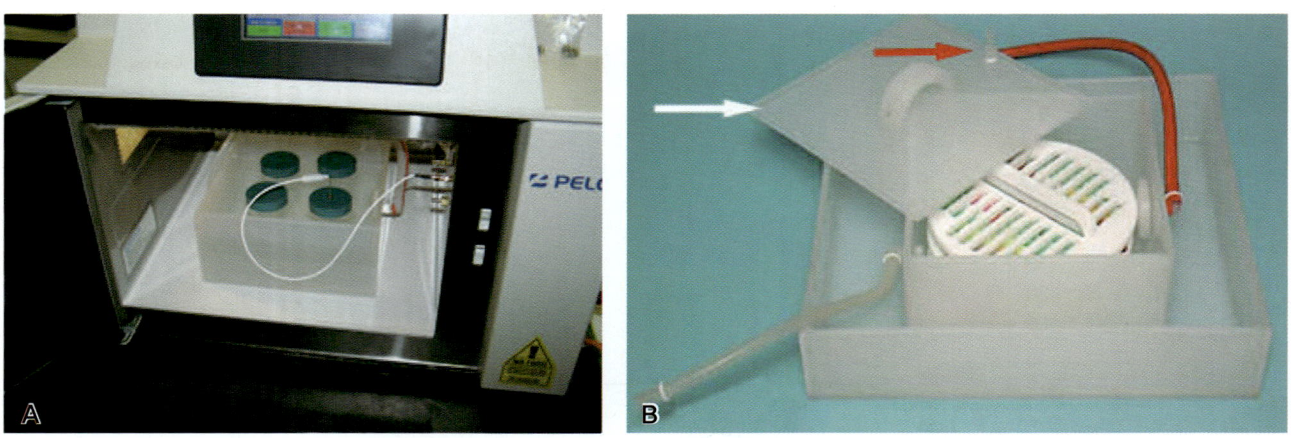

그림 15-11. **마이크로파 장치(microwave processor)를 이용한 뼈탈회장치.** A. 마이크로파장치, B. 내부 구조 및 뼈조직이 들어 있는 조직카세트

탈회용기의 밑바닥에 가라앉힌 다음 거즈에 싼 뼈조직을 수지층 위에 올려 놓는다(그림 15-12). 탈회가 종료되면 가볍게 수세한 후 방치하였다가 다시 수세한 다음 탈수과정으로 이동한다. 탈회속도는 5% 질산수용액과 비슷하나 조직의 구조 및 염색성이 잘 보존된다.

탈회에 사용된 양이온교환수지를 재사용하려면 증류수로 수세한 다음 1% 암모니아수(ammonia water)에 하룻밤 담가두었다가 수지의 약 3배가량의 수산암모늄 포화수용액(saturated aqueous ammonium oxalate solution)을 가하여 12시간 두었다가 수세하여 사용한다. 이 과정에서 수지에 붙어 있는 칼슘은 수산칼슘(calcium oxalate)의 형태로 침전되어 제거된다.

(4) 전기분해 탈회법

전기분해(electrolysis)에 의해 뼈조직 내 칼슘의 이온화(ionization)를 증진시켜 신속한 탈회를 하기 위해 고안된 방법이다. 그 원리는 양극(anode)에 뼈조직을 부착하고 전해질 용액(electrolyte solution)에 전기를 통전하여 칼슘이온이 음극(cathode)으로 이동시키는 힘을 이용한 방법이다. 여러 전해질 용액이 소개되어 있으나 8% 염산(HCl)과 10% 포름산(formic acid) 동량 혼합액이 가장 효과적인 것으로 알려져 있다.

탈회장치는 직경 0.5~1.0 cm 탄소봉 2개를 5~10 cm 간격을 유지하여 수직으로 세우고 양극 사이에 100~200 Å의 전류가 흐르게 설계하며, 50 Ω의 가변 저항기를 회로 내에 삽입하여 탈회가 진행됨에 따라 발생하는 통전량을 조절할 수 있도록 한다(그림 15-13). 탈회온도는 30~45℃가 적당하다. 모든 뼈조직은 2~6시간 정도면 탈회가 종료된다. 탈회가 종료되면 0.25% 탄산리튬(lithium carbonate) 수용액에 20분간 담가두었다가 수세한 후 다음 단계로 이동한다.

(5) 표면 탈회법

파라핀블록을 박절하기 위해 다듬기를 하다 보면 조직 내 작은 칼슘 침착부위로 인해 박절하기 어려운 경우가 있다(그림 15-14). 이런 경우 조직을 다시 녹여 탈회하지 않고 블록 상태로 조직이 노출된 표면을 직접 탈회액에 담가 칼슘을 제거하는 것을 표면 탈회(surface decalcification)라 한다. 표면 탈회 방법은 탈회액(1% 염산/70% 에탄올용액 또는 10% 포름산용액)

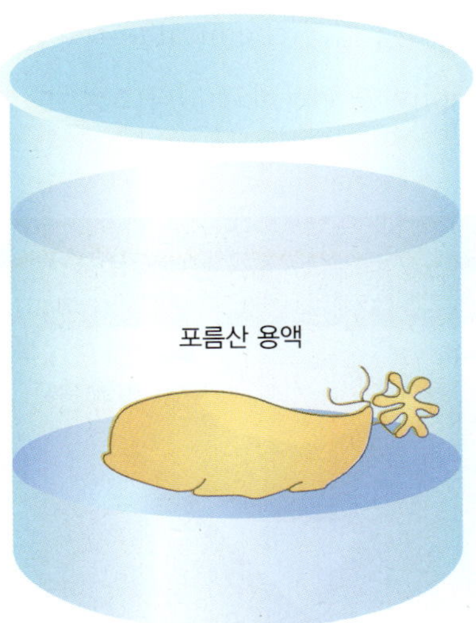

그림 15-12. 이온교환수지(ion exchange resin)에 의한 뼈조직의 탈회모형도. 뼈조각을 거즈에 싸서 탈회액 밑의 이온교환수지 위에 두면 뼈조직으로부터 녹아나온 칼슘이온이 이온교환수지에 달라붙어 탈회액이 청정한 상태로 유지됨.

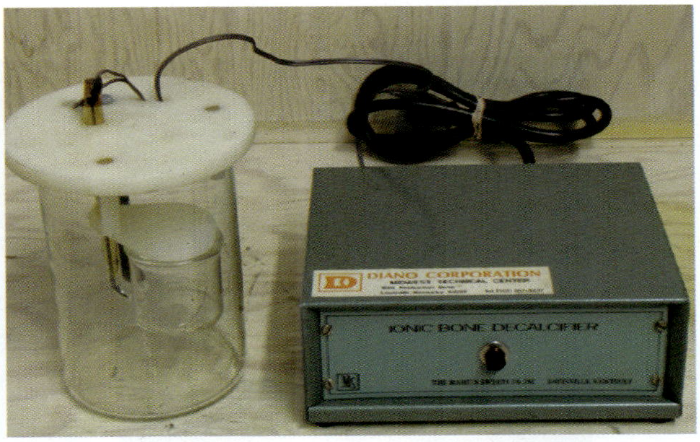

그림 15-13. 전기분해(electrolysis) 장치에 의한 뼈조직의 탈회모형도. 탈회액 내에 뼈조각을 한 쪽 전극에 매달아 전기를 통전하면 녹아나온 칼슘이온이 반대 극으로 이동하여 탈회액이 청정한 상태로 유지됨.

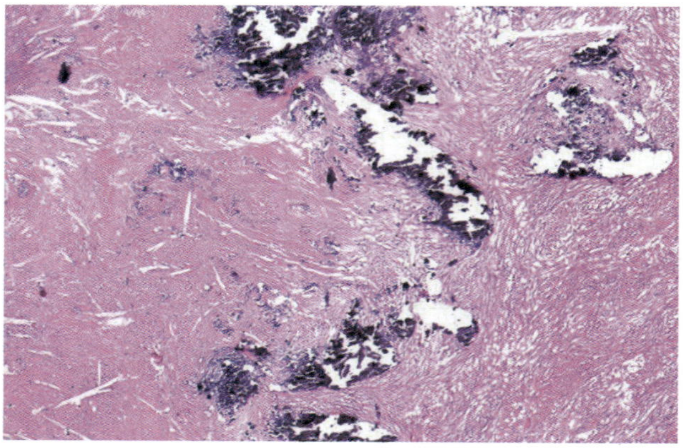

그림 15-14. 칼슘침착으로 인한 조직절편의 에러. 육아종 중심부의 괴사부위에서 칼슘침착이 다발병소성으로 관찰됨. H&E 염색, 200배

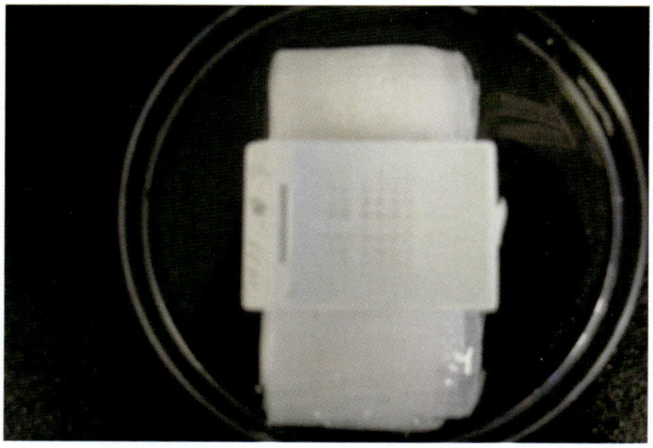

그림 15-15. 표면탈회 방법. 페트리 접시에 탈회액을 채운 후 거즈에 스며들게 한 후 그 위에 블록을 접촉시켜 탈회 처리함.

을 적신 거즈패드나 스폰지를 직접 파라핀블록 표면에 접촉시켜 10분간 두거나, 탈회액에 파라핀블록의 표면을 밀착시켜 30~60분 담가두는 방법이 있다(그림 15-15). 이 두 방법 모두 충분한 탈회가 아니기 때문에 용액에서 꺼내어 탈회된 조직 표면으로부터 몇 장의 절편만을 박절해 낼 수 있다.

4) 탈회 종료의 확인

이상적인 탈회란 조직 내의 칼슘이 완전히 제거됨과 동시에 조직 장애가 거의 발생되지 않은 상태이다. 따라서 탈회과정에서 과탈회 현상을 방지하기 위해서는 적당한 시기를 택해 탈회 정도를 점검해야 한다. 탈회 종료시점 확인 방법으로는 탐침(probing), 바늘로 찔러보기(needling), 세절(slicing), 구부려보기(bending) 및 눌러보기(squeezing)와 같은 물리적 검사(physical test)가 가장 일반적으로 사용되고 있다. 그러나 물리적 방법은 부정확하고 바늘자국이 발생할 수 있으며, 뼈로부터 연부종양이 손상되거나, 얇은 뼈 잔기둥의 미소골절로 잠재적인 오진이 발생할 수도 있다. 따라서 물리적 손상을 막고 보다 정확한 탈회가 요구될 때는 화학적 검사(chemical test)나 방사선촬영검사(radiography)를 이용하고 있다(그림 15-16).

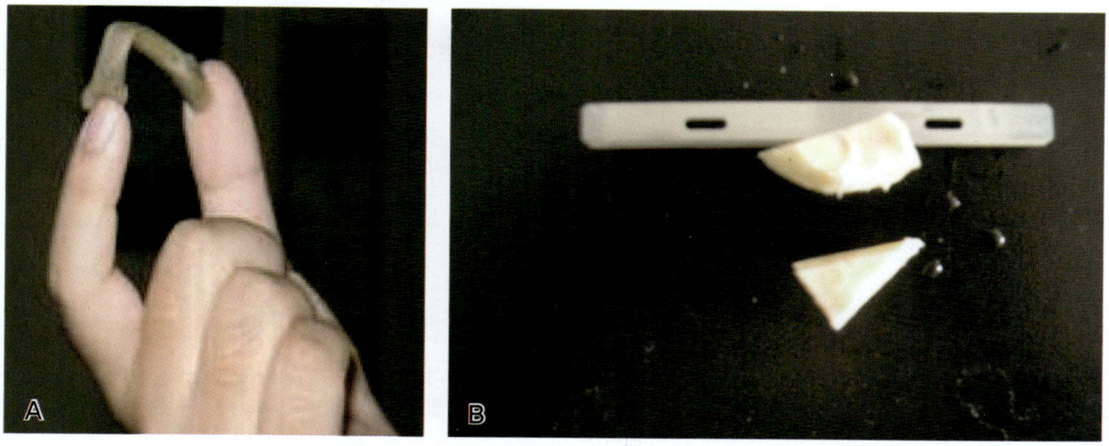

그림 15-16. 물리적 탈회 확인 방법. 손으로 구부려 보거나(A) 칼로 잘라서(B) 탈회 유무를 확인함.

(1) 화학적 검사

① 수산칼슘 검사(calcium oxalate test)

탈회 종료가 가까운 시점에서 잘 흔들어 섞은 탈회액 5 mL를 취해 시험관에 옮기고 작은 조각의 리트머스 시험지를 넣어준다. 이 시험관에 강암모니아수(strong ammonia water)를 한 방울씩 떨어뜨려가면서 리트머스 시험지가 중성으로 변할 때까지 첨가한다(암모니아수를 떨어뜨린 후에는 시험관을 잘 흔들어준다). 마지막으로 수산암모늄포화수용액(saturated aqueous ammonium oxalate) 5 mL를 첨가하여 잘 혼합한 후 1시간 두었다 판정한다.

탈회액 내에 녹아 나온 칼슘이온의 양이 많으면 강암모니아수를 떨어뜨릴 때 수산칼슘(calcium oxalate, CaC_2O_4)이 형성되어 침전되기 때문에 더 이상의 과정을 진행할 필요가 없다. 그러나 이 단계에서 침전물이 없어도 소량의 칼슘이 남아 있으면 수산암모늄포화수용액을 첨가하였을 경우 수산칼슘(calcium oxalate) 형태의 흰색 침전물이 생긴다. 수산암모늄포화수용액을 첨가한 후 적어도 30분 이상 투명한 상태가 유지되면 탈회가 종료된 것으로 판정한다(그림 15-17).

② 이산화탄소 기포검사(CO_2 bubbles test)

산 탈회 진행과정에서 발생한 이산화탄소(carbon dioxide)가 조직의 표면에 기포층을 형성하는 데 기초한 검사로 특별한 시약을 사용하지 않는다. 질산 탈회에서 조직 내 탄산칼슘(calcium carbonate)이 질산과 반응하면 $CaCO_3 + 2HNO_3 \rightarrow Ca(NO_3)_2 + H_2O + CO_2$의 화학반응이 일어나 CO_2가 발생되어 조직표면에 기포층을 형성하게 된다. 따라서 산 탈회가 진행되는 과정이라면 조직표면에 항상 기포층이 형성되므로, 탈회액을 주기적으로 흔들어 조직표면의 기포층이 없어진 후 다시 기포가 생기지 않는 시점을 탈회 종료시점으로 판정한다. 단, 이 검사는 뼈조직에 침착된 무기염류의 약 10%에 해당하는 탄산칼슘만이 질산과 반응하여 이산화탄소 기포를 만들기 때문에 정밀한 탈회검사법이라 보기는 어렵다.

(2) 방사선촬영검사

현미방사선 연구(microradiography)에 사용하는 연성 X-선 발생장치를 이용하여 방사선촬영한 필름을 현상하여 탈회 정도를 판정하는 방법으로 탈회 종료 검사 중 가장 확실한 검사법이다. 탈회가 안 된 부분은 비투

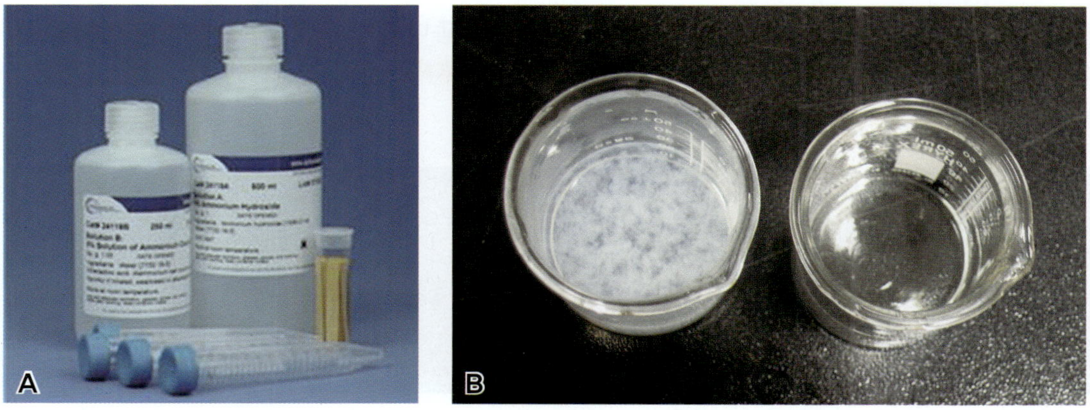

그림 15-17. 수산칼슘 검사. A. 수산 암모늄 용액과 수산화암모늄 용액, B. 탈회 후 탈회액의 일부를 병에 옮겨 강암모니아수를 떨어뜨려 보면 탈회액 내에 칼슘이 있을 때는 젖빛 혼탁이 발생하고(왼쪽) 없을 때는 무색투명하게 보인다(오른쪽). 오른쪽과 같은 결과가 나왔을 경우라도 수산암모늄 포화수용액을 소량 첨가하여 수산칼슘 침전 유무를 확인함.

과성을 보이고 탈회된 부분은 반투과성을 나타낸다(그림 15-18).

5) 탈회 후처리

탈회가 완료된 뒤에는 조직으로부터 산을 제거하거나 알칼리 용액을 사용하여 화학적으로 중화시켜야 한다. 대부분의 검사실에서는 흐르는 수돗물에 일정 시간 헹구어 산을 제거한다. 하지만 질산과 같은 강산 탈회에서는 바로 수세하면 결합조직이 팽창을 일으키기 때문에 탈회가 끝난 조직편은 중화시킨 후 조직침투과정으로 이동하는 것이 좋다. 탈회한 조직은 포화탄산리튬(saturated lithium carbonate) 용액 또는 5~10% 중탄산나트륨 수용액(5~10% aqueous sodium bicarbonate)에 넣어 2~3시간 침수시켜 중화한 후 흐르는 수돗물에 충분히 수세한다.

동결절편용 산탈회 조직은 동결 전에 물에 충분히 수세하여 소량의 3~10% 설탕(sucrose)이 포함된 포멀-셀라인(formal-saline) 또는 3~10% 설탕이 포함된 PBS에 넣어 4℃에 보관한다. 이 같은 처리는 조직에 남아 있는 산으로 인해 금속성 칼이 부식되는 것을 막기 위함이다. 설탕의 농도가 너무 높을 경우에는 조직이 충분히 얼지 않거나 고르지 않게 얼게 되어 조직에 연한 반점이 생기거나 부적절한 동결로 인해 조직이 탈락할 수 있기 때문에 주의가 필요하다.

EDTA 용액에 탈회한 조직은 직접 70% 알코올에 담가 두지 말아야 한다. 조직에 EDTA가 남아 있으면 알코올과 반응하여 조직 내에 침전물을 형성하게 된다. EDTA 침전물은 염색과정에서 씻겨 내려가기 때문에 염색성에는 영향을 미치지 않으나 박절 또는 보관 시 블록표면에 결정 형태로서 눈에 띈다. 이를 방지하려면 탈회 후 물에 헹구거나 고정액 또는 PBS에 하룻밤 두었다가 다음 과정을 진행한다.

2. 비탈회뼈조직의 표본제작

뼈무기질의 검출이나 무기질과 비무기질 성분과의 상호관련성을 보기 위해서는 무기질 성분에 영향이 없는 절편을 제작해야 한다. 무기질이 침착된 해면뼈는 칼로 절단이 가능하지만, 절단 시 뼈의 균열(cracking)를 피하기 위해 특별한 지지가 필요하다. 그러나 치밀뼈는 해면뼈와 같은 방법으로 절단하기 어렵기 때문에 톱을 이용하여 얇게 절단하거나 연마칼(abrasive blade)을 이용하여 두께에 따라 연마해야 한다.

초기에는 이런 방법이 치밀뼈에만 사용할 수 있어서 일반적인 사용에는 부적당하였다. 해면뼈의 완전한 절편을 얻기 위해서는 일부 지지제가 필요하다. 그러나 파라핀이나 셀로이딘과 같은 연성 포매제는 절단 시 무기질이 침착된 조직의 균열을 막기에는 부적절하다. 따라서 좀더 강하고 단단한 포매제가 필요하다.

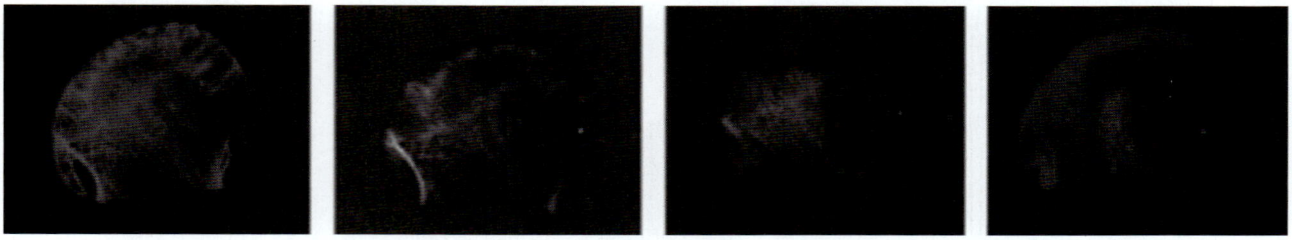

0 시간 24 시간 96 시간 144 시간

그림 15-18. X-선을 이용한 탈회 확인. 인체의 뼈의 탈회 정도를 경시적으로 관찰한 것으로 비탈회 부분은 비투과성, 탈회된 부분은 반투과성을 나타냄.

1) 연마법

연마법(grinding method)은 탈회를 할 수 없는 뼈조직에 자주 적용되는 방법이다. 뼈조직을 적당한 크기로 잘라내어 신선한 그대로 건조한 후 또는 고정한 후 연마하여 두께 40~100 μm의 절편을 제작한다(그림 15-19). 고정된 뼈조직으로 만든 연마절편은 유기물질의 검출에 적당하며, 신선 뼈조직의 연마절편으로는 각종 효소활성의 검출이 가능하다. 또 고정된 뼈조직은 메타크릴(methacryl), 에폭시(epoxy), 폴리에스터(polyester) 등의 수지로 포매한 후 연마절편을 제작한 다음 포매제(수지)를 유기용매로 제거하여 사용할 수도 있다.

연마방법은 일반적으로 금강사를 사용하여 유리면 위에서 갈아주기 때문에 표본제작자는 이들 기술을 습득하는 것이 필요하다. 이 밖에 내수 연마지를 사용하는 용수 연마법도 있지만, 이 방법으로 얻어진 연마절편의 두께는 다소 두꺼운 50 μm나 되며, 이보다 얇은 연마절편을 수기로 얻기 곤란하다. 그러나 근래는 두께 10~20 μm의 양호한 연마절편을 제작할 수 있는 기계가 개발되어 조직화학용 뼈조직으로부터 얇은 연마절편을 얻을 수 있다(그림 15-20).

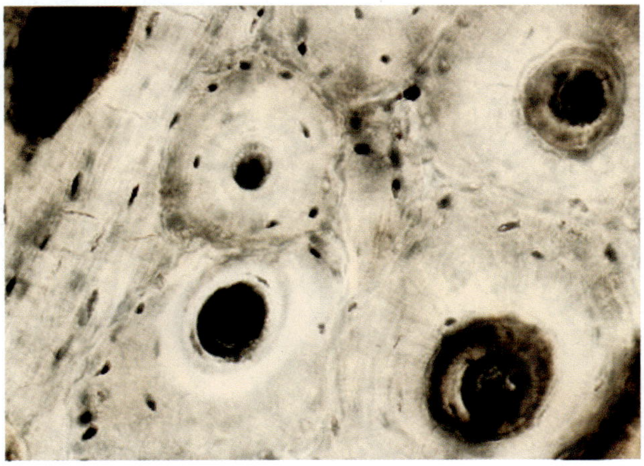

그림 15-19. 치밀뼈. 뼈단위 중심부에 중심관이 존재하고 그 주위로 뼈소강들도 관찰됨. 연마절편(ground sections), 200배

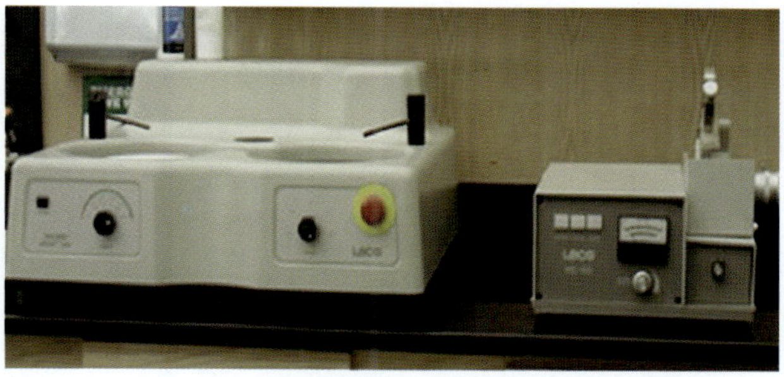

그림 15-20. 기계식 연마장치(왼쪽)와 회전식 절단기(오른쪽). 35×15 mm의 뼈조각도 40~100 μm 두께로 박절할 수 있음.

2) 접착테이프법(adhesive tape methods)

테이프 전이방법(tape transfer methods)이라 부르기도 하며, 용도는 비탈회 뼈조직의 이중포매블록을 박절하는 동안 절편을 잘 유지시키기 위해 사용하는 방법이다. MMA 포매나 파라핀포매블록에도 적용할 수 있다. 방법은 깨끗한 접착 테이프를 처음 깎아낸 블록의 표면에 감은 다음 박절하는 동안 절편에 접착테이프가 붙어 있는 상태로 절편을 제작한다. 그 후 테이프가 붙어 있는 절편을 접착제가 발라져 있는 도포슬라이드(coating slide)에 부착시켜 가열판 위에서 강하게 밀착시킨 상태로 건조시킨다. 염색과정에서 이 테이프는 자일렌에 녹아 절편에서 제거되고 분리된 절편은 다음 염색을 위해 유리슬라이드 위에 옮겨 부착시킨다. 수지절편은 유리슬라이드에 옮긴 상태로 또는 테이프 위에서 직접 염색할 수 있다.

3) 특수박절법

뼈조직 자체를 그대로 기계적으로 박절하는 방법으로, 조직을 고정하고 수지(methyl methacrylate, glycol methacrylate, epon 등)에 포매한 후 다이아몬드칼이 부착된 특수 박절기로 20~100 μm 두께로 절편을 제작한다(그림 15-21). 절편은 아세톤, 클로로포름, 아세톤-에탄올 등에 넣어 절편에 부착되어 있는 포매제(수지)를 제거한다. 박절에 사용하는 기기는 여러

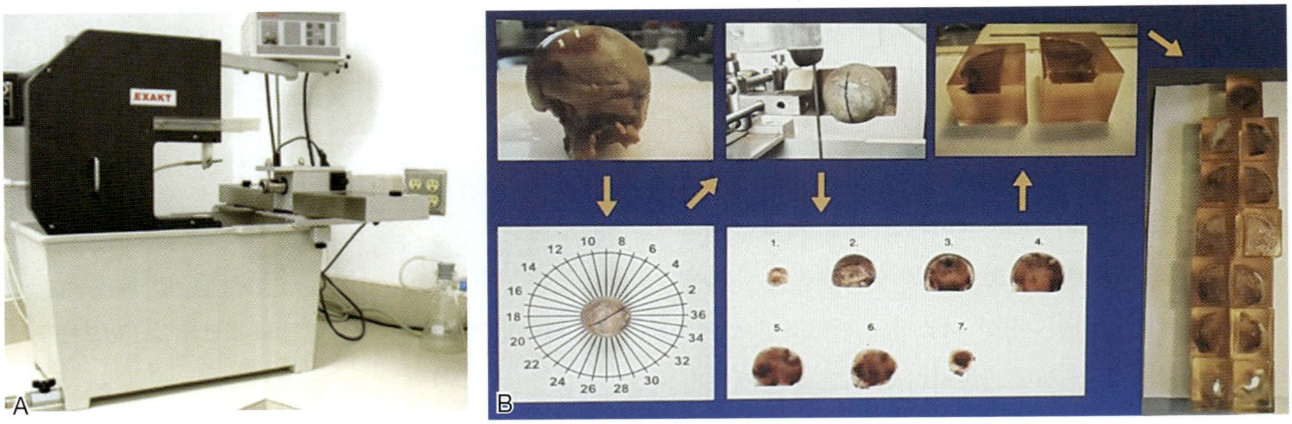

그림 15-21. Exakt 시스템을 이용한 비탈회 수지포매 뼈 절단기(A)와 MMA 포매블록.

기종이 있고, 시료의 제조법에도 각종 술식이 있기 때문에 여기서는 표준 기기에 의한 일반적인 사례를 설명한 것이다.

4) 미세방사선촬영법(microradiography)

고분해능의 절편 X-선 사진촬영법으로 뼈무기질의 밀도와 분포의 검사에 사용되고 있다.

무기질 침착정도에 따라 흰색(고도 침착), 황색-회색(경도 침착), 흑색(무 침착)으로 나타난다(그림 15-22). 미세방사선촬영을 위해서는 표준 두께의 균일한 조직절편(약 70 μm)의 준비와 고분해능의 필름에 적합하게 조절할 수 있는 낮은 kV의 연성 X-선(soft X-ray)의 강력한 선원(source)을 갖춘 촬영기가 필요하다. 적정 조건하에 노출 후 조직절편을 제거하고 판(plate)을 현상하여 건조시킨 다음, 노출부위는 일반절편에서와 같이 봉입하여 관찰한다.

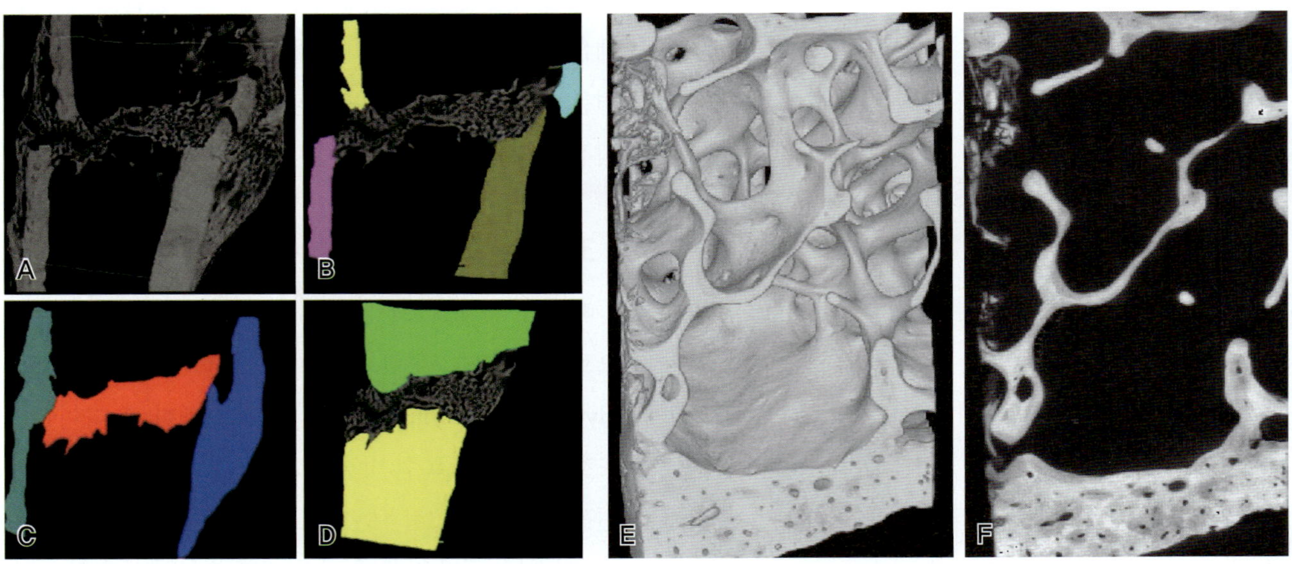

그림 15-22. **미세방사선 촬영술법.** A. ×선 사진, B. 치밀뼈(색조 부위), C. 애벌뼈(callus) 부분(적색), D. 치밀뼈의 골절선, E. 엉덩뼈능선(iliac crest) 생검의 삼차원 재구성 이미지, F. 엉덩뼈능선의 2차원 영상

3. 염색방법

1) 탈회표본의 염색

(1) H&E 염색

산 탈회 정도가 적정한 경우에는 H&E 염색방법을 그대로 적용하지만, 산 탈회액에 장기간 두었던 조직의 경우는 표준 헤마톡실린 용액을 증류수로 10% 희석하여 2~3시간 또는 하룻밤 이상 연장하여 염색한다. 파젯 질환(Paget disease)의 뼈조직 및 신생 뼈조직 또는 재생 뼈조직의 반전선(reversal line)은 에를리히 헤마톡실린(Ehrlich hematoxylin) 용액을 사용하면 연골성분이 청색–자색으로 염색되고 아교섬유가 에오신에 분홍색으로 염색되어 대조가 뚜렷한 장점이 있다. 그러나 핵염색이 나빠 일반적인 표본의 경우 마이어 또는 해리스(Mayer 또는 Harris hematoxylin)가 많이 사용된다(그림 15-23).

(2) 아교섬유염색

어떤 종양 내의 가는 미성숙 섬유 염색에 이용된다. 밴기슨(van Gieson) 염색에서는 성숙 섬유가 짙은 적색으로 염색되지만 미성숙 섬유는 옅은 오렌지색으로 염색되어 두 섬유의 구별이 쉽지 않다. 반면에 마손삼색(Masson trichrome) 염색은 미성숙 섬유가 다소 연하지만 명확히 검출할 수 있다.

(3) 모밧 오색(MOVAT's pentachrome) 염색

심장, 혈관, 결합조직 검사에 유용한 방법이다. 한 절편 위에서 아교섬유, 탄력섬유, 근육, 점액, 섬유소를 동시에 뚜렷이 감별하는 데 이용된다(그림 15-24). 모밧 오색염색은 일반염색에서 나타나지 않는 조기변화 및

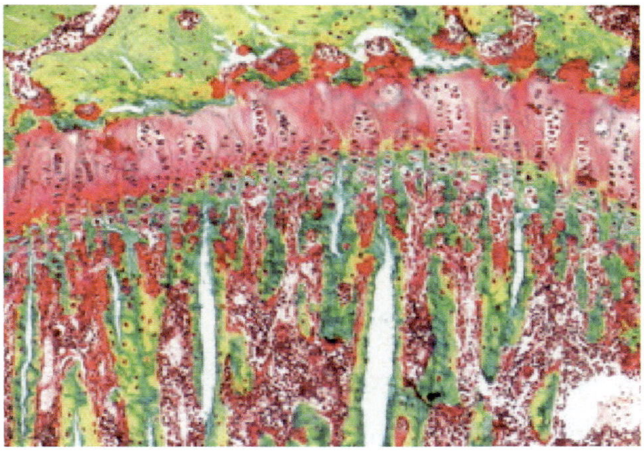

그림 15-24. 넙다리뼈 성장판(femoral physes). 정상적인 뼈끝판의 염색성을 확인할 수 있음. 모밧 오색염색(MOVAT's pentachrome staining), 100배

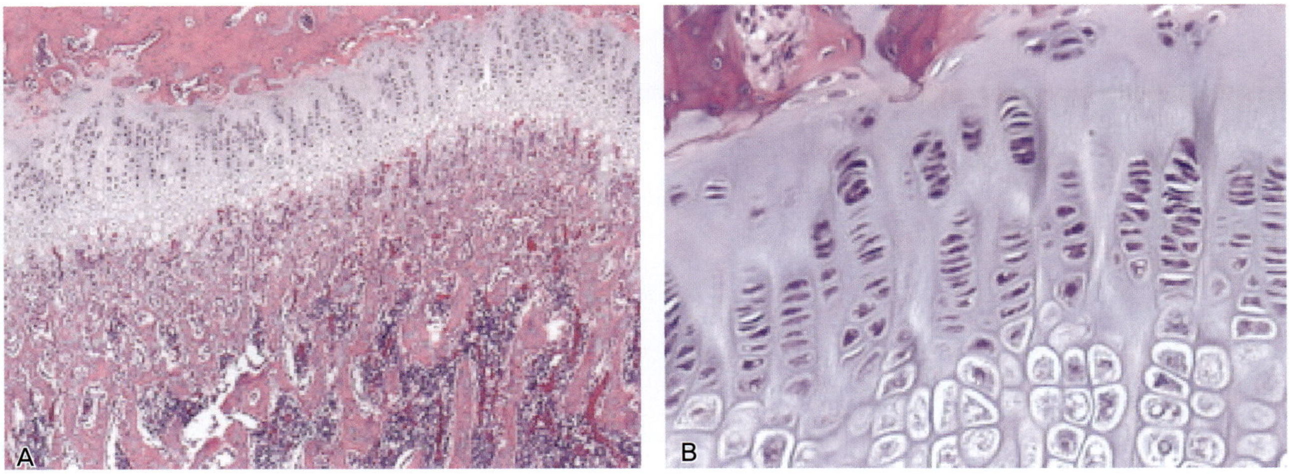

그림 15-23. 넙다리뼈 성장판(femoral physis). 뼈끝판의 정상적인 구조를 관찰할 수 있으며, 예비층, 증식형, 비대층, 석회화층, 뼈침식층으로 이루어져 있음. H&E 염색, 100배(A), 400배(B)

미세한 변화가 잘 나타난다. 탄력섬유를 보기 위해서는 배경이 깨끗하고 탄력섬유가 완전하게 남아 있도록 신속히 감별해야 한다. 대부분의 조직에 혈관이 포함되어 있어서 혈관 내에 탄력섬유를 쉽게 찾을 수 있기 때문에 분별에 도움이 된다. 염색과정에서 모든 알칼리성 알코올의 사용 후에는 흐르는 수돗물에 완전히 제거해야 다음 염색에 영향을 미치지 않는다.

(4) 사프라닌 O-파스트그린(safranin O-fast green) 염색

관절 연골의 성장과 분화 연구에 이용된다. 성장판(growth plate)은 고도로 잘 구성된 연골구조로서 긴뼈의 먼쪽 끝의 뼈끝뼈(epiphyseal bone)와 뼈몸통뼈(metaphyseal bone) 사이에 갇혀 있다. 뼈 길이성장 과정을 연골내 뼈되기(endochondral ossification)라 부른다. 이 과정에서 연골 성장과 같은 방향으로 뼈가 대치된다. 성장판은 연골의 수평층에서 여러 분화 단계에 따라 예비층(reserve zone), 증식층(proliferating zone), 비대층(hypertrophic zone), 석회화층(calcification zone), 뼈침식층(osteojenic zone)으로 나눌 수 있다. 관절연골에서 연골은 적색으로 칼슘 침착부위는 밝은 녹색으로 염색된다(그림 15-25).

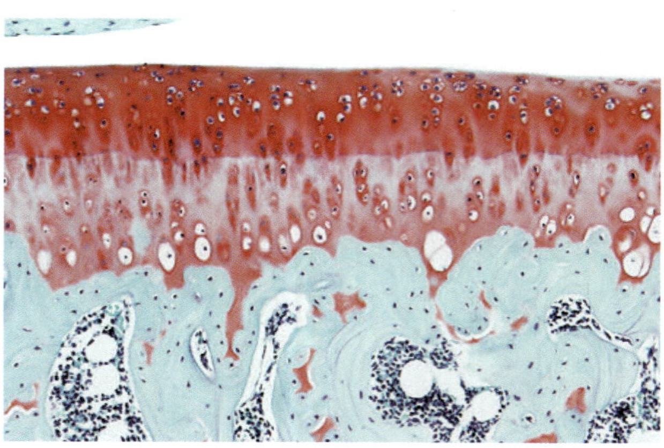

그림 15-25. 관절연골. 연골은 적색으로 칼슘 침착부위는 밝은 녹색으로 염색됨. 사프라닌 O-파스트그린(safranin O-fast green) 염색, 100배

2) 비탈회표본의 염색

(1) 폰 코사(von Kossa silver) 염색

폰 코사 염색은 조직 내 인산과 탄산이온을 검출함으로써 칼슘을 간접적으로 증명하는 방법이다. 조직절편을 1% 질산은수용액에 담가두면 $Ca_3(PO_4)_2$는 Ag_3PO_4로 $CaCO_3$는 Ag_2CO_3로 바뀌면서 칼슘양이온은 은으로 치환된다(그림 15-26). 이 두 은염은 쉽게 금속으로 환원되는데, 은용액을 100 W 전구 또는 자외선 밑에 두면 훨씬 빨리 진행되어 조직 내 칼슘은 약 15분 이내에 검게 변하여 뚜렷한 윤곽을 드러낸다(그림 15-27). 그 다음 검게 변한 절편은 꺼내어 티오황산나트륨 용액(sodium thiosulafte solution)에 몇 분간 담가두면 칼슘 이외에 단백질과 결합되어 있는 은이 제거된다. 단백질과 결합된 은은 시간이 경과되면 검게 변하여 배경에 비특이적 반응을 남긴다. 은 염색 후 뉴클리어파

$$CaCO_3 + 2AgNO_3 \rightarrow Ag_2CO_3 + Ca(NO_3)_2$$
$$Ag_2CO_3 \text{ (UV treated)} \rightarrow \underset{\text{Black}}{Ag_2O} + CO_2$$

그림 15-26. 폰 코사(von Kossa) 염색의 원리. 이온교환반응에 의해 칼슘이 흑색으로 염색됨.

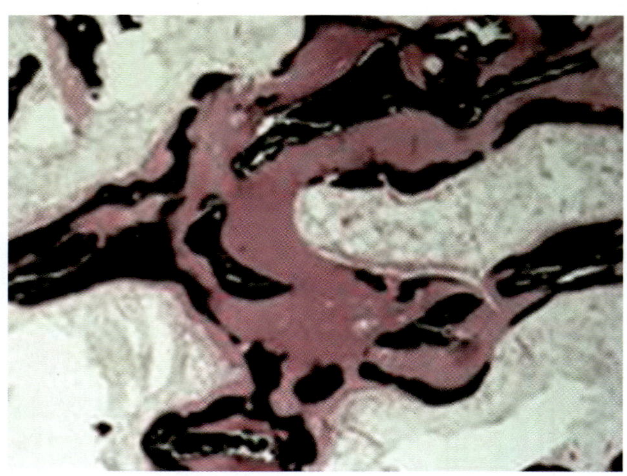

그림 15-27. 뼈의 비탈회 조직. 뼈속질 내 뼈잔기둥에 침착된 칼슘은 검은색으로 염색됨. 폰 코사(Von Kossa) 염색, 100배

참고

폰-코사(von Kossa) 염색과정

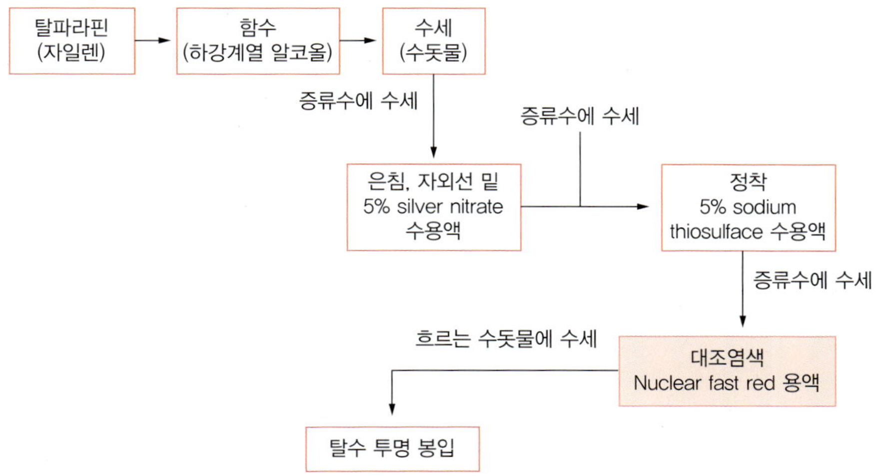

스트레드(nuclear fast red) 또는 뉴트랄레드(neutral red)와 같은 옅은 적색의 염료를 사용하여 대조염색하면 칼슘침전물을 더 뚜렷하게 관찰할 수 있다.

폰 코사염색표본에서 석회화 부위로 혼동할 수 있는 유일한 물질로는 sodium biurate 결정으로, 이 결정은 빛이 없어도 질산은을 환원하는 성질이 있다. 요산염은 염색 전에 알칼리성의 탄산리튬 포화수용액(saturated aqueous solution of lithium carbonate)에 30분 정도 두면 쉽게 제거할 수 있다. 그 이유는 요산과 결합한 lithium biurate는 나트륨이나 칼륨염에 비해 물에 더 잘 녹기 때문이다.

질산은 값이 비싸기는 하나 용액은 유기질 또는 염소, 중탄산, 탄산, 수산, 인산 또는 황화이온(sulfide ion)이 오염되지 않은 갈색병에 담아 보관하면 몇 년간 재사용할 수 있다. 질산은수용액 제조에는 수돗물 사용은 절대 피해야 한다. 조직 내에서 결정화할 수 있는 또 다른 칼슘화합물로는 수산칼슘(calcium oxalate)이 있다. 드물지만 유전성 대사질환인 옥살산증(oxalosis)은 조직 내에 수산칼슘 침전을 유발하여 콩팥부전증을 야기하기도 한다. 또한 수산칼슘 결정은 면역기능이 손상된 환자에서 아스페르길루스(Aspergillus) 감염으로 인하여 발생할 수 있다. 이 결정은 복굴절(birefringent)을 나타내며 초산에 녹지 않는다. 이 칼슘은 너무 치밀하게 결합되어 있어 알리자린레드S에는 염색되지 않지만 폰 코사염색에서는 양성을 보인다. 그러나 수산칼슘 검출에 가장 좋은 방법은 야수염색(Yasue staining)이다.

(2) 알리자린 레드 S (alizaline red S) 염색

알리자린 레드 S는 음이온성 안스라퀴논 염료(anthraquinone dye)로 칼슘이온과 결합하여 레이크(lake)를 형성하는 레이크 염료(lake dye) 또는 무기매염염료(inorganic mordant dye)이다(그림 15-28). 이 염료는 pH 4.8 또는 6.1에서 사용하면 칼슘에 오렌지색으로 염색된다(그림 15-29).

염료 내의 노란색 성분은 불순물이다. 노란색의 유색물질은 보통 염료가 칼슘이온에 침전되기 전에 인산칼슘 또는 탄산칼슘의 부분적인 용해를 나타내는 확산을 보인다. 또한 알리자린 레드 S는 조직 단백질 내의 아미노기와 결합하므로 배경의 분홍색만 남기고 분별에

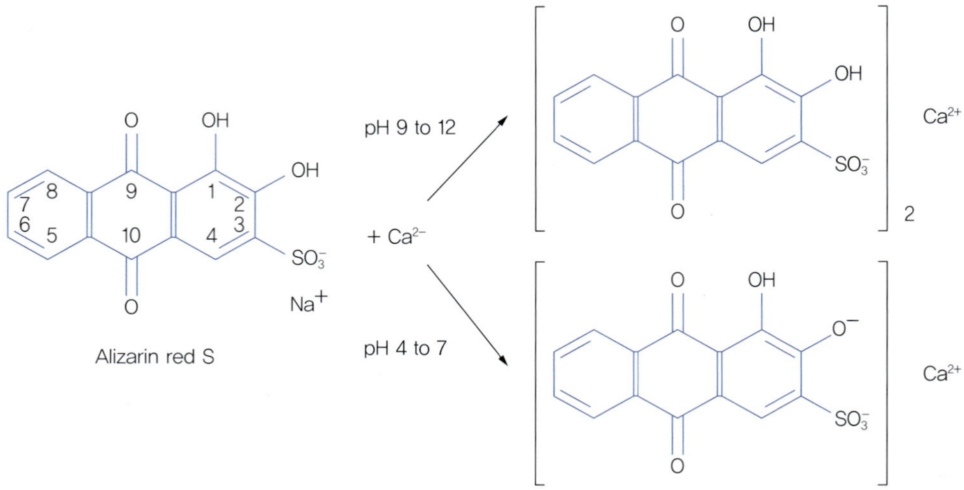

그림 15-28. 칼슘이온과 알리자린 레드 S의 결합.

의해 제거해야 한다.

알리자린 레드 S를 pH 9에서 사용하면 3번 탄소 위의 설폰산기(sulfonated group)와 2번 탄소 위의 이온화된 히드록실기(hydroxyl group) 둘 모두가 칼슘과 염형성을 허용한다. 높은 pH에서는 불순물과 반응하지 않으며 그 결과 칼슘염은 짙은 적색으로 염색된다. 또한 알칼리성 pH에서는 대부분의 배경염색을 방지할 수 있어서 분별이 필요치 않다. 그 대신 알칼리성 용액에서는 슬라이드로부터 절편의 탈락 위험이 발생하는 것이 단점이다. 알리자린 용액을 pH 4.8 또는 6.1에서 수행하면 확산 인공산물이 나타나기 전에 보통 1분 또는 2분 후에 정지한다. 그러나 pH 9에서 염색하면 확산이 일어나지 않아 용액 내에 1시간 정도 둘 수 있는 것이 장점이다.

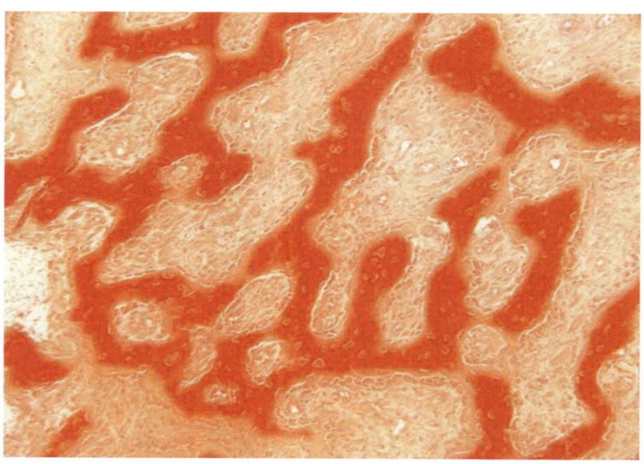

그림 15-29. 해면뼈의 비탈회 조직을 이용하여 염색한 결과로 칼슘이 오렌지색으로 염색되었으며 배경 염색은 발생하지 않았음. 알리자린 레드 S (alizaline red S) 염색, 100배

(3) 골드너 삼색(Goldner trichrome) 염색

세포 염색성이 우수하여 대사성 뼈질환, 즉 파젯 질환(Paget disease), 콩팥뼈이영양증(renal osteodystrophy), 갑상샘기능항진증의 관찰에 폰 코사 염색보다 가치있는 방법이다. 이 염색은 뼈생검조직으로부터 이들 질환의 진단과 치료 효과 판정에 매우 중요한 요소인 뼈모세포와 뼈파괴세포의 활성을 쉽게 평가할 수 있을 뿐만 아니라 뼈속질에 전이된 암세포를 동정하는 데도 매우 좋은 방법이다(그림 15-30). 풋뼈(osteoid)는 적색, 칼슘침착부위는 밝은 녹색으로 염색된다.

(4) 빌라누에바 오스테오크롬 뼈 (Villanueva osteochrome bone) 염색

빌라누에바 오스테오크롬 뼈염색은 비탈회 뼈조직

참고 Goldner trichrome 염색과정

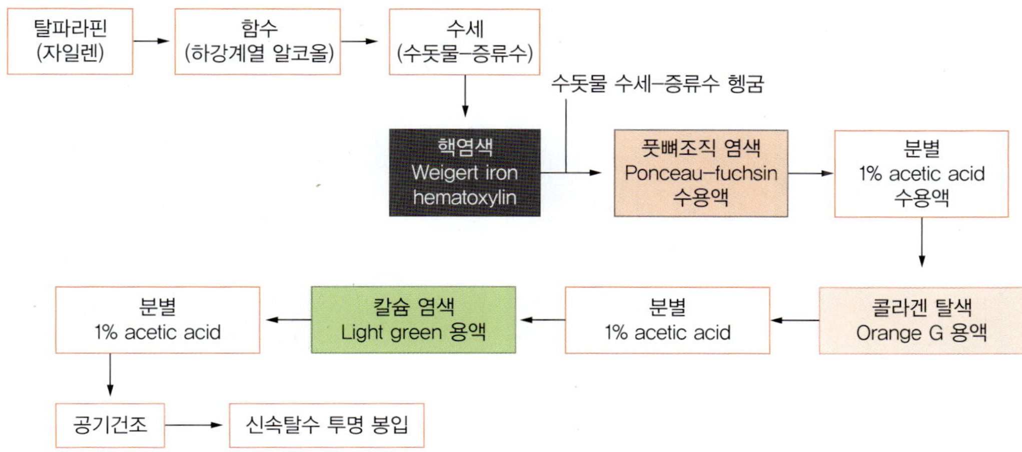

염색에서 일관되고 재현성이 좋은 염색이다. 신선조직 또는 고정조직, 비포매 또는 수지포매 조직에서 모두 사용할 수 있다. 이 염색은 수산화인회석 임플란트(hydroxyapatite implants)에서 신생 뼈 형성과 뼈이식 연구에 효과적으로 사용되어 왔으며, 노화관련 뼈소실, 골다공증 그리고 여러 다른 대사성 뼈질환의 연구에도 유용한 염색으로 입증되어 있다.

염색결과는 풋뼈연결선(osteoid seams)-투명한 녹색~균질한 적색, 경계구분선-주황색, 저밀도 뼈-적색, 중등도 투과성 뼈-오랜지색, 뼈세포, 뼈모세관, 뼈파괴세포와 뼈모세포의 핵-녹청색~짙은 청색, 세포질-녹색 또는 밝은 녹색으로 나타난다(그림 15-31).

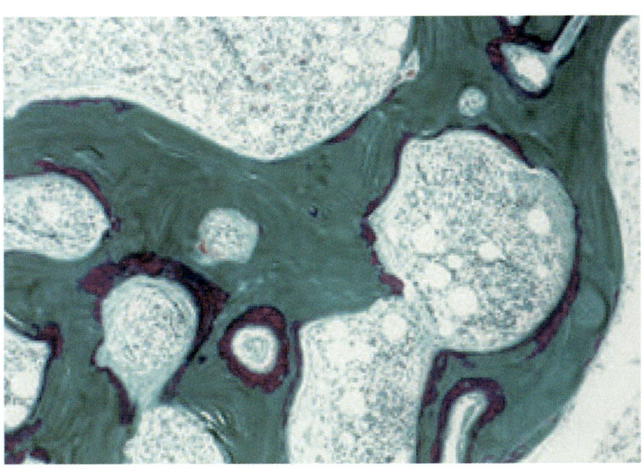

그림 15-30. 해면뼈의 뼈잔기둥 주변의 풋뼈연결선(osteoid seam)은 적색으로 염색되고 칼슘이 침착된 부위는 녹색으로 염색됨. 골드너 삼색(Goldner trichrome) 염색, 200배

(5) 형광표지법(fluorescent labeling)

뼈형성이 활발한 부위나 무기질이 침착되는 부위를 보기 위해서는 테트라사이클린(tetracycline)계의 항생제를 in vivo 상태에서 체내로 흡수시키는 방법을 사용한다. 테트라사이클린을 체내에 주입하면 신속히 흡수되어 뼈형성이 활발한 부위나 무기질침착부위에 침착되기 때문에 조직절편에서 밝은 형광선으로 보인다(그림 15-32).

뼈의 재구성률(remodelling rate)을 측정할 때도 사용할 수 있다. 즉, 일정 간격으로 테트라사이클린을 2회 이상 경구투여하여 체내에 흡수시킨 후, 각 복용량 사이에 침착된 무기질의 양을 나타내는 수평 흡수선(parallel lines of uptake) 사이의 거리를 측정하여 재구성률을 산출한다. 최대한 오랜기간의 형광을 보존하기 위해서는 뼈조직을 70% 알코올에 고정하여 메틸메타크릴수지 등의 합성수지포매절편 또는 비탈회 신선

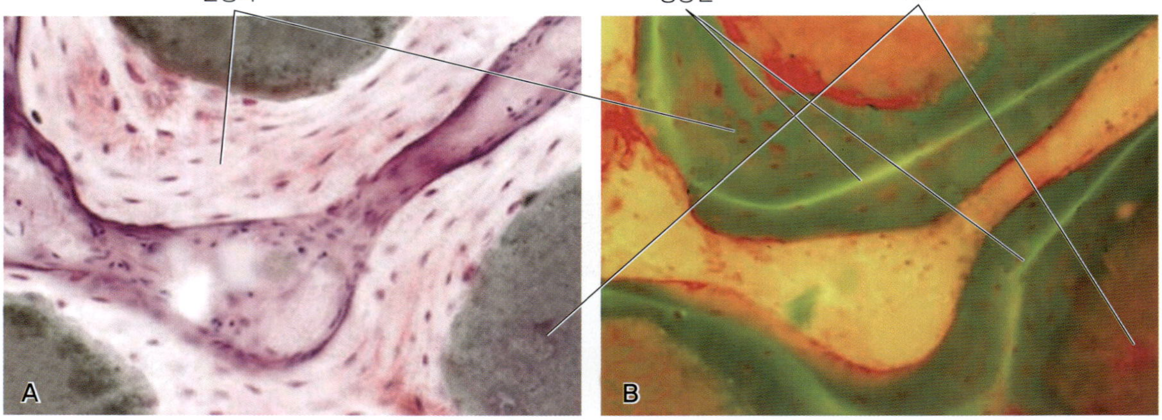

그림 15-31. 뼈잔기둥의 변연부에 형성되어 있는 풋뼈가 관찰되고 있으며(A), 염색한 표본을 형광현미경으로 관찰한 결과임(B, TCP: β-tricalcium phosphate) 빌라누에바 오스테오크롬 뼈염색, 400배

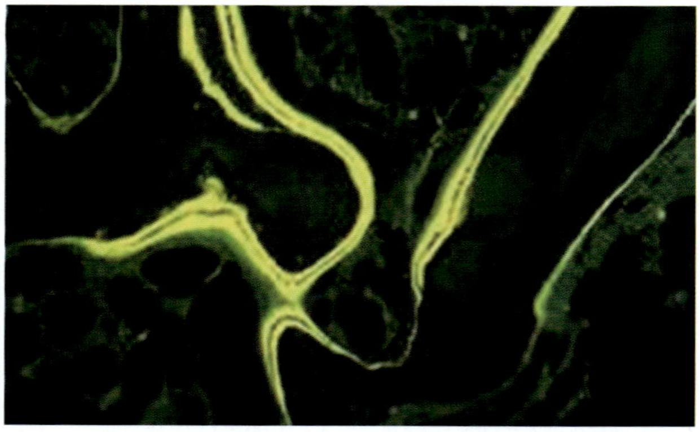

그림 15-32. **치밀뼈.** 생체에 테트라 사이클린을 투여하면 뼈형성이 활발한 부위에 타트라사이클린이 축적되어 선상으로 관찰되고 있으며 뼈세포와 뼈세포의 세포질 돌기에서도 테트라 사이클린을 흡수하여 형광성을 보이고 있음. 비염색 형광현미경 소견, 400배

뼈절편을 사용해야 한다. 생산된 조직절편은 염색하지 않은 상태로 봉입하여 400 nm 파장의 자외선하에서 관찰한다.

(6) TRACP (tartrate-resistant acid phosphatase) 염색

뼈파괴세포의 효소마커인 주석산-저항성 인산가수분해효소(tartrate-resistant acid phosphatase)와 핵염색을 하기 위해 제공되는 시약이 결합하여 다핵성 뼈파괴세포의 검출에 사용된다. 인산가수분해효소는 지방족과 방향족 인산에스테르를 가수분해하여 인산을 방출한다. 산성 인산가수분해효소는 전립샘, 간, 콩팥, 지라, 적혈구, 혈소판, 뼈파괴세포에 존재한다. 뼈파괴세포의 산성인산가수분해효소 활성은 주석산(tartrate)의 존재하에 활성이 보존된다(tartrate-resistant acid phosphatase, TRACP)(그림 15-33). TRACP 활성은 현재 뼈파괴세포의 활성을 보는 데 없어서는 안되는 필수요소이다. 이에 대해 주석산의 존재 하에 불활성화되는 산성인산가수분해효소를 주석산-민감성 인산가수분해효소(tartrate-sensitive acid phosphatase, TSACP)라 부른다.

염색에 사용되는 뼈조직은 냉동절편을 실시하거나 EDTA로 탈회를 해야 한다. 산탈회는 효소에 영향을 주기 때문에 사용해서는 안된다. 염색시에는 두 장의 검체를 준비하여 한 검체에는 주석산과 함께 인산가수분해효소의 기질용액인 NABP/FRVLB를 첨가하고 다른 검체에는 주석산 없이 기질용액만 첨가한다. 주석산-저항성 인산가수분해효소 활성은 앞 검체에서 검출할 수 있고, 주석산-민감성 인산가수분해효소와 총 인산가수분해효소 활성은 나중 검체에서 검출할 수 있다.

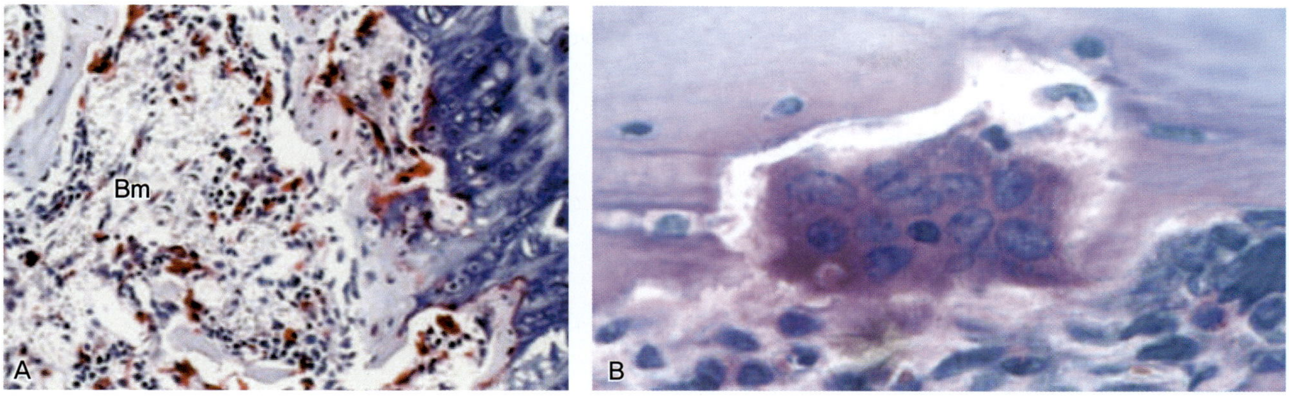

그림 15-33. 뼈파괴 세포. A. 넙다리뼈의 몸통부위로 뼈파괴 세포가 뼈속질과 침식공간내에서 적색으로 관찰됨(Bm, 뼈속질) TRACP 염색, 100배 B. 침식소강내에 존재하는 뼈파괴 세포의 세포질에서 양성 반응을 보이고 있음. TRACP 염색(헤마톡실린 대조염색)

(7) X-gal (5-bromo-4-chloro-3-indoyl-beta-D-galactopyranoside) 염색

X-gal은 치환 인돌(substituted indole)에 연결된 갈락토스(galactose)로 구성된 유기화합물로 원래 무색이지만 베타-갈락토시다제(β-galactosidase)에 의하여 대사되면 푸른색을 낸다. β-갈락토시다제는 젖당(lactose)과 같은 β-갈락토시다제를 가수분해하는 효소로, 해당 유전자(Lac Z)는 진핵세포 형질도입(transfection) 실험에서 리포터 유전자(reporter gene)로 빈번히 이용된다. 왜냐하면 β-갈락토시다제가 쉽게 가수분해되지 않을 뿐 아니라 효소 활성을 측정하기도 쉽기 때문이다. 원리는 세포나 조직을 4℃의 글루탈알데히드에 고정한 후 X-gal이 포함된 염색액으로 처리하면 형질도입된 세포에서 β-갈락토시다제가 x-gal을 분할(cleavage)하여 파란색 침전물을 형성하는데 기초한 반응이다(그림 15-34, 35).

4. 뼈의 형태계측

대사성 뼈질환에 활용되고 있는 조직형태계측(histomorphometry)이 필요하다(그림 15-36). 뼈잔기둥(bone trabecular)이 포함된 정상 뼈는 살아 있는 동안 뼈파괴세포에 의한 재흡수와 뼈모세포에 의한 뼈형성에 의해 계속해서 새롭게 재형성(remodeling)되고 있다. 그러나 질환이 생기면 이 개조과정이 제대로 균형을 이루어지지 못하여 뼈 내에는 이 요소 중 어느 한 쪽이 더 많거나 적어지는 불균형을 초래한다.

주관적인 현미경 관찰만으로도 풋뼈조직(osteoid), 즉 뼈기둥의 상대량 평가를 통하여 대략 뼈의 재흡수와 침착 정도를 판별할 수 있다. 그러나 미세한 변화는 정확한 측정을 필요로 한다. 대사성 뼈질환에서 생검을 하기 전 어느 특정 시점에 테트라사이클린(tetracycline)을 투여하여 엉덩뼈능선(iliac crest) 부위의 뼈조직을 떼어 내어 MMA 수지절편을 만들어 관찰하면 뼈 내의 칼슘이 침착된 양을 측정할 수 있다. 뼈의 조직형태계측은 폐경 후 여성의 뼈엉성증(osteoporosis)과 같은 대사성 뼈질환의 정도 및 치료효과 판정에 이용할 수 있다.

뼈조직의 조직형태계측은 수기, 반자동 및 자동으로 해낼 수 있다. 수기에 의한 방법은 표준 광학현미경과 접안 격자망(eyepiece graticule)을 사용하여 영상을 저장한 후 컴퓨터를 이용하여 측정하는 방법이다(그림 15-37). 근래에는 디지털 카메라가 부착된 컴퓨터 영상 분석장치나 뼈 형태계측을 위해 특별히 제작된 소프트

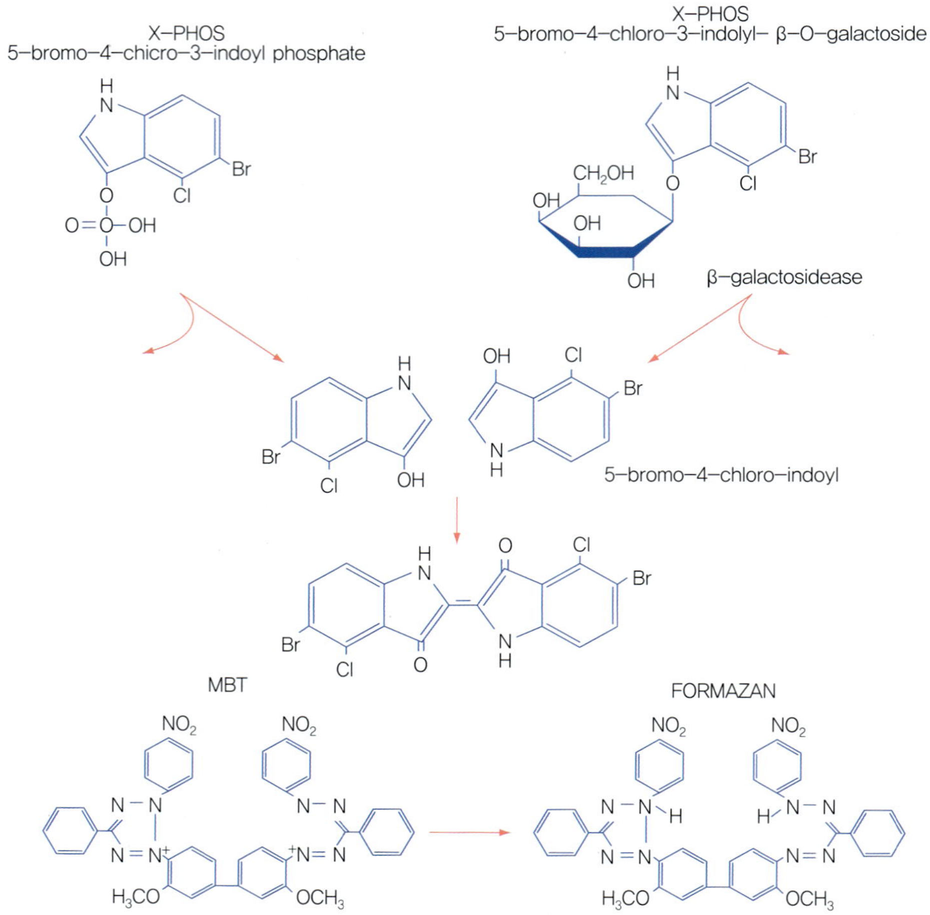

그림 15-34. x-gal 염색의 원리

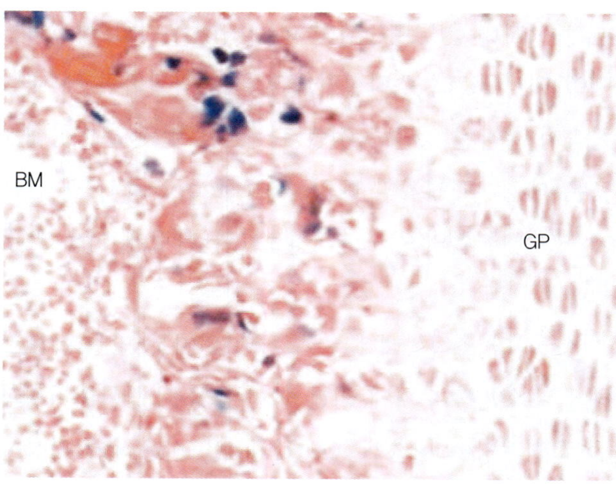

그림 15-35. 형질전환된 마우스의 일차 해면뼈 내의 뼈모세포(osteoblast)에서 청색의 Lac Z 발현이 관찰됨. (GP : 성장판 BM : 골수) X-gal 염색(에오신 대조염색), 400배

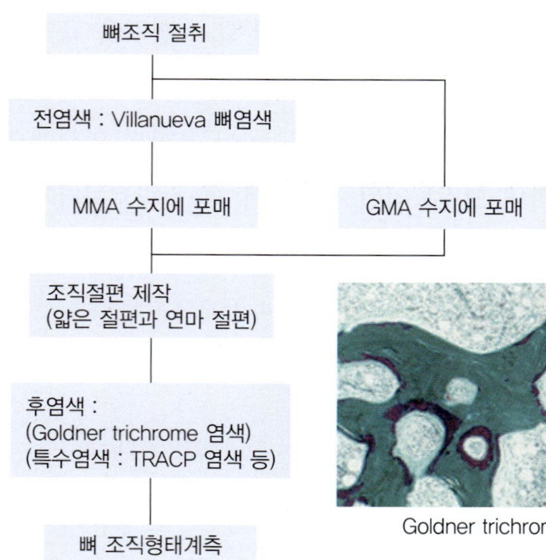

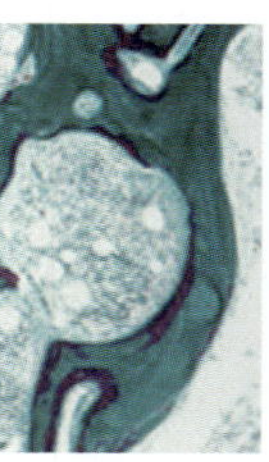

Goldner trichrome 염색

그림 15-36. 뼈 형태계측(bone histomorphometry)의 흐름도

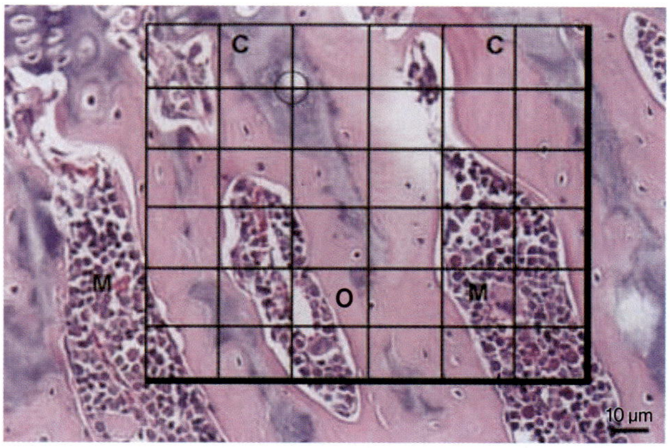

그림 15-37. Weible reticule을 이용한 뼈조직 형태계측. 랫드의 뼈끝판(epiphyseal disk)에서 격자방을 이용하여 형태 계측하며 두꺼운 선부분은 측정하지 말아야 함. H&E 염색, 100배

웨어가 출시되어 결과 측정 및 계산에 걸리는 시간을 대폭 줄일 수 있게 되었다.

뼈조직의 형태계측을 위한 명명법, 상징부호, 단위는 1988년 파피트(Partitt)가 표준화하여 정리하였다. 파피트 시스템의 기초 측정단위로는 부피(volume), 표면(surface), 두께(thickness), 칼슘침착률(mineralization rate) 등이 포함된다. 기본 측정에는 뼈기둥만 포함시킨다. 뼈기둥의 측정에는 뼈기둥 부피, 흡수 표면(resorption surface), 풋뼈조직 표면, 칼슘침착 표면, 풋뼈조직 두께, 새로 형성된 뼈층의 두께 및 칼슘침착률을 포함시킨다. 이렇게 수집된 데이터로부터 결과를 산출하여 여러 질병과 비교한다. 얻어낸 수치에 대한 일부 방정식은 아래와 같다.

$$\text{뼈부피} = \frac{\text{뼈기둥 면적}}{\text{뼈기둥 면적과 뼈속질 공간}}\ \%$$

$$\text{풋뼈조직 부피} = \frac{\text{풋뼈조직 면적}}{\text{뼈기둥 면적과 뼈속질 공간}}\ \%$$

풋뼈조직 표면 =

$$\frac{\text{풋뼈조직을 덮고 있는 뼈기둥 표면의 길이}}{\text{뼈기둥 표면의 전체 길이}}\ \%$$

$$\text{풋뼈조직 지수} = \frac{\text{풋뼈조직 부피}}{\text{풋뼈조직 표면}}\ \%$$

재흡수 표면 =

$$\frac{\text{뼈소강을 차지하고 있는 뼈기둥 표면의 길이}}{\text{뼈기둥 표면의 전체 길이}}\ \%$$

뼈의 동적변화를 기술하는 데는 이외에도 여러 변수들이 이용되고 있다. 1983년 멜센 등(Melsen et al)은 정상 남녀와 여러 질환에서 연령과 관련된 뼈조직의 형태계측값을 발표하였고, 이것이 현재 매우 유용한 가이드라인으로 이용되고 있다. 뼈 형태계측 기술에는 여러 함정이 있다는 것을 아는 것이 중요하다. 그 한 예로 파젯 질환과 같이 부위에 따라 또는 심지어 같은 뼈 안에서 다른 편차를 보이는 경우가 있다. 따라서 실험실마다 뼈 형태계측에 이용되는 표본제작과정, 염색방법 및 현미경 검경의 표준진행과정(standard operating procedure, SOP)에 따라 자체 정상치를 설정해 두는 것이 매우 중요하다. 만일 표준 염색법이나 표준 현미경 배율을 사용하지 않는다면 같은 생검조직에서 다른 결과를 얻게 된다. 이 외에 뼈 형태계측에 대한 자세한 정보는 1983년 렉커(Recker)와 1986년 레벨(Revell)의 문헌을 참고하기 바란다.

1) 미세컴퓨터 단층촬영술(micro computed tomography, Micro CT)

미세컴퓨터 단층촬영술은 검체의 파괴없이 뼈와 조직을 미세 분석하는 영상 촬영기술이다. 그 원리는 일반 단층촬영술과 같다. 방사선원으로부터 X-선이 검체를 통하여 방출되면 검체를 통과한 X-선은 검출기에 모인다. 대부분의 MicroCT 장치에서는 다양한 각도에서 투사 영상(projection image)을 모으는 동안 검체는 회전한다. 일반적으로 검체 주변 190° 이상에서 천개의 투사영상까지 얻을 수 있다. 그 다음 영상을 재구축하여 평면 투사 영상을 얻은 다음 삼차원 영상으로 편집한다. 이어 삼차원 영상을 모두 세 직각면으로 조정할 수 있다. X-선원으로부터 검체의 거리를 변화시키면 검출기 또는 투사 영상의 수는 스캔의 해상력에 영향을 미칠 수 있다.

종류가 다른 조직은 다양하게 X-선 조사를 차단하거나 약화시킨다(그림 15-38). 뼈는 조직에 비해 고밀도를 가지고 있어서 CT로 가시화하기가 쉽다. 이렇게 획득한 3D 영상으로 기하학적 분석도 할 수 있고, 동시에 뼈기둥의 크기, 수, 두께, 공간, 연결성과 함께 뼈무기질 밀도와 함량에 대한 정량화를 시행할 수 있다. 조영제(contrast agents)를 사용하면 조직의 '가상 조직학(virtual histology)'도 가능하게 해준다.

참고문헌

1. An YH, Martin KL. Hamdbook of Histology methods for bone and cartilage. Humana Press. New Jergy, 2003.
2. Goland P et al. Cyanuric acid chloride and N-methyl morpholine in methanol as a fixative for polysaccharides. Stain Technol, 42:41-51, 1967.
3. Lund-Hansen T. et al., A quantitative cytochemical assay of beta-galactosidase in single cultured human skin fibroblasts. Histochemistry, 81: 321-330 ,1984.
4. Miao D, Scutt A. Histochemical localization of alkaline phosphatase activity in decalcified bone and cartilage. J Histochem Cytochem 50(3):333~340, 2002.
5. Tripp EJ, Mackay EH. Silver staining of bone prior to decalcification for quantitative determination of osteoid sections. Stain Technol, 47:1215-136, 1972.

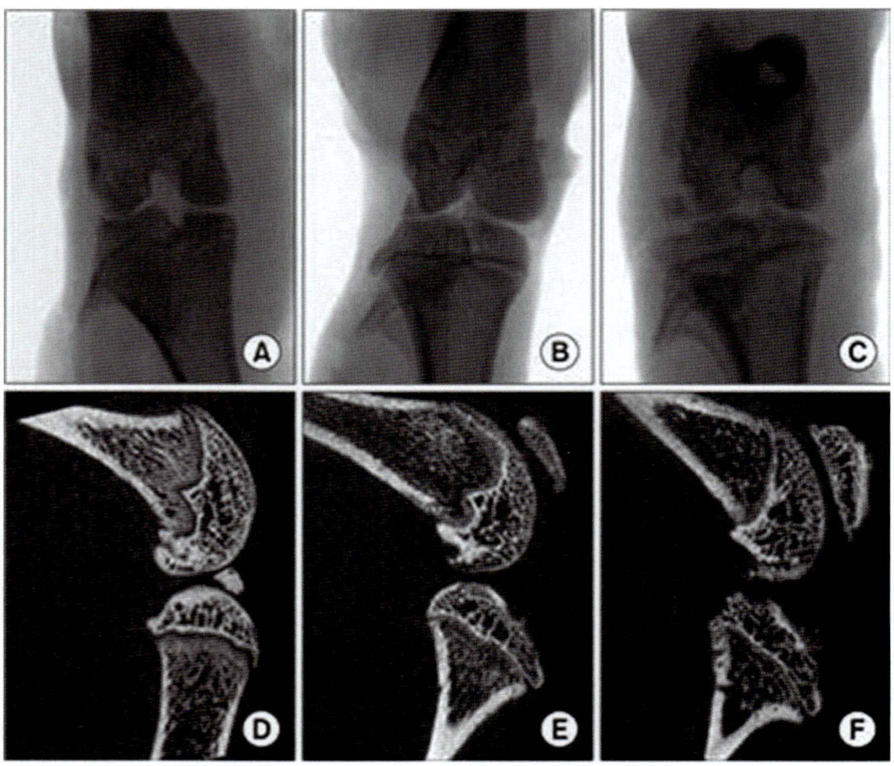

그림 15-38. 랫드 무릎관절의 관상면과 시상면의 microCT와 X-선 영상. 정상(A, D)과 관절부위 뼈흡수(B, C, E, F)를 관찰할 수 있음. X-선(A-C)과 micro CT(D-F)

16

면역조직화학법

Immunohistochemistry

학습목표

- 면역조직화학의 의의를 설명한다.
- 면역조직화학에 사용되는 용어들을 정의한다.
- 면역염색방법들을 분류하고 그 원리를 간략히 설명한다.
- 형광항체법과 효소항체법의 차이를 설명한다.
- 항원부활의 의미와 항원부활법을 열거하고 설명한다.
- 면역염색에서 검출물질에 따른 고정법의 차이를 이해한다.
- 포르말린 고정과 항원부활의 관련성에 대해 설명한다.
- 면역염색 절편의 전처리 과정을 설명한다.
- 다클론항체와 단크론항체의 차이를 설명한다.
- 형광염료 중 가장 흔히 사용되는 2종류를 설명한다.
- 효소면역조직화학적 염색에 사용되는 효소를 3종류 이상 설명한다.
- 면역과산화효소법에 사용되는 2가지 색소원에 대해 설명한다.
- 알칼리성인산분해효소표지 발색에 사용되는 2가지의 색소원를 설명한다.
- 형광항체법 용도의 검체표본제작에 대해 설명한다.
- 음성 및 양성대조표본을 만드는 방법에 대하여 설명한다.
- 열처리 항원부활법(HIER)에 사용되는 용액을 3가지 이상 설명한다.
- 효소처리 항원부활법(EIER)에 사용되는 용액을 3가지 이상 설명한다.
- 면역염색에 사용하는 핵 대조염색법에 대해 설명한다.
- 면역염색에서 이중염색 또는 삼중염색을 하는 의의에 대해 설명한다.

면역조직화학(immunohistochemistry, IHC)은 조직 내의 특정 물질을 항원-항체반응(antigen-antibody reaction)을 이용하여 특이적으로 검출하는 방법으로써, 1941년 쿤스(Albert H. Coons) 등에 의해 개발되었다.

그 후 거의 반세기 사이에 여러 가지 방법이 발전되어 의학과 생물학을 중심으로 넓은 분야에 활용되고 있다.

I. 조직병리 진단분야에서 면역조직화학법의 활용 범위

조직병리 진단에서 면역조직화학은 다양한 연구와 진단에 활용되고 있다. 종양 병리에서는 종양 세포의 기원, 예후 지표, 표적 치료 등의 평가에 적용할 수 있고 감염 병리에서는 염증세포의 종류, 병원균 동정 등에 이용할 수 있으며 이외에도 결합 단백질의 동정과 세포 수준에서 결함 유전자 전사 및 번역의 근거를 제공하고 자가면역질환에서 면역복합체 침착정도를 평가하거나 세포 활성화와 세포자멸 경로 평가에 관한 연구 및 평가에 활용할 수 있다.

II. 면역조직화학법의 발달

면역조직화학의 역사는 1941년 쿤스 등이 형광항체법을 개발하면서부터 시작되었다. 미국 하버드대학의 쿤스는 항체단백질에 형광염료를 표지하는 아이디어를 가지고 크릭, 존스(Creek & Jones)와 함께 항혈청에 안트라센 이소시안산염(anthracene isocyanate)을 표지하여 폐렴구균의 균체를 특이적으로 검출하는 데 성공하였다. 그는 또한 같은 해 오늘날에도 널리 사용되고 있는 형광염료인 FITC (fluorescein isothiocyanate)를 버린너(Berliner)와 함께 합성하여 항체에 결합시켜 세균을 검출할 수 있음을 발표하였다.

형광항체법의 기초는 이 시기에 완성된 것이다. 면역조직화학의 기법은 그 후 많은 개량과정을 거치게 된다. 1950~1960년 사이에는 항체의 표지자(marker)로 여러 물질들(예 : 방사성 동위원소, 페리틴, 요오드, 수은, 우라늄, 철)의 응용을 시도하였다. 그중에서도 싱거(Singer)가 개발한 페리틴(ferritin) 표지 방법은 전자현미경적 면역조직화학(immunoelectron microscopy)에서 우수한 기법으로 현재도 이용하고 있다. 특히 1960년대 후반에 나카네(Nakane)와 피어스(Pierce)가 개발한 과산화효소(horseradish peroxidase, HRP)를 표지자로 사용하는 효소 항체법은 반응생성물을 명시야로 관찰할 수 있고 광학현미경과 전자현미경의 양쪽에 적용할 수 있으며, 표본을 장기간 보존할 수 있어서 그 후 많은 연구자나 기술자들이 채택하여 현재까지 널리 사용하고 있다.

1970년대 초에는 스턴버거(Sternberger) 등이 PAP법(peroxidase-antiperoxidase method)이라 부르는 비표지효소항체법과 1981년 수(Hsu) 등이 아비딘(avidin)과 비오틴(biotin) 사이의 특이적인 결합을 면역조직화학에 응용한 이른바 ABC법(avidin-biotin peroxidase complex method)을 개발하였다. 이 두 방법은 모두 민감도가 우수하다고 인식하게 되어 발표 후 빠르게 보급되었다. 1980년대에는 PAP법의 변법인 이중가교 PAP (double bridge PAP)법, 헵텐샌드위치(hapten sandwich)법, 글루코스 산화효소-항글루코스 산화효소(glucose oxidase-antiglucose oxidase, GAG)법 등이 소개되고, 효소표지 단백질 A법(protein A-peroxidase method), 금속표지항체법(immunocolloid method)이 개발되었다(표 16-1). 이와 같은 면역조직화학 기법의 발전과 함께 1975년에는 켈러와 마일스테인(Köhler & Milstein)이 획기적인 항체 제작 방법인 항체생성 B세포 하이브리도마(antibody producing B cell hybridoma) 기법을 개발하게 되었다.

이 하이브리도마 기법으로 생산된 항체는 특정 항원결정기(antigen determinant 또는 epitope)를 갖기 때문에 단클론항체(monoclonal antibody)라 불리며, 이 세포주(cell line)는 영속적으로 배양이 가능하기 때문에 현재는 수많은 종류의 항체가 각 제조회사에서 상품화되어 쉽게 구입할 수 있게 되었다.

III. 면역조직화학법의 기본원리

항체가 특정 항원물질에 결합하는 성질(항원-항체반응)을 이용하는 것으로, 그 결합부위로부터 항원의 존재부위를 검출하는 방법이다. 항원-항체반응물은 현미경하에서 관찰하는 것이 불가능하기 때문에 항체를 육안으로 볼 수 있도록 표지자(예 : 형광염료, 효소, 페리틴, 금입자)를 붙인 후 표지자를 발색시켜서 간접적으로 특정 물질(항원)을 검출한다.

항원-항체반응에서는 항원에 대한 항체의 결합이 매우 특이적이어서 항체는 대응하는 항원물질 이외에는 결합하지 않을 뿐만 아니라 검출 민감도에서도 일반 염색법에 비해 매우 우수한 것이 특징이다. 면역조직화학적 방법이 실제로 어느 정도의 민감도를 가지고 있는가에 대해서는 면역반응을 이용한 각종 검사법(예 : 침강반응, 응집반응, 보체결합반응)으로 각종 반응이 어느 정도의 민감도를 갖고 있으며 어느 정도의 단백질 농도에서 적당한가에 기초하고 있다.

형광항체법의 민감도는 방사성면역전기영동법이나 방사면역측정법(radioimmunoassay, RIA)에 비해 높은 것으로 보고된다(표 16-1).

IV. 면역조직화학법의 분류

면역조직화학적 검출법은 그 종류가 매우 많기 때문에 이런 방법을 합리적으로 분류하기 위해서는 여러 기준에 따라 나눌 필요가 있다.

1. 항체표지의 시점에 따른 분류

면역조직화학법에서는 일반적으로 항체에 표지자(marker, 가시물질)를 표지(labelling)하는 것이 필요하다. 이 경우 항체의 표지를 항원과의 반응에 앞서 수행하는 방법과 항원과의 반응 이후에 수행하는 방법의 두 종류가 있는데, 전자를 표지항체법(labelled antibody method), 후자를 미표지항체법(unlabelled antibody method)이라 부른다. 다시 표지항체법은 직접법(direct method), 간접법(indirect method), 다중염색법(multiple staining method) 등으로 세분하며, 미표지항체법은 PAP법(peroxidase-antiperoxidase method), 프로테인 A법(protein A method), 아비딘-비오틴법(avidin-biotin method) 등으로 세분한다.

직접법은 검출항원에 대한 항체(일차항체, primary antibody)를 표지하여 반응시키는 방법으로 간접법에 비해 민감도가 좋지 않고 표지항체의 용도가 한정되어

표 16-1. 면역조직화학 발달에 기여한 주요 인물과 공적

연도	인물	공적
1940	Coons	형광항체법 개발
1960	Nakane와 Pierce	효소항체법 개발
1970	Sternberg 등	Peroxidae-antiperoxidase (PAP)법 개발
1974	Taylor와 Burns	Formalin-fixed, paraffin wax embedded (FFPE) 조직을 병리진단에 처음 사용
1975	Khöler와 Milstein	단클론항체 생산 기법 개발
1976	Huang 등	단백분해효소인 트립신을 파라핀절편의 항원부활(antigen retrieval)에 처음 사용
1981	Hsu 등	Avidin-biotin complex horseradish peroxidas (HRP) 방법 개발
1983	Holgate 등	Colloidal gold 표지법 개발
1991	Hsu 등과 Shi 등	Heat-induced epitope retrieval (HIER)의 개발과 microwave oven 사용
1993	Cattoretti 등	항원부활을 위해 citrate buffer 개발

있으나 특이성에서는 간접법보다 우수하다. 이에 비해 간접법에서는 일차항체를 미표지 상태로 검출항원과 반응시킨 다음, 이 항체를 항원으로 하여 만든 항체(이차항체, secondary antibody)를 표지하여 간접적으로 반응시켜 항원을 검출하는 방법이다.

간접법은 여러 개의 항체를 사용하기 때문에 비특이적 반응이 일어날 가능성이 크지만, 민감도가 우수하고 표지이차항체(labelled secondary antibody)의 용도가 넓어서 직접법보다 자주 사용되고 있다. 다중염색법은 동일 조직표본 위에서 여러 개의 항원을 동시에 감별해 낼 수 있는 방법이다. PAP법은 서양고추냉이 과산화효소(horseradish peroxidase, HRP)에 대한 항체를 제작하여 HRP-항HRP 면역복합체(peroxidase-antiperoxidase complex)를 만들어 검출항원과 결합된 일차항체와 이차항체를 중개로 하여, 간접적으로 항체를 표지하는 방법이다(이 경우 일차항체와 항HRP 항체는 동종 동물에서 유래한다).

프로테인 A법은 프로테인 A[이것은 *Staphylococcus aureus*에서 추출한 단백질로 모든 동물의 면역글로불린(IgG)의 Fc 부분과 특이적으로 결합함]에 표지자를 표지하여 검출 항원과 결합된 항체에 반응시켜 간접적으로 항체를 표지하는 방법이다. ABC법은 아비딘과 비오틴의 강한 친화성을 이용하여 비오틴과 결합된 항체와 표지자로 붙어 있는 아비딘을 결합시켜 간접적으로 항체를 표지하는 방법이다.

2. 항체표지용 표지자의 종류에 따른 분류

면역조직화학적 방법은 항체에 붙이는 표지자의 종류에 따라 몇 종류의 유형으로 나눌 수 있다.

표지자로는 형광염료, 효소, 금속(예: colloidal gold, ferritin) 등이 있으며, 이 방법을 각각 형광항체법(fluorescence labelled antibody method), 효소항체법(enzyme labelled antibody method), 금속항체법(metal labelled antibody method)이라 부른다(표 16-2). 이들 중 효소항체법이나 콜로이드금항체법에서는 표지자를 그대로 볼 수 없기 때문에 효소활성 검출반응이나 은반응의 2차반응을 이용하여 표지항체를 가시화해야 한다.

효소항체법의 표지물질로는 서양고추냉이 과산화효소가 주로 사용되고 있다. 이 밖에 몇몇 효소들(예 : alkaline phosphatase, acid phosphatase, cytochrome C, glucose-oxidase, β-galactosidase) 등도 사용되고 있다.

표 16-2. 면역조직화학법의 검출기법에 따른 분류

형광 항체법	직접법(direct method) 간접법(indirect method)
효소 항체법	직접법(direct method) 전통적 직접법 EPOS (enhanced polymer one-step staining) 간접법(indirect method) PAP법(peroxidase-antiperoxidase method) APAAP법(alkaline phosphatase-antialkaline phosphatase) DAKO Envision (dextran polymer conjugated two-step visualization system) ABC법(avidin-biotin peroxidase complex method)
금속 항체법	IGSS법(immunogold-silver staining method) 페리틴 항체법(ferritin method)

3. 현미경법(microscopy)에 의한 분류

면역조직화학적 검출 결과 얻어진 조직표본을 관찰하는 현미경법(microscopy)에 근거하여 분류하는 방법이다. 즉, 현미경으로 광학현미경을 이용하는 방법을 면역광학현미경법(immunolight microscopy), 형광현미경을 이용하는 방법을 면역형광현미경법(immunofluorescence microscopy), 전자현미경을 이용하는 방법은 면역전자현미경법(immunoelectron microscopy)이라 부른다. 이들 중 면역전자현미경법에서는 투과전자현미경에 활용되어 왔으나 근래에는 주사전자현미경에도 도입되어 활용되고 있다. 이 밖에 면역조직화학반응을 실시한 광학현미경 표본을 반사전자를 이용하여 주사전자현미경으로 관찰하는 방법도 개발되고 있다.

V. 항원항체 반응의 기본 개념

1. 항원

면역학의 발전 초기 '항원(antigen)은 생체에 들어가 항체를 유도하는 물질'이라 정의하였다. 그러나 생체에 들어온 이물질은 항체 생성, 즉 체액성 면역반응을 유도할 뿐만 아니라 세포성 면역의 행동세포도 유도시키므로 다시 "항원은 생체에 들어가 숙주의 면역계를 자극하여 체액성 면역반응과 세포성 면역반응을 유도하는 물질"이라 정의하였으며, 이로 인해 항원 대신 면역원(immunogen)이란 용어를 사용하게 되었다. 일반적으로 면역원으로 작용하려면 1,000달톤(dalton) 이상의 고분자물질로서 항체와 결합할 수 있는 구조를 가지고 있어야 한다.

항체와 결합하는 항원 부위를 항원결정기(antigenic determinant) 또는 에피토프(epitope)라고 하고 에프토프에 결합하는 항체분자 부위를 파라토프(paratope)라 부른다. 에피토프는 대개 4~6개 정도의 아미노산이나 5~7개의 당단백질 정도의 크기로 면역원은 한 분자당 최소 한 개 이상의 에피토프가 존재하는 것으로 알려져 있다(그림 16-1).

항원 또는 면역원으로 작용할 수 있는 능력을 각각 항원성(antigenicity) 또는 면역원성(immunogenicity)이라 부른다. 이 때문에 외부에서 들어온 이물질이 면역반응을 유발하는 능력을 면역원성, 면역반응의 결과로 생긴 항체나 행동세포가 이물질과 작용하는 능력을 항원성으로 구별하여 사용하기도 한다. 항원이 갖는 성상을 면역반응을 유도하는 면역원성과 항체와 반응할 수 있는 항원성으로 구별하면 대부분의 항원은 면역원성과 항원성을 모두 가지고 있다. 이 두 가지 성상을 가진 항원과 달리 분자량이 작은 합텐(hapten)이라는 물질은 단독으로 생체에 투여하였을 경우에는 면역반응을 유도하지 못하지만 합텐을 운반체(carrier)에 결합하여 투여하면 항체가 만들어진다. 이렇게 만들어진 항체는 운반체와 결합하지 않은 합텐과도 반응한다. 따라서 합텐은 면역원성은 없지만 항원성을 가진 물질이다.

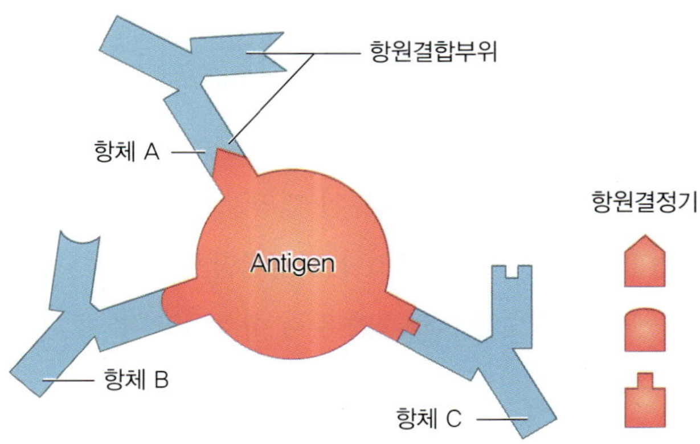

그림 16-1. 항원의 표면에 있는 여러 항원결정기와 항체와의 결합

2. 항체

항체는 과거 항혈청(antiserum)이라 불린 것처럼 면역된 동물의 혈청이 사용되었다. 항혈청은 필요에 따라 정제하거나 흡수조작을 하여 사용한다. 물론 현재에도 많은 항혈청이 이용되고 있다. 항혈청은 정제된 항원물질을 토끼, 당나귀, 염소, 마우스, 랫트, 몰못트 등의 동물에 면역시켜 얻는다. 이렇게 얻은 항혈청 내에는 면역된 동물이 본래 가지고 있는 항체성분 및 정상 혈청성분(예 : 알부민, 보체, 트랜스페린) 등이 함유되어 있다. 또한 항혈청에는 면역한 항원에 대한 항체성분도 함유되어 있으며, 그 항체는 여러 개의 항원결정기에 대한 집합물이다. 즉, 한 종류의 항원으로 면역하여도 항원 표면 위에 있는 여러 항원결정기에 대한 항체생산세포(여러 개의 클론)가 만들어져 항혈청 내에는 이들 세포에서 생산된 모든 항체가 존재하는데, 이를 흔히 다클론항체(polyclonal antibody)라 한다.

다클론항체에는 하나의 항원에 대해 여러 종류의 면역글로불린 클래스가 포함되어 있으며, 각 클래스 항체는 항원에 대한 친화성(항원과 결합하는 강도)도 다르다. 이에 비해 단클론항체(monoclonal antibody)는 항원물질의 특정 항원결정기에만 반응하는 항체이다(그림 16-2). 즉, 한 개의 항체생산세포로부터 얻어진 항체이다. 따라서 단클론항체는 단일 항원특이성을 가지며, 면역글로불린 클래스도 한 종류로 순수한 항체를 말한다. 따라서 항혈청(다클론항체)을 항체로 사용하는 경우는 특정 면역글로불린 클래스를 정제하여 사용하지 않는 한, 그 혈청 내에 함유된 면역글로불린 클래스를 고려할 필요가 없다. 그러나 단클론항체를 사용할 경우는 면역글로불린 클래스에 따라 성상 및 작용이 크게 다르기 때문에 이 점을 충분히 고려해야 한다.

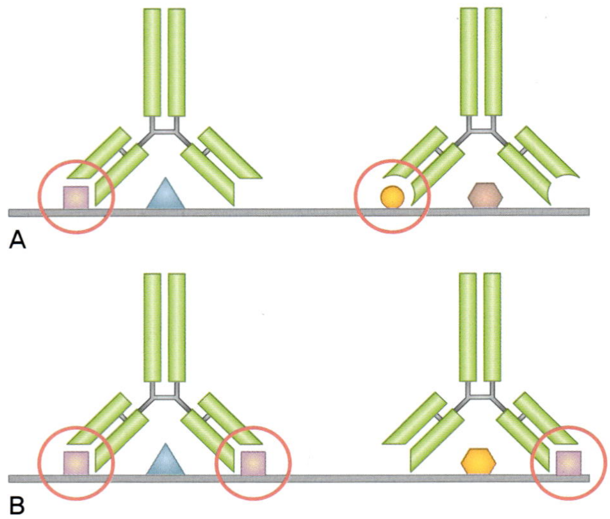

그림 16-2. 다클론항체와 단클론항체의 항원과의 결합 차이. A. 다클론항체는 여러 종류의 항원결정기와 반응하며, 각 항체는 다른 B-세포로부터 생성됨. B. 단클론항체는 유사한 항원결정기에만 반응함.

1) 다클론항체

각각의 항체들이 다른 세포에서 만들어지므로 그 결과 면역화학적으로 다른 항원 또는 항원결정기와 반응한다. 따라서 다클론항체는 그 항체를 생성시킨 항원 위의 여러 에피토프와 반응한다. 지금까지 다클론항체의 생성에는 토끼가 가장 흔히 이용되고 있으며, 그 뒤를 이어 염소, 돼지, 양, 말, 기니피그 등의 동물이 이용되고 있다.

토끼가 다클론항체 생성에 이용되는 것은 유지가 쉽고 토끼단백질에 대한 사람항체가 염소와 같은 반추동물들에서 유래한 단백질에 대한 것보다 더 드물기 때문이다. 좋은 면역반응을 위한 여러 해에 걸친 선택적인 번식결과 다클론항체의 생산에는 뉴질랜드 화이트종 토끼가 가장 흔히 이용되고 있다.

항원의 면역원성에 따라 전통적으로 항원은 10 g에서 200 μg을 동물에 투여하여 면역반응을 유발시킨다. 항원은 보통 피내(intradermal) 또는 피하(subcutaneous)로 주입하나 발바닥 근육이나 복강

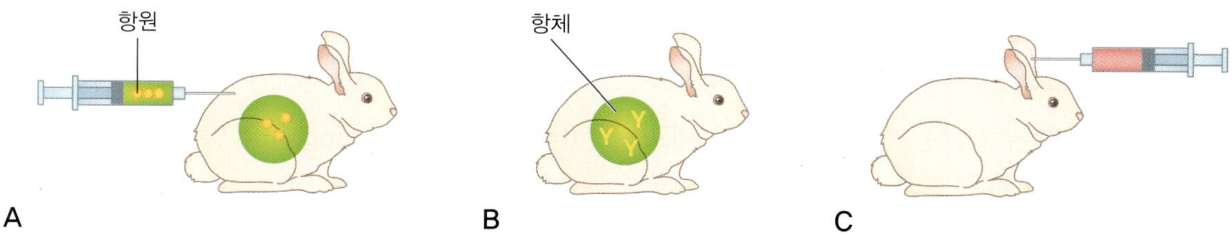

그림 16-3. 다클론항체의 제조. A. 일정량의 정제된 항원을 토끼의 피내 또는 피하에 주입함. B. 토끼 면역계는 주입된 항원에 특이적인 항체를 생성함. C. 항체 생성이 최고조에 달하면 귀로부터 혈액을 채취함.

내로 주입하기도 한다(그림 16-3 A). 토끼에서는 보통 0.1~0.5 mL를 피내로 주입하면 여러 부위로 분포된다. 항원은 완전 또는 불완전 프로인트 면역보강제(Freund adjuvant)에 동량으로 부유시킨다. 한 달에 한 번씩 추가접종하거나 역가가 떨어질 때 추가접종하여 항체 수준을 유지하거나 증가시키도록 한다. 토끼는 귀에서 채혈하고 더 큰 동물은 목정맥(juglar vein) 또는 심장에서 채혈하거나 때로 희생시킨 후 채혈한다(그림 16-3 C). 다클론항체는 혈액으로부터 세포를 제거한 후 안정화된 항혈청 형태로 또는 정제된 면역글로불린 분획 형태로 얻을 수 있다(그림 16-4). 후자의 경우는 염으로 침전시켜 이온교환 크로마토그래피를 하여 다른 혈청단백 분획을 제거한다. 친화성 크로마토그래피를 사용하면 항원특이성 항체를 분리할 수 있어서 비특이 항체를 제거할 수 있다.

2) 단클론항체

단클론항체는 하나의 개별 형질세포의 생성물이다. 같은 클론의 항체는 면역학적으로 동일하며 그 항체를 생성시킨 항원 위의 특이 에피토프와 반응한다. 단클론항체의 생산에는 마우스(mouse)가 흔히 사용되는데 아마도 경제적인 것이 가장 큰 이유로 보인다(그림 16-5). 면역반응을 유발시킨 후 지라나 림프절로부터 유래한 B 림프구를 모아 비분비성 마우스 뼈속질종세포와 융합시킨다. 배양액 내에서 특이 B세포는 무한 증식하는 뼈속질종세포와 융합되어 잡종세포(hybrid cells)인 하이브리도마(hybridoma)를 만들어 무한정으로 증식하며 계속해서 특이 단클론항체를 생성한다(그림 16-6).

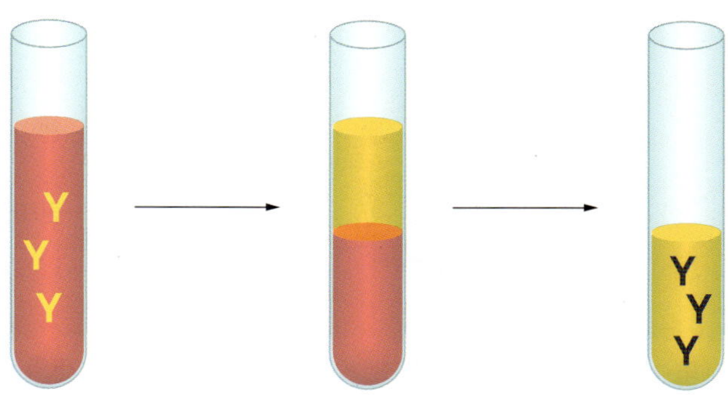

그림 16-4. 항혈청 제조. 혈액에서 적혈구와 응고단백질을 제거하고 항혈청을 정제함.

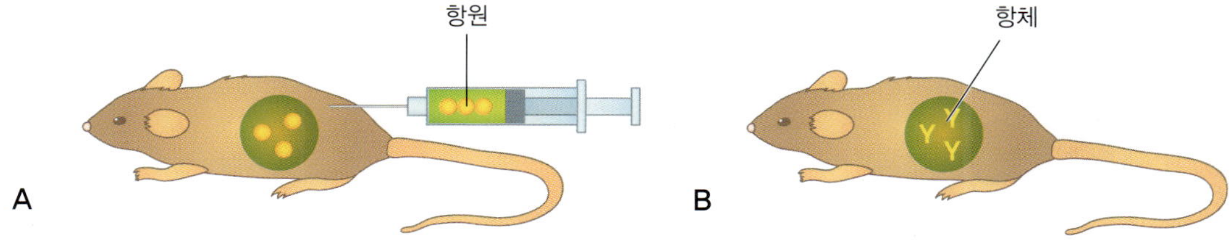

그림 16-5. 단클론항체의 제조. A. 정제된 일정량의 항원을 마우스의 피내 또는 피하로 주사함. B. 마우스 면역계는 주입된 항원에 특이적인 항체를 생성하는 림프구와 뼈속질종 세포와 융합시켜 한개의 특이 항체를 생산하는 hybridoma를 제작하여 생산함.

배양액 내에서 증식시킨 하이브리도마는 동일계통 마우스(syngeneic mouse)의 복강 내로 이식하여 항체를 생산하게 된다. 사용되는 항체는 하이브리도마를 세포배양한 후 배양액의 상층액(supernatant)이나 이식된 복수액(ascitic fluid)에서 생산된다(그림 16-7).

생성된 단클론항체는 주어진 항원 위의 특이 에피토프에만 반응하므로 비특이염색이 거의 없게 나타난다. 그러나 단클론항체는 단지 하나의 에피토프와 반응하기 때문에 고정과 같은 화학적 처리 과정에서도 항원의 에피토프 상실에 의하여 반응성을 잃기 쉬워 면역염색 시 항원부활(antigen retrieval) 과정이 필요하다.

3) 다클론항체와 단클론 항체의 염색반응 차이

다클론항체와 단클론항체의 장단점을 비교해 보면 두 종류 모두 각기 장점이 있다. 다클론항체는 다클론성(multiclonality)으로 인하여 전형적으로 일반 조직 표본검체에서 단클론항체에 비해 좀 더 강한 반응성을 보이는 특성이 있다. 또한 다클론항체는 하나 이상의 에피토프와 결합하기 때문에 항원에 광범위하게 반응하지만, 그만큼 비특이적인 반응도 증가하여 배경염색(background staining)을 유발한다. 조직 염색할 때의 항체역가도 위양성을 막기 위해 주의 깊게 설정해야만 한다.

항체생산에는 토끼, 염소, 말, 양, 사람이 숙주로 이용된다. 따라서 동물에 따라 면역반응이 다양하기 때문에 표준화하기 어려운 점이 있지만 반응범위가 넓은 장점도 있다. 이에 비해 조직병리학 실험실에서는 마우스에서 생산한 단클론항체가 가장 흔히 사용되고 있다. 단클론항체는 특성화, 표준화할 수 있고 무한적으로 생산해 낼 수 있어, 고균질성(high homogeneity)을 가지며 비특이성 항체가 없고 제품 간 차이가 없다는 장점이 있다. 생쥐 단클론항체는 다클론항체에 비해 순수하며 고특이도, 고민감도를 나타낸다(표 16-3).

최근 보고에 따르면 토끼로부터 생산된 단클론항체가 마우스 단클론항체에 비해 여러가지 장점이 있어 임상에서 그 사용 빈도가 늘고 있는 추세이다(표 16-4).

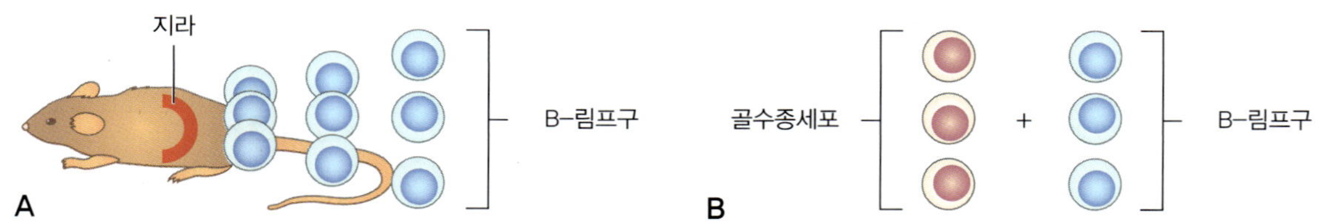

그림 16-6. 하이브리도마 제조. A. 지라와 림프절로부터 면역 자극된 항체생성 B-세포를 채취함. B. B-세포를 마우스 뼈속질종세포와 융합시켜 무한 증식하는 잡종세포(immortal hybrid cells) 또는 하이브리도마(hybridomas)를 만듦.

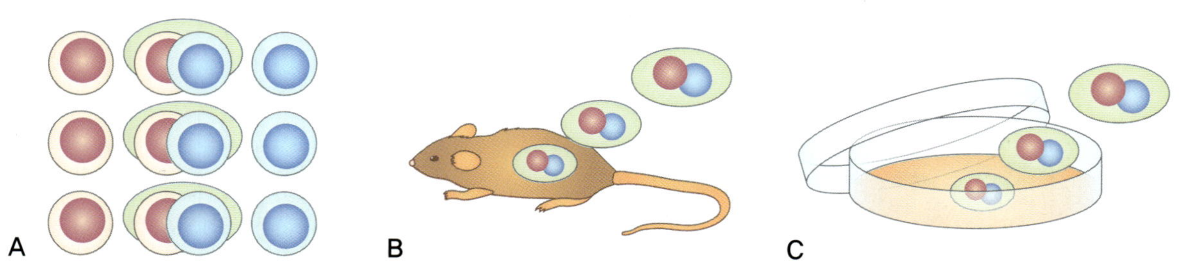

그림 16-7. 단클론항체생산 세포주 작성. A. 생성된 하이브리도마는 많은 카피(copies)의 꼭 같은 항체를 생산하게 됨. B. 하이브리도마는 동일계통 마우스의 복강에 이식하여 복수액에 생성된 항체를 회수함. C. 조직배양하여 하이브리도마 상층액에 생성된 항체를 회수함.

표 16-3. 다클론항체와 단클론항체의 차이

특성	다클론항체	단클론항체
기원	여러 종(토끼, 당나귀, 닭, 염소)	주로 마우스 또는 토끼
제조법	항혈청을 정제하여 제조	하이브리도마기술에 의해 복수나 세포부유액에 생성(무한정 생산)
친화도	다양(높고 낮은 것이 혼합)	동일
민감도	고도	저도~중등도
특이도	저도~고도	고도(교차반응성이 낮음)
배경염색	많이 발생	적게 발생
부적절한 Ig 함량	높음(10 mg/mL)	상층액 : 없음 복수액 : 0.5~1.0 mg/mL
고정액 선택	넓음	제한
고정 효과	다양(항원부활 필요)	단일
고정 허용범위	높음	낮음
동질성	생산에 따라 변화	생산에 따라 변화 없음
가격	보통	고가

표 16-4. 생산 동물에 따른 단클론 항체의 특성

특성	토끼	마우스
친화도	더 높음	높음
에피토프	더 높음	높음
적은 양의 성분 또는 펩티드로 좋은 면역반응이 유발능력	매우 우수	우수
배경염색 발생	적음	적음
항원부활	필요치 않음	필요
hybridoma 생산능력	더 높음	높음
인체 적용	더 광범위함	광범위함

3. 면역글로불린

항체는 면역글로불린(immunoglobulins, Ig)이라 부르는 단백질이다. 면역글로불린은 혈장 또는 혈청 내에 IgG, IgA, IgM, IgD, IgE의 주요 다섯 클래스가 존재한다(그림 16-8). 각 면역글로불린은 두 개의 동일한 무거운 사슬(heavy chains, H)과 가벼운 사슬(light chain, L)을 가지고 있다. H사슬은 항원성과 구조적 성질이 달라 그 분자의 클래스와 서브클래스를 결정한다. 두 개의 L 사슬은 카파(kappa, κ)와 람다(lambda, λ)형으로 구분한다(그림 16-9). 카파와 람다사슬의 분포는 동물 종에 따라 다를 뿐만 아니라 모든 Ig클래스 및 서브클래스에서도 다르다. L과 H사슬 사이와 H와 H사슬 사이는 S-S 가교(disulfide bridge)의 공유결합에 의해 연결되어 있다.

면역글로불린 분자는 3차 구조를 갖추면서 더욱 안

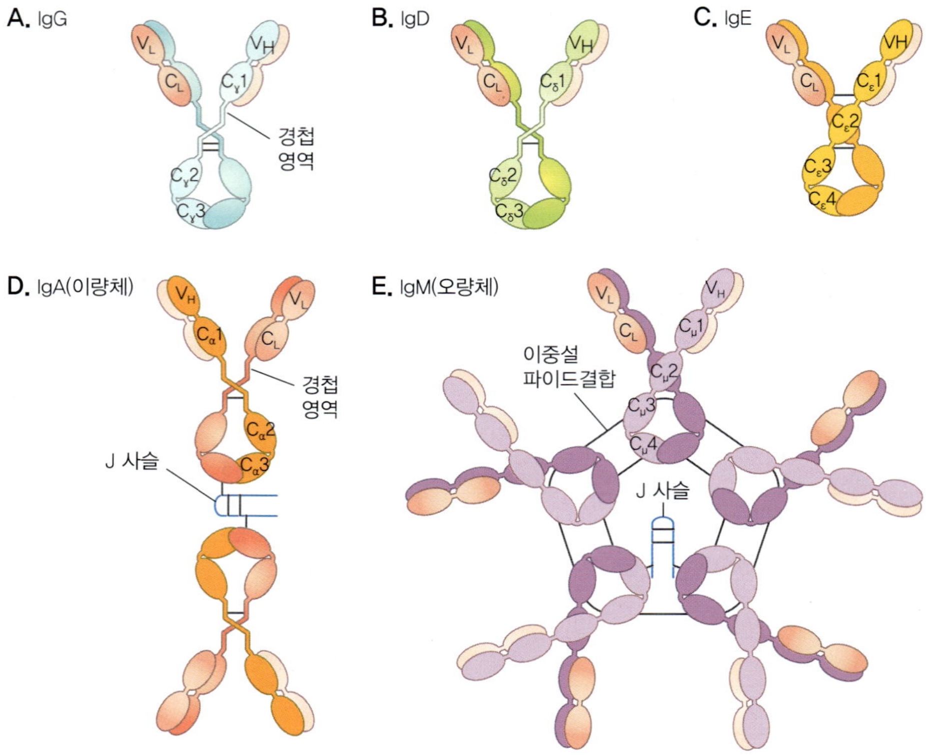

그림 16-8. 다섯 종류의 면역글로불린 클래스

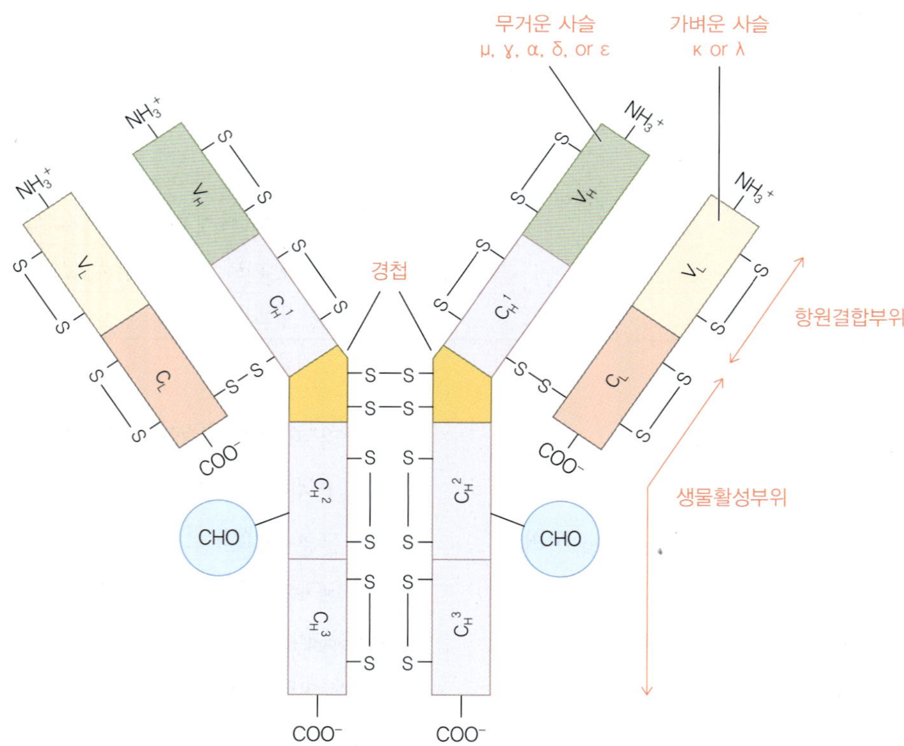

그림 16-9. 면역글로불린 분자구조. 두 개의 동일한 무거운 사슬(H)과 가벼운 사슬(L)이 있으며 분자의 구조와 안정성을 갖도록 각 사슬 사이는 이중설파이드 결합(disulfide bond)으로 연결되어 있음

정적인 형태를 갖는다. 면역글로불린의 다섯 클래스 중 IgG와 IgM은 면역조직화학에서 지금까지 가장 흔히 사용되고 있는 항체이므로 아래에서 좀 더 자세히 다루었다. 또한 여기서 다루는 IgG의 구조는 특별한 언급이 없으면 사람 IgG의 서브클래스 IgG1을 대상으로 한 것이다.

1) IgG

IgG는 감마$_2$(γ_2) 카파$_2$(κ_2) 또는 감마$_2$(γ_2) 람다$_2$(λ_2)의 일반식을 가지는데, 이는 IgG (MW = 150 kD) 한 분자는 두 개의 감마 무거운 사슬과 두 개의 가벼운 사슬(카파형 또는 람다형)로 구성되어 있음을 의미한다(그림 16-9). IgG 분자의 구조는 부분적으로 단백질분해효소에 의한 소화와 그 분자의 환원성 해리에 의해 규명되어 왔다. IgG를 파파인(papain)으로 처리하면 무거운 사슬과 무거운 사슬을 연결하는 이중설파이드 가교(disulfide bridge)의 N -말단 결합부위가 끊겨 두 개의 항원결합부위 단편(fragment with antigen binding site, Fab)과 한 개의 결정형 단편(crystallizable fragment, Fc)으로 분리된다. 또한 펩신(pepsin)으로 IgG 분자를 처리하면 이중설파이드 가교의 C-말단이 끊겨 한 개의 항원결합부위 단편인 F(ab')$_2$가 생기지만 Fc 단편은 파괴된다(그림 16-10). IgG 분자의 환원성 해리는 이중설파이드 가교들을 분리시키지만, 만일 자유설프하이드릴기(free sulfhydryl group)가 차단된다면 두 개의 H 사슬(MW = 50 kD)과 두 개의 L 사슬(25 kD)을 형성하게 된다.

IgG 분자는 가변부위(variable region, V)와 불변부위(constant region, C)라 부르는 영역(domain)으로 세분할 수 있다. 각 영역은 110~120개의 아미노산과 한 개의 이중설파이드 가교(결합)를 가지고 있다. 가벼운 사슬의 가변부위(V_L)와 무거운 사슬의 가변부위(V_H)는 면역글로불린 분자의 N-말단에 위치하고 있다.

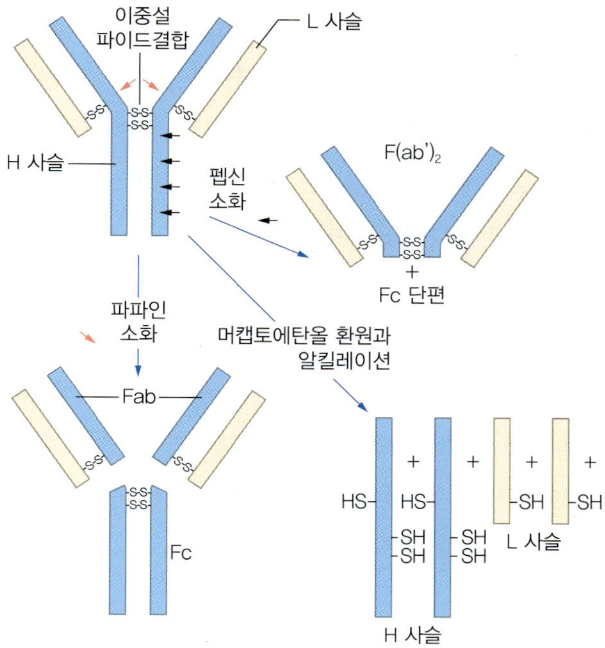

그림 16-10. 토끼 면역글로불린G의 구조. 무거운 사슬(H)과 가벼운 사슬(L)은 가변부위(V)와 불변부위(C)로 구성되어 있으며, 각 사슬 사이 또는 사슬 내를 이중설파이드 결합이 연결하고 있다. 파파인으로 소화시키면 두 개의 항원결합단편(Fab)과 한 개의 결정 단편(Fc)으로 분해되고, 펩신으로 소화하면 한 개의 F(ab')$_2$가 생김.

V_L과 V_H는 함께 항원결합부위를 형성한다. 항체의 V_L과 V_H 영역 내에는 몇 개의 초가변부위(hypervariable region, H_V)가 위치하고 있다. 항원과 반응하는 동안 HV는 항원결정기에 매우 가까이 배열한다. 항원과 항체의 H_V 부위 사이의 거리는 약 0.2~0.3 nm이다. 이 부위에는 이디오타이프 결정기(idiotypic determinants)라 부르는 특수화된 독특한 구조가 위치해 있다. 각 항체 클론은 자신의 이디오타이프를 발현한다. 또한, 각 L 사슬은 V_L 영역과 함께 한 개의 불변영역(CL)을 가지고 있다. H 사슬 또한 세 개의 불변영역(C_H1, C_H2, C_H3)을 가지며 면역글로불린의 C-말단에 뻗어 있다. IgG 분자의 탄수화물 부분은 C_H2 영역 위에 위치해 있다. 경첩 영역(hinge region)은 H 사슬의 C_H1과 C_H2 영역 사이에 위치한다. 이 돌쩌귀 영역의 미소한 차이는 면역글로불린 G의 서브클래스 특수

성에 기여한다. IgG 서브클래스는 IgG_1, IgG_{2a}, IgG_{2b}, IgG_3 및 IgG_4와 같이 아래 첨자를 사용하여 표기한다(그림 16-11). 사람의 IgG 전체의 카파(κ)와 람다(λ) 비율은 2:1인 반면, IgG_2와 IgG_4 서브클래스에서는 이 비율은 각각 1:1과 8:1이다. 마우스는 약 95%가 카파사슬이다. 따라서 마우스에서 유래된 대부분의 단클론 IgG 항체는 카파사슬을 가진다. 또한, H 사슬에 결합되어 있는 이중설파이드 가교의 숫자도 IgG 서브클래스에 따라 차이가 있다. IgG_1과 IgG_4는 각각 두 개의 이중설파이드 가교를 가지지만, IgG_2와 IgG_3는 각각 4개와 6개 이상을 가지고 있다.

2) IgM

IgM은 대략 180 kD의 단량체 다섯 개가 모여 구성된 오량체(pentamer)(분자량 대략 900 kD)로 되어 있다. 일반식은 [mu(μ)$_2$ kappa(κ)$_2$] 또는 [mu(μ)$_2$ lambda(λ)$_2$]로 표기할 수 있다(표 16-5). 각 단량체는 설프하이드릴기(sulfhydryl group)가 풍부한 펩티드인 J 사슬(15 kD)로 연결되어 있으며, 두 개의 H 사슬(μ)과 두 개의 L 사슬(κ와 λ)로 구성되어 있다. J 사슬은 오량체의 보전과 안정성에 기여한다. IgG와 마찬가지로 IgM 단량체도 효소 및 환원성 분할(cleavage)에 의해 F(ab')$_2$, Fab, Fc 부분뿐만 아니라 H 사슬과 L 사슬로도 단편화시킬 수 있다. IgM의 Fc 단편은 고리형 오량체(cyclic pentamer)(분자량 약 340 kD)이다. 오량체 IgM을 0.1% 머캡토에탄올(mercaptoethanol)로 처리하면 단량체 사이의 가교가 분할되어 다섯 개의 단량체가 생긴다. IgM은 IgM_1과 IgM_2의 서브클래스가 보고되어 있다.

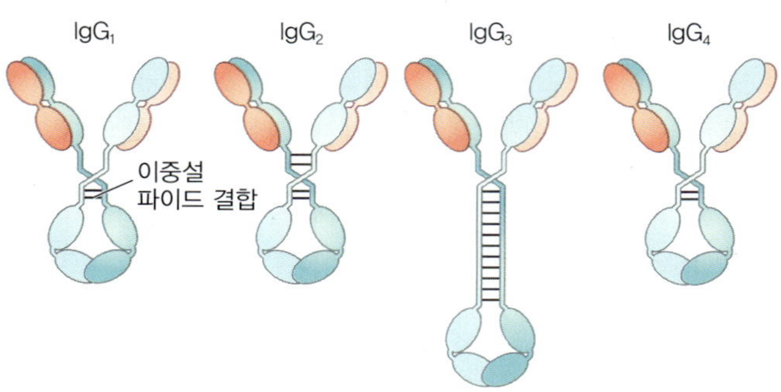

그림 16-11. 네 종류 IgG의 서브클래스.

IgG가 새로 면역시킨 동물, 즉 과면역화 숙주(hyperimmunized host)에서 가장 풍부한 항체인데 반해, IgM은 가장 먼저 검출할 수 있는 체액성 항체(humoral antibody)이다. 일차항체의 형성은 몇 개의 주요 단계로 진행된다. 면역원(immunogen)을 주입하면 먼저 혈관 밖과 혈관 속 공간 사이에서 균형에 도달한 다음 이화작용으로 좀 더 작은 단편으로 분해된 후, 마지막으로 새롭게 형성된 항체에 의해 혈관 속 공간으로부터 제거된다. 면역원의 주입 후 체액성 IgM 항체가 출현할 때까지의 기간을 잠복기라 부르며 대략 1주

표 16-5. 항체의 종류와 분자 구성

종류	분자량	침강 정수(S)	H 사슬	L 사슬	분자구성
IgG	150 kDa	6.6	γ	κ, λ	κγ 또는 λγ
IgA	170 kDa	7.0	α	κ, λ	κα 또는 λα*
IgM	900 kDa	18.0	μ	κ, λ	(κμ) 또는 (λ)5*
IgD	170 kDa	7.0	δ	κ, λ	κδ 또는 λδ
IgE	180 kDa	7.8	ε	κ, λ	κε 또는 λε

* IgA는 분비액 중 이합체(dimer)로 존재한다. 분비형 IgA와 IgM에는 Fc 부분을 연결시키는 J 사슬이 있다.

일간 지속된다. IgG 클래스 항체는 보통 2주 이내 또는 이차 주입 후 뚜렷하게 증가한다. 항체는 모든 단백질과 마찬가지로 쉽게 분해된다. IgM 클래스 항체가 4~6일 정도의 비교적 짧은 반감기를 가진 반면, IgG 항체는 평균약 3주의 생존율을 가진다. 만일 면역원으로 반복적인 추가접종을 하지 않으면 혈청항체 수치는 그 후 감소하게 된다.

4. 항체 친화도

과면역된 동물에서 유래한 항체는 다가항원(multivalent antigen)의 항원결정기에 대한 인식이 다를 뿐만 아니라 같은 항원결정기에 대해서도 친화성이 다르다. 친화도(affinity)란 용어는 내인성 친화도(intrinsic affinity)와 기능성 친화도(functional affinity)를 기술하는 데 사용되어 왔다.

항체의 내인성 친화도는 HV 영역에 있으며, 특이도를 결정하는 같은 아미노산의 서열에 의해 결정된다. 그러나 특이도가 클수록 반드시 친화도가 더 강하다고 말할 수는 없다. 항체의 파라토프와 항원의 에피토프 사이의 내인성 친화도에 미치는 주요 기여 인자는 이온 사이의 반응, 수소결합 및 반데발스힘(van der Waals forces)이다. 소수성(hydrophobicity)은 면역복합체 형성에 안정적 효과를 주며 면역복합체의 침전을 유도하는 것으로 알려져 있다(그림 16-12). 항체와 항원 사이에는 공유결합이 생기지 않는다. 항체와 그에 대응하는 항원결정기 사이 결합의 관계 항수[association constant (Ka)]가 항체의 친화성 수치이다. 이에 대해, 항체의 결합력(avidity)이란 용어는 기능적 친화성을 기술하는 의미와 같은 동의어로 사용되어 왔으나, 항체와 항원 사이에 결합력을 표현하는 의미로도 사용되고 있다. 또한 '결합력'이란 용어는 흔히 다클론항체에 출현하는 모든 내인성 친화도를 종합적으로 기술하는데도 사용되고 있다.

항원-항체 반응은 가역적이기 때문에 조직 위에 형성된 단순한 면역복합체는 염색의 수세과정에서 떨어져 나가기도 한다. 이 해리 정도는 항체에 따라 다르다. 일반적으로 염농도와 온도가 낮을수록 이미 형성되어 있던 면역복합체의 해리로 인해 발생할 수 있는 염색성의 저하 가능성이 감소된다. 다클론항체의 경우 특정 항원이 몇 종류의 항원결정기에 대해 다소 친화성이 다른 항체들이 포함되어 있기 때문에 반응 후 수세가 좀 지나치더라도 염색성에는 큰 영향이 없다. 이에 비해, 단클론항체는 친화성이 균일하기 때문에 만일 친화성이 낮을 경우 수세가 지나치면 항원결정기로부터 항체 해리가 발생할 수 있어 염색성 소실이 일어나기 쉽다. 따라서 단클론항체는 가능한 친화성이 높은 것을 선택하는 것이 좋다. 동시에 앞에서 지적하였듯이 수세 과정에서 높은 염 농도, 높은 온도 및 낮은 pH와 같은 항원-항체 결합을 약화시키는 요인을 피한다. 또한 항체의 친화성은 불용성 면역복합체 형성 능력과 관련되어 있다. 일반적으로 항체의 친화성이 높을수록 침전물을 형성하려는 경향이 높아진다.

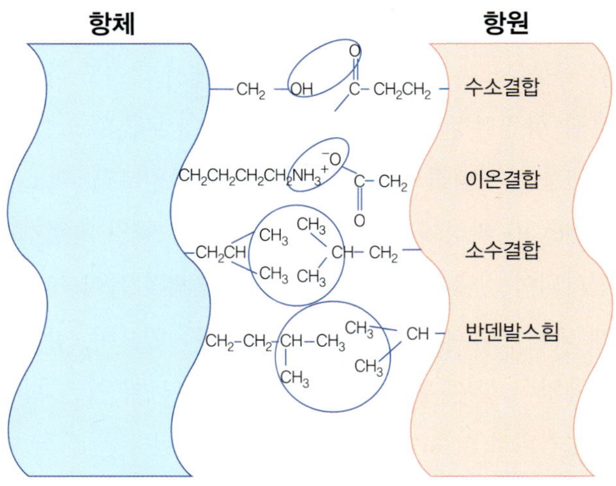

그림 16-12. 항원-항체반응에 관여하는 화학결합. 항체가 처음에는 정전기적 결합에 의해 항원에 끌리고, 그 후에는 반데발스힘(van Der Waals forces)과 소수결합(hyrophobic interaction)에 의해 결합함.

침전은 용해성 항원과 항체가 복합체를 형성한 후 느리게 응집체를 만든 다음 마침내 침전물을 만들면서 이루어진다. 비침전항체는 대부분 낮은 친화성을 가지며 침전이 발생될 때 필요한 격자를 형성할 수 없다. 이에 비해, 단클론항체는 친화성이 높고 낮음에 관계없이 항원과 격자를 형성할 수 있기 때문에 불용성 침전물을 거의 만들지 못한다. 그러나 면역조직화학에서는 일차항체가 면역복합체 침전물을 형성하는 능력은 중요치 않다. 그 이유는 고정된 조직 항원과 항체가 반응하면 침전보다 오히려 조직 위에서 항체가 꼼짝 못하도록 하기 때문이다.

5. 항체의 교차반응

교차반응(cross-reactivity)이란 항체와 두 종류 이상의 항원 사이 또는 그 반대로 항원이 몇 개의 다른 항체들과 반응할 때 발생할 수 있는 면역세포화학적 활성을 의미한다. 그 전형적인 예로 anti-λ (또는 $-\kappa$) 사슬 항체가 다섯 개의 Ig 클래스와 반응할 때나 암태아항원(carcinoembryonic antigen, CEA)이 CEA에 대한 항체들과 반응할 때 또는 혈액형 항원이 정상 조직 단백질과 반응하는 것을 들 수 있다. 각각의 경우의 흔한 공통분모는 몇 개의 항원들 사이에서 적어도 하나의 흔한 항원결정기를 공유하고 있다는 것이다. 또한 교차반응은 실험적으로 또는 우연하게 항원부활(antigen retrieval) 과정에서 하나 또는 몇 개의 항원 결정기가 변화되어 검출 항원에 대한 단클론항체의 특이도를 잃게 되는 경우에도 유효하게 사용할 수 있으며, 항체와 관계없이 항원 위의 유사한 또는 유사하지 않은 항원 결정기끼리 서로 반응할 경우에도 사용된다.

6. 항체 역가

면역조직화학에서 최적의 항체 역가(titer)는 특별한 검사 조건하에서 배경염색이 가장 적으면서 최대의 특이적인 염색결과를 얻을 수 있는 항혈청의 가장 높은 희석도를 말한다. 최고 희석도는 기본적으로 존재하는 특이 항체의 절대량으로 결정한다.

단클론항혈청에서 항체 수치는 전통적으로 항혈청 1 mL당 침전되는 항원의 μg으로 표현한다. 이는 면역조직염색을 하는 사람들에게는 흥미가 있긴 하나 반드시 필요한 정보는 아니다.

단클론항체는 특이 항체의 절대 농도를 쉽게 측정할 수 있으며 흔히 필요로 하는 희석도를 만드는 기초가 되고 있다. 최고 희석도는 항체의 내인성 친화도에 영향을 받는다. 만일 역가가 일정하게 유지된다면 친화도가 높은 항체는 조직항원과 더 빨리 반응하기 쉽고 친화도가 낮은 항체보다 같은 반응 시간 내에 좀 더 강한 염색성을 얻을 수 있다.

다클론항혈청 항체 역가는 1:100에서 1:2,000까지 다양하며, 단클론항체 역가는 1:10에서 1:1,000까지 다양하다.

7. 항체 희석

제조회사들은 일반적으로 바로 사용할 수 있도록 미리 희석한 시약으로 공급하거나 염색방법, 반응시간, 반응온도와 같은 변수들에 적합하도록 희석 범위를 추천하고 있다. 그러나 만일 이 정보를 가지고 있지 않다면 적정(titration)에 의해 사용할 면역 시약의 최적 사용 희석률을 결정해야 한다. 희석도가 정확하고 일관되게 준비되었다면 염색의 질을 높이게 될 것이다. 최적의 희석률은 먼저 정해진 반응시간에서 소량의 시약을 일련의 실험 희석률을 만들어 봄으로써 결정할 수 있다. 검체의 크기에 따라 일반적으로 한 장의 절편 당 0.1~0.4 mL 정도를 사용하면 적당하다. 일차항체의 최적 희석률은 염색강도(staining intensity)가 가장 높으면서 동시에 최소 배경(minimal background)의 신호(signal)를 나타내는 희석률을 말하며, 이를 최대신호 대 잡음비율[maximal signal-to-noise (S/N) ratios]이라 부른다(그림 16-13). 일단 최적 사용 희석률이 결정되면 필요와 안정성에 따라 좀 더 많이 준비할 수 있다(그림 16-14).

단클론항체를 희석할 때에는 다른 기준도 고려해야 한다. 단클론항체는 좀 더 제한적인 등전점과 분자 배열로 인하여 희석 완충액의 pH와 이온에 더 민감하다. 따라서 단클론항체의 평가에는 NaCl이 없는 상태로 pH 6.0과 8.6하에서 적정하도록 제안하고 있다. 가장 강한 면역반응성을 유지하는 최고의 희석률과 pH를 최적 희석률(optimal dilution)이라 부르며, 이 희석률을 사용하도록 권장하고 있다.

희석률 검사에는 일차항체의 희석액으로 PBS (phosphate buffer saline)가 가장 널리 사용되고 있지만 대부분의 단클론항체 검사에서는 반응성을 억제하는 것으로 나타났다. 희석률은 보통 농축된 저장액에 대한 필요한 희석의 총부피의 비율로 표현한다. 예

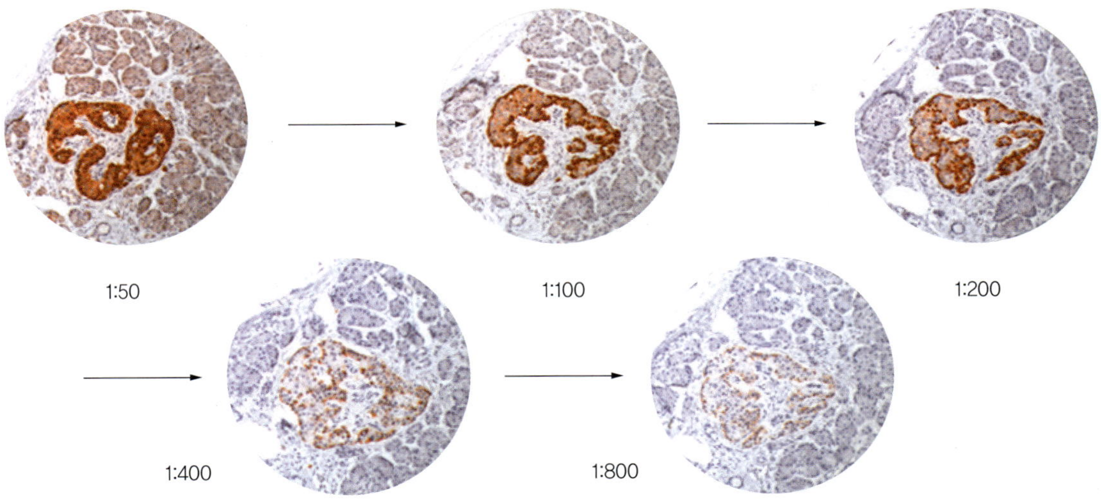

그림 16-13. 이자(췌장) 섬세포(islet cells)의 크로모그라닌A(chromogranin A) 면역염색. 항체의 계단희석률에 따른 면역염색 결과의 차이

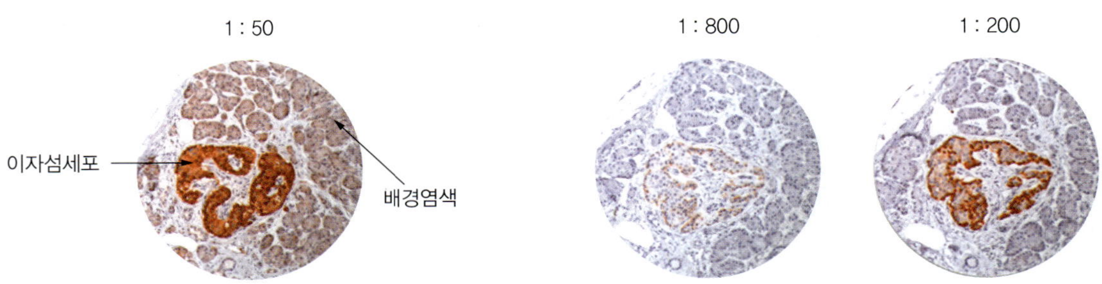

그림 16-14. 이자(췌장) 섬세포의 크로모그라닌A 면역염색 결과 해석. 1:50에서는 샘세포가 강하게 염색되었으나 배경염색도 강하였고, 1:800에서는 배경염색은 없었으나 샘세포가 매우 약하게 염색되었으며, 1:200에서는 좋은 대조를 보이고 배경염색도 없었다. 따라서 이 항체의 적정 사용 희석률은 1:200으로 결정함.

를 들면 1:10 희석액은 저장액 1대 희석액 9의 혼합액으로 만든다. 두 배 연속 희석액은 앞의 저장 희석액을 연속하여 1:2로 희석하여 만든다. 매우 적은 부피의 고도로 희석된 용액을 만들기 위해서는 두 단계 과정을 통하여 만드는 것이 필요하다(표 16-6). 예를 들어, 1.0 mL의 1:1,000 희석액을 만들기 위해서는 먼저 1:10 희석액(10 μL + 90 μL) 100 μL를 만든 다음 이 희석액 10 μL를 사용하여 1:100 희석액(10 μL + 990 μL) 1,000 μL를 만든다.

희석액을 만들 때는 좀 더 유연하고 정확하게 조절할 수 있는 피펫을 사용한다. 1.0 mL 이상의 부피를 측정할 경우는 혈청학적 피펫이나 용량 피펫을 사용한다.

8. 항체 반응

반응시간, 온도 및 항체 역가는 상호 의존적이어서, 이 중 어느 한 요소의 변화가 다른 요소에 영향을 미친다.

1) 반응시간

반응시간(incubation time)과 항체역가는 역의 상관성이 있다. 즉, 항체역가가 높을수록 최적 결과를 얻는 데 필요한 반응시간이 짧게 걸린다. 그러나 사실상 최적 항체 희석비율을 결정하기 전에 먼저 적절한 반응시간을 정해두는 것이 더 우선 조건이다. 특이 항체의 농도가 높으면 반응시간은 짧아진다.

일차항체의 반응시간은 10분부터 최고 48시간까지

표 16-6. 항체의 희석

최종 희석	1단계				2단계			
	희석1	저장액(μL)		희석액(μL)	희석2	중간용액(μL)		희석액(μL)
1:5		200	+	800				
1:10		100	+	900				
1:15		66.7	+	933.3				
1:20		50	+	950				
1:25		40	+	960				
1:30		33.3	+	966.7				
1:40		25	+	975				
1:50		20	+	980				
1:100		10	+	990				
1:200	1:10	10	+	90	1:20	50(of 1:10)	+	950
1:500	1:10	10	+	90	1:50	20(of 1:10)	+	980
1:1000	1:10	10	+	90	1:100	10(of 1:10)	+	990
1:1500	1:15	6.7	+	93.3	1:100	10(of 1:15)	+	990
1:2000	1:20	5	+	95	1:100	10(of 1:20)	+	990

* 1:X 희석의 1 mL (1,000 μL)를 만드는 공식은 : $\frac{1,000}{x}$ μL, 필요한 저장시약; $1,000 - \frac{1,000}{x}$ = μL, 필요한 희석액

다양하며, 10~30분이 가장 널리 사용되고 있다. 항체가 항원과 짧은 시간 내에 충분히 강하게 반응하기 위해서는 친화도가 높고 비교적 높은 농도를 유지하여야 한다. 이 경우 비특이 배경염색을 증가시키는 데 영향을 미칠 변수들은 최소화해야 한다. 저친화도 또는 저역가 항체가 평형(equibilium : 항원과 항체의 포화를 나타냄)에 도달하기 위해서는 오랜 시간 반응시켜야 한다. 그러나 오히려 조직항원이 항체와 포화되는 시간을 넘어가면 더 이상의 반응시간은 의미가 없다.

평형은 일반적으로 일차항체의 반응시간이 최소 20분이 넘어야 도달할 수 있다. 따라서 일차항체 반응단계에서 일정한 시간을 두는 것이 매우 중요하다. 반응시간이 일정하지 않으면 전체적인 염색의 질과 강도에 변화가 발생할 수 있다. 일관된 염색강도는 종양의 분화정도를 평가하는 경우 특히 필수적인 요소이다.

2) 반응온도

항원-항체반응의 평형은 실온보다 37℃에서 더 빨리 도달하기 때문에 일부 실험실에서는 높은 온도에서 반응하는 것을 더 선호한다. 일반적으로 반응온도를 높이면 항체 희석비율을 더 높일 수 있고 반응시간도 짧아진다. 그러나 반응온도를 높이면 항원-항체 반응을 선택적으로 증진시킬 수는 있으나 오히려 배경염색을 일으킬 수 있는 경우도 있기 때문에 주의가 필요하다. 하룻밤 또는 오랜 시간 반응시켜야 할 경우는 보통 4℃에서 염색을 수행한다. 반응시간을 늘리거나 37℃에서 반응시킬 때는 조직절편의 건조방지를 위해 반드시 습윤상자(moist chamber) 내에서 수행한다. 또한 실내가 매우 건조하거나 통풍이 잘되는 곳에서 염색을 할 때도 반드시 습윤상자를 사용해야 한다.

VI. 항체의 보존과 관리

오늘날 면역조직화학은 의학을 비롯한 자연과학의 연구 분야뿐만 아니라 일상적인 병리진단 업무에서도 빼놓을 수 없는 보조진단 기법의 하나가 되고 있다. 이미 방사면역측정(radioimmunoassay, RIA)용의 항체를 포함하여 몇 만 종류에 달하는 항혈청 또는 항체가 상품화되어 구입이 가능하며, 또한 여러 가지 염색키트도 판매되고 있다. 따라서 이들을 이용하여 면역염색을 간단히 수행할 수 있는 시대가 되었다. 그러나 항혈청(항체)의 역가는 보존 상태에 따라 큰 영향을 받기 때문에 항상 재현성이 높고 신뢰할 수 있는 염색결과를 얻기 위해서는 항혈청(항체)의 적절한 보존과 관리가 필요하다. 이것은 일상적인 병리진단 업무에서 진단 정밀도를 향상시키는 것과 동시에 작업 효율 면에서도 매우 중요한 요소이다.

1. 항체활성에 영향을 미치는 인자

보존에 따른 항체의 약화(역가의 감소)는 비표지항체 또는 표지항체이든 간에 어느 정도는 피할 수 없는 것이다. 그러나 그 진행과 정도는 보존 조건에 큰 영향을 받기 때문에 장기간 보존할 때는 충분한 주의와 적절한 대응이 필요하다.

보존에 따른 항체활성에 영향을 미치는 인자로는 항체단백질 농도, 세균과 진균 등에 의한 오염, 보존온도 및 반복적인 동결융해 등이 있다.

1) 항체단백질의 농도

항혈청과 정제항체를 원액으로 보존할 경우는 문제가 되지 않지만, 희석에 의해 항체단백질의 농도가 저하된 상태에서는 항체의 약화를 초래하기 쉽다. 따라서 희석한 정제항체를 장기간 보존할 때에는 단백질 농도(일반적으로 〉 1 mg/mL)를 보존하기 위해 1% BSA (bovine serum albumin)를 함유한 PBS로 희석할 필요가 있다.

2) 세균이나 진균 등에 의한 오염

방부처리를 시행하지 않은 항혈청(항체)은 세균이나 진균으로서는 좋은 배지가 된다. 이들 잡균에 의한 오염은 항체단백질의 변성을 초래하여 그 결과 항체의 활성이 소실되는 원인이 된다. 이들 오염은 0.02% NaN_3 (sodium azide)를 첨가하면 쉽게 방지할 수 있다. 그러나 NaN_3는 생물학적 검사를 저해할 뿐만 아니라 여러 짝짓기반응(coupling reaction)에 영향을 미친다는 것을 염두에 두어야 한다. 따라서 보존할 항체가 장래에 그와 같은 목적으로 사용될 가능성이 있는 경우에는 NaN_3를 첨가하는 대신에 밀리포아필터(Millipore filter) 여과와 같은 방법을 이용한다. 이미 NaN_3가 첨가되어 있는 경우는 투석(dialysis)으로 제거할 수 있다. 또한 NaN_3는 HRP에 대한 저해작용도 있고 유독성 물질이기 때문에 주의하여 취급해야 한다.

3) 보존온도

항혈청(항체)은 보통 냉장고에 넣거나 동결 상태로 보존한다. 이미 사용액(working dilution)으로 희석한 항혈청, 항체, 표지항체의 보존은 4℃의 냉장고에 보존하는 것이 원칙이다. 또한 불필요한 동결융해를 피하기 위해 항혈청(항체) 원액의 일부도 4℃의 냉장고에 보존한다. 그러나 이들 항혈청(항체) 원액이나 희석한 항체를 장기간 보존해야 할 경우에는 −80℃의 초저온냉동고(deep freezer)나 액체 질소 내에 넣어 보존하는 것이 바람직하다. 이 경우 10~50 μL 씩 동결보존용 튜브에 분주하여 보존한다. 항상 열고 닫아야 하는 냉장고는 실내온도가 변동하기 때문에 장기간 보존에는 부적합하다.

4) 반복적인 동결과 융해

불필요한 동결과 융해를 피하기 위해서는 소량씩 분주하여 동결보존할 필요가 있다. 반복적인 동결과 융해는 면역글로불린을 응집시켜 항원결합부위의 입체적인 장애를 일으키는 원인이 된다. 따라서 항체를 희석하여 분주할 때에는 사용액과 실제 사용량을 계산하여 수행하고, 일단 녹인 것은 가능한 사용하는 것이 바람직하다.

2. 동결보존의 실제

1) 동결 및 동결보존 용기의 선택

장기간에 걸친 항체의 보존은 소량씩 분주(대개 원액의 경우는 10~50 μL, 중간희석항체의 경우는 50~100 μL)하여 액체질소나 −80℃의 초저온냉동고에 보존한다. 분주 때에는 동결보존용 튜브를 이용하여 가능한 신속히 동결한다.

현재에는 여러 종류의 동결보존용 튜브(cryotube)가 상품화되어 있으며, 그 품질이나 사용면에서 큰 차이가 없다. 그러나 항체를 넣은 동결 튜브를 액체질소 내에 보존하는 경우에는 뚜껑에 실리콘 팩킹이 붙어 있는 것을 사용하는 것이 안전하다. 또한 동결보존용 튜브는 용량의 차이 외에 뚜껑의 색도 여러 종류가 있기 때문에 항체의 종류, 피면역동물, 희석배율 등에 따라 색을 통일하는 것이 편리하다.

2) 보존튜브의 기재사항

보존항체를 사용할 때에는 사용자가 정확히 항체의 정보를 기재하여 두는 것이 중요하다. 보통 항체명, 로트번호(Lot. No), 희석률, 분주 용량, 분주 연월일을 기입한다.

3) 보존항체의 관리

초저온냉동고 내에 동결보존할 경우는 동결보존용 튜브를 전용 수납상자에 넣어 보존하는 것이 냉동고 내의 공간을 효과적으로 이용할 수 있다.

수납상자도 초저온에 견딜 수 있는 종이상자나 폴리프로필렌(polypropylene)으로 만든 상자가 상품화되어 있다. 동결보존용 튜브를 전용 수납장에 보관할 때에는 앞서 기술한 바와 같이 뚜껑이나 라벨의 색을 다르게 선택하여 항체를 구별하여 두면 편리하다. 또한 수납상자에는 정리번호를 붙여 어느 항체가 어느 번호의 상자에 보관되어 있다는 것을 보관 장부에 기록해 두는 것이 중요하다. 그 외에 각각의 항체 설명서(specification sheet)를 알파벳 순서로 투명파일(clear file)에 정리하여 어느 때라도 볼 수 있도록 해 둔다. 또한 설명서에 기재되어 있는 사용액 외에 적정 희석농도를 염색노트에 기입하여, 누가 염색하여도 결과에 차이가 없도록 한다.

VII. 조직검체의 취급법

성공적인 면역조직화학염색의 기본 조건으로 항체는 특이성과 활성이 높아야 하며, 항원은 세포조직 내에 항원물질이 항원성을 잃지 않도록 적절히 부동화 및 고착화해야 한다. 전자에 관해서는 항체의 특성에 따라 다소 차이가 있지만, 현재 시판되는 항체를 사용하면 일반적으로 거의 대부분 문제가 되지 않는다.

후자는 고정과정이 가장 중요한 요소로 다음 절에서 자세히 기술하였다. 그러나 아무리 적절히 고정하였다 해도 병변부위로부터 검체가 채취되지 않으면 어느 면역염색을 하여도 의미가 없게 된다. 검체의 채취에서 기본적인 요소는 육안으로 병변을 정확히 판별해야 하고 질환의 성질을 충분히 이해하는 것이다. 이는 부적당한 검체채취를 막고 검사에 지장이 없도록 하는 데 있다. 여기서는 고정 및 면역조직화학검사 전에 중요한 단계인 검체의 채취와 그 보존법에 대하여 간단히 기술한다.

1. 조직의 채취와 보존

병리검사실에서 일상적으로 수행되는 면역조직화학적 검사의 대부분은 H&E 염색이나 특수염색 후에 감별진단이나 바이러스 등의 병원체를 확인하기 위해 이용된다. 이와 같은 경우에는 일반염색을 관찰한 후에 그중에서 면역염색용 블록을 선택하게 된다. 따라서 검체의 채취와 보존에 관해 여기에서 새롭게 다룰 주의점은 특별한 것이 없다. 일반적인 것이지만 검체의 채취로부터 고정까지는 가급적 신속히 수행하는 것이 좋다. 다만 면역염색이란 점에서 동일 조건하에 고정된 조직 내에서 양성 대조가 되는 세포조직이 포함되어 있는 것이 염색의 정도관리 측면에서 바람직하기 때문에 절취나 블록 선택 시 이 같은 점에 유의해야 한다.

미염색 상태의 파라핀절편은 빛이 차단된 상태라면 장기간 상온에서 보전이 가능하며, 그 사이에 거의 대부분 항원성에 변화가 없기 때문에 일반적으로 사용되는 양성 대조절편은 처음에 여러 장 박절하여 보존해 두면 편리하다.

면역조직화학적검사를 위해 특별히 검체를 채취하는 경우로는 다음과 같은 것이라고 생각된다. 즉 신선조직의 채취, 면역전자현미경용 검체의 채취, 특수고정용 검체의 채취 등이 그것이다. 이런 종류의 검체는 일상 진단업무 외에 상당히 연구적 요소가 포함되어 있다. 예를 들면, 통상의 전자현미경적 관찰이 병리진단에 필수적인 것인 데 반해 토리콩팥염이나 어떤 종류의 종양 등은 면역전자현미경적 소견은 진단을 위해 필수적인 것이 아니며 대부분 연구목적으로만 이용된다. 그러나 신선 조직이나 특수고정용 검체를 채취하는 것은 면역염색에 이용될 뿐만 아니라 분자생물학적 검사에도 응용될 수 있다.

1) 신선 조직의 채취 및 보존

신선조직은 포르말린고정-파라핀포매절편에 비해 항원성의 보존이 우수하기 때문에 림프구의 표면표지자(surface marker)와 같이 각종 항체를 사용하는 면역염색에 이용된다. 또한 단백질뿐만 아니라 핵산(DNA와 RNA)의 분자생물학적 검사 및 연구에도 응용할 수 있기 때문에 필수적으로 채취하여 두는 것이 바람직하다. 수술조직 및 부검조직은 병변부위로부터 길이 5~7 mm, 두께 3 mm 정도의 작은 조각(10×10×5 mm 이하)을 절취한다. 이때 괴사 등 변성된 부분을 피하도록 한다. 생검검체는 작은 조직괴가 많으므로 일반 조직검사에 지장이 없도록 채취 시 주의해야 한다. 적출된 작은 조직괴는 플라스틱으로 된 포매접시에 넣어 점도가 높은 포매제(예 : OCT compound 등)로 조직을 완전히 매몰시킨다. 이것을 드라이아이스-아세톤 또는 액체질소로 급속 동결시킨 후 -80℃의 초저온냉동고에 보존한다.

이와 같이 채취한 조직은 다양하고 수가 많아지기 때문에 잘 정리하여 보관하는 것이 중요하다. 동결된 조직은 포매접시에 필요사항[날짜, 증례번호, 환자명, 채취부위나 조직, 조직괴의 수, 임상진단명, 의심되는 진단명, 채취자명 등을 기재한 비닐봉투(건조를 방지하는 데 좋음)에 넣어 초저온냉동고의 적당한 장소에 보존한다. 이 경우에도 위와 동일한 필요사항을 정리노트 또는 정리카드에 기재하여 둔다. 병리진단이 확정된 다음에는 그 진단명을 잊지 않도록 정리노트에 추가하여 기재해 두면 후에 검색할 때 편리하다. 초저온냉동고에 보존된 검체의 구체적인 관리방법은 개개의 시설에 따라 여러 가지가 있다고 생각되지만, 무엇보다 중요한 것은 어떤 검체가 어디에 보관되어 있는가를 일목요연하게 알 수 있도록 하는 데 있다. 또한 가능하다면 병변부만이 아니라 양성 대조나 음성 대조가 되는 정상조직도 계통적으로 채취하여 두면 염색결과를 판정할 때 효과적으로 사용될 수 있다.

2) 특수고정용 검체의 채취와 보존

여기서 언급하는 특수고정이란 일상적으로 사용되고 있는 포르말린고정 이외의 고정으로, 앞서 기술한 PLP (periodate lysine paraformaldehyde) 고정, 4% 파라포름알데히드(paraformaldehyde, PFA) 고정 외에 아세톤 고정, 에탄올 고정, AMeX법 등이 있다. 목적에 따라 적당한 고정법이 이용되지만, 각각의 고정액의 특성과 그 후의 처리방법에 따라 검체의 채취법도 다소 차이가 있으며 고정액의 침투성도 고려한다. 기본적으로 일상적인 조직편의 크기보다 약간 작고 얇게 잘라 고정하는 것이 좋다.

3) 세포진단검체의 채취와 보존

면역염색은 조직절편뿐만 아니라 세포진단 분야에도 응용되고 있다. 세포진단용 도말표본이나 날인표본은 보통 95% 에탄올 고정이나 건조고정으로 이루어진다. 면역염색은 두 종류의 세포진단표본에 모두 응용이 가능하다. 표본채취방법도 보통의 세포진단 표본의 처리와 특별히 다르지 않기 때문에 여기서는 생략한다. 에탄올 고정 표본은 2주 정도 보존이 가능하다. 건조고정 표본은 비닐 랩으로 덮어 초저온냉동고에 보존하면 적어도 2~3개월은 보존할 수 있다.

2. 조직고정법

조직고정의 첫 번째 기능은 조직구조를 포함하여 구성요소(분자)가 이동되지 않도록 하는 것이다. 이를 위해 분자 사이에 가교(bridge)를 형성시키거나 용출되기 쉬운 분자를 불용화시키는 조작이 이루어진다. 두 번째 기능은 조직 내 분해효소의 활성을 불활성화시킴으로써 조직의 변성을 막는 것이다. 면역조직화학적 염색을 목적으로 하는 경우는 세 번째 기능으로서 항원성의 유지가 필요하다.

첫 번째와 두 번째의 기능을 얻기 위해 고안된 고정법의 대부분은 단백질 사이의 가교형성이나 단백질 변성 또는 응고가 그 주요 작용이다. 항원성은 항원결정부위에 가교가 생기거나 3차 구조가 변화하여 상실되는 것이 많기 때문에 제3의 항원성 유지와는 상반되는 것이 많다. 이런 의미에서 미고정 동결절편은 항원성의 유지에 가장 적당하다. 그러나 고정되어 있지 않기 때문에 염색과정 중에 항원분자, 특히 저분자의 항원이 유출되는 위험성이 크다는 것이 문제가 되고 있다. 따라서 현재로서는 면역염색에 관한 확실한 고정법은 존재하지 않고, 원하는 항원의 성질에 적합한 방법을 선택할 수밖에 없다(표 16-7). 다음은 면역조직화학 반응에 영향을 미치는 고정과 관련된 제한 요소들과 항원분자의 성질별로 그 고정법에 대하여 기술한다.

1) 단백질항원

동결절편에서는 PFA가 분자량이 10,000단위 이상의 효소, 면역글로불린, 바이러스, 혈청단백질 등에 대하여 적합하게 사용된다.

고정액으로 4% PFA 인산완충액(pH 6.9)을 주로 사용한다. 고정조건은 4℃에서 4~6시간, 진탕고정을 하는 것이 좋다.

PFA는 포름알데히드(CH_2O) 수용액을 서서히 농축하여 만든 분말로 분자식은 $(CH_2O)_3$(trioxymethylene)으로 표기하며 순수한 포름알데히드이다. 이 분말은 물에 녹이면 물분자를 취하여 메틸렌글리콜[methylene glycol, $H_2C\ (OH)_2$]을 형성한다. 먼저 하나의 단백질의 NH_2와 $-OH$가 탈수결합한 후 다른 단백질의 또 하나의 $-OH$ 사이에 탈수결합을 일으켜 메틸렌가교($R_1-NH-CH_2-R_2$)가 완성된다. 고농도의 PFA를 사용하면 단백질의 고정은 우수하지만, 원리 면에서는 항원성의 보존에는 좋지 않다. 파라핀절편은 보통 10% NBF (neutral buffered formalin) 고정으로 대체하는 것이 일반적이다. 각종 효소처리나 항원부활법과 조합시키면 면역글로불린과 기타 단백질항원의 염색이 가능한 것이 많다. 우리가 보통 사용하는 포르말린은 포름알데

표 16-7. 고정액과 항원과의 관계

고정액	알부민	면역 글로불린	보체	효소	펩티드 호르몬	스테로이드	아민	갑상샘 호르몬	암태아성 항원	림프구 표면 항원	바이러스	세균
10% NBF	○	◎	○	◎	◎	△	◎	○	◎	△	○	○
Bouin 용액	○	◎	○	◎	◎	△	◎	○	◎	△	○	○
Zamboni 용액	○	◎	○	◎	◎	△	◎		◎	△	○	○
PLP 용액	○	◎	○	◎	◎	△			◎	△	○	○
Glutaraldehyde 용액	×	△	×	△	△	△		△	△	×		
1% 오스뮴 용액	×	×	×	×	△	×			×	×		
95% 에탄올	◎	◎	◎	○	○	×			◎	○	○	○
100% 아세톤	◎	◎	◎	○	○	×			◎	◎	◎	○

◎ : 가장 적합, ○ : 가능, △ : 조건에 따라 가능, ×: 불가능

히드에 안정제로서 8% 정도의 메탄올이 첨가된 수용액이다. 이것은 대기 중의 산소에 의해 쉽게 산화되어 포름산(HCOOH)을 함유하고 있기 때문에 항원의 보존성과 안정성은 PFA에 비해 약하다.

2) 당단백질항원

당단백질분자는 당의 부분이 항원결정기와 관계되어 있지 않으면, 당사슬 부분을 고정하는 데 이용할 수 있다. 이 때문에 단백질 부분의 고정이 약하여 항원성을 향상시킬 수 있다. 이와 같은 목적으로 맥린과 나카네(McLean & Nakane)가 개발한 것이 PLP (periodate-lysine paraformaldehyde) 고정법이다. 특히 동결절편에 이용된다. 파라핀절편은 10% NBF 고정에서는 염색성이 저하하는 항원(특히 당단백질)이 PLP 고정에서는 좋게 개선되는 경우가 있다. 단, 고정 시 조직편이 두꺼우면 고정이 좋지 않은 경향이 있다.

고정 원리는 $NaIO_4$에 의해 당분자의 2개 -OH기를 2개의 알데히드기로 산화시킨 다음, 양 끝에 아미노기(NH_2)가 있는 어느 정도 길이의 리신(lysine)을 작용시키면 각 당사슬의 알데히드기 사이에 가교가 형성되어 고정된다(그림 16-15). 고정 방법은 아래 보존액 A와 보존액 B를 사용 직전에 3:1로 혼합하고, $NaIO_4$ 0.01 M (21.4 mg/dL)을 첨가하여 사용한다. 4~12시간 고정한다.

3) 폴리펩티드

뇌하수체호르몬과 같은 폴리펩티드는 산이나 알데히드에 의해 변성이 잘 일어나지 않지만, 세포 밖으로 유출이 잘되므로 신속한 고정이 중요하다. 따라서 고정에는 침투가 빠른 피크린산(2,4,6-trinitrophenol)이 포함된 브앙(Bouin)액(파라핀절편)이나 잠보니(Zamboni) 용액(동결절편, 면역전자현미경)이 사용된다. PFA(동결절편)나 10% 포르말린(파라핀절편)에도 염색되는 항원이 많지만 브앙 고정에서만 염색이 가능한 항원도 존재한다.

4) 스테로이드호르몬

스테로이드는 기본적으로 지용성이지만 분자가 적고 유리 상태의 것은 수용 내에 용출되기 쉽다. 유리 상태인 스테로이드 분자의 효과적인 고정법에 대해서는 아직 확립되어 있지 않은 실정이다. 단, 단백질과 결합되

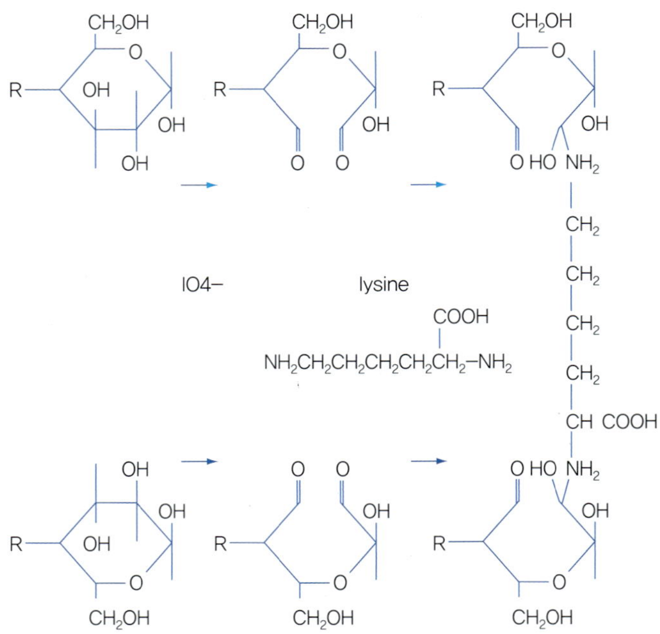

그림 16-15. PLP 고정의 원리. 과요오드산(periodic acid)에 의한 티올(thiol)기의 산화와 리신분자에 의한 가교형성

참고 PLP (periodate-lysine paraformaldehyde)의 제조와 사용법

[보존액 A]

50 mL의 증류수에 1.827 g의 lysine HCl을 녹인 다음, 0.1 M Na_2HPO_4로 pH 7.4가 되도록 조정하고, 0.1 M 인산완충액(phosphate buffer, pH 7.4)을 첨가하여 100 mL까지 채운다. 4℃에 보존하면 4일간 사용 가능하다.

[보존액 B]

8 g의 PFA를 100 mL의 증류수에 넣어 60℃에서 교반하면서 용해한다. 용액이 혼탁하므로 1N NaOH를 1~2방울 첨가하여 투명화한다. 여과하여 4℃에 보존한다. 신선하게 사용하는 것이 좋다.

어 있는 것을 강하게 고정하면 간접적으로 고정된다고 알려져 있다. 예를 들면, 고농도 PFA(4~16%)나 글루탈알데히드(glutaraldehyde, 알데히드기가 2개 있음)를 사용한다. 파라핀절편에서는 포르말린에 간접적으로 고정되어 염색되는 것도 있다.

5) 막단백질

막단백질은 포르말린 계통의 고정법으로는 항원성을 잃기 쉬운 것이 많다. 예를 들면, 림프구 표면표지자, 접착분자들과 같은 것이 있다. 포르말린 등과 같은 단백질의 가교형성에 의한 고정(cross-linking fixative)과 달리 알코올이나 아세톤 고정은 탈수작용에 의해 단백질분자내 물분자를 제거하여 발생하는 단백질의 응고(coagulating fixative)에 의한 것이므로 분자의 화학적 변화가 적다. 이 때문에 항원성의 보존에 매우 좋다. 동결절편의 경우는 냉아세톤 고정(-20℃, 10~20분)이 흔히 사용된다. 파라핀절편의 경우는 아래의 AMeX (acetone methybenzoate xylene) 포매법과 함께 병행하면 효과적이다. 그러나 단백질의 수축과 막의 파괴가 크기 때문에 세포의 구조가 손상되는 결점이 있다.

6) 마이크로파(microwave oven) 고정

NBF, PFA 및 PLP 고정액과 병행하여 이용하면 형태와 항원성 보존에 상당한 효과가 있다. 전자레인지에 의한 마이크로파 조사 시 고정액의 온도는 50℃를 넘지 않도록 해야 한다. 보통 몇십 초 이내로 하는 것이 적당하다. 전자레인지를 사용할 때는 조사에 의한 얼룩이 발생할 수 있고 조사시간을 몇십 초 이내로 해야 하기 때문에 고정액의 침투에 한계가 있다는 것이 단점으로 지적되고 있다.

VIII. 면역조직화학 염색법과 원리

면역화학적 검출법에는 여러 종류가 있으나 이 중 효소항체법과 형광항체법이 가장 널리 보급되어 있으며 드물게 금속항체법이 이용되고 있다.

1. 효소항체법

효소항체법은 나카네(Nakane, 1966)가 개발한 방법으로 형광항체법과 더불어 가장 일반적으로 이용하는 면역조직화학적 검출법이다.

효소항체법의 특성은 형광항체법의 특성과 대조적이다. 즉 항원 검출반응은 항원항체 반응과 효소활성 검출반응의 2단계로 되어 있으며, 염색의 대조가 불량하고, 미소항원의 관찰에 부적합한 것이 단점으로 지적된다. 이에 대해 염색표본은 영구적으로 보존 가능하고, 명시야에서 관찰할 수 있기 때문에 조직세포 구조의 식별이 가능하여 항원의 위치를 정확히 파악할 수 있으며, 전자현미경적 관찰도 가능한 것이 장점이다. 또 민감도가 매우 좋고 특이성도 높다.

효소항체법에서 직접법은 검출항원에 대한 일차항체에 효소(일반적으로 HRP)를 표지한 효소항체를 항원과 결합시킨 후, 그 효소활성을 과산화수소가 첨가된 DAB (H_2O_2 -DAB)로 반응시켜 가시화(갈색산물)하는 방법이다(그림 16-16). 직접법은 1차 항체만을 사

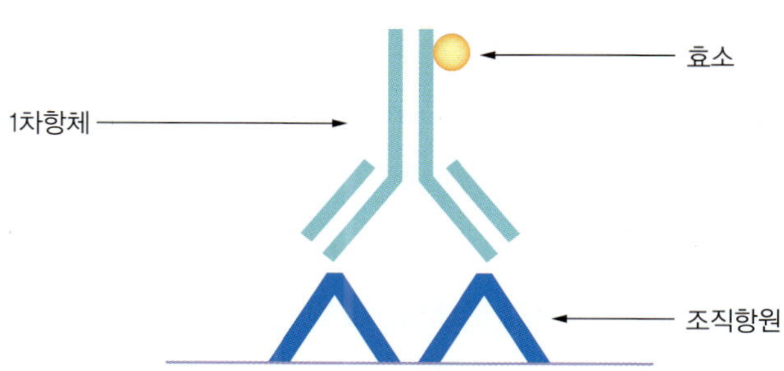

그림 16-16. 직접면역 염색원리. 항원에 효소표지 1차항체를 반응시킨 후 발색하여 관찰함.

용하기 때문에 염색시간이 짧고 비특이적인 반응이 적지만 항체마다 효소를 표지해야 하고 하나의 표지항체만을 사용하므로 신호 증폭이 어렵기 때문에 오늘날에는 거의 사용되고 있지 않다. 간접효소 항체법은 검출항원에 먼저 미표지 일차항체를 반응시킨 다음, 여기에 효소(HRP) 표지 이차항체를 결합시킨 후 표지효소 활성을 H_2O_2-DAB로 반응시켜 가시화하는 방법이다. 효소항체법에 의해서도 동일 검체에서 두 종류 또는 세 종류의 항원을 동시에 검출하는 이중염색법(double staining)도 가능하다. 예를 들면 이중염색법에서는 먼저 제1항원에 대해 간접법을 행하여 이차항체의 표지효소활성을 H_2O_2-DAB 반응으로 가시화한 다음, 일차항체와 표지이차항체를 검체에서 제거한 후 제2항원에 대해 다시 간접법을 행하여 그 이차항체의 표지효소활성을 과산화수소-나프톨(H_2O_2-naphthol)반응으로 가시화(자색산물)하는 것이다.

1) PAP법(peroxidase-antiperoxidase complex method)

PAP법은 1970년 스턴버거(Sternberger) 등이 개발한 방법으로, 직접법이나 간접법에서와 같이 HRP 효소를 항체에 표지하지 않고 전체반응을 항원-항체반응을 이용하여 항원을 검출하는 방법이다.

처음 검출항원 'A'에 대한 항A특이항체(일차항체 : rabbit, mouse, goat serum)를 조직절편 위에서 반응시켜 항원-항체반응복합체를 형성시킨다. 그 다음 항A특이항체에 대한 효소를 표지하지 않은 중간항체(이차항체 : anti-rabbit, anti-mouse, anti-goat serum)로 항원-항체반응을 진행한다. 이어 일차항체의 항 A특이항체(rabbit, mouse, goat serum)와 동종 동물에서 제작한 항HRP항체의 가용성 항원-항체복합물(PAP)을 반응시킨 후 PAP 내의 HRP 효소를 DAB 기질로 정색반응시켜 항원의 존재부위를 현미경으로 관찰한다(그림 16-17). 이론상 간접법은 항체 한 분자당 HRP 한 분자가 표지되지만, PAP법은 항체 한 분자당 HRP 세 분자가 표지되기 때문에 간접법에 비해 3배의 감도가 좋아진다.

2) APAAP법(alkaline phosphatase-antialkaline phosphatase method)

HRP 효소 대신 AP (alkaline phosphatase)를 항체에 표지하는 방법으로 PAP법과 같이 전체반응을 항원-항체반응만으로 수행한다. 처음 검출항원 'A'에 대한 항A특이항체(rabbit, mouse, goat serum)를 조직절편 위에서 반응시켜 항원-항체반응 복합체를 형성시킨다. 그 다음 항A특이항체에 대한 미표지 중간항체(anti-rabbit, anti-mouse, antigoat serum)로 항원항체반응을 진행한다. 이어 일차항체의 항A특이항체와 동종 동물에서 제작한 항ALP의 가용성 항원-항체복합

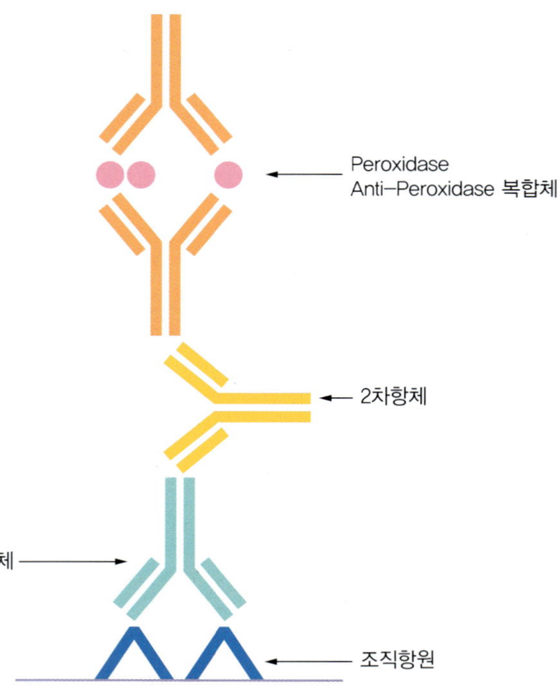

그림 16-17. PAP 면역염색의 원리. PAP 면역복합체가 이차항체와 결합한다. 일차항체와 면역복합체의 항체는 동종 동물에서 만든 것이어야 함.

물(APAAP)을 반응시킨 후 APAAP 내의 AP 효소를 기질로서 정색반응시켜 항원의 존재부위를 현미경으로 관찰한다(그림 16-18).

3) ABC법(avidin-biotin-peroxidase complex method)

ABC법은 항원-항체반응과 전혀 다른 방법이며, 1974년 헤이츠만과 리차드(Heitzman&Richard)가 전자현미경 관찰에 도입한 것으로 면역조직화학적으로는 1979년 게스돈(Guesdon)이 LAB (labeled avidin biotin)법으로 개발한 친화성을 응용한 방법이다.

이 방법은 달걀흰자 위의 염기성 단백질인 아비딘(avidin : 당단백질, 분자량 68,000)과 수용성 비타민인 비오틴(biotin : vitamin H, 분자량 244.3)의 강한 친화성을 응용한 것으로 항원항체반응에 비해 100배 이상 결합력이 강하다. 처음 검출항원 'A'에 대한 항A 특이항체(rabbit, mouse, goat serum)를 조직절편에 반응시켜 항원-항체반응복합체를 형성시킨다. 이어 비오틴을 표지한 항A특이항체에 대한 항체(anti-rabbit, anti-mouse, anti-goat serum)로 다시 항원-항체반응을 진행한다. 그다음 다수의 HRP를 표지한 아비딘-비오틴(avidin-biotin) 복합체를 반응시킨 후 HRP 효소를 기질인 DAB로 정색반응시켜 항원의 존재부위를 현미경으로 관찰한다(그림 16-19).

4) LSAB법(labeled streptavidin-biotin method)

원리는 ABC법의 반응과 유사하지만 이 방법에서는 달걀흰자 위에서 추출 및 정제한 아비딘(avidin) 대신 미생물(*Streptomyces avidinii*)로부터 분리한 분자량 60,000의 스트렙트아비딘(streptavidin)을 이용한다. 스트렙트아비딘은 당이 포함되어 있지 않기 때문에 당을 약 7% 함유한 아비딘에 비해 배경반응이 적고 높은 S/N 비율(signal/noise ratio)을 얻을 수 있다. 또 아비딘의 등전점은 pH 10 부근이기 때문에 생리 상태에서

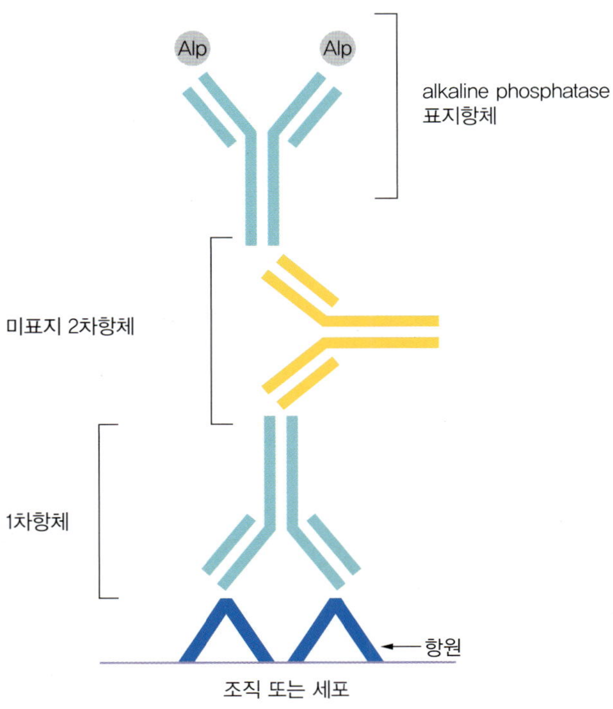

그림 16-18. APAAP 면역염색의 원리. APAAP 면역복합체가 이차항체와 결합한다. 일차항체와 면역복합체의 항체는 동종 동물에서 만든 것이어야 함.

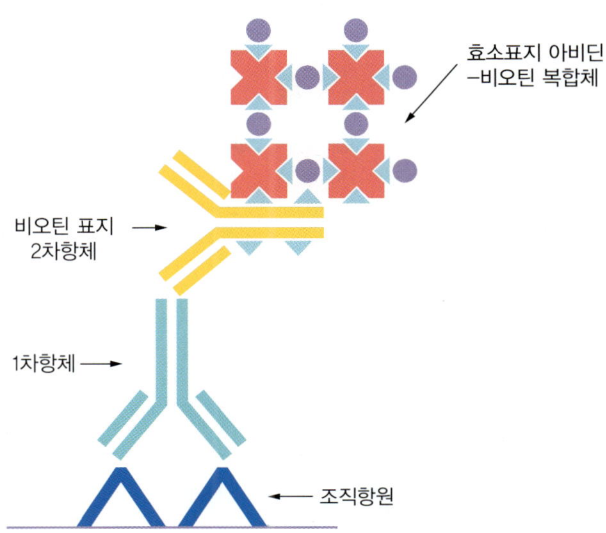

그림 16-19. ABC 면역염색의 원리. 효소표지 아비딘-비오틴 복합체가 비오틴표지 이차항체와 결합함.

는 양성으로 하전되어 비특이적 결합을 나타내지만, 스트렙트아비딘의 등전점은 중성 부근이기 때문에 ABC법에 비해 비특이적 결합이 적으며 민감도도 훨씬 좋아진다(그림 16-20).

5) 효소표지 중합체법

다수의 효소가 붙어 있는 고분자 중합체(polymer)를 항체에 결합시켜 항원-항체반응의 발색 민감도를 높이기 위해 개발한 것이다. 고분자 중합체를 일차항체에 붙이는지 이차항체에 붙이는지에 따라 직접법과 간접법으로 나누어진다. 직접법에는 EPOS (enhanced polymer one-step) 방법이 있으며, 간접법에는 EnVision 방법이 주로 사용되고 있다. 고분자 중합체는 덱스트란(dextran)이 사용되고 있는데, 일부 다른 회사에서는 아미노산 중합체를 사용하는 경우도 있다.

(1) EPOS법(enhanced polymer one-step staining method)

덱스트란 중합체를 근간(backbone)으로 하여 이곳에 많은 수의 일차항체와 과산화효소를 부착하는 것이 전통적인 직접법과 다르고, ABC 방법에 근접한 예민도를 얻을 수 있으며, 염색 단계도 ABC법에 비해 훨씬 간단하다(그림 16-21). 장점은 신속하며 특히 동결절편 면역염색에 좋으며 소량의 항원이라도 검출할 수 있는 민감도를 가지고 있다는 것이다. 3단계 면역염색 방법이나 고분자 중합체를 사용하는 간접법에 비해 시간을 많이 단축할 수 있어서 염색 재현성이 우수하다. 그러나 아직 이용할 수 있는 항체가 많지 않아 매우 제한적으로 사용되며, 고분자 중합체가 표지된 항체를 각각 구입해야 하기 때문에 비용도 많이 든다.

(2) EnVision 중합체법

EPOS 방법에 사용되는 덱스트란 중합체를 기초로 한 비교적 새로운 간접법이다. 기본 염색 순서는 전통적으로 사용되어온 간접법과 같으며 이차항체로 고분자 중합체가 결합된 이차항체를 사용한다(그림 16-22). 전통적인 간접법에 비해 훨씬 예민도가 높고 3단계 ABC 방법보다 시간이 덜 소모되며 아비딘과 비오틴의 반응을 이용하지 않기 때문에 내인성 비오틴(endogenous biotin)에 대한 비특이적 반응도 일어나지 않는다. LSAP나 APAAP법에 비해 약 2~5배 정도 민감도가 높은 것으로 알려져 있다.

EPOS 방법과 비교해 보면, 마우스(anti-mouse) 또

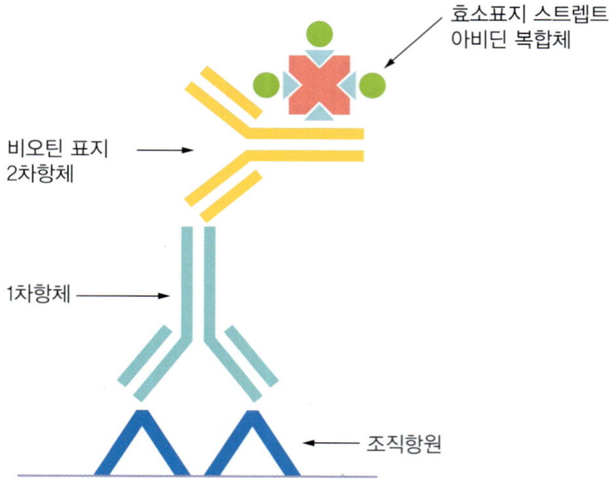

그림 16-20. LSAB 면역염색의 원리. 효소표지 스트렙트아비딘이 비오틴 표지 이차항체와 결합함.

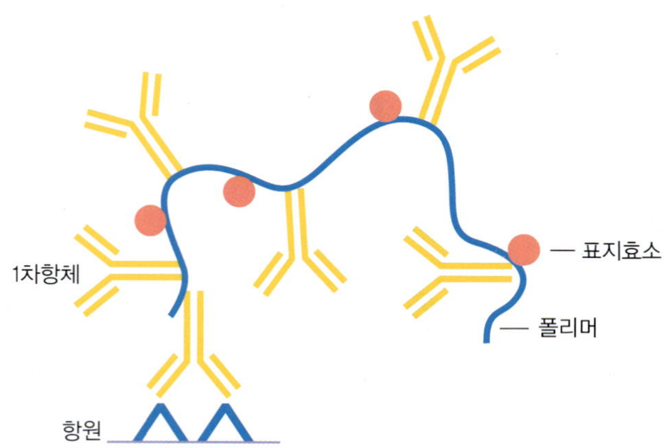

그림 16-21. EPOS 면역염색의 원리. 항원결정기에 중합체-과산화효소-일차항체복합체가 직접 결합함.

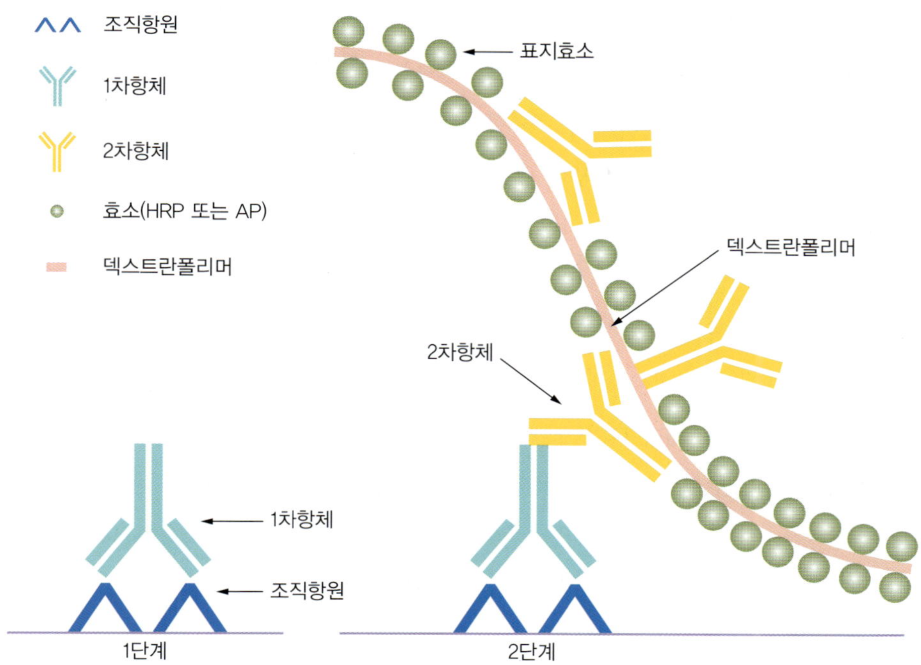

그림 16-22. 두 단계 EnVision 중합체염색의 원리. 일차항체에 평균 10분자의 이차항체와 70분자의 효소가 포함된 중합체가 결합함.

는 토끼(anti-rabbit) 면역글로불린용 중합체표지 이차항체를 준비해 두면 일차항체는 기존의 것을 사용할 수 있으므로 응용 범위가 넓다. 그러나 고분자 중합체의 분자량이 크기 때문에 조직이나 세포 내로 침투가 좋지 않아 특히 핵내 항원 검출 시 오히려 민감도가 낮아지는 현상을 보이기도 한다. 이 때문에 최근에는 개량된 EnVision plus와 Simple Stain Max가 판매되고 있다. 이 방법들은 저분자 중합체를 혼합하여 사용하고 있어서 조직 내 침투성이 우수하며 마우스(anti-mouse)와 랫드(anti-rat) 이차항체를 다른 시약으로 바꾸어 사용하여 특이성도 더 향상되었다. 최근 Chem-Mate로 이름 붙인 중간 정도의 분자량을 가진 중합체 시약을 개발하였다. 마우스(anti-mouse) 및 토끼(anti-rabbit) 면역글로불린용 중합체표지 이차항체의 혼합액(universal secondary antibody)으로 시판되고 있는데 조직 내 침투성도 좋고 효소 표지율도 높다. 표지효소는 HRP와 AP를 둘 다 사용할 수 있다.

6) CSA법(catalyzed signal amplification method)

티라미드 신호증폭법(tyramide signal amplification, TSA)이라고도 부르는 방법으로 페놀유도체인 티라민(thyramine)이 HRP에 의해 산화되는 것을 응용하여 검출 강도를 높이기 위한 방법으로 개발되었다. 그 과정은 기존의 ABC법의 반응단계, 비오틴표지 티라미드의 HRP에 의한 촉매반응, 스트렙트아비딘(streptavidin) 결합, HRP에 의한 발색반응으로 되어 있다(그림 16-23).

반응 과정은 일차항체와 비오틴표지 이차항체를 반응시키고 이어서 HRP 표지 비오틴-스트렙트아비딘 복합체를 형성시킨다. 기존의 LSAB법에서는 HRP 표지 스트렙트아비딘을 반응시키지만, CSA법에서는 스트렙트아비딘을 먼저 반응시킨 다음 비오틴 표지 HRP를 반응시킨다. 이 두 단계에 의해 스트렙트아비딘이 지닌 4개의 비오틴 결합부위가 포화되어 그 후 이어지는 비오틴 표지 티라미드반응 준비가 이루어진다. 그 다음 HRP 존재하에 비오틴 표지 티라민을 반응시키면, 앞 단계에서 이미 결합해 있는 HRP에 의해 티라미드가 산화되어 조직과 세포 내에 존재하는 전자가 풍부하게 포함된 아미노산(예 : tyrosine, tryptophan)과 반응하여 항원 존재부위에 많은 침착물이 생긴다. 또한 티라미드에 표지되어 있는 비오틴을 이용하여 최종적으로 HRP 표지 스트렙트아비딘의 반응계에 의한 발색반응으로 가시화한다. 그 결과 항원결정기 한 개당 HRP 분자 수가 뚜렷하게 증가하여 높은 민감도의 HRP 발색반응을 얻을 수 있다.

이 방법은 간접법에 비해 500~1,000배, ABC법에 비해 100배 정도 검출 민감도의 증폭을 기대할 수 있다. 따라서 항원성 부활을 위한 전처리 과정을 생략할 수 있다. 실란(silane) 도포슬라이드를 사용하지 않거나 항원성 부활 처리를 할 수 없을 경우에 특히 유용한 방법이다.

CSA법에서는 포르말린고정-파라핀절편에 약간 남아있는 미량의 항원성도 검출 가능하기 때문에 그동안 동결절편에서만 사용 가능한 것으로 알려져 있던 대부분의 단클론항체의 파라핀절편 적용이 가능하게 되었다. 단점으로는 비특이적 반응이 증폭되는 것을 들 수 있다. 즉 민감도가 증가한다는 것이 특이적인 염색만 되는 것이 아니란 것이다. 또한 내인성 과산화효소활성과 내인성 비오틴 활성을 충분히 억제시켜야만 한다. 그리고 반응산물의 확산으로 인해 세포 내 위치가 이동할 수 있다.

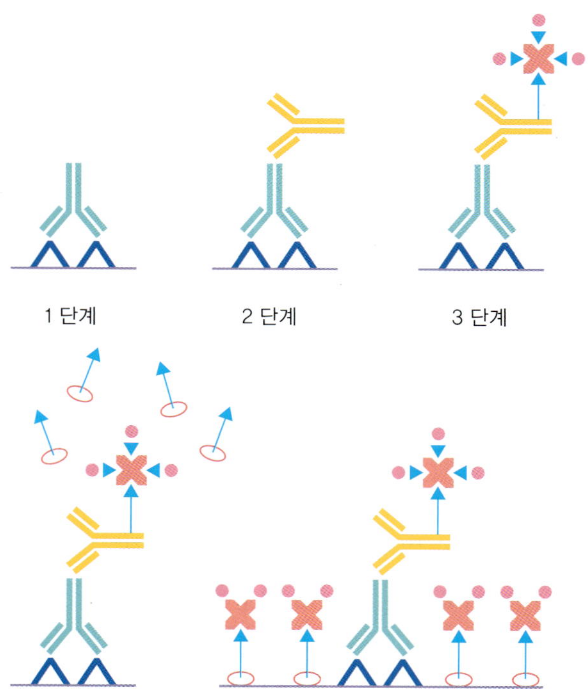

그림 16-23. CSA 면역염색의 원리. 일차항체(1단계) 처리 후에 비오틴 표지 이차항체(2단계), 스트렙트아비딘-비오틴복합체(3단계), 증폭시약(4단계) 처리를 거쳐 스트렙트아비딘-효소복합체(5단계)가 형성됨.

2. 효소항체법의 주요 단계

1) 절편제작

일반염색에 비해 면역염색에 사용할 절편은 염색과정의 단계가 많으므로 쉽게 슬라이드로부터 탈락되는 경우가 많다. 또한 파라핀절편의 탈락은 고정, 탈수, 탈지가 불충분한 부분이 있거나 파라핀절편의 신전 및 건조과정이 불충분할 경우, 특히 염색 시 실내 습도가 높을 때나 절편이 두꺼울 경우에도 잘 발생된다. 따라서 가능한 강한 접착제를 사용하는 것이 좋다. 또한 ABC 방법에서는 난백알부민(egg albumin)의 구성성분인 아비딘(avidin)에 의한 비특이적인 반응이 발생할 수 있기 때문에 난백알부민을 접착제로 사용할 수 없다. 이 때문에 면역염색에서는 보통 접착력이 강한 폴리-L-리신(poly-L-lysine)이나 실란(γ-methacryloxypropyltrim ethoxysilane : 약칭 silane)을 도포한 슬라이드를 사용한다. 특히, 실란을 바른 슬라이드는 ISH (in situ hybridzation)에도 사용할 수 있어서 연속절편을 이용하여 ISH와 면역염색의

참고

면역조직화학염색 과정

일상적인 병리조직 진단을 위한 포르말린고정-파라핀포매절편 및 동결절편을 대상으로 효소항체법(ABC법)의 수기에 의한 과정.

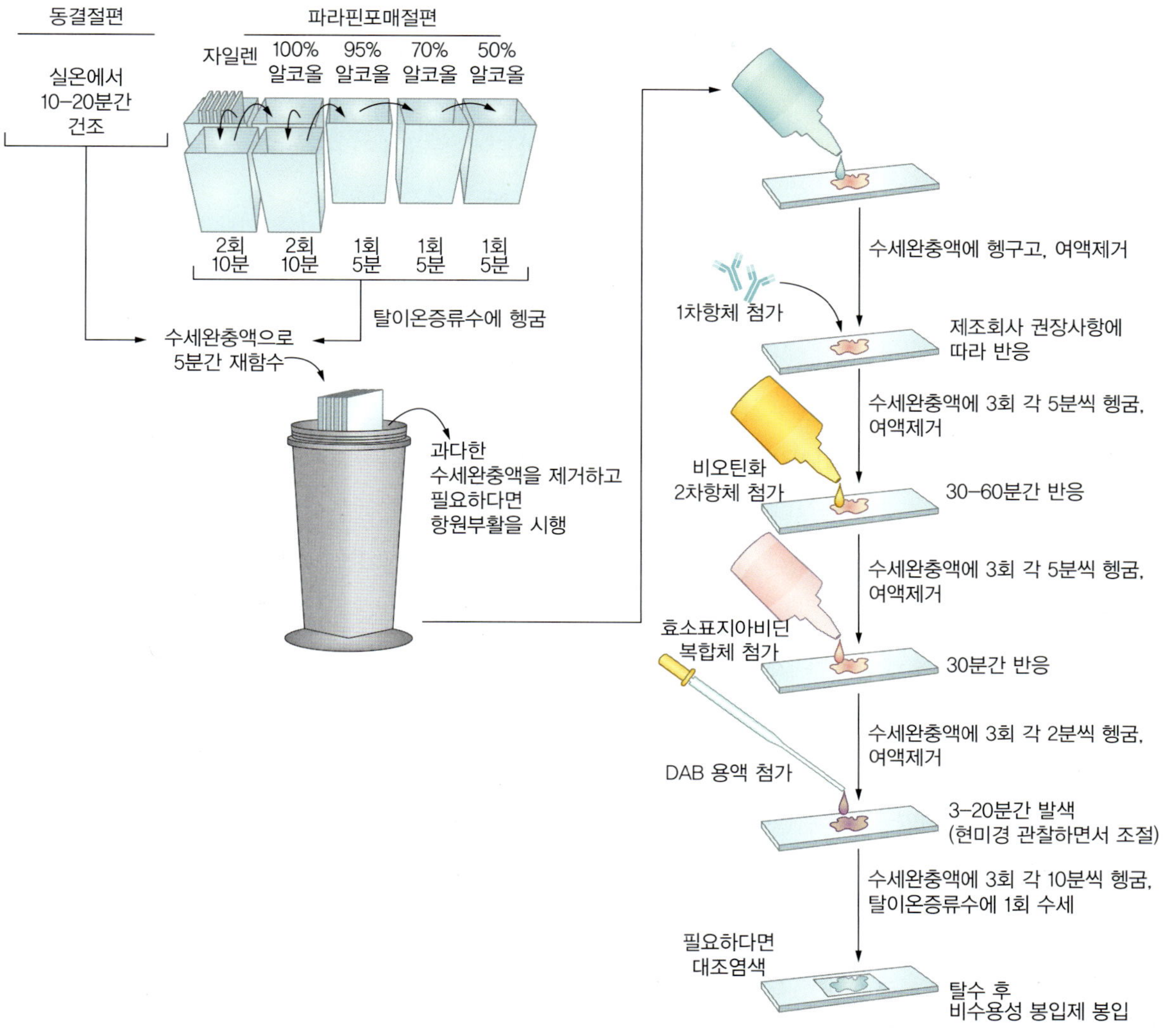

결과를 비교하는 것도 가능하다. 단, 실란 도포슬라이드의 경우에도 항체액이 절편의 주변에 충분히 도포되지 않으면 항체액의 표면장력으로 인해 절편의 가장자리 선까지 덮이지 않을 수 있기 때문에 절편을 탈파라핀 후 에탄올을 거친 다음 공기건조하여 면역염색용 펜(immuno pen)으로 절편의 주변에 동그라미를 그려주어야 한다.

2) 항원부활(antigen retrieval)

포르말린고정-파라핀포매절편을 이용한 면역조직화학적 염색을 할 경우에는 알데히드 고정으로 인해 발생하는 항원결정기를 포함한 단백질분자 내에 가교결합(cross-linking)이나 주변 단백질분자와의 가교결합에 따른 입체구조의 변형에 의해 종종 항원성이 가려져(masking) 항체가 항원에 접촉할 수 없게 된다. 따라서 탈파라핀절편을 염색하기 전에 몇 가지 방법으로 이

가교를 제거해주면 가려져 있던 항원성이 부활된다(그림 16-24). 항원성 부활법은 조직의 고정 조건과 항체의 종류에 따라 달라진다. 항원성 부활에는 단백질분해효소처리와 가열처리가 주로 이용되고 있다.

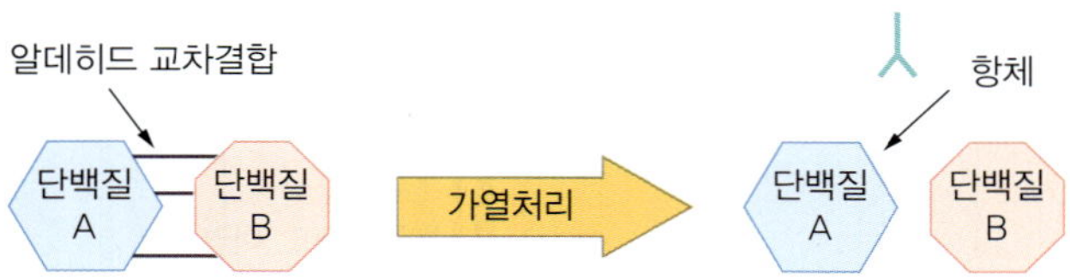

그림 16-24. 열처리에 의한 항원성 부활 모식도.

(1) 단백질분해효소에 의한 항원부활(enzyme-induced antigen retrieval, EIAR)

예전에는 주로 트립신(trypsin)이 사용되었으나 최근에는 펩신(pepsin)이나 단백질분해효소(protease)를 이용하는 경우가 많다.

항원성 부활에 단백질분해효소가 가장 효과적으로 쓰이는 예는, 콩팥토리에 침착한 면역글로불린과 보체, 형질세포 내의 러셀소체(Russell body)에 있는 면역글로불린의 검출이다. 이 면역글로불린들은 미처리 상태의 포르말린고정-파라핀포매절편에서는 거의 반응이 일어나지 않으나, 절편에 단백질분해효소를 처리함으로써 재현성 있는 안정된 염색결과를 얻게 되어 원하는 항원의 동정과 정확한 위치를 관찰할 수 있다. 그러나 단백질분해효소 처리법은 종종 효소처리에 의해 과도한 배경 염색 효과도 있기 때문에 세심한 주의가 필요하다(표 16-8).

표 16-8. 단백질분해효소의 소화가 면역조직화학염색에 미치는 영향

불충분한 소화	지나친 소화
• 일부 또는 모든 항원 검출에 실패	• 형태 손상(막 붕괴) • 슬라이드로부터 절편 탈락 • 과도한 배경 염색 • 부적절한 조직 성분과 항체의 교차반응 유발

또한 단백질분해효소처리법은 효소처리 과정에서 절편이 탈락하기 쉽다는 단점이 있다. 만일 난백알부민(egg albumin)을 바른 유리슬라이드를 사용할 경우에는 절편이 효소처리를 견디지 못해 들뜨게 된다. 따라서 단백질분해효소를 처리해야 하는 경우는 유리슬라이드에 폴리-L-리신(poly-L-lysin)이나 실란(silane)을 바른 것을 사용한다.

단백질분해효소 처리에는 일반적인 기준이 없다. 항원의 종류, 항원이 존재하는 조직의 종류, 고정법과 고정시간, 효소의 역가 및 면역염색 방법과 반응시간의 차이에 따라 설정 조건이 시시때때로 변하기 때문에 예비실험에 의해 적정조건을 결정해야 한다.

① 단백질분해효소의 처리가 필요한 항원

단백질분해효소의 처리가 가장 효과적인 경우에는 앞서 기술한 바와 같이 콩팥토리나 혈관벽에 침착된 면역글로불린, 보체나 형질세포의 세포질 내에 생성되어 저장된 면역글로불린을 동정하는 것이다. 이 경우 단백질은 생체 내에서 이미 응집 또는 변성되어 있다. 또한 사이토케라틴(cytokeratin), 비멘틴(vimentin), 신경아교섬유-관련단백질(glial fiber-associated protein) 등과 같은 세포뼈대단백질이나 인자III (Factor III), IV형 아교섬유(Type IV collagen)는 미처리 포르말린고정-파라핀포매절편에서는 거의 반응성을 나타내지 않으나, 단백질분해효소 처리 후 비로소 안정된 양성의 결과를 얻을 수 있다. 이 밖에 단백질분해효소 처리는 혈구표면표지자의 일부, 즉 CD21 (1F8), CD35 (Ber-MAC-DRC), CD40 (MAB89)의 항원성 부활에도 효과가 있는 것으로 알려져 있다.

단백질분해효소처리에 의해 배경의 비특이적 염색을 억제시키는 효과를 볼 수 있는 경우도 있다. 그러나 CEA, AFP, 리소자임(lysozyme) 등의 항원성은 포르말린고정-파라핀포매절편에서도 충분히 보존되므로

단백질분해효소로 처리하지 않아도 재현성이 좋은 선명한 염색결과를 얻을 수 있다.

② 단백질분해효소 처리가 부적합한 항원

단백질분해효소를 처리하면 오히려 항원성이 약해지거나 활성을 잃게 되는 경우가 있다. 물질 P (substance P)나 가스트린유리호르몬(gastrin-releasing hormone) 등과 같은 일부 펩티드호르몬이나 면역글로불린 중에서도 IgD와 J 사슬 등이 그 대표적인 예이다. 또한 근육 및 근육계종양표지자(tumor marker)로 사용되는 액틴(actin), 액티닌(actinin), 미오신(myosin) 등도 단백질분해효소 처리를 하면 염색이 잘 안되고 표본도 전체적으로 배경이 비특이적반응을 나타낸다.

한편, 바이러스 단백질은 세포질 내에서 합성되기 때문에 바이러스 감염세포를 면역염색하면 반드시 세포질은 양성으로 염색되어야 한다. 그러나 동결절편에서는 세포질 내에 양성으로 염색되었어도 포르말린고정-파라핀포매절편에서는 흔히 거짓음성을 나타낸다. 이 경우에는 트립신 등의 단백질분해효소로 처리하면 바이러스 항원은 세포질에서는 항원성이 부활되지만, 핵 내에서는 반대로 약해지거나 소실된다. 따라서 자궁목의 단순포진바이러스 감염병에서는 트립신 처리를 하지 않은 포르말린고정-파라핀포매절편에서 편평상피세포 내의 핵 내 봉입체가 짙게 나타나고 세포질이 열게 염색되나, 트립신 처리를 하면 핵 내 봉입체는 염색되지 않고 세포질 주변부가 강양성으로 염색된다.

그밖에 단백질분해효소 처리에 의해 항원성이 약해지거나 소실되는 표지자로는 CD20 (L26), CD45RO (UCHL-1), desmin (D33), Ki-67 (MIB-1), LCA (2B11+PD7/26), 호중구에스테라아제(neutrophil esterase, NP57), NSE (BBS/NC/VI-H14), p53 (DO-7, PAb1801), PCNA (PC-10) 등이 있다.

포르말린고정-파라핀포매절편에서 단백질분해효소 처리 이외의 특별 처리법이 필요한 경우로는 DNase 처리(에스트로겐 수용체의 증명), 알칼리처리(액틴봉입체의 증명), 염산처리(BrdU의 증명), 포름산처리(아밀로이드단백질의 가용화) 등이 사용되고 있다.

(2) 가열에 의한 항원부활(heat induced antigen retrieval, HIAR)

고온에 의한 항원성의 부활에 대한 정확한 기전은 밝혀져 있지 않으나, 몇 가지 가정에 의해 발생되는 것으로 추측하고 있다. 그중 하나는 포르말린고정으로 형성된 단백질 가교에 의한 입체구조의 장해가 가열처리로 인해 변성과 분해되어 가려져 있던 항원이 노출된다는 견해이다. 이에 대해 마이크로파(microwave) 처리의 효과는 마이크로파 그 자체보다도 오히려 마이크로파 조사 시 발생되는 열 때문인 것으로 생각하고 있다. 또 다른 하나는 포르말린고정 과정에서 칼슘이온 또는 금속양이온과 공유결합한 단백질 복합체가 형성되는데, 구연산(citric acid)이나 EDTA가 들어 있는 가열용액이 이 복합체로부터 칼슘이나 금속양이온을 제거하여 항원성이 부활된다고 보는 견해이다(그림 16-25, 표 16-9).

① 마이크로파 조사법

쉬 등(Shi 등, 1991)이 소개한 방법으로 가정용 전자레인지(microwave oven)를 사용하여 항원성을 부활시키는 방법이다.

가정용이나 실험용 전자레인지(600~800 W)를 모두 사용할 수 있지만 가능하면 실험용 전자레인지가 시간 및 온도설정을 정확히 할 수 있어서 좋다. 방법은 탈파라핀 절편을 구연산완충액(10 mM citric acid buffer, pH 6.0) 등이 들어 있는 내열성 용기(예 : 플라스틱 코프린자)에 넣고 뚜껑을 살짝 덮은 후 전자레인지에 넣고 3~5분 조사를 2~8회 정도 반복한다(그림 16-26). 매회마다 감소한 용액을 보충해준다. 조사가 끝나면 꺼

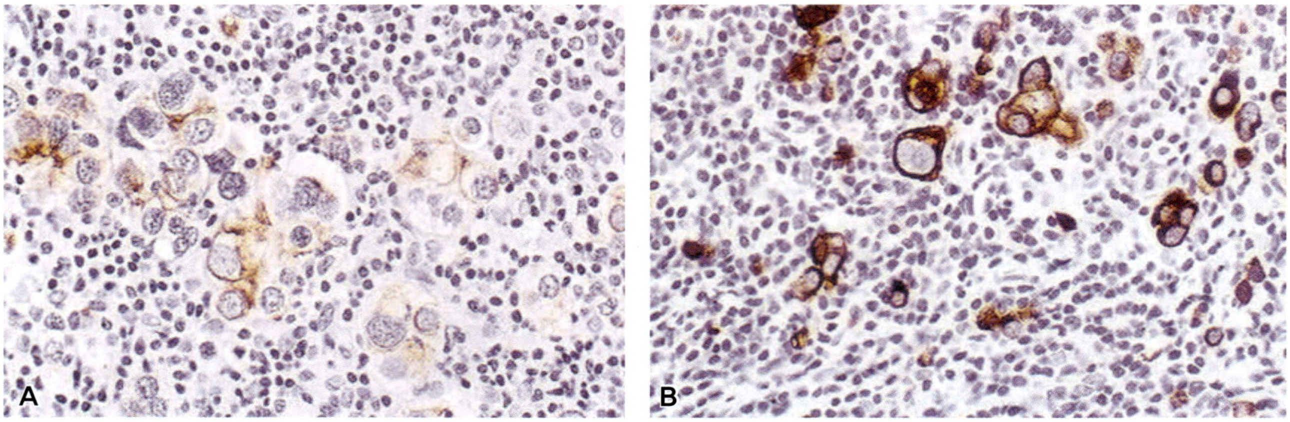

그림 16-25. 항원성 부활 여부의 차이(유방암 조직). A. 항원부활을 하지 않은 조직은 염색성이 매우 약하였음. LSAB, 400배 B. 구연산 완충액(pH 6.0)에 절편을 넣어 마이크로파 조사법에 의한 항원부활을 실시하였을 때의 조직으로 강한 양성 반응을 보였음. LSAB, 400배

표 16-9. 가열에 의한 항원부활법(HIER)의 장점과 단점

항원부활 기법	장점	단점
Pressure cooker	• 가열과 냉각점이 소수 • 증발되지 않음 • 많은 수의 슬라이드 처리 • 고온(120℃)에서 짧은 반응시간	• 가열과 냉각이 느림 • 다루기 힘듦 • 사용자에게 위험할 수 있음
Microwave oven	• 가정용(저가), 의료용(고가) • 의료용은 온도 조절 가능	• 가열이 균일하게 이루어지지 않을 수 있어 재현성이 좋지 않음 • 용액이 흘러넘치거나 증발되어 매회 채워 주어야 할 필요성이 있음 • 금속용기를 사용할 수 없음 • 많은 수의 슬라이드에는 적합하지 않음
Water bath	• 저가 • 끓는 점 이하에서 수행할 수 있음 • 많은 수의 슬라이드에는 적합하지 않음	• 온도 조절이 어려움
Automated platform	• 항원부활 후 바로 염색 가능 • 전 과정의 표준화 • 사용자 안전성 • 사용자 간 차이가 없음 • 컴퓨터와 연결되어 수행 과정이 기록됨	• 고가 • 항원부활 시간과 완충액 pH의 제한적 가변성

내어 실온에서 20~30분간 방치한다. 실온에 방치하는 이유는 확실치 않으나, 마이크로파 조사 후 바로 염색을 하는 것보다 방치하였다가 염색하는 것이 더 좋은 결과를 얻을 수 있다. 용액이 끓으면 전자레인지 안이 오염되기 때문에 실험용 전자레인지를 사용할 경우는 완충액의 온도를 95℃로 유지하는 것이 좋다.

② 가압증기멸균기법

마이크로파조사법에 비해 조건 설정이 간단하고 가열이 좀 더 균일하게 이루어지기 때문에 마이크로파조사법의 대용으로 사용하면 효과적이다. 방법은 탈파라핀 절편을 마이크로파 조사 때와 마찬가지로 구연산 완충액이 들어 있는 내열성 용기에 넣고 가압증기멸균기(autoclave)에 넣어 뚜껑을 잘 닫은 후 121℃에서

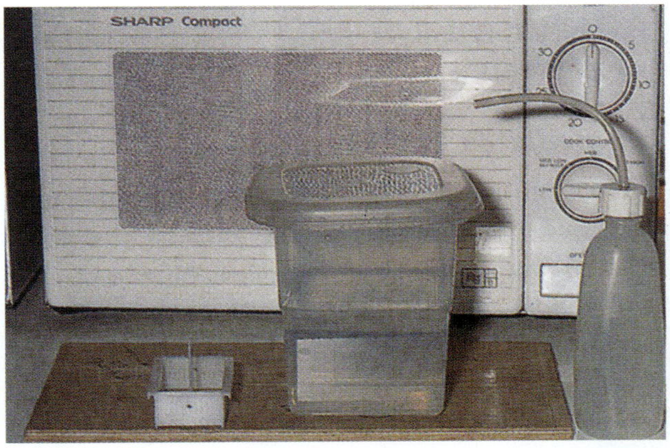

그림 16-26. 마이크로파 조사에 의한 항원부활법. 코프린자(coplin jar)나 내열성 플라스틱 용기에 슬라이드를 넣고 완충액을 채운 후에 작동하여 항원부활.

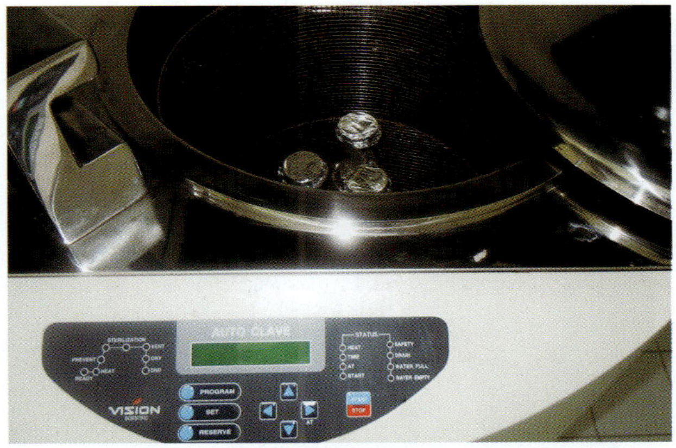

그림 16-27. 가압증기멸균기에 의한 항원부활법. 슬라이드를 내열성 용기에 넣고 완충액으로 채운 후에 121℃에서 10~20분간 가열하여 항원부활.

10~20분간 가열한다(그림 16-27). 가열 후 압력을 풀고 내부 온도가 80℃ 정도가 되면 용기를 꺼내어 실온에서 20~30분간 방치한다. 전체 처리시간은 약 1~2시간 정도 걸린다. 신경계에서 비멘틴(vimentin), 사이토케라틴(cytokeratin) 등과 같은 세포뼈대단백질, PCNA, Ki-67 (MIB-1) 및 p53 단백질 등 핵내에 존재하는 항원의 부활에 효과적인 것으로 알려져 있다. 대조 핵 염색성이 약해지고 세포 형태 보존에 대한 문제점 등이 단점으로 지적되고 있다.

③ 압력밥솥법 또는 찜통법

취급이 단순하고 짧은 시간에 많은 양의 슬라이드를 처리할 수 있으며, 가격도 저렴하고 안정된 가열효과를 얻을 수 있는 장점 때문에 일반 병리실험실에서 사용하기에 적합하다. 방법은 가정용 압력밥솥에 물을 전체 용량의 1/3 정도 넣고 그 안에 완충액을 채운 내열성 용기를 넣는다. 슬라이드 양이 많을 경우는 밥솥에 직접 완충액을 넣어 사용하면 좋다(그림 16-28 A). 그 다음 밥솥 뚜껑을 가볍게 닫고 끓인다. 뚜껑은 절대 잠그지 말아야 한다. 완충액이 끓으면 탈파라핀 절편을 용기에 넣고 뚜껑을 덮고 잠근 다음, 센 불에서 가열하다가 압력조절 밸브가 회전하면서 증기가 나오면 불을 약하게 조절한다. 그 후 5분간 가압 상태에서 가열 후 불을 끄고 5분간 방치한 다음, 밸브를 기울여 밥솥 안의 증기를 완전히 뺀 후 뚜껑을 열어 용기를 꺼내어 실온에 20~30분간 방치한다. 압력밥솥 대신 가정용 찜통을 사용할 경우는 찜통에 완충액을 넣고 탈파라핀 절편을 넣은 후 20분간 가열한다. 찜통에 의한 가열 원리는 자동면역염색장치에 응용되고 있다. 찜통과 마이크로파 조사법을 병행해 사용하기도 한다(그림 16-28 B).

④ 단순 가열법

마이크로파 조사나 가압증기멸균기에 의한 가열처리 과정에서 조직절편이 탈락하기 쉬운 조직(예 : 유방조직, 뼈조직 등)의 항원성 부활에 적당하다. 방법은 완충액을 채운 내열성 용기에 탈파라핀 절편을 넣고 항온수조(water bath)나 열판(hot plate)을 사용하여 80~90℃에서 20~80분간 가열한다. 비멘틴(vimentin), 사이토케라틴(cytokeratin), 데스민(desmin) 등의 중간미세섬유와 PCNA, p53단백질 등 핵 내에 존재하는 단백질의 항원성 부활에 좋은 것으로 알려져 있다.

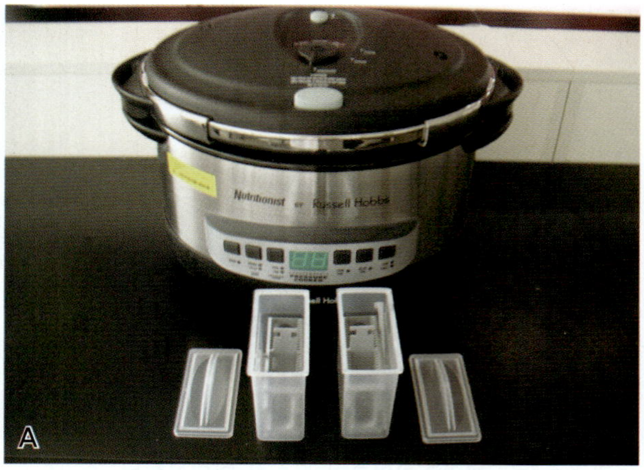

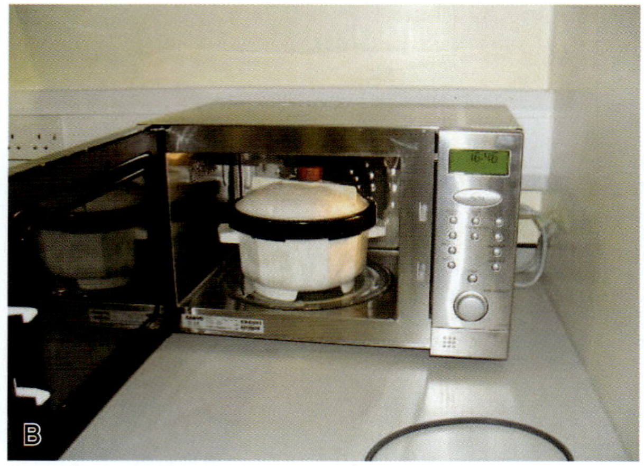

그림 16-28. 압력밥솥과 찜통을 사용한 항원부활법. A. 압력밥솥법, B. 플라스틱 찜통-전자레인지 병행법

(3) 항원부활 용액

가열에 의한 항원부활의 정확한 기전은 아직 불분명하다. 다만, 이들 용액에는 적어도 다음과 같은 4가지의 특성이 있어 포르말린 고정조직과 상호반응을 할 것으로 추정하고 있다.

① 포르말린과 연결된 결합의 가수분해

포름알데히드는 조직 내 아미노기와 반응하여 공유결합을 만들고 메틸렌가교(methylene bridge)를 형성하여 항원결정기를 차폐(masking)시키는 것으로 알려져 있다. 이렇게 형성된 메틸렌가교와 공유결합도 수분과 함께 열을 가해주면 쉽게 분리되어 원래 상태로 돌아가는 것으로 추정하고 있다. 가려진 항원결정기의 노출에는 반응액의 pH가 영향을 미치는데, 산성 또는 염기성 용액 상태에서 더 영향을 잘 받는 것으로 알려져 있다. pH에 의한 항원결정기의 노출 기전은 여전히 불분명하지만 부분적으로는 각 항원결정기의 아미노산 구성 성분이 특정 pH에 의존하기 때문인 것으로 생각하고 있다.

② 금속 양이온

항원부활 분야의 초기 연구는 용액 내에 포함된 아연(zinc), 황산(sulfate), 티오시안산납(lead thiocyanate) 및 염화알루미늄(aluminum chloride)과 같은 금속염이 주 대상이었다. 금속 양이온은 단백질 응고제이다. 그러나 항원부활의 특성이 형태 변화에 의한 것이 아니기 때문에 단백질 내에 생성된 구조도 예측할 수 없으며, 오늘날 항원노출 효과도 완충액의 가열 유도에 의한 것으로 생각하지 않고 있다.

③ 무질서 형성 효과

물 분자는 확장된 구조와 붕괴된 구조 사이에 변환능력을 가진 280 분자들의 무리 내로 군집을 형성한다. 붕괴된 형태에서는 군집 사이의 공간이 더 넓어져 더 큰 분자들이 용해되나 용액 내 더 작은 분자들이나 이온들은 확장된 구조와 붕괴된 구조 사이의 균형을 변화시킨다. 무질서 형성자(chaotrope; disorder maker)란 후자를 선호하는 용질(solute)을 말한다. 티오시안산(thiocyanate)과 같은 무질서 형성 이온들(chaotropic ions)이나 요소(urea)와 같은 분자들은 확장 상태에서 붕괴 상태로 변화를 일으켜, 조직절편 내의 고정된 단백질이 용액 내의 단백질들의 구조와 닮게 만들어 항원결정기의 노출을 증진시켜 준다.

④ 칼슘 킬레이트화

항원 부활용액은 대부분 구연산 완충액(citrate buffer)과 EDTA 용액을 가장 많이 사용하고 있다. 구연산 음이온(citrate anion)의 일차 역할은 부활용액의 pH의 안정화에 있지만 동시에 칼슘이온과 결합하여 용해성 복합체를 형성한다. 또한 EDTA는 강력한 킬레이트 효과(chelating effect)를 가진다. 이 두 종류의 음이온은 뼈 탈회용액의 구성성분으로도 사용하고 있다. 항원부활에서 이온들의 역할은 pH 완충 능력이 있기 때문에 단백질 가수분해의 조절과 조직에서 칼슘이온(Ca^{2+})을 제거하는 것으로 추정하고 있다.

일부 항원-항체 반응은 Ca^{2+}에 의해 억제되는 것으로 알려져 있다. 한 이론에 의하면 조직-유래의 칼슘과 단백질의 곁사슬이 결합하고 또한 포름알데히드로부터 유도된 히드록시메틸기(hydroxymethyl group)와 결합하여 조직으로부터 억제성 칼슘을 제거하여 항원결정기의 노출을 증진시키는 것으로 생각하고 있다.

항원부활의 기전은 완전히 이해되고 있지는 않으나 위에 기술된 모든 요소들을 통합하여 이루어지는 것으로 보인다. 그렇지만 이 요소들 중 무엇보다 열(heat)은 모든 이론에 걸쳐 보편적인 것으로, 포름알데히드에서 유도된 메틸렌가교(methylene bridge)의 공유결합의 가수분해를 촉진하며, 선택된 pH에서 완충액 성분들과 단백질 잔기(protein residues) 사이의 화학반응을 가속화하는 역할을 하는 주요 요소로 생각하고 있다(표 16-10).

3) 내인성 활성물질의 활성 차단

조직 내 효소 및 비오틴(biotin)은 고정이나 파라핀 포매에 의해 변성되거나 불활성화되어 그 활성 정도가 변화한다. 그 예로 과산화효소(peroxidase)는 파라핀이나 동결절편에서 그 활성이 보존되어 있으나, 알칼리성 인산분해효소(alkaline phosphatase)의 경우는 고정이나 파라핀 포매과정에서는 활성이 완전히 불활성화되지만, 도말표본, 동결절편, 저온 메타크릴수지포매 조직에서는 효소활성이 보존된다(표 16-11). 비오틴 역시 알데히드 고정에 의해 쉽게 파괴되나 동결절편에서는 활성이 보존되어 염색에 영향을 미칠 수 있다.

따라서 이들 내인성 활성 물질의 활성이 남아 있는 상태에서 이런 물질을 표지한 항체를 사용할 경우에는 거짓양성반응을 피할 수 없으므로 면역조직화학적으로는 이들 물질의 활성을 조직으로부터 완전히 억제한 후 염색을 진행해야 한다(그림 16-29).

표 16-10. 주요 항원부활 완충액들과 알려진 작용기전

완충액 용질	알려진 작용기전	비고
Zinc sulfate(1%)	아연 양이온은 단백질을 응고시킴	초기에 언급되었으나 더 이상 연구되지 않음
Lead thiocyanate(1%)	납 양이온은 단백질을 응고시킴 (무질서 형성 효과)	Bouin과 methacarn에 고정된 조직에 효과적
Citrate (pH 6.0; 10 mol/L)	pH의 조절, 칼슘 킬레이트 효과	넓은 범위의 일반 항원부활에 가장 효과적
Tris (pH 9.0, pH 10, 0.05 mol/L)	알칼리성 단백질 가수분해	pH 6.0 citrate에 효과가 없는 과고정 항원의 부활
EDTA (pH 8.0; 0.01 mol/L)	칼슘 킬레이트 효과	pressure cooker와 함께 사용하면 가장 효과적
Citraconic anhydride	탄소-질소 결합의 분해에 의한 포름알데히드 고정의 역전에 기여	아직 검사해보지 못한 광범위 항원부활액으로 추천

표 16-11. 면역조직화학염색에 사용되는 표지효소의 종류와 내인성 활성도

효소	안정성	분자량	방법	내인성
Horseradish peroxidase	우수	40~50 kDa	우수	+
Alkaline phosphatase	꽤 좋음	80~120 kDa	매우 좋음	+++
Acid phosphatase	꽤 좋은	100 kDa	좋음	+++
ß-D-galactosidase	좋음	750 kDa	불량	+
Glucose oxidase	우수	160~190 kDa	불량	-

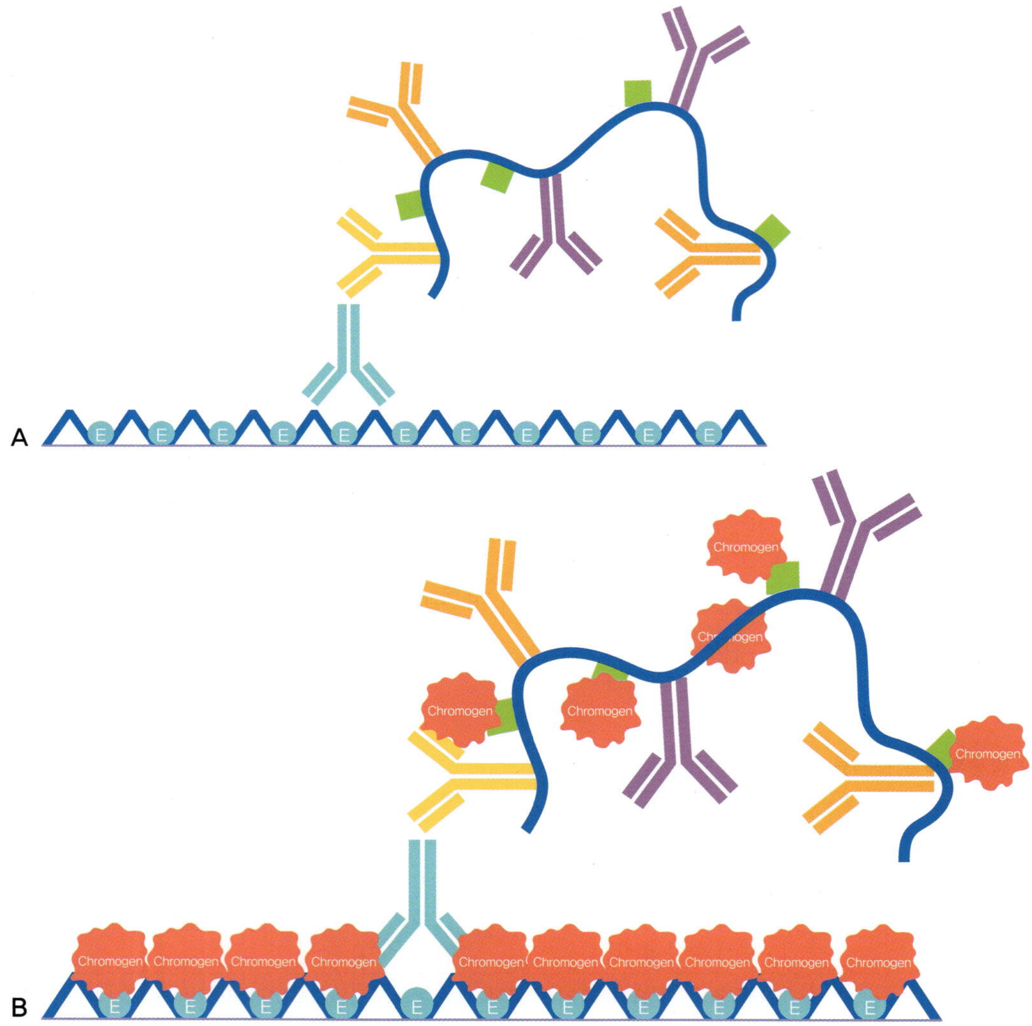

그림 16-29. 효소표지-중합체를 사용한 EnVision 면역염색. A. 내인성 효소 활성을 차단하지 않고 1차항체를 반응시키고 이어서 효소표지-중합체 2차항체를 반응시킨 결과. B. A에 DAB를 사용하여 발색하였을 경우에 폴리머에 표지된 효소뿐만 아니라 조직에 존재하고 있는 효소도 발색됨.

(1) 내인성 과산화효소 활성의 억제

내인성 과산화효소의 활성은 주로 적혈구(헴에 의한 유사 과산화효소 활성)와 과립구(주로 호산성 백혈구)에 존재하며, 유사 과산화효소의 활성을 가진 카탈라아제(catalase)가 존재하는 간세포, 상피성 과산화효소 활성을 보이는 갑상샘소포상피, 침샘꽈리세포, 콩팥 요세관상피, 수유기의 젖샘상피 등 다수의 정상 및 종양세포에서 관찰된다.

따라서 뼈속질과 같이 혈액세포가 풍부한 조직의 연구나 에스트로겐 수용체(estrogen receptor) 등의 검출을 위해 면역과산화효소법(immunoperoxidase method)을 사용하는 경우에는 거짓양성의 위험이 있기 때문에(그림 16-30) 기질대조[즉, 내인성 과산화효소 활성을 보기 위해 과산화효소-색소원(H_2O_2-chromogen)만으로 절편을 처리함]를 병행하여 확인하는 방법이 일상적으로 이용되고 있다.

내인성 과산화효소의 활성을 억제하기 위해서는 0.3% H_2O_2를 첨가한 메탄올(methanol)을 사용하는 방법(일반적 방법)(그림 16-31), 5 mM 과요오드산(periodic acid) 수용액을 사용하는 방법(Isobe 방법), DAB-H_2O_2 반응액에 10 mM NaN_3 (sodium azide)를 첨가하여 사용하는 NaN_3 방법, 0.1% 페닐하이드라진(phenylhydrazine)을 첨가한 PBS를 사용하는 방법(Straus 방법)이 있다.

(2) 내인성 알칼리성 인산분해효소 활성의 억제

근래 면역조직화학적 염색에 있어 표지효소의 하나로 알칼리성 인산분해효소(alkaline phosphatase, AP)의 사용이 늘고 있다. 그 이유는 신선 동결조직에서의 내인성 알칼리성인산분해효소 활성을 억제할 수 있는 수단이 증가한 결과이다. 알칼리성 인산분해효소는 일반적인 고정이나 포매 과정에서는 쉽게 파괴되지만, 동결절편이나 세포도말표본에서는 파괴되지 않는다.

AP의 동종효소(isozyme)는 사람의 조직 내에 널리 분포되어 있다. 특히 소장점막의 줄무늬 가장자리(striated border)나 콩팥의 토리쪽 곱슬세관 흡수세포에서 고농도로 존재한다. 또 AP는 뼈조직의 칼슘침착에 중요한 역할을 하는 뼈모세포에도 존재한다. 이 밖에 림프절, 비장, 편도의 동결절편이나 동맥 또는 모세혈관내피 및 세포의 표면, 간질그물세포, 호중구 내에서도 검출된다. 이 같은 이유로 인해 면역조직염색의 해석에서 오류를 범할 수 있기 때문에 동결절편에서는 내인성 AP 활성을 억제시켜야 한다(그림 16-32). 내인성 AP의 억제에는 여러 방법이 있다. 이들 방법 중

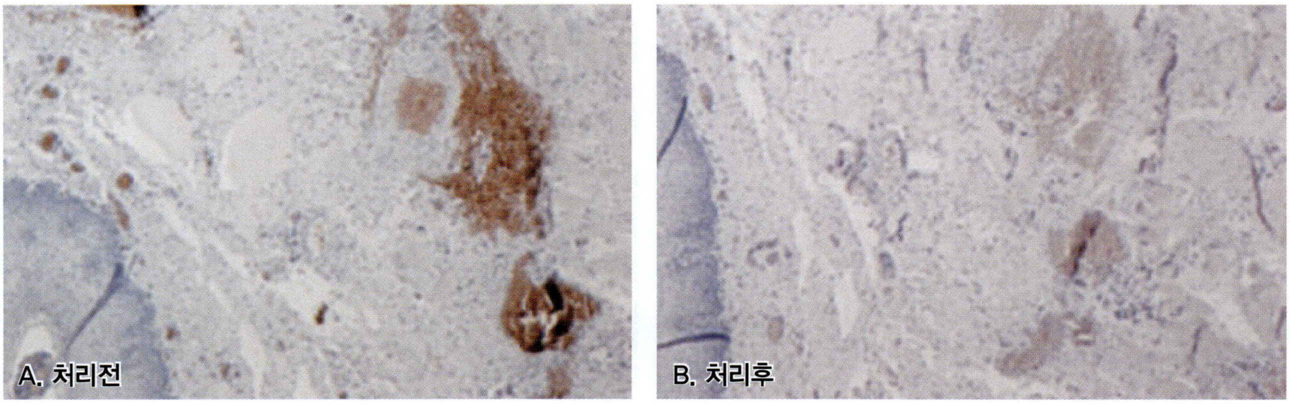

그림 16-30. 내인성 과산화효소 활성과 차단효과. A. 내인성 과산화효소 활성을 보이는 적혈구를 기질(H_2O_2)로 차단하지 않은 경우 적혈구에서 강한 효소활성을 관찰할 수 있음. B. 기질로 차단한 후 면역염색을 진행한 조직의 염색결과로 거짓 양성이 현저하게 줄어들었음.

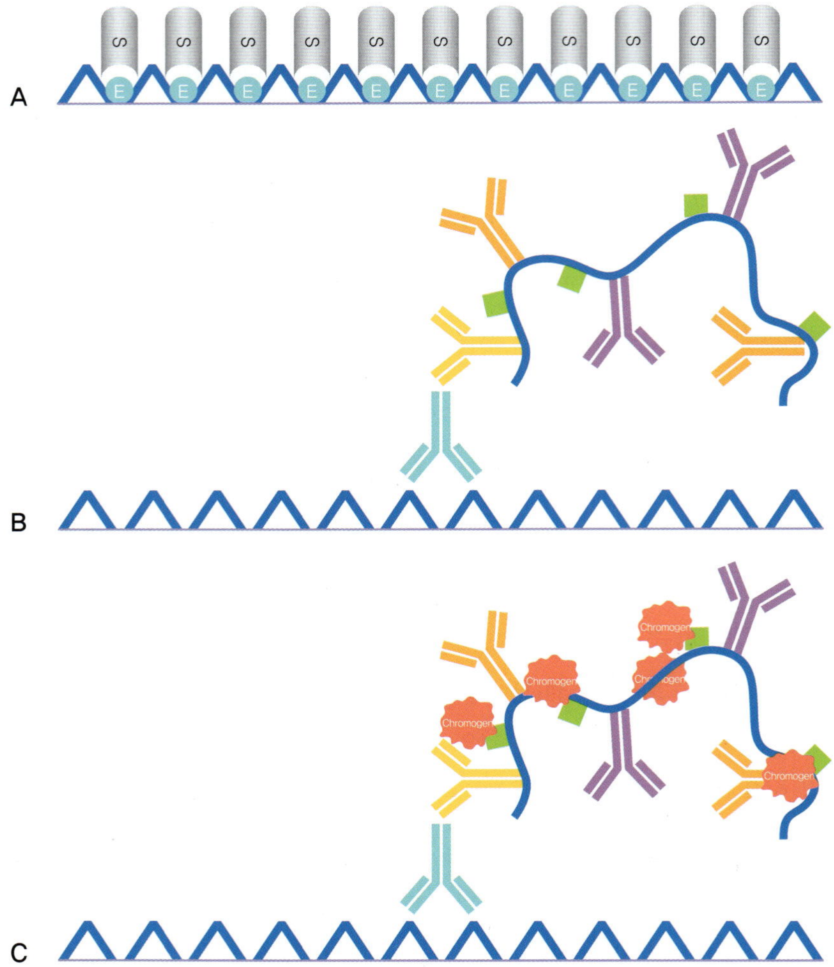

그림 16-31. **내인성 과산화효소 차단법.** 과산화효소표지-폴리머를 사용한 EnVision 면역조직화학염색. (A) 1차항체를 반응시키기 전에 과산화효소에 대한 기질(H_2O_2)을 첨가하면 내인성 과산화효소가 기질에 의해 제거됨 (B) 그 후 1차항체와 효소표지-폴리머 2차항체를 반응시킴 (C) 발색제(예 : DAB)로 발색시키면 폴이머에 표지된 과산화효소만 발색됨

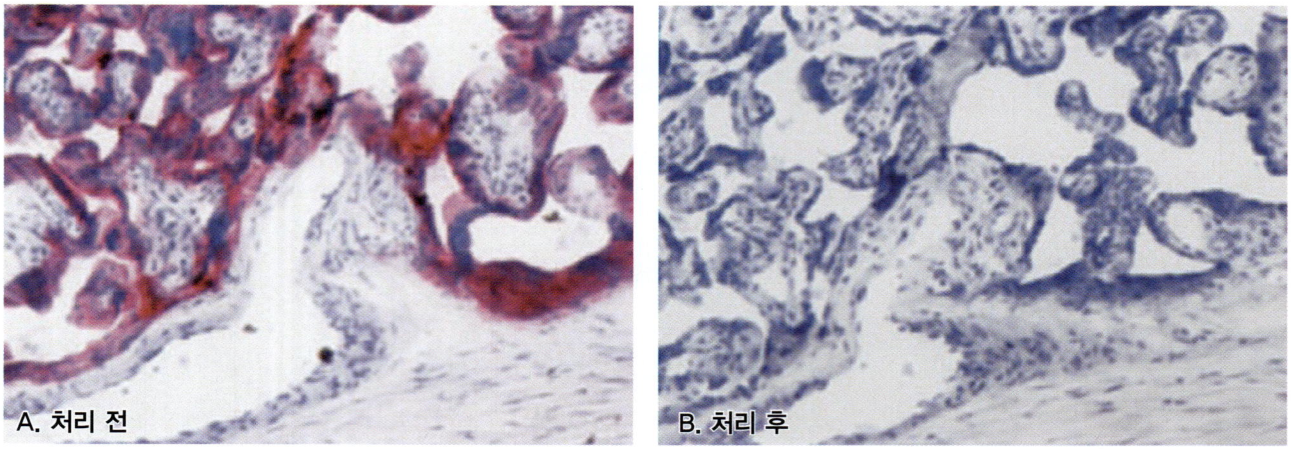

그림 16-32. **내인성 알칼리성 인산분해효소 활성과 차단효과.** A. 내인성 알칼리성 인산분해효소(alkaline phosphatase) 활성을 미리 차단하지 않은 태반조직에서는 거짓양성을 보임. 400배 B. 레바미졸(levamisole)로 차단 후 면역염색한 태반조직으로 거짓양성이 사라짐. 400배

면역염색 과정의 마지막 단계에 절편을 옮기기 전에 효소기질액에 최종 농도가 0.1 M이 되도록 레바미솔(levamisole)을 첨가하는 방법(Borges, 1973)이 효과가 좋은 것으로 알려져 있다.

(3) 내인성 비오틴 활성 억제

내인성 비오틴은 알데히드에 의해 쉽게 파괴되기 때문에 포르말린고정-파라핀절편에서는 문제가 되지 않으나 간, 콩팥, 근육, 침샘 등과 같이 내인성 비오틴이 많은 조직을 동결절편할 경우에는 염색 결과에 큰 영향을 미칠 수 있다(그림 16-33).

내인성 비오틴의 활성은 절편에 0.1~0.01% 아비딘(avidin)을 반응시킨 후 PBS로 씻어낸 다음 0.01~0.001% 비오틴을 처리하면 완전히 억제된다. 일부 포르말린고정-파라핀절편의 경우도 예외적으로 비오틴 활성이 남아 있는 것도 알려져 있으며, B형간염바이러스 감염 간세포의 젖빛유리모양 세포질과 세포표면은 비오틴과 비오틴표지 항체에 비특이적으로 결합하기 때문에 주의 깊게 관찰해야 한다.

4) 정상혈청을 사용한 비특이반응(배경염색)의 차단

비오틴 표지 이차항체가 비특이적으로 절편과 반응하는 것을 막기 위해서는 이차항체를 얻은 동물과 동종의 동물에서 채취한 정상혈청을 먼저 반응시키면 항체분자가 비특이적으로 조직에 결합하는 것을 막을 수 있다. 예를 들면 일차항체로 마우스의 단클론항체를 사용하고, 이차항체로서 비오틴표지 마우스 면역글로불린에 대한 말혈청을 사용하는 경우에는 말의 정상혈청을 먼저 절편과 반응시켜두면 비오틴 표지 마우스 글로불린 말혈청이 비특이적으로 조직에 결합하는 것을 막을 수 있다(그림 16-34). 보통 이 과정은 PBS에 2% 농도가 되도록 정상혈청을 넣어 실온에서 30분간 절편을 담가둔다.

일반적으로 정상동물혈청(염소, 양, 토끼, 돼지 등)에 반응시킨 후에는 과잉혈청을 제거하고 수세과정 없이 바로 일차항체를 반응시켜야 한다. 그러나 정상동물혈청에 오래두면 혈청 속에 포함된 높은 농도의 단백질분해효소로 인해 절편이 탈락되기 쉽기 때문에 너무 오래 방치하지 않아야 한다. 혈청 내 단백질분해효소 활성에 의한 영향을 제거하기 위해서는 정상 동물혈청 대

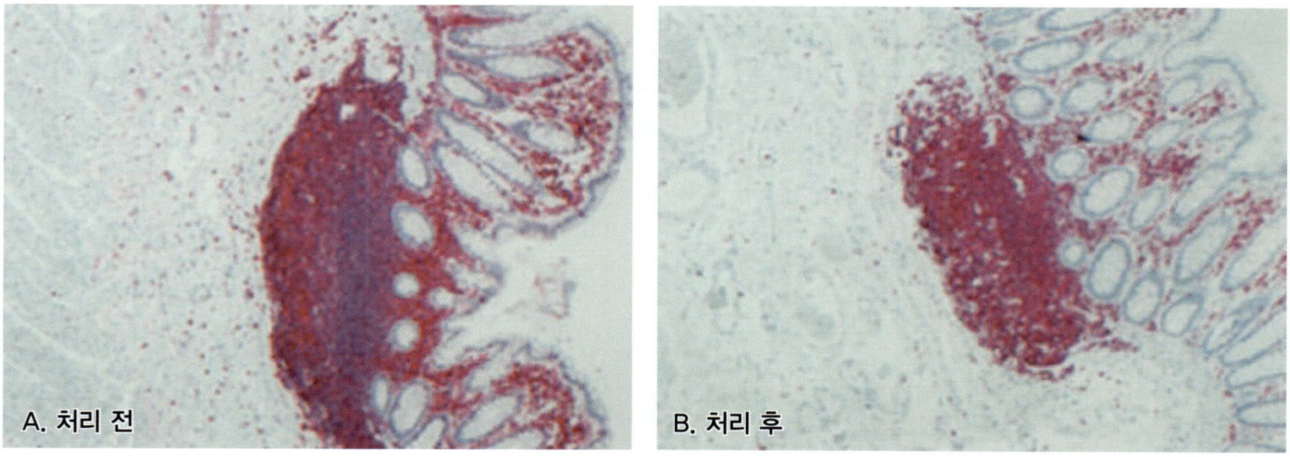

그림 16-33. 결장 점막에서 내인성 비오틴 활성과 차단효과. A. 내인성 비오틴을 차단하지 않고 면역염색을 하였을 경우에는 점막밑층의 비만세포에서 양성반응을 보임. 200배. B. 아비딘으로 결합시켜 내연성 비오틴을 차단시킨 후 면역염색을 진행하였을 경우에는 점막밑층의 비만세포에서 나타나는 거짓 양성 반응이 사라짐. ABC 면역염색, 200배

신 1~5%의 소혈청알부민(bovine serum albumin, BSA)이나 5~10% 탈지유(skim milk, PBS에 녹임)를 사용하기도 한다. 탈지유의 경우는 일반 시중에서 판매되는 저지방(low fat) 우유도 사용할 수 있으나 무지방(non-fat) 우유가 더 우수하다.

5) 일차항체의 반응

절편 주위 2 mm까지 과잉혈청을 제거하고 적절히 희석한 일차항체를 절편의 크기에 따라 1~2방울(20~50 μL) 정도 떨어뜨려 반응시킨다. 절편의 끝부분에도 충분히 항체가 반응하도록 절편 주위 2 mm 정도까지 덮이도록 충분한 양을 가한다. 이 경우 항체가 PBS에 고르게 확산되려면 상당한 시간이 걸리므로 항체농도가 균일하게 되도록 절편 위에서 미세피펫(micropipette)을 이용하여 항체액을 충분히 교반해 주어야 한다. 항체를 반응시킬 때는 습윤상자(moist chamber) 내에서 절편이 건조하지 않도록 주의하면서 수행한다. 일차항체의 반응시간은 실온에서 15~30분 정도, 또는 4℃에서 하룻밤 동안 반응시킨다.

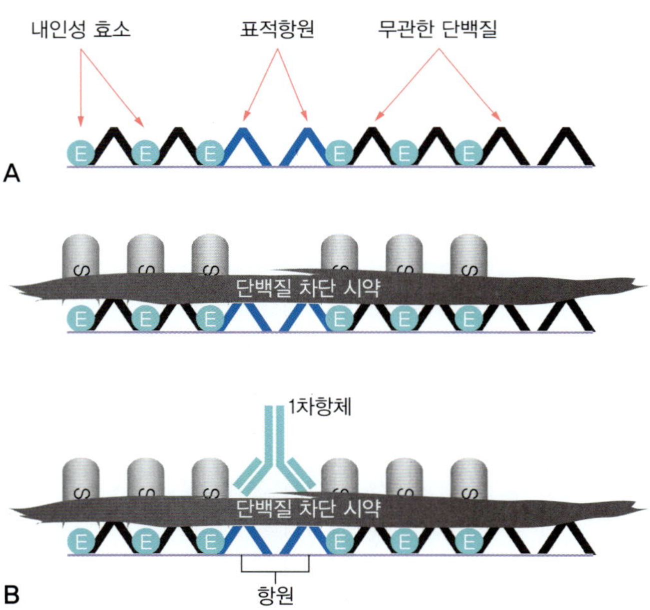

그림 16-34. 비특이단백질에 의한 배경염색과 차단효과. A. 단백질 차단 전의 조직절편 상태로 내인성 효소와 관련이 없는 단백질(검은색), 표적항원(청색)이 존재함. B. 단백질 차단시약을 사용하여 관련이 없는 단백질을 차단한 후 1차항체를 반응시키면 배경염색이 없는 깨끗한 염색결과를 얻을 수 있으며, 단백질 차단시약은 씻어내지 않아야 함.

일차항체의 희석에는 소혈청알부민을 1% 농도로 희석한 PBS를 사용한다. 이 희석액에 NaN_3을 1% 농도로 첨가하면 희석한 항혈청이라도 어느 정도 냉장보존이 가능하다.

6) 이차항체의 반응

ABC 과산화효소키트(ABC peroxidase kit)를 사용하는 경우를 예로 들면, 비오틴 표지 이차항체를 200배 희석하여 일차항체 때와 마찬가지 요령으로 절편 위에 떨어뜨려 실온에서 30분간 반응시킨다.

7) ABC의 반응

키트는 1 mL의 PBS에 시약 A (avidin)를 10 μL 가한 다음, 시약 B (biotin 표지 HRP)를 10 μL 가해 혼합하여 ABC액을 조제한다(많은 양이 필요할 때는 10 mL의 PBS에 시약 A를 2방울 첨가한 다음, 시약 B를 2방울 첨가하여 혼합). 이 시약은 사용하기 30분 전에 조제하여 일차항체의 경우와 마찬가지 요령으로 실온에서 30분간 반응시킨다.

8) 발색(기질과 색소원)

표지효소에 대한 발색에는 표지효소의 종류에 따라 여러 종류의 기질(substrate)과 발색물질(색소원, chromogen)을 이용할 수 있다. 주된 표지효소인 과산화효소의 발색물질로 DAB (3,3'diaminobenzidine tetrahydrochloride)와 AEC (3-amino-9-ethylcarbazole)가 주로 사용되고 있다.

DAB는 갈색 반응산물이 알코올에 녹지 않기 때문에 넓은 범위의 대조염색이나 투명 후 캐나다발삼이나 퍼마운트(permount)로 봉입이 가능하여 초기에 많이 사용되었으나 미국 FDA로부터 발암 위험성이 발표되면서 점차 사용이 줄고 있다. 이에 대해 적색 반응산물을 생성하는 AEC는 DAB와 달리 발암물질이 아니어서 사용이 늘고 있다. 그러나 알코올과 유기용매에 용해되기 때문에 탈수를 할 수 없고 대조염색의 경우도 수용성(예 : Mayer hematoxylin)을 사용해야 하며 염색 후 수용성봉입제로 봉입해야 한다.

(1) 표지효소로써의 과산화효소

서양고추냉이 과산화효소(horseradish peroxidase, HRP)가 주로 사용되고 있다. 이 효소는 분자량이 40 kD으로 서양고추냉이 뿌리로부터 분리되었다. HRP는 활성부위에 철이 포함된 헴기(heme group), 즉 헤마틴(hematin)을 가지고 있으며 용액 내에서는 갈색을 띈다. HRP의 헤마틴은 일차로 과산화수소(H_2O_2)와 복합체를 형성한 다음, 과산화수소를 물과 원자산소로 분해한다. HRP는 폴리페놀(polyphenol)과 질산염(nitrate)도 산화시킨다. 다른 많은 효소들과 마찬가지로 HRP와 일부 HRP 유사 활성은 과다한 기질에 의해 억제시킬 수 있다. HRP와 과다한 H_2O_2 사이에 형성된 복합체는 촉매성질을 갖지 못하며, 전자공여체(electron donor)가 없으면 반대로 억제된다. 즉 과다한 H_2O_2 첨가와 전자공여체가 없으면 내인성 HRP 활성은 억제된다.

과산화효소는 전자공여체의 존재하에 일차로 효소-기질복합체를 형성한 다음 전자공여체의 산화를 일으킨다. 전자공여체는 일련의 H_2O_2의 촉매 작용에서 추진력으로 제공된다. 반면, 전자공여체가 없으면 효과적으로 반응이 정지된다. 일부 전자공여체는 산화될 때 유색산물로 변하는데, 이를 색소원이라 부른다.

① DAB (3,3'diaminobenzidine tetrahydrochloride)

DAB는 과산화수소(H_2O_2)의 존재하에 효소인 HRP에 의해 불용성 갈색반응산물과 물로 전환된다[DAB + H_20_2 ⟶ HRP ⟶ DAB 중합체(갈색) + H_20](그림 16-35). 이 갈색산물은 알코올이나 다른 유기용매에 녹지 않아 염색 후 탈수와 투명과정을 수행하여 비수용성 봉입제로 봉입할 수 있다. DAB 중합체의 광학 밀도를 증가시키기 위해 니켈(nickel) 또는 코발트(cobalt)와 같은 금속들이 함께 사용되고 있다. 발암물질(carcinogen)이므로 취급 시 각별히 주의해야 한다(그림 16-36).

② AEC (3-amino-9-ethylcarbazole)

산화되어 적색 최종산물을 형성하며, 이 산물은 알코올 용해성이어서 알코올 또는 알코올 용액(예 : Harris

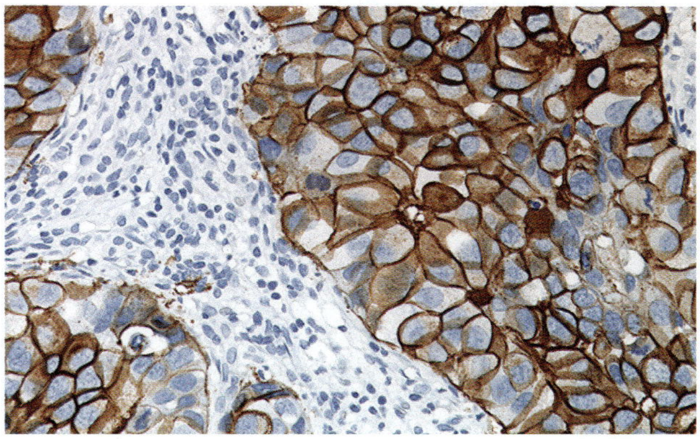

그림 16-35. 유방암. 종양세포의 세포막에서 c-erbB에 대한 강한 양성 반응을 보이고 있음. IHC (LSAB법), 400배.

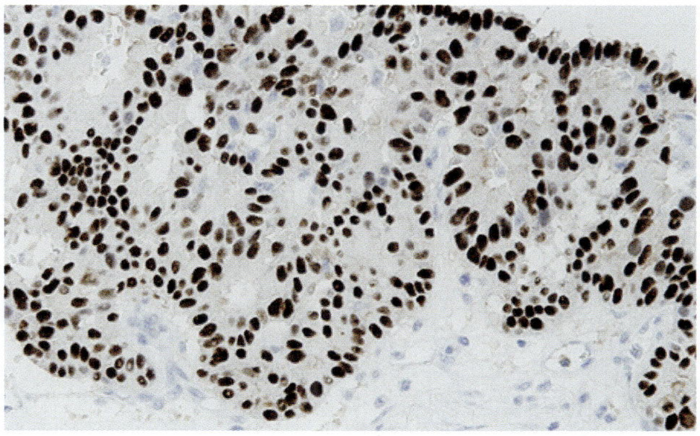

그림 16-36. 유방암. 종양세포의 핵에서 ER (estrogen receptor)에 대한 강한 양성 반응을 보이고 있음. IHC (LSAB법), 200배.

hematoxylin)에 담가서는 안된다. 따라서 수용성 대조염색(예 : Mayer hematoxylin)이나 수용성 봉입제를 사용해야만 한다. 또한 과다한 빛에 노출되면 산화가 진행되어 염색강도가 약화되므로 암소에 보관해 두고 사용해야 한다(그림 16-37).

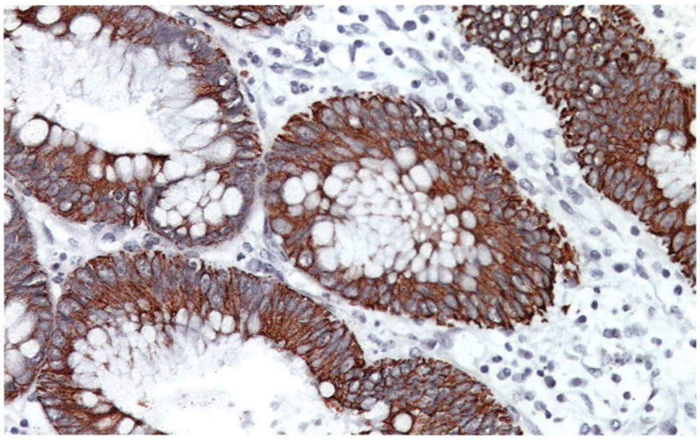

그림 16-37. 잘록창자암. 종양세포의 세포질내에서 Cytokeratin에 대한 강한 양성반응을 보이고 있음. IHC (Envision-중합체법, AEC), 400배. Cytokeratin, 결장암. 발색제 : AEC

③ CN (4-chloro-1-naphthol)

청색 최종산물을 형성하며, 알코올과 다른 유기용매에 녹기 때문에 반응 후 탈수나 알코올성 대조염색, 유기용매가 들어 있는 봉입제를 사용하면 안된다. DAB와 달리 침전부위로부터 확산되는 경향이 있다.

(2) 표지효소로써의 알칼리성 인산분해효소

알칼리성 인산분해효소(alkaline phosphatase, AP)는 유기 에스테르로부터 인산-산소(P-O) 결합을 분해하여 인산기를 가수분해하거나 전이시킨다. AP의 주요 금속 활성제는 Mg^{++}, Mn^{++}, Ca^{++} 등이 있다.

AP는 비표지 APAAP (alkaline phosphatase-antialkaline phosphatase)법이 발표되기 이전에는 거의 사용되지 않았다. APAAP법에 사용되는 AP는 분자량 560 kD의 용해성 면역복합체를 이용한다. APAAP법이 PAP (peroxidase-antiperoxiase)법에 비해 좋은 점은 내인성 과산화효소 활성의 간섭을 피할 수 있다는 것이다. 이 때문에 APAAP법은 혈액이나 뼈속질도말표본에 사용하도록 권장하고 있다. 뼈, 콩팥, 일부 백혈구에 존재하는 내인성 AP 활성은 기질용액에 1 mM 레바미솔(levamisole)을 첨가하면 억제시킬 수 있다. 단, 장점막상피의 AP는 레바미솔에 억제되지 않는다.

면역조직화학반응에서 이 효소는 기질인 나프톨인산에스테르(naphthol phophate ester)를 페놀화합물(phenolic compound)과 인산(phosphate)으로 가수분해한다. 이때 형성된 페놀은 무색의 색소원인 디아조늄염(diazonium salt)과 결합하여 불용성의 유색 아조염료(azo dye)를 생성한다. 이 밖에 몇 종류의 다른 기질과 색소원 조합이 사용되고 있다.

① 파스트레드 TR/파스트블루 BB

나프톨 AS-MX 인산(naphthol AS-MX phosphate) 또는 나프톨 AS-BI 인산나트륨(naphthol AS-BI sodium phosphate)을 기질로 사용한다. AP의 가수분해에 의해 기질로부터 나온 페놀은 색소원인 파스트레드 TR (fast red TR)이나 파스트블루 BB (fast blue BB)와 결합하여 각각 밝은 적색과 청색 종산물을 생성한다(그림 16-38). 이 두 종산물은 알코올이나 다른 유기용매에 녹기 때문에 수용성 봉입제를 사용한다. 파스트레드 TR은 세포도말표본 염색에 적용하기 좋다.

② 뉴 푹신(new fuchsin)

AP에 의해 생성된 나프톨 AS-BI 인산나트륨(naphthol AS-BI sodium phosphate)의 기질 분해산물은 뉴 푹신과 결합하여 적색 반응산물을 형성한다. 이 반응산물은 알코올과 다른 유기용매에 녹지 않기 때문에 탈수하여 비수용성 합성수지로 봉입할 수 있다. 파스트레드 TR이나 파스트블루 BB에 비해 염색강도가 훨씬 강하다(그림 16-38).

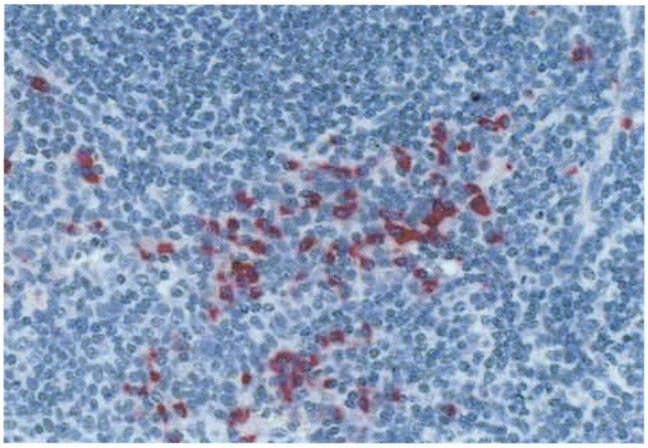

그림 16-38. **LSAB법.** 사람 편도에서 IgG를 분비하는 세포에서 양성반응을 보이고 있음. LSAB법, alkaline phosphatase 표지. 발색제 : Fast Red TR/Naphthol AS-MX, 200배

③ 기타 기질과 색소원

위의 두 가지 외에 나프톨 AS-BI 인산(naphthol ASBI phopshate)이나 나프톨 AS-TR 인산(naphthol AS-TR phosphate)을 기질로 하여 색소원인 BCIP (5-bromo-4-chloro-3-indoxyl phosphate)이나 파스트레드 LB (fast red LB), 파스트가넷 GBC (fast garnet GBC), NBT (nitro blue tetrazolium) 등이 사용되고 있다(표 16-12).

9) 대조염색

면역조직화학염색법에 의해 특정 항원에 대한 양성 반응산물을 현미경적으로 관찰할 수 있으나, 그 양성 소견만으로는 조직의 구조관찰, 세포의 동정 및 항원의 존재부위를 확인하기가 쉽지 않다. 따라서 조직구조 및 세포를 좀더 확실하게 구별하기 위해 핵염색을 대조염색으로 사용한다. 핵염색에는 면역조직화학에 의한 발색반응산물을 용해 또는 변질시키지 않고, 반응산물의 색상과 잘 구별되는 보색관계의 염료를 선택하여야 한다. 핵염색에는 메틸그린(methyl green), 헤마톡실린(hematoxylin), 뉴클리어파스트레드(nuclear fast red), 포일겐 반응(Feulgen reaction) 등 몇 종류가 있지만, 실제로는 메틸그린과 헤마톡실린이 가장 흔히 사용되고 있다.

(1) 메틸그린(methyl green)

핵이 밝은 녹색으로 염색되지만, 헤마톡실린에 익숙한 관찰자에게는 표본을 관찰하기가 쉽지 않은 경우도 있다. 그러나 과산화효소에 의한 DAB(갈색), 알칼리성 인산분해효소에 의한 뉴푹신(new fuchsin, 적색)의 반응산물과 좋은 대조를 나타내어 매우 유용성이 높

표 16-12. 면역조직화학염색에 사용되는 표지효소와 기질 및 최종 반응색.

효소	기질	약어	최종색	알코올 용해성
Horseradish peroxidase	Diaminobenzidine	DAB	갈색	없음
	Diaminobenzidine with nickel enhancement.	DAB/Nickel	회색/흑색	없음
	3-Amino-9-ethylcardazole	AEC	적색	있음
	4-Chloro-1-naphthol	N/A	청색	있음
Alkaline phosphatase	Naphthol-AS-B1-phosphate/fast red TR	NABP/FR	적색	있음
	Naphthol-AS-MX-phosphate/fast red TR	NAMP/FR	적색	있음
	Naphthol-AS-B1-phosphate/new fuchsin	NABP/NF	적색	있음
	Bromochloroindoxyl phosphate/nitroblue tetrazolium	BCIP/NBT	자색	불확실
	5-Bromo-4-chloro-3-indoxyl-b-d-galactopyranoside	BCIG	청색	없음

다. 특히 핵 속에 존재하는 항원을 관찰할 경우, 메틸그린은 반응산물과 섞여 있어도 쉽게 구별할 수 있다. 단, 메틸그린은 파라핀절편을 이용한 핵내 항원(특히 DNA 결합단백질)을 검출할 때 가열에 의한 항원성의 부활처리에 의해 염색성이 현저히 떨어지는 단점이 있다. 그 이유는 가열에 의한 항원성의 부활처리가 두 가닥 사슬 DNA를 해리하여 항체가 항원에 도달될 수 있도록 하는 원리에 기초하고 있어, 두 가닥 사슬 DNA와 특이적으로 결합하는 메틸그린의 핵 염색성이 당연히 떨어진다. 이 경우는 메틸그린의 염색시간을 길게 하고, 70% 에탄올에 의한 분별시간을 짧게 하면 어느 정도 효과를 얻을 수 있다. 그러나 이때는 가열처리에 의해서도 염색성이 떨어지지 않는 헤마톡실린을 사용하여 염색시간을 짧게 하는 것이 오히려 더 좋은 결과를 나타낸다. 또한 반응산물이 유기용매에 녹는 경우(예 : AEC)에는 에탄올에 의한 분별이 필요한 메틸그린 염색은 원칙적으로 사용할 수 없다. 이 경우 클로로포름(chloroform) 추출법에 의해 메틸그린 염색액으로부터 먼저 메틸바이올렛(methyl violet)을 제거한다면 사용이 가능하다. 염색에는 베로날 완충액(veronal buffer, pH 4.0)에 녹인 1~5% 메틸그린을 염색액으로 사용하고 있다. 염색액이 신선한 경우에는 몇 초만 두어도 충분히 염색되지만, 여러 번 사용하면 염색성이 저하되므로 이 경우에는 시간을 늘려야 한다. 완충액 대신 수용액을 사용할 수도 있으나 염색성이 떨어지기 때문에 가능한 완충액을 이용하여 조제하는 것이 바람직하다. 염색 후 남아 있는 염색액은 가볍게 수세하여 제거한다. 이때 절편은 자색을 띠는데, 이는 메틸그린의 자연산화에 의해 형성된 메틸바이올렛이 용액 내에 섞여 있기 때문이다. 메틸바이올렛은 메틸그린에 비해 70~80% 에탄올에 쉽게 분별되지만, 메틸그린도 70~80% 에탄올에서 쉽게 탈색되기 때문에 분별과 탈수는 가능한 빨리 수행하여야 한다.

(2) 헤마톡실린(haematoxylin)

조직염색에서 가장 일반적이며 보편적으로 사용되고 있는 핵 염색액이다. 과산화효소의 반응산물(DAB를 사용한 경우 갈색)과의 대조는 메틸그린에 비해 다소 떨어지지만 핵의 관찰이 쉬우며 세포의 동정과 식별에 적합하다. 또한 이미 앞에서 기술한 바와 같이 가열에 의한 전처리를 한 절편을 사용한 경우나 반응산물이 유기용매에 녹는 경우에는 헤마톡실린을 사용한 핵염색이 필요할 때도 있다.

그러나 핵염색은 강하면 양성 반응의 관찰이 곤란하다. 특히 핵 내 항원이 약양성인 경우에는 식별이 어려울 수도 있다. 헤마톡실린 염색은 보통의 H&E 염색에 비해 다소 약하게 염색하는 것이 좋다. 염색시간을 짧게 하거나(몇 초 이내), 희석한 헤마톡실린 염색액(보통 Mayer hematoxylin)을 사용하는 것이 좋다. 내인성 과산화효소의 활성 억제를 과요오드산(periodic acid)을 사용하여 수행하였을 경우는 핵의 헤마톡실린에 대한 염색성이 증가하기 때문에 염색시간을 조절해 주어야 한다.

3. 면역조직화학염색의 정도관리

모든 검사실 진단 업무에서와 같이 정도관리는 그 진단의 정확성을 보증하는데 매우 중요한 요소이다. 간단히 말해서 정도 관리 없이는 검사의 타당성을 확보할 수 없다. 면역조직화학염색에서 정도관리는 염색결과가 표준이하인지 아닌지를 확립하는 하나의 도구로서, 만일 검사가 타당하지 않다고 생각되면 반복 시행할 것인가를 결정하는데 도움이 된다. 적절한 정도관리는 최종 결과를 평가하는 검사실 구성원(병리사와 병리의사)들에게 업무수행 기준을 설정하는데 안내자로서의 역할을 제공한다. 면역조직화학염색 성과가 표준이하로 나오는 이유로는 고정변수, 파라핀 침투과정 문제, 온도, pH 등 여러 요소가 관여하며 이 모든 요소들이 누적되어 그 결과에 영향을 미친다. 관리물질은 적절한 조건 하에서 준비하여야 하며, 조건에 맞게 준비되었을 때 검사 성적의 정확한 지표로서 간주할 수 있다. 조직병리검사에서 대조절편(control section)의 준비는 사용자가 실패의 원인을 객관적으로 평가하는데 매우 중요한 요소이다. 면역조직화학염색을 위한 대조로 사용하는 시약(양성과 음성)과 조직(양성과 음성)을 두어야 한다.

1차항체를 평가하기 위해서 사용자는 먼저 표적항원이 포함된 것으로 알려진 조직을 준비하여 적정 비율을 확립하여야 한다. 추가로 항체의 특이도를 늘이기 위해 여러 방법으로 처리할 수 있다. 흡수항원이나 Ig 단편 친화성을 가진 항체로 대체하면 1차항체는 고도로 정제된 항원을 흡수하게 되어 음성 검사결과가 나오게 되어 1차항체의 특이도를 입증할 수 있다. 또한 이 방법은 2차항체에도 적용할 수 있다. 그러나 사실적 관점에서 친화성 정제 항원의 구입이 어렵기 때문에 대부분의 검사실에서는 1차항체로서 같은 종 유래의 Ig 단편을 사용하거나 1차항체를 생략하고 완충액으로 대체한다. 이 중 후자의 방법이 1차 단클론항체의 특이도를 검정하기 위해 가장 널리 활용하는 방법이다.

1차항체의 검정에서 희석 요소와 특이도가 기본적인 점검사항이지만 사용자는 항체 희석, 항원부활 및 수세에 사용하는 모든 완충액이 적절한가를 확인하는 주의가 필요하다. 이 모든 요소들은 불필요한 비특이적 배경염색이나 약한 특이 염색의 원인이 될 수 있다. 대조조직은 양성조직과 음성조직(내부 대조)의 두 종류가 있다. 대부분 대조조직은 정상조직을 사용하여야 한다. 양성 대조조직은 고정과 파라핀 침투과정을 최적화해야 하고 검사 조직절편과의 비교를 위해 준비해 두어야 한다. 이러한 과정을 통해서만 이들 변수의 완전 표준화가 확립되어 최종 염색결과를 최적화할 수 있다. 넓은 범위의 항체 활용에 대한 적절성 평가에는 림프조직과 막창자꼬리(충수) 정상조직이 가장 흔히 사용되고 있다. 또한 이 조직들은 항원결정기의 존재에 따른 다양한 염색성(약양성에서 강양성까지)을 검정하거나 특이도와 민감도를 평가하는데도 사용할 수 있다.

일부 검사실에서는 양성 대조조직으로서 다중블록(multi-block)을 사용하는 것을 선호한다. 이 블록들에는 소량의 림프절, 막창자꼬리, 근육, 이자, 콩팥, 피부 등 여러 종류의 조직이 포함된다(그림 16-39).

다중블록의 사용은 좀 더 많은 항체들을 선택할 수 있는 것이 장점이다. 다만 단점으로는 조직절편의 크기가 작아 어떤 상황에서는 항원이 포함되어 있는 세포가 드물 경우 평가하기 어려울 수 있다. 따라서 일부 예에서는 양성 대조조직으로 정상조직을 사용하는 것이 적절치 않을 수 있다. 또한 다중블록 대조조직의 사용은

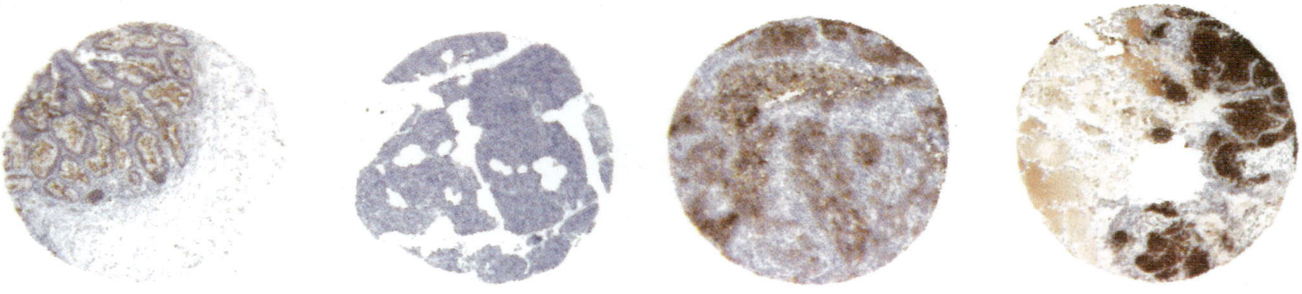

그림 16-39. 다중블록(multi-block)을 이용한 대조염색. 다클론 항체(CEA)에 대한 염색결과로 갈색의 양성반응이 관찰되었음. 면역조직화학염색, 40배

넓은 선택적 염색성(예 : 악성 흑색종에서의 S100 단백)을 나타내는 항체를 사용할 때 적합하다. 이 경우에 선택한 조직이 S-100-양성 종양조직을 포함하고 있어야 할 뿐만 아니라 내부 정상 표적항원(예 : 신경과 수지상그물세포(dendritic reticulum cell)도 존재해야 한다. 다른 종류의 대조도 항체 사용에 포함된다. 그 예로 비멘틴(vimentin)은 대부분의 조직에서 존재하기 때문에 내부 대조조직으로 사용할 수 있다.

대조로서 종양조직을 사용할 경우에는 악성 조직이 한 클론집단 이상으로부터 발생한다는 것을 기억하는 것이 중요하다. 분자유전 분석에 의하면 세포수준에서의 단백질 발현은 하나의 클론에서부터 다른 클론에 이르기까지 다양하다는 것을 지적하고 있다. 이것이 면역조직화학염색에서 종양조직이 전체적으로 고르게 발현되지 않고 일부는 덜 강하게 염색되거나 전혀 염색되지 않는 부위가 나타나는 것에 대한 이유이다. 따라서 항원발현 문제는 민감도의 필수적인 요소는 아니지만 종양세포에서 단백질 발현의 결핍이나 다양성을 보다 적절히 반영하고 있다는 데 의미가 있다.

위에서 지적한 점은 대조조직의 준비와 조직미세배열법(TMA) 또는 세포주(cell line)의 사용 시 그 관련성에 대해서도 상기해야 한다. 일부 표적항원의 발현 수준이 다른 여러 종류의 조직(즉, 음성에서 중등도 및 강한 발현을 보이는 조직)으로 구성된 대조조직을 준비할 필요가 있다. 이런 관점에서 세포주의 경우도 대조슬라이드에 3종류의 발현 양상이 다른 세포주가 포함될 수 있도록 준비하는 것이 이상적이다.

이 접근 방법은 유방 병리검사 시 HER2 검사에 채택하고 있으며, 기술적 민감도가 절대적으로 중요한 검사인 점수산정체계(scoring system)를 평가하는데 유용하다(그림 16-40). 이상적 음성 대조조직은 항체에 대한 특이성 및 비특이 배경염색이 없는 것을 확인해야 하고

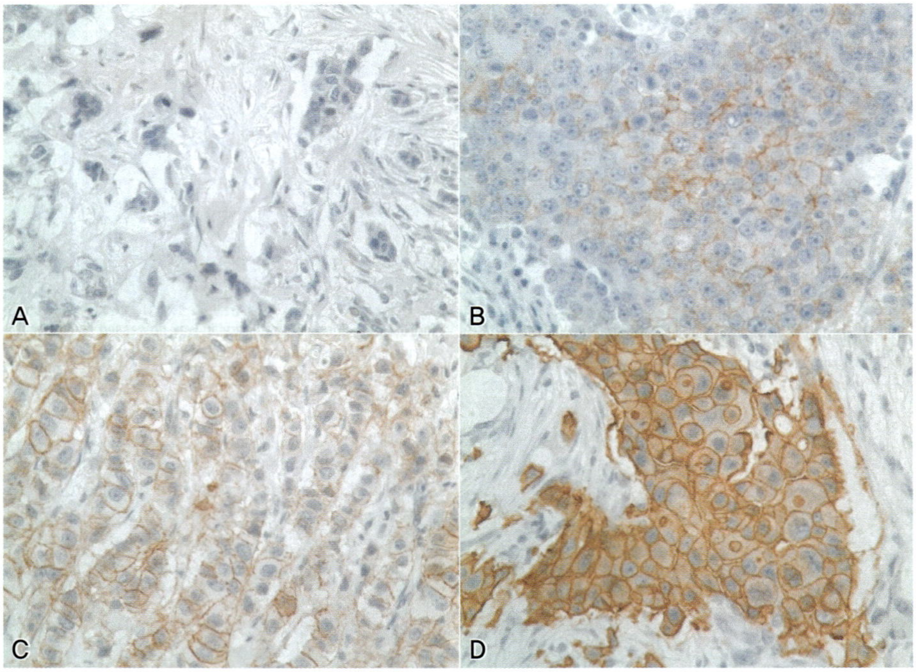

그림 16-40. 유방종양에서 HER2 평가 점수체계. A. 염색이 음성이거나 종양세포의 10% 이하에서 일부 막부위에 매우 약한 염색성이 관찰됨(점수 0), 면역조직화학염색, 400배 B. 종양세포의 10% 이상에서 극히 일부 막부위에 인지할 만한 약한 염색성이 관찰됨(점수 1), 면역조직화학염색, 400배 C. 종양세포 10% 이상에서 전체적으로 약하거나 중등도의 염색성이 관찰됨(점수 2), 면역조직화학염색, 400배 D. 종양세포의 30% 이상에서 전체적으로 강한 염색성이 관찰됨(점수 3), 면역조직화학염색, 400배

특이 표적항원이 포함되지 않는 조직을 선택해야 한다. 만일 음성 대조조직에서 양성 염색결과가 나타났다면 그 검사 결과는 인정할 수 없는 것으로 간주하여 재검하여 다시 확인해야 한다.

면역조직화학염색에서 배경염색은 흔하게 발생한다. 배경염색이 발생하는 주요 원인으로는 항체 생산과정에서의 자연적인 변이, 원치 않는 항체의 오염, 교차반응이 있다. 이 밖에도 Fc 수용체의 변이, 원치 않는 소수결합이나 이온 결합 때문에도 발생한다.

1) 면역조직화학염색에서 발생하는 배경 및 기타 기술적 문제점의 원인과 해결방안

(1) 고정 및 파라핀 침투과정의 문제점

■ 원인

① 항원결정기의 노출을 막는 과도한 고정

② 조직이나 검체의 부적절한 채취. 생검 기술이 좋지 않으면 조직 손상을 초래할 수 있고 주변 조직 내로 효소나 항원이 달라붙게 된다.

③ 고정 전에 조직이 건조하면 주변 조직으로 항원이 확산한다.

④ 조직의 괴사부위는 자가융해를 일으켜 배경염색을 초래한다

⑤ 고정액의 침투 불량은 비고정 부위에 항원성 소실을 초래한다.

⑥ 파라핀 침투과정에서 지나친 탈수는 항원성을 감소시키고 조직의 과도한 수축을 초래한다.

⑦ 파라핀의 용해 온도는 60℃가 넘으면 항원성이 감소한다.

■ 해결방안

① 일반적인 고정시간을 표준화한다.

② 생검 시 조직을 조심스럽게 취급한다.

③ 환자로부터 채취한 조직은 고정액에 즉시 넣어 고정한다.

④ 거의 피할 수 없기 때문에 염색을 위해서는 생존부위만 포함된 검체조직을 사용하도록 한다.

⑤ 큰 조직은 얇게 썰어 고정액이 조직 내 깊은 곳에 도달할 수 있도록 틈을 만들어 준다.

⑥ 최적의 침투가 되도록 탈수 시간표를 표준화한다.

⑦ 파라핀 용해 온도가 60℃를 넘지 않도록 한다.

(2) 슬라이드 절편제작의 문제점

■ 원인

① 슬라이드 접착제의 과다한 사용은 절편 주변에 불필요한 항체 결합을 초래하는 반면, 접착제의 양이 너무 적으면 절편 탈락을 초래한다.

② 절편이 너무 두꺼우면 세포층이 겹치게 되어 해석하기 어려워진다.

③ 부유온수조는 오염원(세균, 효모 등)에 의해 오염이 발생할 수 있다.

④ 면역염색 전에 탈파라핀이 부적절하면 염색이 되지 않은 점모양의 부위가 출현할 수 있다.

⑤ 박절한 절편을 일정 시간 보관해 두었다가 염색에 사용하면 일부 항체에 대한 염색 강도가 감소할 수 있다. 일부 항원결정기의 항원성은 시간경과에 따라 점진적으로 소실하는 것도 있다.

■ 해결방안

① 코딩슬라이드를 제작할 때는 최적의 양을 사용하거나 가능한 접착제가 도포되어 있는 슬라이드를 사용한다.

② 일반 면역조직화학 염색용으로는 3~4 μm가 적당하다.

③ 부유온수조에 남아 있는 찌꺼기는 항상 제거하고 박절이 끝날 때마다 표면을 깨끗이 닦아 준다.

④ 탈파라핀 시간을 최적화해야 한다.

⑤ 극히 일부 특이 항원(예 p53)에 한정된 예이지만, 일반적으로 염색전에 바로 절편을 제작하여 사용

하는 것이 좋다. 보관된 슬라이드는 가능한 사용을 피한다.

(3) 항원 부활의 문제점

■ 원인

① 부적절한 항원 부활은 염색이 약하거나 반응이 나타나지 않는다.

② 단백질분해효소에 의한 지나친 소화는 항원성을 잃게 되거나 조직의 형태에 나쁜 영향을 미친다.

③ HIER에 의한 지나친 항원 부활은 항원성의 소실, 부적절한 염색성 및 조직형태의 손상을 초래한다.

④ HIER 완충액의 부적절한 사용이나 정확치 않은 pH는 항원 부활이 잘 되지 않거나 약하고 고르지 않는 염색 또는 염색이 되지 않는 결과를 초래한다.

■ 해결방안

① 표준작업절차(SOP)에 따라 항원부활 과정을 수행한 후 각 항체 염색을 이어 진행한다.

② 항상 SOP에 따라 정확히 시간을 지켜 단백질분해효소에 의한 소화를 수행한다.

③ ②번과 같이 수행한다.

④ 모든 과정은 SOP에 따라 수행한다. 완충액의 pH는 시간의 영향을 받을 수 있으므로 신선하게 제조하여 사용하고 주기적으로 pH를 점검한다.

(4) 내인성 효소 또는 비오틴(biotin) 차단의 문제점

■ 원인

① 내인성 과산화효소의 차단에 사용하는 과산화수소-메탄올(H_2O_2-methanol) 법은 일부 항체(예 : CD4)에서는 면역조직화학의 반응성에 영향을 미칠 수 있다.

② 내인성 과산화효소가 풍부한 세포(예 : 형질세포, 호산구)나 내인성 알칼리성 인산분해효소가 풍부한 세포(예 : 콩팥, 간)의 부적절한 차단

③ 조직 내에 내인성 비오틴이 존재하는 조직(예 : 간, 콩팥)의 경우 비특이 염색이 나타날 수 있다.

■ 해결방안

① 만일 염색 강도의 향상을 원한다면 차단 단계의 시간을 줄인다.

② 이 문제를 극복하기 위해서는 차단 단계의 시간을 연장하거나 조직형에 맞는 가장 적합한 검출용액(detection system)을 사용한다.

③ ABC법이나 LSAB법을 이용할 경우 항상 비오틴 차단용액을 사용하거나 폴리머 검출법(polymer detection system)으로 교체하여 사용한다.

(5) 항체의 문제점

■ 원인

① 불량항체의 사용은 염색성이 약하거나 염색이 되지 않는 결과를 초래한다.

② 일차항체를 너무 희석하였거나 너무 강하게 사용하면 염색이 약하거나 지나친 비특이적 염색이 나타날 수 있다.

③ 부적절한 완충액을 기질-효소 검출용액에 사용하면 염색성이 약하거나 염색이 되지 않는 결과를 초래한다.

④ 민감도가 낮은 수준으로 존재하는 항원을 검출하지 못했다면 이는 항원성의 소실에 기인한 것이다.

⑤ 기질-색소원(substrate-chromogen) 용액의 과도한 반응시간은 지나친 비특이 염색반응를 초래한다.

⑥ 항체 반응 사이에 슬라이드의 부적절한 수세는 비특이 염색반응을 초래한다.

⑦ 면역글로불린과의 소수결합(hydrophobic binding)이나 이온결합(ion interaction) 및 지질 성분은 불필요한 배경염색을 유발할 수 있다.

⑧ 세포표면의 Fc 수용체에 Fc 부위가 결합하면(예 : 큰포식세포와 일부 림프구) 배경염색이 발생할 수 있다.

■ 해결방안

① 제조회사의 SOP에 따라 염색 과정을 반복해 본다. 만일 필요하다면 평가를 위해 제조회사에 되돌려 보내 점검하도록 한다.

② 제조회사의 안내서에 따라 희석하여 사용하고 변수를 최적화하기 위해 바둑판 적정법(checkerboard titration)으로 제조한다.

③ 표준작업절차(SOP)를 점검하고 제조회사의 매뉴얼을 잘 읽은 후 신선하게 제조한 시약을 사용하여 반복 시행해 본다.

④ 좀 더 예민한 검출 용액을 사용한다. 증폭 과정(amplification procedure)을 추가하거나, 일차항체 반응시간의 증가 또는 항원부활 시간을 증가시켜 본다.

⑤ 기질-색소원(substrate-chromogen) 시약의 반응시간을 줄여 본다.

⑥ 항상 각 단계 사이에 적절한 수세완충액을 사용하여 철저하게 수세한다. 완충액 내에 약간의 세제(detergent)가 들어간 것이 더 좋은 결과를 얻을 수 있다.

⑦ 이 경우는 거의 피할 수 없다.

⑧ 일차항체와 이차항체에 대한 F(ab) 단편의 F(ab')2를 사용한다.

(6) 대조염색의 문제점

■ 원인

① 지나친 대조염색은 면역조직화학염색의 표지물질을 차폐할 수 있다.

② 부적절한 대조염색 단계는 봉입 단계에서 일부 반응산물이 용해를 일으킬 수 있다.

■ 해결방안

① 대조염색시간을 적절하게 조절한다.

② 사용할 검출용액에 적합한 대조염색을 사용한다.

(7) 봉입제

■ 원인

부적절한 봉입제의 사용은 최종반응산물의 색이 흐려질 수 있다.

■ 해결방안

사용할 검출용액에 적합한 봉입제를 선택하여 사용한다.

2) 외부 질 평가 프로그램

면역염색의 질은 내부적으로 대조조직을 사용하여 매일 모니터링하는 것이 필수적이지만 동시에 검사실간(inter-laboratory) 질과 결과의 일관성을 보장하는 것이 중요하다. 이는 미국의 CAP에서 운영하는 프로그램인 HQIP (National Scociety of Histotechnology (NSH)/CAP Histology Quality Improvement Program) 또는 유럽의 UKNEQAS 또는 NordiQC와 같은 외부질보장계획(external quality assurance scheme)에 참여하여야 가능하다.

이들 계획에는 병리검사 분야의 서로 다른 영역에서 시행하는 흔한 염색들을 포함하는 여러 측정기준(module)이 마련되어 있다. 측정기준의 예로 유방병리(HER2, ER, PR 등), 신경병리(NFP, GH, TSH 등) 및 일반병리(desmin, CD3, Ki67 등)가 있다. 참여자들은 측정기준에서 원하는 분야를 선택하여 참여하고, 적절하게 선택한 항체로 염색하여 슬라이드를 발송한다. 염색 슬라이드는 의뢰된 항체를 사용하여 검사실 내부 대조슬라이드와 함께 계획 설계자(scheme organizer)에게 반송한다. 의뢰한 슬라이드는 계획 설계자가 독자적으로 평가하여 점수를 산정한 다음 슬라이드를 의뢰한 개인이나 모든 참여자에게 개인별 또는 전체적으로 의견을 전달한다. 그중 가장 높은 점수를 받은 슬라이드 염색에 사용한 방법에 대해서는 '최고 모범규준(best practice)'을 수여하고 모든 검사실에서 참고할 수 있도록 활용한다. 일관되게 불량한 결과를 제출하는 일부 검사실들에 대해서도 계획 설계자가 미래에 더 좋은 결과를 얻는 데 도움이 되도록 조언도 해준다.

검사실은 이런 계획에 참여함으로써 사용자들은 결과가 일관되게 또한 국내적인 합의에 따라 적절하게 나올 수 있도록 서비스를 받게 될 것이라는 확신을 갖게 해준다. 이것은 특히 환자 관리에 영향을 미치는 진단이나 예후 마커를 사용하는 검사실에게 중요하다. 이러한 계획은 참여 여부가 많은 나라에서 검사실 인증을 위한 선행조건으로 되어 있다.

4. 형광항체법

면역형광법은 의생물학의 모든 영역에서 이용되는 흔한 검사법이다. 이 방법은 쿤스와 카플란(Coons와 Kaplan)이 소개하였고 후에 오스보나(Mary Osborne)가 확립한 검사법으로 연구와 임상 진단에 널리 이용되고 있다. 면역형광법은 부유액 내의 세포, 배양세포, 조직 등에서 특이 단백질의 검출에 활용되고 있으며 신선 및 고정 검체에도 사용할 수 있다. 면역형광법에서 항체는 화학적으로 FITC (fluorescein isothiocyanate) 또는 TRITC (tetramethyl-rhodamine isothiocyanate, 약칭 rhodamine)와 같은 형광염료에 결합(conjugated)되어 있다. 전자는 분자량 389, 최대흡수파장 490 nm, 최대형광파장(표지항체로서 사용 시) 525 nm를 나타내며, 그 형광은 녹색을 띈다. 또 후자는 분자량 443, 최대흡수파장 550 nm, 최대형광파장 620 nm이며, 그 형광은 적등색을 나타낸다. 이 표지항체는 형광법을 통하여 항원을 검출하는데 관심항원에 직접 또는 간접적으로 결합한다. 표지항체를 항원에 결합시킨 후에는 유세포분석기(flow cytometer), 미세배열스캐너(array scanner), 자동 이미지 분석장치를 이용하여 정량할 수 있고 형광현미경이나 공초점현미경(confocal microscopy)을 사용하여 가시화할 수 있다.

면역형광표지에는 직접법과 간접법의 두 방법이 있다. 직접 면역형광법은 검출 대상 분자에 대한 항체에 화학적으로 형광염료를 결합시켜야 하기 때문에 거의 사용되고 있지 않다. 간접 면역형광법은 검출 분자에 대한 특이항체(1차항체라 부름)에 형광염료를 표지하지 않고 1차항체의 불변부위(constant region)에 의해 생성된 2차 항면역글로불린항체(2차항체라 부름)에 형광염료를 붙인다. 또 프로테인 A (protein A)나 아비딘(avidin)을 형광염료로 표지하여 프로테인 A 형광항체법, 아비딘-비오틴형광항체법으로 이용하면 직접형광항체법이나 간접형광항체법에 비해 더 좋은 검출법으로 활용할 수도 있다(그림 16-41).

형광항체법의 단점은 항체의 표지에 사용한 염료의 형광이 퇴색하기 쉽기 때문에 표본은 최대 2~3주간밖에 보존할 수 없어 영구표본을 얻기가 불가능하며, 암시야에서 관찰하므로 조직세포 구조의 식별이 곤란하여 항원의 위치를 정확히 파악하기 곤란하고, 전자현미경적 관찰이 불가능하다는 것이다. 그러나 특이성이 높고 감도가 좋으며, 염색의 콘트라스트가 양호하여 미소항원의 검출에 적합하다는 장점이 있기 때문에 널리 활용되고 있다(표 16-13).

1) 형광의 원리

형광(fluorescence)과 인광(phosphorescence)은 둘 다 발광의 한 유형이다. 발광성이 있는 분자가 빛을 흡수하면 다른 파장의 빛을 방출한다. 형광에서 빛의 방출은 여기상태의 빛을 흡수한 후에 매우 신속히 일어난

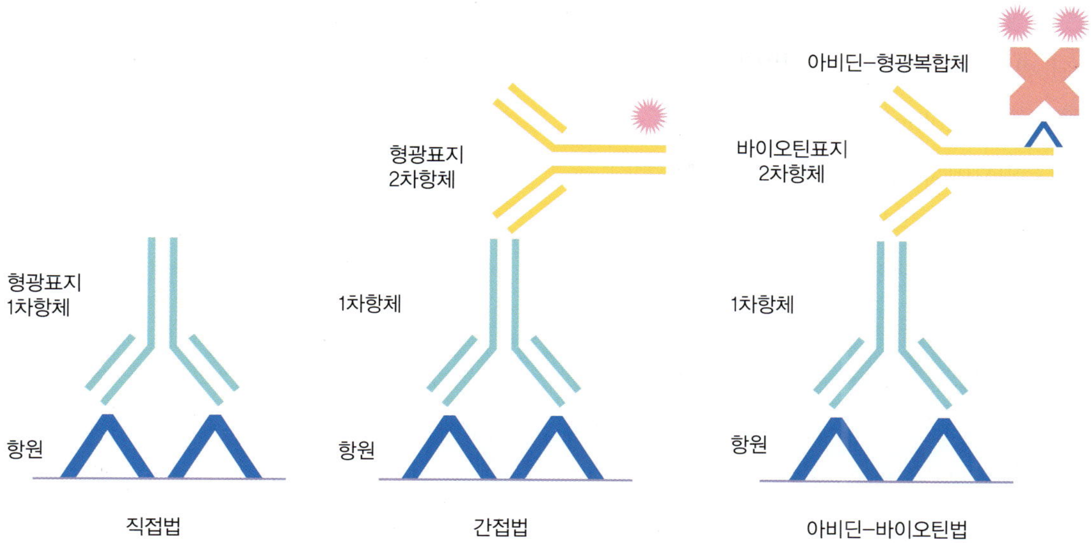

그림 16-41. 형광항체법의 원리 모형도

표 16-13. 형광항체법과 효소항체법의 비교

특징	형광항체법	효소항체법
반응기전	항원-항체반응만	항원-항체반응과 효소화학반응
관찰법	암시야(형광현미경)	명시야(광학현미경)
특이성	비교적 높다	높다
민감도	높다	비교적 높다
대조	우수	때에 따라 불량
기술난이도	큰 차이 없음	
표본의 보존성	1~2주 이내	반영구적
전자현미경 관찰	불가능	가능

다. 형광물질은 그 물질이 지닌 원자구조로 인하여 빛을 방출한다. 전자들은 원자핵 주위의 특정한 에너지 함량을 지닌 각각 분리된 에너지 준위에 배열해 있다. 한 전자가 빛 광자(photon)로부터 에너지를 흡수하면 전자는 흥분되면 더 높이 튀어 올라 에너지 수준이 덜 안정된 상태가 된다(그림 16-42). 이 흥분된 상태는 오래 지속되지 않는다. 흥분 상태의 반감기는 일반적으로 10초 이내이다. 전자가 열로써 소량의 에너지를 잃게 되면 여분의 남아 있는 에너지는 광자의 형태로 방출된

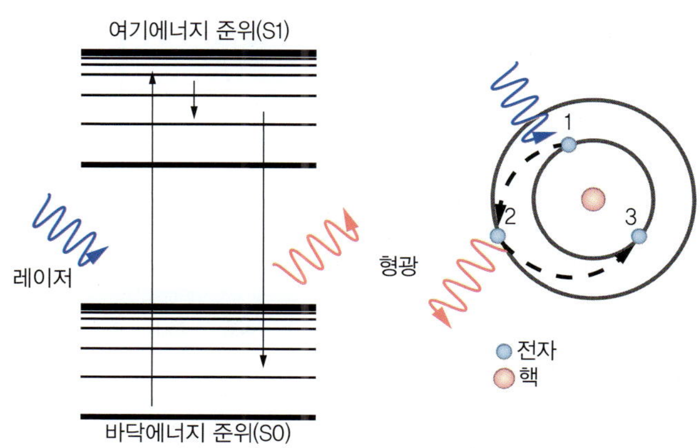

그림 16-42. 형광의 원리 모형도

다. 방출된 형광은 흡수된 빛보다 낮은 에너지를 갖게 되어 방출된 빛의 파장은 흥분된 빛의 파장보다 더 길어진다[다광자흥분(multiphoton excitation)의 경우는 예외]. 그러나 인광에서 빛의 방출은 에너지 원천이 제거된 후에도 수 초에서 수 분까지 지속된다.

빛의 파장 범위는 형광염료(fluorochromes)의 전자를 흥분시킬 수 있다. 형광물질의 하나인 프루오레세인(fluorescein)은 450와 520 nm 사이의 파장을 가진 빛에 부딪히면 형광을 발한다. 그러나 흥분 파장이 495 nm에 더 가까울수록 더 많은 형광을 생성하게 될 것이다. 이 최적 파장을 흥분 최고점(excitation peak)이라 부른다. 유사하게 형광염료에 의해 생성된 빛은 일정 범위의 파장을 가지고 있다. 프루오레세인에서 나오는 빛의 방출 범위는 490~630 nm 사이이며, 방출 최고점은 515 nm이다. 이 형광 현상은 1852년에 처음 영국의 과학자 조지 스토크스경(Sir George Stokes)이 설명하였기 때문에 형광발생 시 짧은 파장에서 긴파장으로의 이동을 '스토크스 이동(Stokes shift)'이라 부른다(그림 16-43). 스토크스 이동은 형광염료에 따라 차이가 있다. 예를 들면 형광염료의 하나인 프루오레세인은 청색-녹색 빛에 의해 흥분할 수 있는데, 이 경우 스토크스 이동은 단지 20 nm이며 방출된 빛은 녹색을 의미한다. 이와 반대로 다른 형광염료인 피코에리드린(phycoerythrin)은 프루오레세인과 같이 청색-녹색 빛에 의해 흥분(여기)될 수 있으나 큰 스토크스 이동을 가지고 있어서 방출된 빛은 황색-오렌지색을 띤다. 면역형광법의 경우 서로 다른 스토크스 이동을 가진 몇 가지 형광염료를 흥분시키는데 단일 파장을 사용할 수 있어서 다양한 형광색을 생성한다(그림 16-44).

각 형광염료는 다른 효율로 흥분되므로 그 결과 동일 형광염료 농도에 대해 다른 강도로 방출될 것이다(그림 16-44). 형광화합물의 흥분과 방출 성질을 알면 형광염료의 조합을 선택하여 함께 취급하는 것이 가능하다. 그러나 형광염료를 생물학적으로 유용하게 활용하려면

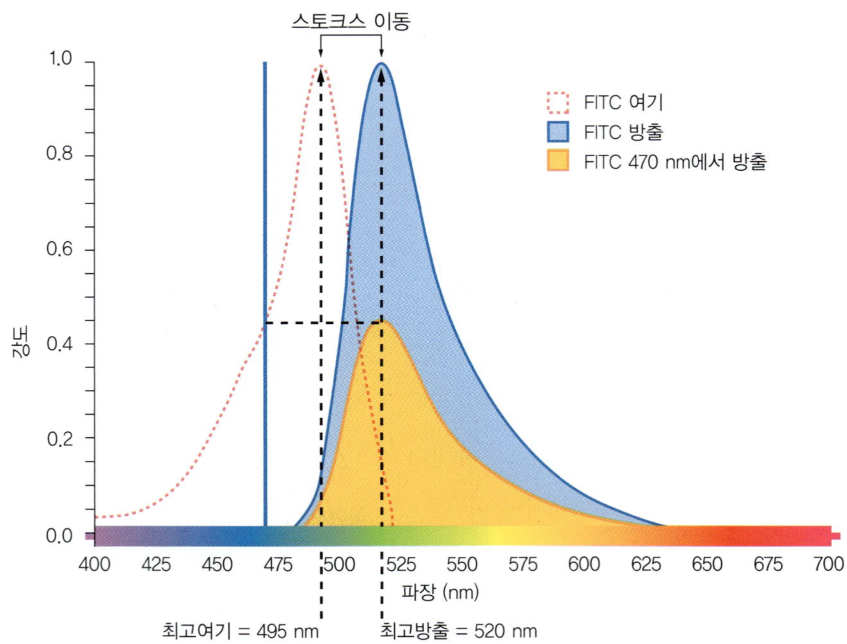

그림 16-43. 프루오레세인(fluorescein)의 여기 방출 스펙트럼. 프루오레세인이 최고여기점(peak excitation)과 다른 파장에서 여기되면 방출 커브(더 짙은 녹색)의 모양이 동일하게 남지만 상대적인 강도는 감소한다. 470 nm에서의 여기효율은 최고 여기점이 45%이다.

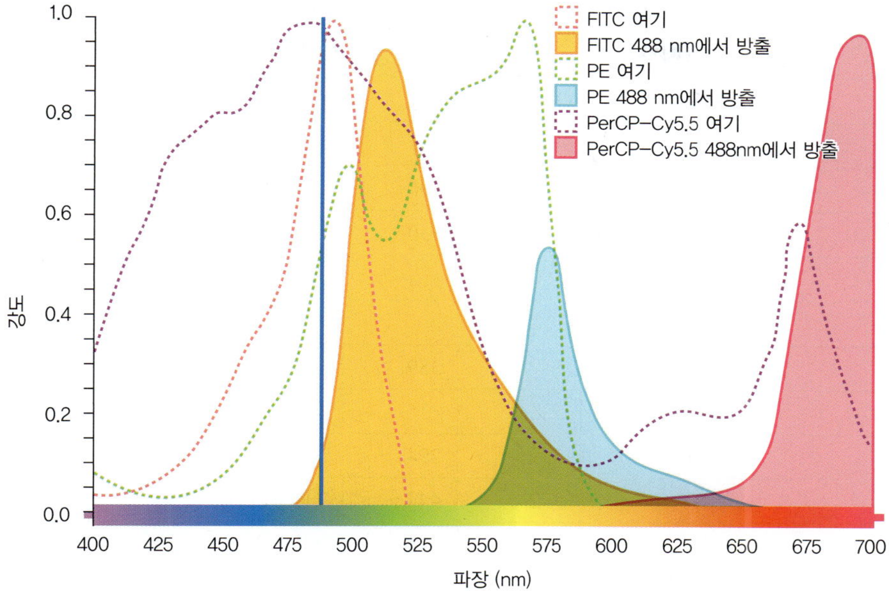

그림 16-44. 단일 레이저선을 이용한 3가지 뚜렷하게 다른 스펙트럼을 가진 형광염료의 방출. 488 nm에서 단일파장(청색선)이 그림(청색선)의 왼쪽에 있는 세 가지의 다른 흡수 곡선으로 구분되는 형광염료들을 흥분시키는 것을 보여 준다.

형광염료를 생물학적으로 중요한 구조에 결합시키거나 구조 내에 포함시켜야만 한다.

형광염료는 세포 위나 안쪽에 있는 특정 화학 구조에 결합되는 항체에 부착시킬 수 있다. 형광염료들의 물리 · 화학적 특성에 따라 이 염료들을 어느 때 어디에 유용한 생물학적 검사로 사용할 것인가를 결정하게 된다. 예를 들면 Hoechst 33342와 같이 DNA와 결합하는 일부 형광염료는 살아 있는 세포 내로 들어갈 수 있으나 대부분의 DNA 결합형 형광염료는 세포막을 통과할 수 없다. 건재한 세포막을 통과할 수 없는 propidium iodide (PI)와 같은 형광염료는 종종 죽은 또는 죽어가는 세포로부터 살아 있는 세포를 감별하는 데 사용되곤 한다(표 16-14).

2) 면역형광법의 한계

(1) 광표백(photobleaching)

대부분의 형광기법에서와 같이 면역형광법의 문제점은 광표백과 광독성(phototoxicity)이다. 광표백은 형광 흥분의 부산물로 검체 내에 생성되는 활성 산소종(reactive oxygen species)에 의한 형광단(fluorophore)의 광화학적 파괴로 인해 발생한다(그림 16-45).

광표백의 정확한 기전은 알려져 있지 않지만, 일차적인 원인은 형광염료의 삼중흥분상태(triplet excited state)에 의해 생성된 단일산소[singlet oxygen($^1O_2$)]의 광감작(photosensitization)에 있는 것으로 나타났

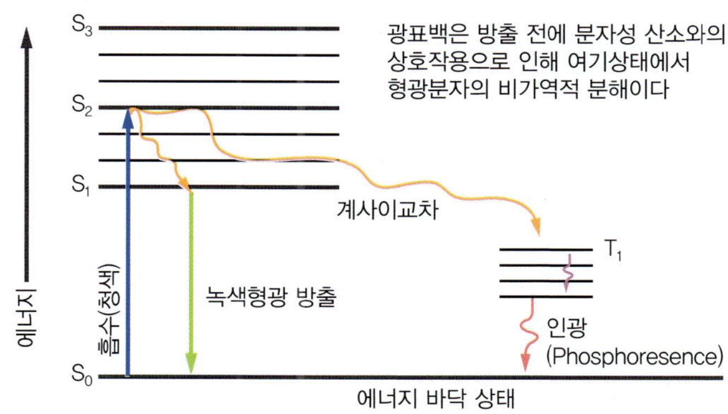

그림 16-45. 광표백. 단일 흥분상태가 어떻게 삼중 여기(흥분) 상태로 전환할 수 있는가를 보여주고 있음

표 16-14. 면역조직화학에 사용되는 형광염료의 종류

결합체	여기	방출	분자량	비고
Hydroxycoumarin	325	386	331	Succinimidyl ester
Methoxycoumarin	360	410	317	Succinimidyl ester
Cascade Blue	375/400	423	596	Hydrazide
Aminocoumarin	350	445	330	Succinimidyl ester
Alexa 340	408	460		
BODIPY-FL	503	512		
Fluorescein	495	519	389	FITC; pH sensitive
Lucifer yellow	425	528		
NBD	466	539	294	NBD-X0
TRITC	547	572	444	TRITC
X-Rhodamine	570	576	548	XRITC
R-Phycoerythrin	480/565	578	240,000	PE
Lissamine Rhodamine B	570	590		
PE-Texas Red tandem	480/565	613		Red 613, ECD
Cy3	512/552	565/615		
Texas Red	589	615	625	Sulfonyl chloride
Alexa 594	589	615		
Aliophycocyanin	650	660	104,000	(APC)
PE-Cy5.5 tandem	480/565/650	661		
Cy5	625-650	670		
PE-Cy5 tandum	480/565/650	670		aka Cychrome, R670, Tri-Color, Quantum Red
Peridinin chlorphyll protein	490	675		PerCP
TruRed	490,675	695		PerCP-Cy5.5 conjugate
Cy5.5	625-650	710		
PE-Cy7 tandem	480/565/743	767		
Cy7	743	767	1,001	
APC-Cy7 conjugates	650/755	767		PharRed
핵산 탐침자	여기	방출	분자량	비고
DAPI	343	455		A-T Selective
Hoechst 33258	343	478	624	A-T Selective
SYTOX Blue	431	480	400	DNA
Hoechst 33342	343	483	616	A-T Selective
Hoechst 33342	343	483	616	A-T Selective
YOYO-1	491	509	1270.65	DNA
SYTOX Green	504	523	600	DNA

(계속)

(계속)

Thiazole Orange	510	530		DNA
Acridine Orange	503	530/640		
TOTO-1	509	533		Vital stain, TOTO
				Cyanine Dimer
TO-PRO-1	509	533		TO-PRO : Cyanine Monomer
SYTOX Orange	547	570	500	DMA
Chromomycin A3	445	575		G-C Selective
Mithramycin	445	575		DNA
Propidium Iodide	536	617	668.4	DNA/PI
Ethidium Bromide	493	620	394.31	DNA/EB
Ethidium Monoazide				DNA/light bound
TOTO-3, TO-PRO-3	642	661		DNA
7-AAD	546	647		7-aminoactinomycin D/C-G Selective
LSD 751	543/590	712/607	471.98	DNA (543 ex/712 em), RNA (590 ex/607 em)

다. 광표백은 a) 강도(intensity)와 기간(duration)에서 흥분 빛(excitation light) 감소, b) 단일산소 청소부(소실억제제, antifade reagents)의 첨가에 의한 단일산소 이용도의 감소, c) 고양자 효율(high quantum efficiency)을 가진형광염료를 저농도로 사용하면 최소화할 수 있다.

(2) 자가형광(autofluorescence)

살아 있는 포유동물세포에서 생물학적 자가형광은 플라빈 조효소(FAD와 FMN : 흡수, 450 nm 방출 : 515 nm)에 의해 발생하며, 환원된 피리딘 뉴클레오티드(NADH : 흡수, 340 nm : 방출 460 nm)는 조직과 세포 내에 형광탐식자(fluorescence probes)의 검출 시 문제가 될 수 있다(그림 16-46).

플라빈 조효소나 환원된 피리딘 뉴클레오티드와 같이 살아 있는 세포에서 나타나는 자가형광은 고정과 탈수와 같은 조직표본 제작과정을 거치면 파괴되어 문제가 되지 않는다. 오히려 조직병리학 분야에서 리포푸신(lipofuscin), 탄력섬유, 아교섬유, 고정액-유도성 형광(fixativeinduced fluorescence) 등에 의한 자가형광이 문제가 되고 있다.

리포푸신은 보통 파장 360~647 nm 범위의 흥분하에서 강한 형광이 발생된다. 그 형광은 UV 흥분하에서 오렌지색, 청색 흥분하에서 녹색 또는 황색, 녹색 흥분하에서 적색을 나타낸다. 리포푸신 자가형광 억제법

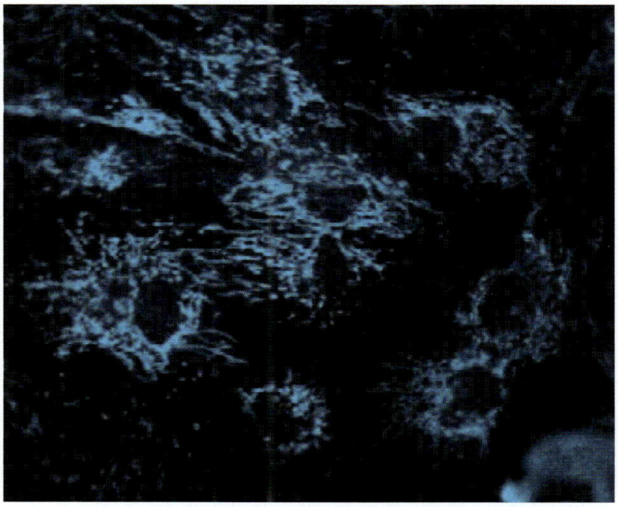

그림 16-46. 사람 잘록창자 암세포주(HCT116)에서 NADH 자가형광. 365 nm 자외선 여기를 사용하였고 방출형광은 440 nm 이상으로 보정.

으로는 고정액을 2% 포름알데히드와 2% 피크린산 동량 인산완충액에 고정한 후 저농도에서 고농도의 알코올 단계를 거쳐 탈수, 자일렌 또는 DMSO에 투명한 후 인산완충액에 담그면 다른 형광의 소실 없이 아주 많은 배경형광을 추출할 수 있다. 또한 이차항체를 반응시키기 후에 0.3% 수단블랙(70% 에탄올에 용해)에 넣어 10분간 두었다가 PBS로 신속히 헹군 다음 봉입하면 배경형광을 많이 감소시킬 수 있다.

탄력섬유와 아교섬유는 UV 흥분에서 녹색 형광을 보인다. 탄력섬유 자가형광의 경우는 표지항체 염색 후 0.5% potamine sky blue 5 BX (C.I. 24400)(완충액 또는 생리식염수에 용해)에 10분간 두었다가 5분간 수세한 다음 봉입하면 형광색이 녹색에서 적색으로 변한다. 그러나 로다민(rhodamine) 또는 텍사스 적색(Texas Red) 표지 조직표본에서는 그리 좋지 않다. 다른 형광 억제방법으로는 0.1% 톨루이딘블루(toluidine blue)에 넣어 15분간 두기도 한다. 알데히드 고정액은 아민(amine)이나 단백질과 반응하여 형광을 발생한다. 긴통과 녹색 방출필터(long-pass green emission filter)를 사용하면 밝은 녹색형광을 나타낸다. 글루탈알데히드가 포름알데히드에 비해 더 많이 발생한다. 가장 좋은 억제 방법은 알데히드 고정액 대신 Carnoy, Clarke와 같은 고정액에 고정한 후 표본제작을 하거나, sodium borohydride (1 mg/mL PBS에 용해, 얼음 위에서 제조)에 파라핀절편을 넣어 10분씩 3회 교환하면서 반응하여 알데히드를 차단한다. 이 반응은 알데히드기(-CHO)가 sodium borohydride의 히드록실기(-OH)에 의해 환원됨으로써 차단된다.

(3) 형광중첩(fluorescence overlap)

한 색깔 이상의 형광을 측정할 때의 문제 중 하나는 발광신호가 중첩될 가능성이다. 이 경우 중첩신호를 제거할 필요가 있다. FITC와 PE를 사용할 때 의미 있는 중첩이 발생한다면 각 검출채널에 대한 파장범위를 보정하게 될 것이다(그림 16-46). 이 사진에서 플루오레세인 검출기 대역폭(bandwidth)과 PE 검출기 대역폭으로 확인되었다. 이들 밴드투과 광학필터는 검출기에 도달하는 파장범위 내에 광자를 허용하게 될 것이다. 그렇지만 FITC 밴드 내에 매우 소량의 PE 형광이 있고, 유사하게 PE 밴드 내에 FITC 형광이 있다(그림 16-47). 이것들은 전기적으로 제거해야 하는데 그렇지 않으면 각 검출기의 측정치를 실제 신호보다 과대평가하게 될 것이다. 이 과정을 보정(compensation)이라 부르며, 단일 양성 대조를 사용하여 여러 검출 시스템에서 자동적으로 계산해낼 수 있다.

3) 조직병리학 분야에서 형광항체법의 활용

형광항체법은 혈청에서 항체를 검출하는 데 광범위하게 이용되고 있다. 형광항체법을 생검조직에 적용하기 위해서는 보통 동결절편이 필요하나, 1980년 메라(Mera) 등은 피부의 파라핀절편을 트립신으로 처리하여 형광항체법을 성공적으로 적용하여 일부 조직의 경우 파라핀절편으로도 검출이 가능하게 되었다. 진단병리학 분야에서 형광항체법은 특히 콩팥토리질환과 일부 피부질환에서 매우 중요한 진단적 방법으로 활용되고 있다. 이외에 뼈속질천자검체로부터 뼈속질종과 같은 림프증식성 질환(lymphoproliferative disorders)에도 가치 있는 검사로 이용되고 있다.

(1) 콩팥질환

형광항체법은 특히 토리질환의 진단 가치가 있으며, 이 경우 피부경유바늘생검(percutaneous needle biopsy)으로 얻어낸 콩팥조직으로 동결절편을 제작하여 염색한다. 콩팥질환에 이용되는 형광항체법은 면역글로불린, 보체성분, 토리바닥막 내의 섬유소의 침착부

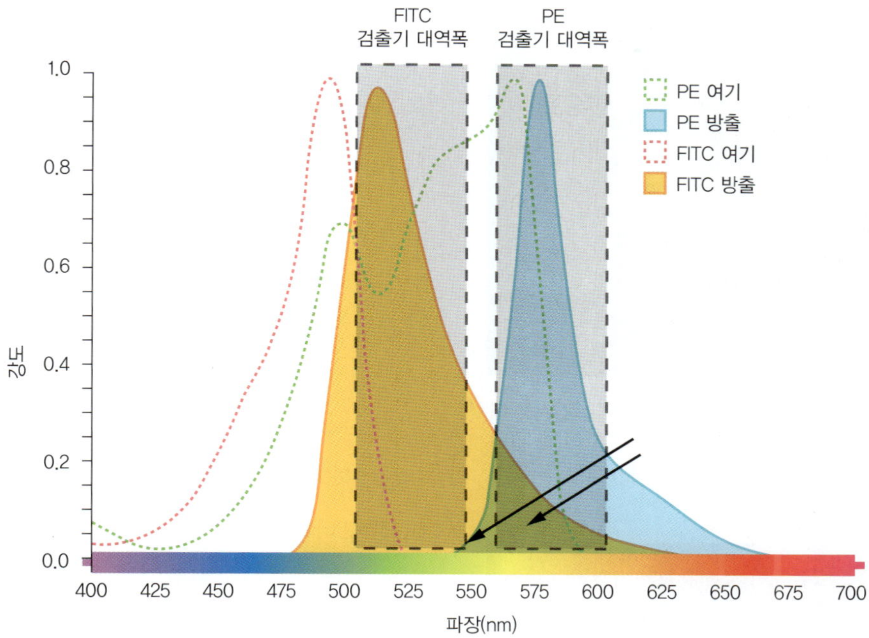

그림 16-47. FITC와 PE의 형광중첩(fluorescence overlap)

위, 또한 혈관사이질(mesangium)과 혈관벽의 변화를 관찰하는 데 활용된다(그림 16-48). 질환에 따라 이들 요소들이 다르게 관찰되며, 때로 특이적인 분포양상을 보여 특정 토리질환을 진단하는 데 결정적 단서를 제공하기도 한다.

(2) 피부질환

일부 피부질환은 진피 상부 또는 진피-표피경계 부위에 면역글로불린이 침착되는 특징적인 양상을 보인다. 이러한 양상은 특히 피부의 수포질환(bullous disorders)(그림 16-49, 50), 전신성 홍반 루

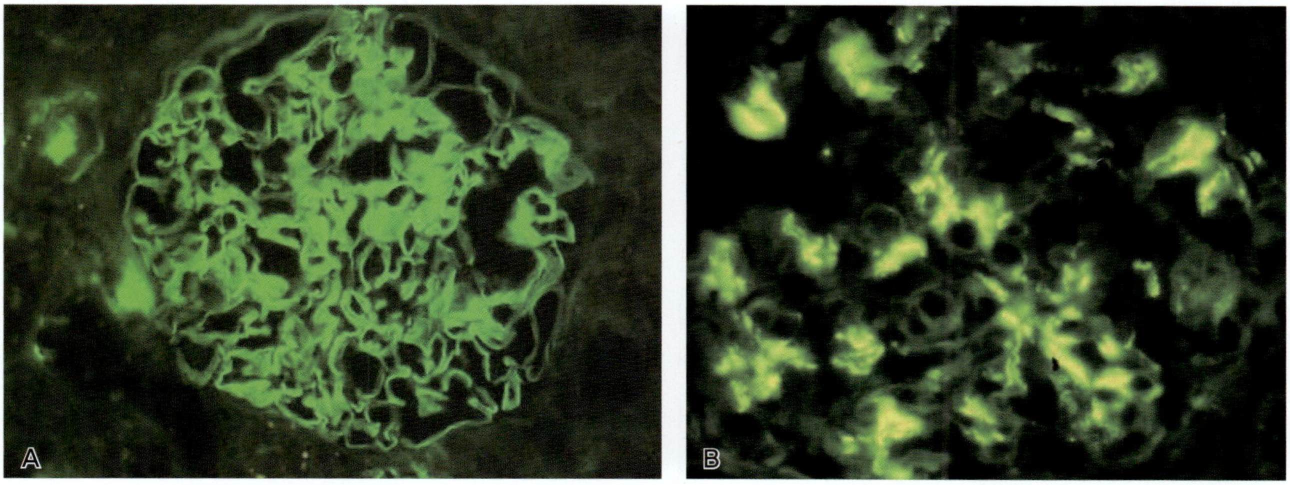

그림 16-48. 콩팥조직의 직접형광항체법. A. 굿파스춰 증후군(Goodpasture syndrome) 환자의 콩팥토리의 IgG 염색. FITC-표지항체 사용. 모세혈관벽을 따라 선모양의 염색성을 볼 수 있다. B. IgA 콩팥병(자가면역질환) 환자의 콩팥토리의 IgA 염색. 혈관사이질에서 강한 형광이 관찰된다.

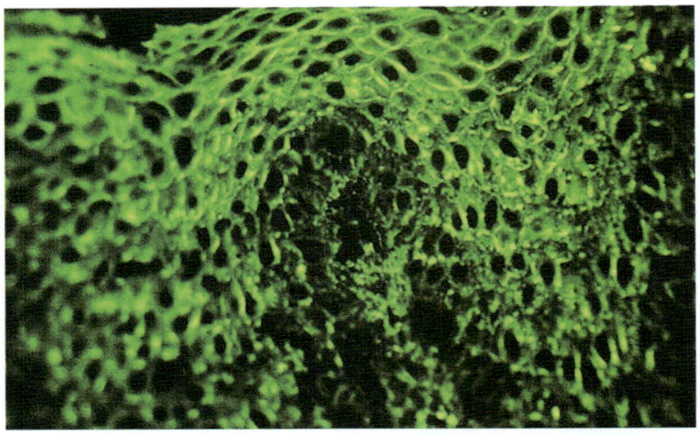

그림 16-49. 보통 천포창(pemphigus vulgaris) 환자 피부의 직접형광항체법. FITC-표지항체 사용. 표피 편평상피 사이의 세포사이공간(intercellular spaces)에서 강한 형광을 볼 수 있다.

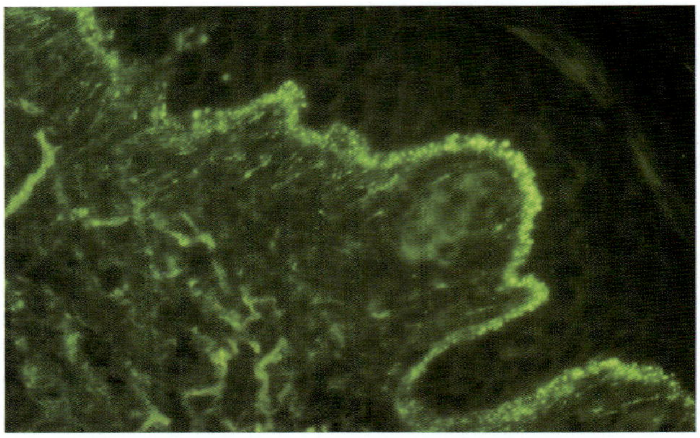

그림 16-50. 포진 피부염(dermatitis herpetiformis) 환자 피부조직의 직접형광항체법. 진피와 표피 접합부(dermoepidermal junction)를 따라 IgA의 과립-선상 침착물(granular-linear deposition)이 보인다.

프스(systemic lupus erythematosus) 그리고 혈관염(vasculitis)의 진단에 유용하다.

(3) 뼈속질

뼈속질천자검체를 밀도구배(density gradient) 분리법을 이용하여 원하는 세포를 분리하여 형광항체법을 활용하면 뼈속질종, 발덴스트롬 고분자글로불린혈증(Waldenstrom's macroglobulinemia), 다클론면역글로불린질환 등을 진단하는데 유용하게 이용할 수 있다. 뼈속질은 림프구 분리액(비중 1.07)으로 림프구 층을 분리하여 원심분리한 다음 세척단계를 거쳐 세포원심분리표본(cytospin preparation)을 만들어 적절하게 항면역글로불린 복합체(anti-immunoglobulin conjugates)를 적절히 사용하면 가벼운 사슬과 무거운 사슬판정을 통하여 단클론 형질세포를 확인할 수 있다. 증가된 형질세포의 단클론 또는 다클론을 확인하려면 가벼운 사슬복합체(light chain conjugate)를 반드시 포함시켜야 한다.

(4) 세포표면표지자

형광항체법은 단핵세포 표면표지자를 검출하거나 분포를 모니터링하는 데 이용되고 있다. 그러나 알려진 표면표지자가 많아지고 그것들의 검사에 사용되는 항혈청 판넬(panels of antiserum)을 만들려면 시간이 많이 소요되고 현미경 관찰도 복잡하다. 일부 연구자들은 여전히 이 방법을 이용하고 있지만, 이 방법은 유세포분석법을 이용함으로써 속도와 정밀도를 높일 수 있어서 많이 바뀌어가고 있는 추세이다.

세포표면 표지자는 살아 있는 세포에서 찾아야 한다. 손상된 세포막은 항체복합체가 침투하여 전체 세포가 염색되는 거짓양성을 보인다. 따라서 모든 표본제작과정은 살아 있는 세포를 유지하는 데 중점을 두어야 한다. 형태학적으로 탐식성 단핵세포는 위상차현미경하에서도 림프구의 모양과 매우 비슷하다. 이러한 탐식세포는 종종 림프구에 대한 것과 동일하거나 유사한 표지자를 가지고 있어서 분리하여 동정해야 할 필요가 있다. 이 과정은 세포표본 제작과정 중에 라텍스 섭취(latex ingestion) 단계를 포함시키면 쉽게 달성할 수 있다.

(5) 감염질환

형광항체법은 감염질환의 조직진단에도 잠재적인 가치를 지니고 있다. 이 경우 신선동결절편이 필요하다. 또한 감염 미생물의 동정에도 유용하게 이용된다.

4) 형광항체법의 염색 성공 조건

형광항체법의 성공은 다음과 같은 요소들을 포함하여 여러 요소들이 관여한다.

- 기질항원의 보존과 조직절편의 질
- 항체와 결합체(conjugate)의 친화도와 특이도
- 검출 방법
- 현미경
- 염색과정의 정도관리

(1) 기질항원의 보존

형광항체법으로 검출하는 조직항원에는 바이러스, 원충류, 세균, 효소, 호르몬, 혈장단백질 및 세포 구성성분들이 포함된다. 조직항원은 불용성 상태로 제자리에 충분히 남아 있어야 하며, 그렇다고 너무 변성될 경우에는 특이 항체에 대한 반응성도 상실하기 때문에 변성이 심하게 일어나지 않도록 주의해야 한다. 여러 종류의 항원 보존을 위해 다양한 방법들을 이용하고 있다. 피부와 콩팥생검조직은 공기건조 비고정 동결절편(air-dried unfixed cryostat sections)을 사용하면 조직 내에 존재하는 화학적으로 민감한 또는 불안정한 항원들의 검출에 효과적이다. 실제로 비고정 동결절편 또는 세포도말표본은 용해성 항원이 아닌 경우라면 언제든지 사용할 수 있다. 용해성 항원의 경우에는 냉 10% 중성완충포르말린(cold 10% neutral buffered formalin) 고정액을 사용한다. 이밖에 에탄올이나 아세톤 고정액도 사용할 수 있으나 조직형태의 변화가 크므로 사용 시 이 부분을 고려해야 한다.

생검조직은 미카엘 운반배지(Michel's transport medium, pH 7.0)에 담아 검사실로 보내야 하고 가능한 받는 즉시 수세용액으로 수세한 후 동결에 들어간다. 미카엘 운반배지에 담겨 있는 조직은 2~3일 정도 보관이 가능하나, 시간이 지연될수록 자가형광이나 배경염색이 증가할 수 있다. 미카엘 운반배지는 뚜껑을 잘 막아 보관해야 하고 CO_2를 흡수할 수 있으므로 주기적으로 pH를 점검해야 한다. pH가 산성화되면 염색성이 변화되고 조직 인공산물이 발생할 수 있다.

가장 좋은 염색결과를 얻기 위해서는 신속 동결(snap frozen)시킨 비고정 동결절편을 사용해야 한다. 느린 동결은 얼음결정 인공산물을 만들 수 있고 조직형태와 항원구조를 변형시킬 수 있으므로 피해야 한다. 콩팥이나 피부생검조직은 조직재물대(chuck) 위에 OCT 컴파운드로 포매하여 -25℃의 냉동절편기(cryostat) 내에서 동결한다. 즉시 절편을 제작할 수 없는 경우라면 동결조직은 알루미늄 호일에 싸서 -20℃ 보관하였다가 사용한다. 5 μm 두께의 동결절편을 제작하여 깨끗한 유리슬라이드에 부착한 후 공기건조시킨다. 절편을 부착할 슬라이드는 부착력도 좋고 수세 단계에서 절편이 탈락할 위험성이 적은 양전하를 띤 슬라이드를 사용하는 것이 좋다.

(2) 1차항체와 결합체(conjugate)

형광항체염색에서 대부분의 시약은 상품화되어 있는 것을 이용하고 있다. 특정 회사의 상품화되어 있는 시약일 경우에는 다른 회사의 유사 상품이나 문제점을 비교하기 위해서 시약의 생산 방법과 특성을 잘 알고 있어야 한다.

고친화도와 고결합력(high affinity and avidity)을 가진 단클론항체(monoclonal antibody)를 생산하기 위해서는 고도로 정제된 재조합항원이 절대적으로 필요하다. 항체 특이도(specificity)는 동물 면역에 사용된 정제된 항원과 반응하여 결정할 수 있다. 또한 검정할 항체가 특정 사람 혈청단백질에 대해 생산된 것이라면 사람 전체 혈청(whole human serum)과 같은 비정제 단백질을 사용하여 특이도를 검사할 수 있다. 단일특이성(monospecificity)은 겔 확산법(gel diffusion), 면역전기영동(immunoelectrophoresis) 또는 수동혈

구응집법(passive hemagglutination)에 의해 확인할 수 있다. 항체를 형광염료(fluorochrome)와 접합시키기 위해서는 비교적 고역가의 항체 농도가 요구된다.

혈청단백질들은 형광염료와 결합(conjugation)하는 능력이 서로 다르다. 특히 면역글로불린은 알부민이나 β-단백질과 같은 좀 더 '음전하'를 띤 단백질에 비해 FITC에 대한 친화도가 다소 낮다. 또한 알부민이나 β-단백질은 결합시킬 때 정전기적 힘에 의해 조직성분들과도 결합할 수 있어서 비특이 염색성이 높게 나타난다. 따라서 결합을 위해서는 다른 단백질을 완전히 제거한 정제된 면역글로불린을 사용하는 것이 선결조건이다. 면역글로불린 분자는 무거운 사슬과 가벼운 사슬로 구성되어 있다. 무거운 사슬은 항체의 동종형(isotype)으로 확인되며 가벼운 사슬은 모든 종류의 면역글로불린에 흔하다. 결과적으로 특정 면역글로불린에 대해 생성된 항체는 가벼운 사슬에 대한 항체의 존재로 인하여 다른 면역글로불린과 교차반응을 일으키기도 한다. 가벼운 사슬 항체는 가벼운 사슬을 흡수시켜 제거하고 무거운 사슬 성분(γ, α, μ 사슬 특이성)에 대응하여 반응하는 항체만 남아 있도록 해야 한다.

결합체(conjugates)는 다음 과정을 거쳐 제조한다.

(1) 염석(salting out) 과정을 통해 혈청의 면역글로불린 풍부 단편을 제조한다.

(2) 보통 디에틸 아미노에탄(diethyl aminoethane) 이온교환 컬럼(ion exchange columns) 상에서 크로마토그래피하여 주로 IgG로 구성된 단편만을 준비한다.

(3) 친화성 크로마토그래피 컬럼(affinity chromatography columns) 상에서 면역흡수법으로 순수 IgG 단편만을 얻는다.

(4) 3번 단계에서 얻은 정제된 IgG의 단백분해효소 분할에 의해 IgG의 F(Ab)2 단편을 얻는다.

네 방법은 항체 제조의 정제라는 관점에서 단계적으로 진행하며, 일반적인 활용을 위해서는 1번 또는 2번의 정제 방법을 이용하여 제조한 시약이 적합하다. 이 정제 방법은 특히 시약들을 고 희석배수에서 사용하고자 할 때 적합하다. 이 두 방법 중 2번 방법으로 제조한 시약들은 배경염색이 문제될 때 유용하다. F(Ab)2 단편으로 만든 결합체는 Fc 수용체에 결합항체(conjugated antibody)가 결합되는 것을 피하고자 할 때 사용한다. 또한 이 결합체는 다른 종류에서 생산된 항체들 사이에 교차반응이 문제되는 이중염색(double staining technique)을 할 경우에도 유용하다.

면역조직화학에는 여러 종류의 형광염료가 사용되고 있다(표 16-14). 이 중 흔히 사용되는 형광염료는 프로오로세인(Fluorescein (FITC), 녹색), 로다민[Rhodamine (TRITC), 적색], 텍사스 레드(Texas red, 적색), R-피코에리드린(R-Phycoerythrin (PE), 오렌지/적색)이 있는데, 이 중 FITC가 면역형광현미경검사에 가장 널리 사용되고 있다. FITC는 넓은 흡수 스펙트럼을 가지고 있어서 자외선과 청색광 범위에서 사용할 수 있으며 황록색(apple-green) 형광을 방출하는 특성이 있다. 또한 FITC의 황록색 형광은 포유동물 조직에서 나타나는 자가형광에서는 거의 볼 수 없다는 장점도 있다. 로다민은 녹색광에서 최대로 흡수되어 오렌지-적색 광을 띠기 때문에 같은 절편 내에서 FITC 또는 로다민 결합항체 두 종류의 다른 항원을 확인하고자 할 때에 사용할 수 있다. 항체와 형광염료의 결합은 복잡한 반응으로 형광염료의 종류에 따라 다르다. FITC와 로다민은 자유 말단 아미노기와 카르복실기, 즉 리신(lysin) 곁사슬상의 자유 아미노기 및 아스파트산(aspartic acid)과 글루타민산(glutamic acid) 잔기의 자유 카르복실기들과 공유결합에 의해 결합할 수 있다. 그 반응은 pH 9.5에서 일어나며 결합도(degree of conjugation)는 시간과 온도에 따라 다르다. 형광염료 대 항체의 이상 비율은 2~4 사이이다.

항체의 과결합(over-conjugation) 상태는 분자가 총 음전하(net negative charge)를 띠게 되므로 조직과 비특이적으로 결합하여 배경염색이 높게 나타나게 된다. 또한 항원결합 부위의 간섭으로 인하여 항체 반응성도 불량한 결과를 초래한다. 반대로 저결합(under-conjugation) 상태는 조직표본 내에 만족스럽지 못한 낮은 수준의 형광을 발생하게 된다.

결합 제제 내의 자유 발색단(free chromophore)은 비특이 염색을 막기 위해 제거해야 한다. 자유 발색단은 4℃ 0.15 M 염화나트륨(sodium chloride)에 넣어 투석에 의해 제거한다. 투석액 내 형광의 존재 여부는 UV 하에서 확인할 수 있다. 또 다른 제거법으로는 세파덱스 G50 (Sephadex G50)을 사용한 젤 여과 컬럼 크로마토그래피(gel filtration column chromatography)를 사용하기도 한다.

형광항체법에서 모든 항혈청과 결합체는 민감도와 특이도를 평가한 후에 사용하는 것이 좋은 염색결과를 얻는 기본 수칙이다. 특정 항체 또는 결합체를 위한 최적 사용 희석률을 구하기 위한 민감도의 평가에는 바둑판 역가측정 검사(checkerboard test)를 이용한다. 간접 형광항체법에서 항혈청 또는 결합체의 역가 측정을 위해서는 비표지 1차항체에 대한 계단 희석법으로 검사한다. 조직절편의 평가 기준은 표적항원이 확인되면서 최소량의 배경형광만 나타나야 한다. 직접 형광항체법에서 결합체 사용 희석률은 기지의 단백 침착물(예 : IgA 콩팥병증의 콩팥조직절편 또는 천포창 또는 유사천포창 환자의 피부조직절편)이 포함된 조직절편상에서 결합체 계단 희석법으로 검사하여 결정한다.

기지의 침착물이 있는 조직절편상에서 결합체 사용 강도의 특이도는 다른 항원과 교차반응의 가능성 여부를 통해 확인할 수 있다. 예를 들면, 항-IgG 감마사슬 특이 결합체(anti-IgG γ-chain-specific conjugate)는 IgA, IgM 또는 카파/람다(κ/λ) 가벼운 사슬과 같은 다른 클래스의 면역글로불린과 반응하지 않아야 한다.

간접 형광항체법에서 사용하는 일부 항동물 면역글로불린 특이 결합체(anti-animal immunoglobulin specific conjugate)는 사람 면역글로불린과 교차반응하기도 한다. 이 경우 교차반응 항체는 사람면역글로불린으로 흡수시켜 제거하는 것이 필수 조건이다. 교차반응성은 사람면역글로불린이 포함된 조직절편상에서 직접 접합항체와 반응시킨 후 슬라이드로부터 형광을 조사하여 평가할 수 있다.

(3) 염색과정

콩팥과 피부생검조직의 염색은 사람단백질에 대한 적절한 단클론 결합체(monoclonal antibody conjugate)의 이용도에 따라 직접방법이나 간접방법이 있다. 만일 이 같은 시약들을 사용하지 않거나 소량의 항원이 존재하거나 더 높은 민감도가 요구된다면 조직을 비표지 1차항체에 반응시킨 다음, 1차항체의 결합 여부를 확인하기 위해 1차항체와 동종 동물 종에 대응한 항체결합체(conjugate antibody)를 사용하는 간접 염색 또는 샌드위치 염색(sandwich technique)이 필요하다. 예를 들면, 1차염소 IgG 항사람 C4d (primary IgG goat anti-human C4d)의 결합 여부를 보기 위해 2차항체로 FITC 토끼 항염소 IgG (FITC rabbit anti-goat IgG)를 사용한다. 또한 아비딘이나 비오틴화 시약들도 간접형광항체법에 사용할 수 있다.

혈청 중에 항핵 또는 항미토콘드리아와 같은 조직항원에 대응한 항체가 존재할 경우 기질로서 마우스(mouse) 또는 랫드(rat) 조직을 사용한 간접형광항체법으로 동정할 수 있다. 혈청 내에 자가항체(autoantibody)의 경우는 비표지 1차항체로 작용하므로 염소 항사람 IgG 결합체(goat anti-human IgG conjugate)를 사용하여 검출한다. 이런 방식으로 간접

형광항체법을 이용하면 단지 하나의 2차항체 결합체(conjugate secondary antibody)만으로 여러 항체 검출을 위한 다른 혈청을 스크리닝할 수 있다.

일반적으로 피부생검검체는 IgG, IgA, IgM, kappa (κ), lambda (λ), compliment C3 및 compliment C1q의 침착물을 검사하며, 콩팥생검검체는 IgG, IgA, IgM, κ, λ, C1q, C4d 및 amyloid p를 염색한다. 추가로 콩팥이식 생검조직의 경우 림프구 침윤을 보기 위해 CD3, CD4, CD8 및 CD19를 사용하여 검사한다.

(4) 현미경

형광현미경은 형광염료에 특수 파장의 빛을 조사하여 흥분을 일으켜 방출된 빛을 모아 눈을 통해 관찰하도록 설계된 현미경이다. 이 과정은 형광염료의 최대 흡수파장에서 여기(흥분)에너지(excitation energy)를 이용하여 최대량의 빛을 방출함으로써 이루어낼 수 있다. 이 경우 만족스러운 결과를 얻기 위해서는 현미경의 광원과 필터배열이 중요한 요소이다.

형광염료의 에너지 배출은 비교적 낮기 때문에 가시성 형광을 생성하려면 광원은 필수적으로 충분한 여기 파장 광자를 조사할 수 있어야 한다. 대부분의 형광현미경은 광원으로 수은증기(mercury vapor) 또는 제논(xenon)을 사용하는데 이 성분들은 압력 하에서 석영 캡슐 내에 들어 있다. 이 전구(bulbs)는 시간이 경과함에 따라 석영캡슐이 검어지고 방출스펙트럼 계수가 변화하면서 빛 배출이 감소한다. 고압캡슐은 폭발성이 있어서 벌브를 오래 사용할수록 위험성이 증가한다. 위험을 피하기 위해서는 200~300시간마다 수은을 교환해주어야 한다. 만일 수은광원을 사용할 경우에 시야 전반에 균일한 형광이 방출될 수 있도록 주기적으로 점검해야 하고 만족스럽지 못할 경우는 전구를 재배열시켜 준다.

최근 형광현미경의 광원으로 발광다이오드(light-emitting diode, LED)가 도입되고 있다. LED는 수은전구에 비해 열 발생량이 많지 않아 수명이 8,000~10,000시간 정도 오래 지속되고 위험성도 없으며 가온 또는 냉각 시간도 필요 없는 등 장점이 많다. 또한 LED 광원은 고강도 단색광을 생성할 수 있어서 전구 재배열도 필요치 않다.

여기필터(excitation filter)와 방출필터(emission filter)는 서로 상보적으로 작용하여 사용한 형광염료에 적절한 투과범위를 갖는다. 원래 유색 유리필터가 사용되었으나 넓고 좁은 띠 간섭필터(broad- or narrow-band interference filter)로 대체되고 있다. 간섭필터는 유리필터와 달리 고투과도와 근접수직 차단이 가능하다. 여기필터는 조직절편 방향으로 형광염료의 여기 파장을 일치시키고 모든 다른 파장은 제거해준다. 단색 LED 광원의 경우는 여기필터가 필요치 않다. 차단필터(barrier filter)는 반사된 여기광을 흡수시켜 여기광이 접안렌즈에 도달하는 것을 막아주고 형광으로부터 방출된 광만을 투과시키는 기능을 한다.

대부분의 형광현미경은 투과광 암시야 조명(transmitted light dark-groud illumination)을 사용하기보다는 외부조명장치(epi-illumination)를 사용한다. 외부조명장치는 여기광이 대물렌즈를 통해 조직절편 위로 향한다. 형광은 대물렌즈를 거쳐 검체를 통과하여 접안렌즈를 통해 관찰된다.

대물렌즈와 접안렌즈 사이의 이색거울(dichroic mirror)은 조직절편 위에서 여기광을 선택적으로 반사시켜 형광파장만 선택적으로 투과시킨다. 이색거울만 여기광을 한 길로 투과시키기 때문에 조직절편으로부터 접안렌즈로 돌아가는 파장의 반사를 방지한다. 또한 대물렌즈는 집광기(condenser)로 작용하여 관찰 부위가 조명부위와 동등하여 대물렌즈 배율이 증가할수록 영상이 더 밝아지고 형광강도도 더 세다. 외부조명장치는 투명광조명에 비해 빛 경로가 유리표면을 훨씬 적게 통과하기 때문에 빛 손실이 거의 없어서 대물렌즈의 유침(oil immersion)도 필요치 않다. 또한 두 색 형광기술을 사용할 경우 이색거울과 함께 여기필터와 차단필터로 신속히 변환할 수 있다.

면역형광현미경의 단점은 시간 경과와 함께 연장기간 동안 여기광에 노출하였을 경우에 발색단으로부터 형광이 사라지는 현상이다. 따라서 염색결과를 영구보존할 목적인 경우는 슬라이드는 사진을 촬영하여 보관해두는 절차가 필요하다. 좋은 사진영상을 얻기 위해서는 절편에서 짙은 배경에 뚜렷한 염색성을 보이는 부위를 촬영해야 한다. 항형광쇠퇴제(anti-fade reagents)가 들어 있는 봉입제를 사용하면 형광쇠퇴율을 감소시키고 노출시간도 더 짧게 걸린다. 형광현미경에 부착된 카메라 장치는 이상적으로 모든 이용 가능한 빛이 카메라로 들어가도록 해야 하며 동시 관찰을 위한 빔분리기(beam splitter)를 사용하지 말아야 한다.

(5) 염색방법

항체 희석에 사용하는 완충액은 비특이적인 항체의 염색을 막기 위한 목적으로 1~3% 알부민(albumin)과 0.05% 트윈 20(tween 20)을 첨가한다. 항체의 농도는 0.1~10 μg/mL 정도의 범위에서 배수희석법으로 적절한 농도를 결정한다. 항체의 반응시간은 온도, 표본의 두께, 항원의 존재부위에 따라 다르지만 최저 1시간은 필요하다.

항체를 반응시킨 후 세정과정에서 완충액에 0.05% 트윈 20을 첨가하여 사용하지만, 봉입 전 단계의 세정과정에서는 절대로 계면활성제를 첨가하면 안 된다. 그 이유는 아주 소량의 계면활성제가 남아 있어도 다음에 기술하는 형광쇠퇴방지제의 효과가 없어져 버리기 때문이다. 세정은 항체를 반응시킨 후 5분간 3회 내지 5회 정도면 충분하다.

(6) 정도관리

정도관리는 검사실 운영을 위한 본질적인 구성 요소로서 결과의 일관성과 신뢰성을 보장하는데 필요하다. 검사실에서 사용하는 모든 항혈청과 결합체(conjugates)의 민감도와 특이도는 앞서 효소항체법에서 기술하였다. 제작된 면역형광슬라이드마다 기지의 항원침착물이 포함되어 있는 정도관리 슬라이드가 있어야 한다. 이들 슬라이드 검경과정에는 침전물의 확인과 위치 및 조직의 구조뿐만 아니라 이전 결과와 비교한 형광강도와 배경염색 정도에 대한 평가가 이루어져야 한다. 만일 정도관리 슬라이드 결과가 이상하게 나왔다면 해당 염색슬라이드 결과에 반영해야 한다. 또한 비특이 결합을 찾아내기 위해 음성 대조슬라이드도 포함시킬 수 있다.

짙은 배경염색 또는 거짓양성 염색성은 항체 또는 결합체 반응 후에 슬라이드의 수세가 부적절하게 이루어진 경우 발생하기 쉽다. 또한 표본제작과정 중에 절편이 건조되었을 경우에도 발생할 수 있다. 이밖에 짙은 배경염색은 형광염료 대 단백질 비율이 높을 경우, 결합체 내에 유리된 발색단 또는 조직과 시약의 과도한 반응에 의해서도 발생한다.

5. 다중염색법

면역조직화학에서 다중염색법(multiple staining)이란 동일 조직절편 위에서 2종류 이상의 항원 부위를 다른 항체와 염료로 구분하여 염색함으로써 동시에 증명하는 염색법이다(그림 16-51). 반응단계가 단일염색에 비해 많기 때문에 일상적인 조직병리진단에는 다소 이용하기 어려운 반면, 연구실에서는 널리 이용되고 있다. 몇 종류의 암유전자나 암억제유전자, 증식인자나 호르몬수용체와 세포의 분화증식, 암의 침윤전이와 접착분자 등 최근 세포생물학이나 병리학의 발전과 함께

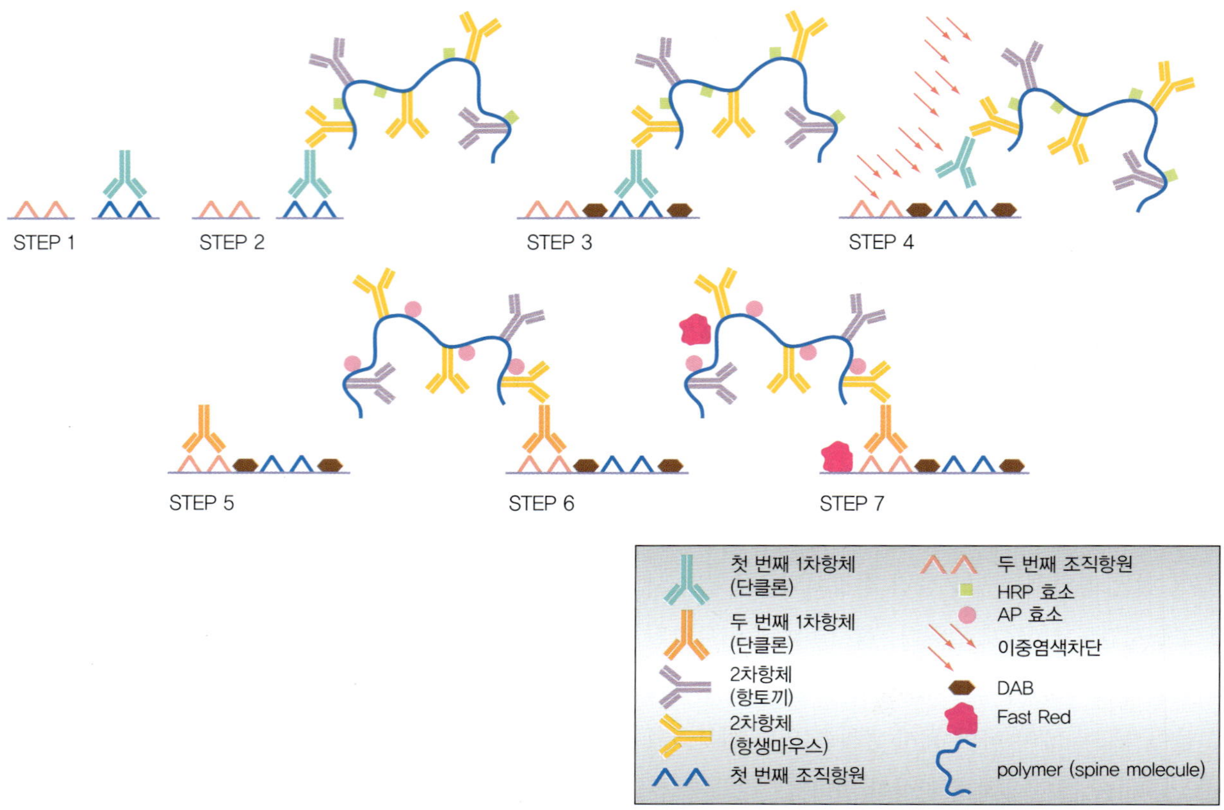

그림 16-51. EnVision 방법을 이용하여 조직 내에서 두 개 이상의 동시염색을 할 경우에 대한 염색과정 모식도. 먼저 일차항체(1단계)를 반응시킨 후 이차항체(2단계)를 반응한 다음 검출할 첫 항원(3단계)을 색소원을 사용하여 발색한다. 그 다음 차단시약(4단계)을 처리한 후 두 번째 항원에 대한 일차항체(5단계)와 이차항체(6단계)를 반응시킨 후 두 번째 색소원(7단계)을 사용하여 발색시킨다. 이 방법에는 토끼 다클론항체와 마우스단클론항체, 과산화효소와 알칼리인산분해효소, 그리고 DAB, Enhanced DAB, Fast red, Fuchsin 및 BCIP/NBT와 같은 색소원이 사용된다.

그 유용성은 점점 증가하고 있다. 다중염색법 가운데서도 이중염색법(double staining)이 가장 일반적으로 이용된다(그림 16-52). 삼중염색(triple staining)(그림 16-53)과 사중염색(tetra staining)도 가능하지만(그림 16-54), 그 과정이 복잡하고 충분히 고려하여 수행하지 않으면 염료의 구별이 쉽지 않아 특수한 용도 이외는 사용하지 않는다. 따라서 여기서는 이중염색법에 대하여 개략적으로 설명한다.

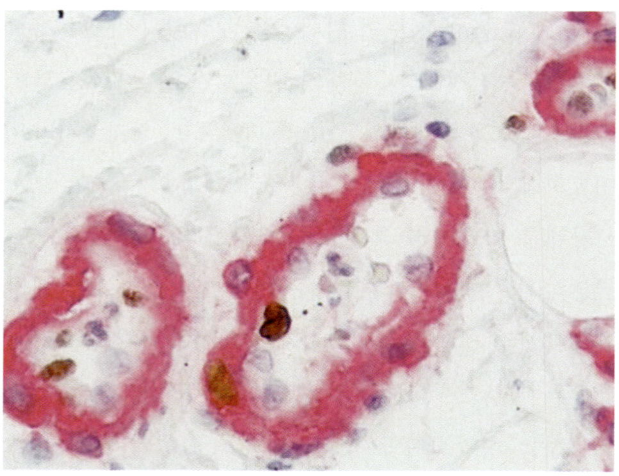

그림 16-52. 효소항체 이중염색법(간접법). 피부의 혈관기형(vessel malformation). 혈관의 내피세포핵이 Ki67-양성(HRP-DAB, 갈색), 민무늬근이 α-smooth muscle actin-양성(ALP-permanent red, 적색)으로 염색된다.

1) 효소항체법에서 이중염색법

이중염색법에서는 두 종류의 다른 항원(A, B)의 존재 부위를 두 종류의 염료로 구분하여 염색하며, 이것은

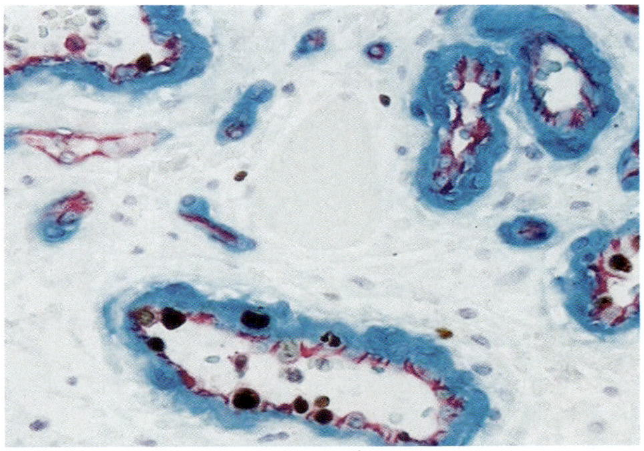

그림 16-53. 효소항체삼중염색. 헤마톡실린 대조염색. 민무늬근이 α-smooth muscle actin-양성(X-gal, 청색), 혈관내피세포가 CD31-양성(AP-permanent red, 적색), 내피세포핵이 Ki67-양성(HRP-DAB, 갈색)으로 관찰된다.

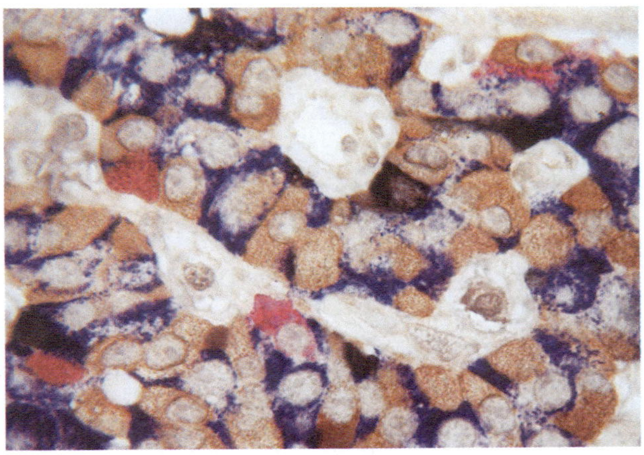

그림 16-54. 효소항체 사중염색. 사람 이자 랑게르한스섬. 폴리펩티드 분비세포(AP-permanent red, 적색), 소마토스타틴 분비세포(HRPDAB-nickel, 흑색), 인슐린 분비세포(HRP-CN, 청색) 및 글루카곤 분비세포(HRP-DAB, 갈색)가 각각 다른색으로 구별됨.

형광항체법과 효소항체법에서 모두 이용할 수 있다. 또한 이 두 방법의 직접법과 간접법에서도 모두 적용 가능하다. 때로 일차항체로서 사용되는 항A항체, 항B항체를 동일한 동물 종으로부터 얻은 면역항체를 이용하는 경우와 다른 동물 종으로부터 얻은 면역항체를 이용하는 경우가 있다.

형광항체법의 이중염색법에서는 일차항체 또는 이차항체에 두 종류의 다른 형광염료를 표지해야 하지만, 효소항체법에서는 직접법이든 간접법이든 간에 두 종류의 다른 기질(발색제)을 사용하면 항체의 표지효소는 한 종류로도 가능하다. 그러나 항A항체, 항B항체를 각각 다른 표지효소로 표지하여 각각의 다른 기질로 염색하는 방법도 수행되고 있다. 이들 방법 가운데서 일반적으로 흔히 사용되는 것에 대하여 간단히 기술하기 전에 실제로 어떤 경우에 이중염색법에 의한 염색이 이용되는가를 효소항체법에 있어서 구체적인 예를 기술한다.

(1) 다른 세포 또는 세포나 간질에 존재하는 항원을 구별하여 염색해야 할 경우

하수체종양에서 전엽내분비세포, 당뇨병에서 이자 랑게르한스섬의 α와 β세포(그림 16-54), 악성 빈혈 환자 위점막의 가스트린(gastrin) 및 소마토스타틴(somatostatin) 생산세포, 만성토리콩팥염환자의 토리 혈관사이질(mesangium)이나 바닥막에 침착된 면역글로불린이나 보체, 유선증이나 유선암에서의 근상피와 도관상피, 간질에 침윤된 종양과 세포외 기질(matrix) 또는 기질분해효소를 구분하여 염색해야 할 때 이용된다.

(2) 동일 세포 내에 존재하는 항원을 구별하여 염색해야 할 경우

일반적으로 다섯 가지 정도에 적용할 수 있다.

우선 여러 호르몬 생성 종양(뇌하수체샘종, 갑상샘수양암 등)과 같이 다른 항원이 함께 세포질 내에 위치한 경우이다. 둘째로 상피세포성장인자 등 사이토카인(cytokine)이나 호르몬수용체와 세포골격단백, 악성림프종 종양세포의 림프구 표면항원과 EB 바이러스 관련 항원과 같이 세포막과 세포질 내에 위치한 경우이다. 셋째로 핵내전사인자나 암유전자산물과 세포질 내 단백질, 그 예로서 하수체전엽세포의 핵 내 전사인자

Pit-1과 전엽호르몬, 변이형 암억제유전자 p53의 유전자산물과 세포질 내에 발현하는 각종 종양마커단백질, 핵 내 증식세포 표지자와 종양표지자 단백질과 같이 핵과 세포질에 위치한 경우이다. 넷째로 핵내증식세포 표지자와 세포막수용체나 막표면항원과 같이 핵과 세포막에 위치한 경우이다. 다섯째로 스테로이드 호르몬수용체나 핵내암유전자산물과 같이 핵 내에 위치해 있는 경우이다.

이 외에도 진단이나 연구목적에 따라 여러 가지 조합이 가능하다고 생각된다. 그러나 첫째나 다섯째의 경우와 같이 증명할 항원이 동일 부위에 존재한다고 예상되는 경우에는 주의해야 한다. 특히 DAB 반응산물의 갈색은 발색이 지나치면 다른 한편의 색상이 가려지기 쉬워 판정이 곤란한 경우도 있다. 이 경우는 거울상절편(mirror section)법이나 연속절편(serial section)을 이용한 염색으로 교체하는 것이 좋다.

2) 일반적인 이중염색법

(1) 형광항체법 이중염색 직접법

다른 형광염료가 표지된 일차항체를 이용한 방법으로 반응단계가 적어 간편하지만, 시판되는 표지항체의 종류가 한정되어 있기 때문에 필요에 따라 사용자 자신이 일차항체를 제작해야 한다. 대표적인 표지염료로는 FITC와 TRITC가 흔히 사용된다(그림 16-55). FITC는 녹색, TRITC는 적색을 띠며, 최대 흡수파장은 각각 490 nm, 550 nm이다. FITC는 여기광을 조사할 때 퇴색이 빠르지만, TRITC는 비교적 느리다. 이 외에 텍사스 레드(Texas Red), 로다민(lissamine rhodamine sulfonyl chloride)도 적색의 형광으로서 적합하다.

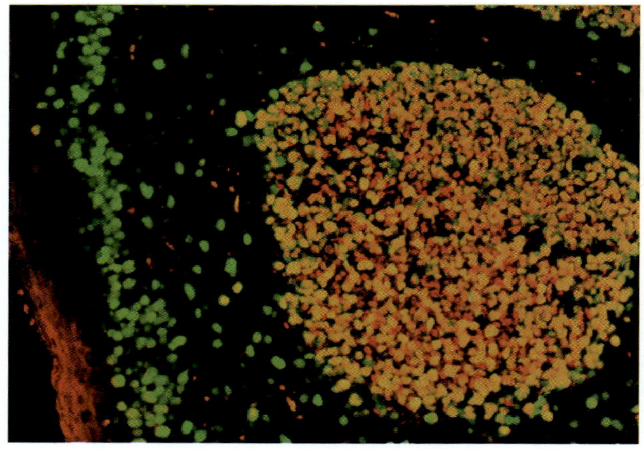

그림 16-55. 형광항체 이중염색법(직접법). 포르말린고정-파라핀포매절편. 사람편도. BCL-6-양성(TRITC, 적색)과 Ki67 (FITC, 녹색)의 이중염색상이 관찰됨. 40배.

(2) 형광항체법 이중염색 간접법

다른 형광염료가 표지된 이차항체를 이용한 방법으로 염색단계는 늘어나지만, 반응이 증강되어 강한 염색 상을 얻을 수 있다. 다양한 일차항체에 대해서도 염색이 가능하여 염색범위가 넓다. 일차항체는 이종 동물에서 제작한 것을 이용하는 것이 일반적이다. 일차항체 또는 이차항체를 함께 미리 혼합하여 반응시키는 경우와 순차적으로 반응시키는 경우가 있다. 이 방법에서 양쪽의 일차항체와 이차항체가 절대로 교차반응이 없는 것이 전제되어야 한다. 각종 동물의 면역글로불린으로 흡수한 표지이차항체가 시판되고 있기 때문에 교차성을 점검하고 나서 사용하는 것이 중요하다.

(3) 한 종류의 표지항체를 이용한 효소항체법 이중염색 간접법

이차항체에 표지할 효소를 HRP로 한 경우, 발색제를 2종류 선택함으로써 이중염색이 가능하다. DAB(갈색)와 CN (4-chloro-1-naphthol, 암청색)을 조합시키는 것이 일반적이다. 항A 일차항체를 반응시킨 후 HRP표지 이차항체로 염색하여 DAB-H_2O_2액으로 발색시킨다. 다음으로 항B 일차항체, HRP 표지 이차항체를 반응시키고 마지막으로 CN (4-chloro-1-naphthol)으로 발색한다. 이 방법에서는 항원 A와 항원 B에 대한 각각의 일차항체와 이차항체가 동종 동물에서 제작한 것을 이용한 경우에는 첫 번째 반응한 항체를 완전히 제거하기 위해 0.1 M 글리신-염산완충액(glycine-HCl buffer, pH 2.2) 내에서 충분히 세정해주어야 한다. 세정이 불충분하면 두 번째 항체가 비특이적으로 결합되어 염색이 잘못되어 버린다. 그러나 첫 번째와 두 번째의 항체를 이종 동물에서 제작한 것을 이용하면 반응단계는 생략되지만, 앞에서 기술한 바와 같이 이차항체의 교차반응성을 충분히 검토해야만 한다.

(4) 두 종류의 표지항체를 이용한 효소항체법 이중염색 간접법

첫 번째의 염색에서 HRP 표지 이차항체를 반응시키고 DAB(갈색)나 AEC(적색)로 염색한 후, 두 번째에서 ALP 표지 이차항체를 반응시켜 파스트블루 BB (fast blue BB, 청색)로 염색하여 구별하는 방법이다(그림 16-56). 이 경우에도 이용한 항체가 동종 동물에서 제작한 것이라면 글리신-염산완충액으로 세정해 주어야 한다. 이외에도 HRP와 AP를 이용한 일단계 이중염색법, 비오틴 표지항체와 ABC법을 조합시킨 이중염색법, 친화성 중합체(affinity polymer)를 이용하는 방법 등 여러 변법이 고안되어 있다. 염료에 따라서도 각종 조합이 가능하다.

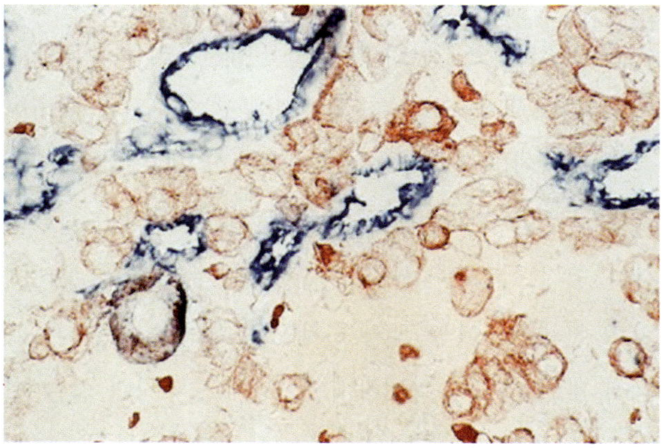

그림 16-56. 효소항체 이중염색법(간접법). 콩팥의 샘암종(Grawitz 종양). 많은 종양세포들이 cytokeratin-양성(HRP-AEC, 적색), 혈관의 내피세포는 vimentin-양성(ALP-fast blue, 청색) 그리고 큰 종양세포가 cytokeratin과 vimentin에 이중양성(적색과 청색의 혼합)을 보이고 있음.

3) 이중염색법의 일반적 주의사항

이중염색법에서는 동일 절편에서 색의 혼합이 발생하므로 증명할 항원의 존재부위를 예측하여 염료를 선택하여야 한다.

색이 혼합되어 있을 경우 한쪽의 염료, 특히 DAB의 발색이 강하면 다른 한쪽의 염료가 보이지 않게 되어 판정에 어려움을 겪는다. 따라서 어느 염료를 이용해야 하는 선택 뿐 아니라 어떤 것을 먼저 발색할 것인가, 어떤 것이 염색표본에서 면적이 넓게 나타나는가를 고려하여 시행해야 한다. 다음으로 두 종류의 항체 중 어떤 것을 먼저 반응시킬 것인가도 중요한 점이다. 항체에 따라서는 글리신-염산완충액으로 세정하지 않는 것이 있기 때문에 예비실험이 필요하다. 염색이 끝난 후, 핵염색을 하지 않는 것이 관찰하기가 쉽다. 봉입은 수용성 봉입제만을 사용해야 하는 염료(예 : 4-chloro-1-naphthol, AEC 등)도 있어서 주의가 필요하다. 퇴색이 빠른 염료일 경우 염색 후 신속하게 사진촬영을 해야 한다. 또한 결과의 정확한 판정을 위해 염료의 각 단계에서 대조군을 두는 습관을 갖는 것이 중요하다.

IX. 면역염색 장치

1. 수동 염색

수동에 의한 면역염색은 시약의 건조를 막기 위해 습윤 상자를 이용하여 시행한다(그림 16-57). 슬라이드 한 장씩 염색하므로 염색에 많은 양의 시약이 소모되고 시간도 많이 걸리고 비효율적이며 재현성도 좋지 않은 단점이 있다. 따라서 임상에서 진단적 목적으로 많은 양

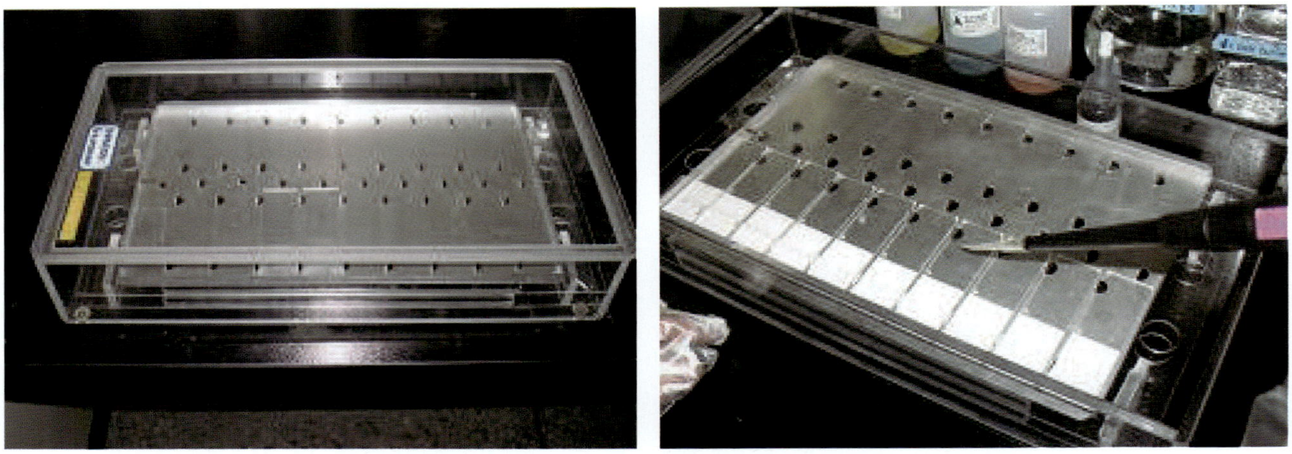

그림 16-57. 습윤상자(miost chamber)를 이용한 면역염색

의 검체를 취급하는 경우에는 사용하기 어렵고 작은 규모의 병리실험실이나 연구소에서 사용하고 있다. 슬라이드 절편 위의 염색시약이 퍼져 나가 많이 소모되는 것을 막으려면 임뮤노펜(immunopen)을 사용하여 절편 주위를 동그랗게 그려주면 소모되는 시약의 양을 다소 줄일 수 있다.

2. 자동면역염색기(automatic immunostainer)에 의한 면역염색

여러 회사에서 상품화되어 시판되고 있다(그림 16-58). 많은 양의 검체처리가 가능하고 염색시간과 시약의 절감효과가 크고 재현성과 염색의 질이 좋아 큰 병원에서 주로 사용되고 있다. 현재 사용하고 있는 자동면역염색장치의 염색 원리는 모세관현상 방식, 분무식, 방울을 떨어뜨려 염색하는 방식이 이용되고 있다. 대부분의 자동염색 장치는 발색 및 핵염색이 가능하고 일부 기종에서는 절편건조, 파라핀 용해, 탈파라핀, 가열처리에 의한 항원성 부활처리도 가능한 부가 기능을 갖춘 것도 있다.

X. 면역조직화학에 이용되는 주요 항체

면역조직화학 검사실에서는 무수한 항체들이 사용되고 있으나 이 모든 항체들을 모두 보관하여 두는 검사실은 없다. 이 중 일부는 순수하게 연구용이지만 대부분은 진단용으로 이용되고 있다.

1. 세포표면항원무리

세포표면항원무리(cluster of differentiation)는 흔히 줄여서 CD로 표기한다. 세포표면항원무리는 면역표현형에 따라 세포표면 분자를 식별하고 연구하기 위하여 붙인 이름이다. 생리학적인 관점에서 세포표면항원무리 분자는 주요 역할을 하는 수용체나 수용체를 활성화하는 리간드로 작용한다. 세포표면항원무리를 통하여 신호 연쇄반응이 시작되고 세포의 행동을 바꾼다. 그 밖에 세포 신호에 관여하지 않고 세포 부착과 같은 기능을 하는 것이 있다. 사람의 세포표면항원무리 364개에 CD 번호가 할당되어 있다.

세포표면항원무리(CD) 명명체계는 1982년 파리에서 있었던 제1회 사람 백혈구 분화 항원(HLDA)에 관한

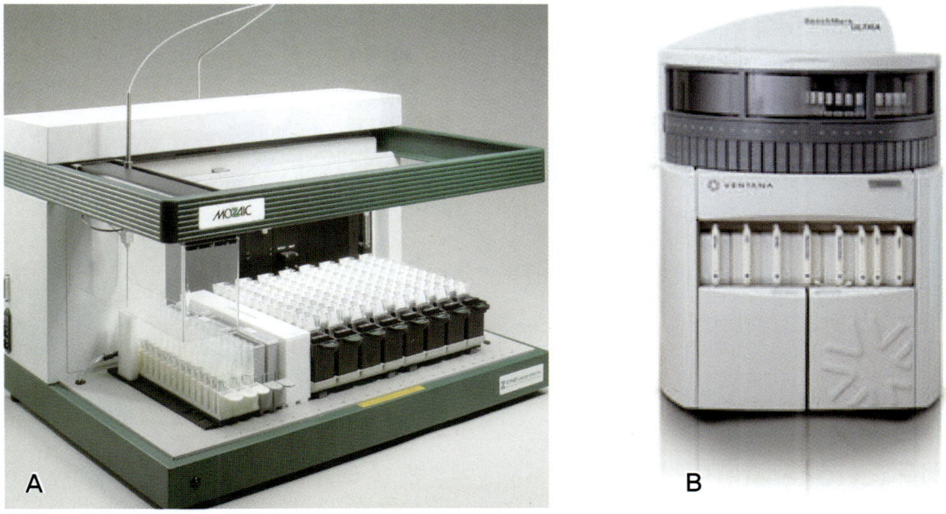

그림 16-58. 자동면역염색기(automated Immunostainer). A. Zymed사의 MOZAIC 염색기, B. Ventana사의 BenchMark 염색기

국제회의(International Workshop and Conference on Human Leukocyte Differentiation Antigens)에서 제시되어 정립되었다.

이 체계는 백혈구의 표면에 있는 분자의 항원결정기(epitope)에 대하여 세계의 연구실에서 생성한 수많은 단일클론항체를 분류하기 위하여 고안되었다. 이후 다른 유형의 세포에 적용하면서 쓰임이 늘어나 320여 개가 넘는 세포표면항원무리와 아형이 밝혀졌다. 표면 분자가 두 개의 특정한 단일클론 항체와 결합한다는 것이 밝혀지면 CD 번호가 할당된다.

조직병리학에서 사용하는 대다수의 항체는 CD 번호가 할당되어 있다. 이 분류체계는 항원-항체 결합을 정의하는데 일관성을 부여하고 주어진 CD 번호를 엄격히 분류하고 그들의 표지 특성을 규정하는 거와 함께 사용하는 항체를 보증해주는 데 기여한다.

조직병리검사실에서 시행하는 면역조직화학염색은 그 과정을 어떻게 시행할 것인가라는 기술적인 측면뿐만 아니라 진단에 사용하는 항체의 번호와 종류에 따라 달라진다.

2. 중간미세섬유(intermediate filaments)

중간미세섬유는 정상 및 종양세포의 세포뼈대성분이다. 양성이나 악성 세포에 관계없이 조직의 종류가 다르면 다른 중간미세섬유를 발현한다. 이 때문에 어떤 중간미세섬유의 존재는 염색의 강도 및 염색 양상과 더불어 악성 종양의 분류와 진단에 유용하게 사용된다.

중간미세섬유는 케라틴(keratin), 비멘틴(vimentin), 데스민(desmin), 신경섬유(neurofilament, NF), 신경아교섬유산성단백질(glial fibrillary acidic protein, GFAP)의 다섯 종류가 존재한다. 대부분의 악성 종양은 이들 중 하나를 뚜렷하게 발현한다. 예를 들면, 암종(carcinoma), 중피종(mesothelioma) 및 비정상피종성 배세포종양(nonseminomatous germ cell tumor)은 케라틴을 발현하고, 육종(sarcoma), 흑색종(melanoma), 림프종/백혈병(lymphoma/leukemia) 및 정상피종은 비멘틴을 발현하며, 신경종양(neural tumor)과 신경내분비종양(neuroendocrine tumor)은 NF를, 별아교세포(astrocyte) 유래 악성 종양은 GFAP를 발현한다. 일부 종양은 두 종류의 중간미세섬유를 발현하는 것도 있다. 그 예로 갑상샘암, 콩팥암, 부신암은 암세포 내에 케라틴과 비멘틴을 공동 발현하고, 대부분의 내분비종양은 NF와 케라틴을 공동 발현한다. 중간미세섬유의 염색강도와 양상도 종양형을 결정하는 데 유용하게 사용된다. 예를 들면, 콩팥세포암은 케라틴에는 약하게 비멘틴에는 강하게 염색되며, 신경내분비종양은 케라틴 염색에 얇은 테두리 모양으로 핵주위에 점상(dot-like) 양성반응을 나타낸다.

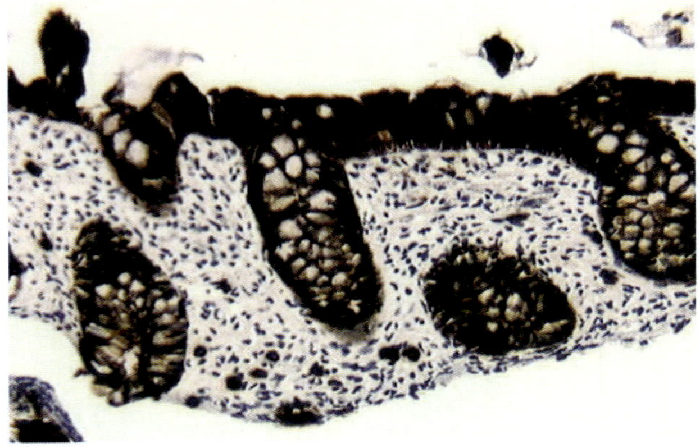

그림 16-59. 정상 잘록창자점막. cytokeratin (AE1/AE3) 염색(효소항체법). 정상 점막상피와 고유판 내에 흩어져 있는 크고 비정상적인 핵을 가진 세포에서 양성 반응이 관찰된다.

1) 사이토케라틴(cytokeratin)

케라틴은 모든 상피세포(그림 16-59)와 상피로부터 유래된 악성종양에 존재한다. 따라서 암종(carcinoma)에 대한 예민한 표지자(marker)이다. 케라틴은 20개 이상의 아형이 존재하며 분자량뿐만 아니라 등전점 pH에 따라 세분한다. 이 중 산성 군에는 9~19의 케라틴이 포함되며 분자량이 낮은 반면, 염기성 군은 1~8의 케라틴이 포함되며 높은 분자량을 갖는다. 낮은 분자량(low molecular weight, LMW)의 케라틴은 단층 상피나 그것으로부터 유래된 종양, 즉 유방암종이나 위장관암종 등에서 양성 반응을 나타낸다. 이에 반해, 고분자량(high molecular weight, HMW)의 케라틴은 좀 더 복잡한 중층편평상피나 그것으로부터 유래된 종양, 즉 편평상피암종에서 양성 반응을 보인다(표 16-15). 따라서 거짓 중층섬모상피에서 유래한 폐의 선암은 HMW와 LMW 케라틴을 모두 포함하고 있으며, 매우 분화가 나쁜 암이나 역형성암종(anplastic carcinoma)의 경우는 둘 다 없거나 흔적 정도로 관찰된다.

낮은 분자량의 케라틴 검출에 사용되는 단클론항체

표 16-15. 암종 조사에 이용되는 주요 사이토케라틴(cytokeratin)의 종류.

마커	정상 사용	병리적 사용	염색양상
MNF 116 (CK5, 6, 8 17 및 19)	- 상피를 동정하기 위해 사용하는 광범위 사이토케라틴 - 정상 상피를 동정하는 데 사용	암종의 일차 조사에 유용	세포질형
CK 5/6	- 사이토케라틴 5와 6을 발현하는 세포인식. 중피종 및 전립샘과 편도 내의 상피세포에 표지된다.	- 샘암종에서 약하게 발현 - 중피종과 샘암종 구별에 사용	세포질형
CK 7	- 폐, 자궁목, 유방, 담관 및 콩팥의 큰 수집관 원주상피와 샘상피에 발현		세포질형
Cytokeratin 20	- 정상 위와 잘록창자(결장) 상피에서 발현. 이행상피세포에서도 출현 - 사이토케라틴 20과 일치하는 46 kDa와도 반응	- 대부분의 잘록창자(결장), 위, 이행상피의 샘암종 및 메르컬세포암(Merkel cell carcinoma)에 표지 - 다른 부위(예 : 유방, 폐, 자궁속막)의 편평세포암종이나 샘암종에 대부분 음성반응	세포질형

단일 사이토케라틴(CK) 항체만으로 종양 형(tumor type)을 동정하는 마커는 없음

로는 AE1, CAM5.2 (cytokeratin 8과 18), 그리고 35 betaH11(NSK/cytokeratin 8)이 있으며, 높은 분자량의 케라틴 검출에 사용되는 항체로는 SK (squamous keratin), AE3, 34betaE12 (K903/cytokeratin 1, 5, 10, 14)가 있다. 이들 항체는 상피 유래 종양 검출에 단독으로 사용되기도 하고 고도로 예민한 칵테일(예 : AE1/AE3, cytokeratin cocktail) 형태로 섞어 사용하기도 한다. 종양의 케라틴 프로파일(profile)의 검출은 여러 케라틴 아형에 대한 반응성을 증명하기 때문에 종종 어떤 종양의 조직발생(histogenesis)을 확인하는 데 도움이 된다. 예를 들어, 간세포암종은 케라틴아형의 반응성 양상에 의해 간에 전이된 암종과 구분할수 있다. 간세포암종은 CAM5.2와 AE3에 양성이고 AE1에 음성인 반면, 전이성 암종은 AE1에 전형적인 양성을 나타낸다. 또한 최근 세포표면 당단백질에 대한 단클론항체인 MOC1이 간세포암종과 전이성 암종의 구별에 도움이 된다는 보고도 나와 있다. 이 조사 결과 15건의 간세포암종 모두에서 MOC1이 음성인 반면, 검사대상 33건의 전이성 암종에서 33건 모두에서 MOC1이 양성반응을 나타내었다. CK7 (cytokeratin 7)과 CK20 (cytokeratin 20)은 암종의 기원을 결정하는 데 매우 도움을 주고 있다. CK7은 폐, 유방, 자궁 및 난소 암종에서 좀 더 흔히 관찰되고 CK20은 음성을 보이는 반면, 잘록창자(colon)나 위암종에서는 CK20-양성과 CK7-음성 것이 흔하다.

방광의 이행세포암종과 점액성 난소종양은 보통 CK7과 CK20에 모두 양성반응을 보이며, 콩팥세포암종, 간세포암종, 전립샘암종, 갑상샘암종, 폐의 소세포암종, 피부, 폐, 식도의 상피세포암종에서는 둘 다 음성으로 나타난다. 케라틴은 상피성 악성종양에 매우 예민한 표지자이지만 완전히 특이적인 것은 아니다. 그 예로 상피양육종(epitheloid sarcoma), 활막육종(synovial sarcoma), 여러 방추세포 육종(spindle cell sarcoma), 흑색종(melanoma), 신경아교종(glioma), 상피양혈관종(epitheloid vascular tumor), 역형성 대세포 림프종(anaplastic large cell lymphoma)에 이상 양성반응을 보인다.

2) 비멘틴(vimentin)

비멘틴은 57 kD의 중간미세섬유로 중간엽성분(mesencymal components)에 염색된다. 따라서 조직절편은 항상 배경간질 성분으로 인하여 양성반응을 보인다. 더욱이 비멘틴 염색성은 포르말린의 과고정에 의하여 감소된다. 이 두 특성, 즉 보편성(ubiquity)과 포르말린 고정의 감수성 때문에 비멘틴 염색은 종종 조직내 항원성 보존 상태를 증명하기 위한 내부 양성 대조로 사용되기도 한다.

비멘틴은 중간엽으로부터 유래한 종양에 출현한다. 중간엽 유래 종양에는 육종, 흑색종(그림 16-60), 림프종/백혈병, 정상피종(seminoma), 일부 신경 종양이 있다. 흑색종과 말이집종(Schwannoma)과 같은 특정 종양은 항상 비멘틴에 양성이다. 따라서 비멘틴 염색에 음성으로 나오면 이들 종양을 배재할 수 있다. 이미 앞에서 말했듯이 비멘틴과 케라틴의 공동발현(coexpression)은 특정 암, 즉 갑상샘암, 콩팥암, 침

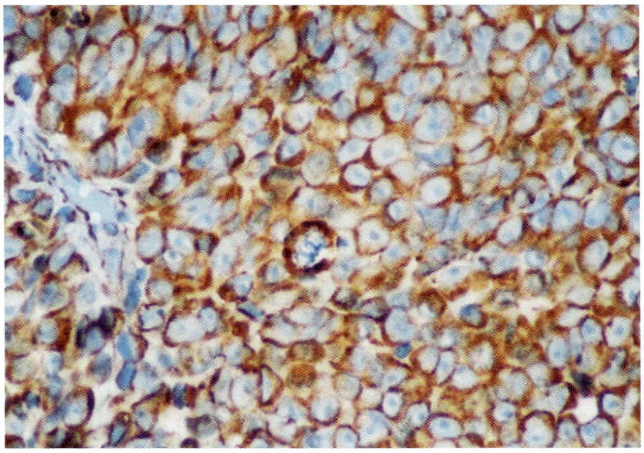

그림 16-60. 악성 흑색종. 비멘틴(vimentin) 면역염색(효소항체법). 종양세포막을 따라 비멘틴-양성 반응이 관찰됨.

샘암 및 부신암 등의 특성을 제공하며, 이에 대해 유방암, 난소암, 폐암, 전립샘암, 위장관암에서는 비멘틴과 케라틴 공동발현이 거의 나타나지 않는다. 불행하게도 비멘틴의 보편성 발현 성질 때문에 단독 염색만으로는 유용성이 제한되어 있어서 좀 더 특이적인 종양표지자와 함께 사용할 때 진단적 도구로서 가장 효과적이다.

3) 데스민(desmin)

데스민은 53 kD의 중간미세섬유로 민무늬근과 가로무늬근(뼈대근과 심근)에서 모두 발현된다(그림 16-61). 따라서 민무늬근 유래의 민무늬근종(leiomyoma)이나 뼈대근 유래의 뼈대근육종(rhabdomyosarcoma)과 같은 근육성 종양에 매우 특이적인 반응을 보인다(표 16-16). 또한 데스민은 근육 유래의 피부 토리세포종양(glomus cell tumor)과 반응하며, 기형종(teratoma), 암육종(carcinosarcoma) 또는 악성 혼합중피종(malignant mixed mesodermal tumor)과 같은 혼합종에서 근육성 성분을 증명하는 데 사용되기도 한다.

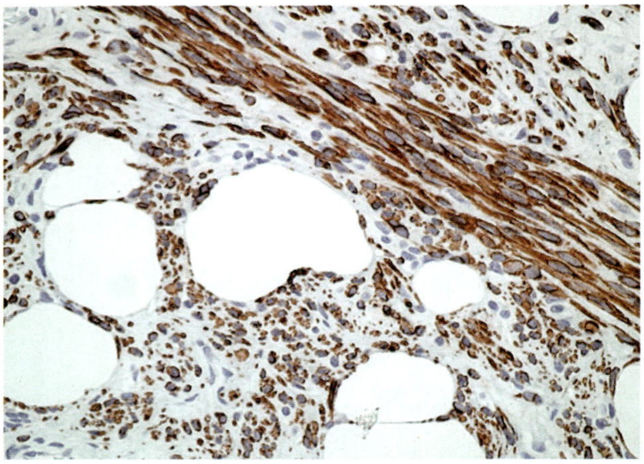

그림 16-61. 복강 내에서 발생한 근육 지방종(myolipoma). 데스민(desmin) 염색(효소항체법). 종양세포에서 강한 데스민-양성을 보임.

4) 신경섬유(neurofilament, NF)

신경섬유단백질 세짝(triplet)은 분자량이 68 kD, 160 kD 및 200 kD의 서로 다로 세 종류의 단백질로 구성되어 있다. 이 단백질은 신경세포, 신경돌기, 말초신경, 교감신경절, 부신속질세포 및 신경내분비세포에 출현한다. 신경섬유는 신경 기원 또는 신경(또는 신경내분비) 분화를 보이는 신경종, 신경모세포종(neuroblastoma), 신경절신경종(ganglioneuroma), 속질모세포종(medulloblastoma), 케모덱토마(chemodectoma), 부신 및 부신외 크롬친화세포종(pheochromocytoma)과 같은 종양에서만 제한적으로 발현된다. 또한 카르시노이드종양(carcinoid tumor)과 같은 신경내분비종양, 피부의 신경내분비종양인 메르

표 16-16. 중간엽유래 종양표지자 종류

근육성 종양	흑색종	섬유조직구성 종양
Actin (pan) Smooth muscle specific actin (SMA) Desmin Myoglobin Myogenin Myo D1	vimentin S100 HMB-45 (melanosome) Melan-A (MART-1)	CD68 (KP1) HAM56 α1 AT α1 ACT Lysozyme
정상피종(고환종)	**혈관 종양**	**신경내분비 종양**
Vimentin PLAP Ferritin	Factor VIII Ulex Europaeus 1 CD32	Keratin Neurofilament Chromograne Leu-7 Synaptophysin NSE

켈세포종(Merkel cell tumor), 폐의 귀리세포암종(oat cell carcinoma)에서는 낮은 분자량의 NF와 사이토케라틴이 동반 발현된다.

5) 신경아교섬유산단백(glial fibrillary acidic protein, GFAP)

GFAP은 51 kD의 중간섬유단백질로 중추신경계의 별아교세포, 희돌기아교세포, 뇌실막세포(ependymal cell)와 같은 신경아교세포에 의해 발현된다(그림 16-62). 말초신경계에서는 말이집세포, 장신경절세포와 사람 감각신경절의 위성 세포(satellite cell)에서 양성 반응을 보인다.

신경계 밖에서는 침샘과 유방상피세포의 근상피세포(myoepithelial cell)에서 양성 반응을 보이는 것으로 보고되어 있다. GFAP는 별아교세포종, 뇌실막세포종, 속질모세포종, 맥락얼기종(choroid plexus tumor)과 같은 신경아교세포종의 확정 진단에 사용된다. 수막종, 중추신경계 전이암종, 중추신경계 림프종에서는 음성을 나타낸다. 중추신경계 밖의 종양에서는 연골모양땀관종(chondroid syringoma), 말이집종(schwannoma), 신경섬유종(neurofibroma), 침샘의 다형태샘종(pleomorphic adenoma)에서 양성 반응을 보인다.

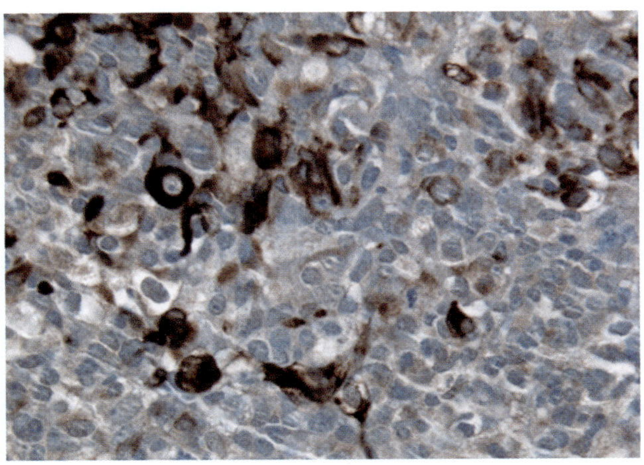

그림 16-62. 뇌의 기형가로무늬근모양종양(teratoid rhabdoid tumor). GFAP 염색(효소항체법). 종양세포에서 강한 양성 반응이 관찰됨.

3. 상피성 표지자(epithelial markers)

1) 상피막항원(epithelial membrane antigen, EMA)

EMA는 265-400 kD의 고분자량 단백질로 여러 종류의 정상 및 악성 상피세포의 꼭대기 부분에서 발현된다. 이 항체는 종양을 찾는 데 유용한 정보를 제공한다. 예를 들면, EMA는 유방, 폐 및 콩팥의 샘암종에서 전형적인 양성을 보이는 반면, 간세포암종, 부신암종 및 배세포암종(embryonal carcinoma)에서는 흔히 음성 반응을 나타낸다.

대부분의 비상피암종, 즉 육종, 림프종 및 흑색종 등에서는 음성을 보인다. 그러나 예외적으로 중피종(그림 16-63), 수막종, 역형성 대세포림프종(Ki-1) 및 형질세포종에서는 양성 반응을 보이기도 한다.

2) 암태아항원(carcinoembryonic antigen, CEA)

CEA는 분자량 160~200 kD 범위의 암태아항원(oncofetal antigen)으로 위장관계, 이자, 폐, 유방, 자궁, 자궁목의 정상 및 암종에서 볼 수 있는 점액물질(mucosubstances)이다. 전립샘, 갑상샘 및 콩팥에서 발생하는 암종은 일반적으로 음성이다. CEA는 중피종(CEA-음성)으로부터 샘암종(CEA-양성)을 구별하는 데 가장 많이 활용되고 있다(그림 16-64). CEA는 서로 다른 여러 분자 큰 패밀리(family)이므로 이들 항원으로부터 유도된 항체는 교차반응성을 나타낸다. 그 예로 과립구에서 흔히 양성반응이 관찰된다.

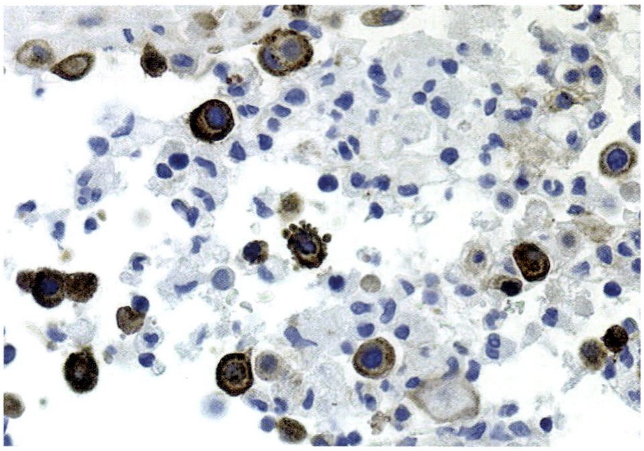

그림 16-63. **중피종(mesothelioma).** EMA 면역염색(효소항체법). 종양세포의 가장자리를 따라 EMA-양성 반응이 반지모양으로 관찰된다.

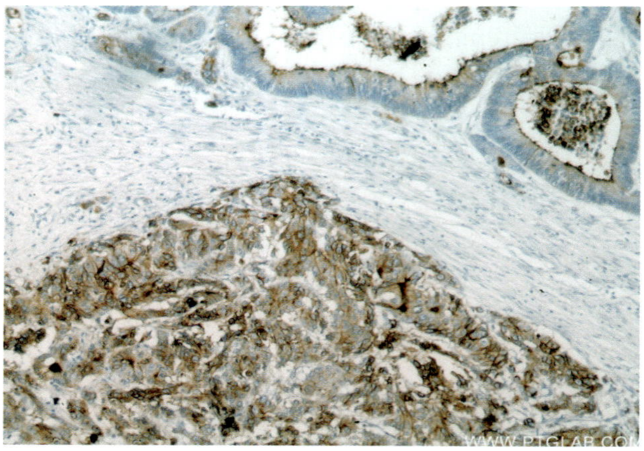

그림 16-64. **결장암.** CEA 면역염색(효소항체법). 종양세포(아래)와 선상피점막표면을 따라 양성 반응이 관찰된다.

4. 암종(carcinoma)

조직-특이성 종양 표지자를 활용한 암종의 기원 부위를 규명할 수 있으며 여기에서 일부 상피종양의 항원 특성을 제시하였다(표 16-17). 일부 종양들은 특이 종양 표지자, 즉 전립샘은 PSA (prostate specific antigen)(그림 16-65), 갑상샘은 TGB (thyrogrobulin), 폐는 TTF (thyroid transcription factor-1), 유방은 GCDFP-15 (gross cystic disease fluid protein)을 통해 진단할 수 있다. 그러나 대부분의 종양은 특

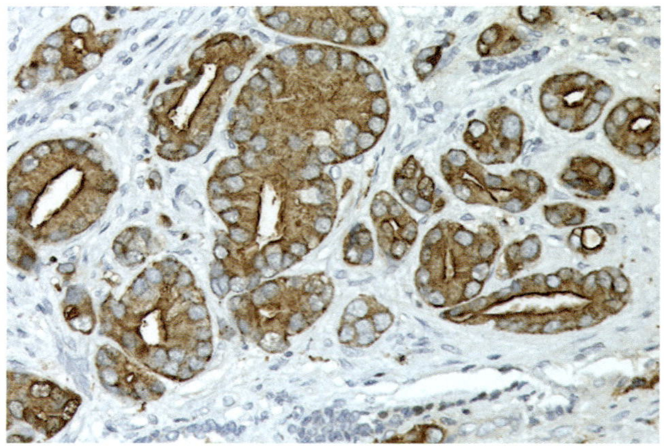

그림 16-65. **전립샘.** PSA 면역염색(효소항체법). PSA는 키모트립신-모양 세린단백질분해효소(chymotrypsin-like serine protease : kallikrein family)에서 전립샘상피로부터 생성된다. PSA-양성 반응이 샘꽈리에서 관찰된다.

표 16-17. 상피유래 종양표지자의 종류

유방	폐	간	큰창자
Estrogen receptor Progesterone receptor GCDP-15 CK7	CEA TTF-1	CA M 5.2 (LMW keratin) AFP Hep BS Ag α1 AT/α1 ACT	CEA CK20
갑상샘	**신경내분비**	**전립샘**	**난소**
Thyroglobulin Ca lcitonin (medullary) TTF-1	Keratin NSE Chromograne Synaptophysin Leu-7	PAP PSA Leu-7	OC-125 Es trogen receptor Progesterone receptor

이 표지자를 가지고 있지 않아서 진단을 위한 항체패널(a panel of antibodies)이 필요하다. 더욱이 많은 표지자들(예 : GCDFP-15)은 꽤 특이성은 높지만 민감도가 낮아 유방암종의 경우 60~70%만 양성 반응을 보이기 때문에, 음성이라 해서 유방암종이 아닌 것으로 배제시킬 수 없다. 뿐만 아니라 종양의 탈분화(dedifferentiation)는 조직특이 항원의 발현을 감소시킨다는 것을 인식해야 한다.

5. 중피종(mesothelioma)

종종 중피종과 폐샘암종은 형태학적으로 구별하기 어려운 경우가 많다. 과거 두 종양의 구별을 위해서 보조적인 검사로 조직화학적 검사, 즉 PAS 염색, 히알루론산 분해효소(hyaluronidase) 전처리 후 뮤시카민(mucocarmine) 염색, 히알루론산 분해효소(hyaluronidase) 전처리 후 알시안블루-콜로이드철(alcian blue/colloidal iron), 그리고 전자현미경 검사가 이용되었으나 현재는 거의 면역조직화학적검사로 대치되고 있다.

최근 중피종 관련항원 이 중피종에 양성, 암종에 음성을 나타내는 것으로 보고되어 있다. 그러나 아직도 완전히 중피종에 특이적인 종양 표지자는 발견되지 않고 있다. 따라서 가장 좋은 접근법은 임상소견과 더불어 면역조직화학적 패널검사에서 얻은 조직학적 결과를 종합하여 구별하는 것이다. 특정 항체들에 대한 유용성에 대해서는 많은 보고가 나와 있으나 불행하게도 이 패널에 포함되는 항체에 대해 만장일치를 보지 못하고 있다. 다만 폐샘암종에 양성을 보이는 항체, 즉 CEA, Ber-EP4, B72.3/TAG, Bg 8(혈액형 Lewis y에 대한 단클론항체)에 대한 항체를 사용하면 중피세포종을 진단하는 데 도움이 된다. 이 밖에 Leu M1과 저분자량 케라틴(NSK)과 TTF-1도 유용한 표지자이다.

CEA는 대다수의 샘암종에 양성인 반면 중피종에서는 3~4%만 양성 반응을 보인다. Ber-EP4는 샘암종에 100% 양성 반응이나 중피종에서도 상당 퍼센트가 양성 반응을 보이는 것으로 보고되어 있다. B72.3/TAG는 샘암종에서의 80~90%가 양성이며 중피종에서는 2~5%만 양성 반응을 나타낸다. Leu M1은 샘암종에서 70~80%에서 양성이며 중피종에서는 염색되지 않는다. 고분자량과 저분자량 케라틴도 중피종 진단에 도움이 되고 있다. 중피종은 고분자량 케라틴에 더 강한 양성 반응을 나타낸다. TTF-1은 폐샘암종에서 75% 양성이고, 중피종에서는 모두 음성 반응을 보인다. 최근에는 칼레티닌(carletinin), 트롬보모둘린(thrombomodulin), 사이토케라틴 5/6 (cytokeratin 5/6), HBME-1, WT-1 등이 중피종 관련항체로 소개되었다(표 16-18, 그림 16-66).

표 16-18. 폐샘암종과 중피종 감별을 위한 항체

폐샘암종 양성 항체	중피종 양성 항체
LMW-keratin (NSK)	HMW-keratin
CEA	Calretinin
B72.3	Cytokeratin 5/6
Leu-M1	Thrombomodulin
Ber-EP4	HBME-1 WT-1

(1) Leu M1 (CD15)

LeuM1은 암종의 동정과 중피종으로부터 암종을 구별하는 데 유용한 표지자의 하나로 과립구와 호지킨병(Hodgkin's disease)의 리이드-스테른베르그 세포(Reed-Sternberg cell)에도 양성반응을 나타낸다.

(2) Ber-EP4

Ber-EP4는 널리 분포되어 있는 상피세포항원으로 한 쌍의 당단백질(glycoprotein 34와 49 kD)과 반응한

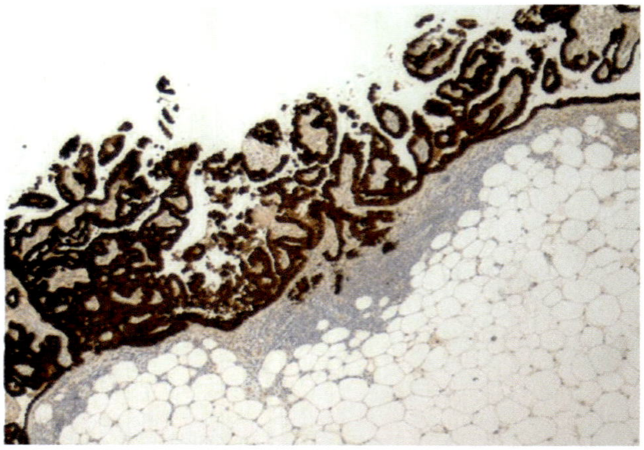

그림 16-66. 중피종. 흉막생검. 칼레티닌(calretinin) 면역염색(효소항체법). 종양부위와 암세포 침윤부위에서 강한 양성 반응을 보임.

다. 많은 암종들이 양성반응을 보이나 중피세포와 중피종은 음성을 나타낸다.

(3) B72.3

B72.3는 TAG-72(종양관련 당단백질)로 알려진 1,000,000 이상의 분자량을 가진 큰 당단백질로 사람 유방암의 막-풍부분획(membrane-rich fraction)으로부터 유래하며 EMA와 유사한 반응성을 보인다. 암종과 중피종의 구별에 도움이 된다.

6. 육종(sarcoma)

간질세포 유래의 종양은 형태학적으로 광범위하게 중첩되는 양상을 보이기 때문에 일반 광학현미경 소견만으로는 진단을 정확히 내리기는 충분치 않으나 면역조직화학적 검사를 병행하면 대부분 정확한 진단을 할 수 있다.

1) 소구형세포육종(small round cell sarcoma)

이 종류의 육종은 대부분 소아환자에서 볼 수 있는 것으로 일반 광학현미경 소견만으로는 다른 육종과 구별하기 어려운데 면역조직화학적 검사를 병행하면 구별이 가능하다. 그 예로 뼈대근육종은 데스민(desmin)과 근특이성 액틴(muscle-specific actin)에 양성이나 다른 근육종은 미오-D1 (myo-D1)이나 미오제닌(myogenin)에 양성반응을 보인다. 큰 에오신호성 근육모세포(myoblast)를 H&E 염색에서 동정할 때, 미오글로빈(myoglobin) 결과가 양성이면 확정 진단을 내릴 수 있다. 유잉육종(Ewing's sarcoma)과 원시 신경외배엽종양(primitive neuroectodermal tumor, PNET)은 Mic-2 당단백질 산물에 대한 단클론항체인 O13에 특징적인 양성반응을 보인다. 신경모세포종(neuroblastoma)의 경우는 면역조직화학적 양상이 종양의 분화정도에 따라 다르게 나타난다. 대부분은 뉴론특이에놀라제(neuronspecific enolase : NSE)와 시냅토피신(synaptophysin)에 양성반응을 보인다(그림 16-67 B). NF와 S100은 각각 신경절 분화와 간질 분화성 세포에서 볼 수 있다. 간엽성 연골육종(mesenchymal chondrosarcoma)은 드문 종양이나 청년층에서 발생하는 매우 공격적인 종양이다. 이 종양은 형태학적으로 화생성 연골섬(islands of metaplastic cartilage)의 존재를 제외하면 유잉육종과 구별하기 어렵다. 연골육종의 소세포 성분은 NSE, Leu 6, Leu 7, Leu 8, 013에 양성반응을 나타낸다. 연골모세포성분은 S100에 양성을 보이며, 결합조직형성종양(desmoplastic tumor)이나 다표현형성 소구형세포종(polyphenotypic small round cell tumor)은 그 이름이 암시하듯이 CK, 데스민, NSE, 시냅토피신(synaptophysin), Leu 7과 같은 신경내분비 표지자에 양성을 나타낸다.

2) 방추형과 다각형/상피세포모양종양(spindle and polygonal/epithelioid cell tumor)

연부조직 유래의 악성종양으로 청 · 장년층에서 대부분 나타난다. 혈관 또는 다각형/상피모양 성분과 무관

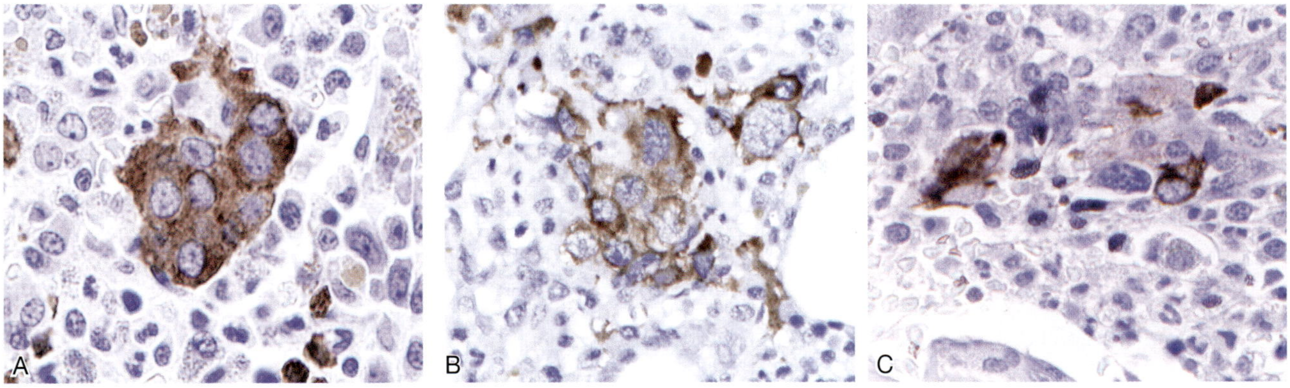

그림 16-67. **뼈속질생검조직.** 신경모세포종(neuroblastoma). A. β-카테닌(β-Catenin)-양성세포, 종종 적혈구 전구체에서 세포질과 핵에서 뚜렷한 양성 반응을 보임(오른쪽 아래). B. 시냅토피신(Synaptophysin)-양성세포, 세포질에는 양성 반응, 핵에는 음성 반응을 보인다. C. 크로모그레인(Chromogranin)-양성세포, 큰포식세포 내에 세포질 반응과 닮은 혈철소가 보임.

하게 서로 다른 방추형세포 증식이 함께 관찰되는 것이 특징이다. 이 경우도 역시 면역조직화학염색이 특정 계열의 종양을 찾는 데 도움을 준다.

근육성 종양은 근육 특이성 액틴과 데스민에 양성이다. 뼈대근 유래의 악성종양은 미오글로빈에 양성반응을 보인다. 대부분의 말초말이집 종양(peripheral nerve sheath tumors)은 S100과 Leu 7에 양성을 나타내며, 때로 이들 종양은 GFAP와 MBP (myelin basic protein)에도 양성반응을 보인다. 그러나 진단적 효용성은 여전히 의문이다.

혈관육종(angiosarcoma)과 같은 혈관성 종양에 대한 상피 표지자로는 인자 VIII-관련항원(Factor VIII-related antigen 또는 von Willebrand's factor)(그림 16-68), UEA (Ulex Europaeus I), CD31 등이 있다. 이 표지자들은 내피세포에 가장 높은 특이성을 나타내는 것으로 보고되어 있다.

3) 다형태 육종(pleomorphic sarcoma)

이 종류의 종양에는 악성 섬유조직구성육종, 다형태 뼈대근육종, 악성 말초말이집종양, 탈분화 육종 등이 포함된다. 이들 다형태 육종은 모두 매우 공격적이며 흔히 노인들에서 발생한다. 이들 종양의 정확한 진단은 종양이 악성인가를 규명하는 것이 아니라 특이 세포계열을 동정하는 것이다.

일반적으로 계열 특이 표지자의 발현량은 종양의 분화정도와 비례한다. 악성 섬유조직구성 육종의 진단에는 조직구성 표지자인 CD68, Mac387 또는 HAM 56과 함께 알파-1안티트립신(alpha-1-antitrypsin)이나 알파-1-안티키모트립신(alpha-1-antichymotrypsin)과 같은 비특이적 단백분해효소를 염색하면 진단에 도움이 된다.

다형태 뼈대근육종이나 악성 말초말이집종양은 양성

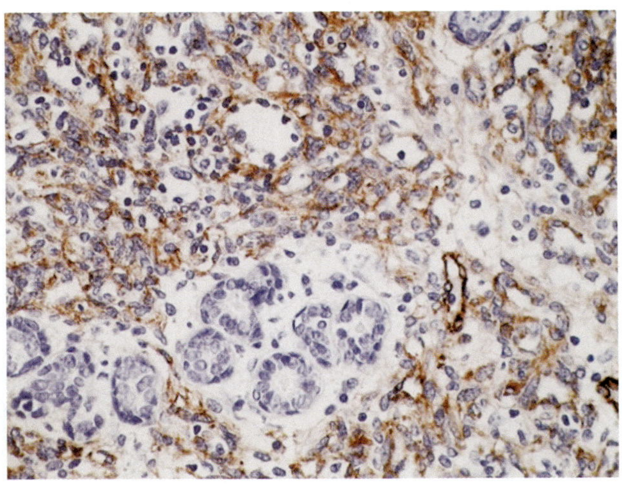

그림 16-68. **유방 혈관육종(angiosarcoma).** Factor VIII 면역염색(효소항체법). 혈관내피를 따라 갈색의 양성 반응을 보임.

종양과 비슷한 면역염색 결과를 나타낸다. 그러나 양성 말이집종양은 50% 이상에서 S100 반응성이 소실되는 경향을 보인다. 미분화육종은 조직학적으로 비특이 고등급 육종과 같이 특성을 지니며 비멘틴에만 양성반응을 나타낸다(그림 16-69).

7. 흑색종(melanoma)

멜라닌 세포(melanocyte)는 신경능선에서 유래하며 양성과 악성 병변이 있으며 모두 S100 단백질에 양성 반응을 보인다. 따라서 S100은 흑색종의 예민한 표지자의 하나이다. 이에 반해 특이도는 결여되어 있다. 또한 S100은 여러 암종이나 비신경세포에서도 양성반응을 보인다.

일반적으로 S100 염색강도는 종양의 멜라닌 양과 반비례한다. 더욱이 대부분 흑색종은 핵과 세포질 모두에서 양성반응을 나타낸다.

HMB-45는 단클론항체로 흑색종 내의 미성숙 멜라닌소체관련 항원결정기와 결합한다. HMB-45는 예민도와 특이성이 높아 흑색종 진단에 가장 널리 사용되고 있다. 그러나 드물게 유방암종과 같은 상피성 암종에서도 양성반응을 보이는 것으로 알려져 있다. 멜란-A (Melan-A, MART)는 대다수(85%) 흑색종에서 발현되는 또다른 표지자로 피부와 망막의 정상 멜라닌세포와 모반(점)에도 출현한다. 멜란-A는 양성과 악성의 부신겉질종양, 고환의 세르톨리 세포종양(Sertoli tumor)이나 라이디히 세포종양(Leydig tumor)에서도 양성반응을 보인다. 흑색종의 진단은 조직소견과 함께 비멘틴, S100 단백질, HMB-45/멜란-A에 양성 반응, 케라틴 음성반응을 결합하여 내리는 것이 가장 정확하다(그림 16-70).

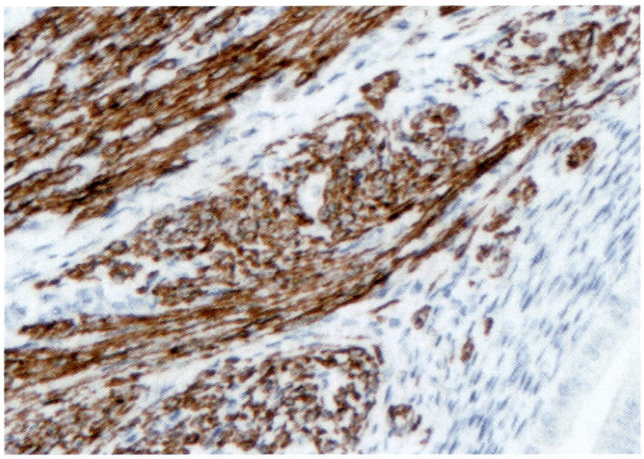

그림 16-69. 뼈대근육종(rhabdomyosarcoma). 데스민(desmin) 염색(효소항체법). 대다수의 종양세포가 세포질 내에 중등도~강한 양성 반응을 보임.

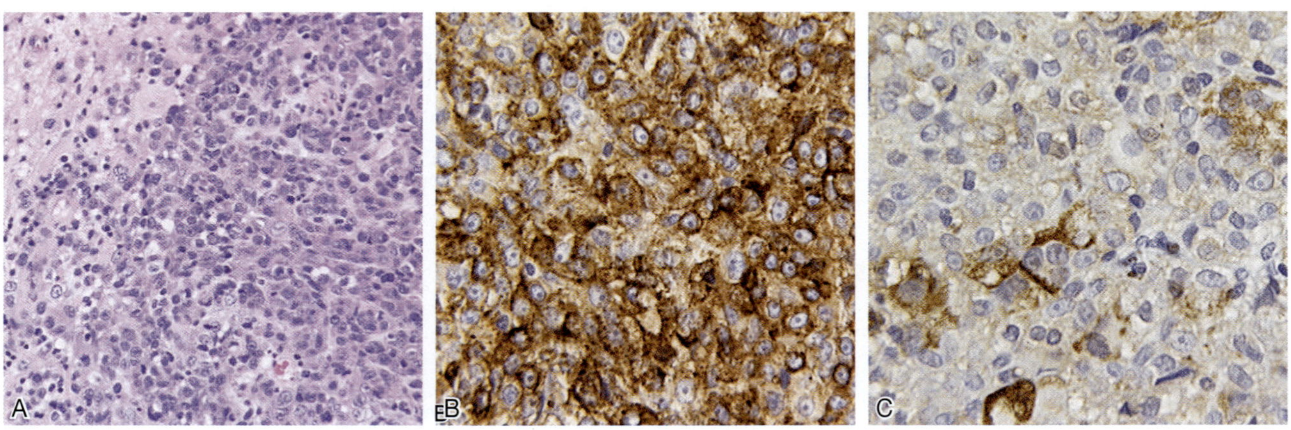

그림 16-70. 전이성 악성 흑색종의 면역염색(효소항체법). A. 뇌조직 내에 전이된 흑색종 조직(melanoma)(H&E 염색). B. S-100단백질-양성 흑색종 세포. C. HMB45-양성 흑색종 세포.

8. 림프종(lymphoma)

림프종은 림프절 내의 혈액세포에서 발생하는 악성 종양으로 진단을 위해 면역조직화학염색을 흔히 이용하고 있다. 림프종은 H&E 염색에서 매우 형태가 비슷하여 세포들의 정확한 구별이 불가능하다.

림프종은 종양 내에 포함된 세포의 종류와 성숙도에 기초하여 여러 종류로 세분한다. 첫 단계가 호지킨 림프종(Hodgkin's lymphoma)과 비호지킨 림프종(non-Hodgkin's lymphoma)의 분류이다. 림프종의 분류를 위해 이용하는 단순한 알고리즘이 있다(그림 16-71). 리드-스테른베르크세포(Reed-Sternberg cell)의 존재 유무에 따라 호지킨 림프종과 비호지킨 림프종으로 분류한다. 호지킨 림프종에는 리드-스테른베르크 세포가 존재하고 비호지킨 림프종에는 존재하지 않는다.

림프종에는 여러 종류가 있으며(그림 16-71) 이들 림프종의 아형(표 16-19)을 동정하는데 면역조직화학염색이 매우 중요한 역할을 한다.

표 16-19. 림프종의 발생 빈도

림프종	백분율(%)
• 호지킨 림프종	10
• 비호지킨 림프종-B세포	80
• 비호지킨 림프종-T세포	10

비호지킨 림프종(non-Hodgkin's lymphoma)의 가장 좋은 선별 표지자로는 CD45로 알려진 LCA(leukocyte common antigen)이다. 림프계세포는 성숙 단계에 따라 다른 항원을 발현한다는 사실적 관점에서 림프종 분류의 계속적인 변화를 고려하면 림프종의 면역표현형의 분류도 다양하게 나누어진다.

포르말린고정-파라핀포매조직의 림프계 표지자가 현재와 같이 활발하게 응용되게 된 데에는 T 세포(CD3, CD4, CD5, CD8, CD43, UHCL-1), B 세포(CD19, CD20, CD23, MB-1, CD-5-악성 세포, CD43-악성 세포)(그림 16-72), 리이드-스테른베르그

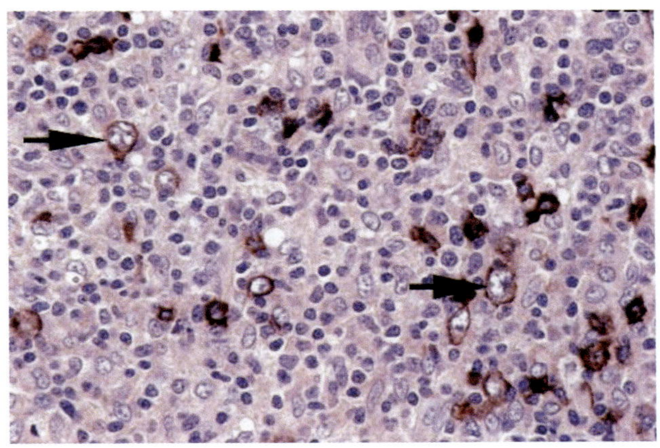

그림 16-72. T-세포 풍부 B-세포 림프종(T-cell rich B-cell lymphoma). 면역염색(효소항체법). 리이드-스테른베르그 세포처럼 보이는 CD20-양성의 큰 B-세포가 흩어져 있음.

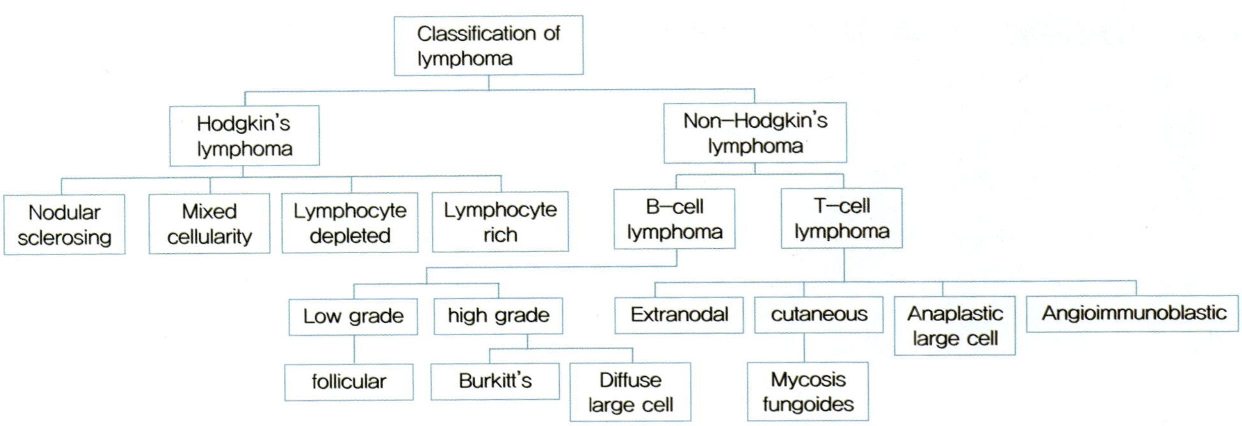

그림 16-71. 림프종 분류를 위한 단순 알고리즘

세포(Reed-Sternberg cell)(CD15, CD30, BLA-36), 면역글로불린의 가벼운 사슬과 무거운 사슬같은 표지자의 사용을 들 수 있다(그림 16-73).

9. 고환종 또는 정상피종(seminoma)

다른 배아세포종(germ cell tumor)과 달리 고환종의 대표중간미세섬유는 비멘틴이다. 고환종과 다른 종양을 구별하는 또 다른 표지자의 하나는 태반알칼리성분해효소(placental alkaline phosphatase, PLAP)이다. PLAP는 90% 이상의 고환종에서 양성반응을 보이는 반면, 다른 배아세포종은 양성반응 빈도가 매우 낮게 나타난다. 더욱이 고환종은 AFP 또는 HCG에 양성반응을 보이지 않는다. 이 밖에 페리틴(ferritin)이 대다수의 고환종에서 양성반응을 나타낸다(그림 16-74).

10. 환자 예후와 치료의 면역조직화학

환자의 예후와 치료에는 종양의 종류를 식별하는 것이 매우 중요하며 이를 위해 면역조직화학이 이용되고 있다.

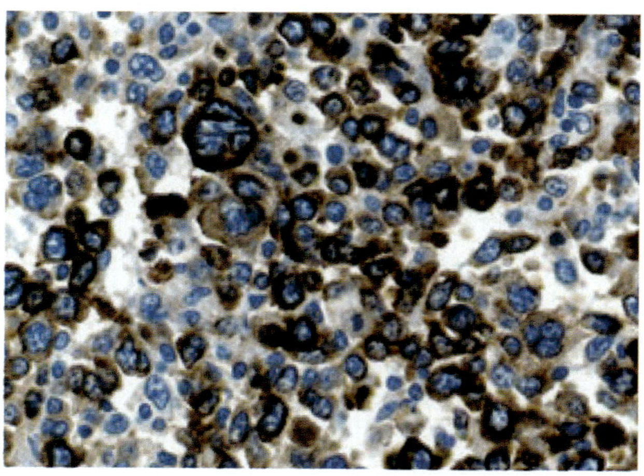

그림 16-73. 림프조직의 역형성 림프종(anaplastic lymphoma). 면역염색(효소항체법). 종양세포의 세포질 내에서 강한 CD30-양성 반응을 보임.

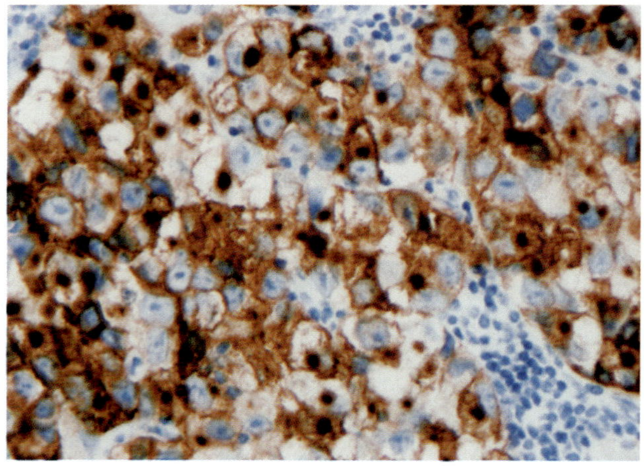

그림 16-74. 고환의 정상피종. 면역염색(효소항체법). 종양세포의 세포막과 세포질에서 강한 PALP 양성 반응을 보임.

최근에는 예후와 치료에 관련된 면역조직화학 표지자들도 보고되고 있다. 그 예로 일부는 암의 침윤과 전이를 결정하는 데 도움이 되며, 치료 효과를 예측하는 데 도움을 주기도 한다. 이 밖에 일부 항체는 종양의 증식능을 평가하고 일부 종양단백질(oncoproteins)은 종양의 진단과 예후에 대한 정보를 제공해 주기도 한다.

1) 침윤(invasion)

암종세포의 침윤은 바닥막을 통한 종양세포의 침윤으로 정의한다. 상피내암종(carcinoma in situ)은 바닥막이 잘 보존되어 있는 반면, 침윤암종은 바닥막을 침범한다. H&E 염색에서는 바닥막의 보존 상태를 구별하기 어려울 경우 항체를 이용하면 침범 유무나 그 위치를 찾아내기가 수월하다. 바닥막 성분 검출에 가장 흔히 사용되는 항체는 4형 콜라겐(collagen type IV)과 라미닌(laminin)이다.

유방의 샘암종과 같은 악성 종양의 경우는 정상 샘이 근상피세포(myoepithelial cell)로 구성된 기저세포들로 둘러싸여 있다. 이 경우는 근육-특이 액틴(muscle specific actin) 항체를 이용하면 바닥막 부위를 쉽게 찾을 수 있다.

전립샘의 기저세포는 관강세포(luminal cell)와 다른 특징적인 면역표현형 물질인 고분자량 케라틴과 34betaE12 (K903이라고도 함)를 발현하며, bcl-2를 발현하기도 한다.

2) 전이(metastasis)

대부분의 암종 진단에 가장 중요한 단일 예후 인자의 하나는 국소 림프절 전이 유무이다. 그러나 일반 조직검사에서는 전이 부위가 아주 작을 때는 종종 찾지 못하는 경우가 있다. 이를 미소전이(micrometastasis)라 부르며, 미소전이의 진단에는 여러 종류의 상피성 표지자가 이용되고 있다. 그 이유는 정상 림프조직 내에는 상피세포가 없기 때문이다.

감시림프절(sentinal lymph node)은 종양과 가장 가까이에 위치한 림프절이다. 이 림프절은 종양의 전이 시 처음 종양세포가 출현하는 림프절이다. 종양과 가장 가까운 림프절에서 종양세포의 동정은 환자 치료와 관리에 큰 영향을 미친다.

3) 치료 효과(therapeutic response)

스테로이드호르몬 검출은 오랫동안 유방암, 전립샘암, 자궁암, 난소암 등이 어떻게 호르몬 치료에 반응하는가에 대한 정보를 제공한다고 알려져 왔으며, 또한 환자 예후에서도 유용한 정보를 제공하고 있다. 최근까지 호르몬수용체 발현을 검사하는 데는 덱스트란-도포된 활성탄 시토솔-기초검사(dextran-coated charcoal cytosol-based assay)가 이용되어 왔다. 그러나 현재 이 방법은 스테로이드호르몬 수용체(steroid hormone receptor)는 단클론항체를 사용하여 면역조직화학적검사로 대치하고 있으며, 이 방법을 통해 직접 조직표본 위에서 수용체 단백질을 확인할 수 있게 되었다(표 16-20). 면역조직화학적 방법은 예민하고 특이적이며, 몇 가지 실제적인 장점을 제공하고 있다. 다제약제 저항성(multi-drug resistance, MDR)은 독소나 기타 약제에 노출된 후 독소나 약제에 대한 저항성을 획득하는 세포의 능력이다. MDR 유전자는 약제 유출펌프로 작용하는 막단백질을 코드화하여(encode) 이 막단백질로 하여금 세포를 죽이기 전에 독소나 약제를 제거하게 한다. 그러므로 MDR은 화학감수성의 예측자이며 추가적으로 환자 예후에 대한 정보도 제공해준다.

4) 종양세포의 증식(proliferation of tumor cell)

많은 종양의 세포증식은 임상적으로 환자의 질병 결과와 밀접히 관련되어 있다. 과거 증식에 대한 정량적 평가는 종양세포의 세포분열 수나 DNA 내로 삼중수소 티미딘(tritiated thymidine) 또는 BrdU (bromodeoxyuridine)의 흡수율을 측정하여 분석하였다. 또한 S기(S phase, DNA 합성기)의 세포 수를 측정하거나 유세포분석법(flow cytometry)에 의해 분석하였다. 최근에는 면역조직화학적 방법으로 세포증식 표지자인 Ki-67(MIB-1)과 PCNA (proliferative cell

표 16-20. 악성 종양의 치료 적합성 평가에 사용되는 항체

항체	암	치료약
HER2	유방암	Trastuzumab (Herceptin)
HER2	위암	Trastuzumab (Herceptin)
CD20	B-세포 림프종	Rituximab
CD117	위장간 간질종양	Glivec/sunitinib

nuclear antigen) 염색이 이용되고 있다(그림 16-75). 이 두 항원들은 여러 종양에서 발현이 증가하여 종양의 공격성을 높이며 그 결과 질병의 재발률과 전이율을 높인다는 보고가 있다.

5) 종양유전자와 성장인자(oncogene and growth factors)

종양유전자란 정상세포 유전자가 돌연변이나 유전자 증폭에 의해 변형되거나 세포성장조절기전을 상실한 것을 말한다. 종양유전자 검출에는 유전자산물에 대한 항체를 사용하고 있는데 그 예로 Her-2/neu의 과발현이나 증폭은 유방암에서 광범위하게 연구되어 왔다(그림 16-76). 많은 보고에서 Her-2/neu는 림프절 전이 양성과 음성 환자 모두에서 나쁜 생존율과 관계있다는 것을 보여주었다. EGFR (epidermal growth factor receptor)은 구조적으로 Her-2/neu와 매우 유사하다. EGFR은 면역조직화학적으로 다양한 조직에서 검출되어 왔으며, 종양 진행에 어떤 역할을 할 것으로 기대되고 있다.

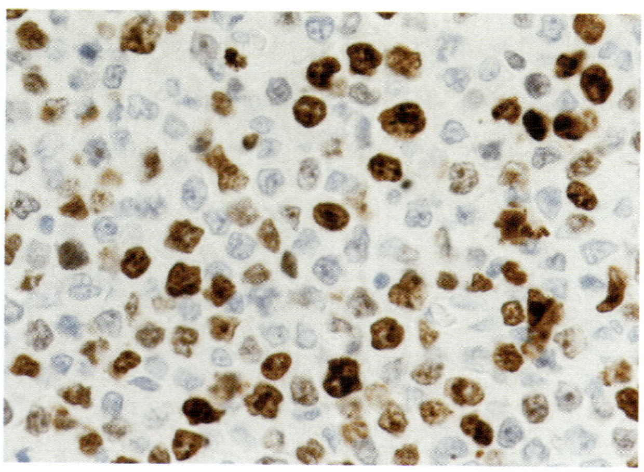

그림 16-75. **B-세포 림프종**. 면역염색(효소항체법). 흩어져 있는 종양세포의 핵에서 강한 Ki67 양성 반응을 보임

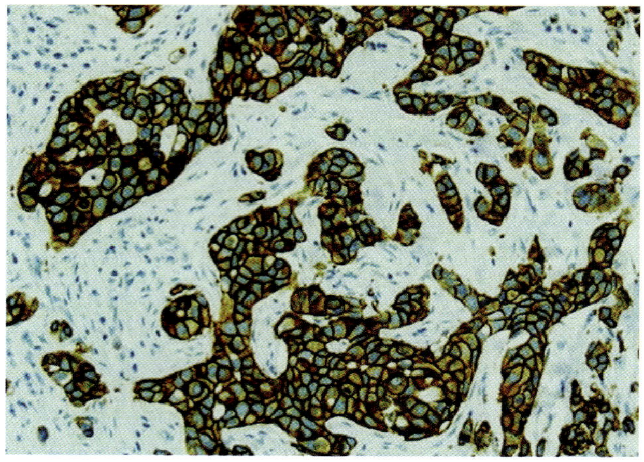

그림 16-76. **사람 유방암조직**. 면역염색(효소항체법). 유방암종 세포의 막을 따라 강한 Her-2/neu 양성 반응을 나타냄

XI. 항체 패널(antibody panels)을 이용한 미지 기원 전이성 암종의 면역조직화학적 평가에 대한 알고리즘적 접근

미지의 종양을 진단하기 위해서는 항체 패널을 이용한 접근방식을 활용하고 있다. 각 조사 끝부분의 원은 양성과 음성결과를 나타낸 것으로 최종 진단 쪽으로 경로를 안내하는 표시이다(그림 16-77). 사용하는 항체 패널은 환자의 임상병력과 함께 조직의 형태학적 모양에 기초를 두어야 한다. 모든 알고리즘 패널에는 주어진 종양을 분류하기 위한 선택적인 마커가 뒤따라야 한다. 진단 구성을 위해 사용되는 알고리즘의 예는 많은 종류가 있다. 대표적인 사례로 항체 패널을 이용한 알고리즘적 접근법을 그림으로 제시한다(그림 16-77)

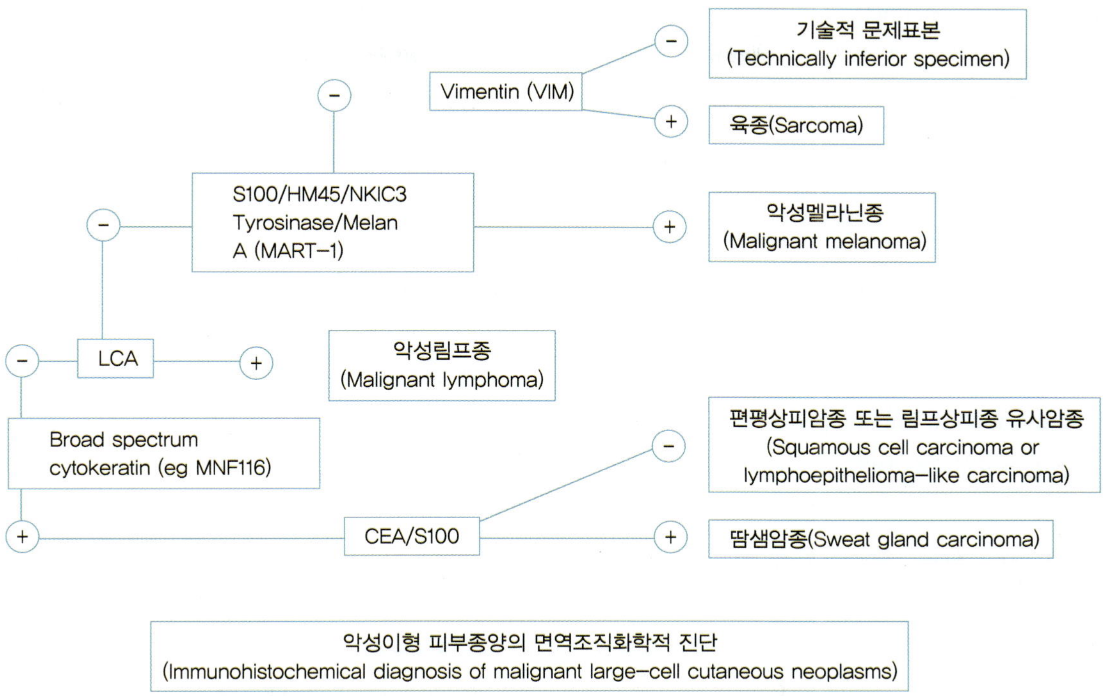

그림 16-77. 항체패널을 이용한 알고리즘적 접근. 미지 기원 전이성 암종의 면역조직화학적 평가.

참고문헌

1. Kiernan JA. Histological and Histochemical Methods: Theory and Practice. New York. Pergamon Press, 1981.
2. Sheehan DC and Hrapchak BB. Theory and Practice of Histotechnology. St. Louis: C.V. Mosby Co. 1980.
3. Diamandis EP, Schwartz MK. Tumor Markers: Physiology, Pathobiology, Technology, and Clinical Applications. Washington DC. AACC Press, 2002.
4. Dabbs DJ. Diagnostic Immunohistochemistry. Philadelphia: Churchill Livingstone Elsevier 2002.
5. Clinical Laboratory Improvement Amendments of 1988: Final Rule, 57 CFR 7163, February 28, 1992.
6. Key M (ed.). Education Guide: Immunohistochemical Staining Methods, 4th ed. Carpinteria: Dako 2006.
7. Nadji M and Morales AR. Immunoperoxidase. Part I: The tech-nique and its pitfalls. Lab Med 14:767, 1983.
8. Banks PM. Diagnostic applications of an immunoperoxidase method in hematopathology. *J Histochem Cytochem* 27:1192-94, 1979.
9. Culling CFA, Reid PE, Sinnott NM. The effect of various fixatives and trypsin digestion upon the staining of routine paraffin-embedded sections by the peroxidase-antiperoxidase and immunofluorescent technique. J Histotech 3:10-19, 1980.
10. Carson FL (ed.). Histotechnology: A self-instructional text. Chicago: ASCP Press, 1990.
11. Grabau DA, Nielsen O, Hansen S, Nielsen MM, Lækholm A-V, Knoop A, Pfeiffer P. Influence of storage temperature and high-temperature antigen retrieval buffers on results of immunohistochemical staining in sections stored for long periods. *Appl Immunohistochem* 6(4):209-213, 1998.
12. Shi SR, Key ME, Kalra KL. Antigen retrieval in formalin-fixed, paraffin-embedded tissues: An enhancement method for immunohistochemical

staining based on microwave oven heating of tissue sections. *J Histochem Cytochem* 39:741-48, 1991.

13. Koopal SA, Coma MI, Tibosch AMG, Surmeijer AJH. Low temperature heating overnight in Tris-HCI buffer pH 9 is a good alternative for antigen retrieval in formalin-fixed paraffinembedded tissue. *Appl Immunohistochem* 6:228-33, 1998.
14. Koretz K, Lemain ET, Brandt I, and Moller P. Metachromasia of 3-amino- 9-ethylcarbazole (AEC) and its prevention in immunoperoxidase techniques. *Histochem* 86:471-78, 1987.
15. Elias JM, Gown AM, Nakamura RM, Wilbur DC, Herman GE, Jaffe ES, Battifora H, Brigati DJ. Special report: Quality control in immunohistochemistry. *Amer J Clin Pathol* 92:836-43, 1989.
16. Omata M, Liew CT, Ashcavai M, Peters RL. Nonimmunologic binding of horseradish peroxidase to hepatitis B surface an-tigen: a possible source of error in immunohistochemistry. *Amer J Clin Pathol* 73:626-32, 1980.
17. Herman GE and Elfont EA. The taming of immunohistochemistry: The new era of quality control. *Biotech Histochem* 66:194-99, 1991.
18. Elias JM. Immunohistopathology. A Practical Approach to Diagnosis. Chicago, Ill, ASCP Press, 1990.
19. Giorno R. A comparison of two immunoperoxidase staining methods based on the avidin-biotin interaction. *Diagn Immunol* 2:161, 1984.
20. Naish SJ. Immunochemical Staining Methods. Carpinteria, Calif, DAKO Co, 1989.
21. Shi SR, Imam SA, Young I, Cote RJ, Tylor CR. Antigen retrieval immunohistochemistry under the influence of pH using monoclonal antibodies. *J Histochem Cytochem* 43:193, 1995.
22. Tayler C. The current role of immunohistochemistry in diagnostic pathology. Advances in pathology and laboratory medicine, St Louise, Mo, Mosby-Year Book Inc, 1994.
23. Coons A.H., Creech H.J., and Jones R.N. Immunological properties of an antibody containing a fluorescent group. *Proc Soc Exp Biol Med* 47, 200-20, 1941.
24. Coons AH, Kaplan MH. Localization of antigen in tissue cells. II. Improvements in a method for the detection of antigen by means of fluorescent antibody. *J Exp Med* 91: 1, 1950.
25. Weber K., Bibring T., and Osborn M. Specific visualization of tubulin-containing structures in tissue culture cells by immunofluorescence. Cytoplasmic microtubules, vinblastine induced paracrystals, and mitotic figures. *Exp Cell Res* 95, 111-120, 1975.
26. Johnson ID. Practical considerations in the selection and application of fluorescent probes. In: Handbook of biological confocal microscopy, 3rd ed.(J.B. Pawley Ed), Plenum Press New York. pp. 362-363, 2006.
27. Bacallao R, Sohrab S, Phillips C. Guiding principles of specimen preservation for confocal fiuorescence microscopy. In: Handbook of bilological confocal microscopy, 3rd ed. (J.B. Pawley. ED), Plenum Press. New York. pp. 368-380, 2006.
28. Jennette JC, Wick MR. Immunohischemical techniques. In "Immunohistology in diagnostic pathology"ú, Ed. Jennette JC. CRC Press. Boca Raton, FL. USA. pp. 1-29, 1988.

17

효소조직화학
Enzyme histochemistry

학 습 목 표

- 효소조직화학의 의의를 설명한다.
- 효소의 생화학적 검출과 효소 조직화학적 검출의 차이를 설명한다.
- 효소조직화학적 염색의 종류 및 그 원리를 설명한다.
- 효소활성에 영향을 미치는 요소들을 설명한다.
- 효소조직화학적 염색을 위한 조직표본 제작방법을 설명한다.
- 고정과 효소활성과의 관계를 설명한다.
- 현재 효소조직화학적 염색이 주로 이용되는 검사를 설명한다.
- 정상 뼈대근의 일반 구조를 설명한다.
- I형과 II형 근육섬유의 차이를 설명한다.
- 근육생검조직의 채취 시 주의해야 할 점을 설명한다.
- 근육질환 진단 시 이용되는 표준 염색방법에 대해 설명한다.
- 근육질환 진단에 이용되는 염색방법들과 그 진단적 의의에 대해 설명한다.
- 근육생검조직의 동결 시 주의해야 할 점에 대해 설명한다.

I. 효소와 효소조직화학반응

효소는 1861년 빌(Beale)이 신경조직에 붙어 있는 과다한 조직의 제거를 위해 위액을 소화액으로 사용하면서 처음 알려지게 되었다. 그 후 1868년 크랩스(Klebs)와 1872년 스트르브(Streuve)가 조직 내 고름에 존재하는 과산화효소(peroxidase)를 조직화학적으로 증명하기 위해 구아익(guaiac) 시약을 적용한 결과 청색반응을 얻게 됨으로써 최초로 조직에서 효소의 존재를 검출할 수 있게 되었다. 이어 1900년에는 브란덴버그(Brandenburg)가 백혈구 과립에서도 과산화효소의 존재를 검출하는 데 성공하면서 오늘날 조직병리진단에 활발히 이용하고 있다.

효소조직화학(enzyme histochemistry)은 조직병리학 분야에서 조직 내 효소활성 부위의 존재 부위와 분포를 광학현미경 하에서 관찰할 수 있을 뿐만 아니라 전자현미경으로 세포 내 소기관과의 관련성도 찾아낼 수 있어서 그 의의가 매우 크다. 특히 효소조직화학은 근육질환의 조직병리학적 진단에서 결정적인 역할을 하고 있다. 하지만 아직도 근육질환 이외의 다양한 질환의 진단을 위한 조직학적 검사법으로서 크게 기여하지 못하고 있는 것이 현재의 실정이다.

1. 효소의 정의

촉매(catalyst)는 어떤 화학반응을 촉진하는 화합물로 반응에 참여하였다가 그 반응이 완결되면 본래 상태로 되돌아오는 성질을 가진다. 효소(enzyme)는 생물계에서 일어나는 화학반응에 촉매로 작용하는 일종의 단백질로서, 세포 내에서 이루어지는 대부분의 화학반응은 이들 효소의 촉매 작용으로 이루어진다. 따라서 효소에 의한 촉매 작용이 없다면 세포 내 화학반응은 매우 느리게 진행될 것이다. 또 효소는 기질(substrate)에 대해 절대적 또는 상대적 특이성을 가진다. 기질이란 효소에 작용하는 특이적인 반응물질로 상대 특이성이 있는 효소는 그 작용부위가 한 개 이상이지만 사실상 모두 유사한 것들이다. 뿐만 아니라 효소에 기질이 작용하는데는 기질의 화학 작용기 외에 그 작용기의 공간배열 상태도 영향을 미친다. 이것을 효소-기질반응의 입체화학적 특이성(stereochemical specificity)이라 부른다. 효소는 특정 기질과 반응하여 일시적으로 결합하여 생성물을 만들고 그 후에 변화없이 그대로 떨어져 나와 또 다른 기질분자와 결합할 수 있다(그림 17-1).

체내의 효소는 대부분 세포질에 단순히 용해된 상태로 존재하는데 이러한 효소를 용해성 효소(soluble enzyme)라 부른다. 그러나 일부 효소는 미토콘드리아나 용해소체와 같은 세포소기관과 단단히 결합되어 있는 것도 있다(표 17-1).

2. 효소의 명명과 분류

효소의 명칭은 urease, uricase 등과 같이 작용하는 기질에 접미사 -ase를 붙여 명명한 것이 많다. 그러나 trypsin, pepsin, catalase 등과 같이 기질 명칭과 관

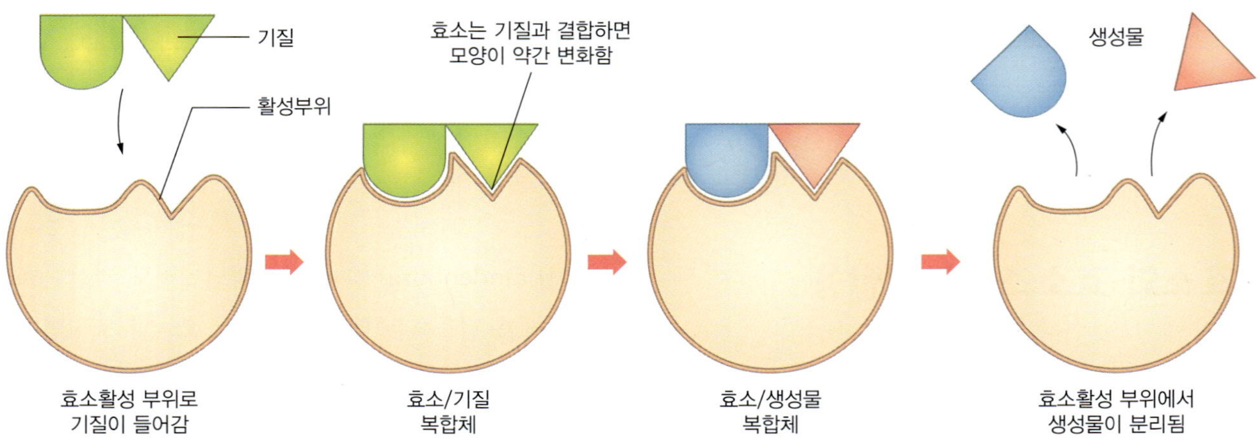

그림 17-1. 효소와 기질의 반응과 생성물의 형성

표 17-1. 세포소기관과 효소들

세포소기관 효소	
용해소체	acid phosphatase, β-glucuronidase
세포막	alkaline phosphatase, aminopeptidase, ATPase
미토콘드리아	dehydrogenase, diaphorase, monoamine oxidase, ATPase
마이크로솜	esterase, glucose-6-phosphatase

계없이 사용되는 것도 있으며, 또 dehydrogenase처럼 기능에 따라 불리는 것도 있다. 그러나 새롭게 발견되는 효소의 종류가 많아지면서 효소의 명명에 혼란이 일어남에 따라 1961년 국제생화학연맹(International Union of Bichemistry, IUB)의 효소위원회(Enzyme Commission, EC)에서는 효소의 반응을 촉매하는 형태에 따라 크게 가수분해효소(hydrolase), 산화환원효소(oxidoreductase), 전이효소(transferase), 분해효소(lyase), 이성화효소(isomerase) 및 연결효소(ligase)의 6가지로 분류하고 통일성을 기하기 위해 효소마다 EC 다음에 4개의 번호를 붙여 계통적으로 분류하였다.

효소조직화학적 검출에 주로 사용되는 일부 효소들을 반응형식에 따라 간단히 분류한 것을 제시하였다(표 17-2).

3. 효소 활성에 영향을 미치는 인자

1) 온도, 수소이온농도(pH) 및 기질농도

온도가 상승하면 효소의 반응속도가 증가한다는 것은 잘 알려져 있다. 일반적으로 효소의 반응속도는 온도가 10℃ 상승할 때마다 2배 증가한다. 그러나 효소는 단백질이기 때문에 55~60℃ 이상의 온도에서는 대부분 변성되어 활성을 잃게 된다. 따라서 효소반응의 최적 온도를 결정하기 위해서는 효소활성이 가장 빠르게 증가하는 온도를 선택하는 것이 필요하나, 효소가 변성되는 온도를 피해야 한다. 일반적으로 효소활성도가 가장 높은 온도는 35~43℃ 범위이며 최적 온도는 37℃이다(그림 17-2 A).

pH도 효소활성에 매우 중요한 영향을 미친다. 효소는 강알칼리성이나 강산성 용액 내에서 쉽게 변성을 일으켜 활성을 잃는다. 그러나 효소마다 특정 pH에서 활성이 최대를 나타내는데, 이 pH를 최적 pH (optimal pH)라 부른다.

일반적으로 효소의 최적 pH는 6~7 정도이지만(그림 17-2 B), 알칼리성분해효소(alkaline phosphatase)의 최적 pH는 9.6~10.0, 전립샘인산분해효소(acid phosphatase)의 최적 pH는 4.9~5.0, 펩신(pepsin)의 최적 pH는 위액의 pH와 유사한 1.5~2.0이어서 효소에 따라 다소 차이가 있다. 이 밖에도 손상 또는 죽은 조직세포의 소화에 관여하는 용해소체 가수분해효소(lysosomal hydrolase)의 최적 pH는 3.0~5.5이다.

효소의 반응속도에 미치는 기질의 농도를 보면 효소의 농도가 일정하고 기질의 농도가 증가하면 효소의 반응속도는 어느 수준까지는 기질의 농도에 비례하며, 그 이상에서는 일정한 반응속도를 유지한다. 즉, 기질의 농도가 충분히 높아져 효소와 기질의 결합이 포화상태(효소-기질 복합체 형성 포화)에 이르면 반응속도가 더 이상 증가하지 않는다(그림 17-2 C). 즉, 효소 포화상태란 효소의 3차원적 활성부위가 모두 결합된 상태를 말한다.

표 17-2. 효소의 조직화학적 분류

가수분해	산화환원효소	전이효소
alkaline phosphatase (ALP) acid phosphatase (ACP) adenosine triphosphatase non-specific esterase cholinesterase lipase amylase leucine amino peptidase (LAP)	dehydrogenase peroxidase monoamine oxidase cytochrome oxidase dopa oxidase	phosphorylase

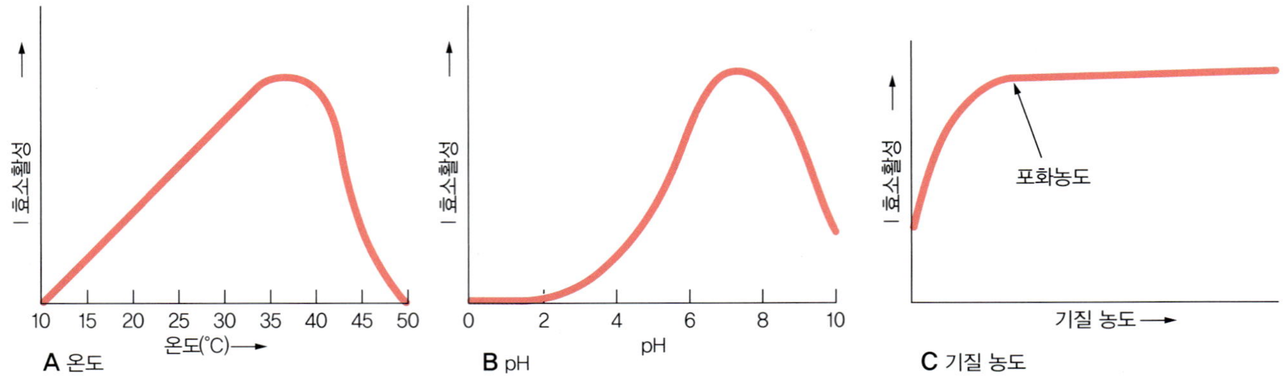

그림 17-2. 효소활성과 최적 온도, 기질농도와의 관계

2) 억제제

억제제(inhibitors)는 효소활성을 억제하는 화학물질로서, 특이적 억제제(예: cholinesterase에 대한 eserine), 비특이적 억제제(예: 모든 효소에 대한 열처리) 및 경쟁적 억제제의 세 종류가 있다(그림 17-3). 특이적 억제제는 효소분자의 반응부위에 영향을 미치고, 비특이적 억제제는 효소단백질을 변성시킴으로써 효소반응을 파괴시키며, 경쟁적 억제제는 효소활성부위(active sites)에 대한 기질과 억제제에 경쟁적으로 결합하여 효소활성을 저해한다.

3) 활성제

활성제(activators)는 저해제와 반대로 효소활성을 촉진하는 데 사용되는 화학물질이다. 일반적으로 마그네슘, 칼슘, 망간 등의 2가 양이온 물질이다. 그 예로 알칼리성 인산분해효소 검출을 위한 고모리(Gomori)

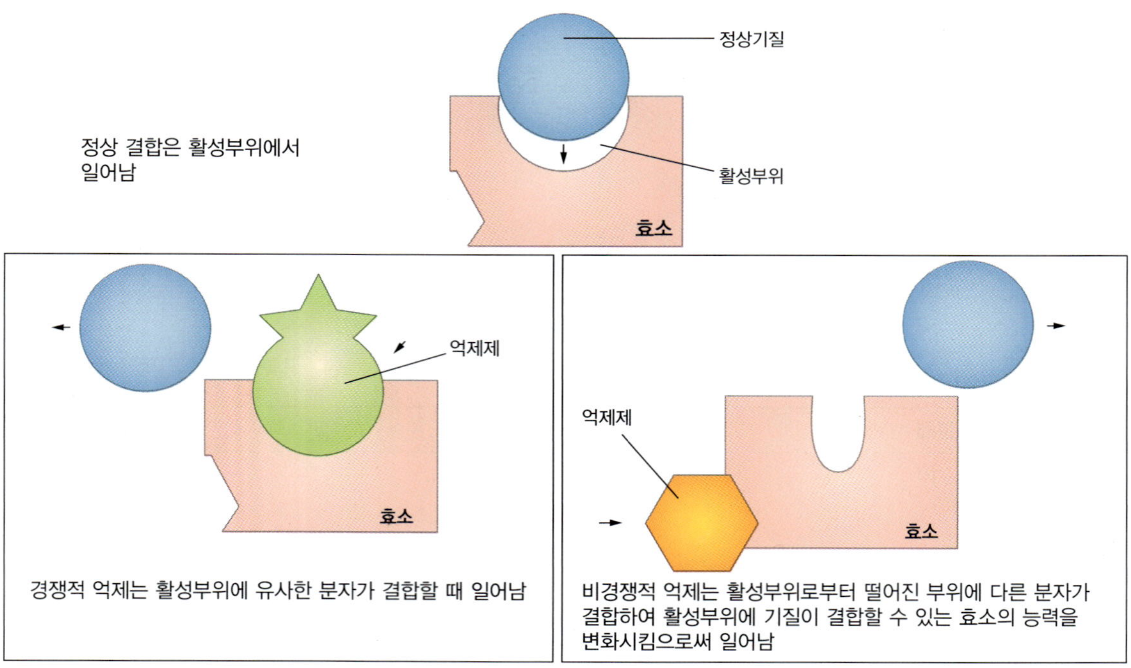

그림 17-3. 효소-기질반응에서 억제제의 작용

의 금속침전법에 사용되는 마그네슘이온(magnesium ion)을 들 수 있다.

4. 효소의 위치

조직세포의 특정 부위에 효소가 존재하는 것을 효소의 위치결정(localization)이라 부른다. 어떤 특정 부위에 효소 존재를 증명하는 것이 효소조직화학의 목적이지만 사실상 효소활성만을 검출할 수밖에 없기 때문에, 전 장에서 기술하는 항체를 이용하여 효소단백질 자체를 증명하는 면역조직화학과는 다르다. 따라서 효소활성을 검출하는 데는 효소활성 소실 방지, 반응산물의 가시화, 효소반응의 특이성, 효소의 조직세포 내 보존성, 효소 반응산물의 확산, 자리이탈 방지 및 조직세포의 구조 보존성 등에 관한 세심한 주의가 필요하다(그림 17-4).

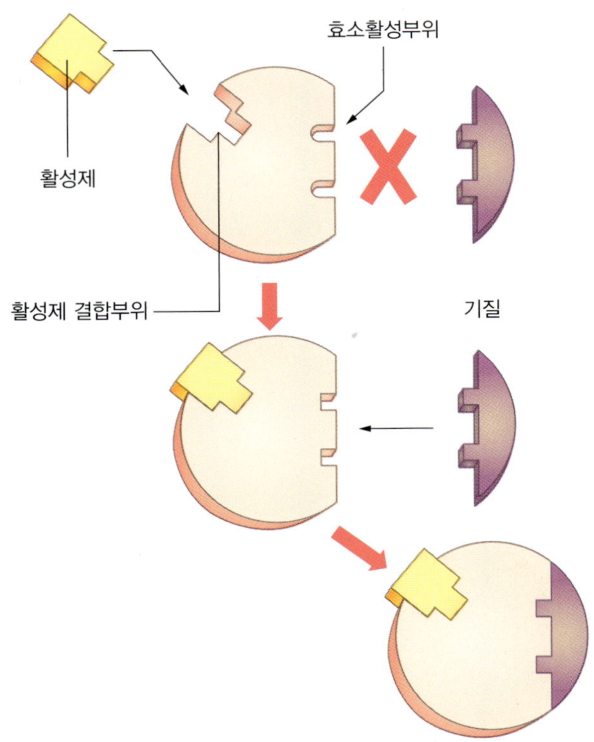

그림 17-4. 효소-기질반응에서 활성제의 작용

5. 효소조직화학 반응의 종류

대부분의 효소조직화학 반응의 근본적인 원리는 조직세포 내에 존재하는 어떤 효소에 특이적인 기질을 첨가하여 생성된 반응산물을 가시화함으로써 효소활성의 존재부위를 관찰하는데 기초하고 있다. 그러나 불행하게도 이 경우 발생하는 일차반응산물(primary reaction product, PRP)은 흔히 눈으로 볼 수 없는 물질이어서 일차반응 후 다른 물질을 첨가하여 불용성의 유색 반응산물로 전환시켜야 한다. 이 과정은 한 단계 이상을 거치며, 반응결과 생기는 유색 반응물질을 최종반응산물(final reaction product, FRP)이라 한다. 이때 발색제는 방법에 따라 여러 종류가 사용된다.

1) 금속침전법(metal precipitation method)

1939년 고모리(Gomori)가 개발한 방법으로 가장 오래된 효소조직화학적 반응이며, 이 방법이 나오게 되면서부터 효소조직화학이 활기를 띠게 되었다.

효소작용에 의한 기질 분해산물은 금속 또는 금속염과 이온결합하여 효소활성 부위에 가시반응산물을 형성한다. 일반적으로 금속이나 금속염은 광학현미경적 관찰에서 짙은 착색 반응산물을 생성하여 광학현미경적 관찰이 가능하며 또한 금속 자체는 전자선을 방출하는 성질도 있기 때문에 반응산물을 전자현미경으로도 관찰할 수 있다. 기질이 분해된 후 가시산물의 형성 과정은 보통 한 단계 또는 두 단계 이상의 반응으로 진행되며 3단계 이상의 반응은 드물다(그림 17-5). 보통 반응단계의 수가 많으면 반응의 감도가 낮거나 반응산물이 정확히 효소활성 부위에 존재하지 않는다. 금속침전법은 가수분해효소, 탈수소효소활성을 비롯하여 알돌레이스(aldolase), 탄산탈수효소(carbonic anhydrase) 등의 특수한 효소활성 검출에 이용된다.

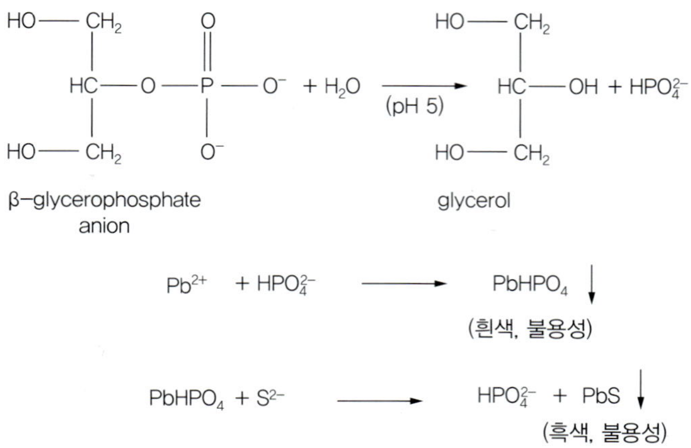

그림 17-5. 금속침전법. 일차반응산물은 무색이나 이차반응산물은 흑색침전물을 만듬

2) 아조염색법(azo dye-coupling method)

아조염색법은 효소의 분해 작용에 의해 기질로부터 생성된 산물을 디아조늄염(diazonium salt)과 반응시켜 효소활성 부위에 가시산물(아조염료)을 형성시켜 관찰하는 방법이다(그림 17-6). 일반적으로 아조화합물은 강한 착색을 나타내지 않으나 이것이 기질의 분해산물과 결합한 후에는 청색, 흑색, 녹색, 갈색, 자색 등의 광학현미경적으로 구별하기 쉬운 짙은 아조색소로 변한다. 효소기질로 가장 빈번하게 사용되는 것은 1 또는 2-나프톨(1 또는 2-naphthol), 나프톨 AS (naphthol AS), 나프틸라민(naphthylamine), 인독실(indoxyl)이나 인독실아민(indoxylamine) 등이다. 디아조늄염에는 'Fast'라 칭하는 명칭을 사용하는 화합물이 많고, 명칭의 Fast 다음에 blue나 red라는 문자가 연결되어 있는데, 이것은 나프톨계 화합물과 짝짓기(coupling) 할 때 발색되는 색을 의미한다. 예를 들어 Fast blue B는 tetrazotized O- dianisidine으로 아조 짝짓기에 의해 청색을 나타낸다. 디아조늄염은 염화디아조늄-아연(diazonium chloride-zinc), 염소이중염(chloride double salts)의 형, 즉 Cl^-, Mg^+, Al^{2+} 등의 금속염을 갖는 것이 많다. 이들 디아조늄염을 효소조직화학에 사용할 때 필요한 성질은 아래표와 같다(표 17-3). 디아조

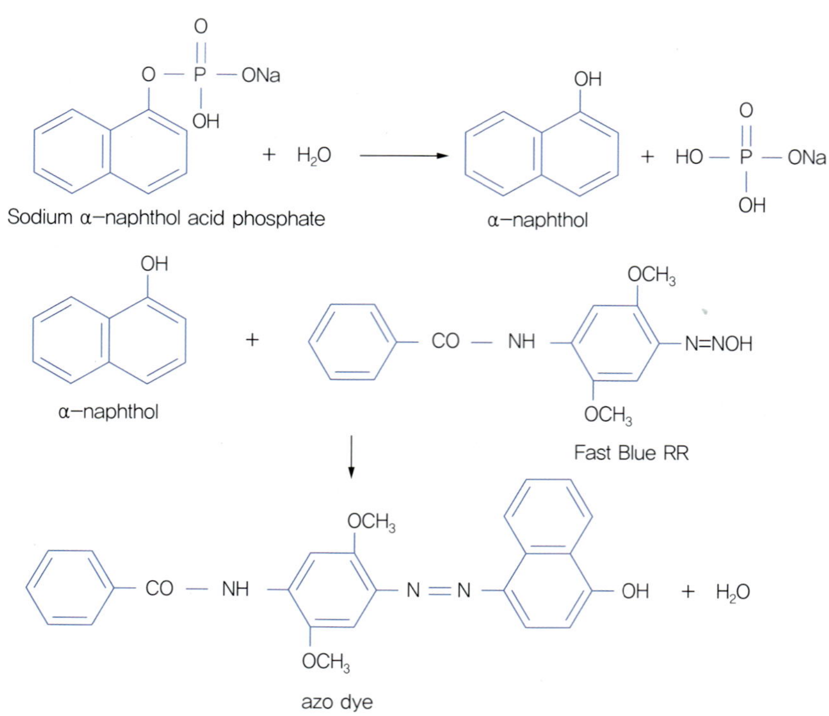

그림 17-6. 아조염색법. 기질로부터 생성된 산물에 디아조늄염을 반응시켜 아조염료를 형성시키는 방법임

표 17-3. 각종 디아조늄염의 성질

디아조늄의 종류	염료 색인번호(CI)	짝짓기 속도	안정성
Fast blue B	37235	매우 느림	좋음
Fast blue BB	37175	느림	좋음
Fast garnet GBC	37210	매우 빠름	적정
Fast orange GC	37005	빠름	적당
Fast orange GR	37025	매우 빠름	매우 좋음
Fast red B	37125	매우 빠름	매우 좋음
Fast red GG	37035	매우 빠름	좋음
Fast red RB	37090	빠름	적당
Fast red RL	37100	매우 빠름	좋음
Fast red TR	37080	빠름	매우 좋음
Fast scarlet G	37105	매우 빠름	적당

늄염의 안정성은 반응기질액의 pH, 온도 등에 영향을 받으며, 일반적으로 알칼리 쪽으로 기울면 낮아진다. 따라서 반응을 37℃의 알칼리 쪽에서 수행할 경우에는 반응기질액을 반응의 중도에서 교환하도록 권장된다. 알칼리에서 분해된 디아조늄염은 반응부위 이외에 침착(부정침착)하여 반응부위가 부정확하게 된다. 그러나 다른 면에서는 효소반응기질에서 유리된 분해산물과 디아조늄염의 반응은 알칼리 쪽에서 빠르게 일어난다. 이때에 주의할 점은 디아조늄염에 의한 효소반응의 저해 효과이다. 이것은 디아조늄 화합물 자체에 의한 것과 함유되어 있는 금속이온에 의한 것이다. 이런 점을 고려하여 적당한 디아조늄염을 선택할 필요가 있다.

아조염색법에는 반응기질액에 디아조늄염을 함께 첨가하여 수행하는 동시 짝짓기법(simultaneous coupling method)과 먼저 나프톨계(naphthol AS-BI 등)의 적당한 기질과 반응시킨 후 침착된 나프톨 AS-BI 등을 후에 디아조늄염과 짝짓기 후 짝짓기법(post coupling method)이 있다.

동시 짝짓기법의 원리는 절편 내에 존재하는 효소가 기질을 가수분해하여 비가시성의 일차반응산물(PRP)을 형성한 다음, 이 복합체가 즉시 디아조늄염(diazonium salt)과 결합하여 가시성의 유색 최종반응산물(FRP)을 생성하는 데 기초한다. 이 방법의 좋은 예로는 인산분해효소 검출을 위한 아조염색법을 들 수 있다. 이 경우 PRP는 무색인 반면, FRP는 항상 유색이어야 한다. 또한 효소는 기질을 가수분해하기에 충분한 양을 포함하여야 하고 기질은 반드시 물이나 완충액에 용해될 수 있어야 한다. 이 반응은 효소의 최대 활성과 적당한 기질용해성을 보이는 pH에서 수행하여야 한다. 또한 디아조늄염은 가장 효과적인 짝짓기 비율을 나타낼 수 있는 최적 pH가 있기 때문에 동시 짝짓기법을 선택할 때는 수행할 방법의 pH를 고려해야 한다.

동시 짝짓기법에서의 PRP는 어느 정도 불용성이어야 한다. 만일 PRP가 너무 쉽게 용해되면 디아조늄염과 짝짓기가 거의 일어나지 않는다. 또한 반응액 내의 기질과 디아조늄염의 양도 중요하다. 이 두 성분이 너무 많으면 한편으로는 기질의 가수분해율이 억제되며, 다른 한편으로는 FRP의 형성이 억제된다.

후 짝짓기법에서는 효소가 기질을 가수분해하여 불용성인 PRP를 생성한다. 그 후 짝짓기 과정은 분리된 용액에서 수행하는데 그 과정은 첫 가수분해 부위에 남아있는 PRP에 따라 달라진다. 또한 짝짓기 과정에서 PRP의 확산이 발생하지 않아야 한다. 후 짝짓기법은 많은 이론적인 장점을 가지고 있다. 이 장점 중 하나는 첫 기질효소반응에 대한 최적 pH를 첫 반응에서 달성할 수 있으며, 두 번째 짝짓기 단계에서 최적 pH를 달리 할 수 있다. 이 방법에서는 디아조늄염에 오래 반응시키면 효소가 불활성화되거나 가수분해를 간섭하기 때문에 첫 반응 시 디아조늄염에 의해 발생할 수 있는 나쁜 영향을 피해야 한다. 그 예로 산이나 알칼리 용액 내의 디아조늄염이 조직에 오래 접촉하면 비특이적인 염색이 발생할 수 있다. 후 짝짓기법은 2단계 반응 과정을 통과하기 때문에 두 반응 사이에서 PRP의 용해로 인해 존재부위에 과다한 확산이 초래되기 쉽다는 결점이 있다.

3) 테트라졸리움법(tetrazolium method)

효소 작용에 의해 기질이 탈수소, 산화 또는 환원된 결과 생긴 수소에 의해 무색 화합물로부터 색소를 형성시켜 가시화하는 반응이다.

이와 같은 색소형성 반응의 대표적인 것이 테트라졸리움 반응이다. 테트라졸리움반응은 각종 탈수소효소(dehydrogenase)의 활성검출에 이용되고 있으며, 효소 작용에 의해 기질로부터 생긴 수소가 테트라졸륨염(무색)을 환원하여 포르마잔 색소(formazane pigment)를 형성한다(그림 17-7).

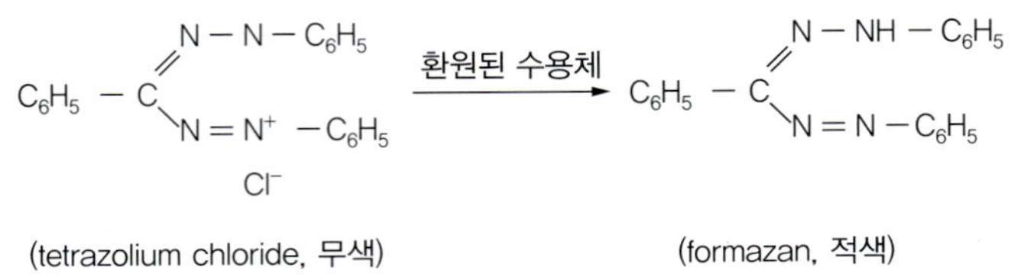

그림 17-7. 테트라졸륨염(tetrazolium salt)으로부터 포르마잔 색소(formazan pigment)가 형성되는 반응

테트라졸륨염은 약간의 가용성 물질로서 지질에 용해되어 지방조직에 침착하는 등 문제가 발생할 수 있다. 현재 사용되고 있는 주된 것은 NBT [nitro-blue tetrazolium, Z, Z'di-p-nitrophenyl-5,5′ diphenyl-3,3′(3,3′dimethoxy-4,4′biphenylone) ditetrazolium chlo ride] 및 TNBT [tetanitro-p-nitrophenyl-3,3′(3,3′dimethoxy-4,4′ biphenylene)-ditetrazolium chloride]가 있다(그림 17-8).

6. 효소의 보존

미고정 동결절편 상태에서 조직 내 효소는 확산에 의해 인공변화가 상당히 심하게 발생하기 때문에 이상적인 조직 내 효소 검출을 위해서 가능하면 조직을 동결하기 전에 먼저 고정해야 한다. 용해성 효소는 동결절편 후에 고정하면 효소의 확산을 막을 수 없어서 보통 동결하기 전에 고정이 필요하지만 일부 효소들은 간단히 조직을 고정하는 것만으로도 활성을 잃기 때문에 미

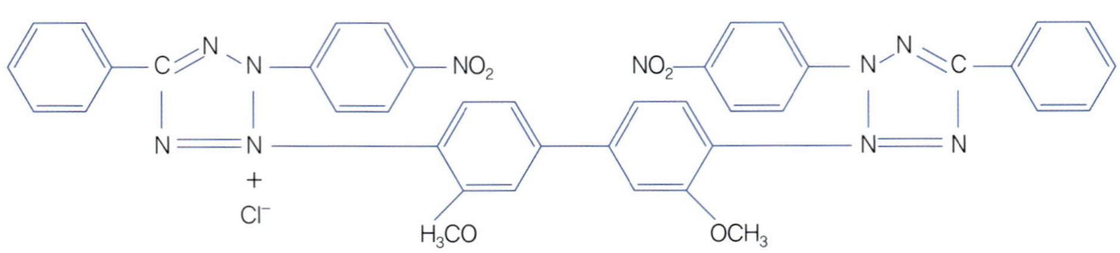

그림 17-8. NBT (nitro blue tetrazolium)의 화학 구조식

고정 상태로 동결절편을 제작한 후 고정해야 하는 경우도 있다. 일부 효소 검사를 위한 고정에는 냉포르말린(3~4℃), 냉칼슘-포르말린(cold calcium-formalin), 그리고 냉아세톤이 사용되어 왔다. 고정 후 이 조직들은 검-설탕용액(gum-sucrose solution)에 넣어 4℃에서 몇 주간 보관하면서 사용할 수 있다.

근육생검조직의 경우는 미고정 상태로 신속히 동결한 다음 가능한 후고정(post-fixation)을 시행한다. 이 경우 전기냉동절편기(cryostat) 내의 열추출기를 사용하여 동결시키면 얼음결정 인공산물(ice crystal artifact)이 생기므로 조직 동결을 위해서는 액체질소 내에 들어 있는 이소펜탄(isopentane) 속에 조직을 넣어 신속히 동결시킨다. 이소펜탄이 -150℃에 도달되면 근육조직을 넣어 동결한다. 만일 액체질소만을 사용하여 동결해야 한다면 조직을 활석(talc)에 묻혀 동결해야 한다.

근육조직을 직접 액체질소에 담가 동결하면 조직 주위에 일부 가스성 질소가 둘러싸여 동결이 방해를 받는다. 근육조직의 동결에 관해서는 뒤의 근육조직 진단의 효소조직화학 부분을 참고한다.

7. 광학현미경용 절편제작법

미고정 동결 또는 고정후 동결(이 경우도 조직동결에는 미고정 조직의 고정과 같은 주의가 필요함)한 조직은 전기냉동절편기 내에 들어 있는 조직재물대(metal disk)에 동결용 포매제(예 : OCT compound 또는 cryomatrix)를 사용하여 붙이고 드라이아이스 등에 의해 동결하여 접착시킨다. 이때 조직을 직접 동결용 포매제를 바른 조직재물대에 올려 놓으면 얼음결정이 쉽게 만들어지지만, 고무마개에 얹어서 동결한 조직에서는 고무마개를 조직재물대에 동결용 포매제로 붙이기 때문에 조직손상이 생기지 않으므로 좋다.

고정 후 동결절편은 유리슬라이드에 부착시키는데 효소조직화학 반응에서 절편이 쉽게 탈락하는 경향이 있어서 고무-설탕(gum-sucrose)액에 하룻밤 두었다가 동결시켜 절편을 제작하는 방법도 있다. 동결된 조직은 전기냉동절편기를 사용하여 6~8 μm 정도의 두께로 동결절편을 제작한다. 절편을 유리슬라이드에 일반적인 방법으로 부착하였을 경우에는 선풍기의 바람을 이용하여 건조시킨다. 그 후 즉시 효소조직화학 반응을 수행하는 것이 효소 활성보존의 측면에서 권장되지만, 여러 개의 반응을 행하거나 다른 날 반응을 수행할 때는 염색대에 실리카겔을 넣어 그 속에 절편이 부착된 유리슬라이드를 세워둔다. 그 후 뚜껑을 잘 밀폐하고 비닐테이프 등으로 밀봉하여 보존하면 1개월 정도는 사용할 수가 있다. 그러나 효소에 따라서는 이 상태에서 보존이 잘 되는 것도 있고 그렇지 않은 것도 있다.

8. 효소조직화학염색의 주의사항

1) 반응기질액

효소기질이나 염료는 새로 제조하여 사용하거나 좋은 조건에서 보존한 것을 사용한다. 또 저온에서 보관하였던 것은 실온에서 충분히 두었다 사용한다. 이밖에 기질 등의 시약을 완충액에 용해하면 용액의 pH가 변동하는 것도 있으므로 주의한다.

2) 반응조작 및 가시화

반응기질액을 제작한 후 부란기 또는 항온수조에 넣어 37℃가 된 것을 확인하고 나서 절편을 넣는다. 보통 30분간 반응액에 넣어 반응시킨다. 효소에 따라서는 약간 낮은 온도에서 반응시키는 것도 있다.

반응시간은 30분을 초과하지 않도록 하고, 비특이적 반응(부정 침착)이나 반응산물의 확산이 적도록 해야 한다. 또 반응산물이 반응액 속에 빠져나가는 것을 막기위해 인산화효소(phosphorylase) 반응 등에서는 절편에 셀로이딘막을 도포하여 담그는 방법도 있다. 테트라졸리움법에서는 PVP (polyvinyl pyrrolidone)를 반응기질에 첨가하기도 한다.

3) 대조절편의 준비

(1) 음성 대조(negative control)

① 검출해야 할 효소가 열에 의해 쉽게 활성을 잃게 되는 경우에는 적당한 온도(65℃, 10분)에서 열처리를 한 절편을 같은 효소 반응기질액에 반응시킨다.

② 특이적 억제제가 있는 효소에서는 억제제를 첨가한 반응기질액을 별도로 만들어 동시에 반응을 수행한다.

③ 반응기질액에서 효소반응 기질액만을 제거한 반응 액이나 발색시약 또는 포착시약을 제거한 반응기질액을 만들어 동시에 반응을 수행하여 본다.

④ 확실하게 효소반응이 없다고 생각하는 절편을 같은 반응기질액에 넣어 반응을 수행한다.

(2) 양성 대조(positive control)

① 효소 활성제(activator)를 알고 있을 경우에는 활성제를 첨가한 반응기질액을 별도로 만들어 결과를 비교한다.

② 확실하게 반응이 양성으로 나타나고 반응의 존재부위가 밝혀져 있는 조직절편이 있으면 그것을 함께 반응기질액에 넣어 반응을 수행한다.

③ 숙련된 연구자들 사이에 서로 동일한 절편을 사용하여 반응을 시도하여 본다.

4) 결과 판정

효소조직화학 반응결과의 관찰이나 판정을 올바르게 하기 위해서는 실험의 목적이 무엇인가를 분명히 염두에 두고서 실험을 수행하여야 한다. 효소조직화학은 효소의 존재부위나 분포를 조직세포의 구조와 관련시켜 검사하는 것이다. 효소조직화학 반응 결과의 관찰이나 평가에서는 앞서 기술한 바와 같이 대조조직에서 정확한 반응이 나와야 하며, 또 여러 번 반복실험을 하는 것이 바람직하다. 세포 내 구조물과 강하게 결합한 효소 외에는 절편제작, 반응조작, 핵염색, 수세 도중에 상당량의 효소가 소실된다는 것도 기억해야 한다.

II. 조직 내 각종 효소활성의 검출

1. 가수분해효소(hydrolase)

가수분해효소는 보통 물을 매개로 여러 기질에 작용한다. 그러나 일부에서는 물이 제거되기도 한다. 가수분해효소에는 인산의 에스테르를 가수분해하는 인산분해효소(phophatase), 에스테르 결합을 가수분해하는데 촉매하는 에스테르 분해효소(esterase), 펩티드 결합을 가수분해하는 펩티드 분해효소(peptidase) 등 3종류가 있다.

1) 인산분해효소(phosphatase)

인산분해효소란 가수분해효소 중에서 인산화합물로부터 인산을 가수분해하여 유리시키는 효소를 총칭한다(그림 17-9). 인산가수분해효소는 식물과 동물조직에 넓고 다양하게 존재한다. ATPase와 같은 인산분해효소는 특이적으로 단일 기질에만 작용하는데 반해 다른

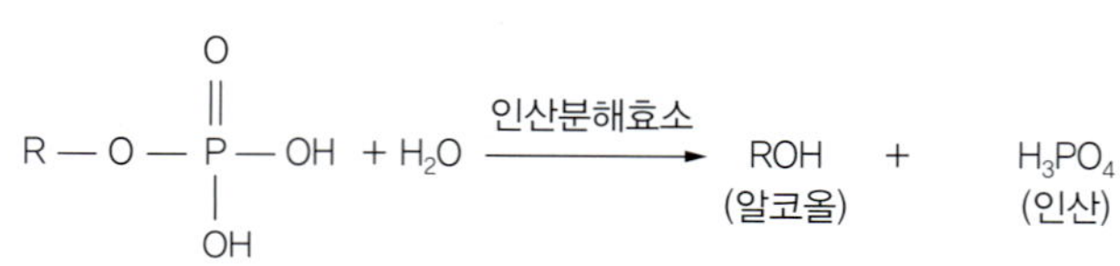

그림 17-9. 인산분해효소에 의한 인산화합물의 가수분해

것은 기질에 대한 특이성이 덜하며 알칼리성 pH에서 최적 활성을 보이는 알칼리성 인산분해효소(alkaline phosphatase, ALP)와 산성 pH에서 최적 활성을 보이는 산성 인산분해효소(acid phosphatase, ACP)의 두 종류가 있다.

ATPase는 미토콘드리아에 존재하고 수축 근육단백질인 미오신(myosin)에 결합되어 있다. 산성과 알칼리성 인산분해효소는 용해소체에 존재한다. 일반적인 검출반응의 원리는 다음과 같다.

기질로부터 인산분해효소에 의해 방출된 인산 또는 남아 있는 유기성 잔기는 여러 방법에 의해 가시화하게 된다. 그중 고모리(Gomori) 금속침전법에서는 인산(phosphoric acid)이 칼슘이나 납과 결합하여 침전된다. 그 후 일련의 반응을 거쳐 최종적으로 유색의 금속성 황화물(metallic sulfide)을 형성한다(그림 17-10).

이 과정에서 생성된 $CaHPO_3$는 낮은 pH에서는 용해되므로 알칼리성 pH에서만 사용할 수 있기 때문에 ATPase 또는 ALPase 반응에서만 사용할 수 있다. 고모리형 금속침전법은 ACPase 검출에서는 인산이온을 포획(capture)하는 데 사용된다.

금속침전법과 달리 효소 가수분해 후에 생성된 기질의 알코올 잔기를 디아조늄염과 반응시켜 진한 유색의 비용해성 아조염료(azo dye)를 형성시켜 가시화할 수도 있다. 이 방법에는 동시 짝짓기법과 후 짝짓기법의 두 가지가 있다. 아조염료법은 ALPase와 ACPase 검출에 유용하게 사용되고 있다. 보통 치환 나프톨(substituted naphthols)이 naphthol AS-BI phosphate와 함께 사용되며 반응산물이 고도의 불용성이어서 ACPase 검출에 좋은 방법이다. ALPase 검출에는 보통 Naphthol AS-TR, AS-LC, 그리고 AS-BI phosphate가 사용되고 있다. 나프톨을 사용하는 ACPase와 ALPase 검출법은 동시 짝짓기법이다.

$$\underset{\text{(인산)}}{H_3PO_4} + \underset{\text{(염화칼슘)}}{CaCl_3} \longleftrightarrow \underset{\text{(인산칼슘)}}{CaHPO_4} + 2H^+ + 2Cl^-$$

$$\underset{\text{(인산칼슘)}}{CoHPO_4} + \underset{\text{(염화코발트)}}{CoCl_2} \longleftrightarrow \underset{\text{(인산코발트)}}{CoHPO_4 + CaCl_3}$$

$$\underset{\text{(인산코발트)}}{CoHPO_4} + \underset{\text{(황화암모늄)}}{(NH_4)_2S} \longleftrightarrow \underset{\text{(황화코발트)}}{CoS} + \underset{\text{(인산암모늄)}}{(NH_3)_2HPO_4}$$

그림 17-10. 금속침전법에 의한 인산분해효소의 검출

(1) ALP (alkaline phosphatase)

ALP는 분자량이 약 100,000, 침강 6.3 S, 직경 60 Å의 구형단백질로 기질을 알칼리(pH 8~10) 영역에서 가수분해하는 효소이다. 이 pH는 기질의 종류와 농도 및 활성제의 유무에 따라 다소 변화할 수 있다.

▪ 조직 내 분포와 의의

ALP는 콩팥의 근위곱슬세관과 빈창자(공장)의 솔가장자리(brush border)를 비롯하여 태반, 뼈, 콩팥, 간, 혈액, 뼈속질, 부신 등에 존재하며, 효소 동력학(enzyme kinetics), 억제제에 대한 반응, 안정성 및 전기영동도의 차이에 따라 태반형(placental type), 장형(intestinal type) 및 비특이형(atypical type, 예 : 뼈, 콩팥, 간에 존재)의 3형으로 분류한다. 이 효소는 뼈종양(예 : Ewing's sarcoma, osteogenic sarcoma), 활액육종(synoviosarcoma), 급성 단구성백혈병(acute monocytic leukemia)에서 강양성 반응을 나타낸다. 그러나 과립구성백혈병(granulocytic leukemia)에서는 약양성, 간암(hepatocellular carcinoma), 림프아세포종(lymphoblastoma), 신경아세포종(neuroblastoma) 등에서는 음성을 보인다.

▪ 검출법

① 금속침전법

기질인 β-인산글리세롤과 Ca^{2+}을 pH 9.2에서 조직절편과 반응시키면 인산이 유리되어 나와 인산칼슘(calcium phosphate)으로 침전된다. 그 다음 인산칼슘에 코발트염을 반응시키면 인산코발트(cobalt phosphate)가 생성되며, 여기에 황화암모늄(ammonium sulfide)을 첨가하여 흑색의 황화코발트(cobalt sulfide)로 발색시키는 방법이다(그림 17-10).

② 아조염색법

기질인 나프톨 유도체(naphthol AS-MX 또는 AS-BI phosphate)를 pH 9.8에서 조직절편과 반응시키면 ALP에 의해 나프톨이 유리된다. 여기에 디아조늄염(fast blue BB 또는 fast red violet LB)을 첨가하면 유리된 나프톨과 디아조늄염이 짝짓기하여 효소활성부위에 청색 또는 적색의 아조염료(azo dye)로 침전된다(그림 17-11).

(2) ACP (acid phosphatase)

산성 영역에서 인산모노에스테르(phosphomonoester)를 가수분해하는 효소로서 용해소체(lysosome)에 분포하는 분자량 약 100,000의 ACP가 일반적으로 잘 알려져 있다. 따라서 용해소체의 표지효소(marker enzyme)로 이용된다.

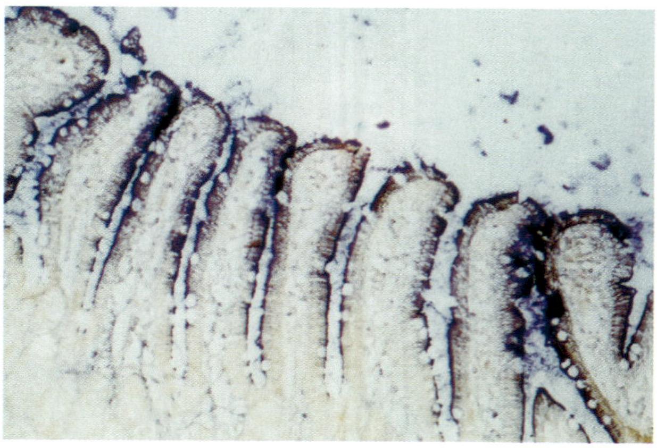

그림 17-11. 랫드(rat)의 작은창자 융모. 아조염료법에 의한 ALP (alkaline phosphatase) 활성을 검출한것으로 융모상피표면이 강양성(청색)으로 나타남. 동결절편. 200배

■ 조직세포 내 분포와 의의

정상적으로 전립샘, 부신, 간, 적혈구, 빈창자(공장) 및 콩팥의 솔가장자리(brush border)에 분포하며, 병리학적으로는 호지킨질환(Hodgkin's disease)에 출현하는 리이드-스테른베르그세포(Reed-Sternberg cell), 신경절신경종(ganglioneuroma), 위암, 전립샘암, 혀의 유표피암(epidermoid carcinoma)에서 강양성을 나타내고 뼈육종(osteosarcoma)에서 음성을 나타낸다.

■ 검출법

① 금속침전법

고모리(Gomori, 1941)가 조직에서 최초로 ACP를 검출하기 위해 이용한 방법으로, 이 방법은 그 후 ALP의 검출에도 개량되어 이용되었다. 이 금속침전법은 포획제(capturing agent)로 질산칼슘(calcium nitrate) 대신 질산납(lead nitrate)을 사용하여, pH 5.0의 반응액에서 조직절편을 작용시켜 유리되어 나온 인산을 인산납(lead phosphate) 형태로 침전시킨 후 황화암모늄(ammonium sulfide)을 첨가하여 흑색의 황화납(lead sulfide) 침전물로 발색시켜 보는 방법이다.

② 아조염색법

기질인 나프톨유도체(예 : naphthol AS-BI phosphate)를 pH 5.0에서 조직절편과 반응시키면 ACP에 의해 가수분해되어 오르토인산(orthophosphate)과 나프톨로 유리된다. 여기에 디아조늄염(예 : fast red violet LB, fast blue BB, fast blue RR)을 첨가하면 유리된 나프톨과 디아조늄염이 짝짓기하여 효소활성부위에 적색의 아조염료(azo dye)로 침전된다(그림 17-12).

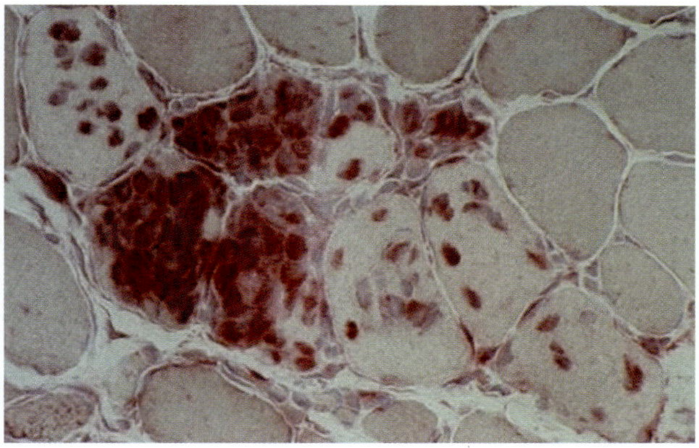

그림 17-12. **산성 인산분해효소활성**. 근육섬유 내의 용해소체와 큰포식세포들이 적색으로 염색되며 용해효소 축적질환(lysosomal storage disorders)에서 높은 활성을 보임. 아조염색법. 400배

(3) ATPase (adenosine triphosphatase)

ATPase는 ATP (adenosine triphosphate)를 ADP (adenosine diphosphate)와 오르토인산염(orthophosphate)으로 분해하여 에너지를 방출하는 효소이다(그림 17-13). 이 효소의 활성 위치에 따라 마이오신 ATPase(최적 pH 9.4, Ca^{2+}에 의해 활성화, Mg^{2+}에 의해 저해), 미토콘드리아 ATPase(최적 pH 7.5, Mg^{2+}에 의해 활성화, Ca^{2+}에 의해 저해), 그리고 Na^+-K^+ ATPase(최적 pH 7.2~7.6, 능동수송에 관여, 10^{-4} M의 g-strophanthin에 의해 저해)의 3종류가 존재한다. 이 중 조직병리학적으로는 마이오신 ATPase 염색이 주로 이용된다.

■ **미오신 ATPase (myosin ATPase)의 검출 의의**

근육섬유의 조직화학적 분류에 이용된다. 동물의 근육은 조직화학적으로 I 형과 II형으로 구별되며, 근육의 종류에 따라 혼합비율이 다르다. 또한 근육섬유는 유전적으로 개체마다 차이가 있으며, 오랜 기간 강도 높은 운동을 하는 경우에 그 비율이 바뀌기도 한다. ATPase 염색은 전반응액(preincubation medium)의 pH 차이에 따라 반응강도가 다르게 나타난다.

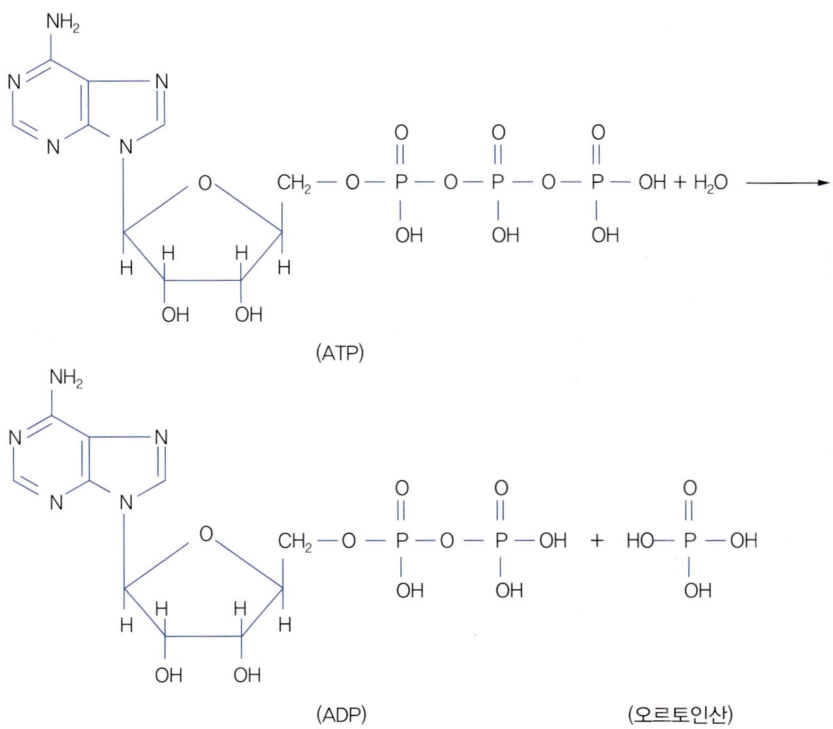

그림 17-13. **ATPase의 작용 기전**

■ 검출법

• 칼슘–활성화(actomyosin) ATPase 염색

기질인 ATP와 칼슘이 함유된 반응액을 조직절편과 반응시키면 조직 내의 ATPase에 의해 ATP가 ADP와 오르토인산(orthophosphate)으로 분해된다. 여기서 유리된 오르토인산은 칼슘과 결합하여 인산칼슘(calcium phosphate)으로 전환되고, 이어 염화코발트(cobalt chloride)를 작용시키면 코발트가 칼슘과 치환되어 효소활성부위에 무색의 인산코발트(cobalt phosphate)로 침전된다. 여기에 황화암모늄을 작용시키면 흑색의 황화코발트(cobalt sulfide)가 형성된다(그림 17-14).

2) 에스테르분해효소(esterase)

에스테르분해효소는 카르복실릭산(carboxylic acid)의 에스테르 결합을 가수분해하는 효소들을 총칭하는 명칭으로 다음과 같은 가역적 반응(합성, 분해)을 수행한다. 분해되는 기질에 따라 현재 40종 이상이 알려져 있으나 7종류 정도만 검출이 가능하다.

이 중 A형(arylesterase), B형(carboxy esterase), C형(acetylesterase)은 보통 비특이 에스테르분해효소(nonspecific esterase)라 하며, 그 나머지(예 : acetylcholinesterase, cholinesterase, triacylglycerol lipase, lysophospholipase)는 특이 에스테르분해효소(specific esterase)라 부른다.

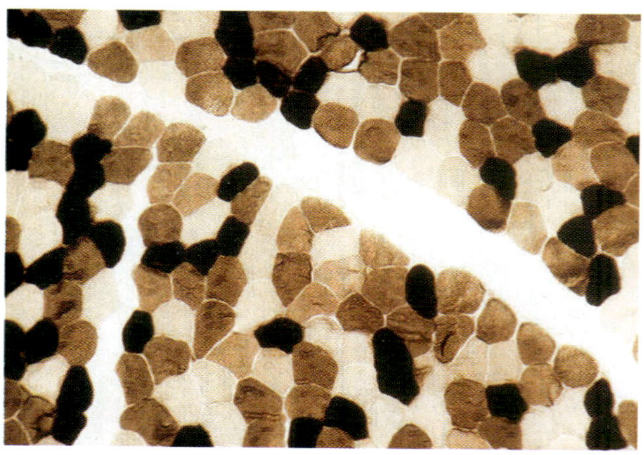

그림 17-14. 정상 뼈대근. I형은 매우 짙고, IIA형은 매우 밝고, IIB형 섬유는 중간 정도의 짙기로 염색됨. 동결절편, ATPase, pH 4.6 염색, 200배

여기서는 비특이 에스테르분해효소와 특이 에스테르분해효소 중 콜린에스테르분해효소(cholinesterase)에 대해서만 간단히 기술한다.

(1) 비특이 에스테르분해효소

3종류의 비특이 에스테르분해효소에는 각각 동물 및 장기에 특유한 동위효소(isoenzyme)가 존재하며, 쉽게 용출되는 용해효소(lysoenzyme) 형태와 조직세포 내 구조와 강하게 결합되어 용출되지 않는 비용해성(desmoenzyme) 형태가 존재한다. 따라서 용해성 형태 효소의 경우는 고정액으로 처리하면 효소가 용해되어 활성을 잃게 되므로 고정절편에서는 검출이 어려운 데 반해, 비용해성 형태는 고정절편에서도 잘 보존된다. 그러나 비용해성 형태라 하더라도 알데히드 고정액을 사용하면 부분적으로 효소의 활성을 잃어버리기도 한다.

■ 조직 내 분포와 의의

비특이 에스테르분해효소는 모든 장기조직에 널리 분포되어 있으나, 특히 간세포, 작은창자 및 잘록창자 점막상피세포, 기관지상피세포, 콩팥요세관상피세포, 지방세포, 단구, 조직구, 그물세포, 신경세포, 이자의 외분비샘세포에서 강한 양성반응을 나타낸다.

조직병리학적으로 세포에 따른 특이적인 존재부위의 차이를 이용하여 형태만으로 구별하기 어려운 세포의 동정에 자주 사용된다. 그 예로 단구와 호중구의 감별 및 이들 세포에서 유래한 뼈속질성백혈병(myelogenous leukemia), 단구성백혈병(monocytic leukemia), 뼈속질단구성백혈병(myelomonocytic leukemia)의 감별에 이용된다. 또한 비특이에스테라

제는 T-림프구(양성)와 B-림프구(음성)의 감별 및 이들 세포에서 유래한 림프구성백혈병(lymphocytic leukemia), 악성 림프종(malignant lymphoma)의 형질 판정 및 조직구성 악성 림프종(true histiocytic lymphoma)의 진단에 유용한 표지효소(marker enzyme)로 사용되고 있다.

■ 검출법

① 치환나프톨 방법(substituted naphthol method)

기질로 나프톨 AS-D 초산(Naphthol AS-D acetate)이 포함된 pH 7.1의 반응액을 조직절편과 반응시켜 나프톨을 유리한 후 디아조늄염(fast garnet GBC 또는 fast blue RR)과 짝짓기하여 효소활성부위에 적색 및 청색의 아조염료(azo dye)를 침전시켜 관찰하는 방법이다(그림 17-15).

② 인디고제닉법(indigogenic method)

기질로 인독실 초산염(indoxyl acetate) 또는 인독실 부틸산염(indoxyl butylate)이 포함된 pH 8.5의 반응액을 조직절편과 반응시켜 인독실을 유리한 후, 이 인독실을 신속히 산화시켜 청색의 인디고 색소(indigo pigment)로 침전시켜 관찰하는 방법이다. 이 인디고 색소는 안정하고 불용성이지만, 확산이 잘 일어나는 것으로 알려져 있다.

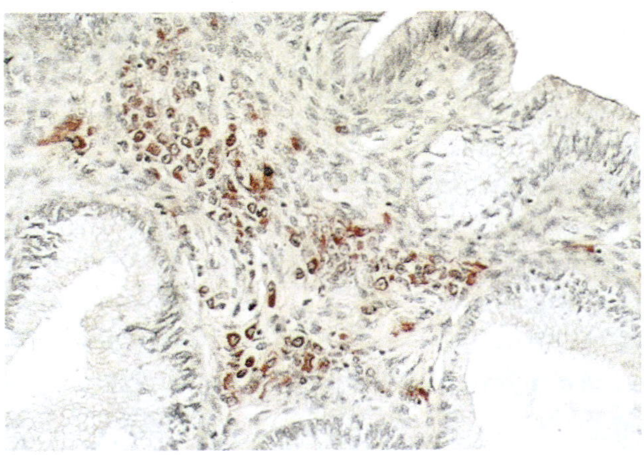

그림 17-15. 자궁목. 점막하질에 침윤된 단핵 세포에서 밝은 적색으로 염색되어 있음. naphthol AS-D chloroacetate esterase 염색, 200배

(2) 콜린에스테르분해효소(cholinesterase)

콜린에스테르분해효소는 아세틸콜린에스테르분해효소(acetylcholinesterase, AChE)(진성 아세틸콜린에스테르분해효소)와 콜린에스테르분해효소(cholinestease, ChE)(거짓콜린에스테르분해효소)의 두 종류가 존재한다. 이 중 ChE는 미리스토일콜린(myristoylcholine)과 벤조일콜린(benzoylcholine)을 빠르게 분해하나 AChE는 이 물질들을 분해하지 못한다. 이에 반해, AChE는 아세틸콜린(acetylcholine)과 아세틸메틸콜린(acetylmethylcholine)을 분해한다. 효소조직화학적 염색에 주로 사용되는 기질인 아세틸콜린과 부틸티오콜린(butyrylthiocholine)은 두 종류의 콜리에스테르분해효소에 의해 모두 분해되지만, AChE는 아세틸콜린을 신속히 분해하고 ChE는 부틸티오콜린을 신속히 분해한다.

■ 조직 내 분포와 의의

AChE는 신경조직, 근육, 미성숙 적혈구에서 강한 활성을 나타내며, ChE는 혈청, 이자, 침샘 등에서 강한 활성을 보인다. AChE는 특히 콜린작동성뉴론(cholinergic neuron)과 운동종말판(motor end-plate)의 검출을 위한 표지효소(marker enzyme)로써 중요하며, 조직병리학적으로는 곧창자생검(rectal biopsy)에 의한 선천성 거대잘록창자(congenital megacolon), 즉 히르쉬스푸룽병(Hirschsprung's disease)의 진단을 위한 특수염색으로 가치가 있다. 이에 대해 ChE는 뇌 모세혈관이나 마우스의 거대핵구계열 세포, 즉 거대핵모세포(megakaryoblast)나 거대핵세포(megakaryocyte)의 표지효소로 중요하다.

■ 검출법

• 구리-페로시아나이드(copper-ferrocyanide)법

기질로 아세틸콜린이 포함된 반응액을 조직절편과 반응시키면 두 종류의 아세틸콜린분해효소 중 어느 한 종류라도 존재할 경우에는 가수분해되어 티오콜린(thiocholine)이 유리된다. 그 후 유리된 티오콜린에 의해 반응액 내의 제2철(ferricyanide)이 제1철(ferrocyanide)로 환원되고 환원된 제1철과 구리(Cu^{2+})가 결합하여 효소활성 부위에 갈색의 페로시안화구리(copper ferrocyanide)의 형태로 침전된다(그림 17-16).

2. 산화환원효소(oxidoreductase)

유기물질의 산화-환원반응을 촉매하는 효소로써 주로 생체의 물질대사에 필요한 에너지를 생산하는 반응계로서 중요하다. 이 효소는 전자공여체(electron donor)인 기질로부터 전자수용체(electron acceptor)로 전자(e^-) 또는 수소(H^+)를 이동시킨다. 이 반응을 호흡이라 부르며, O_2가 필요한 호기적 호흡(aerobic respiration)과 O_2가 필요치 않는 혐기적 호흡(anaerobic respiration)이 있다. 호기적 호흡에는 주로 산화효소(oxidase)가 작용하는데, 이외에 과산화효소(peroxidase)나 카탈라제(catalase)와 같은 특별한 종류도 있다. 이에 대해 혐기적 호흡의 경우에는 탈수소효소(dehydrogenase)가 작용한다. 여기서는 산화효소 중 과산화효소, 도파산화효소(dopaoxidase), 탈수소효소와 디아포라제(diaphorase)에 대해서만 기술하였다.

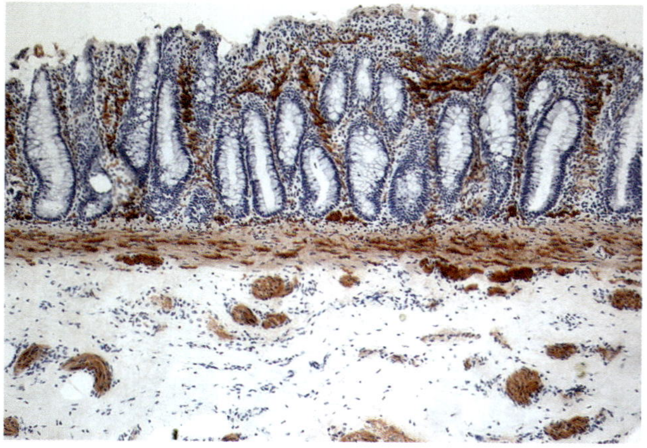

그림 17-16. 히르쉬스푸룽병(Hirschsprung disease) 또는 선천성 거대결장. 신경절세포(ganglion cell)가 존재하지 않는 점막고유층(lamina propria)과 점막근육층(muscularis mucosa)에 질게 염색된 양성 섬유가 관찰됨. 구리-페로시아나이드(copper-ferrocyanide) 법에 의한 아세틸콜린에스테르(AChE) 염색, 100배

1) 과산화효소

과산화효소(peroxidase, POD)는 다음과 같이 수소공여체(AH_2)로부터 수소를 수소수용체(H_2O_2)로 이동시켜 산화물과 물을 만드는 데 관여하는 효소이다.

$$AH_2 + H_2O_2 \rightarrow A + 2H_2O$$

■ 조직 내 분포와 의의

이 효소는 동물조직에는 비교적 드물지만 식물조직에서는 매우 흔한 효소이다. 동물조직에서는 간이나 콩팥의 미세소체(microbodies)나 호중구과립(granules of neutrophils)에 존재한다.

식물에서는 서양고추냉이(horseradish)에 많은 양이 포함되어 있으며, 이 서양고추냉이 과산화효소(horseradish peroxidase, HRP)는 오늘날 면역조직화학염색에서 중요한 표지효소의 하나로 흔히 이용되고 있다. 내인성 과산화효소의 생리작용은 아직 불분명한 점이 많으나 일반적으로 세포 밖으로 나와 주변 환경을 청정하게 하거나(예 : 침샘, 눈물샘 등) 세포 내로 들어온 이물질을 소화하는(예 : 백혈구 등) 자정작용이 있는 것으로 알려져 있다. 과산화효소의 염색은 주로 혈액학 분야에서 뼈속질성백혈구와 림프구성백혈구의 감별에 이용되고 있다.

■ 검출법

• 디아미노벤지딘법

과산화효소는 H_2O_2의 존재하에 디아미노벤지딘(diaminobenzidine, DAB)을 산화시키며, 산화된 DAB는 불용성의 갈색침전물로 효소활성부위에 나타난다.

2) 도파산화효소(DOPA oxidase)

도파산화효소는 구리효소의 하나이며, 멜라닌 합성계에 관여하는 카테콜산화효소(catecholoxidase)이다(제13장 색소와 무기질 참고). 이 효소는 주로 DOPA(3,4- dihydroxyphenylalanine)로부터 도파퀴논(dopaquinone)을 생성하는 반응을 촉매한다. 또한 이 효소는 티로신(tyrosine)으로부터 DOPA를 생성하는 반응도 촉매하지만 반응속도가 느리다. 이 반응은 주로 티로신히드록실라제(tyrosine hydroxylase)에 의해 촉매된다.

■ 조직 내 분포와 의의

도파산화효소의 활성은 피부의 멜라닌세포(melanocyte), 구강 및 결막색소세포, 모반세포(naevus cell), 청색모반세포, 몽고반점의 색소세포 및 악성 흑색종(malignant melanoma) 등에서 양성을 나타낸다. 조직병리학적으로는 특히 무색소성 악성 흑색종(amelanotic melanoma)(제13장 색소와 무기질 참고)에서도 양성반응을 보이기 때문에, 미분화유극세포암, 육종 등 다른 종양과의 감별에 중요하다. 표피의 가시층(stratum spinosum) 내에 존재하는 나뭇가지 모양의 랑게르한스세포(Langerhans cells)는 도파산화효소의 활성이 음성으로 나타난다.

■ 검출법

• 도파-산화효소(DOPA-oxidase) 반응

멜라닌 전구체인 DOPA를 기질로 사용하여 pH 7.4의 반응액과 조직절편을 작용시키면 도파산화효소에 의해 DOPA가 멜라닌으로 전환되며, 이 멜라닌이 효소활성부위에 침착되는 데 기초한 반응이다.

3) 탈수소효소와 디아포라제 (dehydrogenase와 diaphorase)

탈수소효소(dehydrogenase)는 기질(수소공여체)로부터 수소를 제거하여 수소수용체에 전이시키는 반응을 촉매하는 효소이며, 그 수소수용체로는 생체 내의 NAD (nicotinamide adenine dinucleotide), NADP (nicotinamide adenine nucleotide phosphate), 플라보단백질(flavoprotein) 등이 사용된다. 이에 대해 디아포라제(diaphorase)는 환원된 NAD 또는 NADP로부터 수소를 제거하는 반응을 촉매하는 탈수소효소이다(NADH → NAD + H)(그림 17-17).

$$\text{NADH} \xrightarrow{\text{디아포라제}} \text{NAD}^+ + \text{H}^+ + e^-$$

$$\text{NADPH} \xrightarrow{\text{디아포라제}} \text{NADP}^+ + \text{H}^+ + e^-$$

그림 17-17. 디아포라제에 의한 NADH와 NADPH의 산화

디아포라제는 flavine adenine dinucleotide (FAD)를 포함하고 있는 플라보단백질이지만 그 정밀한 성질에 대해서는 아직 규명되어 있지 않다. 디아포라제는 수소와 전자를 시토크롬계(cytochrome system)에 넘겨줌으로써 재산화된다(그림 17-18). 디아포라제와 NADH와 NADPH-의존성 탈수소효소의 조직화학적

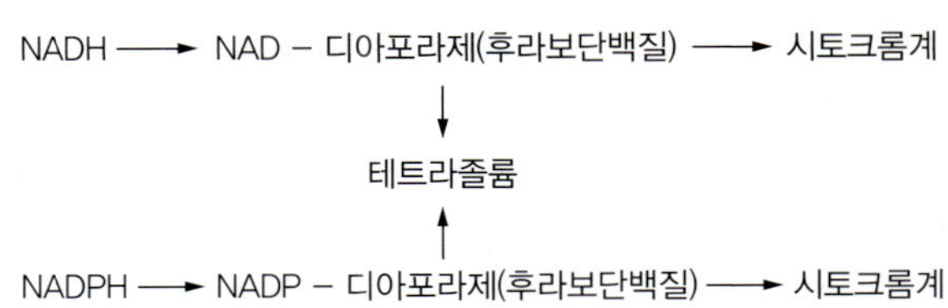

그림 17-18. 디아포라제에 의한 재산화와 테트라졸륨 환원효소의 역할

검출반응에는 테트라졸륨염(tetrazolium salt)이 수소 수용체로 작용하므로 디아포라제를 테트라졸륨 환원효소(tetrazolium reductase)라고도 부른다(그림 17-19).

NADH와 NADPH는 모두 직접 테트라졸륨염을 환원할 수 없으나 플라보단백질효소(flavoprotein enzyme)가 환원에 기여하므로 디아포라제(운반해주는) 반응이라 부른다. 테트라졸륨염의 존재 내에서도 일부 수소원자가 테트라졸륨 덫(tetrazolium trap)을 빠져 나가 자연경로를 따라서 시토크롬계(cytochrome system) 내를 통과하기도 한다.

■ 조직 내 분포와 의의

효소들은 조직 내 존재양식에 따라 결합형(bound enzyme)과 용해형(soluble enzyme)으로 분류하며, 결합형에는 숙신산염(succinate), β-수산화부틸레이트(β-hydroxybutyrate), 글루탄산염(glutamate), α-인산글리세롤(α-glycerophosphate) 탈수소효소와 NADH, NADPH 디아포라제가 있고, 용해형으로는 말산염(malate), 이소구연산염(isocitrate), 젖산염(lactate), 포도당-6-인산염(glucose 6-phosphate), 알코올 탈수소효소(alcohol dehydrogenase) 등이 있다.

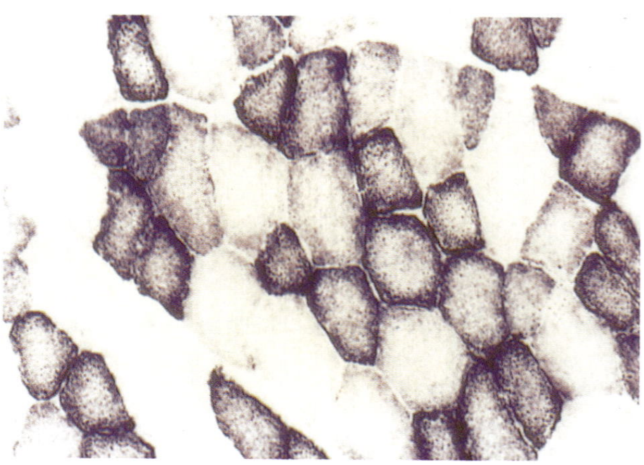

그림 17-19. 랫드(rat)의 뼈대근. 근육섬유형에 따라 활성에 차이가 있음을 알 수 있음. 테트라졸륨법에 의한 숙신산탈수소효소(succinate dehydrogenase) 활성 검출, 400배

디아포라제 또는 테트라졸륨 환원효소는 미토콘드리아와 과립세포질그물에 강하게 결합되어 흔히 미토콘드리아, 뼈대근의 Z-띠 물질, 비정상 근육세포질그물(sarcoplasmic reticulum)을 검출하는데 사용된다. 조직병리학적으로 탈수소효소(특히 숙신산탈수소효소, succinate dehydrogenase)와 디아포라제(특히 NADH-diaphorase)의 염색은 근육섬유형 감별(muscle fiber typing)에 주로 이용되고 있다.

■ 검출법

• 테트라졸륨 검출법

탈수소효소와 디아포라제의 조직화학적 증명법의 기본 원리는 이 효소의 기능을 응용하여 수소공여체로부터 수소를 일단 합성수소수용체(synthetic hydrogen acceptor), 즉 테트라졸륨염(tetrazolium salt)으로 전이시킨 후, 이 과정에서 생성된 유색의 포르마잔화합물(formazan compound)을 관찰하는 것이다(그림 17-18). 테트라졸륨염으로는 쉽게 환원되는 MTT나 NBT가 주로 사용된다.

3. 전이효소(transferase)

전이효소는 한 화합물에서 다른 화합물로 기능기를 옮겨주는 효소이다. 많은 전이효소가 있으나 이 장에서는 그 하나로 인산화효소(phosphorylase)에 대해서만 기술한다.

1) 인산화효소(phosphorylase)

인산화효소는 인산기를 옮겨주는 전이효소이다. 전이효소는 동물과 식물 조직에 널리 분포하고 있으며, 탄수화물의 합성과 분해를 유도하는 많은 수의 가역적 반응을 촉매한다.

인산화효소 중 글리코겐 인산화효소(glycogen

phosphorylase)가 가장 잘 알려져 있으며 다음 반응을 촉매한다.

$$glycogen + n(H_3PO_4) \leftrightarrow n(glucose\ 1\text{-}phosphate)$$

생체 내에서 인산화효소는 글리코겐 분해만을 담당하는 세포질 효소(cytoplasmic enzyme)이다. 그러나 시험관 내에서 근육 인산화효소는 아밀로스형(amylose type)의 비분지 다당류의 합성과 가수분해를 촉매한다. 형성된 비분지 사슬의 길이는 존재하는 인산화효소 활성량에 비례한다. 그리고 요오드로 염색하면 사슬의 길이에 따라 색이 다르게 변화한다. 음성반응은 황색이며, 사슬 길이가 증가함에 따라 갈색, 라벤더, 자색, 진한 흑청색을 나타낸다.

■ 조직 내 분포와 의의

단일 효소결핍으로 발생하는 McArdle 질환과 같은 근육질환 진단에 유용하다.

■ 검출법

• 요오드(iodine) 염색법

활성제(activator)로 adenosine-5'monophosphate (AMP)를 넣어 반응시킨 후에 절편을 요오드(iodine) 용액에 노출시키면 새로 형성된 다당류에서 다양한 색상이 만들어진다. 음성 반응은 황색으로 변한다. 분지되지 않은 4~6 글루코실(glucosyl) 단위는 음성 반응을 보인다. 8~12 단위의 다당류는 적색을 띠며 사슬의 길이가 증가할수록 다양한 색상의 변화를 보인다. 30~35 길이의 다당류는 청색을 띤다. 적갈색보다 청색으로 보이는 것은 인산화효소에 의해 형성된 다당류가 정상 글리코겐이 아님을 의미한다. 글리코겐이 적갈색을 띠는 것은 이 분지가 분지효소(branching enzyme)에 의해서만 발생된다는 것을 의미한다. 분지효소의 작용은 반응액 내에 알코올을 넣으면 제거된다.

III. 근육조직의 채취 및 취급

1. 근육생검의 적용

근육생검 검사는 원칙적으로 혈청 검사 및 근전도 검사에서 뼈대근의 질병이 의심될 경우 실시한다. 그러나 근육생검이 신경병증과 근병증의 감별에 결정적인 도움이 되는 것은 사실이지만 대부분 혈청 검사나 근전도 검사로 충분히 감별할 수 있어 사실상 근육생검이 필요한 경우는 많지 않다.

근병증은 임상적으로 감각장애를 동반하지 않는 근력 약화, 특히 근위부 근력 약화와 함께 혈청 크레아틴 키나제의 증가 및 근전도 검사의 BSAP (brief, small, abundant, polyphasic MUAPs)가 일반적인 특징이다. 그러나 이 특징은 근병증 중에서 가장 흔한 근육퇴행위축이나 염증성 근병증에서 주로 나타나는 소견이긴 하지만 실제 임상에서 볼 수 있는 많은 근병증에서 모두 관찰되는 소견은 아니다.

근육생검에서 관찰되는 소견은 대부분 비특이적이라는 점에서 다른 조직검사와는 많이 다르다. 근육생검만으로 진단할 수 있는 근병증은 선천성 근병증 등 일부 근병증에 불과하다. 근육생검의 목적은 대부분 진단을 위한 것이라기보다 임상 진단에 부합한지를 확인하기 위한 것이기 때문에 근육생검을 통하여 항상 진단명을 얻을 것이라는 기대는 금물이다.

근육생검의 필요성 여부 및 근육생검의 처리 방법은 환자 개개인별로 결정하여야 한다. 먼저 임상적으로 감별하여야 할 근병증의 종류를 알아야 하며 그 감별에서 근육생검이 꼭 필요한지를 판단해서 이루어져야 한다.

2. 근육생검 부위의 선별

근육생검조직은 대상 근육질환의 견본이 될 만한 가

장 가능성이 높은 부위로부터 채취해야 올바른 진단을 내릴 수 있기 때문에 환자 상태를 직접 관리하는 주치의가 시행해야만 하고, 또한 주치의는 근육질환의 전문가로서 근육생검 경험이 풍부한 의사여야 한다.

근육생검 부위는 일반적으로 질병의 과정(급성과 만성)과 근육쇠약(muscle weakness)의 분포에 근거하여 선별한다. 생검근육이 잘 알려져 있는 경우라면 근육의 정상구조 결과를 해석하기가 훨씬 수월하다. 근육생검은 중등도로 침범되었다고 생각하는 근육에서 시행하는 것이 원칙이다. 너무 침범이 경미할 때는 아무 이상 소견이 관찰되지 않을 수 있고 너무 심하게 손상된 근육에서는 지방과 섬유조직의 침윤 때문에 근육섬유의 변화를 자세히 관찰하기 어렵다. 또한 가능한 근육생검은 질병이 진행되지 않는 부위보다는 질병이 활발하게 진행되고 있는 부위에서 채취해야 한다. 질병이 가라앉은 부위에서 생검된 조직은 진단상 무의미할 때가 많다. 근전도검사(EMG) 시 발생하는 압박흔(needle tract)이나 치료를 위해 약제를 주입할 때 생기는 외상부위 및 근육질환과 관련이 없는 질병에 의해 변형된 근육은 생검에서 제외시켜야 한다. 이 같은 근육의 조직병리학적 소견은 여러 종류의 신경근육질환(neuromuscular disease)과 비슷하게 나타나서 진단 시 오류를 발생시킬 수 있다. 근병증의 대부분은 대칭적으로 발생하기 때문에 근육생검이 필요하다고 예상되는 환자의 경우 오른쪽에서 근전도 검사로 생검에 가장 적합한 부위를 확인하고 근육생검은 왼쪽의 해당 근육에서 시행하고 있다.

임상에서 근육생검을 주로 시행하는 부위는 윗팔에서는 세모근(deltoid muscle)과 위팔두갈래근(biceps brachii muscle), 넓적다리에서는 넙다리근(quadriceps muscle)과 장딴지근(gastrocnemius muscle)이다(그림 17-20). 이들 중 만일 같은 조건이라면 위팔두갈래근과 넙적다리근이 더 권장되는데, 그 이유는 이 근육들이 다른 근육보다 근육섬유 유형분포가 일정하고 잘 알려져 있기 때문이다.

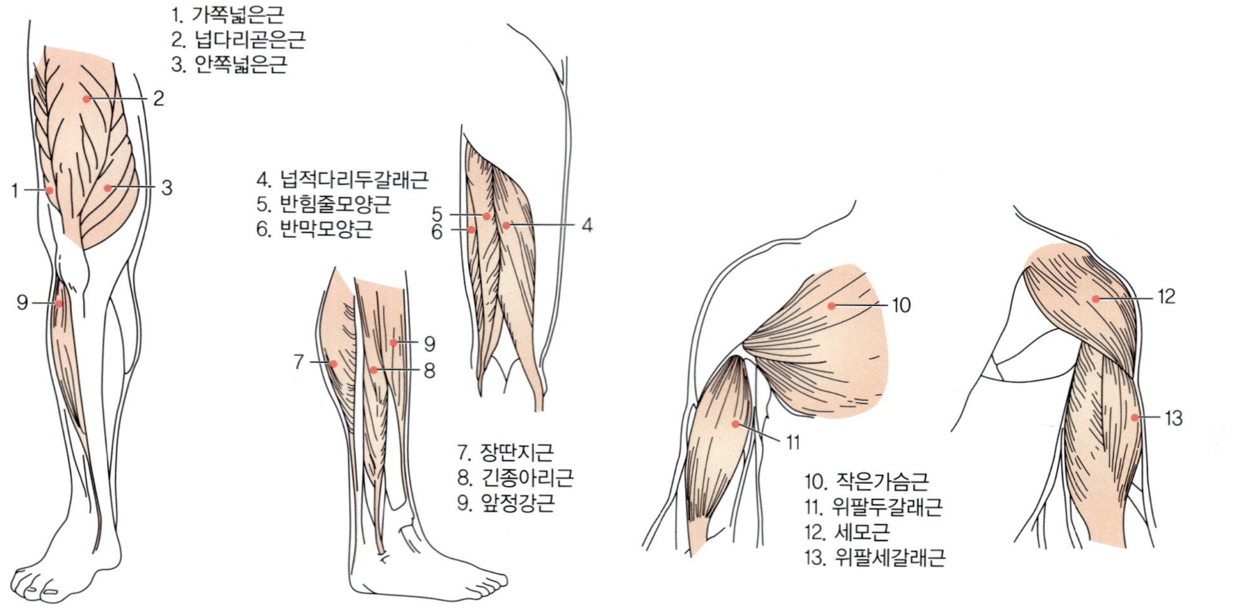

그림 17-20. 근육생검 부위의 선택

3. 생검검체의 취급

근육생검 방법에는 바늘생검(needle biopsy)과 절개생검(open surgical biopsy)의 두 가지가 있으며, 임상에서는 주로 절개생검을 시행한다(조직검체의 종류와 절취 참고). 생검 근육조직은 관찰 목적에 따라 처리 과정이 다르기 때문에 최소한 세 부분(일반 광학현미경 검사, 동결절편-조직화학검사 및 전자현미경검사)으로 나누어 각각 개별적으로 처리하고 있다.

생검검체는 보통 동일 부위로부터 별도로 두 개의 검체를 채취하여 표본을 제작한다. 이 중 한 검체는 절단 부위 양단에 근육겸자(muscle clamp)를 삽입하여 같은 길이(isometric length)를 유지시켜 수축이 일어나지 않도록 채취한다(그림 17-21). 생검검체의 길이는 적어도 1 cm 이상은 되어야 전체적인 질병 진행상태를 파악할 수 있다. 적출된 검체는 생리식염수를 적신 거즈 위에 10~15분간 이완시켜 두었다가 필요한 검사에 들어간다. 만일 근육 채취 시 클램프를 하지 않고 절제했을 경우에는 수축으로 인해 흔히 인공산물(contraction artifact)이 발생한다(그림 17-22). 수축 인공산물은 근육섬유의 세로단면을 따라 짙은 수축 띠와 섬유 내의 붕괴로 인한 투명대로 나타나며, 가로방향 절편에서는 근육형질 내에 들쭉날쭉한 균열이 관찰된다.

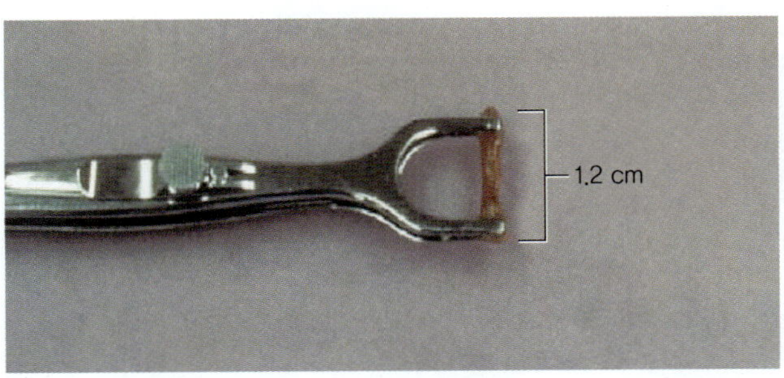

그림 17-21. 생검 채취된 근육조직. 라포트클램프(Rayport clamp)에 의해 이완된 상태로 이완상태가 유지되면 필요한 검사에 따라 절취하여 검사에 사용함

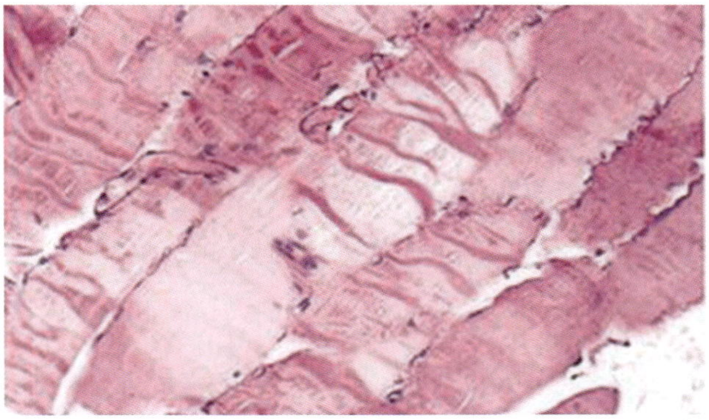

그림 17-22. 수축 인공산물. 몇 섬유의 세로단면을 따라 짙은 수축 띠와 붕괴된 투명대를 볼 수 있음, H&E, 400배

근육생검조직의 고정은 검사목적(형태학적 또는 조직화학적)과 표본제작자에 따라 다르게 사용된다. 전자현미경 검사의 경우는 근육겸자로 고정하여 절단된 생검근육으로부터 너비 1 mm의 크기로 절취하여 보통 10% NBF (pH 7.4)에 고정한 후 2% 글루탈알데히드(glutaraldehyde) 용액(pH 7.4)에 후고정한다. H&E 염색을 비롯한 일반적인 형태학적 검사를 위해서는 겸자부위를 피하여 10% NBF에 24시간 고정한 조직을 사용한다(표 17-4). 나머지 한 조각의 생검조직은 미고정 상태에서 1×0.5×0.5 cm 크기로 잘라 내어 동결절편을 제작한다.

동결절편 검체의 경우에는 근육겸자를 꼭 사용할 필요는 없으나 근육겸자를 이용하여 채취하면 근육의 방향을 확인하는데 편리하다. 동결절편제작을 위한 신속동결에는 몇 가지 방법이 소개되어 있다(그림 17-23).

표 17-4. 근생검조직의 취급

검사방법	포매제	고정액	상태
광학현미경	파라핀	포르말린, 브앙액	크램프한 상태로
광학현미경	동결	신선조직	
전자현미경	에폭시수지	글루탈알데히드	
광학현미경과 전자현미경	파라핀, 에폭시수지	파라포름알데히드	

그 과정을 간단히 요약하면 작은 코르크 조각 위에 트라가칸드 고무(tragacanth gum)를 피라미드 형태로 만들고 그 꼭대기에 작은 홈을 내어 신선한 근육조직편을 넣은 후 그 주위를 잘 밀봉한다. 그 다음에 액체질소(liquid nitrogen)로 냉각된 이소펜탄(isopentane)에 거꾸로 넣어 동결시키는 방법이 많이 사용된다. 어떤 동결방법을 사용하든지 근육조직의 동결절편 제작을 위해서는 동결 전 생리식염수를 적신 거즈에 이완시켜둔 조직을 절제한 후 1시간 이내에 동결하여 절편을 제작한다.

일반 동결절편제작에서와 같이 수술실로부터 의뢰된 검체를 전기냉동절편기(cryostat)에서 직접 동결하는 방법은 인공산물의 발생이 높기 때문에 반드시 피해야 한다. 진단을 위한 동결절편은 근육의 가로 절단면(cross sections)이 나오도록 방향을 잡아 연속절편(serial sections)을 제작한다(그림 17-24). 추후 더 검사가 예상될 때는 나머지 생검조직이 건조되지 않도록(saline gauze에 적셔둠) 주의하여 플라스틱캡슐에 넣어 잘 밀봉하여 −70℃의 초저온냉동고(deep freezer)에서 보관한다. −70℃에 보관되었던 조직은 −15~−18℃의 전기냉동절편기에 옮겨 20분간 두었다가 동결절편을 제작한다.

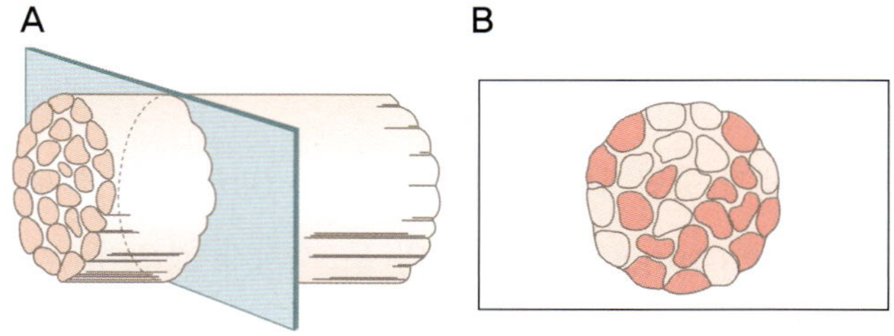

그림 17-24. 근육조직의 절단면. A. 해부현미경(dissecting microscope) 하에서 근육조직의 가로단면 제작 방법임. B. 가로단면으로 제작한 근육조직의 슬라이드 단면임

4. 인공산물

근육생검조직의 인공산물은 조직 적출과정 적출 후 조직 취급과정, 조직의 박절 및 염색과정 등에서 부주의로 발생한다. 전자의 경우는 근전도 검사 시 발생하

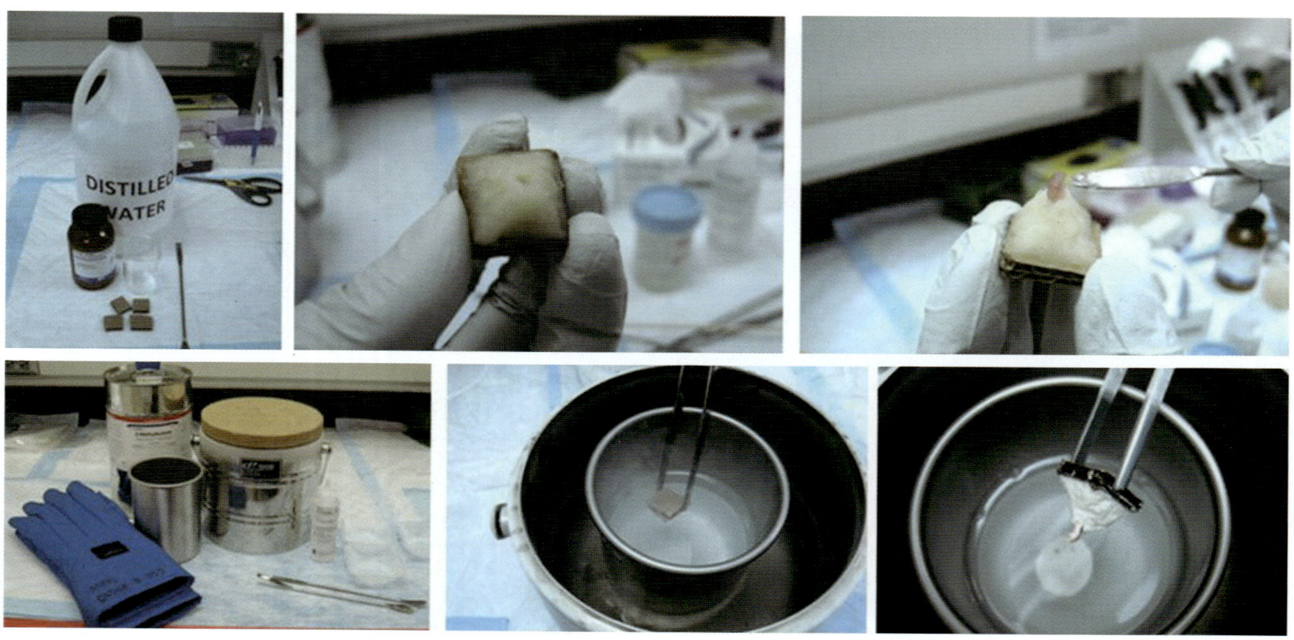

그림 17-23. 근육 동결법. 신선한 근육을 준비한 후 작은 코르크 판 위에 트라가칸드 고무를 피라미드 형태로 만들고 그 꼭대기에 홈을 파서 조직 편을 끼워 고정한 후 그 주위를 잘 밀봉한다. 액체질소로 냉각한 이소펜탄에 근조직을 끼운 코르크 조각을 거꾸로 하여 급속히 동결시킨 후 전기냉동절편기(cryostat)로 절편을 제작함

는 바늘자국(needle tract)이 대표적인 예이다. 근육조직 내에 침자국이 포함되어 절단되었을 경우에는 조직병리학적으로 근육섬유의 괴사, 재생, 염증 및 간질 섬유증(interstitial fibrosis)과 같은 소견으로 오인되기도 한다.

이런 종류의 인공산물은 대개 생검을 의뢰하는 의사와 이 같은 사실을 미리 확인하지 못한 검사자 사이에 의견교환이 제대로 이루어지지 않은 결과로 흔히 발생한다. 특히 적출 후 조직 취급과정에서 동결과정이 신속하게 이루어지지 않으면 조직 내의 물이 얼음으로 변하는 과정에서 큰 결정을 형성하여 근육섬유의 중심부가 공동화되는 이른바 얼음결정 인공산물(ice crystal artifact)이 흔히 발생한다.

이 인공산물의 형성은 마치 중심공동질환의 공동화 섬유(ring fiber)와 유사하게 나타나기 때문에 특별한 주의가 필요하다. 얼음결정에 의한 인공산물이 지나치게 크면 근육섬유의 형태 관찰 및 근육섬유형의 감별이 불가능하다(그림 17-25).

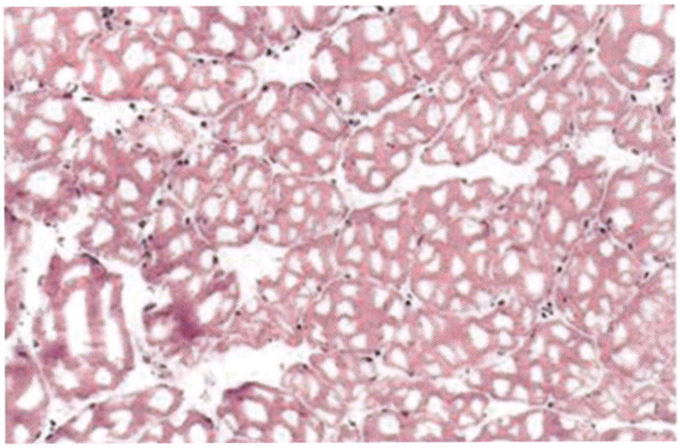

그림 17-25. 마우스(mouse) 근육 내에 형성된 광범위한 얼음결정인공산물(ice-crystal artefact). 마우스 장딴지근육(gastrocnemius)을 너무 서서히 동결하여 근육 내에 많은 얼음결정인공산물이 발생하였음

IV. 근육질환 염색법

근육질환 진단을 위한 근육조직의 염색에는 기본적인 H&E 염색과 고모리 삼색염색변법(modified Gomori trichrome), ATPase (pH 9.4, 4.3, 4.6) 및 NADH-TR 등의 효소조직화학염색이 필수로 이용된다. 필요에 따라 PTAH, PAS 반응 및 지방염색 등이 추가되고 이밖에 생화학적 분석이나 면역조직화학적 검사를 위해서 동결절편이 사용되기도 한다(표 17-5).

1. 뼈대근의 구조

뼈대근(skeletal muscle)은 길이가 길고(수 cm에서 최대 35 cm까지) 직경이 30~80 μm의 원통형 다핵세포(multinucleated cells)로서 다발을 이루고 있으며, 양끝은 점차 가늘어져 힘줄(tendon)과 연결되어 있다(그림 17-26). 뼈대근육섬유는 핵이 근육섬유의 주변부에 위치하며, 세포질은 길이로 뻗어 있는 근원섬유(myofibril)와 그 사이를 채우는 근육형질(sarcoplasm)로 되어 있다. 가로단면에서는 직경이 서로 다른 섬유로 구성되어 있고 여러 개의 핵이 가장자리에 위치해 있는 것을 볼 수 있으며(그림 17-27A), 세로단면에서는 가로무늬와 기다란 핵들이 근육섬유를 따라 줄지어 나타나는 것을 관찰할 수 있다(그림 17-27B).

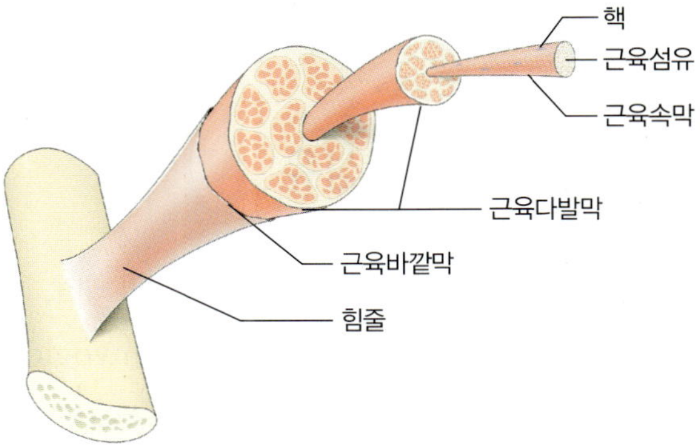

그림 17-26. 뼈대근의 구조

표 17-5. 근육생검 조직의 조직학적 염색과 조직화학적 염색법

범위	방법	효소	관찰
형태	Toluidine blue Hematoxylin-eosin van Gieson Masson trichrome PTAH Modified Gomori trichrome		일반구조 근육섬유 구조, 핵 위치와 수, 변성과 재생, 유리질섬유, 섬유증 섬유증 섬유증 가로무늬문, 변성과 괴사, 네마린 간상체 네마린간상체, 누더기적색(ragged-red) 섬유
근육섬유형	myosin ATPase (pH 9.4, 4.3, 4.6)		I, IIa, IIb, IIc형 구별
산화효소	NADH-TR Succinic dehydrogenase (SDH) Cytochrome oxidase	EC 1.6.4.3 EC 1.9.3.1	미토콘드리아와 반점상(patchy) 또는 벌레 먹은 듯한(moth-eaten) 형태 변화 미토콘드리아 미토콘드리아, 효소결핍
해당효소	Phosphorylase lactic dehydrogenase	EC 2.4.1.1 EC 2.7.1.11	효소결핍
가수분해효소	Acid phosphatase Nonspecific esterase Acetylcholinesterase	EC 3.1.3.2 EC 3.1.1.8 EC 3.1.1.7	염증, 용해소체
축적	PAS Alcian blue Sudan black B Oil red O		글리코겐, 탄수화물 점액다당류 지질 지질

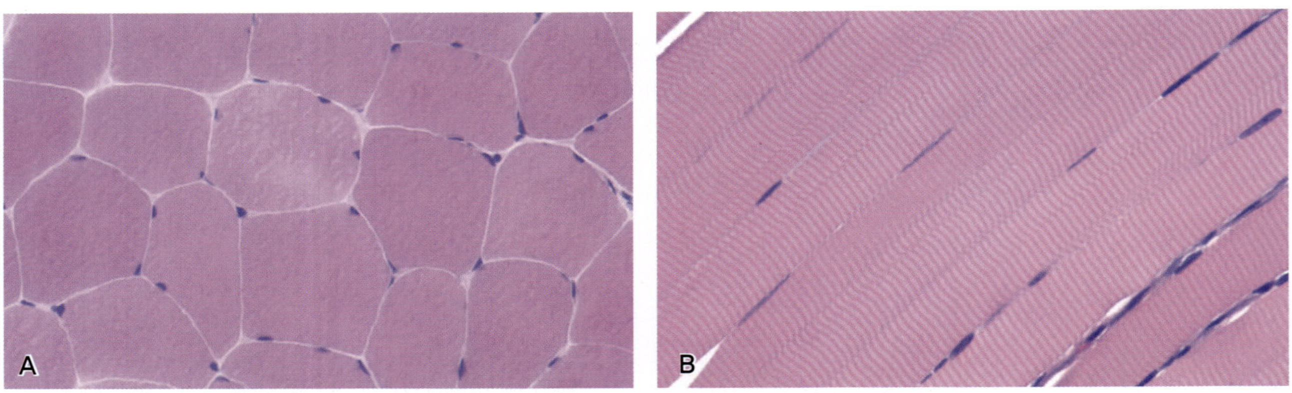

그림 17-27. 정상 뼈대근육조직. A. 가로단면, H&E 염색, 400배. B. 세로단면, H&E 염색, 400배

2. 적색섬유와 백색섬유

뼈대근육섬유는 보통 붉은색을 띠고 있으며, 이것은 근육섬유 내에 존재하는 미오글로빈(myoglobin)에 의한 것이다. 미오글로빈은 적혈구의 헤모글로빈과 같이 산소를 운반하는 단백질이다. 그러나 근육섬유를 자세히 관찰하면 붉은색에서 백색에 이르기까지 다양한 색을 띠므로 적색섬유(red fiber)와 백색섬유(white fiber)로 구분한다. 이 같은 차이는 미오글로빈 함량의 차이로 발생한다.

적색섬유는 매우 많은 미오글로빈과 시토크롬(cytochrome)이 있어 암적색을 나타내며 백색섬유보

다 느리게 수축(slow twitch)하나 지속적이며 강한 운동을 할 수 있다. 이 근육의 에너지는 주로 산화적 인산화반응(oxidative phosphorylase)에서 얻으며 섬유에 수많은 미토콘드리아가 함유되어 있다. 이 근육은 철새(migrating birds)의 가슴근육과 포유류의 팔다리근육을 구성하고 있다. 사람의 경우는 등(back)에 적색근이 많으며, 이 근육은 길이가 길고 느리게 수축하며 자세를 유지하도록 적응되어 있다.

백색섬유에는 미오글로빈과 시토크롬이 적게 함유되어 있으며 약간의 미토콘드리아가 존재한다. 이 섬유의 직경은 적색근육섬유보다 크다. 사람 눈의 안구근육(extraocular muscle)과 닭의 가슴근육도 이 백색근으로 구성되어 있다. 이 근육은 빠르게 수축하나 계속적으로 강한 운동은 할 수 없다. 근육에 필요한 에너지는 산소가 필요 없는 해당 과정(glycolysis)을 통하여 주로 공급된다. 이 외에도 이 두 근육섬유의 중간적 특징을 가진 중간미세섬유(intermediate fibers)도 존재한다. 따라서 사람의 뼈대근은 이러한 세 종류의 근육섬유가 혼합되어 구성된다.

V. 효소조직화학적 염색에 의한 근육섬유형 판정

근육섬유형의 감별에 효소조직화학적 염색이 필수적으로 이용된다. 숙신산탈수소효소(succinic dehydrogenase, SDH)나 NADH-TR과 같은 미토콘드리아효소 반응은 I형 근육섬유에 강하게 염색되고 당분해효소(phosphorylase와 lactic dehydrogenase)나 myosin ATPase 반응은 II형 근육섬유에 강하게 염색된다(그림 17-28). 근육질환의 종류에 따른 형태학적 변화는 그 차이가 뚜렷하지 않으나 효소조직화학적 염색을 실시하면 질환에 따른 변화 과정을 검사할 수 있다. 또한 효소조직화학적 염색은 일반조직학적 염색으로 볼 수 없는 형태 변화에 대한 정보도 얻을 수 있다. 예컨대, H&E 염색에서는 미토콘드리아가 염색되지 않지만 미토콘드리아 효소인 SDH의 활성을 염색하면 미토콘드리아의 비정상적인 분포를 찾아낼 수 있다. 근육섬유형의 감별에는 여러 효소조직화학적 염색이 이용되나 주로 미오신 ATPase (myosin ATPase) 염색과 NADH-TR 염색이 신뢰성이 높다.

기능적으로 I형 근육섬유는 오랫동안 지속적으로 수

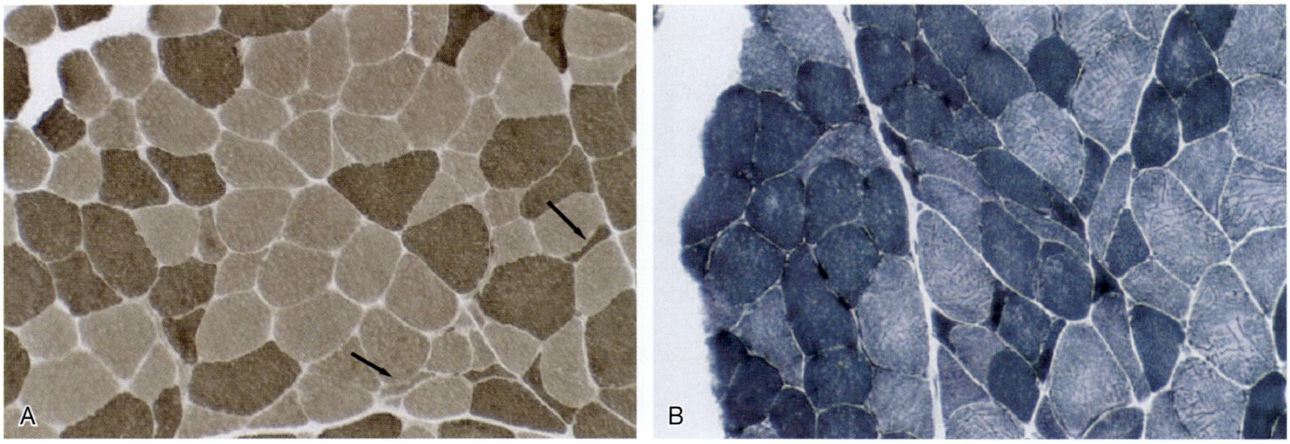

그림 17-28. 신경성 근육질환(neurogenic disorder). A. 근육섬유 사이에 분포되어 있는 작고 각진 섬유를 볼 수 있으며(화살표) 1형과 2형 모두에서 출현함, ATPase 염색(pH 9.4), 200배 B. 근육섬유사이에 진한 청색으로 염색된 작고 각진 섬유가 관찰됨. NADH-TR 염색, 200배

축하며 쉽게 피로하지 않는다. 그 좋은 예가 가자미근과 같은 자세근육(postural muscle)에서 볼 수 있다. 이와 대조적으로 II형 근육섬유는 수축속도가 빠르고 짧으며 힘이 있고, 운동으로 비대해진다. 또한 II형 근육섬유는 안드로겐(androgen) 투여로 비대해지고, 사용하지 않으면 선택적인 위축을 일으킨다. I형 근육섬유는 운동과 관계없이 그 크기가 거의 변화하지 않으나, 호기성 해당작용(aerobic glycolysis)에 필요한 효소들의 증가가 일어난다. II형 근육섬유는 몇 가지 특성의 차이에 의해 A형과 B형으로 나눌 수 있다(표 17-6).

사람에서는 대략 I형 근육이 33%, II형 근육이 67%로 구성되며, II형 근육 중 IIA와 IIB가 각각 50%로 이루어져 있다. 어떤 근육이든 완전하게 한 종류의 근육섬유형으로 되어 있는 것은 없으며, 근육에 따라 근육섬유형의 비율도 달라진다. 예를 들면 가자미근(soleus muscle)은 I형이 80%를 차지한다. 또한 근육섬유형의 양상은 개인에 따라서도 차이가 있다. 뿐만 아니라 오랜 기간 동안 강도 높은 훈련을 통하여 근육의 사용이 변화하면 근육섬유형이 변화된다는 증거들도 있다.

VI. 조직병리학적 의의

근육질환의 형태 변화로는 위축(atrophy), 비대(hypertrophy), 핵의 위치와 같은 일반적 변화를 비롯하여 봉입체, 공동(core), 축적물질, 염증, 괴사와 재생, 근내막 섬유증 및 지방 대치 등이 관찰된다.

1. 근육섬유의 위축과 비대

많은 기관의 소모성 질병(암, 결핵, 영양장애)에서는 약간의 근육약화(muscle weakness)를 동반한 심한 근육위축(atrophy)이 관찰되며, 나이가 들면서 일반적으로 현저하게 근육위축이 동반된다. 반대로 약간의 위축을 동반한 심한 근육약화는 다발성 근육염, 중증 근육무력증, 주기성 마비와 같은 많은 근육질환들에서 볼 수 있다(그림 17-29A). 현저한 위축은 척수로 위축(예 : 회백수염, 근육위축성 측삭경화증)과 같은 탈신경 상태의 특징을 가지며 심한 근육약화가 동반된다.

위축된 근육에 인접한 손상되지 않은 근육은 정상 근

표 17-6. 근육섬유형에 따른 뼈대근육섬유의 특징

특성	섬유형		
	I형	IIA형	IIB형
마이오신 ATPase 활성	낮음	높음	높음
수축 속도	느림	빠름	빠름
피로에 대한 저항성	높음	중간	낮음
산화능	높음	높음	낮음
혐기성 효소 함량	낮음	중간	높음
미토콘드리아	많음	많음	적음
모세혈관	많음	많음	적음
마이오글로빈 함량	높음	높음	낮음
근육섬유의 색	적색	적색	백색
글리코겐 함량	높음	높음	낮음
섬유의 직경	적음	중간	넓음

조직이더라도 비대(hypertrophy)해 보인다(그림 17-29B). 이들 근육들은 정상 크기를 넘어선 실제로 비대해진 근육들과 혼동하지 말아야 한다. 진성 대상성 비대는 책임 작업량이 늘어난 약화된 근육의 협력근에서 일어난다. 예를 들어, 듀센느의 근육퇴행위축(Duchenne's muscular dystrophy) 초기에는 비대증이 근육약화의 보상으로 먼 다리에서 자주 두드러진다[예 : 장딴지근(gastrocnemius)]. 이런 근육들은 상대적으로 강하며 비대해진 섬유들이 높은 비율로 존재한다. 그러나 나중에는 근육섬유가 실제로 감소하면서 그 용적을 유지하기 위해 지방과 결합조직으로 대치된다. 이것이 거짓비대증이다.

2. 중심핵 근병증 (centronuclear myopathy)

일반 파라핀절편의 H&E 염색표본에서 정상 크기의 근육섬유 가로단면 중심부 또는 중심부 가까이에 핵이 나타나고 중심핵 주위에 근원섬유가 없는 것이 특징이다(그림 17-30). 증상으로는 소아에서 운동발달이 늦고 전신쇠약과 안검하수가 나타나고, 광학현미경표본에서 염색되지 않는 투명대(halo)에 의해 핵과 인접 근육형질이 확실하게 분리되어 관찰된다. 투명대는 전자현미경표본에서 근원섬유의 붕괴와 근육섬유마디의 소실로 나타난다. 이들 근육섬유는 태아 근육세관(fetal myotubes)과 아주 유사하기 때문에 근육세관성 근육병(myotubular myopathy)이라 부르기도 한다. 따라서 이 근육질환은 태아 발달 시 근육 성숙이 정지되어 발생되는 것으로 추정하고 있다.

3. 네마린근육병증(nemaline myopathy, rod-body myopathy)

남성에 비해 여성에서 다소 흔한 근육질환으로 열성 또는 우성 유전성 질환이다. 이 질환은 팔다리 및 얼굴 근육의 쇠약을 보이며 대부분 유아기에 증상이 나타난다. 형태학적 특징으로는 근육섬유의 횡단표본에서 짧은 간상체(rod-body)가 관찰된다.

네마린(nemaline)이란 용어는 실(thread)을 의미하는 그리스어의 네마(nema)에서 유래하였다. 네마린근육병에서는 무수한 실 또는 간상체(rods)가 근육형질 밑의 근육섬유에 덩어리 형태로 축적된다.

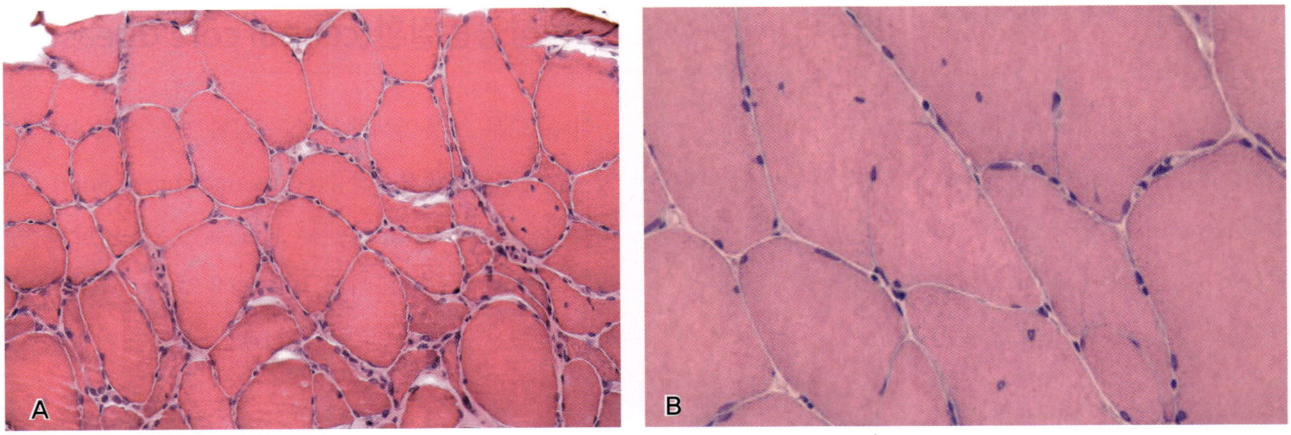

그림 17-29. 근육섬유의 위축과 비대. A. 구각위축섬유(angular atrophic fibers)로 근육섬유의 크기가 다양하며, 작아진것도 다수 관찰됨, H&E, 200배. B. 근육섬유 비대와 분리(myofiber hypertrophy and splitting)가 관찰되며, 대부분 근육섬유가 다소 커져 있고 일부 근육섬유는 분리에 의해 두 개의 섬유로 관찰됨. H&E, 400배

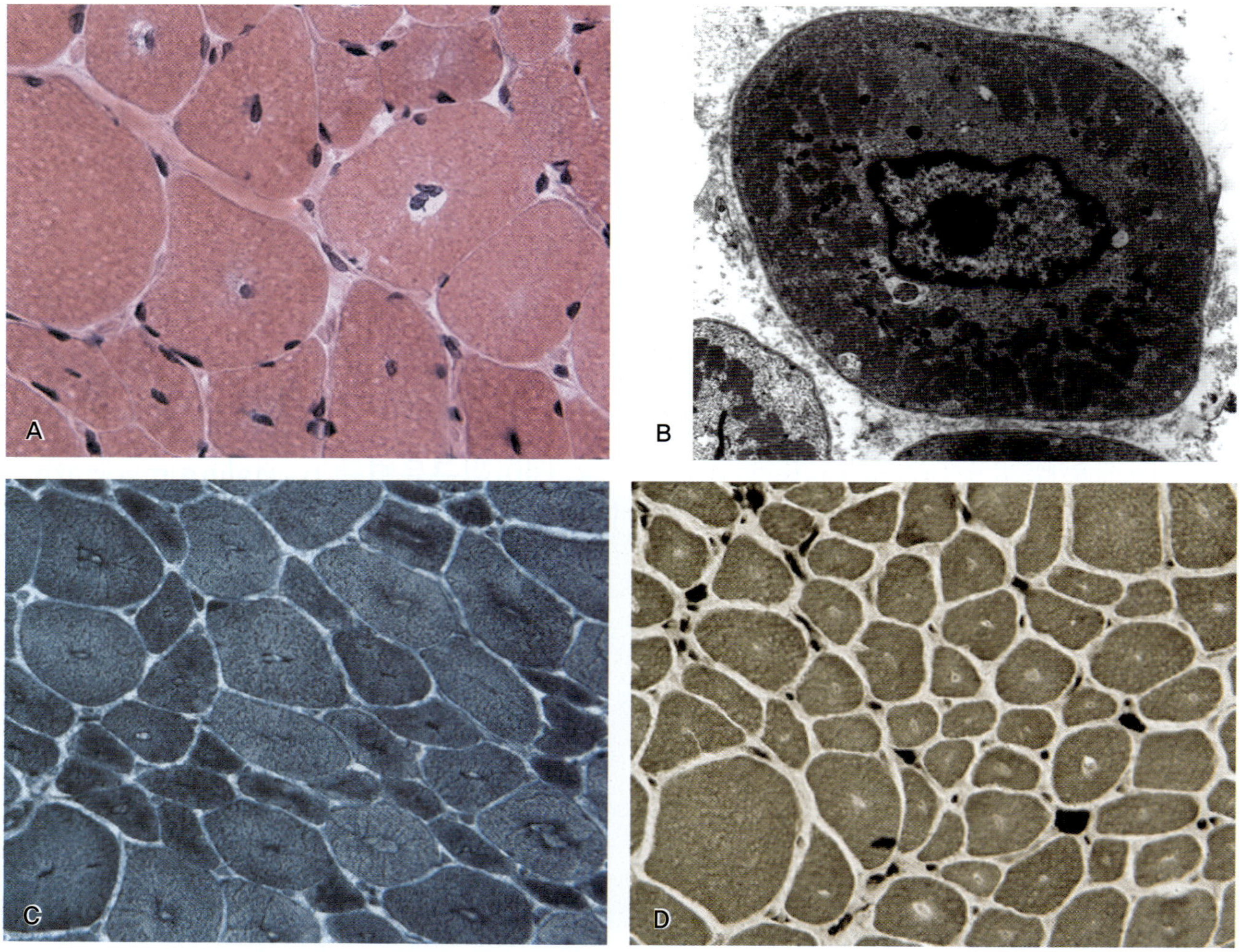

그림 17-30. 중심핵 근육병(centronuclear myopathy). 뼈대근육의 단면 사진으로 근육섬유 중심부에서 핵이 관찰되고 있음. H&E 염색(A), 전자현미경 사진(B), NADH-TR 염색(C), ATPase 염색(D)

이 간상체는 일반 파라핀절편의 H&E 염색표본에서는 거의 구별되지 않기 때문에, 동결절편을 이용한 고모리 삼색염색변법(modified Gomori trichrome)(그림 17-31)이나 합성수지절편을 이용한 톨루이딘블루(toluidine blue) 염색으로 확인해야 한다. 간상체는 전자현미경 표본에서 정상 Z 띠(Z band)의 형태와 유사한 격자모양(lattice-like)으로 관찰된다.

4. 중심공동질환(central core disease)

아주 드문 보통염색체성 열성질환으로 신생아나 유아시기에 선천성 저긴장증(congenital hypotonia), 근위부의 근육쇠약(muscle weakness), 운동발달 지연 등을 보이는 근육질환이며, 근육섬유의 가로단면 중심부에 작은 공동화 부위가 존재하는 것이 특징이다.

국소적으로 근육섬유의 근육형질 내에 효소활성의 저하 및 부재로 인하여 발생한다. 이 중심의 공동부위는 H&E 염색에서는 구별되지 않기 때문에 산화효

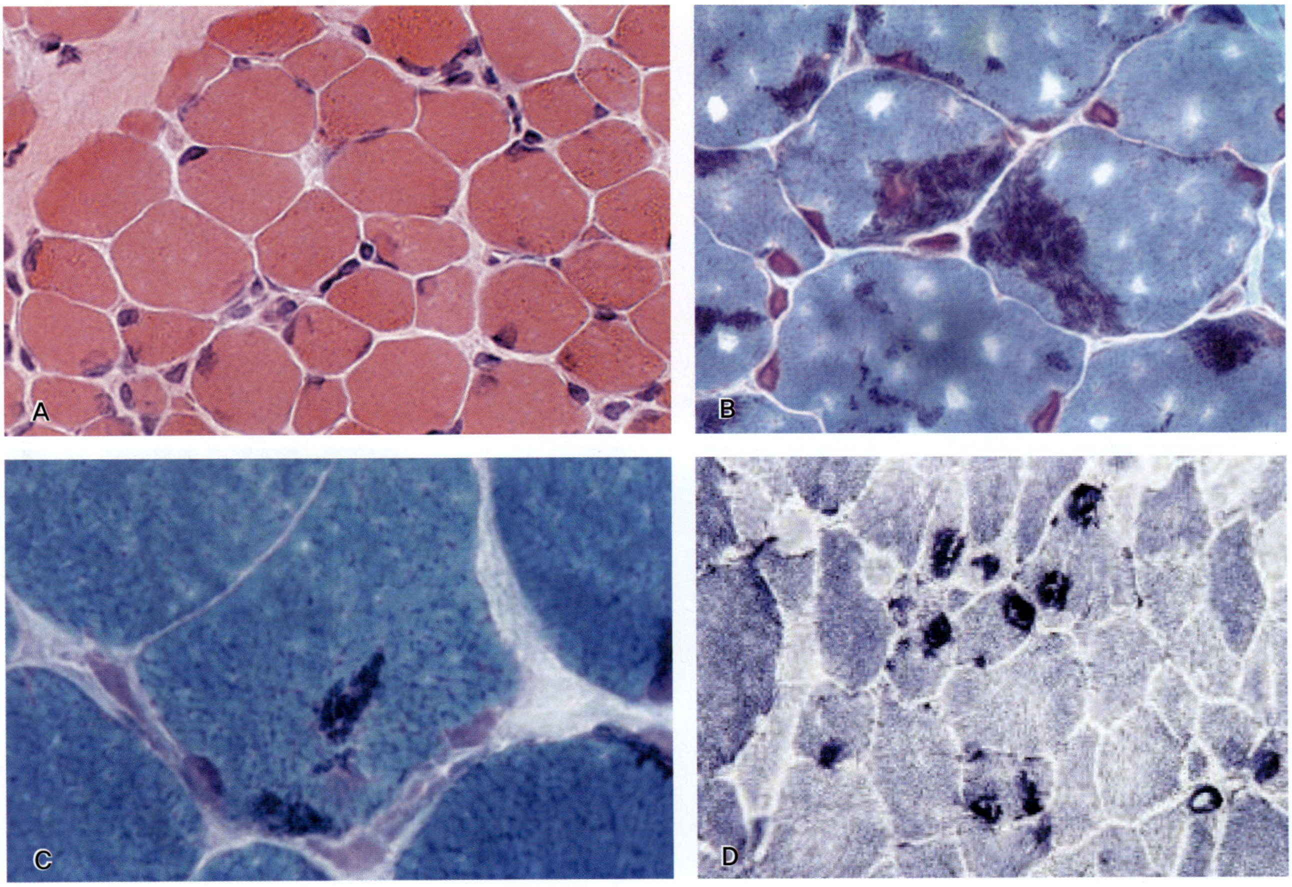

그림 17-31. 네마린 근병증(nemaline myopathy, rod-body myopathy). A. H&E 염색, B. 고모리 삼색염색변법(Modified Gomori trichrome) (저배율), C. 고모리 삼색염색변법(Modified Gomori trichrome) (고배율), D. NADH-TR 염색

소반응(oxidative enzyme reaction)(그림 17-32)이나 PAS 염색이 필요하다. 중심공동 부위는 주로 I형 근육섬유에 출현하고 전자현미경 소견에서는 구조가 있는 것과 없는 것으로 구분된다. 구조성 중심 공동부위는 근육섬유마디가 심하게 위축되어 있으나 가로무늬가 존재하며, 구조가 없는 중심공동 부위는 근원섬유의 붕괴(myofibrillar disruption), Z띠 융해(Z band streaming), 근육소관 요소(sarcotubular elements)의 증식으로 가로무늬가 소실되어 있다.

5. 글리코겐 축적질환(glycogen storage diseases, GSD)

글리코겐의 합성과 분해에 관여하는 한 가지 혹은 여러 가지 효소의 결핍으로 발생하는 일련의 유전성 질환들로 조직 내에 비정상적으로 글리코겐이 많이 축적되는 것이 특징이다.

글리코겐 축적질환은 주로 간이나 근육에서 관찰된다(그림 17-33). X 염색체 연관 유전형(VI형)을 제외하고는 모두 보통염색체 열성으로 유전된다. GSD의 발생빈도는 2만 5,000명당 1명꼴로 보고되지만, 일부 유형에서는 경미한 장애만을 보이므로 진단되지 않는 경

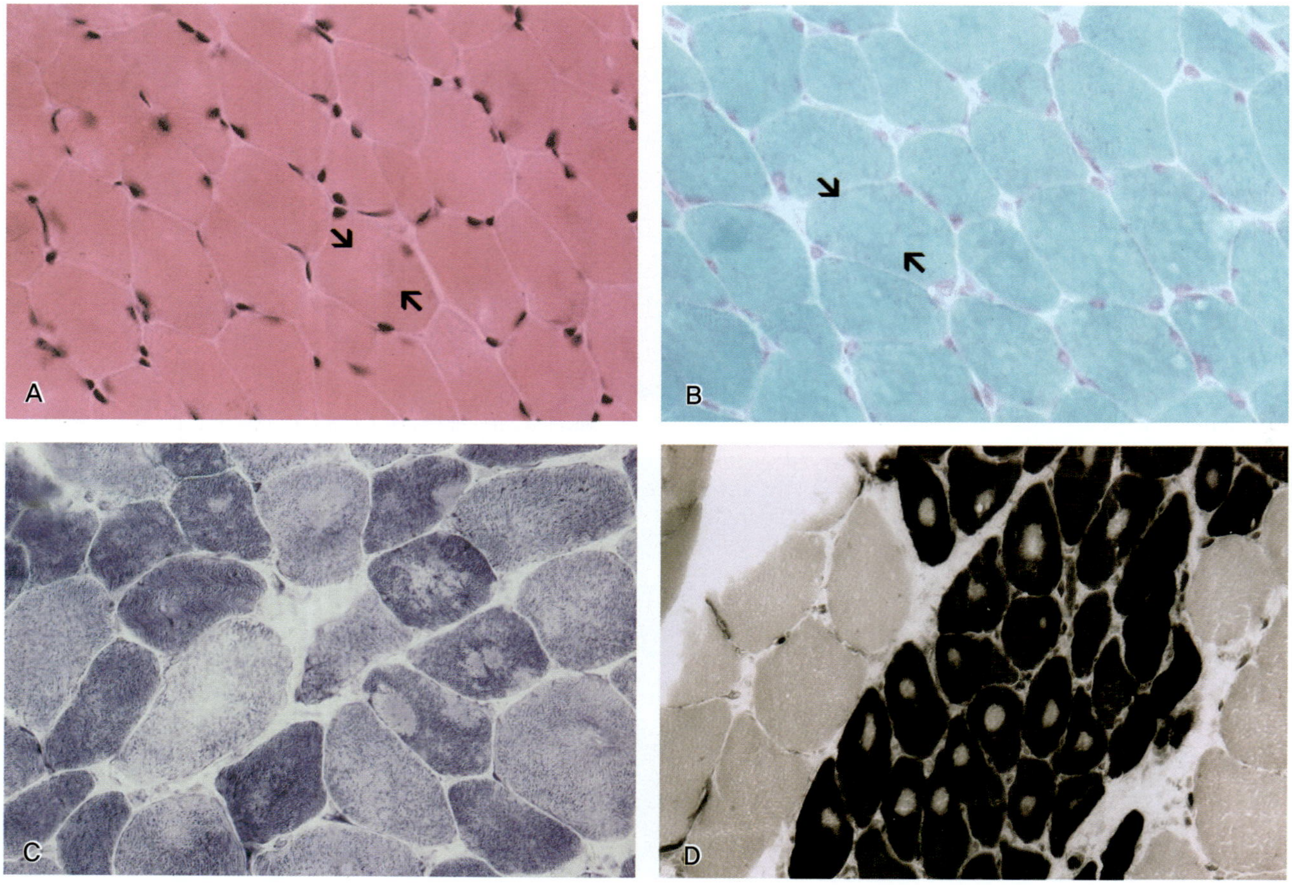

그림 17-32. **중심공동질환(central core disease).** A. 근육섬유 중심부에 염색성이 흐리게 관찰되는 부분(화살표)이 존재함. H&E 염색, 400배 B. 근육섬유 중심부에 균질한 공동(화살표)이 관찰됨. 고모리 삼색염색변법(Modified Gomori trichrome), 400배 C. 근육섬유형과 상관없이 공동이 관찰됨. NADH-TR 염색, D. 근육섬유형 감별과 동시에 뚜렷한 표적섬유(targetoid fivers)가 관찰됨. ATPase (pH 4.0) 염색. 400배

우가 있어 실제 발생빈도는 이보다 더 높을 것으로 추정된다. 증상 및 징후는 글리코겐이나 다른 중간 대사산물의 축적과 글리코겐 분해산물의 결핍, 특히 포도당 결핍으로 나타난다. 그러나 임상적인 양상과 중증도, 발병연령 등은 다양하다. II형은 심근과 근육뼈대를 포함한 모든 장기에 영향을 미친다.

조직 내에 축적된 글리코겐과 일부 중간 대사산물은 MRI(자기공명영상장치)로 확인할 수 있다. 확진은 조직검사로 특이한 효소가 결핍된 것을 확인하는 방법으로 이루어진다. 주로 근육을 침범하는 GSD는 무산소(허혈성) 운동을 제한하는 방법으로 치료한다. 일부 환자에게는 고단백 식이가 도움이 되기도 한다. 이때는 팔다리의 근위부가 약해지며, 횡격막을 침범해 저호흡 상태가 유발될 수 있으며, 다른 효소 이상으로 운동 후 근육경련이 일어나기도 한다.

6. 염증과 괴사

다발성근육염(polymyositis, PM)은 피부근육염(dermatomyositis, DM), 봉입체근육염(inclusion body myositis, IBM)과 함께 특발성근육염(idiopathic inflammatory myopathy)의 한 아형으로 분류되는 자가면역성 근육질환으로 유병률은 인구 10만 명당 6~8명으로 추정된다.

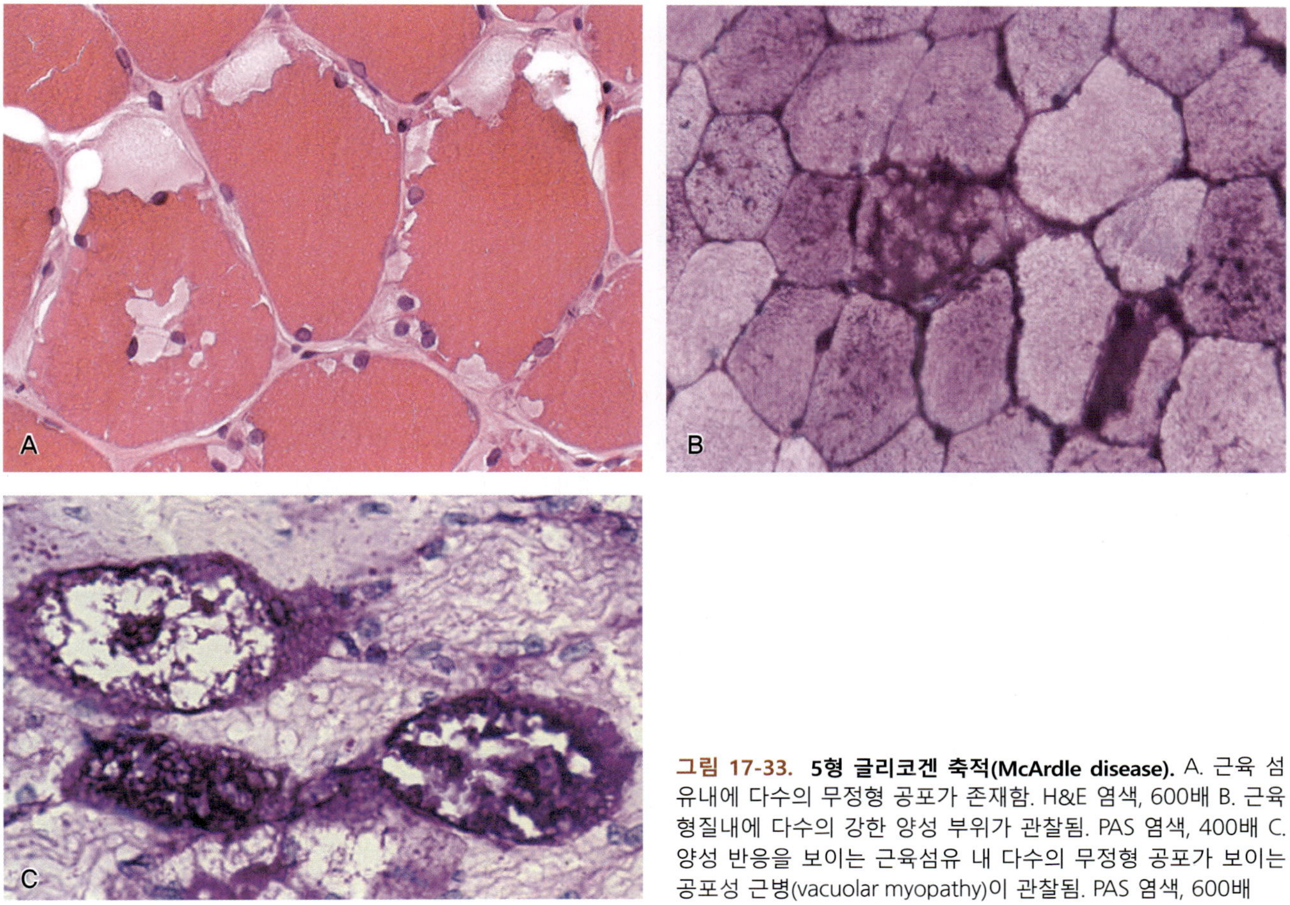

그림 17-33. 5형 글리코겐 축적(McArdle disease). A. 근육 섬유내에 다수의 무정형 공포가 존재함. H&E 염색, 600배 B. 근육 형질내에 다수의 강한 양성 부위가 관찰됨. PAS 염색, 400배 C. 양성 반응을 보이는 근육섬유 내 다수의 무정형 공포가 보이는 공포성 근병(vacuolar myopathy)이 관찰됨. PAS 염색, 600배

다발성근육염은 임상적으로 주로 성인에서 발생하며, 아급성으로 진행하는 근위부의 근력약화가 특징이다. 침범하는 부위는 주로 뼈대근이지만 그 외 심장, 폐, 뼈관절 등의 장기에도 침범될 수 있다. 혈청학적 검사상 혈청크레아틴인산효소(creatine kinase, CK)의 현저한 증가와 근전도 검사에서 근육병증(myopathy) 소견이 관찰되며 병리소견에서는 근육섬유 내 단핵구세포의 침윤이나 근육섬유의 괴사 등으로 진단할 수 있다(그림 17-34). 활성화된 단핵구세포는 주로 세포독성(cytotoxic) $CD8^{+}$ T세포들로 이루어져 있으며 스테로이드 등의 면역억제제에 반응을 보여 세포-매개면역반응(cell-mediated immune response)이 주된 기전으로 생각된다. 주로 특발성(idiopathic)으로 발병하지만, 소수에서는 바이러스 감염이나 악성 종양 등과의 연관성도 보고되고 있다. 일부에서 결합조직질환(connective tissue disorder)과 동반하기도 하는데, 이러한 경우 중복증후군(overlap syndrome)이라고 하며, 때로는 중증근육무력증, 하시모토갑상샘염 등의 자가면역질환과 동반되기도 한다. 다발성근육염은 피부근육염 및 봉합체근육염과는 병인, 병리소견 및 치료반응의 정도가 다른 질환이지만 근력약화라는 공통적인 증상을 공유하기 때문에 특징적인 임상소견이 나타나지 않는 경우에는 감별이 어려울 때가 많다.

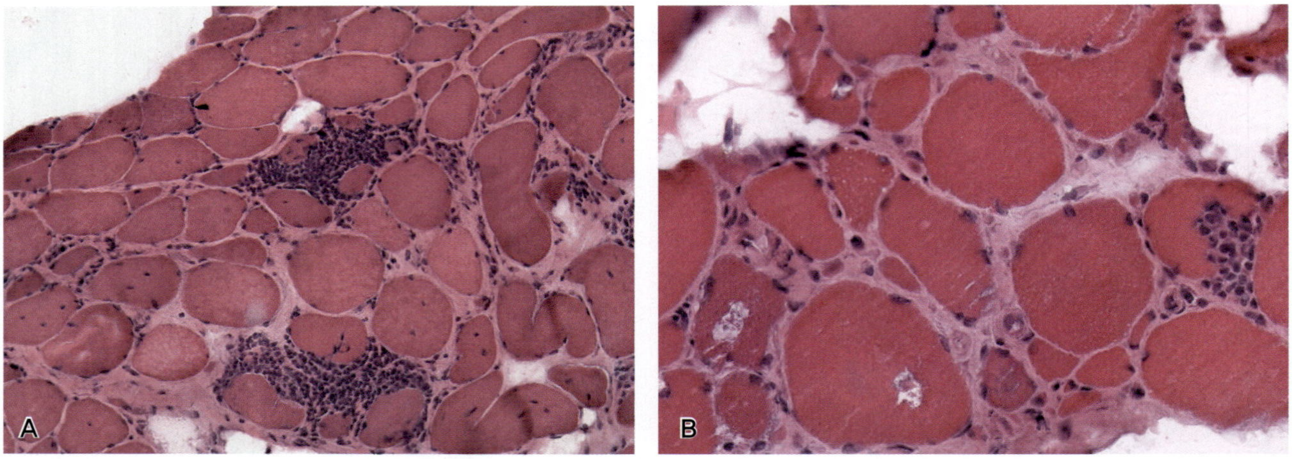

그림 17-34. 근육염. A. 다발성근육염(polymyositis). 근육섬유 사이에 염증세포의 침윤과 괴사가 관찰됨. H&E, 200배 B. 봉입체근육염(inclusion body myositis). 근육섬유 내로 테를 두른 모양의 공포(rimmed vacuoles)와 염증세포의 침윤이 관찰된다. H&E 염색, 400배

7. 듀센느 근육퇴행위축(Duchenne muscular dystrophy)

이 질환은 100,000명당 3%의 이환율을 보이며 남자에게서만 발생된다. X-연관 열성질환으로 어린 소년들에게서 광범위하게 발생되며, 근육형질막과 T-소관 구성에 중요한 단백질인 디스트로핀(dystrophin)의 결여 또는 감소로 나타난다(그림 17-35). 증상은 영아에서 골반넓적다리 근육의 약화가 나타나기 시작하여 잘 걷지 못하고 동요성 보행을 보이며 잘 넘어지고 마루나 의자로부터 일어서는 데 어려움을 겪는다.

다른 근육 퇴행위축(이영양증)에 비해 근육섬유의 괴사가 넓고 심하며, 이로 인해 혈청 크레아틴키나제(serum creatine kinase)가 1,000 IU/L 이상으로 뚜렷하게 증가한다. 만성화되면 근육섬유의 괴사가 가라앉고 혈청 크레아틴키나제의 수치도 정상으로 돌아온다. H&E 염색에서 근육섬유 괴사의 첫 소견은 근육형질(sarcoplasm)의 반점상 변화가 나타나고, 괴사가 심

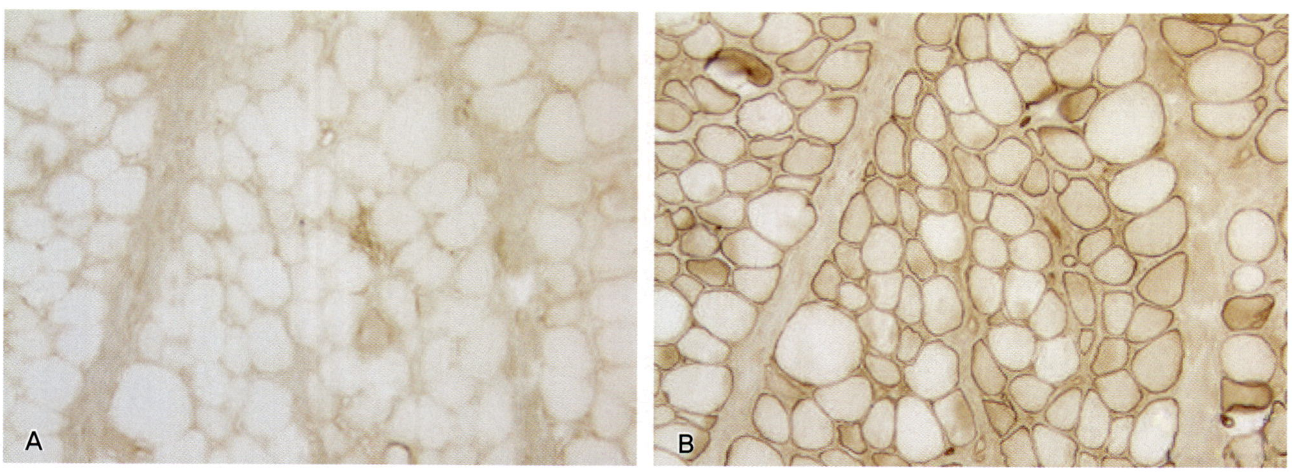

그림 17-35. 듀센느 근육이영양증(DMD). A. 디스트로핀항체에 대해 염색이 안되었음. 면역조직화학염색, 100배 B. 정상 근육조직으로 디스트로핀 항체에 양성반응을 보임. 면역조직화학염색, 100배

해지면 밝은 에오신 색깔을 띠었다가 점차 창백한 색으로 변한다. 이 과정에서 근육형질은 균일해지고 불투명하게 보인다. 그리고 마침내는 거친 과립상, 공포상으로 발전하였다가 마지막으로 분절상으로 변하고 근육섬유핵도 농축 및 붕괴된다. 이와 동시에 큰포식세포가 세포 내로 침투하여 탐식작용을 보인다(그림 17-36A). 근육섬유(myocyte)의 손상은 새로운 근육을 합성할 수 있는 위성세포(satellite cells)의 활성을 유도한다. 위성세포는 정상적으로 근육섬유의 바닥막과 형질세포막(plasmalemma) 사이에 있으며 퇴행위축 과정(dystrophic process)에서도 남아 있다. 이 세포는 적절한 상황에서 근육섬유 모세포(myoblasts)로 변화되어 재생에 중요한 역할을 담당한다. 재생섬유는 H&E 염색에서 뚜렷한 호염기성을 나타낸다는 점(그림 17-36A) 이외에는 다른 특이소견이 없기 때문에 구별이 어려우므로 산성인산분해효소(acid phosphatase) 효소조직화학염색이 필요하다(그림 17-36D). 한편 다른 근육퇴행위축(이영양증)에서 잘 나타나지 않는 유리질 섬유(hyaline fiber)가 듀센느 근육퇴행위축(이영양증) 근육에서는 광범위하게 분포한다.

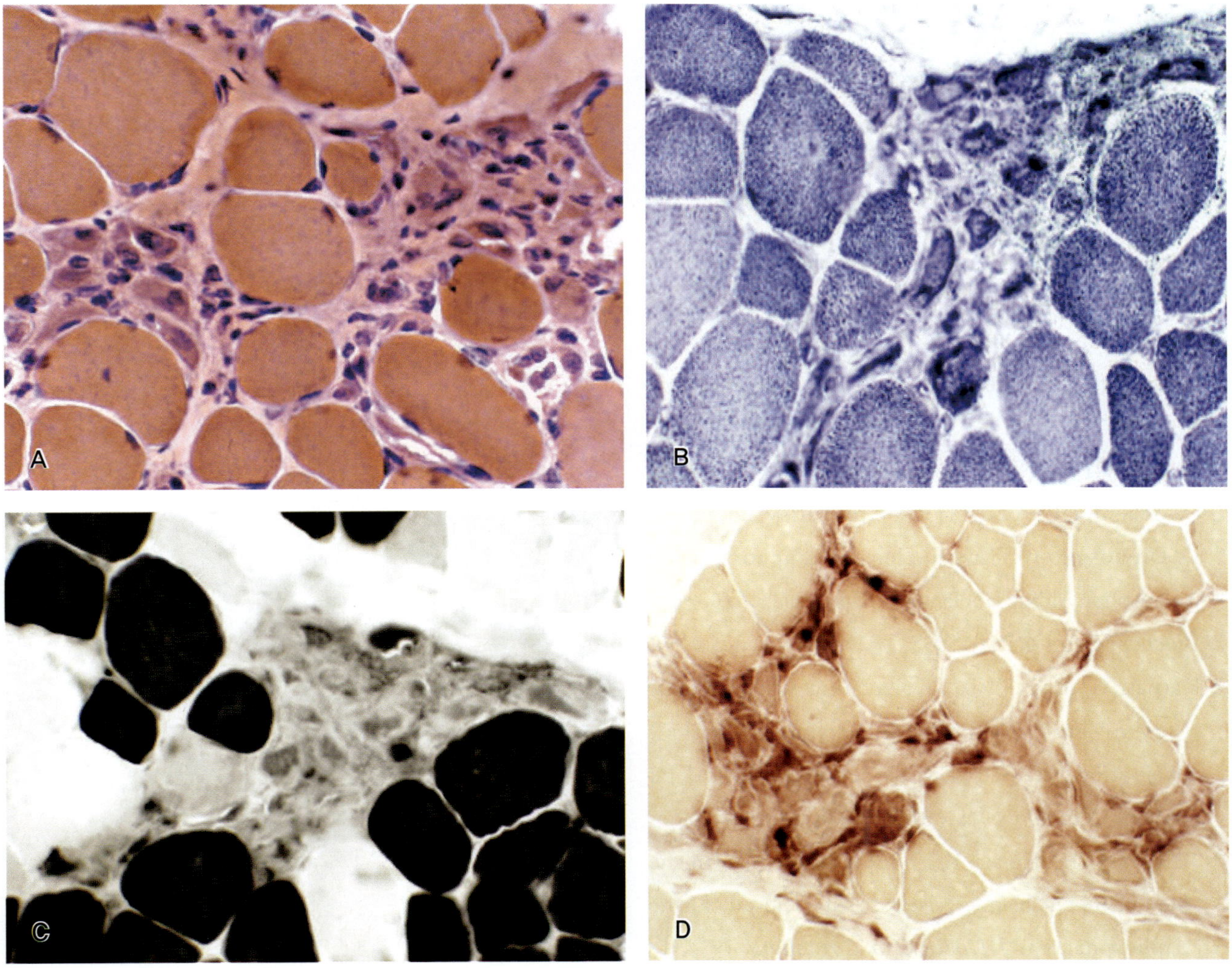

그림 17-36. DMD 환자 근육섬유 생검조직. A. 괴사된 근육섬유와 그 주변에 큰포식세포가 침윤되어 있음. H&E 염색, 400배 B와 C. 괴사된 근육섬유에서 효소활성이 약하게 보임. NADH-TR 염색(B)과 ATPase 염색(C). 400배 D. 많은 작은 재생세포에서 강한 효소활성이 관찰됨. ACP (acid phosphatase) 염색. 400배

참고문헌

1. Dubowitz V, Sewry CA. Muscle Biopsy. A Practical Approach, 3rd ed. New York: Elsevier Saunders, 2007.
2. Karpati G. Structural and Molecular Basis of Skeletal Muscle Disease, 3rd ed. Basel: ISN Neuropath Press, 2002.
3. Cumming WJK, Fulthorpe J, Hudgson P, Mahon M. Color Atlas of Muscle Pathology. London: Mosby-Wolfe, 1994.
4. G THK. Leung SY, Muscle biopsy: An overview [abstract]. *J Hong Kong Med Assoc* 43:21-8, 1991.
5. Sarnat HB. Appendix A: Pitfalls in interpretation and technical artifacts. In: Muscle Pathology & Histochemistry. Chicago: ASCPP, 1983.
6. Fahy GM, Wowk B, Wu J, Phan J, Rasch C, Chang A. Cryopreservation of organs by vitrification: Perspectives and recent advances. Cryobiology 48:157-78, 2004.
7. Sutton RL. Critical cooling rates to avoid ice crystallization in aqueous cryoprotectant solutions containing polymers. *Chem Soc Faraday Trans* 87:3747-751, 1991.
8. Scarpelli DG, Hess R, Pearse AGE. The cytochemical localization of oxidative enzymes. I. Diphosphopyridine nucleotide diaphorase and triphosphopyridine nucleotide diaphorase. *J Biophys Biochem Cytol* 4:747, 1958.
9. Karpati G, Engel WK. Correlation histochemical study of skeletal muscle after suprasegmental denervation, peripheral nerve section, and skeletal fixations. *Neurology* 18:681-92,1968.
10. Brooke MH, Kaiser KK. Some comments on the histochemical characteristics of muscle adenosine triphosphatase. *J Histochem Cytochem* 17:431, 1969.
11. Brooke MH, Kaiser KK. Three "myosin adenosine triphosphatase" systems: The nature of the pH ability and sulfhydryl dependence. *J Histochem Cytochem* 18:670, 1970.
12. Drews GA, Engel WK. Reversal of the ATPase reaction on muscle fibers by EDTA. Nature 212:1551, 1966.
13. Nicholson LVB, Davison K, Johnson AM, et al. Dystrophin in skeletal muscle. II. Immunoreactivity in patients with Xp21 muscular dystrophy. *J Neurol Sci* 94:137-46, 1989.
14. Bratthauer GL, Adams LR. Immunohistochemistry: Antigen detection in tissue. In Mikel U (ed) : Advanced Laboratory Methods in Histology and Pathology. Washington, DC : American Registry of Pathology, pp 1-0, 1994.
15. Finck H: Epoxy resins in electron microscopy. I. *Biophysic Biochem Cytol* 7:27, 1960.
16. Freeman J, Spurlock B. A new epoxy embedment for electronmicroscopy. *Cell Biol Int* 13:437, 1962.

18

분자병리학
Molecular pathology

학 습 목 표

- DNA 복제, 전사, 번역의 개념을 이해한다.
- 조직병리학 분야에 이용되는 분자진단기술의 그 기본 원리와 필요조건을 이해한다.
- 분자진단 업무를 수행할 때 질(quality)과 안전(safety)을 고려해야 하는 점을 인식한다.
- 각 분자진단기술의 한계를 이해한다.

I. 서론

조직병리검사에서 대부분은 일반염색인 H&E 염색 표본으로 현미경적 관찰을 통해 내려진다. 하지만 조직에서 미생물 또는 미네랄 등의 특정 성분의 확인이 필요할 경우 추가적으로 특수염색(special staining)을 이용하거나, 조직 내의 특정 세포형을 동정해야 할 질환의 경우는 항원-항체반응을 이용한 면역조직화학(immunohistochemistry, IHC) 염색을 이용하여 진단하고 있다. 그러나 일부 소수의 암에서는 이런 방법의 조합만으로 진단하기가 어려워 유전자 수준에서의 정보가 필요할 경우에는 분자생물학적 기술을 이용하여 검사 할 때도 있다. 이 같은 특별한 질환의 진단을 위해서는 질환 특유의 분자변화를 찾아내야 한다. 현재 이들 질환의 대부분은 부모로부터 물려받은 유전질환이거나 다양한 종류의 암들이다. 따라서 이 분야는 매우 빠르게 확장되고 있다. 게다가 일부 유전자의 활성은 약물치료에 반응하는 경로에 영향을 미치기 때문에 어떤 환자 유전자의 분자변화를 찾아내는 것은 그 환자 치료를 위한 예측 정보로서 중요하게 인식하고 있다. 조직병리검사는 질병의 진단뿐 아니라 점차 개별 환자에 가장 적합한 치료, 즉 맞춤의학(personalized medicine)을 위한 정보제공자로서 그 중요성이 증대되고 있다.

분자병리학(molecular pathology)은 이런 특정 질병에 관여하는 분자를 규명하는 새로운 학문으로 분자생물학과 병리학에서 활용되는 지식과 기술을 통합하는 생물학의 한 분야이다(그림 18-1).

따라서 분자병리학은 질병을 좀 더 포괄적으로 이해하고 질병의 원인을 더 깊이 있게 규명하며, 질병의 자연사와 앞으로 어떻게 진행될 것인지를 예측하고 질병의 예후에 어떤 특정 분자들이나 한 무리의 분자들이 관련되어 있는가를 알아내는 데 매우 중요한 역할을 하고 있다. 뿐만 아니라 특정 질환의 새로운 치료법

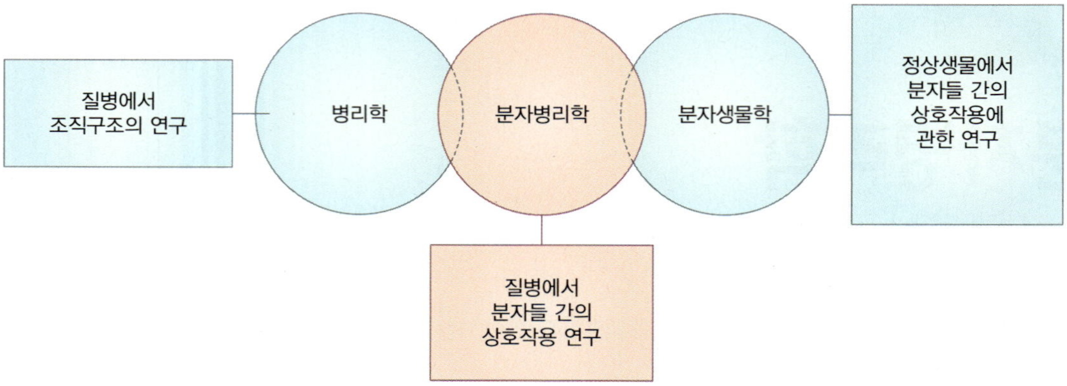

그림 18-1. 분자병리학의 개념 모형도.

및 개별 환자를 대상으로 가장 적합한 치료제를 찾아내는 맞춤의학을 위한 정보제공자로서 그 중요성이 증대되고 있어서 미래에 없어서는 안 될 매우 중요한 진단 도구가 되고 있다. 진단병리학은 분자병리학의 발전으로 인해 조직에서 각종 병원균의 증명과 함께 암유전자(oncogene) 및 종양표지자(tumor marker) 검출에 획기적인 전기를 마련함으로써 질병진단의 첨단 분야로 자리매김하고 있다.

이 장에서는 분자병리학적 검사 중 유전자 검출법을 중심으로 기초개념, 검사법의 종류 및 그 원리와 방법에 대해 간략히 기술하였으므로 자세한 내용은 다른 전문서적을 참고하기 바란다.

II. 분자병리검사의 활용

임상검사에서 분자병리학 기술은 HIV, B형간염, 결핵과 같은 많은 감염질환의 진단과 치료법을 모니터링하는데 이용되고 있다.

검사들은 일반적으로 혈청이나 객담 또는 정액과 같은 체액을 대상으로 시행하고 있다. 현재 가장 잘 알려져 있는 것이 human papilloma virus (HPV)와 human epidermal growth factor receptor 2 (HER2)의 검출을 위한 분자검사이다. 임상과 연구실험실에서는 추가로 세포로부터 DNA나 RNA를 추출하여 검사하는 블로팅 방법(blotting method)이 이용되기도 한다. 블로팅 방법은 균질화한 조직으로부터 DNA 또는 RNA를 추출한 다음, 이를 dot, Southern, Northern 블로팅 여과지 부합법(blotting filter hybridization methods)을 이용하여 검사한다. 이 같은 블롯팅 기술은 신선 또는 동결세포나 동결조직으로 추출한 핵산의 정성분석에 이용되는 강력한 도구이다.

비록 형태학적 기반으로 진행되는 않지만, 중합효소연쇄반응(polymerase chain reaction, PCR)도 흔한 분자병리학적 기술의 하나로서 DNA의 특정 단편을 카피(copy)하는데 이용하고 있다. 이 기술은 단일 DNA 분자를 수백만 카피로 신속히 증폭시킬 수 있다. PCR 기술이 활용되는 하나의 예로는 범죄현장에서 한 가닥의 머리카락에서 발견되는 적은 DNA 시료를 법의학적 검사를 수행할 수 있도록 충분한 물질로 생산해 낼 수 있다. 또한 PCR은 어떤 조직의 특이 유전체(genome)를 검사하기 위해 제자리부합법(*in situ* hybridization, ISH)과 함께 이용하기도 한다(표 18-1).

이들 방법 중 조직검사실에서 분자병리학적 진단에 이용되는 가장 주된 기술은 제자리부합법이다. 제자리부합법(ISH)은 잘 보존된 조직절편이나 세포표본에

표 18-1. 유전자, 유전자 발현, 유전자 발현산물의 검출법

대상	세포로부터 추출하는 경우	세포로부터 추출하지 않는 경우
DNA	Southern blotting, PCR	FISH, In situ PCR
RNA	Northern blotting, RT-PCR	ISH, In situ RT-PCR
단백질	Western blotting, Immunoprecipitation	Immunohistochemistry

서 검출 대상 염기서열에 대한 상보적인 가닥의 뉴클레오티드 탐침자(nucleotide probe)를 부합하여 특정 mRNA 염기서열의 위치를 확인하는 방법이다.

ISH에 의한 세포, 조직, 전체 유기체 내의 특이 핵산 염기서열(RNA, 바이러스 DNA, 염색체 DNA)의 검출법은 연구 분야뿐 아니라 생물학, 임상병리학 및 조직병리학 분야에서도 많이 활용되고 있다.

III. 분자병리학을 위한 필수 배경 지식

세포에 있는 DNA는 게놈 DNA (genomic DNA)라 부르며, 이 게놈 DNA에 유전자가 배열되어 있다. 사람 세포의 DNA는 2배체(diploid)로 부모 양쪽의 생식세포, 즉 정자와 난자가 가진 반수체(haploid)의 DNA가 결합하여 구성된다.

DNA (deoxyribonucleic acid)는 세포의 기능을 작동시키거나 정지시킬 수 있는 유전자들을 가지고 있는 저장고이다. 병리학에서는 특정 염색체상에서 유전자의 순서, 위치 및 정확한 복제가 중요 요소로서, 이들 중 어떤 변화(돌연변이, mutation)가 발생하면 질병을 유발할 수 있다. RNA (ribonucleic acid)는 DNA의 유전코드(genetic code)로부터 정보를 전사(transcription)하여 세포 생리활성을 조절하는데 필요한 단백질로 번역(translation)해 내는 중개자로서 활동하고 있다.

1. 핵산의 기본 구조와 기능

핵산(nucleic acid)은 하나의 뉴클레오티드 염기(nucleotide bases)의 뼈대(backbone)를 포함하고 있다. RNA에서는 단일가닥(single strand)의 삼차원 구조로 접혀져 형성되어 있고, DNA에서는 두 가닥(double strand) 사이에 염기가 쌍을 이루어 오른쪽으로 감겨진 이중나선을 형성하고 있다.

DNA는 당과 인산으로 연결된 뼈대(backbone)에 4 종류의 염기(base), 즉 G, A, T, C가 돌출되어 있는 사슬로 되어 있다. 당과 인산의 연결로 인해 DNA 사슬은 방향성을 가지는데 당의 구조로부터 5′쪽, 3′쪽이라 부른다. 생체 내 DNA는 DNA 중합효소(DNA polymerase)의 작용에 의해 dGTP, dATP, dTTP, dCTP를 기질로 하여 5′에서 3′ 방향으로만 합성된다. G와 C 사이에는 수소결합(hydrogen bonding)이 3개, A와 T 사이에는 2개가 결합되어 DNA는 일반적으로 두 가닥 사슬구조를 하고 있다. 이와 같이 염기는 서로 상대 염기가 구조적으로 결정되어 있으며, 이와 같은 구조를 상보적(complementary)이라 부른다. 또한 G/C, A/T의 한 쌍을 염기쌍(base pair, bp)이라 하며, 유전자의 크기는 이 염기쌍의 수로 나타낸다. 세포의 핵에는 이 두 가닥의 DNA가 히스톤(histone) 단백질로 된 핵심(core)의 주위를 감고 있으며, 이것이 다시 접히고 겹쳐 고차구조 형태로 들어 있다(그림 18-2).

모든 분자진단 기술의 기초지식으로 가장 중요한 개념은 염기의 상보성을 이해하는 것이다.

2. 변성과 부합

DNA는 생리적 상태에서 두 가닥의 이중구조(duplex)로 A와 T, G와 C 사이에 수소결합을 형성하고 있다. 이중 구조는 가열 또는 높은 pH 조건 하에 두면 녹아서 두 개의 단일 가닥으로 분리되는데, 이를 변성(denaturation)이라 한다. DNA 이중 구조 내에 G/C 함량이 높을 경우 3중 수소결합으로 인해 2중 수소결합의 A/T에 비해 좀 더 안정적이어서 변성시킬 때 강한 수소결합을 끊기 위해서 좀 더 높은 가열(용해온도, melt temperature)이 요구된다. 이 상태에서 냉각시키면 DNA 가닥은 다시 연합하여(annealing) 이중구조로 재형성되는데, 이를 부합(hybridization)이라 부른다(그림 18-3). 상보적인 가닥들만 서로 연합하여 부합한다. 이 부합은 DNA-DNA, RNA-RNA, 또는 DNA-RNA 상보적 결합 사이에서 발생할 수 있다. 변성과 부합은 모든 분자 진단기술의 핵심을 이루고 있다.

3. DNA의 복제

DNA의 복제는 효소에 의한 진행과정이다. 변성 이후 각 단일 가닥은 주형(template)으로 사용되어 DNA 중합효소(DNA polymerase)를 첨가해주면 상보적인 규칙에 따라 A와 T, G와 C가 결합하여 복제단위(replicon)가 길게 늘어난다. 최종적으로 두 개의 새로운 동일한 두 가닥의 분자가 형성된다. 이 형성은 전체 염색체가 복제되는 세포분열(cell division) 과정에서 일어난다.

DNA 복제는 처음 이중 나선구조 조각이 헤리카제(helicase)라 부르는 효소에 의해 풀리면서 두 주형 가닥을 형성하면서 시작된다. DNA 합성은 5′에서 3′ 방향으로만 발생하므로 DNA 중합효소가 결합한 선도 가닥(leading strand)은 첨가된 상보적 염기가 가닥을 따라 이동하면서 계속 합성되어 완전한 가닥을 생성한다. 하지만 역행하는 지연가닥(lagging strand)에 결합된 DNA 중합효소 분자는 불연속적으로 오카자키 단편

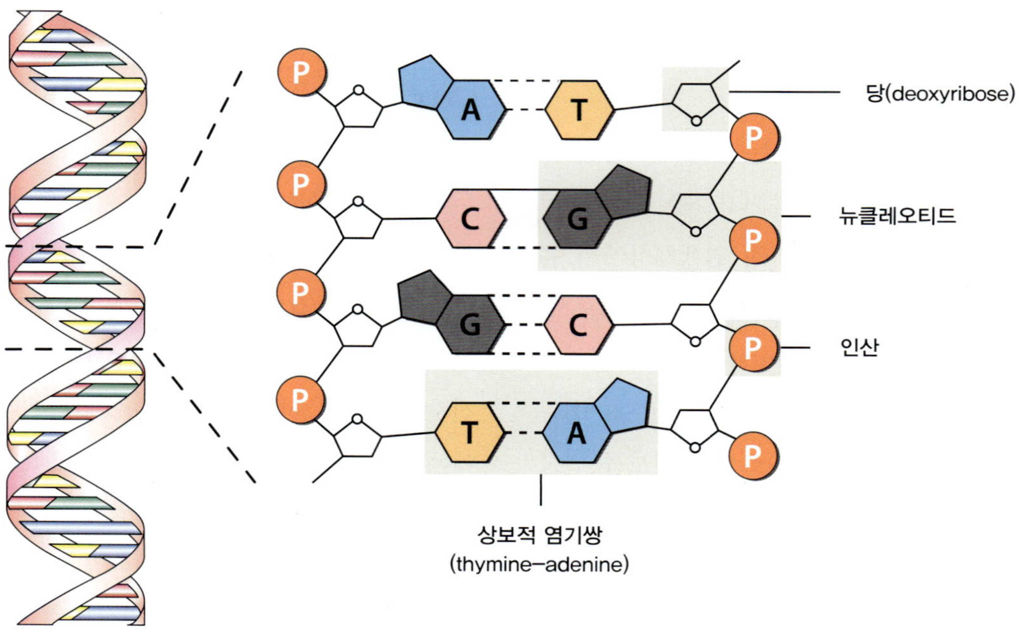

그림 18-2. DNA의 이중 나선구조와 상보적인 염기쌍의 구조

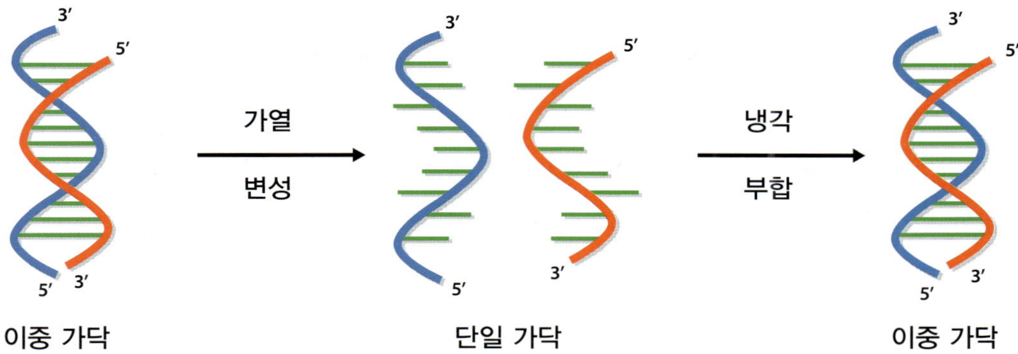

그림 18-3. DNA의 변성과 부합

(Okazaki fragments)이라 부르는 작은 단편을 만든 다음 DNA 연결효소(DNA ligase)에 의해 이 단편들을 함께 연결하여 완전하게 합성된다(그림 18-4).

DNA 복제과정은 나중에 다루게 될 중합효소연쇄반응(polymerase chain reaction, PCR) 방법의 기초가 된다.

4. 전사

DNA로부터 전령 RNA (messenger RNA, mRNA)를 만드는 과정이다. 세포는 분리된 DNA 단일가닥을 주형으로 사용하여 서로 다른 RNA를 만든다. 이때 RNA 중합효소(RNA polymerase)는 시작 서열(start sequence)을 인식하여 상보적인 염기 G, C, A 및 U를 첨가하면서 RNA를 합성해 나간다(그림 18-5). 이 과정은 효소가 종지영역(stop region)에 도달할 때까지 지속된다. 종지영역에 도달하였다는 것은 RNA 합성이 완료되었다는 신호이며, 다수의 서로 다른 기능을 가진 RNA (messenger RNA, mRNA) 가운데 하나로 변형되어 핵 밖으로 빠져나갈 준비가 되었다는 것을 의미한다. 그런 다음 이렇게 형성된 전령 RNA (mRNA)는 세포에서 필요로 하는 단백질을 합성하기 위한 주형으로 제공된다.

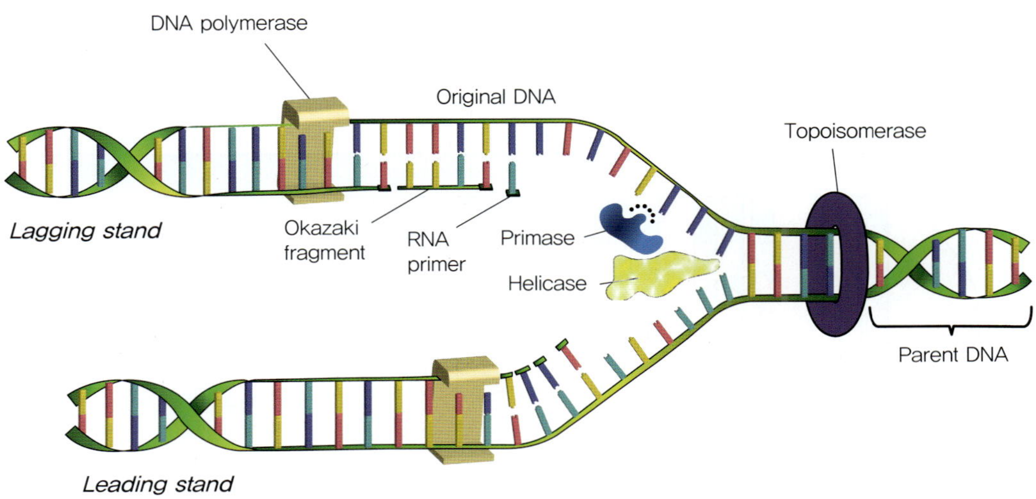

그림 18-4. DNA 복제의 모식도

5. 번역

mRNA로부터 단백질을 합성하는 과정이다. mRNA 주형은 DNA로부터 전달받은 3문자의 유전코돈(genetic codon)을 간직하고 있다. 각 mRNA 코돈은 운반 RNA (transfer RNA, tRNA) 분자 위의 코돈(codon)과 상보적인 대응코돈(anti-codon)을 가지고 있다. 각 대응코돈은 각각의 아미노산과 일치한다(그림 18-6). 예를 들면 대응코돈 A-U-G는 메티오닌(methionin)에 대한 코돈이며, 반면 U-G-G는 트립토판(tryptophan)에 대한 코돈이다. 이런 방식으로 세포들은 DNA 서열과 직접적으로 관련된 특이 아미노산 서열을 포함하고 있는 단백질을 제조한다. 그런 다음 이 단백질들은 세포 내에서 그 후 진행 단계를 위한 신호(signal)로서 작용하기도 하고 세포 밖으로 배출되기도 한다. mRNA 분자는 번역 후 세포질 내에 2~3일간 남아있기도 하여 단백질 생산이 끝난 후에도 오랫동안 검출이 가능하다.

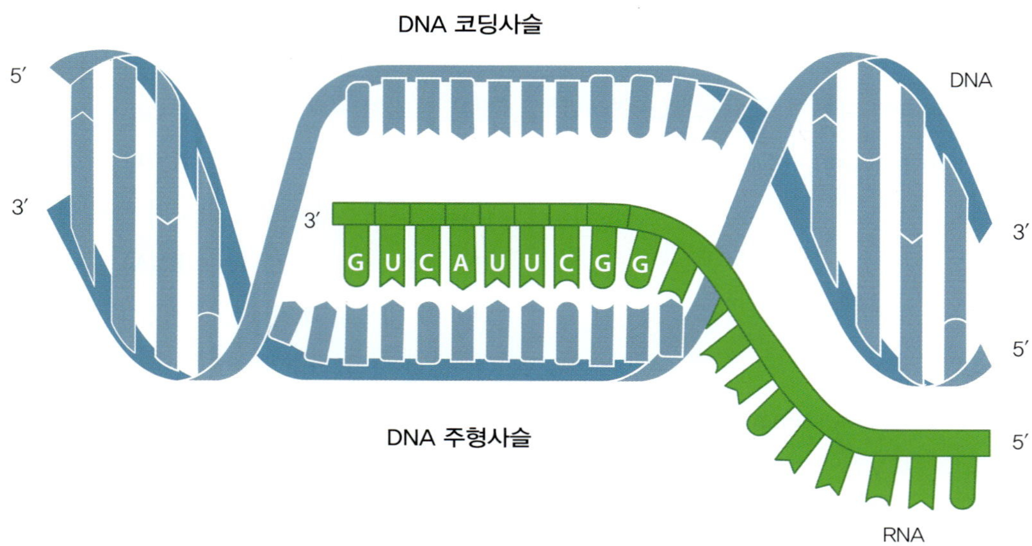

그림 18-5. DNA로부터 mRNA를 전사하는 과정

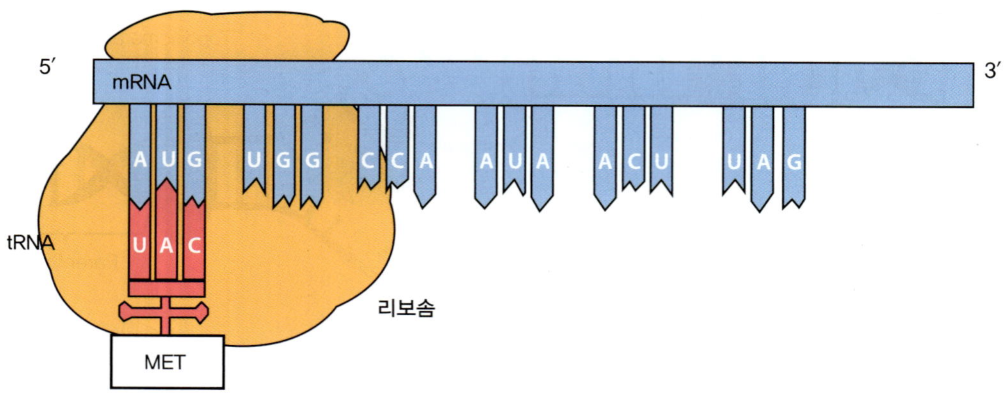

그림 18-6. mRNA로부터 단백질을 합성하는 번역과정

6. 주요 효소

1) 역전사효소

역전사효소(reverse transcriptase, RT)는 1970년에 발견된 효소로 RNA로부터 카피 DNA(또는 상보적 DNA, complementary DNA, cDNA)를 생산하는데 사용된다. 이 효소는 DNA 없이 RNA만을 사용하여 유전자코드를 운반하는 레트로바이러스(retrovirus)로부터 분리되었다. 사람면역결핍바이러스(human immunodeficiency virus, HIV)와 같은 레트로바이러스는 자신의 RNA로부터 역전사효소를 사용하여 cDNA 카피를 만든 다음 숙주 DNA로 끼어 들어가 통합할 수 있다. RNA로부터 cDNA를 만드는 능력은 시약 제조나 일부 검사, 특히 뒤에 기술하는 RT-PCR 기술과 같은 분자 진단에 광범위하게 이용되고 있다.

2) 제한 엔도뉴클레아제

제한 엔도뉴클레아제(restriction endonuclease)는 DNA 가위(DNA scissor)로 핵산의 특정 부위에서 일정 길이의 DNA를 자르는 효소로서 이렇게 잘라낸 DNA 조각을 제한단편(restriction fragments)이라 부른다(그림 18-7). 제한효소는 여러 종류가 있으며 각각 특정 부위의 짧은 염기서열을 인식한다.

같은 종의 두 개체에서 얻어진 게놈(genome)은 동일하지 않다. 그러나 그 차이는 단지 소수의 뉴틀레오티드에 불과하다. 이는 제한효소의 부위 인식능력을 사용하여 특정 부위를 제거하거나 새로운 것을 만들어 낼 수 있다는 점에서 중요하다. 따라서 만일 두 개체로부터 DNA를 취하여 같은 효소를 사용하여 제한적으로 자른다면 단편 길이의 차이가 생길 것이다. 이를 제한단편길이 다형태(restricted fragment length polymorphism, RFLP)라 부른다. RFLP는 특정 제한효소마다 특예적이 같은 효소를 사용하여 환자 A와 환자로부터 자른 단편을 나타낸 것이다(그림 18-7). 일부 RFLP은 유전질환(예 : 헌틴텅 무도병, 낫세포빈혈 및 낭포성 섬유증)과 관계가 있는 것으로 알려져 왔으며, 이들 질환을 위한 유전 표지자(genetic marker)로 사용할 수 있다.

3) 연결효소

연결효소(ligase)는 특정부위에서 잘라낸 길이의 핵산을 연결하는데 사용하는 효소이다. 검사실에서는 다음과 같이 DNA를 가공할 수 있다.

- 완충액 내에서 DNA를 용해할 때
- 알려진 부위에서 DNA를 자르기 위해 제한효소를 첨가할 때
- 관심 대상의 서열 부위를 과다하게 첨가할 때
- DNA 말단을 잘라 삽입된 두 말단부위를 연결효소로 연결할 때

7. 정상 DNA 구조 변화

1) 돌연변이(mutation)

일부 유전자는 인간 게놈 전체에 걸쳐 수백 개의 횟수로 반복되어 있는 반면, 다른 유전자는 단지 두 카피(copy)만 가진 것도 있다. 일반적으로 중요한 유전자일수록 그 카피 수가 소수이다. 유전자 내 염기서열의 일부 변화는 RNA와 단백질 생산에 영향을 미치게 되고 그로 인해 세포 활동에 문제가 발생하게 된다. 돌연변이(mutation)는 질환과 기형을 일으킬 수 있다. 하지만 돌연변이가 항상 나쁜 것만은 아니다. 경우에 따라서는 부모로부터 물려받은 유전변이가 어떤 감염증에 대해서는 저항성을 갖게 되는 것도 있다. 그 예로 낫형빈혈(sickle cell anemia) 환자는 말라리아에 걸릴 확률이 매우 낮다. 돌연변이는 여러 종류가 있다. 일부는 단

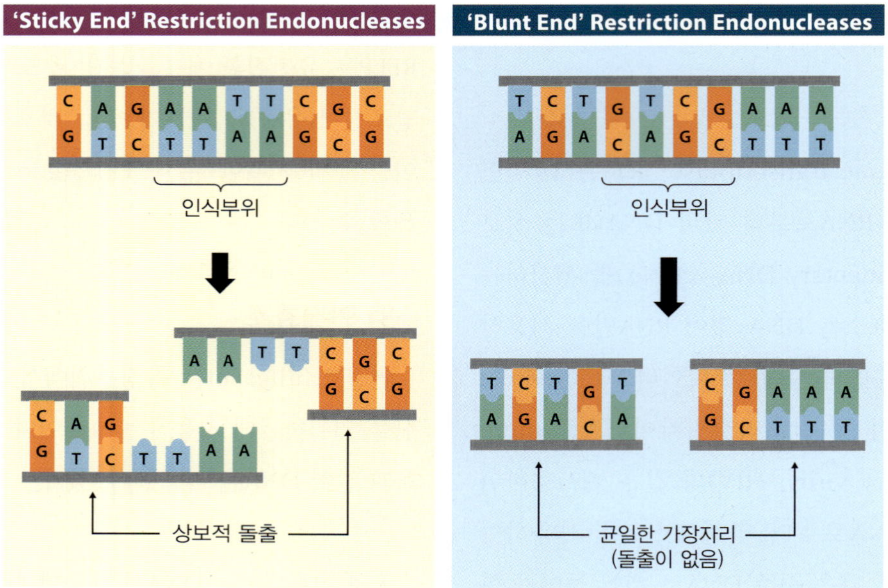

그림 18-7. 제한엔도뉴클레아제 처리에 의한 인식부위와 절단된 제한단편 구조

일 뉴클레오티드(염기)에 변화가 일어나는 점 돌연변이(point mutation)가 있으며, 일부는 수천 개의 뉴클레오티드 변화가 있는 것도 있다.

2) 전위(translocation)

염색체의 일부가 비정상 위치에 있는 것을 전위라 부른다. 이런 부모로부터 유전된 질환은 체내의 각 세포가 같은 전위를 가지게 될 것이다. 어떤 후천질환에서는 질병에 걸린 각 세포 내에서 특징적인 전위가 발생한다. 이것은 특정 전위가 발견된 부위가 질병에 의해 영향을 받았다는 것을 의미한다. 예를 들면, 만성뼈속질성백혈병(chronic myeloid leukemia, CML)에서는 22번 염색체의 일부가 제거되어 9번 염색체로 가서 다시 붙게 되는데, 이 염색체를 필라델피아 염색체(Philadelphia chromosome)라 부른다. 이 전위가 동정되었다면 어느 경우든 항상 CML로 진단한다. 전위는 항상 같은 방식의 약어로 기술하도록 규정되어 있다. 필라델피아염색체는 (9;22)로 표기한다.

3) 증폭(amplication)

증폭이란 특유한 유전자의 카피 수의 증가를 말한다. 이것은 세포분화(cell differentiation) 과정 시 자연적으로 일어나기도 한다. 예를 들면, 호르몬을 생산하는 어떤 세포는 그 기능을 수행하기 위해 적합한 많은 카피 유전자를 가지기도 한다. 다른 한편으로 이것은 질병과정의 결과로서 일어나기도 하고 심지어 질병을 일으키는 원인이 되기도 한다.

4) 결실과 삽입(deletion and insertion)

결실은 유전자의 일부가 제거되는 것으로 그 크기가 단일염기로부터 전체 유전자에 이르기까지 광범위하게 발생한다. 삽입은 일반적으로 염기서열을 따라 어떤 곳에 여분의 염기쌍이 첨가되는 것을 의미한다. 이런 종류의 돌연변이의 영향은 영향을 받은 서열의 길이보다는 오히려 위치가 기능에 영향을 미칠 수 있기 때문에 더 중요하다. 이와 함께 DNA 복제가 정지되기도 하는데 이럴 경우 생성된 RNA는 사용할 수 없게 되거나 새로 생성된 RNA는 해로울 수가 있다.

8. 탐침자 제작과 표지

1) 탐침자란?

제자리부합법(ISH)과 같은 분자병리검사에 사용하는 탐침자(probe)는 마치 일반 염색에 사용하는 염료와 같은 것으로 생각할 수 있다. 염료는 검출 성분과 화학적으로 결합하는 반면, 탐침자는 염기쌍의 상보성을 이용하여 관심(표적) DNA 또는 RNA와 상보적으로 결합한다.

탐침자의 선택은 분자진단 측면에서 가장 중요한 요소 중 하나이다. 우리는 이미 유전자들이 수천 개의 염기쌍들로 길이를 형성할 수 있는 것을 알고 있고 그 안에 많은 반복 서열이 있으며, 코드(code)에 나타나지 않는 일부 서열도 있음을 알고 있다. 또한 많은 수의 인간 게놈이 다른 많은 생물들과 공유하고 있다는 것도 알고 있다.

분자진단검사를 설계하려 할 때는 우리가 사용할 표적 염기서열이 찾고자 하는 질환에 특이적이어야 한다. 특이적이지 않는다면, 그 결과는 거짓양성(false-positive)으로 나타날 것이다. 탐침자의 서열은 검출할 표적에 대해 부합이 최대로 일어나는 반면, 다른 영역(정상 또는 다른 질환 및 생물들에 출현하는 서열)에서의 부합 가능성은 최소화되도록 설계되어야 한다.

인간게놈프로젝트의 결과, 이미 병리학적으로 중요한 다수의 유전자와 그 산물들의 서열이 알려져 있다. 일단 표적 서열을 찾았다면 다음 단계로 사용에 필요한 가장 적당한 탐침자를 결정한다. 각 탐침자들은 특유의 특성을 가지고 있기 때문에 이를 고려하여 선택한다.

- 두 가닥 DNA
- 한 가닥 DNA
- 올리고뉴클레오티드(oligonucleotides, 짧은 조각의 한 가닥 DNA(20-50 염기쌍)
- 리보탐침자(Riboprobe, 단일가닥 cRNA)

탐침자 종류는 검사에서 요구하는 민감도와 특이도에 따라 달리 선택한다. 탐침자는 복잡성, 비용 및 사용할 기술에 대한 적합성에 따라 생산에 차이가 있다. 때로 서로 다른 다수의 탐침자가 포함되어 있거나, 같은 표적 서열에 겹치는 부분이 있는 프로브 칵테일(probe cocktail)이 사용되기도 한다. 이것은 분석할 유전자를 더 찾아야 할 경우 검사의 민감도를 더 높이기 위한 목적으로 사용한다.

2) 탐침자의 종류와 합성

제자리부합법(ISH)을 수행하는 데는 위에 열거한 4 종류의 탐침자가 사용된다. 이중나선 DNA 탐침자(double-stranded DNA probe)는 표지 뉴클레오티드(labeled nucleotides)의 존재 하에 새김눈 번역(nick translation), 임의 프라이머(random primer) 또는 PCR에 의해 제작한다. 이 중 새김눈 번역 탐침자(nick translation probe)는 대개 100~400 bp로 상보적인 표적 DNA와 부합이 잘 되는 장점이 있어서 가장 흔히 사용한다. 하지만 두 가닥이기 때문에 관심대상의 mRNA와 부합시키기 위해서는 부합화하기 전에 한 가닥으로 변성시킨 후 사용해야 하는 단점이 있다. 이에 대해 올리고뉴클레오티드 탐침자(oligonucleotide probe)는 보통 20~50 bp 길이의 한 가닥이어서 두 가닥 DNA 탐침자와 달리 한 가닥으로 변성시킬 필요도 없고 두 가닥 DNA 탐침자의 반응 과정에서 발생할 수 있는 상보적인 사슬 사이의 부합도 피할 수 있으며, 자동DNA 합성기에 의해 비교적 쉽게 제작할 수 있는 장점이 있다. 또한 올리고뉴클레오티드 탐침자는 RNAase에 저항성이 있고, 새김눈 번역 탐침자에 비해 염기 길이가 짧아서 세포막이나 핵막을 쉽게 침투할 수 있기 때문에 감수성이 높으나, 특이적인 탐침자의 개발이 쉽지 않은 것이 단점이다. 한 가닥 DNA 탐침자(single-stranded DNA probe)는 올리고뉴클레오티드 탐침자에 비해 훨씬 더 큰 크기(200~500 bp)를 대상으로 부합화하는데 사용할 수 있다. 이 탐침자는 RT-PCR법에 의한 단일가닥 주형에 프라이머를 연장(primer extension)시키거나, 단일 안티센스 프라이머(single antisense primer) 존재 내에서 PCR로 생성된 조각의 증폭 프라이머를 연장시키는 기술과 뉴클레오티드의 화학적 합성에 의해 제조한다. 리보탐침자(riboprobe)는 한 가닥으로 분리하지 않고 사용할 수 있으나 DNA에 비해 불안정하며, 사용되는 시약이나 검체 내에 존재하는 RNAase에 의해 분해될 수 있다. 따라서 사용 시 세심한 주의가 필요하기 때문에 두 가닥 새김눈 번역 탐침자에 비해 드물게 사용된다.

RNA 탐침자(cRNA 탐침자 또는 riboprobe)는 열에 안정하며 RNAase의 소화에 저항한다. 이들 탐침자는 한 가닥으로 ISH에 가장 널리 사용되고 있다. RNA 탐침자는 주형에 포함된 벡터 DNA (SP6, T7 또는 T3)에 유효한 RNA 중합효소(RNA polymerase)에 대한 프로모터(promoter)를 사용한 선상 주형(linearized template)으로부터 *in vitro* 전사에 의해 생산한다. RNA 중합효소는 DNA 기질에 대한 상보적인 RNA를 합성하기 위해 사용된다.

3) 탐침자 표지

조직절편 또는 세포 내에 결합한 탐침자를 가시화하기 위해서는 부합시키기 전에 탐침자에 검출할 수 있는 표지를 부착시켜야 한다. 탐침자 제작을 위해서는 2가지 주요 선택을 해야 한다.

- 어떤 종류의 핵산을 사용할 것인가(DNA 또는 RNA, 단일가닥 또는 두 가닥)?
- 탐침자에 어떤 종류의 표지를 결합시킬 것인가?

탐침자 표지에는 두 가지 방법이 있다.

표지물질은 제조하는 동안 또는 사용 전 즉시 탐침자에 결합시킨다. 표지는 탐침자 말단부위에 첨가하거나 탐침자에 포함된 일부 뉴클레오티드와 대체한다.

- 직접법 : 정보제공(reporter) 분자들(효소, 방사성 동위원소 또는 형광염료)을 직접 DNA 또는 RNA에 첨가한다.
- 간접법 : 탐침자에 햅텐(hapten)(biotin, digoxigenin 또는 fluorescein)을 부착시키고 표지한 결합 단백질(일반적으로 항체)로 검출한다.

DNA 내로 표지를 결합시키는 방법으로는 새김눈 번역(nick translation)과 무작위 프라이머(random primer)법을 사용한다.

(1) 올리고뉴클레오티드 탐침자 표지

① 5′-말단표지(5′-end labeling)

DNA 또는 RNA의 5′ 말단에 직접 자유 5′-종말 OH기(free 5′-terminal OH groups)의 인산화를 진행한다. 자유 5′-OH 기질은 T4 polynucleotide kinase를 사용하여 표지시킬 수 있다.

이 방법은 일반적으로 방사성동위원소 표지에 사용된다. 방사성표지가 아닌 경우에는 공유결합체(covalent linker)를 사용한다.

② 3′-말단표지(3′-end labeling)

길이가 대략 14~100 뉴클레오티드의 합성 올리고뉴클레오티드의 3′ 말단에 대한 표지 잔기(labeled residue)를 첨가시키는 데는 terminal deoxynucleotidyl transferase (TdT)가 사용된다. 이 탐침자는 특이도가 매우 우수하나 민감도는 중간 정도이다.

③ 3′ 꼬리붙이기(3′ tailing)

표지 뉴클레오티드가 포함된 꼬리를 TdT를 사용하여 두 가닥 또는 한 가닥 DNA의 자유 3′ 말단에 첨가한다. 이 탐침자는 3′-말단 표지 탐침자보다 좀 더 민감하나 비특이적 배경이 더 많이 생성된다. 올리고뉴클레오티드 꼬리(oligonucleotide tailing)는 키트로 상품화되어 있다.

IV. 제자리부합법 (in situ hybridization, ISH)

*in-situ*란 'in position'이란 의미를 가진 라틴어에서 유래하였다. 정의에 의하면 *in situ*는 자연 그대로 또는 원래 자리에 있음을 의미한다. Hybridization은 종족과 문화가 다른 양친의 자손을 의미하는 잡종인 라틴어의 hybrida에서 유래하였다. 따라서 hybridization은 교차교배에 의한 잡종(hybrid)의 생산으로 정의할 수 있다. 이 방법은 세포, 조직 또는 생물체 전체 내의 특정 염기서열, 즉 RNA, 바이러스 DNA 또는 염색체 DNA를 검출할 수 있어서 생물학, 임상병리, 진단병리 및 연구 분야에 다양하게 널리 활용되고 있다. 조직병리 분야에서의 ISH의 활용은 특정 바이러스 염기서열을 검출하여 바이러스 감염을 진단하는 데 가치 있게 사용되고 있다. 배아생물학이나 신경생물학 분야에서는 배아조직이나 성인 중추신경계에서의 의미 있는 역할을 하는 유전자의 클로닝(cloning)에 많이 사용되고 있다. ISH는 포르말린-고정 절편에서 감염체를 검출하고 동정하는데도 유용하게 이용할 수 있다.

1. 검체 표본제작

ISH를 위한 검체의 조건은 조직병리학에서 이용하는 검사법들에서 요구되는 조건과 유사하다. 따라서 검체 채취 후 적절한 고정과정과 조직침투과정을 거치는 것이 매우 중요하다.

1) 고정

고정은 조직표본 제작단계의 첫 단계이지만 동결절편을 사용하는 경우와 같이 절편 제작 순서의 중간 단계에서도 진행할 수 있다. 표본제작 기법에 따라 고정 기간, 종류 및 온도가 달라질 수 있다. 이들 요소는 조직의 보존 상태뿐만 아니라 핵산의 보유 정도 및 핵산분해효소 소화에 대한 DNA와 RNA 저항성에 영향을 받는다. 또한 고정액의 선택은 핵산의 보존과 부합을 위한 핵산 유효성에도 영향을 미친다. 파라핀 포매 전 침수 고정한 검체는 정상 오염 범위 수준의 핵산분해효소에 의해서는 영향을 받지 않은 것으로 알려져 있어 부합용액에 핵산분해효소가 포함되지 않으면 된다. 중기 염색체 분석에는 메탄올/아세트산 고정이 좋으며, 동결절편조직은 10% 포르말린, 브앙(Bouin) 용액에 고정하거나 파라포름알데히드로 증기고정하기도 한다.

포르말린과 같은 고정액은 표적 DNA나 RNA 주위 단백질들과 교차결합(cross link)을 형성하므로 이로 인해 표적핵산이 가려지기도 한다. 따라서 포르말린과 같은 교차결합을 하는 고정액의 사용 후에는 '투과(permeabilization)' 과정이 필요하다.

고정액은 용해성 단백질과의 반응 상태에 따라 응고형과 비응고형의 두 종류로 분류한다. 응고형 고정액인 에탄올과 염화제이수은은 세포 단백질, 핵산 및 탄수화물을 탈수, 응고 및 침전시키기 때문에 ISH의 고정액으로 사용하기에는 적합하지 않다. 에탄올과 조직성분들 사이에는 공유결합이 발생하지 않기 때문에 mRNA가 조직 내에 잘 부착하지 못해 조직침투과정에서 잃어버리기 쉽다. 따라서 ISH 고정에는 비응고형의 교차결합성 알데히드인 포름알데히드, 파라포름알데히드 및 글루탈알데히드의 사용을 권장하고 있다.

ISH를 위해 고정한 조직은 조직 내에 mRNA가 잘 간직되어 있으면서 비특이적인 배경이 발생하지 않아야 한다. 배경(background)과 신호(signal)는 일반적으로 동결절편보다는 관류고정한 파라핀조직절편에서 더 높게 나타난다. Signal대 noise (S/N) 비율은 관류 고정한 조직절편이 더 좋게 나타난다.

대부분 조직은 일반적으로 10% 중성완충포르말린에 고정하여 자동조직침투기에서 하루밤 침투시켜 파라핀으로 포매한다. 고정 시간이 8~12시간이 적당하다. 이보다 오래하면 할수록 신호를 최적화하기 위해 더 격렬하게 효소 소화 처리를 해주어야 한다. 알코올에 고정된 조직은 mRNA의 확산을 막기 위해 알데히드 고정액으로 후고정해야 한다.

2) 슬라이드/절편 제작

조직절편은 알코올로 깨끗하게 닦아낸 절편기를 사용하여 4 μm 두께로 박절하여 코팅슬라이드(coating slide)에 부착한 다음, 물을 잘 제거하고 실온에서 공기건조시킨다. 탈파라핀한 슬라이드는 DEPC (diethylpyrocarbonate)가 들어 있는 염색용기(알코올로 깨끗이 세척한)에 둔다. 그 다음 이 염색용기는 23~27℃로 가온된 온수조에 옮겨 ISH를 시작할 때까지 보관한다. 오염을 방지하기 위해 반드시 글로브를 착용해야 하고, 솔이나 핀셋 같은 모든 기구는 알코올로 깨끗이 세척하여 ISH를 위해 설계된 깨끗한 장소에 보관해 두어야 한다.

2. 제자리부합법의 원리

제자리부합법(in situ hybridization, ISH)은 서던 블롯팅(또는 노던 블로팅)과 달리 조직으로부터 DNA(또는 RNA)의 추출이나 제한효소에 의한 전처리를 하지 않고, 고정된 세포 또는 조직 위에서 직접 원하는 DNA(또는 RNA)를 검출하는 방법이다. 그 원리는 핵산 염기의 G와 C, A와 T의 상보적 결합을 이용하여 DNA-DNA, RNA-RNA, DNA-RNA를 부합시켜 특정 염기서열을 검출하는 기술이다. 따라서 이 원리를 이용하여 원하는 핵산의 특정 염기서열을 검출해야 할 경우는 그 핵산을 한 가닥으로 만든 다음, 그것에 상보적인 서열을 갖는 DNA(또는 RNA) 탐침자(probe)를 부합시켜 다시 두 가닥으로 만든 후, 그 DNA(또는 RNA) 탐침자에 표지된 물질을 가시화하여 현미경으로 관찰한다. FISH와 CISH 방법이 있다(그림 18-8).

[제자리부합법의 진행단계]

① 슬라이드 표본제작 : 파라핀절편과 동결절편을 사용할 수 있다.

② 전부합 단계(pre-hybridization step) : 표적 DNA의 노출

③ 부합 단계(hybridization step) : 표지탐침자의 부합

④ 후부합 단계(post-hybridization step) : 비부합 탐침자 제거를 위한 수세

⑤ 탐침자 검출

⑥ 해석

1) 전부합(pre-hybridization)

전부합 단계는 탐침자가 대응 표적에 도달하도록 하는데 필요한 과정하다. 파라핀절편은 전부합 단계를 시행하려면 먼저 자일렌을 제거한 후 알코올에 재함수를 해야 한다.

포름알데히드계 고정액으로 고정한 파라핀포매조직은 핵산서열이 가려지기 때문에 ISH 수행할 때 단백질분해효소에 의한 단백질의 소화(proteolytic digestion)가 중요한 단계이다. 소화는 세포 투과성을 증가시켜 탐침자의 침투율을 향상시킨다. 핵산은 단백질분해효소의 소화에 직접 영향을 받진 않지만, 이 단계는 주의깊게 조절해가면서 수행하는 것이 중요하다. 소화가 충분치 못하면 핵산이 불충분하게 노출되고, 과다하면 서

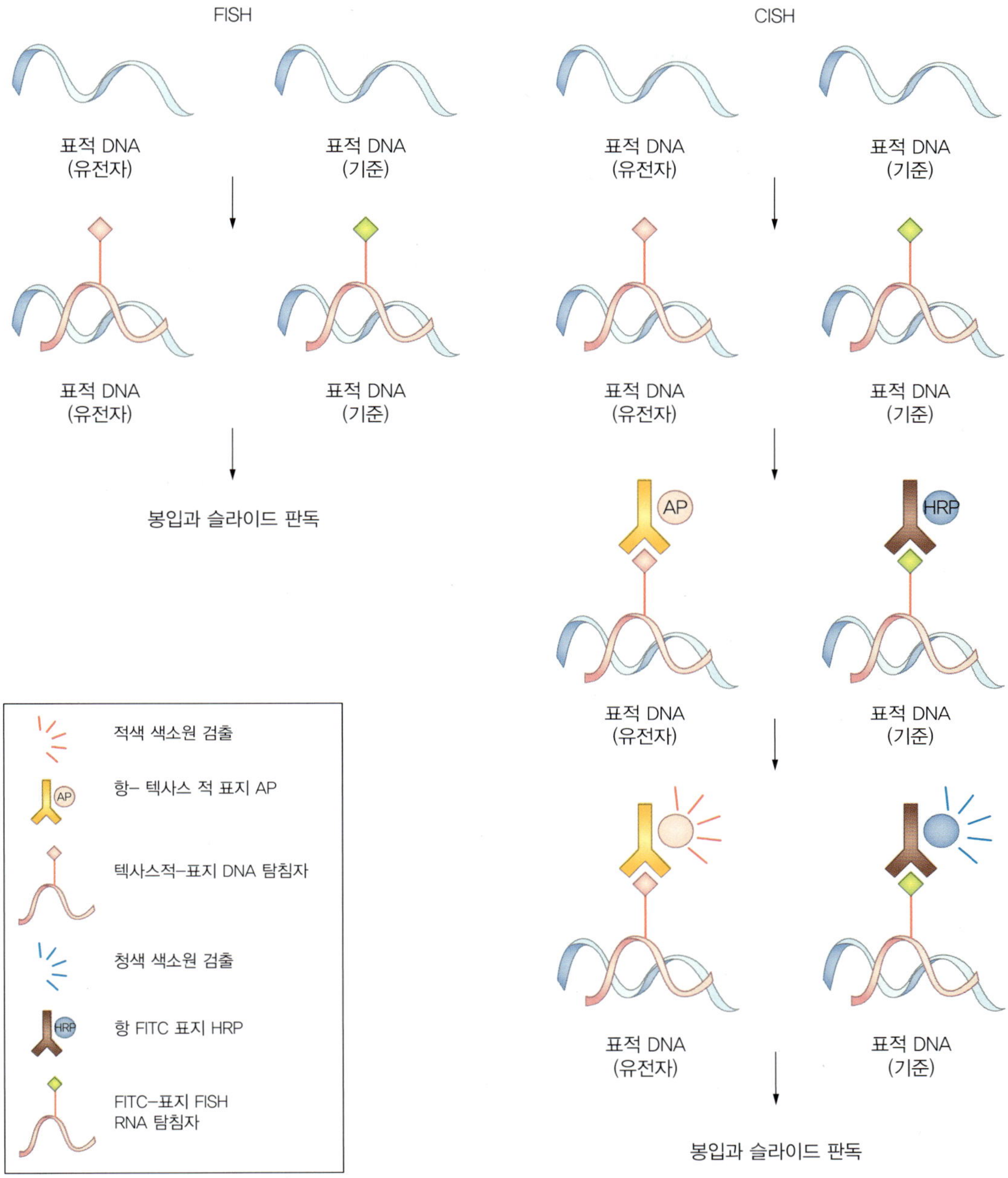

그림 18-8. 제자리부합법. [FISH (Fluorescence in situ hybridization)와 CISH (Chromogenic in situ hybridization)]. FISH에서는 형광표지자 또는 항원부위를 인식할 수 있는 형광염료가 결합된 항체를 사용하여 형광현미경으로 관찰하는 반면에 CISH는 탐침자에 결합할 수 있는 유색물질이 표지된 항체를 사용하여 광학현미경으로 관찰함

열을 둘러싸고 있는 단백질 구조를 약화시킬 수 있어 그 후 용액 처리에서 잃게 된다. mRNA 표적은 단백질과 느슨하게 연결되어 있는 반면, DNA 표적은 히스톤이나 다른 단백질들과 밀착되어 있다. 이 차이 때문에 mRNA 노출에 필요한 단백질분해효소의 농도는 DNA 노출에 필요한 농도보다 낮게 조절한다.

단백질분해효소는 핵산분해효소의 활성이 없는 분자생물학적 등급의 효소를 선택해야 한다. 소화에는 프로테아나제(proteinase K)와 펩신(pepsin)이 흔히 사용되고 있다. 프로테아나제의 소화는 가끔 출현하는 일부 핵산분해효소도 소화시키기 때문에 다른 단백질분해효소 보다 더 많은 장점을 가지고 있다. 하지만 이 효소는 고정시간을 오래한 조직일수록 시간에 비례하여 농도를 높여주는 것이 필요하다.

특히 뼈나 연골조직의 ISH에는 프로테오글리칸(proteoglycan)의 소화가 필요하다. 또한 콩팥이나 뇌 조직도 신호가 약하게 나올 경우에도 프로테오글리칸 소화를 해주면 효과적이다. 소화 후에 조직 소실을 방지하려면 4% 파라포름알데히드로 후고정 과정이 필요하다. 게다가 소화 후 후고정은 누출 방지 효과와 RNAase 활성 억제 효과도 있다.

ISH 방법을 mRNA 검출에 이용할 경우, 상피조직에 디곡시제닌(digoxigenin)이나 형광염료(fluorescein) 표지 올리뉴클레오티드가 비특이적으로 부착하여 비특이적 결과를 낳게 된다. 이 반응을 최소화하기 위해서는 단백질분해효소 소화 후나 후고정 전에 아세틸화(acetylation) 과정을 수행할 수 있다. 아세틸화는 조직에 대한 탐침자의 비특이적 결합을 감소시킨다.

2) 부합(hybridization)

부합 과정은 탐침자가 대응 표적에 상보적으로 결합하는 과정으로 두 가닥 핵산의 수소결합으로 이루어진다. 탐침자는 표적과는 안정한 수소결합을 형성해야 하지만 비표적 서열과는 최소로 부합해야 한다. 탐침자와 표적 서열은 한 가닥(single strand)이어야 한다. 탐침자와 표적을 고온에서 동시에 가열하면 검출의 일관성과 민감성이 증가한다. ISH 과정에서 이 단계는 정밀하게 조절해야 하는 단계이다. 부합 조절과정은 부합용액 내 여러 성분의 균형과 적절한 온도에서 정확한 시간을 통하여 이루어진다.

만일 DNA 탐침자를 사용하거나 DNA 표적을 검출하려면 한 가닥으로 변성시켜주는 것이 필수이다. 변성은 조직 슬라이드 위에 부합용액을 얹고 그 위에 커버글라스, 플라스틱 필름 등으로 덮은 다음 고무접착제(rubber cement)로 밀봉한 후 가열하는 과정으로 진행한다. 변성은 관심 표적서열 내에 구아닌-사이토신(guanine-cytosine) 염기쌍의 퍼센트에 따라 달라진다. 구아닌-사이토신 염기쌍이 고비율로 존재하면 염기쌍 사이에 3중 수소결합으로 인해 상대적으로 아데노신-티민(adenosine-thymine) 염기쌍이 우월할 때보다 더 높은 용해 온도(melting point, Tm)를 필요로 한다. 변성 과정은 일반적으로 94℃에서 수행한다.

변성은 분자수준에서 처음 소수의 염기들 사이의 핵 반응(nucleation reaction)과 이어서 일어나는 남은 염기서열의 수소결합으로 이루어진다.

변성과정의 온도 조절은 어닐링 과정의 특이도에 영향을 미치기 때문에 매우 중요하다. RNA와 DNA의 잡종(hybrid)은 그것들의 Tm 이하인 약 25℃에서 최적으로 형성된다. 그러나 온도가 이보다 좀 더 낮으면 부분적으로 상동성 어닐링(homologous anealing)이 일어나기도 한다. 이 상황을 피하려면 부분 상동성을 가진 염기서열(예 : human papillomavirus subtypes)을 사용하여 스크리닝하는 것이 유용할 수 있다. 어닐링 과정에 이중나선 불안정화시약(helix-destabilizing reagent)인 포름아미드(formamide)를 포함시켜 좀 더 낮은 온도(조직 보존에 영향을 받지 않는 37℃에서)를 유지하기도 한다. 또한 특이도는 부합용액 내에 1가 양이온(monovalent cation)의 사용을 조절하여도 변화시킬 수 있다. 이들 양이온은 보통 염화나트륨(sodium hydroxide)에 의해 공급되며 탐침자와 표적서열 사이에서 일어나는 자연적인 정전기의 반발 정도를 조절한다. 이들 양이온은 고농도로 사용하면 낮은 특이도를 보이는 반면, 저농도에서는 서열들이 완전한 상동성을 이루어 부합한다. 부합용액에는 간혹 탐침자의 비특이적 반응을 감소시키기 위해 음이온 거대분자(anion macromolecules)를 포함시키기도 한다. 초음파로 처리하거나 변성시킨 연어정자 DNA를 넣어주면 탐침자 유래의 비상동성 핵산서열이 차폐되어 세포의 정전기적 반응의 기회가 줄어든다. 또한 황산덱스트란(dextran sulfate)을 첨가하면 세포 정전기적 반응의 가능성과 탐침자의 국소 농도를 감소시켜 부합 비율을 강화시켜 주는 효과가 있다.

어닐링의 비율은 부합용액의 조성뿐만 아니라 시간과 온도에 의해서도 영향을 받는다. ISH는 공간의 제약으로 인하여 블롯팅 방법(blotting method)보다 더 느리게 진행된다. 그러나 이 요소는 탐침자의 농도를 높여주면 좀 더 빠르게 진행할 수 있다. 비오틴 표지 탐침자나 형광염료 표지 탐침자의 부합시간은 1~2시간이 효과적이다. 그렇지만 디곡시제닌 표지 탐침자의 경우는 고민감도를 얻기 위해서 하룻밤 부합하기도 한다.

3) 후부합(post-hybridization)

후부합 과정은 모든 비부합 탐침자를 제거하기 위한 일련의 수세과정으로 이루어진다. 절편 위의 커버글라스를 제거하고 고농도의 염이 포함된 용액으로 수세하기 시작하여 점차 염의 농도가 낮은 용액으로 수세해 나간다. 이때 온도를 올려주면 염기쌍의 불일치(mismatch)를 줄일 수 있다. 길이가 긴 탐침자나 G+C 함량이 높은 탐침자가 좀 더 안정하다. 온도와 포름아미드의 농도 증가는 불안정화 요소이다. 부합용액 내에 포름아미드의 농도를 감소시키고 항온을 유지하면 어닐링 조건은 덜 엄격하므로 형광염료-표지 올리고뉴클레오티드를 사용할 때 mRNA 검출 감도가 높아진다.

4) 검출 방법

표적 DNA를 검출하기 위해 표지 물질을 가시화할 필요가 있다. 탐침자 표지 물질의 종류는 요구되는 검출법에 따라 좌우된다. 예를 들면, 형광제자리부합법(FISH)에서는 형광염료를 탐침자 표지물질로 사용하며, 절편은 부합후 수세를 시행한 후에 즉시 관찰할 수 있다. 그렇지만 형광은 시간이 경과함에 따라 퇴색하므로 표본의 관찰을 위해서는 형광현미경이 필요하다. 정량이 필요한 경우에는 이미지 분석 소프트웨어가 필수이다.

합텐(비오틴, biotin)이나 디곡시제닌(digoxigenin) 등) 표지 탐침자의 경우는 항합텐 항체에 면역조직화학염색(IHC)으로 검출 가능하여 널리 사용되고 있는 방법이다. 비오틴이나 디곡시제닌표지 탐침자는 세포당 100~800 유전자카피(gene copy)까지 검출 가능하여 검출 민간도가 매우 높다. 그 과정은 후부합 수세 다음 슬라이드 위에 적절하게 희석한 항체를 떨어뜨린 후 실온에서 30분간 반응시킨다. 항체에 효소가 결합되어 있을 경우에는 적당한 색소원 반응(chromogen reaction)을 사용하여 가시화하여 그 위치를 확인한다.

IHC를 이용한 검출법은 염색절편을 영구 보관할 수 있고 광학현미경으로도 관찰할 수 있어서 편리하다. 이 방법은 같은 증례의 H&E 염색 표본과도 비교가 용이하며 세포형태도 잘 보존되어 좀 더 쉽게 해석할 수 있는 장점도 있다. 더욱이 이 방법은 한 조직표본 내의 두 조직성분을 가시화하는 것도 가능하다. 예를 들면, ISH에서 HPV DNA를 청색으로 염색하고, 나머지 상피세포들만 표준 IHC에서 갈색으로 염색하면 HPV가 감염된 세포만을 확인하는 것이 가능하다(그림 18-9).

5) 필요한 장비

ISH를 수행하기 위해서는 일반 조직병리학 분야의 대부분 장비와 기구가 필요하다. 사용하는 용액의 농도가 매우 중요하기 때문에 정확한 저울과 측정 장비가 필수이다. 흔히 사용하는 슬라이드당 10 μL 이하의 아주 적은 양을 분주할 수 있는 디지털 피펫(digital pipette)을 비롯하여 온도를 정확히 유지할 수 있는 배양기(incubator) 및 상품화되어 있는 부합기(hybridizer)를 갖추고 있어야 한다.

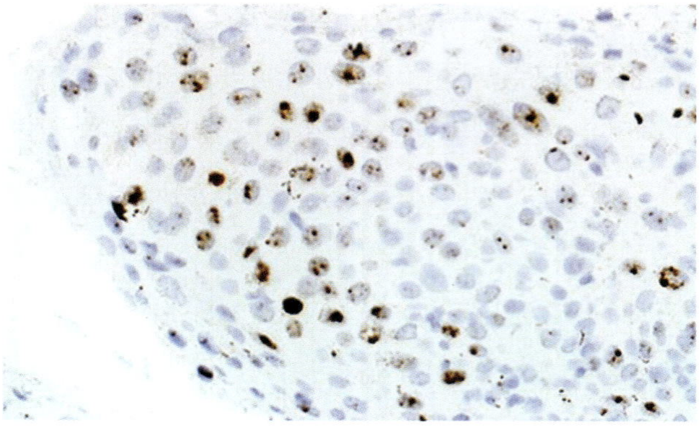

그림 18-9. **HPV 감염된 자궁목.** 점막이 과증식되어 있으며 탐침자에 HPV에 대한 비오틴표지 항체를 붙여 과산화효소를 사용하여 발색(ISH). 200배

6) 정도관리(quality control)

ISH 기술의 적절성 여부를 평가하기 위해서는 검출 시 양성대조와 음성대조가 필수적이다. 음성대조로는 탐침자 처리를 생략하거나, 검사 탐침자(test probe) 대신에 부합할 수 없는 비센스 탐침자(non-sense probe)를 사용하기도 하다. 양성대조로는 표적 DNA 또는 RNA가 포함된 세포나 조직이 필요하다. 이 경우에 세포나 조직의 표본은 검사에 사용한 같은 종류의 표본이어야 한다. 예를 들면, HPV-감염 조직의 파라핀절편은 자궁목 생검조직으로 제작한 파라핀절편에서의 HPV ISH를 위한 양성대조로 사용한다. 적당한 양성대조의 준비가 항상 가능하지 않기 때문에 일부 ISH 탐침자는 상품화되어 보통 키트 형태로 판매되므로 구입해서 사용한다. 양성대조의 다른 형태는 내부 대조(internal control)로 이 경우 항상 일부 표적이 포함되어 있는 검사조직 또는 세포 성분을 사용한다.

7) 해석

염색된 ISH 표본은 현미경을 사용하여 관찰한다. 보통 대조를 부각시키기 위해 대조염색을 하고 있어서 염색된 신호의 위치를 정확히 찾아낼 수 있다.

먼저 음성 대조를 검사하여 일부 양성 염색이 관찰되었다면 이 ISH 결과는 신뢰할 수 없으므로 검사 변수들을 조절할 필요가 있다. 음성 대조에서 양성 염색이 없을 경우 그 다음 양성 대조를 관찰한다.

양성 대조에서 염색 위치는 조직과 탐침자가 일치해야 한다. 예를 들면, 인슐린 mRNA는 이자섬세포의 세포질에 위치해 있어야 신뢰할 수 있다. 이 조건이 충족되었을 때 검체를 정확하게 검사할 수 있다. 세포 종류별 염색 분포, 세포 내의 염색 강도 및 위치가 중요하다. 모든 ISH 슬라이드는 다른 조직병리 결과와 환자의 임상병력들도 함께 검토한다. ISH 결과만을 기초로 진단에 도달하는 것은 특별한 경우를 제외하고 하지 않는 것이 원칙이다.

3. 형광제자리부합법(FISH)

FISH (fluorescence in situ hybridization)는 단일 세포의 간기(interphase) 및 분열기 세포의 염색체상의 특정 유전자 서열의 존재와 정상 유무를 시각적으로 관찰하는 기술로서 세포유전학의 새로운 분야를 개척하였다(그림 18-10). 이 방법에서는 형광물질을 직접 표지하거나 항원성이 있는 물질을 삽입한 탐침자(probe)를 이용하여 부합시킨 후, 그대로 또는 형광염료를 표지한 항체를 반응시켜 형광현미경으로 관찰하여 원하는 핵산을 시각적으로 확인한다(그림 18-11).

FISH는 진단병리학 분야에서 산전검사를 비롯

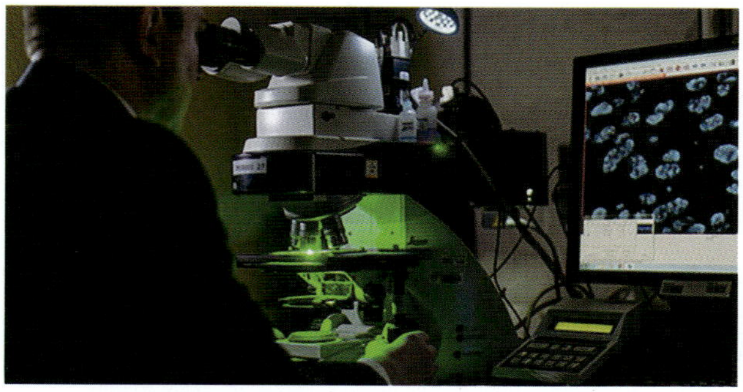

그림 18-10. **FISH를 위한 형광현미경과 영상분석기**

하여 백혈병, 림프종 및 육종에서의 염색체 전좌(translocation) 빈도, 암유전자(oncogene) 또는 키메라단백질(chimeric protein)의 이상발현, 지금까지 보고된 500종류의 재발성 세포유전 이상질환, 전사인자를 부호화(coding)하는 유전자의 융합 및 종양 발생과정에서 중요한 역할을 하는 전사이상(abberent transcription)을 찾아내는 데 활용되고 있다.

과거 염색체 핵형분석법(karyotyping)에서는 분열한 세포만을 대상으로 하는 데 반해, FISH는 간기 세포핵에서도 염색체 분석이 가능하여 여러 종류의 세포를 대상으로 검사할 수 있는 것이 가장 큰 장점 중 하나이다. 또한 여러 종류의 형광염료에 의한 다중염색(multiple staining)이 가능하기 때문에 한 번에 몇 개의 염기서열을 분석할 수도 있다. CCD 카메라나 공초점 레이저 현미경(confocal laser microscope)을 이용한 영상 처리가 쉽기 때문에 염기서열의 증폭과 결실을 동시에 검출할 수 있고(comparative genomic hybridization, CGH), 삼차원적 관찰이 가능하다.

1) FISH를 위한 표본제작

FISH 방법에는 직접법과 간접법이 있으며 앞서 검출 방법에서 기술한 것처럼 헵텐이나 형광을 통해 가히화할 수 있다(그림 8-11). 사용되는 검체는 보통의 방법으로 제작한 염색체표본이나 혈액도말표본이다. 검체 접수 후 가능한 빨리 카노이액(methanol 3 : acetic acid 1)으로 고정하여 −20℃ 이하에서 보존한다. 채취한 세

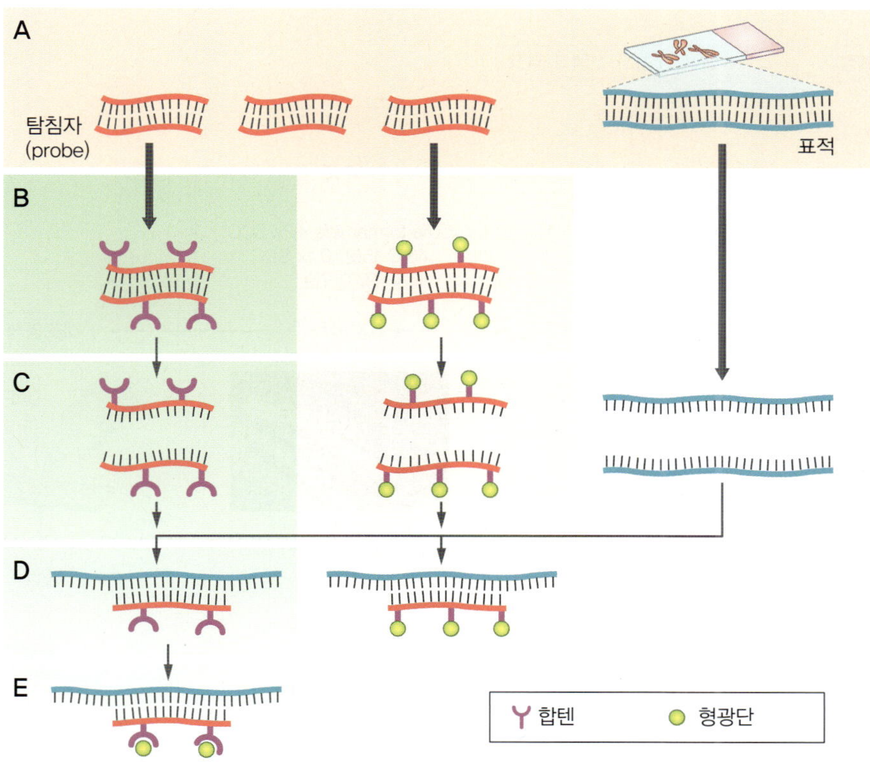

그림 18-11. FISH 원리 모형도. A. FISH의 기본요소는 하나의 DNA 탐침자(a DNA probe)와 하나의 표적염기서열(a target sequence)임. B. 부합화(hybridization)하기 전에 DNA 탐식자는 nick translation, random primed labeling 및 PCR과 같은 여러 방법에 의해 표지하고 표지방법에 따라 간접법(왼쪽)과 직접법(오른쪽)으로 분류되며, 간접표지법에서는 탐침자를 합텐(hapten)이 포함된 변형된 뉴클레오티드를 사용하는 반면, 직접 표지법에서는 형광단(fluorophore)이 포함되도록 직접 변형시킨 뉴클레오티드를 사용함. C. 표지된 탐침자와 표적 DNA를 변성시킴. D. 변성된 탐침자와 표적 DNA가 결합되도록 상보적인 DNA 염기서열로 어닐링(annealing)시킴. E. 만일 탐침자가 간접적으로 표지되어 있으면 별도의 단계로 효소 또는 면역 검출에 사용하는 비형광 합텐의 가시화 과정이 필요함.

포 수가 적어 염색체 분석이 곤란한 경우에는 뼈속질세포로부터 덱스트란(dextran) 처리나 KCl을 함유한 저장액 처리에 의해 적혈구를 제거한 후, 카노이액에 고정하여 -20℃ 이하에 보존한다. 표본은 공기건조법(air dry)으로 제작하여(그림 18-12) 실온에서 하룻밤 방치하거나 65℃의 항온기 내에서 3시간 처리하여 세포의 탈락을 방지한다. 해부현미경으로 관찰하여 부합화가 일어난 영역을 다이아몬드펜으로 가볍게 표시하여 둔다. 보통 9×9 mm의 작은 영역 내에서도 500개 이상의 세포핵이나 몇 개 이상의 염색체 분열상을 관찰할 수 있다.

2) FISH 탐침자의 종류

FISH에 사용되는 탐침자의 종류로는 염색체상에 특정 핵산서열을 표적으로 하는 유전자-특이 탐침자(genespecific probes), 동원체 부위에 특이적인 반복서열과 결합하는 동원체 탐침자(centromeric probes), TTAGGG의 반복적인 서열과 모든 말단소체(telomere)를 동시에 가시화할 수 있는 말단소체 탐침자(telomeric probes), 염색체 특이성 탐침자들의 총합으로 구성된 염색체페인팅 탐침자(chromosome-painting probes)의 네 가지가 있다(그림 18-13).

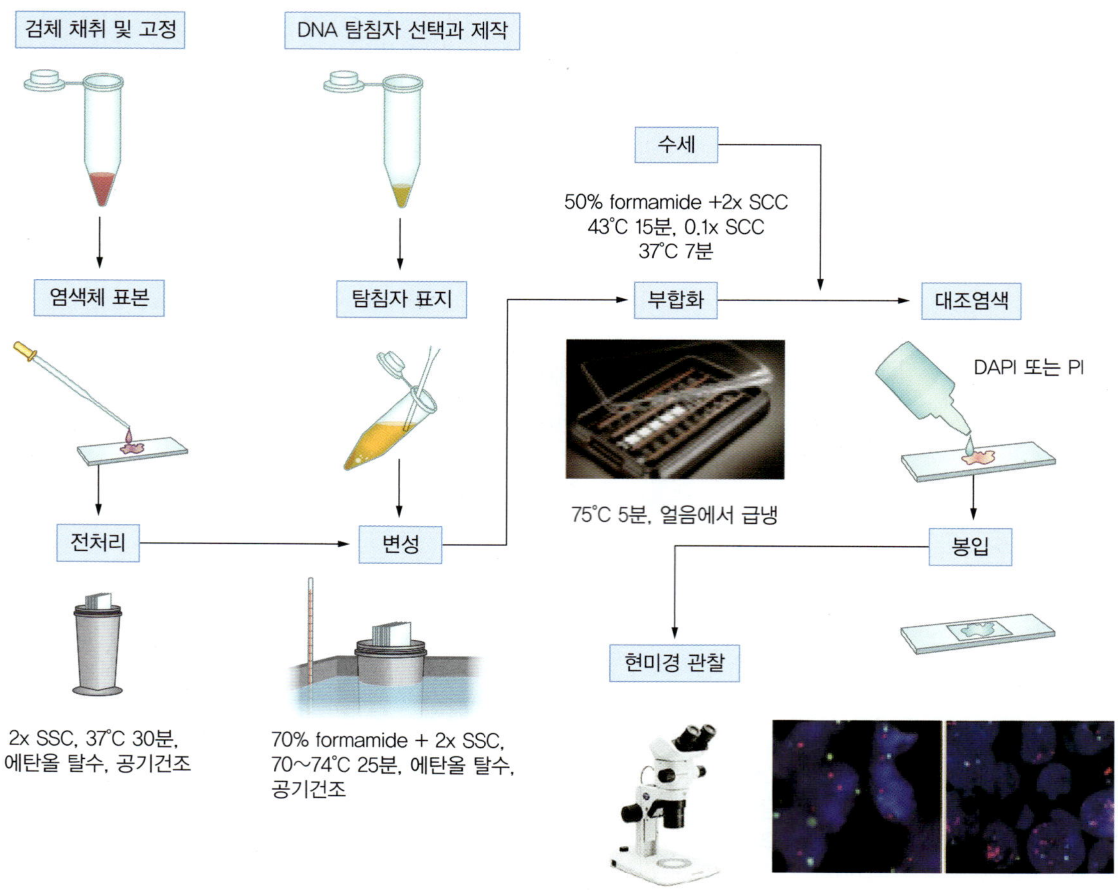

그림 18-12. 형광제자리부합법(fluorescence in situ hybridization) 표본 제작 과정

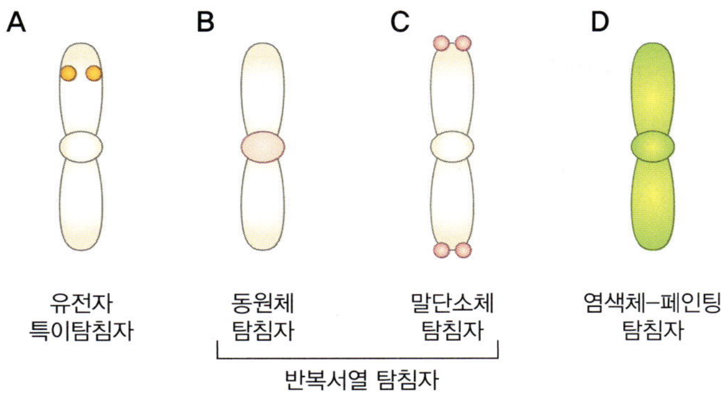

그림 18-13. **FISH에 사용되는 여러 종류의 탐침자**

3) FISH의 응용

(1) 비교유전체부합법(Comparative Genomic Hybridization, CGH)

비교유전체부합법(CGH)은 1990년 Thomas Cremer와 Peter Lichter가 개발한 방법으로 특정 대상 DNA와 흔히 종양세포의 카피 수 변화(획득/손실)를 분석하는 분자-세포유전학 방법이다. 이 방법은 불균형적인 염색체의 변화 검출에만 사용 가능하고 균형화된 상호전좌(reciprocal translocations) 또는 역전(inversion)과 같은 구조염색체 이상의 경우에는 카피 수의 변화가 없기 때문에 검출할 수 없다.

CGH를 이용한 미세배열 비교유전체부합법(array comparative genomic hybridization, array CGH)은 유전체 DNA (genomic DNA)를 이용하여 주로 암, 유전성 질환 등에서 나타나는 DNA 카피 수의 변화를 파악하는 것이 주목적이다(그림 18-14). 염색체상의 수적 이상을 검출하는 세포학적 방법으로는 FISH, 핵형분석 등이 있으나, 이 방법들은 낮은 해상력과 처리량이 낮은 실험상의 한계가 있다. 이러한 한계를 극복하고자 도입된 방법이 array CGH이다.

(2) 다발형광부합법(multiplex-FISH)

다발형광부합법(M-FISH)은 24색 핵형분석기술로서 복합염색체사이재배열(complex interchromosomal rearrangements) 연구에 선택적인 방법이다. 이 과정은 주요 3단계로 나누어 진행된다. 첫 단계는 각 상동

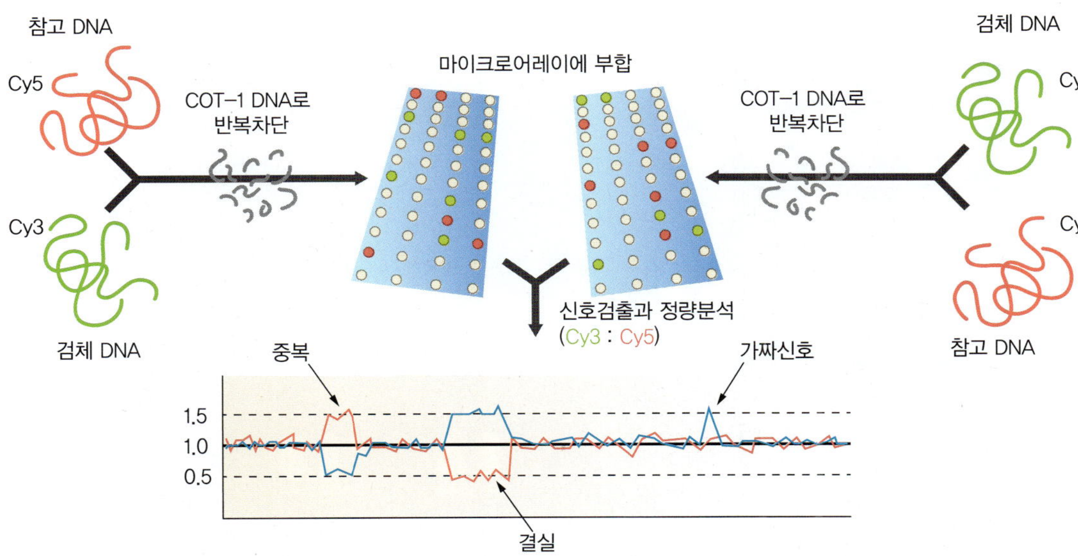

그림 18-14. **미세배열비교유전체부합법(array CGH)**. 염색체 마이크로어레이 기법의 한 방법이다. 검체 세포와 참고 세포로부터 추출한 DNA를 각각 다른 두 가지 색깔의 형광으로 표지하여 마이크로어레이에 동시 부합한 후 염색체 지도상에 나타나는 각 탐침자의 형광색 강도의 비율로 검체 세포와 참고 세포의 해당 유전자의 양적인 비율(copy number)을 분석하여, 검사대상 유전체의 전체적인 양적 변화를 검출함

염색체 쌍에만 표지되는 복합성 패턴의 제한된 독특한 스펙트럼 형광염료를 유전체 내의 모든 염색체에 다발 표지(multiplex labelling)하는 것이다. 둘째는 현미경적 가시화와 특이 단일 띠 통과필터(single band-pass filter)를 사용하여 각 형광단의 디지털 획득을 조정하고 M-소프트웨어에 넘긴 다음, 이들 획득된 이미지는 각 염색체들에 포개어서 사용된 F-FISH 탐침자의 복합표지 설계에 따라 형광 조성에 기초하여 분류하는 단계이다. 세 번째 단계는 이들 디지털로 획득된 이미지를 자세히 분석하고 구조적, 수적이상을 측정하기 위한 이미지 분석 작업이다(그림 18-15, 16).

이외에도 다색띠 분석(multicolor band analysis)과 역형광부합법(reverse FISH) 등이 있다.

4. 색소원 제자리부합법

색소원 제자리부합법(chromogenic in situ hybridization, CISH)은 FISH의 형광신호(fluorescent signals) 대신에 색소원 신호(chromogenic signals)를 이용하는 제자리부합법이다.

CISH는 FISH와 달리 광학현미경을 사용하기 때문에 쉽고 편리하고, 핵을 관찰할 수 있어 침윤성암과 상피내암의 구별이 가능하며, 염색신호가 퇴색되지 않아 오래 보관이 가능할 뿐만 아니라 헤마톡실린이나 메틸그린 등을 대조염색으로 사용할 수 있어서 종양병리학을 포함한 다양한 분야에서 활용도가 넓다는 것이 장점이다. 또한 CISH는 FISH만큼 민감도도 높은 것으로 보고되어 있다. 대상 표적을 보기 위해 효소결합항체(enzyme-conjugated antibody)가 사용되고 있으며, HRP (horse radish peroxidase)와 AP (alkaline phosphatase)와 같은 표지효소에 대한 기질반응으로 색깔을 유도한다(그림 18-17).

CISH는 각 슬라이드에 단일색의 신호만을 검출할 수 밖에 없어서 표적유전자(target gene) 신호와 참고기준 유전자(reference) 신호를 별도의 슬라이드로 제작하여 검출해야 하므로 매우 성가신 점이 문제로 지적되어 왔다. 그러나 최근 두 색깔을 볼 수 있는 DuoCISH 키트가 개발되어 경계성 유전자 카피 수를 가진 경우

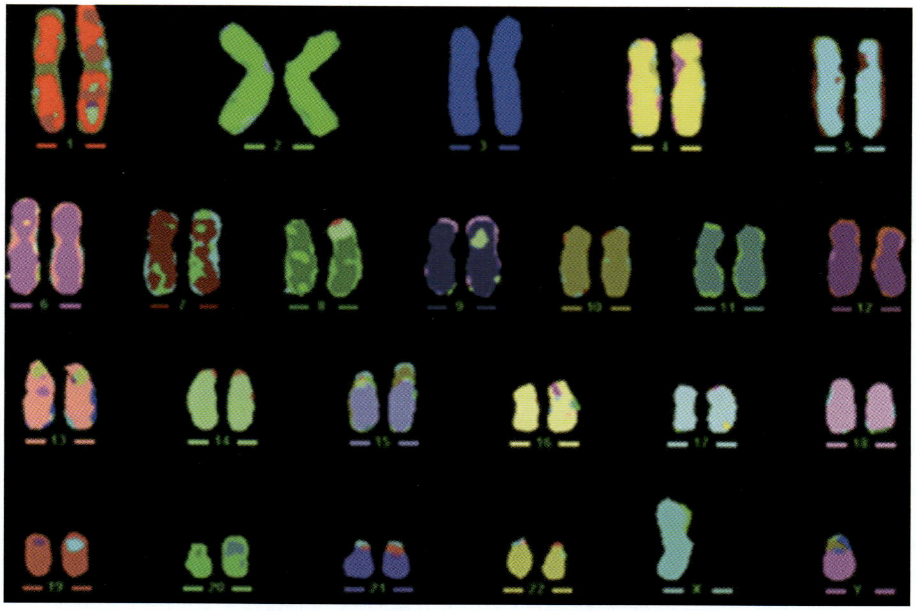

그림 18-15. **다발형광부합법(multiplex-FISH)의 핵형도**

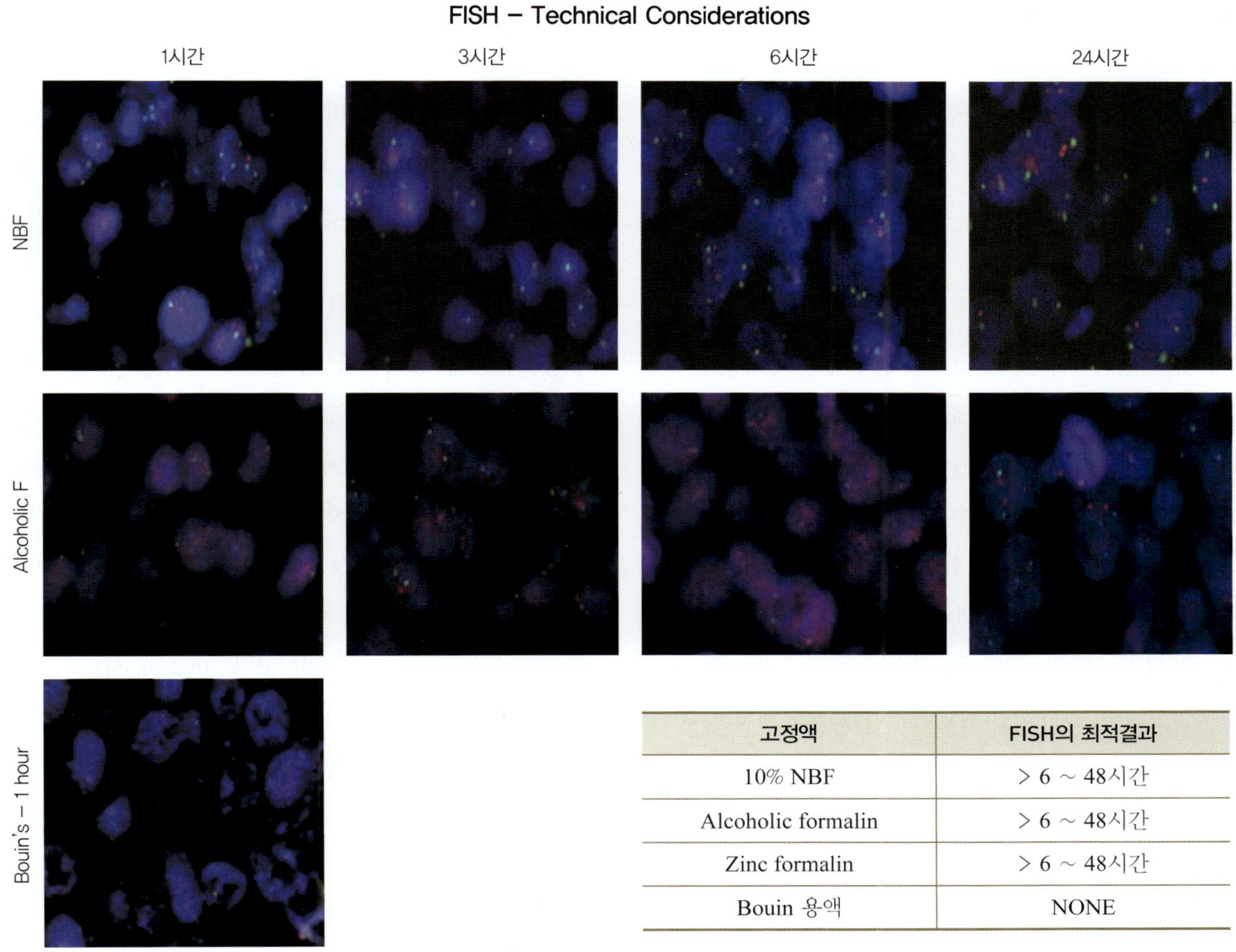

고정액	FISH의 최적결과
10% NBF	> 6 ~ 48시간
Alcoholic formalin	> 6 ~ 48시간
Zinc formalin	> 6 ~ 48시간
Bouin 용액	NONE

그림 18-16. 고정액과 고정시간에 따른 FISH의 결과

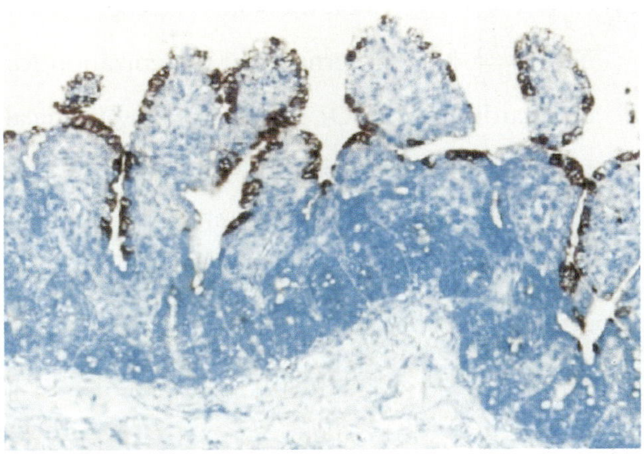

그림 18-17. PEDV (porcine epidemic diarrhea virus)-감염. 바이러스가 감염된 빈창자의 장상피세포에서 양성반응을 보이고 있음. CISH법. DNA 탐침자. NBT/BCIP (nitroblue tetrazolium/5-bromocresyl-3-indolylphosphate) 기질, 메틸그린을 대조염색으로 사용하였음. 100배

에 발생하는 단순화시킨 해석만을 할 수 없다는 점을 극복할 수 있게 되었다. 또한 동일한 슬라이드 위에서 동시에 두 가지 탐침자를 검출할 수 있어서 진성 유전자 증폭/결실과 염색체 이배수성(chromosomal aneuploidy)을 구별하기가 훨씬 수월해졌다.

DuoCISH에서는 AP의 기질로 Fast red를 사용하고 HRP의 기질로 blue cyanin을 사용하며, 두 침전물 모두 유기용매에 녹지 않아 수용성과 비수용 봉입제를 사용할 수 있다. DuoCISH 역시 CISH와 마찬가지로 헤마톡실린을 대조염색으로 사용할 수 있어서 형태학적 특징을 잘 관찰할 수 있다.

DuoCISH는 Texas Red-표지 탐침자와 FITC-표지 탐침자를 함께 사용할 수 있어서 포르말린고정-파라핀포매절편(FFPE)에서 유전자의 증폭, 결실 및 전좌를 포함한 유전자 이상을 가시화하는 데 활용할 수 있다(그림 18-18).

5. 은제자리부합법

CISH의 변법으로 색소원탐침자(chromogenic probe) 대신 금속탐침자(metal probe)를 사용하여 광학현미경으로 관찰할 수 있는 비색법(colorimetric method)으로 주로 은을 탐침자로 사용하므로 은제자리부합법(silver in situ hybridization, SISH)이라 부른다. SISH의 원리는 CISH와 같으나 표적유전자 부위에 흑색침전물로 가시화된다. 최근 이 부합법에서도 동일 절편 위에서 두 종류의 표적유전자에 연속하여 두 종류의 탐침자를 부합화할 수 있게 되었다(그림 18-19, 20).

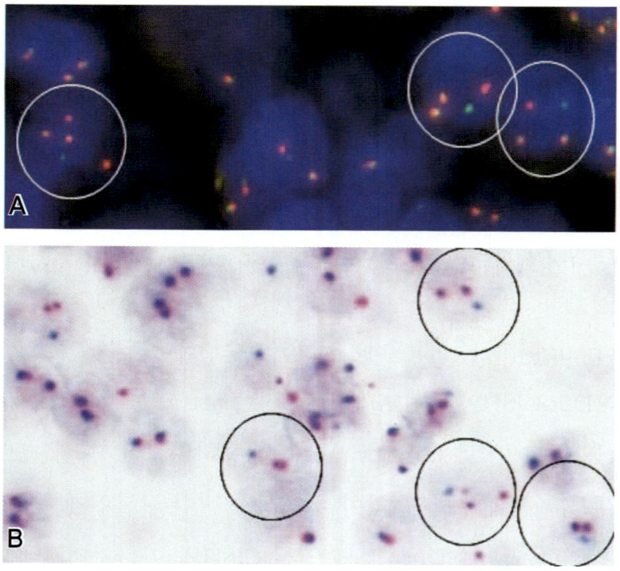

그림 18-18. 외투세포림프종(mantle cell lymphoma). 종양세포 핵내의 염색체 이상을 보이는 위치에서 양성 반응을 보이고 있으며, 두 검사법 모두 유사한 위치에서 반응을 보이고 있음. FISH(A)와 DuoCISH(B), 400배

6. 질(quality)

질 관리에는 정도관리(quality control, QC), 질 보증(quality assurance, QA) 및 외부 질평가(external quality assessment, EQA)가 표준으로 이용되고 있다.

1) 정도관리(quality control)

정도관리는 검사마다 자세히 논의하였다. 정도관리는 즉시 이루어져야 하고 오류를 확인하기 위해 결과의 실시간 감시가 포함되며, 최종 보고 단계로 이동하기 전에 반복 검사가 이루어지도록 한다. ISH를 위해서는 검사절편의 양성과 음성 대조를 비교하는 가장 흔한 정도관리 방법이다. 또한 이 단계에서는 절편의 질과 다른 요소들도 함께 고려해야 한다. PCR과 서던 블롯팅(Southern blotting) 검사의 경우에는 정도관리에서 양성과 음성 대조 시료와 함께 검사 밴드(test band)의 비교가 포함되며, 진단을 위해서는 상의 질이 적합한가를 확인한다.

2) 질 보증

병리과 내에서 질 보증이 보장되어야 한다.

- 우수실험실 운영(Good Laboratory Practice: GLP), 표준화 국제기구(International Oragnization for Standardization (ISO) 및 임상병리인증(Clinical Pathology Accreditation: CPA)에 의해 보장 받을 수 있는 특수 질 표준을 하기 위한 업무
- 시약 사용 전 검사실 내에서 신뢰성이 입증된 시약을 구입
- 목적에 맞도록 적절하게 관리할 수 있는 사후 서비스가 가능한 장비를 사용
- 정규적으로 검토하여 정확성을 확보할 수 있는 표준처리절차(standard operating procedure : SOP)를 사용

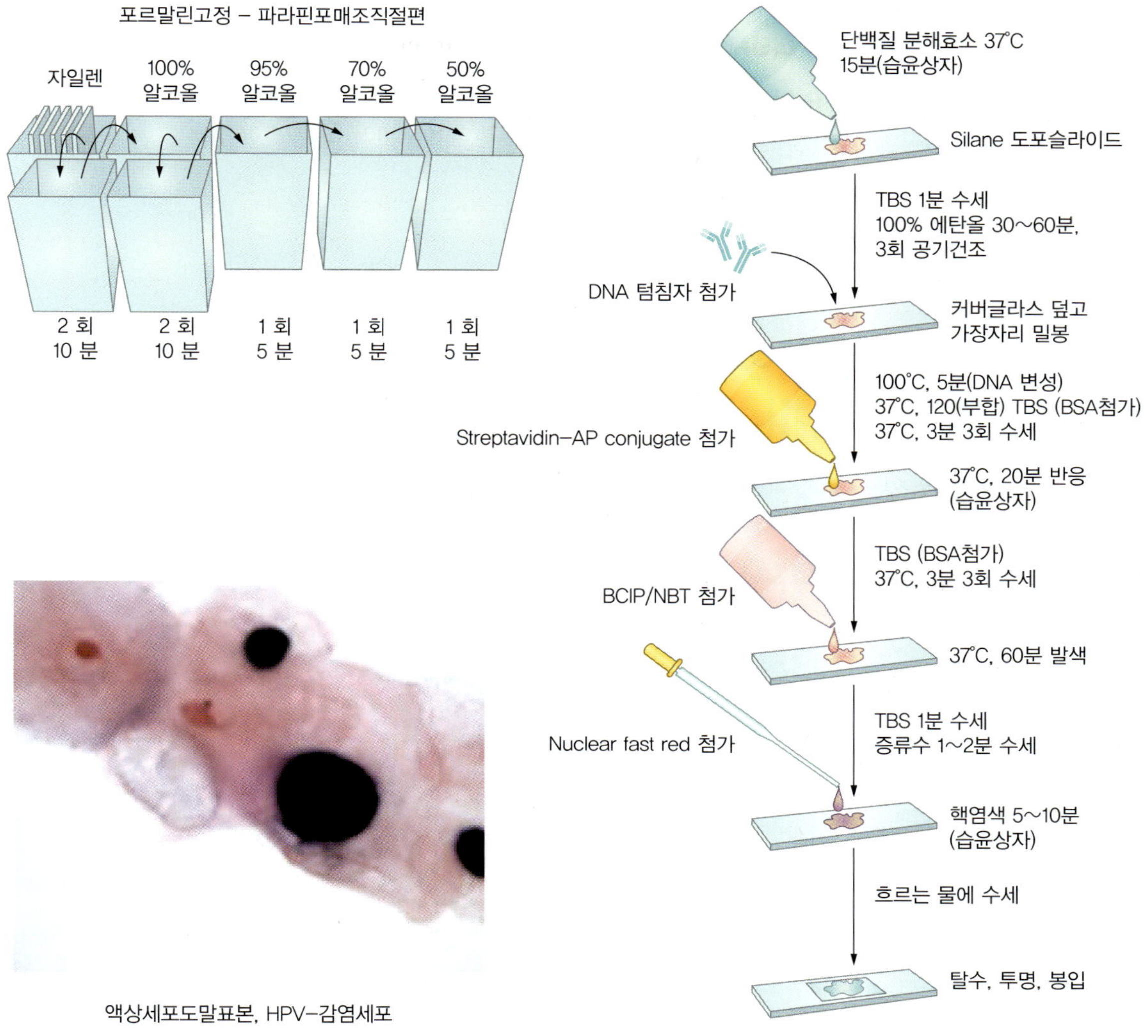

그림 18-19. 색소원 제자리부합법(CISH)의 염색 진행과정 흐름도-라이프 테크놀로지사(Life technolgy co.)의 키트사용

- 이들 기술을 수행하고 있는 모든 담당자에 대한 훈련
- 각 분자검사의 적절한 대조(control)를 사용하여 시행

3) 외부 질평가 (external quality assessment, EQA)

현재 조직병리 분야에서 ISH의 외부 질평가는 면역조직화학 평가체계(immunohistochemistry scheme)를 이용하여 유방 HER2 FISH 절편 한 가지에 대해서만 적용하고 있다.

평가체계 주최자는 3달마다 미염색 절편(unstained sections)을 EQA 참여 검사실로 보낸다. 참여 검사실은 자신들의 방법과 시약을 사용하여 FISH를 수행하여 다른 참여 실험실과의 비교를 위해 염색에 사용한 방법의 구체적 내용·기술과 함께 해석 결과를 발송한다. HER2 FISH를 위해서는 전반적인 결과(예 : 증폭 또는 비증폭)와 실제 신호 숫자를 제출한다. 모든 결과는 시약과 방법을 비교해 볼 수 있도록 분석한다.

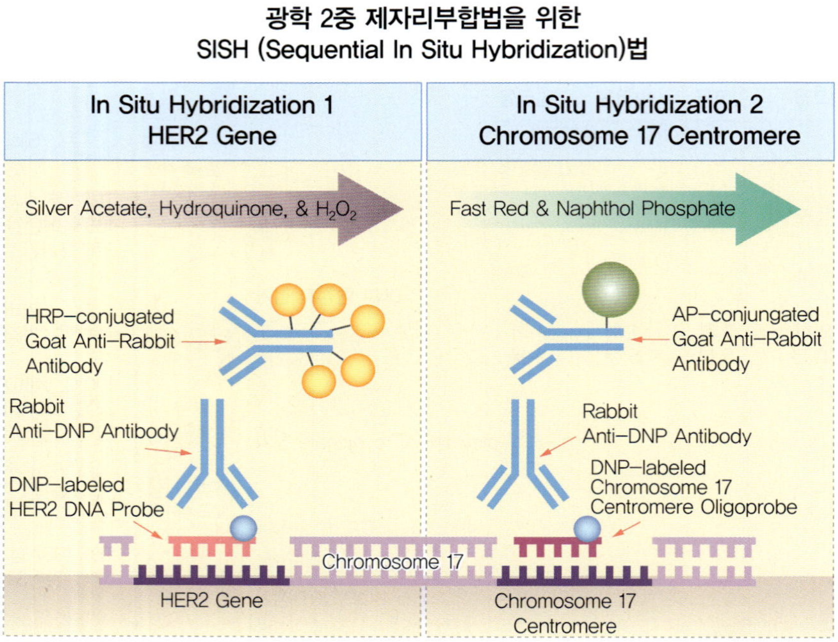

그림 18-20. 유방암 환자조직에서 HER2 유전자와 17번 염색체 동원체(chromosome 17 centromere : CEN 17) 검출법(SISH법). HER2 유전자는 DNP-표지 새금눈 번역 DNA 탐침자로 부합화한 후, 은 신호검출시약(silver acetate, hydroquinone, H_2O_2 반응)을 사용하여 염색한 다음, CEN 17은 DNP-표지 CEN 17 올리고탐침자(oligoprobe)로 부합화한 후 파스트레드-인산나프톨(fast red와 naphthol phosphate) 검출시약을 사용하여 발색함

V. 서던 블롯팅 (Southern blotting)

서던(E. M. Southern)이 고안한 것으로, DNA를 분자 크기에 따라 특이적으로 검출하는 방법이다(그림 18-21). 즉, 검체 DNA를 아가로스겔(agarose gel)에서 전기영동하여, 나일론 막(nylon membrane)에 옮긴 후(blotting)에 DNA 탐침자와 부합(hybridization)시키는 방법이다(그림 18-21). 먼저 제한효소(restriction enzyme)를 이용하여 검체를 전처리하면 DNA 다형성(restriction fragment length polymorphysm, RFLPs)을 검출할 수 있다. 검체 DNA를 추출한 후 목적에 따라 선택 또는 조합시킨 제한효소를 이용하여 표적 DNA를 처리한 후, 충분한 분자효과가 나오는 조건에서 겔전기영동(gel electrophoresis)을 진행한다. 그 다음 서던 블롯팅에 의해 각 DNA 단편들을 영동 위치의 변화없이 거울상(mirror image)이 되게 필터 위에 옮겨 고정한다. 이 방법은 게놈 DNA (genomic DNA) 내에 불과 1개의 염기가 치환된 점돌연변이(point mutation)를 비롯하여 특정 배열의 결실이나 삽입에 의한 이상을 검출하는데 효과적이다. 감염증에서는 바이러스 DNA가 숙주 DNA에 끼어들어 있는지 여부와 함께 또 끼어들어 있는 부위 등의 정보를 얻을 수 있으며, 그 밖에도 상동성이 큰 바이러스 아형의 구별, 변이주 등의 식별에도 응용할 수 있다.

1. 검체

파라핀 포매조직은 DNA 가닥이 단편화하기 때문에 서던 블롯팅에는 부적당하다. 따라서 서던 블롯팅을 하기 위해서는 신선한 조직, 동결조직 및 혈액/뼈속질과 같은 조직만을 사용해야 한다.

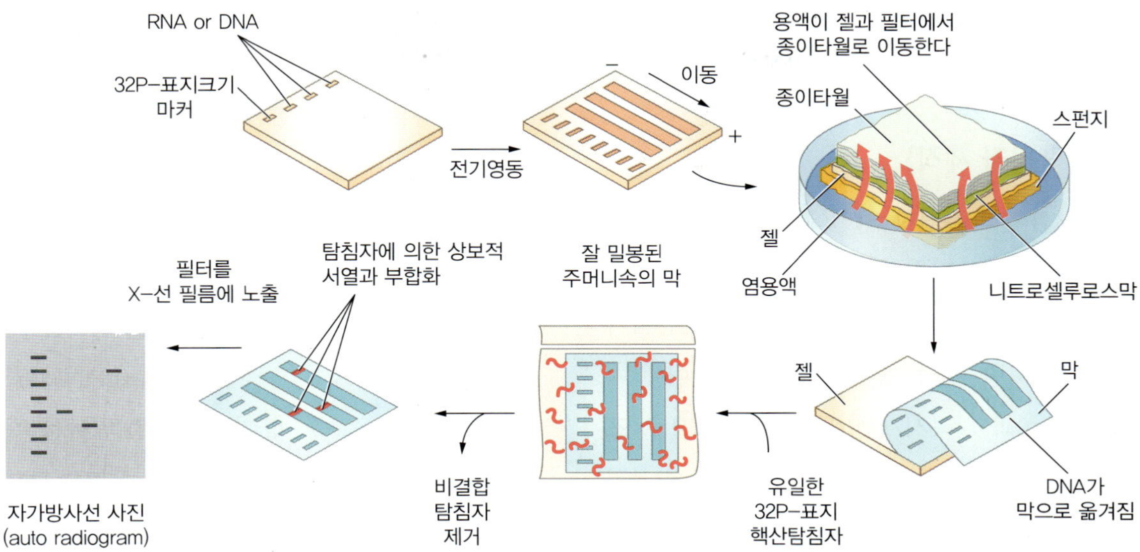

그림 18-21. 서던 블롯팅(Southern blotting)의 원리 및 방법

2. 검사 순서

1) 1단계(DNA 추출)

서던 블롯팅의 첫 단계는 DNA 추출(extraction)로부터 시작한다. DNA는 보통 신선한 동결조직으로부터 얻지만, 일부 조직병리과에서는 혈액이나 뼈속질검체로부터 추출하기도 한다. 검사에 사용할 DNA는 상품화된 키트나 검사실 자체에서 제조한 시약을 사용하여 추출한 후 사용 전에 순수하게 정제해야 한다. 기본적으로 검체는 완충액, 계면활성제 및 단백질분해효소와 혼합한 다음 37℃에서 하룻밤 반응시킨다. 단백질분해효소는 세포와 핵막을 붕괴시켜 용액 내로 염색체 DNA를 유리시킨다. 이어 이 용액에 있는 세포 파편을 제거하기 위해 페놀과 클로로포름으로 정제한다. 다음 에탄올로 DNA를 침전시킨다.

2) 2단계(DNA의 제한)

DNA 검체를 제한효소(restriction enzyme)와 혼합하는 것이다.

앞에서 언급했듯이 제한효소는 언제나 염기의 특정 서열을 인식하여 DNA를 잘라 다양한 크기의 DNA 단편 혼합체를 생산한다.

3) 3단계(전기영동)

이 DNA 단편 혼합체를 아가로스젤에 로딩(loading)하여 전기영동(electrophoresis)을 수행한다. 이어 전류를 연결해주면 이 잔해들은 젤을 통하여 분자량이 큰 것일수록 느리게, 작은 것일수록 더 빠르게 이동한다. 그 결과 크기별로 단편들이 분리되면, 젤을 염색(예 ethidium bromide)하여 보면 게놈 DNA로부터 제한된 단편의 젤 밴드를 관찰할 수 있다.

4) 4단계(블롯팅)

3단계에서 아가로스 젤에 포함된 DNA 단편들은 탐침자가 접근이 어려운 두 가닥으로 되어 있다. 이 젤을 알칼리 용액(alkaline solution)으로 처리해주면 DNA 단편이 변성되어 한 가닥으로 분리된다. 이어 한 가닥의 DNA들을 나일론막(nylon membrane)으로 옮겨주면(블롯팅) 막위에 젤의 정확한 카피가 되며 영구적으로 보관할 수 있다.

5) 5단계(탐침자 제작)

탐침자는 관심대상 유전자 서열에 표지물질을 붙여 제작한다. 전통적으로 탐침자는 방사성동위원소(보통 ^{32}P)를 표지물질로 사용하여 왔는데 대부분 반감기가 짧아 한 번 제작하면 몇 주 동안만 안정하다. 이에 대해 비오틴(biotin)과 디곡시제닌(digoxigenin)으로 표지한 탐침자는 좀 더 안정하고 취급하기 쉽지만 방사성동위원소에 비해 덜 예민하고 특이도가 낮다.

6) 6단계(부합)

탐침자를 변성시켜 막에 처리하면 관심대상 염기서열에 가서 특이적으로 결합하게 된다. 이 경우 염기서열에 정확히 결합하지 못한 탐침자는 ISH에서와 같이 후부합 수세(post-hybridization wash)하는 동안 제거된다.

7) 7단계(검출)

검출법은 탐침자 표지 종류에 따라 달라진다. 방사성동위원소-표지 탐침자는 막 위에 X-선 필름조각을 둔 다음 -70℃ 암소에서 7~10일간 반응시킨 후 표준 X-선 현상액을 사용하여 현상한다. 비오틴-표지 탐침자와 디곡시제닌-표지 탐침자는 보통 항체를 사용하여 검출한다.

8) 정도관리

정확한 결과를 얻기 위해서는 과정을 진행하는 동안 여러 단계에서 점검하는 질 관리가 필요하다

- DNA를 추출한 후, 추출한 DNA가 충분히 정제되었는지 분광광도계(spectrophotometer)를 사용하여 흡광도를 확인하여야 한다.
- 방사성동위원소-표지 탐침자는 방사능 수준을 평가하여 검사한다. 이 검사는 최적으로 표지된 탐침자가 사용되었는가를 확실하게 해준다.
- 후보합 수세 후 막은 휴대용 가이거 계수기(Geiger counter)를 사용하여 스캔한다. 이 과정은 탐침자가 막에 부합되었는가를 확실하게 해주며, 또한 얼마나 오래 자가방사기록이 보존될 것인가를 추정할 수 있다.
- 각 제한효소를 평가하기 위해서는 종자주(germline) 조직검체(예 : 태반) 유래의 DNA를 포함시킨다. 이것은 검사용 검체(test sample)와의 비교를 위한 기준 DNA(예 : 정상)로 제공된다.
- 각 막에는 크기마커(size marker)를 포함시켜 밴드를 확인한다.

9) 해석

결과의 해석에는 검사용 검체로부터 얻은 밴드, DNA 래더(DNA ladder)의 밴드 및 종자주 DNA 밴드(germline DNA band)의 자가방사 사진 비교가 포함되어야 한다.

10) 참고

조직병리검사에서 서던 블롯팅은 주로 림프종 진단에 이용하고 있으나, PCR로 대치하면 더 빨리 진단할 수 있다.

11) 건강과 안전

생물위해(biological hazards)는 신선한 조직이나 잠재적인 발암성 DNA의 취급과 관련이 있기 때문에 이들 검체는 Class I 캐비넷에서 취급하여 위험성을 최소화해야 한다. 젤(gel) 염색에서 과거에는 브롬산 에티디움(ethidium bromide)을 가장 흔히 사용하여 왔으나, 현재는 다른 것들을 사용한다. 그렇지만 이 성분들

이 상당한 안전위해(safety hazard)와 관련이 있기 때문에 취급과 폐기에서 특별한 주의가 필요하다. 이 성분들은 DNA와 친화성이 커서 DNA 기능 수행과정을 방해할 수 있다. 이 성분들은 DNA 돌연변이 능력(돌연변이원, mutagens)이 있으며, 또한 이미 알려진 발암성(carcinogen) 또는 발암성 의심물질이라는 것을 의미한다. 형광염료를 포함하고 있는 모든 용액은 폐기하기 전에 불활성화시켜야 하며, 겔(gel)은 폐기 전에 고압멸균해야 하고 관련 실험을 하는 종사자들은 반드시 보호의복(예 : laboratory coat, nitrile gloves, eye protection)을 착용해야 한다.

방사성 활성 탐침자를 사용하는 곳에서는 전용 시설이 필수이다. 방사성 활성 폐기물의 폐기가 필요한 장소에서는 취급자의 노출량 모니터링과 함께 특별한 절차에 따라 처리해야 한다.

VI. 중합효소연쇄반응(polymerase chain reaction, PCR)

PCR은 1985년 Karry Mullis가 개발한 클로닝(cloning : 특정 유전자를 단리하는 방법)의 한 기법으로 미량의 DNA로부터 어떤 특정 영역의 DNA를 단시간 내에 수십만 배로 증폭(amplification)시키는 방법이다. PCR의 특징은 미량의 검체로부터 고감도로 원하는 유전자를 검출할 수 있고 특정 유전자 영역만을 증폭할 수 있으며, DNA 증폭장치를 이용하여 자동으로 DNA를 증폭할 수 있을 뿐만 아니라, 짧은 시간 내에 특정 유전자를 검출해 낼 수 있는 것이다(그림 18-22). 이러한 PCR의 발전에 의해 이제까지 많은 노력과 시간이 걸리는 유전자 또는 상보성 DNA (cDNA)의 클로닝이 신속하고 쉽게 이루어지게 되었으며, 검체 내에 극미량으로 존재하는 DNA로부터 원하는 DNA를 검출

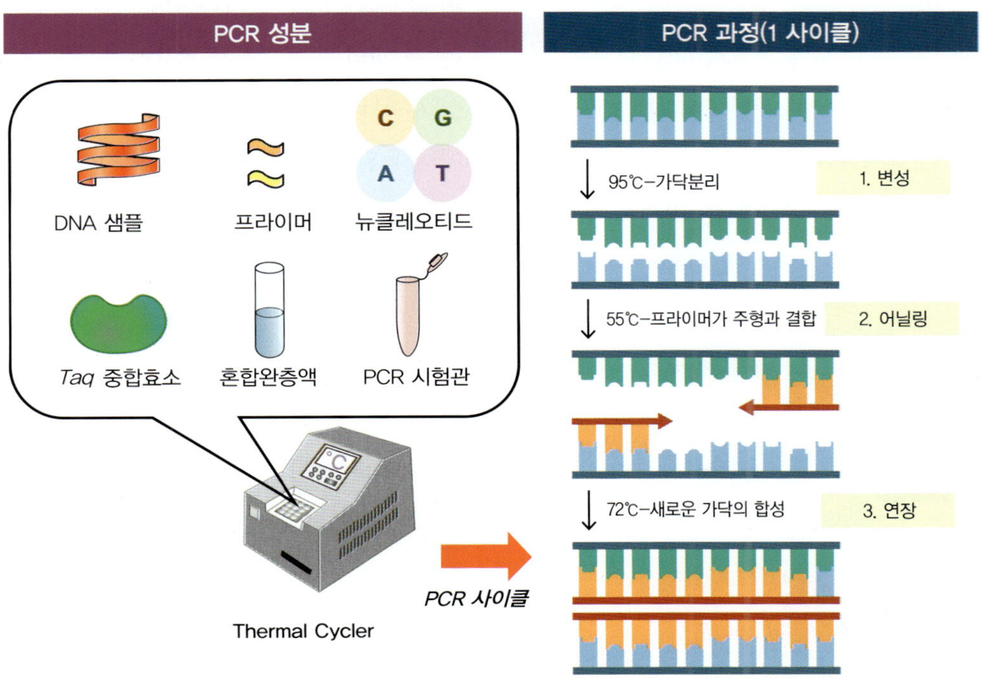

그림 18-22. PCR 반응. 주형 DNA가 93~95℃ 가열에 의해 한 가닥으로 변성시킨 후에 반응혼합액 내의 프라이머는 50~60℃에서 상보적인 부위에 결합(anealing)하고 *Taq* 중합효소가 72℃에서 작용하기 시작하면 반응혼합액 내의 뉴클레오티드가 첨가되면서 주형의 복제 카피가 만들어지며, 이 과정을 반복하면 매회 DNA 양이 배로 증가시킴

할 수 있게 되어 유전질환병의 진단, 병원균의 검출, 바이러스 게놈의 검출, 암의 예후진단을 위한 암유전자의 검출 등 각 분야에서 활발하게 활용되고 있다.

조직병리학 분야에서의 PCR은 1987년 이후 사용되기 시작하였으며, 그 후 포르말린고정-파라핀포매조직(formalin fixed-paraffin embedded tissue, FFPE)에서 유전자 분석이 가능하게 되었다.

1. PCR 반응에 필요한 기본 성분

PCR의 성공적인 반응을 위해서는 DNA, 반응완충액(reaction buffer), 올리고뉴클레오티드 프라이머(oligo nucleotide primer), 뉴클레오티드 삼인산(nucleotide triphosphate) 및 중합효소(polymerase enzyme)의 5가지 기본 요소가 필요하다. 이 성분들은 하나의 시험관 내에서 서로 혼합한다(그림 18-23).

1) DNA/cDNA

증폭하고자 하는 유전자 서열을 표적(target) 또는 주형(template)이라 부르며, 이것은 반드시 DNA 형태이어야 한다. DNA 제작에는 두 가지 방법이 있다. 첫째는 검체로부터 직접 DNA를 추출하는 것으로 상업용 키트 또는 검사실에서 제조한 시약을 사용하여 수행할 수 있다. 둘째는 먼저 검체로부터 RNA를 추출한 다음 역전사효소(reverse transcriptase, RT)라 부르는 효소를 사용하여 cDNA를 제작하는 방법으로 RT-PCR이라 부른다.

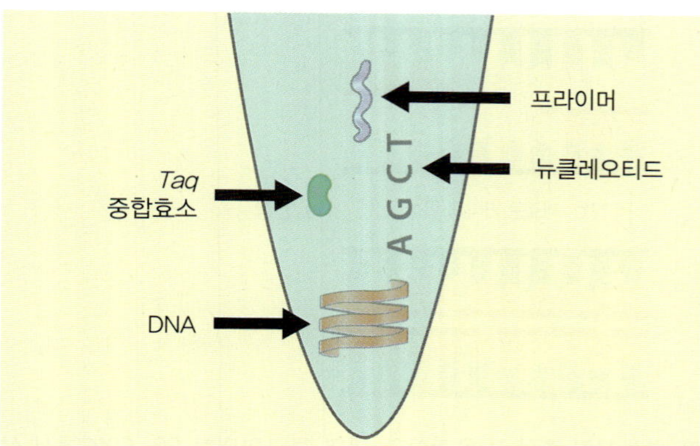

그림 18-23. PCR 반응성분이 들어 있는 소시험관(micro tube)의 모식도

2) 올리고뉴클레오티드 프라이머

올리고뉴클레오티드 프라이머는 때로 증폭체(amprimer)라고도 부른다. 프라이머(primer)는 한 가닥의 짧은 서열 DNA로 관심(증폭) 영역인 주형(template)과 결합하여 반응을 개시한다.

사람세포 DNA의 복제에는 우선 복제 시작점에 특정 RNA 중합효소에 의해 짧은 상보성 RNA 사슬이 합성되고 이 RNA 사슬을 프라이머로 하여 DNA 중합효소에 의한 복제가 진행된다.

시험관에서 한 가닥의 DNA로부터 두 가닥의 DNA를 합성하는 데 있어서도 DNA 중합효소는 프라이머가 없으면 합성이 진행되지 않기 때문에 상보성 DNA 단편을 프라이머로 첨가해야만 한다. 기본 PCR 방법에서는 두 개의 프라이머가 필요하다. 이 두 프라이머는 변성 후 분리된 각 주형에 대한 하나의 어닐링(anealing)에 사용된다. 증폭영역의 사슬 길이는 500 bp 이하, 프라이머의 사슬 길이는 18~30 bp(보통 20~25 염기), 프라이머의 GC 함량이 40~60%, 두 개의 프라이머 사이에 GC 함량에 큰 차이가 없는 것이 좋다. 또한 프라이머가 고차구조를 갖지 않고 두 개의 프라이머 사이(특히 3'-말단)에서 결합하지 않는 것을 선택하여야 한다. 그러나 위의 조건을 만족하는 프라이머를 선택하였을 경우라도 증폭영역에 따라 증폭 효율에 차이가 생길 수 있으므로 모델 실험을 수행하여 증폭효율이 좋은 영역을 선정해야만 한다.

3) 반응 완충액

반응완충액(reaction buffer) 내에는 반응이 일어나는데 필요한 계면활성제(detergent), 염(salt), 염화마그네슘(magnesium chloride) 및 기타 성분들과 각 반응에 필요한 중합효소(polymerase)가 포함되어 있다. 완충액 내의 염화마그네슘의 농도는 중합효소의 활성에 영향을 미칠 뿐만 아니라 반응에서 형성된 잡종(hybrids)의 용해온도(melting temperature, Tm)에도 영향을 미치기 때문에 매우 중요하다.

4) 뉴클레오티드 삼인산 (nucleotide triphosphates, dNTPs)

뉴클레오티드 삼인산은 DNA 주형의 카피에 필요한 에너지와 뉴클레오티드를 제공한다. 이들 dNTPs는 별도로 상업용 제품을 구입하여 반응완충액에 첨가하는 것이 좋다. 이는 취급 실수의 잠재 가능성을 최소화하고, 반응완충액과 dNTPs를 미리 혼합해 둔 용액을 구입하여 사용할 때 발생할 수 있는 오염의 위험을 감소시킬 수 있기 때문이다.

5) 중합효소

DNA 중합효소(DNA polymerase)는 주형에 뉴클레오티드를 붙여주는 기능을 한다. 중합효소는 *Thermus aquaticus* (*Taq*) DNA 중합효소가 가장 널리 사용되고 있는데, 이는 고온에서 안정하며, 넓은 범위의 pH 조건에서 내성을 나타내기 때문이다.

2. PCR의 원리

중합효소를 제외한 모든 성분들을 반응 시험관에 첨가한 다음, 반응 진행과정에서 발생할 수 있는 증발을 막기 위해 소량의 미네랄오일(mineral oil)을 덮는다.

PCR의 기본 반응은 증폭할 표적과 관계없이 동일하며, 변성, 프라이머 결합(어닐링), 프라이머 연장의 3단계로 구성된다.

1) 변성(denaturation)

반응완충액, 프라이머, dNTPs, 주형이 들어 있는 시험관을 93~95℃에서 가열한다. 이 과정을 통하여 두 가닥의 주형 DNA가 한 가닥으로 분리된다. 이 분리 과정은 나선형의 두 가닥 형태의 DNA로는 DNA를 카피할 수 없기 때문에 필요하다.

2) 프라이머 결합(primer anealing)

변성이 끝난 시험관은 50~60℃에서 냉각시킨다. 이 온도에서 프라이머는 한 가닥 DNA의 상보적인 서열과 결합하게 되는데 이 과정을 프라이머 결합이라 부른다. 이 단계의 첫 사이클에서 DNA 중합효소만 첨가하고 프라이머 연장을 위해 온도를 72℃로 높인다.

3) 프라이머 연장(primer extension)

중합효소를 첨가하면 새 가닥의 DNA 합성이 시작된다. 연장 과정은 용액에서 dNTPs를 취하여 프라이머 말단에 첨가함으로써 이루어진다. DNA 중합효소가 카피를 시작하기 위해서는 짧은 두 가닥 영역이 필요하다. 따라서 두 가닥 DNA를 이용할 수 있는 부위에서만 일어나기 때문에 프라이머가 결합하는 곳에서만 뉴클레오티드가 첨가된다. 정상 DNA 복제와 일치하여 새로 합성된 가닥은 주형의 서열과 상보적인 염기서열을 포함한다.

4) PCR 사이클(PCR cycle)

변성, 프라이머 결합 및 프라이머 연장의 3단계를 PCR 사이클이라 부른다. 이론적으로 1사이클에 표적 서열의 양이 두 배가 증폭된다. 따라서 두 가닥의 DNA(변성 후 4개의 한 가닥 사슬)를 다음 사이클에 사용할 수 있다. 이 3단계는 보통 25~30회 반복된다. 각 사이클 당 표적 서열이 두 배씩 늘어나면 회를 거듭할수록 관심 염기서열은 기하급수적으로 증가한다(그림 18-24).

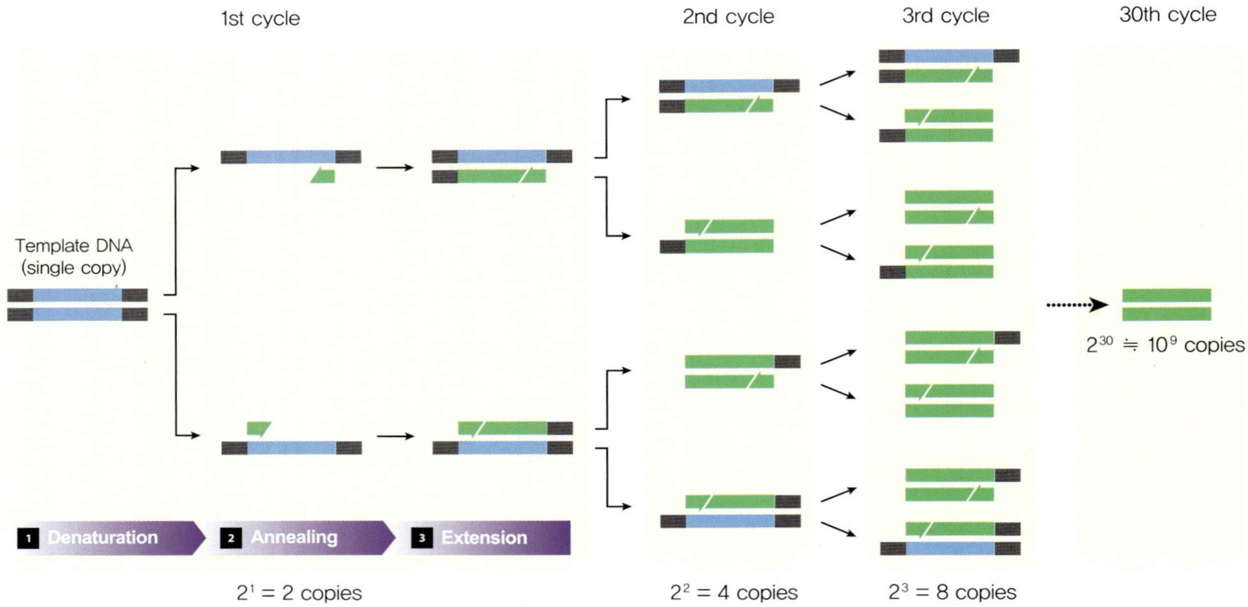

그림 18-24. PCR의 원리. 횟수를 반복할수록 DNA 복제 카피수가 기하급수적으로 증가함

5) 결과 관찰

일단 PCR이 완료되면 그 산물을 가시화해야 할 필요가 있는데 이를 위해 보통 전기영동(electrophoresis) 기법이 이용되고 있다(그림 18-25). 이 과정을 간단히 요약하면, 먼저 아가로스(agarose) 또는 폴리아크릴아마이드(polyacrylamide) 겔(gel)에 DNA를 로딩(loading)한다. 다음 DNA는 음전하(negative charge)를 띄고 있어서 전류를 걸어주면 DNA 단편은 겔을 통과하여 양극(cathode)으로 이동한다.

큰 DNA 단편은 작은 단편보다 더 서서히 이동하게 될 것이므로 증폭된 단편들은 크기에 따라 분리된다. 보통 300 bp 이상의 산물의 분석에는 아가로스겔을 사용하고, 그보다 작은 산물의 분석은 폴리아크릴아마이드겔을 사용한다. 산물에 따라 전기영동 시간은 1시간에서 16시간(하룻밤)까지 걸린다. 일단 전기영동이 완료되면 생성된 밴드(band)를 형광염료(예 : ethidium bromide) 또는 은용액(silver solution)으로 염색해야 한다.

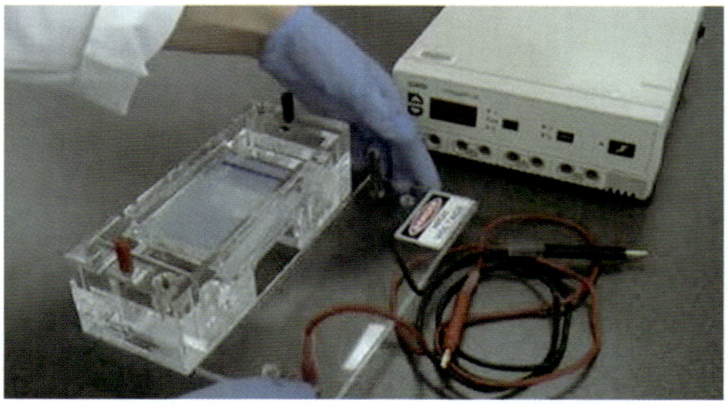

그림 18-25. 아가로스겔 전기영동장치

6) 형광염료

형광염료는 신속하고 단순하기 때문에 가장 많이 사용하는 염색이다. 염료는 겔이나 전기영동 완충액에 녹여 사용하며 DNA 단편들은 분리된 밴드로 염색된다. DNA 산물을 가시화하기 위해서는 겔을 적당한 파장의 빛(보통 자외선)에 노출시키면 분리된 DNA 산물들은 형광을 나타낸다. 이 방식으로 제조한 겔은 영구적으로 보관할 수 없으므로 보통 디지털로 기록해 두거나 컴퓨터에 보관한다(그림 18-26).

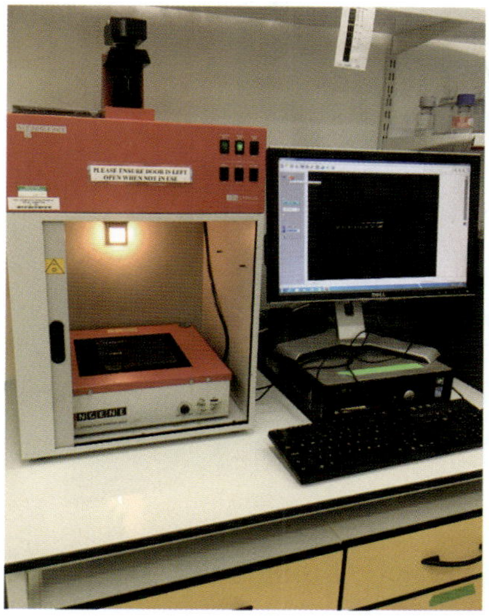

그림 18-26. 겔분석장치. 염색한 겔을 투과조명기(transilluminator)의 캐비넷 바닥에 두고 문을 닫으면 카메라가 영상을 포착하여 스크린 상에 나타나며 이 최적의 영상을 저장할 수 있음

7) 은 염색(silver staining)

은 염색은 DNA 산물 염색 중 가장 예민한 염색 방법이다. 원리는 일반 조직병리검사에서 은 염색과 유사하다. 따라서 염색 과정에서 유사한 문제점이 발생한다. 겔을 은이온(silver ion)에 침투시킨 다음 환원용액에 넣어 발색(현상)한다. 발색과정에서 은이온은 금속은(metallic silver)으로 전환되어 육안으로 볼 수 있다. 이 방법은 예민하지만 고등급의 시약이 필요하다. 모든 장치들은 완전히 세척하여 사용하고 오염을 방지하기 위해 글로브를 끼고 한다. 겔은 영구적으로 보존할 수 있으나, 일반적으로 그 결과는 스캔하여 컴퓨터에 저장한다(그림 18-27).

8) PCR에 필요한 장치

PCR 기술이 처음 도입되었을 때는 과정이 수기로 이루어졌다. 각 단계의 온도를 정확하게 조절하기 위해서 3개의 온수조(각각 변성, 어닐링, 연장용)가 필요하였다. 각 단계는 30초~2분 사이로 시간을 조절하여 일반적으로 25~40 사이클의 반응을 진행한 관계로 매우 노동집약적 업무였다.

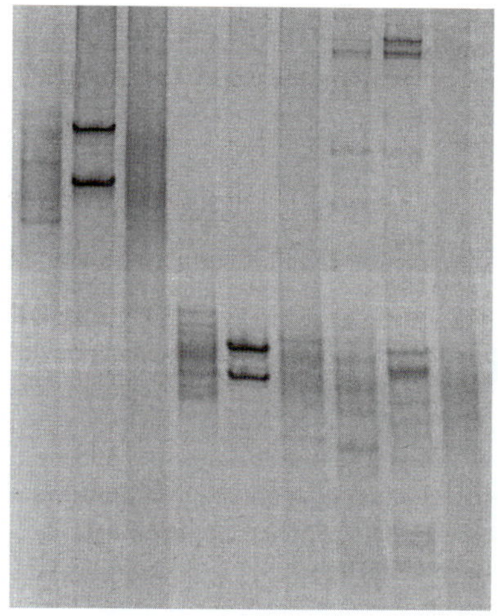

그림 18-27. 은으로 염색한 폴리아크릴아마이드 겔 전기영동 사진

오늘날에는 이 단계를 자동화할 수 있는 PCR 장치들(Thermal cyclers)이 많이 상품화되어 있어 편리하게 사용할 수 있었다. PCR 장치는 열을 높이고, 신속히 냉각시킬 수 있는 블록(block)과 일정시간 동안 조정한 온도를 그대로 유지할 수 있는 블록(block)으로 이루어져 있다. 일단 시험관을 PCR 장치에 두면 담당자는 두 시간 후에 반응이 완결되었는지 확인하면 된다.

9) 정도관리

조직병리검사와 같이 PCR에서도 대조를 포함시키는 것이 필요하다. PCR 정도관리에는 아래와 같은 조건이 필요하다.

- 관심 DNA 표적을 포함하고 있는 양성 대조
- 오염여부를 확인하기 위한 음성대조(DNA 대신 물을 사용)
- 증폭에 대한 DNA 적합성 판단 지표인 세포유지유전자(housekeeping gene)를 위한 한 쌍의 프라이머 사용
- 얻어진 PCR 산물 크기를 알 수 있는 크기표준(size standard)(또는 DNA ladder)을 사용해야 한다.

10) 해석

PCR의 결과는 반드시 대조군과 비교하여 요구하는 크기 또는 요구되는 크기 범위의 밴드가 출현해야 성공적이라 할 수 있다(그림 18-28).

3. PCR을 위한 검체 처리

검체로는 혈액, 생검조직, 찰과세포, 요 등이 이용되고 있다. DNA는 거칠게 정제된 것도 증폭이 가능하지만, DNA의 정제 순도는 증폭 효율에 영향을 미친다. 단백분해효소(proteinase K)로 처리한 후, 페놀/크로로포름(phenol/chloroform) 처리를 하는 것이 일반적이다. DNA 제조의 경우 검체 사이에 서로 오염되지 않도록 세심한 주의가 요구된다.

일반적으로 PCR법에는 0.1~1 μg의 DNA가 사용되며, 포르말린고정-파라핀포매조직으로도 증폭이 가능하다. 파라핀절편은 자일렌으로 탈파라핀을 수행한 후 위에 기술한 처리를 하여 사용한다.

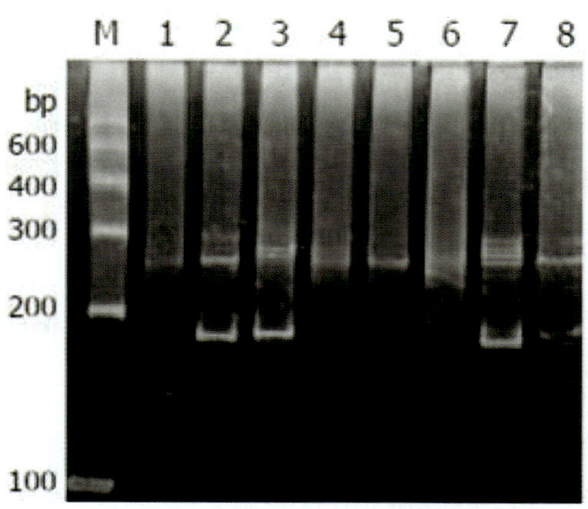

그림 18-28. 폴리아크릴아마이드 겔 전기영동 사진. T-세포 위장관 림프종. M : DNA 크기 마커(size ladder)(1번 레인), 7번 레인은 4개의 한 가닥 DNA 밴드가 있으며 다른 레인들은 1개 또는 2개의 한 가닥 밴드가 존재한다. 여덟 개 검체 중 4개는 두 가닥 밴드가 존재하지 않는다.

1) 신선조직과 동결조직으로부터 DNA 추출법

(1) 세포용해(cell lysis)

멸균된 유발(mortar)에 약 50~100 mg의 동결조직 또는 신선조직을 넣어 즉시 액체질소를 첨가하여 멸균된 유봉(pestle)으로 질소가 기화될 때까지 완전하게 갈아준다. 조직이 분말될 때까지 이 과정을 반복한 후 15 mL의 원심시험관에 옮겨 세포용해액(cell lysis solution) 3 mL를 첨가한 다음, 65℃ 배양기에 넣어 15~60분간 둔다.

이 단계에서 최대의 회수율을 얻길 원한다면 조직용해물(lysate)에 proteinase K 용액(20 mg/mL) 15 mL를 넣어 반대로 돌려가면서 25회 혼합한 다음 55℃ 배양기에 옮겨 3시간~하룻밤 또는 조직입자가 용해될 때까지 둔다(그림 18-29 A).

(2) RNase 처리

세포용해물(cell lysate)에 RNase A 용액(4 mg/mL) 15 ml를 첨가하여 반대로 돌려가면서 25회 혼합한 후 37℃ 배양기에 넣어 15~60분간 둔다.

(3) 단백질 침전(protein precipitation)

RNase A-처리 세포용해물을 배양기에서 꺼내어 실온이 될 때까지 두었다가 단백질 침전용액(protein precipitation solution) 1 mL를 첨가한다. 세포용해물과 단백질 침전용액이 균질하게 혼합되도록 교반기에서 최고의 속도로 20초간 혼합한 다음 2,000 g에서 10분간 원심침전하면 단백질이 치밀한 침전알갱이(pellet)를 형성한다.

(4) DNA 침전(DNA precipitation)

단백질 침전물이 포함되지 않도록 DNA가 포함된 상층액(supernatant)을 100% 이소프로필알코올(isopropanol)이 들어 있는 15 mL의 깨끗한 원심시험관에 옮긴 후 50회 반대로 돌려가며 혼합한 후 2,000 g에서 3분간 원심침전하면 DNA가 흰색 침전물로 침전된다. 상층액을 버리고 시험관에 70% 에탄올 5 mL를 첨가한 다음 2~3회 시험관을 돌려 DNA 침전물을 씻어준다. 다시 2,000 g에서 5분간 원심침전한 후 조심스럽게 에탄올을 제거한다. 이 침전물은 치밀하지 않으므로 에탄올을 제거할 때는 침전물을 지켜보면서 천천히 버린다. 침전물이 붙어 있는 시험관을 거꾸로 뒤집어 깨끗한 흡착지 위에서 물기를 제거한 후 10~15분간 공기건조시킨다.

(5) DNA 수화(DNA hydration)

시료에 DNA 수화액 150 ml를 첨가하여 65℃ 배양기에 넣어 1시간 동안 재수화한 후, 실온에 옮겨 하룻밤 둔다. 실온에 둔 시험관은 DNA가 분산되도록 주기적으로 두드려준다. 저장을 위하여 시료는 가볍게 원심침전한 다음 1.5 mL의 시험관에 옮긴 다음 UV 분광광도계를 사용하여 DNA 농도를 측정하고 시료 시험관에 DNA 농도를 표시하여 4℃에 보관한다. 시료를 −20℃ 또는 −80℃에 보관하면 더 오랜 기간 보관할 수 있다.

(6) DNA 정제(DNA purification)

DNA 수화액과 동량으로 PCI (phenol/chloroform/isoamyl alcohol, 25:24:1)를 첨가하고 2분간 고속으로 교반한 후 상층부 수용액층(aqueous phase)을 취해 새 시험관에 옮긴다(그림 18-29 B).

2) 포르말린고정-파라핀포매조직(FFPE)으로부터 DNA 추출법

(1) DNA-단백질 교차결합

조직 고정을 위해 포르말린으로 처리하면 조직 내 단백질과 단백질, 핵산과 단백질 사이에 교차결합(crosslinks)이 형성되기 때문에 기다란 유전체 DNA(genomic DNA)는 세포단백질과 결합되어 쉽게 추출되지 않는다. 만일 이 상태로 제자리부합법(in situ hybridization)을 시행해야 한다면 부합화가 쉽게 일어나지 않는다.

포르말린에 고정된 조직은 보관하는 동안 부분적으로 교차결합이 풀리기는 하지만 DNA를 적절하게 추출하거나 변성을 위해서는 추가적인 처리가 필요하다. 아마도 DNA-단백질 교차결합은 DNA 전체에 무작위적

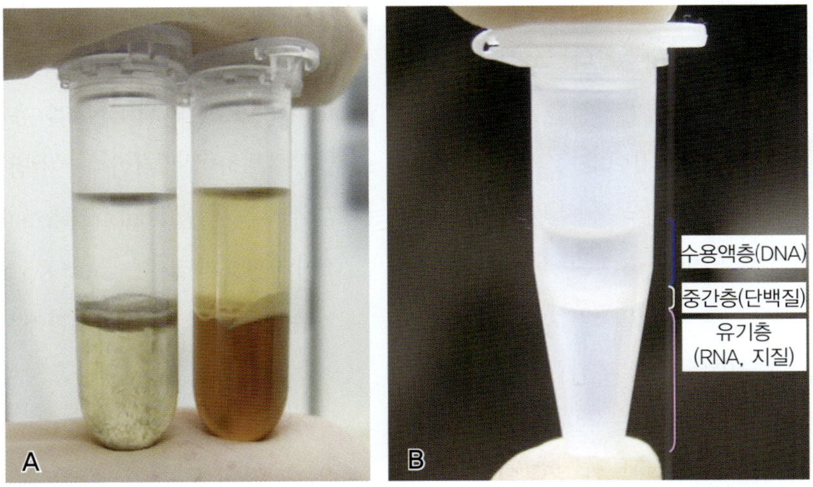

그림 18-29. 페놀/클로로포름/이소아밀알코올 추출에 의한 DNA 추출. A. 왼쪽 : 마우스꼬리조직. proteinase K 소화 후에도 일부 꼬리털이 남아 있다. 오른쪽 : 마우스 간조직. 헤모글로빈이나 다른 헴 또는 철포함 단백질로 인해 적색을 띤다. B. 위쪽 수용액층에는 대다수 DNA가, 중간층에는 거의 단백질이, 아래 유기층에는 RNA와 지질이 포함되어 있다.

> 참고 페놀과 클로로포름은 생물위해물질(biohazards)이므로 흄 후드 내에서 글로브를 착용하고 다룬다. 새 시험관에 들어 있는 수용액에 2.5배의 비율로 100% 에탄올을 첨가한다. DNA 양이 적을 때는 여기에 1.3 μL의 글리코겐(glycogen)을 첨가할 수 있다. 글리코겐은 적은 침전물도 뚜렷하게 보이도록 해준다. 이 혼합액을 실온에서 2시간 또는 −20℃에서 하룻밤 두었다가 4℃에 20분간 교반한 다음 에탄올을 버리고 공기 건조시킨다. 이 침전물을 소량의 수화완충액(hydration buffer)에 조심스럽게 재부유시킨 후 실온에서 하룻밤 용해시키거나 55℃에서 2시간 둔다. DNA 농도는 형광측정기(fluorometer)로 측정한다. 이상적인 DNA 농도는 200~500 μg/ml이다.

으로 분포되어 있지 않기 때문에 교차결합이 많은 부위일수록 추출이 완전하지 못하면 추출된 DNA는 편향된 대표성을 형성하기도 한다. 그 결과 전사적으로 활성화된 유전자는 추출된 DNA 표본에서 과소평가되기도 한다. 다음으로 추출된 DNA가 원래 조직의 정확한 대표성을 형성하고 있다고 할지라도 탐침자 부합을 위해 모든 서열을 동등하게 접근시켜주는 것이 필수적이다. 두 개의 상보적인 DNA 가닥이 여전히 서로 교차결합되어 있을 때는 DNA 변성 후 온도가 떨어지면 탐침자의 부합과 결합을 불가능하게 만들어 즉시 재변성될 것이다.

추출과 변성에서의 편향성은 FFPE DNA상의 일부 탐침자의 신호 감소를 초래하기도 한다. 이 경우 24시간 이상의 proteinase K 소화를 해주거나, 오랜 시간 가열을 하여 DNA 분절과 교차결합의 역전을 유도해주면 추출과 변성의 편향성이 감소될 것이다.

(2) 뉴클레오티드의 화학적 변형

포르말린 처리는 화학적으로 변형된 다수의 뉴클레오티드, 즉 핵산염기-포름알데히드 부가물(nucleic acid base-formaldehyde adducts)을 유도한다. 포르말린 처리 후에 아데닌은 40~60% 정도가 변형되며 나머지 다른 뉴클레오티드도 변형되긴 하지만, 그 비율이 아데닌에 비해 비교적 낮다. 포름알데히드 염기 부가물(formaldehyde base adducts)은 70℃에서 1시간 반응시키면 75%가 제거되는 반면, 65℃에서 6시간 반응시키면 대부분의 핵산-단백질 교차결합이 붕괴되는 것으로 알려져 있다. 아래 기술한 방법들은 포매과정 시 약간 낮은 온도에서 진행하는 방법들로 DNA의 부분적인 변성이 일어난다. 서던 블롯팅(Southern blotting)은 두 가닥 DNA에만 작용하는 제한효소들(restriction endonucleases)만 사용하기 때문에 FFPE 조직에서 서던 블롯팅은 매우 복잡하거나 불가능하다.

(3) 퓨린 제거(depurination)에 주의

Tris 용액의 pH는 온도가 올라가면 상당히 떨어지기 때문에 열처리 동안 완충액의 pH 변화에 주의를 기울여야 한다. 낮은 pH에서 진행하는 DNA 반응은 퓨린 제거를 일으키기도 한다. 25℃에서 pH 8.0인 TE 용액(Trisrcl + GDTA)은 94℃에서 pH 5.9로 떨어진다. 따라서 핵산을 높은 온도에서 가열할 경우에는 25℃에서 pH 8.5인 Tris 용액을 사용하는 것이 좋다. 같은 이유로 대부분의 PCR 완충액으로 pH 8.5의 Tris-HCl 완충액이 사용되고 있다.

방법 1 :

파라핀은 자일렌으로 제거하고 저분자량의 불순물은 proteinase K에 의해 DNA를 유리시키기 전에 조직을 충분히 수세하여 제거한다. 이 방법에서는 불순물 제거를 위해 무질서 염(chaotropic salt)을 사용한다.

① 파라핀포매절편(5 mm×5 mm, 두께 10 um)이 부착된 슬라이드를 75℃에서 30분간 가열한다.

② 슬라이드(또는 에펜돌프시험관 내의 조직절편)를 다음의 순서대로 침적한다.

(가) 자일렌 2회 - 각 5분

(나) 100%, 95%, 75% 에탄올 - 각 30초

(다) 수돗물 - 30초

③ 슬라이드를 1M NaSCN에 옮겨 37℃에서 하룻밤 둔다. 이 처리에서 대부분 RNA는 제거되고 대다수의 DNA는 조직절편 내에 남는다.

④ 슬라이드를 수돗물로 잘 닦아낸 후 TE 완충액에 가볍게 헹군 다음 건조시켜 둔다.

⑤ 조직 위에 proteinase K (0.5 mg/mL)용액 20~40 μL을 떨어뜨린 후 슬라이드 위의 조직절편을 긁어내어 1.5 mL의 시험관에 넣는다. 조직절편이 클 경우는 proteinase K 용액을 더 넣어 최종량이 150~ 200 μL가 되도록 채운다.

⑥ 55℃에서 하룻밤 둔다. 만일 조직의 많은 부분이 용해되지 않았다면 proteinase K (0.25 mg/mL) 용액을 좀 더 추가하여 24시간 더 둔다.

⑦ 시험관을 80℃에서 20분간 가열하여 proteinase K를 불활성화시킨다. 13,000 rpm에서 10분간 원심침전한다.

⑧ 상층액을 깨끗한 시험관에 옮겨 보관하였다가 PCR을 위해 2~5 μL 사용한다.

방법 2 :

광범위 수세과정이 생략되어 방법이 좀 더 쉽지만 불순물 생성의 기회가 증가한다. 이 방법은 조직을 비이온성 세제(non-ionic detergents)가 포함된 완충액에 넣어 열처리하여 간단히 재함수한 다음 proteinase K 처리와 실리카컬럼 순수화과정(silica column purification)을 진행한다. 이 방법의 장점은 자일렌을 사용하지 않는다는 점이다.

탈파라핀은 DNA 추출을 위해 항상 필요하지는 않다. "P-완충액" 내에 조직절편을 가열해주면 파라핀이 용액의 위에 부유하게 된다.

① 50 μm 두께로 파라핀절편을 잘라 P-완충액(50 mM Tris-HCl pH 8.2, 100 mM NaCl, 1 mM EDTA, 0.5% Tween-20, 0.5% NP40, 20 mM DTT)에 넣어 90℃에서 15분간 둔다.

② 단백질 소화를 위해 proteinase K (0.5 mg/mL) 용액에 옮겨 55℃에서 하룻밤 둔다.

③ 여분의 proteinase K (0.25 mg/ml) 용액을 추가하여 37℃에서 24시간 단백질 소화과정을 계속한다.

④ 다시 여분의 proteinase K (0.25 mg/mL) 용액을 추가하여 37℃에서 24시간 단백질 소화과정을 반복 수행한다.

⑤ 시험관을 80℃에서 20분간 가열하여 proteinase K를 불활성화시킨다. 13,000 rpm에서 10분간 원심침전한다.

⑥ 상층액을 깨끗한 시험관에 옮겨 보관하였다가 PCR을 위해 2~5 μL 사용한다.

⑦ 선택적으로 DNeasy Tissue Kit (Qiagen, Venlo, The Netherlands)를 사용하여 DNA를 더 순수화한다.

3) 신선한 조직으로부터 RNA 분리의 원리와 과정

여러 기본적인 분자생물학 실험을 수행하기 위해서는 첫 번째로 가장 중요한 단계가 고품질의 온전한 RNA를 분리하는 것이다. RNA는 노던 블로팅(Northern hybridization), RT-PCR, RNA 지도작성(RNA mapping), 핵산분해효소보호검사(nuclease protection assays), 시험관 번역(in vitro translation), cDNA 도서관 구축(cDNA library construction) 등에 사용되고 있다.

세포 내의 총 RNA의 80~85%는 리보솜 RNA (ribosomal RNA, rRNA)이며, 단지 1~5%만이 전령 RNA (messenger RNA, mRNA)이다. mRNA는 크기와 서열이 이질적이다. 길이는 수백 염기에서 수 킬로염기(kilobase)까지 다양하다.

대부분의 진핵세포에서 mRNA는 길게 늘어진 polyadenylate 잔기, 즉 3′-말단에 poly (A)를 가진다. 이 poly (A) 꼬리 덕분에 oligo (dT)-cellulose를 사용하여 친화성 크로마토그래피(affinity chromatography)에 의해 순수하게 정제할 수 있다. 이 방법을 통하여 세포에서 생산된 거의 모든 이질 집단의 mRNAs를 얻을 수 있게 되었다.

RNA의 리보스 잔기는 2′와 3′ 위치에 두 개의 히드록실기(OH group)를 가진다. 두 개의 히드록실기의 존재는 DNA보다 RNA를 화학적으로 좀 더 반응성 있게 만든다. 따라서 RNA는 RNase 오염에 의해 매우 쉽게 분해된다. RNase는 인산기와 리보스 잔기를 연결하는 디에스터 결합(diester bonds)을 가수분해하는 성질을 가진 효소이다. 세포는 용해되면 RNAase를 방출한다. 더욱이 우리 피부에는 심지어 RNase가 존재한다. 그러므로 RNA 추출 과정에서는 유리기구나 실험대에 RNase의 오염을 막기 위해 끊임없는 주의가 필요하다.

심지어 에어로졸로부터 발생할 수 있는 RNase도 피해야 하기 때문에 RNase 불활성화를 위한 간단한 방법들도 사용이 불가능하다. RNase 내에 존재하는 사슬 내 이황결합(intra-chain disulfide bonds)으로 인해 오래 끓이거나 변성제를 넣어도 불활성화되지 않는다. 더욱이 이온킬레이터(예 : EDTA) 또한 RNase가 활성을 나타내는데 2가 이온을 필요로 하지 않기 때문에 효과가 없다. 그러므로 RNase를 다루는 최선의 방법은 RNase 오염을 피하는 방법밖에 없다.

DEPC는 반응성이 높은 알킬화제(reactive alkylating agent)로서 RNase의 효소활성을 불활성화시킨다. RNase는 우리의 손에도 존재하기 때문에 세심한 주의가 필요하다. 이를 위해서는 글로브를 반드시 착용하고 시험관이 개방된 상태에서는 말을 하지 말아야 하며, 실험대는 먼지가 없도록 깨끗하게 처리해야 한다. 마이크로피펫은 에어로졸-방어 팁(Aerosol-barrier tips)을 사용하여 에오로졸 형태로 존재하는 RNase가 시약이나 시료에 오염되지 않도록 해야 한다. 모든 용액들은 DEPC-처리 물로 제조해야 하고 모든 유기액체(phenol, chloroform, ethanol)는 반드시 RNA-free 등급을 사용해야 한다.

(1) RNA 분리과정

RNA 분리의 전 과정은 아래와 같이 진행한다(그림 18-30).

① 조직 균질화(tissue homogenization)

RNA 추출의 첫 단계는 세포 파괴 단계로 온전한 RNA를 순수하게 분리하기 위해서 가장 중요한 요소는 신속하게 진행하는 것이다. 추출과정에서 가장 먼저 해야 할 첫 단계로는 세포성 RNase를 가능한 한 빨리 불활성화시키는 것이다. 내인성 RNase의 즉각적인 파괴는 RNA의 안정성을 위협하는 요소를 의미 있게 감소시켜 준다. RNA 분자는 DNA와 달리 매우 작아서 기계적인 처리에 의한 절단은 거의 일어나지 않는다.

조직 분쇄에는 여러 기계적인 방법이 있으며 이 방법들은 유봉(pestle)과 유발(mortar), 균질기(mechanical homogenizer), 교반기(voltex), 초음

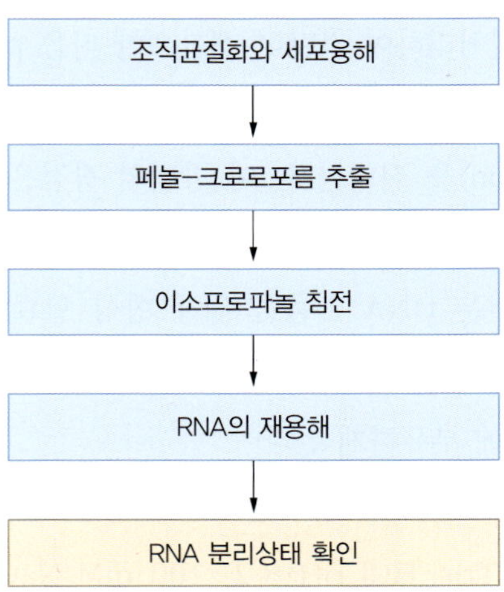

그림 18-30. RNA 분리순서

파분쇄(sonication), 구슬분쇄(bead milling), 분쇄기(grinder)를 사용하여 이루어진다.

시료는 세균이나 효소인 경우에는 가끔 효소의 분쇄에 사용하기도 하며 이 경우에는 리소자임(lysozyme), 지모리제(zymolyse), 리소스태핀(lysostaphin)이 흔히 사용되고 있다. 이들 효소들은 기계적인 방법으로 완전하게 제거할 수 없는 바깥막(outer coat)이나 피막(capsule)을 용해시켜 준다. 효소처리 후에는 보통 교반기, 초음파분쇄기 또는 균질기에 의한 분쇄가 뒤따른다.

② 세포 용해(cell lysis)

조직이 분쇄가 끝난 조직은 즉시 추출완충액(guanidinium thiocyanate 용액 포함)이 들어 있는 시험관에 옮긴다. 추출완충액 양은 조직부피의 적어도 5배 정도는 되어야 한다. 내인성 RNase를 파괴시키기 위해서는 분쇄조직에 추출완충액을 가능한 바로 첨가해야 한다.

구아니디니움 이소시안산염(guanidinium thiocyanate)은 강력한 무질서유발제(chaotropic agent)이다. 이 시약은 한 번에 세포를 파괴하고 그 성분을 용해하며, 내인성 RNase를 변성시키는 변성제이다.

RNA는 종종 단백질과 밀착되어 있기 때문에(예 : 리보솜과 결합된 rRNA), 탈단백질화(deproteination)가 필요하다. 구아니디니움 이소시안산염은 RNase를 포함한 단백질의 삼차원 구조를 파괴하여 무작위 코일 상태로 변환시키므로 RNA는 유리 형태가 된다.

구아니디니움 이소시안산염은 단백질의 이황화결합(disulfide bonds)을 파괴하기 위해 종종 환원제(예 : β-mercaptoethanol)와 함께 사용되곤 한다. 또한 세정제(예 : sarkosyl)가 소수결합(hydrophobic interactions)을 파괴하기 위해 첨가되기도 한다. 시료에 추출완충액을 첨가한 후에는 전체적으로 잘 섞이도록 교반기를 사용하여 격렬하게 혼합한다.

③ 페놀-클로로포름 추출 (Phenol-chloroform extraction)

조직균질액에 페놀(phenol)과 클로로포름-이소아밀알코올(chloroform-isoamyl alcohol)을 첨가하여 적당히 혼합한다. 페놀은 단백질을 용해하고 클로로포름은 지질을 녹인다. 클로로포름 존재하에 두개의 상, 즉 RNA를 포함하고 있는 윗부분의 수용액층(aqueous phase)과 단백질과 지질이 포함된 밑부분의 유기층(organic phase)이 형성된다. DNA는 중간층(interphase)에 남는다.

요즈음에는 상업적으로 구아니디니움 이소시안산염(guanidinium thiocyanate), 페놀과 클로로포름이 함께 포함된 하나의 용액으로 제품화하여 판매되고 있다.

④ 알코올 침전(alcohol precipitation)

수용액층을 깨끗이 제거하기 위해 이소프로파놀(isopropanol)을 첨가하여 RNA를 침전시킨다. 침전과정은 낮은 온도(-20℃)에서 하는 것이 좀 더 효과적이다. 침전 후에 RNA 침사(RNA pellet)는 75% 에탄올로 수세하여 불순물을 제거한다. RNA 침사는 75% 에탄올과 함께 -80℃의 초저온냉동고에 보관하거나, DEPC-처리 물(DEPC-treated water)에 용해할 수 있다.

⑤ RNA 침사의 용해(dissolving the RNA pellet)

마지막으로 RNA 침사는 적당량의 DEPC-처리 물(DEPC-treated water)에 용해한다. 만일 RNA 침사가 적절하게 용해되지 않으면 시험관을 55℃의 온수조에 수 분간 둔다. 이 과정은 RNA 질에 영향을 미치지 않는다.

⑥ RNA 농도 측정

RNA 농도는 자외선 분광광도계(ultraviolet spectrophotometry)를 사용하여 측정할 수 있다(그림

18-31). 실험결과 A260이 1일 때 ds DNA의 농도가 50 μg/mL , ssDNA의 농도가 33 μg/mL, RNA의 농도가 40 μg/mL으로 알려져 있으므로 이를 이용하여 DNA와 RNA의 농도를 알 수 있다. 즉,

RNA 농도(μg/mL) = A260 × 40 이다.

어떤 종류의 단백질도 포함되지 않은 순수 RNA 시료는 A260/A280 = 1.8~2.0이 된다. 이 비가 2.0에 가까우면 RNA 시료는 고순도이고, 1.6 이하이면 RNA 칩(RNA chip) 실험에 사용할 수 없다(그림 18-32).

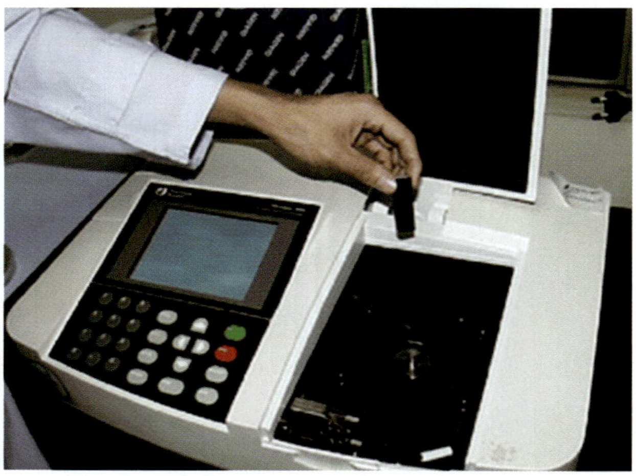

그림 18-31. 자외선 분광광도계

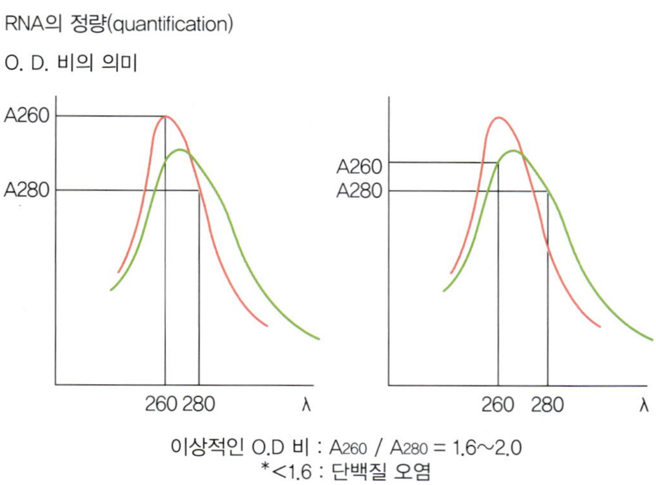

그림 18-32. 흡광도 비율의 의미

⑦ RNA 보관(Storage of RNA)

용해된 RNA는 단기간 보관에는 −20℃에 보관하지만 장기간 보관에는 −80℃에 보관한다.

4) FFPE 시료로부터 RNA와 DNA의 수평 분리

FFPE는 임상조직 검체의 표준화된 보존방법으로 FFPE 시료가 유전자 분석에 널리 사용되고 있다. 그러나 FFPE 조직은 고정과 보관과정 중에 핵산이 종종 분해되기 때문에 이들 조직으로부터 신뢰할 만한 RNA와 DNA를 분리하기가 큰 문제였다. 더욱이 RNA와 DNA는 화학적으로 포름알데히드에 의해 교차결합을 형성하고 있어서 RT-PCR이나 PCR을 수행하는 데 좋지 않은 영향을 미친다. 기존의 표준방법들은 파라핀 제거에 위험성이 있고 독성이 강한 시약을 오래 사용해야 하므로 매우 불편하였다.

최근 FFPE 시료로부터 핵산을 쉽게 분리할 수 있는 NucleoSpin® FFPE RNA/DNA 키트가 개발되어 사용이 늘고 있다. 이 키트에는 비독성의 냄새가 없는 파라핀 용해제가 있어서 탈파라핀 단계가 쉬우며, 탈교차완충액(decrosslinking buffer)을 사용하여 15분 내에 교차결합을 효과적으로 제거할 수 있다.

NucleoSpin® FFPE RNA/DNA 키트는 같은 검체로부터 시료를 분리하지 않고 RNA와 DNA를 둘 다 수평적으로 분리할 수 있다. DNA와 RNA를 차례로 용출(elute)할 수 있고 뚜렷한 두 분획으로 선별할 수 있다(그림 18-33). XS-column design of NucleoSpin® FFPE RNA/DNA 키트의 XS-컬럼은 매우 적은 양(RNA : 5-30 μL; DNA : 20 μL)이라도 용출해 낼 수 있도록 설계되어 있다(그림 18-34). 또한 NucleoSpin® FFPE RNA/DNA 키트는 RNA만을 순수 하게 분리해 낼 수도 있다.

이 키트로 분리된 RNA의 회수율과 순도(yield and purity)는 서로 비례한다. 분리된 DNA는 아주 순수하

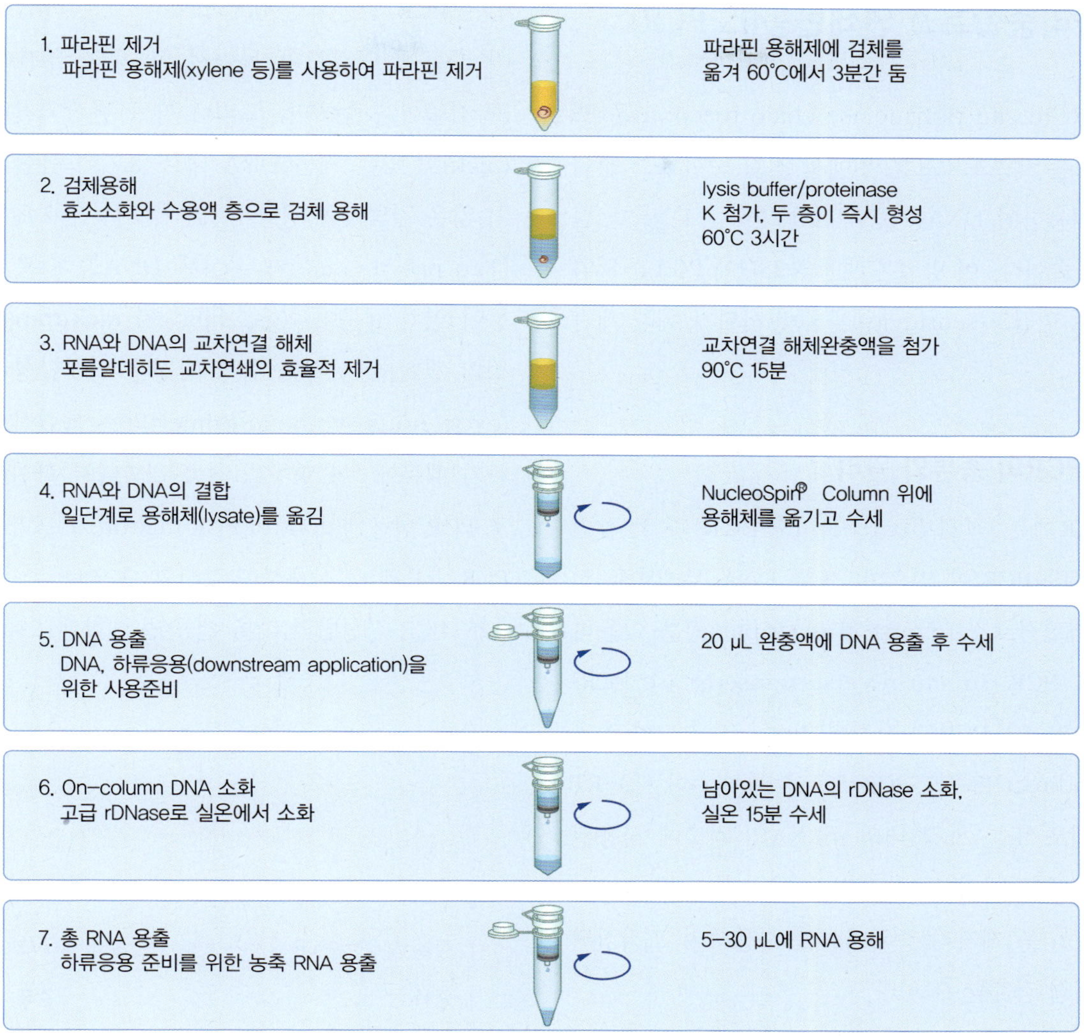
1. 파라핀 제거
파라핀 용해제(xylene 등)를 사용하여 파라핀 제거
파라핀 용해제에 검체를
옮겨 60°C에서 3분간 둠
2. 검체용해
효소소화와 수용액 층으로 검체 용해
lysis buffer/proteinase
K 첨가, 두 층이 즉시 형성
60°C 3시간
3. RNA와 DNA의 교차연결 해체
포름알데히드 교차연쇄의 효율적 제거
교차연결 해체완충액을 첨가
90°C 15분
4. RNA와 DNA의 결합
일단계로 용해체(lysate)를 옮김
NucleoSpin® Column 위에
용해체를 옮기고 수세
5. DNA 용출
DNA, 하류응용(downstream application)을
위한 사용준비
20 µL 완충액에 DNA 용출 후 수세
6. On-column DNA 소화
고급 rDNase로 실온에서 소화
남아있는 DNA의 rDNase 소화,
실온 15분 수세
7. 총 RNA 용출
하류응용 준비를 위한 농축 RNA 용출
5–30 µL에 RNA 용해

그림 18-33. NucleoSpin® FFPE RNA/DNA 키트를 사용한 RNA와 DNA의 분리 과정

여 후속 응용(downstream applications)에 사용할 수 있으나 DNA가 완전하게 용출되지 않기 때문에 DNA 회수율이 중요한 경우는 권장할 수 없다. 이 방법은 RNA와 DNA를 고농도로 분리할 수 있고 포름알데히드 교차결합은 효과적으로 제거할 수 있으며, 탈파라핀, 탈교차결합 및 순수화 과정에서 DNA와 RNA가 둘 다 잘 보존되기 때문에 RT-PCR 또는 PCR과 같은 후속 응용에 좋은 방법으로 보인다.

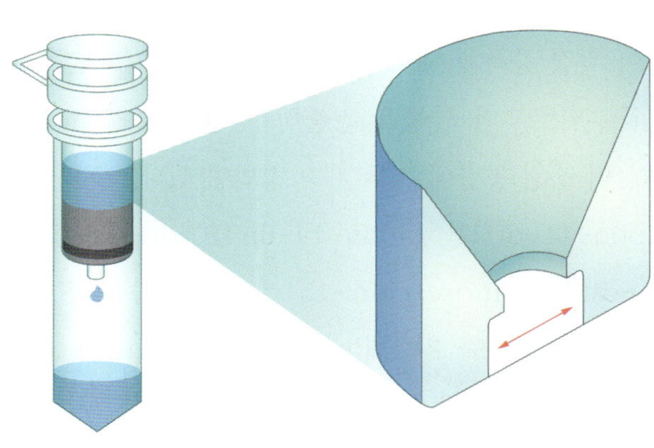

그림 18-34. NucleoSpin® FFPE RNA/DNA의 XS-칼럼. 칼럼 내에 작은 직경의 실리카막(silica membrane)이 깔때기 모양으로 매몰되어 있어 단지 5~30 µL의 용출량만 허용하므로 제한된 양의 RNA를 고농도로 용출할 수 있다.

4. 제자리중합효소 연쇄반응(IS-PCR)

IS-PCR (in situ polymerase chain reaction)은 조직절편 또는 세포도말표본 위에서 직접 중합효소 연쇄반응을 이용하여 DNA를 증폭시켜 원하는 DNA를 검출하는 기술이다. 이 방법은 보통의 ISH에 PCR을 도입한 것으로 민감도(sensitivity)를 증가시키기 위해 개발되었다.

1) IS-PCR의 종류와 원리

IS-PCR에는 직접법(direct IS-PCR)과 간접법(indirect IS-PCR)이 있으며, 또한 DNA 분해효소 전처리후 역전사효소(reverse transcriptase)를 이용하는 IS-RT PCR (in situ reverse transcriptase PCR)이 있다. IS-RT PCR도 직접법(direct IS-RT PCR)과 간접법(indirect IS-RT PCR)으로 나누어진다. IS-RT PCR은 세포 또는 조직 내의 mRNA의 검출에 사용된다. 어떤 세포 내의 특이 유전자 발현(specific gene expression)을 제자리 증폭기술을 사용하여 조직절편 내에서 직접 검출할 수 있다.

(1) IS-PCR의 직접법

IS-PCR의 직접법은 전 PCR 반응을 통하여 표지물질이 직접 증폭체 내로 통합되는 기술로 PCR 반응 후 증폭부위로부터 산물을 검출하는 방법이다(그림 18-35). 이 직접 통합에는 두 가지 방법이 있다. 그 하나는 biotin-11-dUTP, biotin-14-dATP, digoxigenin-11-dUTP, fluorescein-15-dATP와 같은 합텐표지 뉴클레오티드 유사체(haptenlabeled nucleotide analog)를 PCR 반응액(PCR mixture)에 첨가하여 증폭하는 동안 이 합텐이 증폭체 내로 통합되면 이것을 효소표지 항체와 발색제를 사용하여 검출하거나 다른 적당한 수단을 사용하여 검출하는 방법이다. 이 방법은 PCR 반응과정에서 합성된 모든 핵산이 표지되기 때문에 민감도가 높아서 한 개의 유전자 카피라도 검출이 가능하다. 그러나 때로 손상되거나 새김눈(nick)이 있는 게놈 DNA 내로 표지가 통합되면 예기치 않은 결과가 발생할 수 있다. 이것은 *Taq* 중합효소(Taq polymerase)가 손상된 DNA를 수복시키는 기능이 있기 때문이다(gap filling과 nick translation 합성의 결합). 이 같은 합성 기전은 외래합성 프라이머(exogenous synthetic primer)와는 독립적으로 일어나기 때문에, 이 영향을 최종 결과에서 확인하려면 대조 PCR 반응액(control PCR mixture : 프라이머를 뺀 PCR 반응액)을 사용하여 감시할 수 있다.

IS-PCR 직접법의 다른 한 방법은 합텐표지 프라이머

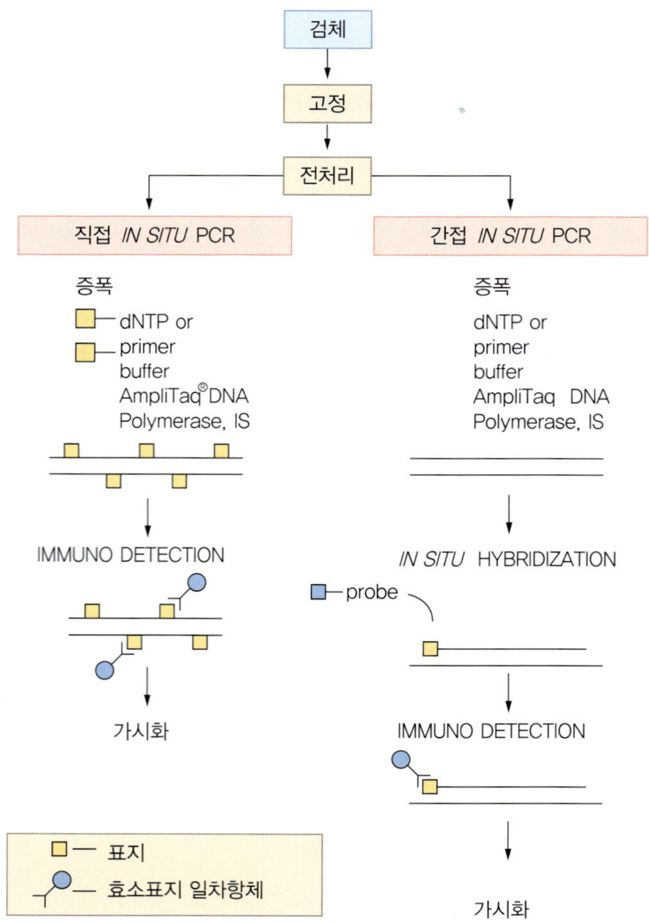

그림 18-35. 직접 및 간접 IS-PCR (in situ PCR) 원리 및 방법

(hapten-labeled primer)를 사용하는 방법이다. 이 경우 합텐분자는 위에 기술한 뉴클레오티드의 표지에 사용한 같은 종류들로 합성과정 동안 올리고뉴클레오티드의 5′ 말단에 화학적으로 결합된다. 따라서 이 합텐은 PCR 과정에서 증폭체 내로 통합되기 때문에 직접 검출할 수 있다. 이 표지방법은 게놈 DNA와 관련된 문제는 없으나 합텐이 각 증폭단계에서 적게 통합되기 때문에 민감도가 낮다. 또한 합텐표지 프라이머는 점착성이 있기 때문에 비특이적 결합으로 인해 배경염색을 일으킬 수 있다. 표지조직에 대한 합텐표지 프라이머의 비특이적 결합은 DNA 중합효소를 뺀 대조 PCR 반응액을 사용하여 감시할 수 있다.

(2) IS-PCR의 간접법

IS-PCR은 AmpliTaqs DNA polymerase, 완충액, 마그네슘염, dNTPs (deoxynucleoside triphosphates)와 한 쌍의 프라이머로 구성된 표준 IS-PCR 혼합액으로 PCR 반응을 한 후, 검체에서 PCR 산물의 위치를 유지하기 위해 간단히 고정한 다음 적당한 표지탐침자로 부합화하여 검출하는 방법이다(그림 18-36).

이 방법은 DNA 수복과 관련된 문제를 극복할 수 있는 장점이 있는 반면, 그 과정에 별도의 잡종화 단계와 엄격한 세정 단계가 필요하기 때문에 IS-PCR 직접법에 비해 오랜 시간이 걸리며, 또한 일반적으로 민감도가 낮은 것으로 알려져 있다. 그러나 IS-PCR 간접법은 탐침자가 PCR 과정에서 생성된 원하는 특이 증폭서열에만 부합되기 때문에 특이도가 높아서 가장 흔히 이용되고 있는 방법이다.

(3) IS-RT PCR의 직접법

IS-RT PCR 직접법에서는 mRNA로부터 cDNA를 만들기 위해 열에 불안정한 바이러스 역전사효소(예 : Moloney murine leukemia virus)를 사용하여 세포 도말표본 또는 조직절편 위에서 역전사 단계를 시행한 후, 유리슬라이드로부터 반응성분을 세정한 다음 cDNA가 제자리 상태로 유지되도록 조직을 가볍게 고정한다. 또한 DNA 수복이나 게놈 DNA 증폭으로 인한 핵유래성 신호(nuclear derived signals)를 방지하기 위해 미리 세포 또는 조직표본을 RNA 분해효소-제거 DNA 분해효소(RNase-free DNase)로 광범위하게 소화시켜야 한다. 그 다음 표지가 포함된 IS-PCR 반응액을 유리슬라이드에 첨가하여 첫 단계에서 생성된 표적 cDNA를 증폭시킨다. PCR 반응이 끝나면 적당한 검출 방법으로 증폭된 cDNA를 가시화한다.

(4) IS-RT PCR의 간접법

IS-RT PCR 간접법에서는 표지가 없는 상태로 증폭 반응을 수행한 다음 그 증폭산물을 적당한 표지탐침자로 검출한다(그림 18-36).

최근 역전사 과정과 cDNA 증폭과정의 복잡성을 피하기 위해 직접법과 간접법에 모두 적용할 수 있는 대체 방법이 있다. 이 방법에는 역전사 단계와 PCR 증폭 단계를 한번에 수행하기 위해 단일 효소, 즉 재조합 *rTth* (*Thermus thermophilus*) DNA 중합효소가 포함된 단일 완충액이 사용된다. 비신-기초완충액(bicine-based buffer system)과 $Mn(OAc)_2$ 및 *rTth* (RNA-와 DNA-의존성 DNA 중합효소)를 사용하여 두 단계를 한 단계로 줄일 수 있을 뿐만 아니라 *rTth*는 매우 열에 안정한 중합효소이어서 표준중온성 효소(mesophilic enzyme)가 활성을 잃는 온도에서도 역전사를 수행할 수 있는 장점이 있다. 또한 고온에서 역전사를 수행하므로 특이도가 높고 배경이 감소되며, S/N 비율(signal/noise ratio)이 증가한다. 게놈 DNA의 증폭을 막기 위해서는 세포 또는 조직표본에 광범위하게 RNA 분해효소-제거 DNA 분해효소(RNase-free DNase)로 미리 소화시켜 두어야 한다.

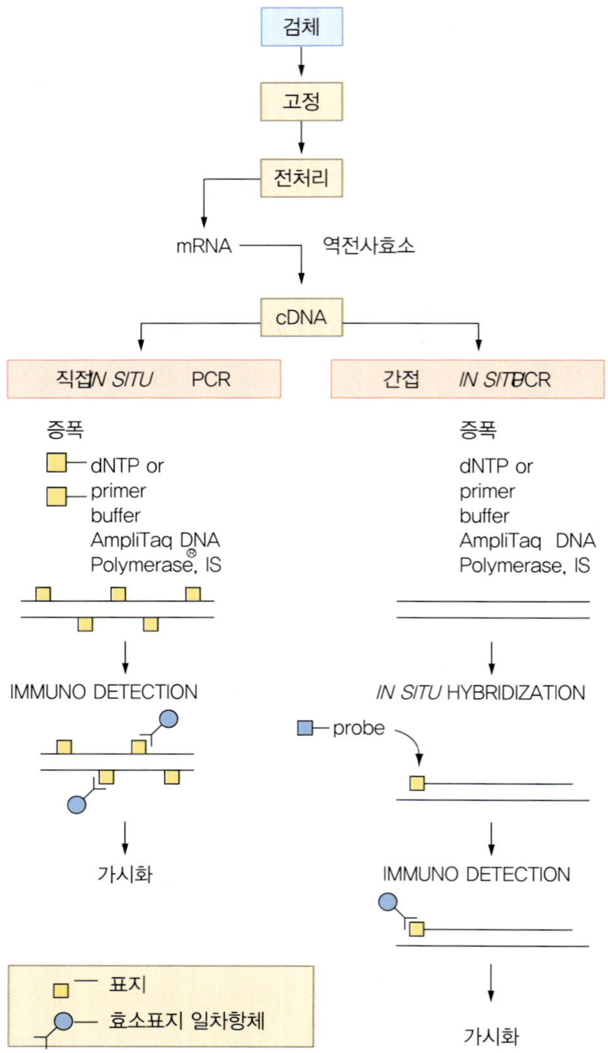

그림 18-36. 직접 및 간접 IS-RT PCR (in situ reverse transcriptase PCR) 원리 및 방법

2) IS-PCR의 검체표본제작

IS-PCR은 동결절편, 파라핀절편, 세포도말표본, 부유세포, 염색체분산표본 등에 모두 시행할 수 있다. 그러나 여기서는 동결절편과 파라핀절편만을 대상으로 조직표본 제작 단계에 따른 필요한 내용을 기술하였다.

(1) 동결절편

전기냉동절편기(cryostat)를 이용하여 5~10 μm 두께로 박절한 동결절편은 실란도포(silane-coated) IS-PCR 유리슬라이드에 부착시킨 다음, PBS로 4℃에서 두 번 세척하여 절편으로부터 OCT를 제거한다. 그 후 즉시 4% 파라포름알데히드 또는 NBF에 2~18시간 고정한 다음, 상승계열 알코올을 통해 탈수하고 공기건조시켜 4℃에 보관한다. 이 유리슬라이드는 증류수로 잘 수세한 후 전처리(pretreatment) 단계로 이동한다.

(2) 포르말린고정-파라핀포매절편

실란도포 IS-PCR 유리슬라이드에 5 μm 두께의 절편을 제작하여 50~60℃의 슬라이드가온기(slide warmer)에서 36~48시간 동안 충분히 부착시킨다. 이때 파라핀이 유리슬라이드 표면으로부터 완전히 승화되지 않도록 주의해야 한다. 절편이 직접 열에 노출되면 절편 내에 풀려져 있는 DNA에 틈(nicks or gap)이 생겨 더 증폭되는 경향이 있고 비특이적인 배경이 생길 수 있다. 또한 열에 오래 두는 것은 전처리과정이나 PCR 과정에서 발생할 수 있는 절편의 탈락을 막기 위해 절편의 부착률을 최대화시키는 과정이다. 이 단계는 부란기보다는 슬라이드가온기나 가열판(hot plate)을 사용하여야 한다. 가온 후 절편은 자일렌에 옮겨 37℃에서 완전히 탈파라핀한 다음 신선한 자일렌으로 세척한 후 깨끗한 100% 에탄올에 탈자일렌하여 하강계열 알코올을 거쳐 함수시킨다. 이 유리슬라이드는 신선한 증류수에 수세한 후 전처리과정으로 이동한다.

(3) 고정액의 선별

PCR 시약에 대한 조직의 투과성은 사용된 고정액의 종류에 따라 다르다(표 18-2). 포르말린이나 파라포름알데히드와 같은 교차결합성(cross-linking) 고정액에 고정된 조직절편은 PCR 성분이 표적 염기서열에 접근하기 위해서는 전처리 과정을 반드시 거쳐야 한다. 또한 IS-PCR에는 스트렉크고정액(Streck's tissue fixative)과 같은 단순 비교차결합성(noncrosslinking) 고정액도 사용할 수 있다. 에탄올과 초산 혼합액과 같은 단순 침전형 고정액(precipitating fixative)은 전처리 과정을 거치지 않고도 PCR 성분이 침투된다. 그러나 이들 고정액은 PCR 반응 후에 증폭산물의 소실이 발생하고 조직형태의 보존 상태도 좋지 않다. 따라서 IS-PCR에는 4~10% NBF나 4% 파라포름알데히드에 고정된 조직만을 사용한다(표 18-2).

고도의 교차결합성 고정액인 글루탈알데히드나 염화수은/포르말린(mercuric chloride/formalin)은 아주 격렬한 전처리 과정을 거쳤더라도 사실상 PCR 성분이 조직 내로 침투하지 못하므로 사용할 수 없다. 또한 브앙액(Bouin's fixative)과 같은 피크린산 계열 고정액은 증폭이 어렵고 가령 전처리 과정을 변형하여 증폭시켰더라도 조직형태가 크게 손상되어 증폭체신호(amplicon signal)를 거의 관찰할 수 없다. IS-PCR에는 아세톤을 포함한 다른 고정액은 사용하기에 적합하지 않다.

표 18-2. IS-PCR에 대한 고정액의 적합성

고정액	IS-PCR	IS-RT PCR
교차결합성 고정액		
4~10% 포르말린 수용액	적합	적합
10% 중성완충포르말린	적합	적합
포멀-생리식염수(formal-saline)	적합	적합
염화제2수은/포르말린	부적합	부적합
2~4% 파라포름알데히드	적합	적합
2% 글루탈알데히드	부적합	부적합
젠커액	부적합	부적합
비교차 결합성 고정액		
에탄올/초산, 3:1	적합	적합
카노이액	적합	부적합
아세톤	부적합	부적합
스트렉크(Streck) 액	적합	적합
브앙액	부적합	부적합

그러나 이미 보관되어 있던 조직검체에서는 추가적인 문제가 있다. 이들 검체는 대부분 일반적으로 10% 포르말린에 고정되어 있고 검체마다 고정시간이 다르므로 적정한 IS-PCR 또는 IS-RT PCR 결과를 얻기 위해서는 각 검체에 따라 전처리에 대한 적합한 기준을 설정하는 것이 중요하다.

(4) 검체의 전처리

검체 전처리의 목적은 표적 DNA(또는 RNA)에 결합되어 있는 단백질을 제거하고 표적 DNA를 변성시킴으로써, 세포 내로 PCR 성분이 쉽게 침투되어 증폭을 원하는 표적 염기서열에 접근하도록 하는 데 있다. 이 경우에 PCR 성분을 세포 내로 침투시키기 위한 투과성은 조직의 형태가 유지되고 증폭산물이 확산되지 않아야 한다는 점을 고려하여 주의 깊게 조절해야 한다. 사용할 전처리 방법은 검체의 종류와 고정방법에 따라 다르며, 또한 표지된 증폭산물의 검사를 방해하는 내인성 화학물질의 존재에 의한 배경염색을 감소시켜주는 단계도 포함된다.

검체의 전처리에는 예비 전처리, IS-PCR 준비와 추가 전처리 단계가 있다.

예비 전처리 단계에 사용되는 희석염산의 전처리는 IS-PCR의 효율성을 증가시켜 준다. 그 이유는 염산이 핵 내의 히스톤과 고도로 교차결합을 형성하고 있는 핵산을 부분적으로 용해시킴으로써 표적 염기서열 내로 PCR 성분이 좀 더 쉽게 접근하도록 도와주는 작용이 있기 때문인 것으로 알려져 있다. 포르말린 고정 조직은 세정액(detergent) 처리가 부분적으로 세포막의 투과성을 높이기는 하지만 세정액 처리만으로는 효과적인 투과성을 얻기가 불충분하다. 따라서 포르말린 고정 절편에서 완전한 투과성을 얻기 위해서는 보통 다음 단계로 단백질분해효소 처리가 뒤따른다. 단백질분해효

소는 교차결합되어 있는 단백질을 분해하는 효과가 있어서 표적 핵산 염기서열 내로 PCR 시약이 좀 더 쉽게 접근하는 것을 도와준다. 이 목적을 위한 단백질분해효소로는 트립신, 펩신 및 단백질분해효소 K (proteinase K)가 사용되어 왔으며, 이 중 단백질 분해효소 K가 전체적인 세포 형태의 손상이 없기 때문에 가장 효과적인 것으로 알려져 있다. 그러나 단백질분해효소 K의 농도는 세포의 형태 보존에 매우 중요한 영향을 미치므로 검사 전 실험적으로 조직을 관찰하여 가장 적당한 농도를 결정해야 한다(표 18-3). 단백질분해효소의 소화 효율성을 높이고 재현성 있는 결과를 얻기 위해서는 소화에 들어가기 전에 유리슬라이드를 단백질분해효소 K의 소화온도와 같은 온도(37℃)로 배양완충액(incubation buffer)에 넣어 가온시켜 두어야 한다. 단백질분해효소 K 소화 후에는 PBS (glycine이 2 mg/mL이 포함된)에 5분간 두어 효소 활성을 없앤 다음 PBS로 씻고 4℃의 20% 초산(acetic acid)에 15초간 담가 둔다.

예비 전처리 단계를 거쳐 20% 초산에 담가둔 슬라이드는 PBS에 헹구어 물로 옮긴 다음 상승계열 알코올 과정을 거쳐 100% 에탄올로 완전히 탈수시킨 후 공기 건조시켜 두었다가 PCR 반응을 수행한다. 전처리된 검체는 100% 에탄올(4℃)에 2~3일간 보관이 가능하다.

이 외에도 필요에 따라 아세틸화(acetylation) 단계를 거치거나 내인성 효소를 제거해야 할 경우도 있다. 아세틸화 단계는 표지시약이 정전기로 인해 조직절편에 비특이적 결합을 억제시켜 콩팥, 간, 소화관 등에서 발생할 수 있는 배경염색을 상당히 감소시킬 수 있는 효과가 있다. 특히 미리 표지된 올리고뉴클레오타이드를 사용할 경우에는 이 단계를 반드시 포함시켜야 한다. 또한 알칼리성 인산분해효소(alkaline phosphatase)가 아닌 효소를 검출계(detection system)로 사용할 경우에는 초산 처리 대신 검출계로 사용되는 효소에 대한 내인성 효소를 제거시키는 차단 단계를 두어야 하며, IS-RT PCR의 경우에 원하는 RNA 이외 게놈 DNA에 결합되는 프라이머와 관련된 문제를 피하기 위해서는 DNA 분해효소(DNase)를 사용하여 미리 게놈 DNA를 소화시켜 두어야 한다. DNA 분해효소는 반드시 RNA 분해효소가 없는 고순도 시약을 사용한다.

표 18-3. 각 조직에 따른 적정 단백질분해효소 K (proteinase K)의 농도(30분/37℃)

조직의 종류	단백질 분해효소 K (μg/mL)
단층 세포	0.5~1.0
폐	1.0
자궁목/항문/후두	2.5~5.0
간/창자	2.5
콩팥	2.5
뇌	5.0
림프종/림프절	5.0
위	5.0
근육/심장	10.0
태반	10.0
정자	10.0

3) IS-PCR 증폭 성분

IS-PCR 반응의 성공 여부는 사용될 모든 성분이 IS-PCR 과정에 맞게 설계되고 최적의 조건을 갖춰야 한다. 때로 표준 PCR에 사용되는 성분을 IS-PCR에 알맞게 최적화하는 데 많은 시간이 소모되기도 한다.

(1) 프라이머(primers)

IS-PCR에도 시험관 PCR에 사용되는 올리고뉴클레오티드 프라이머(oligonucleotide primer)를 사용할 수 있다. IS-PCR의 경우에는 100~500 bp 범위의 염기서열이 증폭된다. 포르말린고정-파라핀포매절편은 고정이나 절편제작 과정에서 핵산의 절단(nicking) 현상이 심하게 발생한다. 이 현상은 파라핀절편에서 추출된 DNA 주형으로부터 원하는 염기서열을 증폭시키고자 할 때 두드러지게 나타난다. 가장 좋은 결과를 얻기 위해서는 200~350 bp 범위에서 원하는 부분을 증폭하도록 프라이머를 설계하여야 한다. ISH를 위한 탐침자로 흔히 이 크기 범위의 것을 선택하기 때문에, 이 크기 범위에서 증폭된 증폭체(amplicon)는 세포 밖으로 확산되기도 한다. 이로 인해 세포 주변에 환상무늬(ring effect)를 만들거나 조직절편에 전체적으로 색 번짐(color blush)이 나타나서 결과를 해석하는 데 오류를 범하기도 한다. 그러나 증폭체에 비오틴(biotin)이나 디곡시제닌(digoxigenin)과 같은 합텐을 결합시키면 크기가 좀 더 커지고 점착성도 높아져 세포 밖으로 확산이 덜 일어난다. 하지만 이 크기의 증폭체의 경우도 여전히 확산이 일어나기 때문에 이 같은 확산을 막기 위해서는 1,200~1,600 bp의 연쇄동일 염기서열(contiguous concatemer sequence)을 증폭할 경우 3~4개의 겹친 프라이머 쌍(overlapping primer pair)으로 된 다발 프라이머 조합(multiple primer set)을 이용하기도 한다. 또한 프라이머 결합 오류(mis-priming artifact)를 피하고 PCR 사이클을 두 단계로(프라이머 신장단계 생략) 하기 위해서는 프라이머 쌍을 각각 55~65℃ 범위에서 Tm을 사용해야 하고, 프라이머 쌍의 Tm은 ±5℃ 이내로 평형을 유지하여야 최고의 증폭 효율성을 얻을 수 있다.

또한 증폭체 내로 표지를 직접 결합시키기 위해서는 표지된 프라이머를 사용할 수도 있다. 표지는 합성과정 중에 올리고뉴크레오티드 5′-말단 부위 내로 삽입시킬 수 있다. 이때 올리코뉴클레오티드 3′-말단에 표지가 삽입되지 않아야 한다. 그 이유는 원하는 염기서열에 대한 올리고뉴클레오티드의 부합화를 방해하며, 증폭과정 중 신장 효율성을 감소시킬 수 있기 때문이다. 올리고뉴클레오티드의 표지에는 흔히 비오틴, 형광물질, 디곡시제닌, 디니트로페놀(dinitrophenol) 등의 합텐이 사용된다. 민감도를 증가시키기 위해서는 증폭에 사용되는 센스와 안티센스 두 개의 프라이머가 증폭체 내로 결합되는 표지에 최대로 표지해야 한다. 표준 IS-PCR 반응혼합액에 사용되는 프라이머는 50 μL 반응액 내에 0.2~1.0 μM의 농도로 사용된다. 사용되는 각 프라이머의 농도는 동일해야 한다.

(2) IS-PCR 반응혼합액

검체 당 총 용액 양이 50 μL가 되도록 고순도의 증류수(핵산분해효소와 단백질분해효소가 제거된 증류수)에 혼합한다(표 18-4).

(3) IS-PCR 증폭반응

IS-PCR 증폭 프로그램에는 2단계 또는 3단계 온도 사이클이 사용된다. 2단계 반응 프로그램은 첫 사이클에서 변성 단계(denaturation step)를 94℃에서 약 2분 30초로 시간을 늘려 반응시킨 후, 프라이머 결합(primer anealing)과 프라이머 연장(extension step)을 합쳐 90초 동안 시행한다. 그 다음 사이클부터는 변성 단계를 94℃에서 20~40초, 프라이머 결합과 프라이머

표 18-4. 50 μL IS-PCR 반응혼합액

성분	공급농도	최종농도/50 l
10 X PCR Buffer II	10 X	1 X
dATP	10 mM	200 μM
dCTP	10 mM	200 μM
dGTP	10 mM	200 μM
dTTP	10 mM	200 μM
Primer 1	사용자 결정	0.2~1.0 μM
Primer 2	사용자 결정	0.2~1.0 μM
MgCl2	25 mM	2~0.45 mM
AmpliTaq DNA Polymerase, IS	20 U/ul	10 U
Biotin-11-dUTP(선택)		2.5 μM
BSA(선택)		0.01~0.1%
gelatin(선택)		0.001~0.01%

연장 단계를 90초로 설정하여 20~40 사이클을 수행한다. 어닐링과 신장단계의 온도는 전적으로 반응에 사용하는 프라이머 쌍의 Tm에 의존한다. 사이클 수는 적절한 증폭산물을 생산하는 데 충분해야만 한다. IS-PCR의 효율성은 시험관(표준) PCR에 비해 상당히 감소한다고 알려져 있다.

4) IS-PCR의 후처리

표준 ISH와 달리 IS-PCR 직접법 이후 엄격한 수세 과정이 요구되지는 않는다. 보통 검출 전에 조직절편으로부터 남아 있는 시약성분을 씻어낼 수 있는 정도면 충분하다. 반응 후 조직절편을 2 x SSC 씻은 후 PBS로 가볍게 수세한다. 그러나 때로 직접 결합법의 경우는 시약이 일부 조직에 비특이적으로 부착하기도 한다. 이런 원인으로 거짓신호가 나타날 때에는 40℃의 따뜻한 2 x SSC로 가볍게 수세해 주면 제거하는데 도움이 된다. 만일 증폭체가 본래의 증폭부위로부터 유출되면 세포질 내에서 증폭될 수 있어 세포질이나 세포외기질 내에 축적되어 거짓양성의 원인이 되기도 한다. 이 경우는 PCR 사이클 횟수 또는 단백질분해효소 처리시간을 줄여야 한다.

또한 IS-PCR 간접법을 수행한 후 부합화 과정에서 증폭체의 소실을 막고 확산을 최소화하기 위해서 조직절편을 가볍게 재고정해 주는 것도 도움이 된다. 재고정은 탐침자를 작용시키기 전에 조직절편을 물에 헹구어 100% 에탄올에 고정하여 공기 건조시키면 된다. 증폭산물을 보존하기 위해서 2% 파라포름알데히드로 후고정을 해주기도 한다.

5) IS-PCR후 제자리부합법

만일 IS-PCR 간접법으로 증폭체를 검출하려면 표지된 탐침자를 사용하여 부합화 단계를 수행하여야 한다. 이 탐침자는 두 가닥 DNA, 한 가닥 DNA, 합성 올리고뉴클레오티드에 표지할 수 있다. 제자리 부합화 시간은 4시간에서 하룻밤 정도 걸린다. 이 조건은 그리 엄격하지 않으나, 부합화 후에는 잘못 결합된 잡종이나 비특이적으로 결합된 탐침자 분자를 해리시켜야 하기 때문에 수세 과정은 엄격한 조건 하에서 수행하여야 한다. 이 수세 과정은 각 탐침자에 따라 수세용액 내의 염 농도, 수세 온도, 포름아마이드(formamide) 농도 등을 변화시켜 가면서 경험적으로 결정해야 한다.

6) 증폭신호의 검출

증폭 산물 또는 탐침자에 직접 결합된 합텐은 IS-PCR 후 적당한 면역조직화학적 방법을 이용하여 검출할 수 있다.

형광염료가 표지된 탐침자는 엄격한 조건하에서 수세한 후에 즉시 관찰할 수 있다. 수세용액 내에 항산화제가 첨가되면 몇 주 동안 안정한 상태로 형광을 관찰할 수 있다. 또한 이 염색이 퇴색되었을 경우에는 다른 합텐이 표지된 항형광항체(anti-fluorescein antibody)를 사용하여 복원시킬 수 있다. 형광염료 외에 비오틴과 디곡시제닌을 탐침자의 표지로 사용하면 좀 더 영구적인 상을 얻을 수 있다. 단 이 경우에는 추가적인 단계가 필요하다.

비오틴 표지 탐침자의 검출에는 비오틴과 높은 친화성을 나타내는 단백질 4량체인 아비딘이 사용된다. 아비딘은 계란에 풍부하게 존재하며, 4개의 비오틴이 결합할 수 있는 결합부위를 가지고 있다. 이에 대해 스트렙트아비딘(streptavidin)은 아비딘과 유사한 단백질 4량체로서 *Streptomyces avidinii*로부터 분리된 것이다. 스트렙트아비딘은 등전점이 높은 아비딘을 사용할 때 발생할 수 있는 비특이적인 결합을 방지할 수 있다. 이 때문에 비오틴 표지 잡종의 검출에 아비딘보다 스트렙트아비딘이 더 자주 사용되고 있다. 최근에 천연 아비딘을 사용할 때 발생되는 문제점을 줄이고 비오틴에 대한 스트렙트아비딘의 친화성을 더욱 높이기 위해 변형된 아비딘, 즉 아비딘 DN (avidin DN)이 생산되고 있다. 비오틴 사용의 가장 주된 단점은 많은 조직(특히 간)들이 내인성 비오틴(비타민 H)을 함유하고 있거나 합성한다는 점이다. 따라서 PCR 반응을 진행하기 전에 키트에 포함된 시약을 사용하여 조직절편 내의 내인성 비오틴을 차단시켜야 한다. 그러나 스트렙트아비딘의 비특이적인 결합 성질을 감소시키기 위해 아비딘 DN으로 대체하였다 하더라도 여전히 상당한 비특이적 결합이 발생할 수 있다. 따라서 조직절편에 이들 시약을 작용시키기 전에 5% BSA를 30분 동안 반응시켜 비특이적 반응부위를 감소시켜야 한다.

반면 디곡시제닌(digoxigenin)은 식물에서 추출된 스테로이드이므로 내인성 발현에 의한 문제를 피할 수 있어 좀 더 깨끗한 배경을 얻을 수 있고 그 과정도 간단하다. 디곡시제닌에 대한 항체는 표지를 하지 않은 상태로 사용하거나 알칼리성 인산분해효소, HRP, 형광물질로 표지하여 사용할 수 있다.

비오틴과 결합한 효소를 반응시킨 다음에는 조직절편을 적당한 알칼리성 완충액(alkaline buffer)으로 안정화시킨 다음 NBT의 존재하에 기질인 BCIP (5-bromo-4-chloro-3-indoxyl phosphate)와 반응시키면 표지 부위에 물에 녹지 않는 흑자색 포르마잔 염료(formazan dye)가 생성된다. 이 염료침전물은 유기용매에 녹기 때문에 PCR 신호를 영구히 보존하려면 조직절편을 수용성 염료로 대조염색 하여야 한다. 수용성의 대조염색으로는 2% 메틸그린(methyl green), 1% 뉴트랄레드(neutral red), 1% 사프라닌(safranin)이 적당하다. 염색 후에는 글리세린 젤리(glycerin jelly)나 크리스탈마운트(crystal mount)와 같은 수용성 봉입제로 봉입한다.

표지효소로서 HRP를 사용했을 때는 기질로 DAB를 사용한다. 이때 생성된 갈색 침전물은 유기용매에 녹지 않기 때문에 보통 사용되는 대조염색으로 염색하여 수지 봉입제로 봉입할 수 있다. 이 방법은 일반 면역조직화학적 염색에서와 같이 내인성 과산화효소가 주된 문제점이 될 수 있으나, 과산화효소는 PCR 반응 동안 불활성화되기 때문에 별 문제가 되지 않으며, 설령 존재하더라도 키트에 과산화효소의 활성을 차단하는 시약이 포함되어 있으므로 이것을 사용하면 된다.

7) IS-PCR 장치

IS-PCR을 성공적으로 수행하기 위한 가장 중요한 요소의 하나는 슬라이드 위의 PCR 반응성분을 열순환(thermal cycling)하는 데 사용되는 증폭장치(thermal cycler)를 이용하는 것이다.

이 방법의 초기 발전 시기에는 기존의 시험관 PCR 장치를 변형시켜 PCR 블록(PCR block) 위에 기름을 채운 알루미늄 보트(aluminum boat) 내에서 슬라이드를 반응시켰다. 이 경우 블록이 열순환하는 동안 원하는 온도에 도달하기까지 반응액이 슬라이드 위에 상당히 낮은 온도로 있게 된다. 이러한 부적절한 온도조절의 결과때문에 일반적으로 반응이 실패하였다. 게다가 열순환하는 동안 절편 위의 반응성분이 증발하는 것도 제대로 막을 수 없었다. 이런 문제를 해결하기 위해 커버글라스와 커버글라스를 봉합하는 다양한 봉합성분(sealing components)의 사용이 시도되었으나 일반적으로 신뢰성 있는 결과를 얻어낼 수 없었다. 그 이유는 일반적으로 PCR 반응 동안 높은 온도에서 봉합성분이 제대로 견뎌낼 수 없기 때문이었다. 이러한 봉합의 실패로 인해 반응성분이 봉쇄 구역으로부터 유출되어 검체가 건조되는 결과를 초래하였을 뿐만 아니라, 프라이머 결합오류(mispriming)나 비특이 반응산물의 발생이 문제가 되었다. 그러나 IS-PCR 증폭장치의 개발로 유리슬라이드 위의 세포나 조직을 파괴하지 않고 고정화된 상태로 PCR을 수행할 수 있게 되었다. 이 장치는 유리슬라이드 한 장당 3개의 절편이 부착되어 있는 것을 열 장까지 한꺼번에 30초 내로 IS-PCR을 수행할 수 있게 되었다. 또한 유리슬라이드를 증폭장치의 블록에 장착되어 있는 여러 개의 수직 홈(vertical slot)에 단단히 끼울 수 있게 되어 온도를 정확히 조절할 수 있게 되고 미네랄오일의 필요성이 없게 되었다(그림 18-37). 열순환하는 동안 조직절편 위의 PCR 성분을 유지하는 독특한 봉쇄장치를 할 수 있도록 되어 있다. 1.2 mm 두께의 실란도포 유리슬라이드 위에 커버디스크(AmpliCoverTMdisc)와 커버클립(AmpliCover clip)을 조립하여 사용하면 고정화된 검체 위에 35~50 μL의 표준 반응실(reaction chamber)을 만들 수 있다. 스테인레스 스틸로 된 커버클립이 실리콘-고무로된 커버디스크에 단단히 고정되기 때문에 열순환하는 동안 PCR 반응액이 건조되지 않고 적정 농도를 유지할 수 있게 된다. 더욱이 조립장치(assembly tool)의 판 표면은 70℃로 미리 가온해 둘 수 있어 조직절편에 PCR 시약을 첨가하여 가온된 상태에서 시작할 수 있게 되어 프라이머 결합오류(mispriming)나 비특이적 증폭 산물의 발생을 피할 수 있다(그림 18-37 C).

VII. 분자기술의 활용

조직병리검사 분야에서 분자기술의 활용은 유전자 수준에서 획득한 정보를 현미경 하에서 관찰할 수 있다는 장점이 있다. 우리는 이미 면역조직화학과 같은 기술로 조직의 형태와 함께 면역표현형 데이터(immunopenotypic data)의 상관성을 볼 수 있으며, 현재는 여기에 유전적 데이터를 추가하는 것이 가능하게 되었다.

이러한 기술은 조직을 진단하는 것이 가능할 뿐 아니라 질병의 예후에 대한 정보를 제공하고 일부에서는 치료법에 대한 반응을 예측할 수 있다. 특히 분자기술은 암진단, 일부 암의 치료 반응의 예측, 감염 미생물의 동정에 주로 활용된다.

1. 암 진단

현재 조직병리 분야에서 분자기술이 이용되는 주요 영역은 보통 PCR에서 수행하는 림프종과 육종의 진단이다. 과거 이들 질환의 분자 진단에는 서던 블롯팅(southern blotting)이 이용되었으나 지금은 거의 PCR 기술로 대치되고 있다.

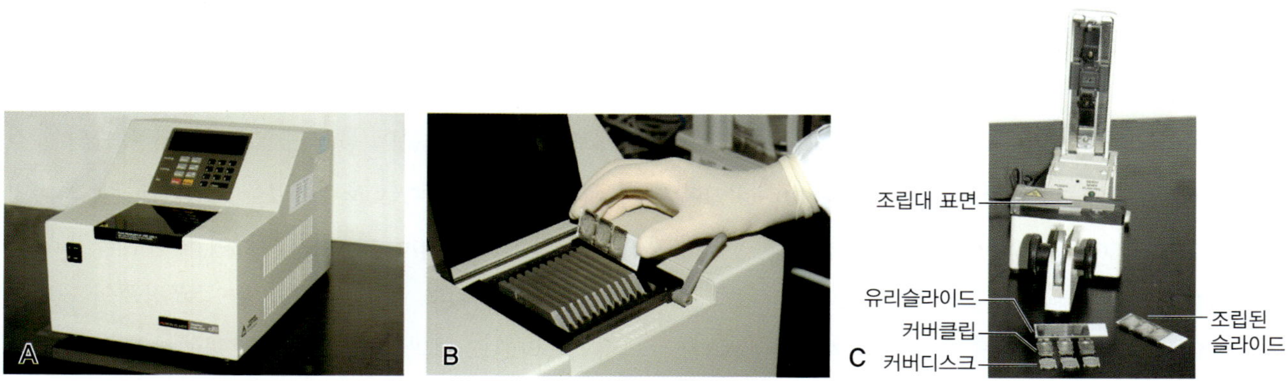

그림 18-37. A. 증폭장치(IS-PCR machine), B. 슬라이드 조립, C. 조립 장치

2. 림프종(lymphoma)

림프종은 림프구에서 기원하는 악성종양이다. 예를 들면, B 림프구는 항체를 생산하는 백혈구로 인간은 모든 감염원이나 이물질로부터 보호하기 위해서 엄청난 양의 항체를 생산한다. 다량의 항체를 생산하기 위해 이를 단일 핵 내 각각의 염기서열에 저장하기가 불가능하다. 대신, 유전자 재배열(gene rearrangement) 시스템은 항체를 코드하는 유전자의 복제가 뒤따라 발생한다. 이 DNA는 결실(deletion)된 염기서열이 유전자 내의 다른 부위에 치환되어 여러 개의 염기쌍이 첨가됨으로써 변형된다. 이 변화는 유전자를 따라 특정 위치에서 발생하며, 생산된 항체의 레퍼토리가 엄청나다는 것을 의미한다.

이 과정은 복잡하며 유전자의 스플라이싱(splicing)이 관여하는데 이 과정에서 오류가 일어나게 되기도 한다. 대부분 이 시기의 오류는 비정상적인 세포가 출현하게 되고 이런 비정상적인 세포들은 세포자멸사를 통해 제거된다. 그러나 때때로 이런 세포중에 제거되지 못한 세포들이 암세포로 진행하여 림프종(lymphoma) 세포가 된다. 이 세포들이 복제될 때 많은 수의 동일한 림프종세포(클론)를 생산하게 된다.

이들 클론세포 집단은 PCR 증폭 이후 제한 유전자 재배열 패턴에 의해 동정할 수 있다. 이 세포들은 겔 상에서 단일 밴드로 검출할 수 있으며 림프종 진단에 도움이 된다. 이 기술이 조직병리학에서 클론형성능 분석(clonality analysis)의 기본이 되고 있다.

사람에서 이물질이 들어와 갇히는 부위인 편도(tonsil)에는 감염에 대항하는 항체 유전자의 재배열(rearrangement)을 수행하는 수백만 개의 B 세포가 존재하는 곳이다. 따라서 이 항체 DNA를 추출하면 각 개인과 접촉한 다양한 이물질에 일치하는 다른 길이와 서열을 가진 DNA 혼합을 보인다.

B 림프종 환자 편도도 같은 검사를 하면 종양세포들은 모두 같은 항체를 생산하는 것을 볼 수 있을 것이다. 각 항체 유전자에서 유래한 DNA는 같은 길이가 될 것이고 같은 서열을 가질 것이다. 이 현상은 일부 암을 동정하거나 염증과 같은 질환으로부터 암을 구별하는데 활용할 수 있다.

3. 육종(sarcoma)

육종은 결합조직이나 근육조직과 같은 간질세포에서 기원하는 악성종양이다. 일부의 육종은 형태학적으로 매우 유사하기 때문에 정확한 진단이 어려운 경우가 많아서 특별한 검사가 요구된다. 대부분의 육종은 종양표지자(tumor marker)를 사용할 수 있는 특이 염색체 전좌(chromosome translocation)의 존재로 동정하고 진단할 수 있다. 한번 전좌가 일어나면 새로 융합된 유전자는 융합된 mRNA 전사체(transcript)(키메라 융합 전사체 : chimaeric fused genes)와 최종 단일 단백질이 전사된다. 이 융합 유전자와 관련한 단백질을 검출하는 방법들로는 Southern blotting, IHC, FISH 및 RT-PCR이 있는데. 이 중 일반적으로 RT-PCR을 선택한다. 그 이유는 다음과 같다.

- Southern blotting은 신선한 조직이 필요하고 검사 시간이 오래 걸림
- IHC는 융합 단백질 사이에 공유 항원결정기(epitope)의 존재로 인하여 특이적인 수단이 될 수 없음
- PCR은 융합 유전자의 크기를 기술적으로 만들기가 어렵고 인트론(intron) 내에 변곡점(breakpoints)이 발견됨

그러나 현재는 FISH에 대한 관심이 많아서 앞으로 더 많은 탐침자(probe)를 활용할 수 있다면 포르말린 고정 조직도 선택적인 방법이 될 것이다.

4. 치료에 대한 예측 반응

유방암 환자의 치료제인 Herceptin®(trastuzumab)은 환자의 기대 수명을 연장하는데 효과가 있지만, 다른 한편으로 심장 독성이 있어 HER2 유전자 증폭을 가진 유방암 환자에게만 사용해야 하는 것으로 알려져 있다. HER2 (ERBB2) 유전자는 염색체 17번에 존재하는데 유방암 환자의 약 25%에서 과발현되거나 증폭되는 것으로 알려져 있다. HER2 유전자의 증폭과 그 단백질의 과발현은 예후 불량, 재발 위험 증가 및 생존율 저하와 상관관계가 있어서 유방암 치료에 매우 중요한 요소이다. HER2 측정에는 흔히 유전자의 발현 수준을 측정하는 IHC와 유전자의 카피(copy) 수를 측정하는 FISH의 두 종류가 있다. 이 중 FISH에서는 정상세포의 경우 각 17번 염색체당 2개의 신호가 나타난다. 하지만 Herceptin® 치료에 반응하는 종양의 경우는 형광신호가 증가하며, 때로 40카피의 유전자까지 나타나기도 한다. 따라서 유방암 치료에서 HER2 증폭 상태를 아는 것은 일부 유방암 환자의 치료 전략에 필수적인 요소이다.

FISH에 의한 HER2 상태의 평가는 화학요법에 대한 반응성과 표적 단클론항체 치료제인 Herceptin®을 평가하는데 매우 유용하다. 뿐만 아니라 FISH는 미국 FDA로부터 HER2 검출을 위한 가장 예민하고 특이적인 방법으로 인정받고 있다.

HER2 증폭 검출에 사용되는 FISH (PathVysion™) 과정을 간략히 소개하면 다음과 같다.

먼저 파라핀 포매된 유방암 종양검체를 4 μm 두께로 절편을 제작하여 병리의사에게 종양부위를 확인하여 기록한다. 그 다음 17번 염색체의 중심절(centromere)에 대한 α-부수체(α-satellite) 탐침자가 결합한 HER2 유전자로 구성된 탐침자 세트로 FISH 분석을 수행한다.

FISH 과정이 끝나면 HER2 수와 17번 염색체 신호를 센 다음 두 개의 비율을 계산한 후 2.2보다 큰 비율을 HER2 유전자의 증폭이 일어난 것으로 기준을 삼는다(그림 18-38). 이 결과는 임상적 및 병리학적 소견과 함께 해석하여 유방암 2기 림프절 침범-양성인 환자에 대한 최선의 치료법으로 선택하고 있다.

5. 감염질환

일반적으로 감염성 질환은 미생물 검사자가 주로 담당하고 있지만 때로 조직에서 감염균을 검출해야 할 경우가 있다. 예를 들어, 카포시 육종(Kaposi's sarcoma) 진단에서 미생물 검사로 검출하기 어려운 결핵균(*Mycobacterium tuberculosis*)이나 사람 허피스 바이러스 8형(human herpes virus 8)이 그 대표적인 예이

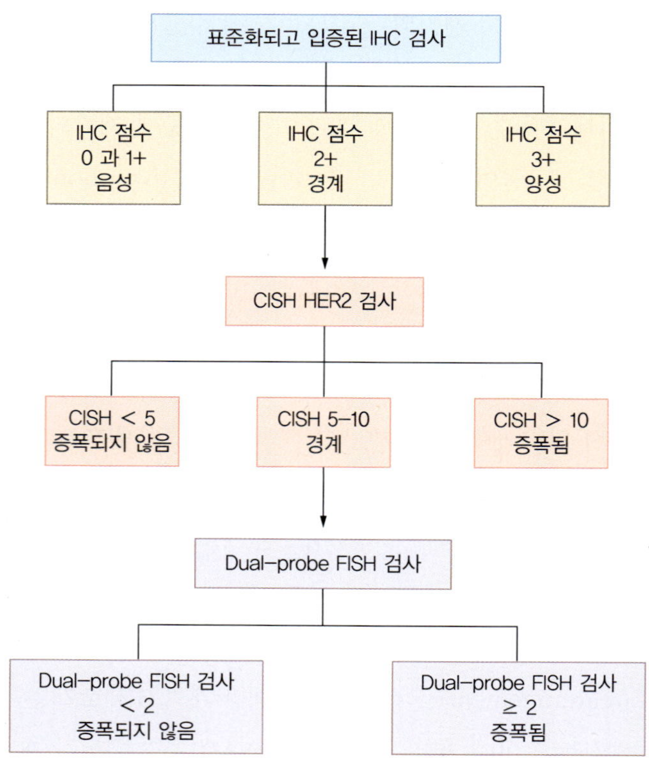

그림 18-38. 유방암 환자에서 HER2 (human epidermal growth factor receptor 2) 검사를 위한 ISH, CISH, FISH의 알고리즘

다. 이 경우 일반적으로 ISH나 PCR 검사법을 선택한다. 서던 블롯팅은 시간이 너무 많이 소요되어 잘 선택하지 않는다. 특히 PCR 법은 균을 검출할 수 있는 특수염색법이 없거나 활용할 탐침자(probe)가 없을 경우 또는 배양시간이 길 경우 및 조직 검체 처리를 위한 IHC 시약이 없을 경우에 적절하게 사용할 수 있다.

6. 기타 ISH 활용

일부의 사례에서는 유전자 산물보다 mRNA의 검출이 필요할 때가 있다. 예를 들어 이자암에서 인슐린 검출에는 IHC법보다 오히려 mRNA ISH법을 선택하는 것이 좋다. 그 이유는 인슐린은 이자섬(pancreatic islet)으로부터 혈액 내로 바로 배출되기 때문이다. 항인슐린항체(anti-insulin antibody)를 사용하는 IHC 법에서는 섬세포 내의 호르몬 검출에 실패할 수 있지만 세포질 내에는 인슐린 mRNA 주형이 남아 있기 때문에 ISH법으로는 검출할 수 있다. 또한 ISH법은 염색체를 동정하는데도 이용할 수 있다. 그 예로 Y 염색체는 반대 성의 공여자로부터 뼈속질을 수여받은 뼈속질이식 수여자의 진행경과를 추적하는 데도 유용하게 사용할 수 있다. 예를 들어 남성 환자가 건강한 여성으로부터 뼈속질을 공여 받아 대치하였다면 그의 백혈구에서는 Y 염색체가 출현하지 않아야 한다. 만일 여성으로부터 뼈속질을 공여받은 후에도 그 남성 환자에서 Y 염색체가 DNA ISH법에 의해 백혈구에서 검출되었다면 암이 재발되었다는 것을 의미한다.

VIII. 세포자멸사(apoptosis)의 평가

1. 세포자멸사

세포자멸사(apoptosis)는 1972년 병리학자인 켈(Kerr) 등이 처음 사용한 것으로, 세포사 연구를 진행하던 중에 괴사(necrosis)와는 형태 변화나 진행 경과가 다른 세포사에 대한 새로운 개념으로 쓰게 되었다.

퇴축과정에 있는 암을 비롯하여 정상 조직 및 기관, 발생과정 중에 있는 조직병리학적 변화를 일으키고 있는 조직 등에 대해 상세하게 광학현미경과 전자현미경으로 관찰해 본 결과 공통의 특징적인 변화를 보이는 세포사를 확인하였다. 과거에는 이런 종류의 세포사를 응고괴사(coagulative necrosis)라 하였으나, 이 현상은 괴사와는 전혀 다른 것이며 제어되어 일어나는 '세포제거기전'임을 강조하여 전혀 새로운 용어로 정의한 것이다.

세포자멸사는 세포분열과 함께 세포집단을 제어하는 역할을 맡고 있다. 또한 형태학적 특징으로부터 세포손상에 의한 단순한 세포의 붕괴과정이 아니라 능동적이며 본질적으로 프로그램화된 현상으로 보고 있다. 따라서 세포자멸사를 예정된 세포사(programmed cell death)라 하며, 이에 대해 괴사를 우발적 세포사(accidental cell death)라 하여 구별하고 있다. Apoptosis란 명칭은 그리이스어의 apo(분리되어)와 ptosis(떨어진다)의 합성어로 나무의 잎이나 꽃잎이 떨어진다는 의미를 지니고 있다. 그러나 이것과 구별하기 위해서 원래 그리이스어에서는 앞에 엑센트를 붙였던 것을 뒤에 엑센트를 붙이도록 하였고, 두 번째의 p는 발음하지 않도록 하였으나 현재는 두 번째 p를 발음하는 사람이 많다.

2. 세포자멸사의 형태학적 특징

1) 전자현미경적 특징

세포자멸사는 괴사와 다른 명확한 형태학적 변화를 나타낸다. 괴사에서는 세포막, 미토콘드리아, 용해소체 등의 세포소기관의 변화로부터 시작되는데 비해, 세포자멸사는 세포막과 핵 내의 구조변화를 동반한 세포 크기의 축소로부터 시작되는 것이 특징이다. 핵에서는 DNA와 단백질의 복합체인 염색질의 망상구조가 소실하여 응축된다(chromatin condensation). 이때 특히 조기에 핵막 주변에 반달모양으로 농축(karyopyknosis)되며, 동시에 핵의 미세구조도 사라진다(그림 18-39 A).

전자현미경 또는 염색표본에서 핵 내 구조가 보이지 않게 되어 동일한 무구조 상태의 핵균질화가 일어난다. 핵과 세포질이 응축 및 축소에 의한 세포 크기의 축소는 괴사에서 나타나는 세포팽창(cell swelling)과는 완전히 반대되는 현상으로 세포자멸사에서 가장 특징적인 형태학적 변화의 하나가 되고 있다. 또한 이러한 변화와 함께 세포표면이 부풀어 오르고(blebbing) 곧이어 핵이나 세포에 크고 작은 돌기가 생긴다(그림 18-39 B). 그 후 돌기는 잘룩해지면서 세포가 단편화(fragmentation)되어 막으로 둘러싸인 크고 작은 소포로 변한다. 이것이 자멸소체(apoptotic body)이다. 전자현미경으로 관찰하면, 이 소체 내에 응축된 염색질이 들어가 있는 것도 있지만 없는 것도 있다. 세포의 종류나 조건에 따라 자멸소체가 만들어지지 않는 경우도 있다. 또한 자멸소체는 형성되지 않으면서 핵의 단편화만 보이는 것도 있어서, 이러한 변화를 병리학에서는 핵붕괴(karyorrhexis)라 부르고 있다. 세포자멸사가 조직 내의 어떤 세포에서 발생하면 세포가 작아진 결과로 인접 세포와의 사이에 간격이 생긴다. 이 간격의 출현도 조직표본 관찰에서는 세포자멸사검출의 한 지표가 되고 있다. 인접세포로부터 떨어져나간 자멸소체는 인접세포나 큰포식세포에 의해 탐식되어 제거된다(그림 18-39 C, D).

이상의 세포자멸사 진행과정은 그 특징에 따라 두 단계로 나눌 수 있다. 제1단계에서는 먼저 세포가 축소되어 인접세포로부터 분리되며, 염색질이 응축하여 핵농축이 발생한다. 또 세포표면의 미세융모가 소실되어 평활해지며 크고 작은 돌기가 출현한 다음 곧 세포는 자멸소체로 단편화한다. 제2단계에서는 이들 소체는 큰포식세포나 인접세포에 의해 탐식되어 제거되지만, 장점막이나 혈관 등의 상피세포에서는 표면으로 배출된다. 그러나 세포자멸사의 유발요인이나 세포의 차이에 따라 형태변화의 진행과정도 다소 달라 자멸소체를 형성하지 않고 세포크기가 축소되는 것도 있다.

세포자멸사 특징의 하나는 제1단계의 세포축소나 단편화가 극히 짧은 시간 내에 완료된다는 점이다. 위상차현미경하에서 살아 있는 그대로 배양세포를 비디오로 관찰하면 세포자멸사가 형성될 때까지의 제1단계는 몇 분 이내에 완결되는 것을 볼 수 있다. 이에 대해 괴사에서는 세포변화가 서서히 일어나는 것이 대조적이다. 이러한 특징 때문에 세포자멸사는 괴사에 비해 훨씬 검출이 어렵다. 또 하나의 큰 특징은 세포자멸사는 그 발현이 세포집단 내에서 시간적 · 공간적으로 산발적으로 일어난다는 점이다. 조직 내에서의 세포자멸사 형상은 염색질 응축을 보이는 자멸소체가 드문드문 분산되어 존재할 뿐이며, 그것도 바로 탐식되어 단시간 내에 볼 수 없게 된다. 바로 이런 점이 세포자멸사의 발견을 지연시키는 큰 원인이 되어 왔다.

그러나 괴사에서는 독소, 허혈, 화상 등의 병리적인 요인에 의해 손상을 받은 한 무리의 세포가 동일하게 변화한다. 따라서 괴사란 용어는 세포의 죽음을 나타낼 뿐만 아니라 조직의 죽음을 표현하는 용어로 사용되고 있는 이유이다. 또 괴사는 세포자멸사와 달리 세포

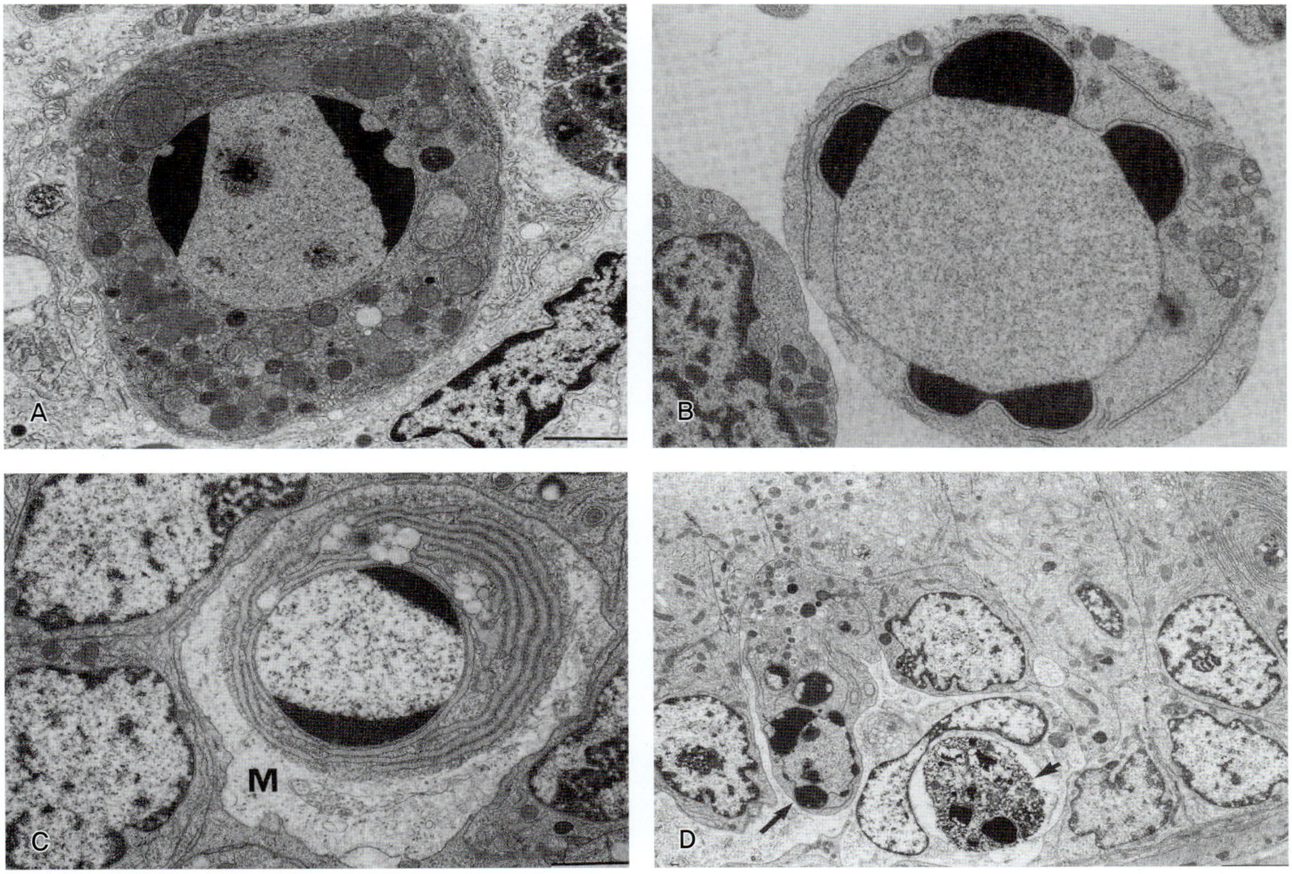

그림 18-39. 세포자멸사의 전자현미경 소견. A. 핵 내 염색질이 반달모양으로 핵막에 뭉쳐있고 일부 남아 있는 핵소체가 관찰됨. B. 핵 내에 뭉쳐 있던 염색질 부위가 부풀어 올라 있으며 그 후 핵막으로부터 떨어져 자멸소체(apoptotic bodies)를 만듬. C. 큰포식세포에 탐식된 자멸사세포. 세포질 내 소기관들은 여전히 잘 보존되어 있음. D. 큰포식세포에 탐식된 자멸소체(화살표)가 관찰됨.

의 팽창이나 분해가 일어나며 조직 전체로서 염증반응을 유발한다(표 18-5). 염증이 일어나면 백혈구가 모이고 발적 종창이 생긴다. 이러한 괴사는 세포사를 일으킨 세포군 또는 조직으로서 확실하게 인식할 수 있어서 쉽게 검출할 수 있다(그림 18-40).

2) 광학현미경적 특징

광학현미경학적으로 세포자멸사에 의한 세포사의 검출은 주로 주위의 세포로부터 분리되어 잘 보존되어 있는 자멸소체의 확인에 의존한다. 이러한 세포는 도말표본에서는 종종 관찰되지만 포르말린고정-파라핀절편에서는 매우 드물게 관찰된다.

표 18-5. 세포자멸사와 괴사의 비교

	세포자멸사	괴사
별명	예정된 세포사 (programmed cell death) 능동적 세포죽음	우발적 세포사 (accidental cell death) 수동적 세포죽음
요인	생리적, 병리적	병리적
발현	산발적	동일
형태	급속한 세포 축소, 단계적으로 진행	서서히 팽창, 점진적으로 진행
염색성	+	++
염증	동반되지 않음	동반됨

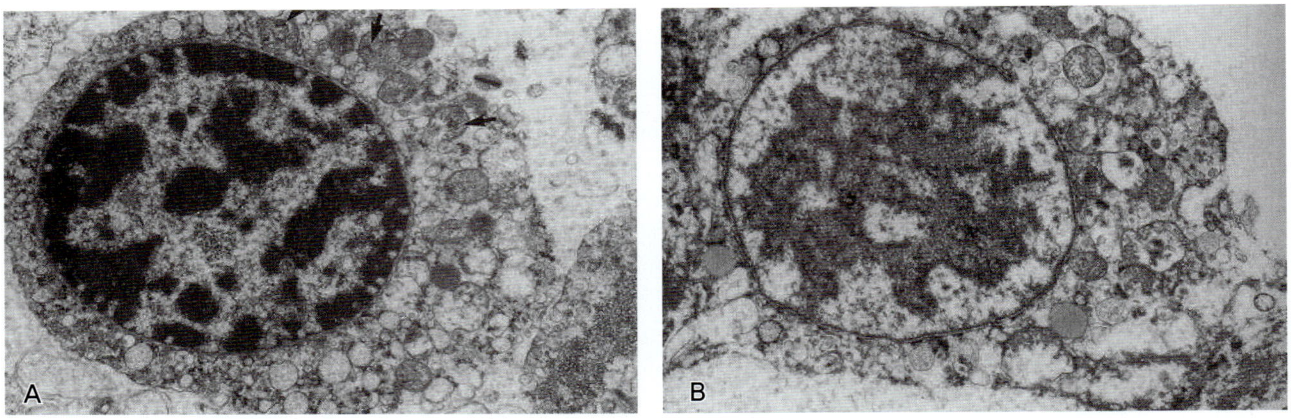

그림 18-40. 괴사의 전자현미경 소견. A. 초기에는 핵염색질이 뭉치고 미토콘드리아가 붕괴되며(화살표) 세포가 팽창됨. B. 후기에는 핵염색질도 사라지고 팽창된 세포는 서서히 분해되어 감.

조직절편에서 세포자멸사에 의해 농축된 세포로부터 자멸소체가 분리되는 과정은 생검 후 조직을 즉시 고정하였을지라도 조직 내로 고정액이 침투하는데 비교적 오랜 시간이 소요되는 과정에서 발생하는 것으로 알려져 있다. 더욱이 큰포식세포에 의해 탐식되어 상당히 분해된 자멸소체는 큰포식세포 내에 일부 핵파편이 남아있다 하더라도 매우 식별하기가 어렵다. 특히 세포배양에서도 자연적으로 변성된 자멸소체는 괴사세포의 파편과 거의 구별되지 않는다.

전자현미경상에 나타난 자멸소체의 크기와 구조의 다양성은 광학현미경 표본에서 관찰되는 형태를 그대로 반영한다. 자멸소체는 대부분 거친 구형 또는 난원형 소체로 관찰된다. 자멸소체는 그 크기가 클수록 광학현미경상에서 비교적 잘 구별되지만(그림 18-41), 아주 작은 것은 농축된 염색질 반점이 들어 있지 않으면 쉽게 지나쳐 버린다. 일부 세포질이 풍부한 세포로부터 유래한 자멸소체는 염색질이 약간 존재하거나 거의 포함되어 있지 않는 것도 있다. 반면, 가슴샘세포(thymocyte)와 같이 N/C 비율이 높은 세포로부터 유래한 자멸소체는 비교적 큰 단일 염색질 덩어리가 좁은 세포질에 둘러싸여 있다. 그러나 다른 소체들은 많은 핵파편을 포함하고 있다.

전자현미경상 자멸사 세포의 핵파편 내에서 볼 수 있는 응축 염색질의 특징적인 분리(segregation) 현상은 광학현미경 표본의 경우 아주 얇은 절편에서만 관찰이 가능하며, 비교적 두꺼운 조직절편이나 도말표본에서는 잘 관찰되지 않는다.

조직절편의 경우 자멸소체는 종종 군집형(cluster)

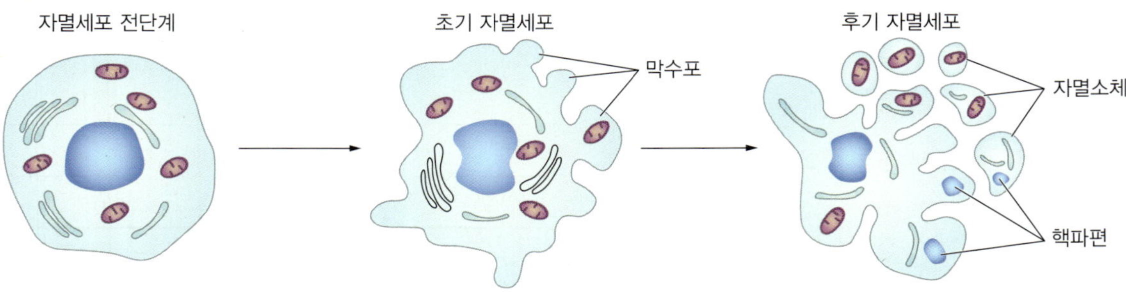

그림 18-41. 세포자별사 세포에서 자멸소체 형성

으로 나타난다. 그러나 또한 단일 소체도 흔히 관찰된다. 세포 외에 존재하거나 큰포식세포에 탐식되어 있는 자멸소체는 광학현미경상으로는 감별이 쉽지 않다. 큰포식세포에 의해 탐식된 자멸소체는 큰포식세포가 투명한 공간 내에 위치하고 있을 때 처음 관찰된다. 이와 같이 큰자멸소체를 간직한 큰포식세포는 림프기관의 종자중심(germinal center)에서 자주 나타나며, 과거 오랫동안 점상소체 큰포식세포(tingible body macrophage)라 불러왔다(그림 18-42 B).

3. 세포자멸사와 DNA 단편화

핵 내 염색질의 구조는 DNA와 염기성 단백질인 히스톤(histone)이 규칙적으로 결합된 뉴클레오좀(nucleosome)이 기본단위로 이루어져 있다(그림 18-43). 뉴클레오좀이란 몇 종류의 히스톤이 집합된 원반상의 핵심 히스톤(core histone) 입자의 주위를 DNA가 약 2회 감고 있는 것으로, 이 기본입자 사이를 연결 DNA (linker DNA)가 연결하고 있다.

DNA는 사슬모양의 분자로서 세포 내에서는 이중나선구조로 존재한다. 이 두 가닥 사슬의 DNA는 뉴클레오좀을 감고 있는 부분과 뉴클레오좀 사이의 연결 부분으로 이루어져 있다. 연결 부분의 길이에는 차이가 있기 때문에, 한 개의 뉴클레오좀에서 다음 뉴클레오좀까지의 길이는 약 180~200 bp 정도이다. 전자현미경으로 보면 뉴클레오좀과 연결 DNA가 몇 개의 구슬을 연결한 염주와 같은 실 모양 구조를 하고 있다.

어떤 세포가 자멸사에 빠지면 이 연결부분이 절단된다. 이와 같은 DNA의 절단은 아가로스 전기영동(agarose electrophoresis)으로 검출할 수 있다. 즉, DNA는 음(−)으로 대전되어 있기 때문에 양(+) 전극을 향하여 이동한다. DNA의 작은 단편은 아가로스 내에

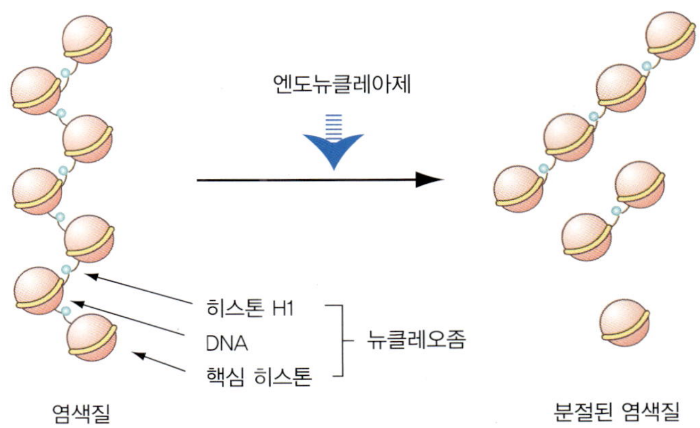

그림 18-43. 세포자멸사에 동반된 DNA의 분절. 연결 DNA 부분에 엔도뉴클레아제(endonuclease)가 작용하여 180 bp, 360 bp, 540 bp 등의 일정한 크기로 절단됨.

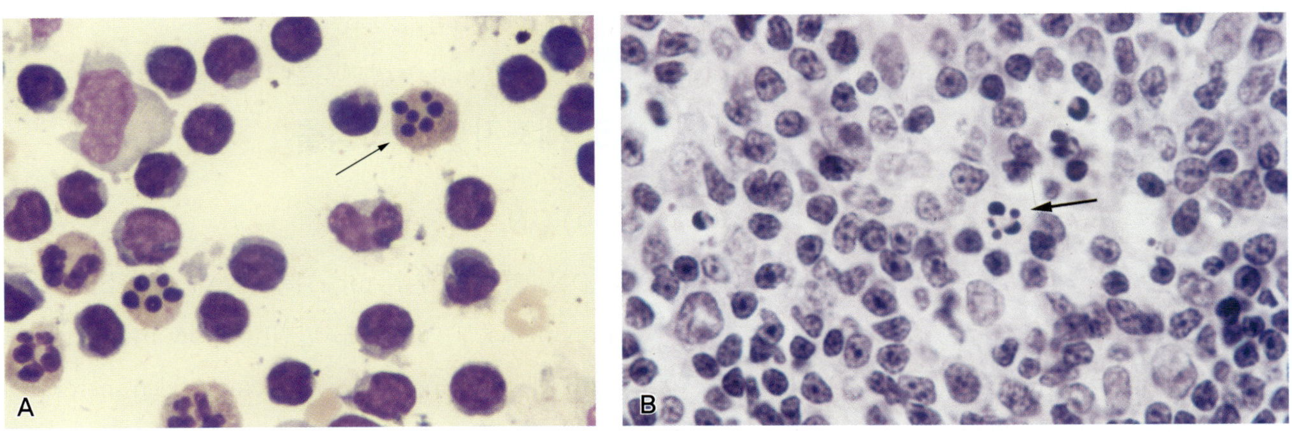

그림 18-42. 세포자멸사의 광학현미경 소견. A. 뼈속질도말표본. 혈구의 세포자멸사로 세포질 내에 자멸소체가 형성되어 있음(화살표). B. 림프절의 림프소절 종자중심 내의 자멸소체가 큰포식세포(화살표)에 탐식되어 있음.

서 신속히 이동하며, 큰 단편은 느리게 이동되기 때문에 분자 크기에 따라 일정 시간 내에 일어난 이동거리에 차이가 생긴다.

4. 세포자멸사를 일으키는 유도인자와 기전

1) 세포자멸사의 유도인자

개체의 발생과정에서 불필요한 세포를 제거하는 프로그램에 의한 생리적인 세포사 이외에 여러 신호에 의해 세포자멸사가 일어나는 것으로 알려져 있다. 괴사는 병리적인 요인에 의해 발생하지만, 세포자멸사는 병적 요인뿐만 아니라 생리적인 요인에 의해서도 발생된다(표 18-6).

생물학적 요인으로는 호르몬, 바이러스 감염, 세포독성 T 세포(cytotoxic T cell)에 함유된 그랜자임(granzyme), 화학적 요인으로는 항암제, 과산화수소, 물리적 요인으로는 방사선, 자외선 등이 거론되고 있다. 항 Fas 항체, Fas ligand와 Fas 항원, 및 TNF α와 TNF 수용체(TNF recepter)의 결합으로 세포 내 전달계가 작용하여 세포자멸사가 유도된다. Fas, TNF 수용체의 세포 내 영역에는 죽음의 도메인(death domain)이라 부르는 아미노산 배열이 있으며, 이 영역이 세포자멸사에 필요한 영역으로 알려져 있다. 이 영역에 결합하는 단백질로는 FADD (Fas-associated protein with a novel death domain), TRADD (TNFR 1-associated death domain)가 발견되어 있다.

표 18-6. 세포자멸사를 일으키는 유도인자

생물학적 요인	화학적 요인	물리적 요인
호르몬 (glucocorticoid 등)	항암제	감마선
cytokine (TNF, interleukin)	과산화수소	방사선, 자외선
cytotoxic T cell (Fas ligand, granzyme)	일산화질소	고열
	calcium ionophore	

2) 세포자멸사를 실행하는 기전

세포자멸사를 유도하는 인자가 세포에 작용한 후에 세포 내의 여러 가지 분자군이 작용한 결과 세포자멸사가 일어난다. 세포자멸사에는 c-myc, c-jun, bcl-2와 같은 암유전자나 p53, p21, cyclin Cdk, RB 등과 같이 세포주기(cell cycle)의 조절에 관여하는 인자가 중요한 역할을 담당하고 있다. 이들 유전자 산물에 의해 세포자멸사 유전자의 발현에 변화가 생기고 그 결과 세포자멸사가 유도되기도 하고 세포자멸사가 촉진되기도 한다. bcl-2와 복합체를 형성하는 Bax는 bcl-2가 세포자멸사를 억제하는 작용을 방해한다.

세포자멸사를 실행하는 분자로는 카스파제 패밀리 단백질분해효소(caspase family protease)가 관여하고 있다. 최근 세포자멸사의 과정에서 DNA를 분해하는 효소, 즉 CAD (caspase-activated deoxyribonuclease)와 그 저해작용이 있는 ICAD가 동정되었다. ICAD 단백질은 CAD에 결합하여 CAD의 DNase의 활성을 억제한다. 따라서 세포자멸사를 일으키는 이러한 자극에 의해 카스파제(caspase)가 활성화되어 ICAD가 분해되고, CAD가 핵으로 이행하여 DNA를 분해한다(그림 18-44).

5. 세포자멸사의 검출

1) DNA 절단표지법

DNA의 절단부위(nick)를 DNA중합효소I (DNA polymerase I)의 크레노 단편(Klenow fragment) 또는 TdT (terminal deoxy-nucleotidyl transferase)를 이용하여 직접 표지할 수 있는 방법으로 각각 ISEL (in situ end labeling)법, TUNEL [terminal

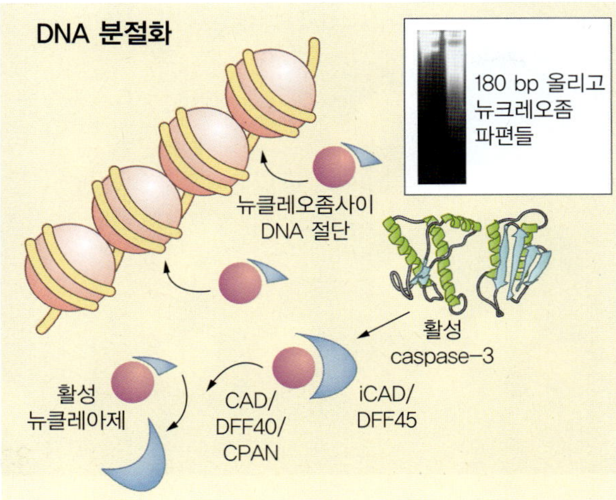

그림 18-44. 세포자멸사에 관여하는 CAD의 작용

deoxynucleotidyl transferase-mediated dUTPbiotin (digoxigenin) nick end labeling]법이라 부른다. ISEL법은 자멸사 세포에서 나타나는 DNA 이중가닥 절단부위의 3′-recessed end를 크레노 단편을 매개로 비오틴(biotin)이나 디곡시제닌(digoxigenin)을 표지한 디옥시뉴클레오타이드(deoxynucleotide)를 결합시킨 후 통상의 면역조직화학적 반응과 같은 수법으로 발색시키는 방법이다(그림 18-45).

이에 대해 TUNEL법은 양이온(cation)의 존재하에 TdT를 매개로 모든 이용 가능한 DNA의 3′-OH에 비오틴이나 디곡시제닌을 표지한 뉴클레이타이드를 결합시킨 후 면역조직화학적 반응으로 검출하는 방법이다. DNA 절단부위의 표지에는 비오틴이나 디곡시제닌 외에 32P 등의 동위원소나 형광염료를 표지한 핵산을 기질로 사용하기도 한다. DNA 절단표지법은 여러 종류의 키트가 상품화되어 시판되고 있다. 비오틴을 표지한 핵산을 사용하였을 경우에는 스트렙토아비딘(streptoavidin)을, 디곡시제닌을 표지한 핵산을 사용하였을 경우에는 항디곡시제닌항체(anti-digoxigenin antibody)를 이용하여 발색시킨다(그림 18-46).

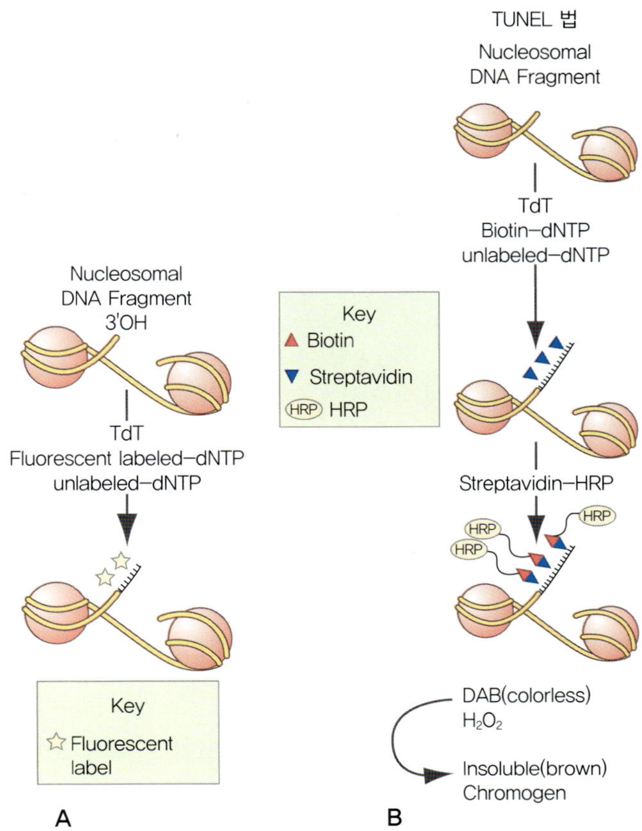

그림 18-45. ISEL법(A)과 TUNEL법(B)의 검출원리 모식도

2) DNA 사다리법(DNA ladder)

세포자멸사는 DNA에 절다(nick)이 들어가는 것으로부터 시작되기 때문에 이 절단부위를 검출한다. 여기서는 절단이 들어가기 때문에 형성된 DNA 단편을 검출하는 방법을 기술한다.

DNA에 들어간 절단부위는 아무렇게나 생기는 것이 아니다. 핵심과 핵심 사이 DNA에 절단이 들어가면 DNA는 180 bp의 단편으로 잘려진다. 실제로 부분적으로 절단이 들어가기 때문에 180 bp, 360 bp, 540 bp와 같이 180 bp의 정배수 크기의 DNA 단편이 형성된다. 이 때문에 아가로스겔 전기영동에서는 사다리와 같이 보이므로 DNA 사다리법이라 부른다(그림 18-47). DNA 사다리의 형성은 세포자멸사를 검출하는 유명한 방법이기는 하지만, EtBr (ethidium bromide)로 DNA

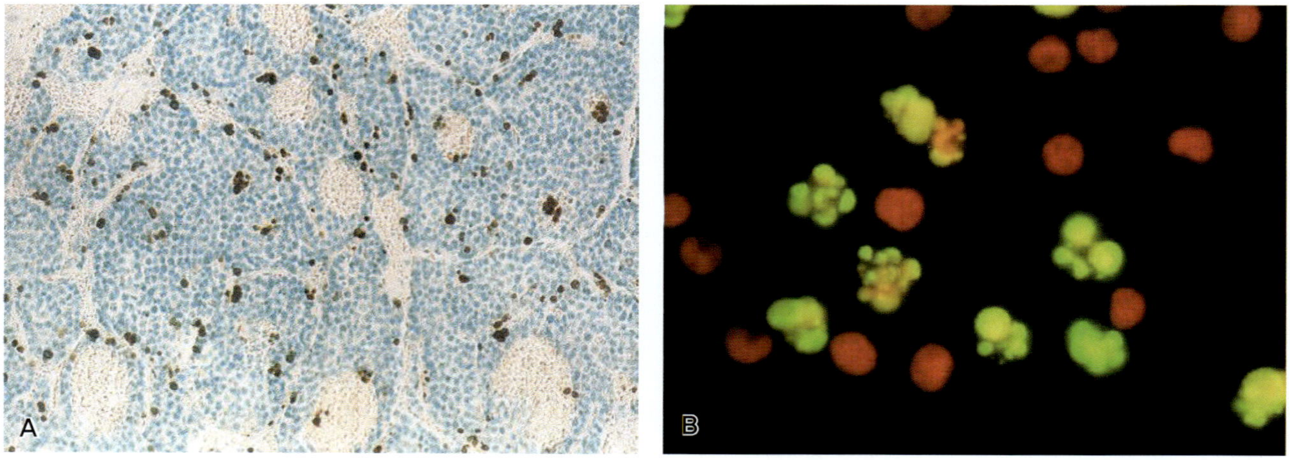

그림 18-46. TUNEL 염색. A. 비오틴표지 핵산을 스트렙트아비딘-HRP와 결합시킨 후 DAB로 발색한 표본 B. 사람 림프종세포의 APOBrdU TUNEL 검사키트를 이용한 염색으로 세포자멸사를 일으킨 세포는 녹색 형광을 보이지만 괴사된 세포는 PI (propidium iodide)에 의해 적색으로 염색됨

를 염색하여 관찰하는 방법에서는 세포수가 105개 이상이 필요하다. 배양세포에서 DNA를 추출하여 세포자멸사를 검출하기 위해서는 자멸사 세포가 전체의 20% 이상이 되어야 하나 그렇지 않으면 양호한 DNA 사다리를 볼 수 없다.

부착세포에서 세포자멸사를 일으킨 세포는 피펫팅하여 부유한 세포만을 모으는 것이 좋다. 또한 약한 계면활성제를 첨가한 완충액으로 세포막만을 부분적으로 파괴하여 고분자 DNA가 추출되지 않고 저분자 DNA만을 추출하여 DNA 사다리를 검출할 수 있다. 어떤 경우든 일정 수 이상의 자멸사 세포가 존재하지 않으면 뚜렷한 사다리가 나타나지 않는다.

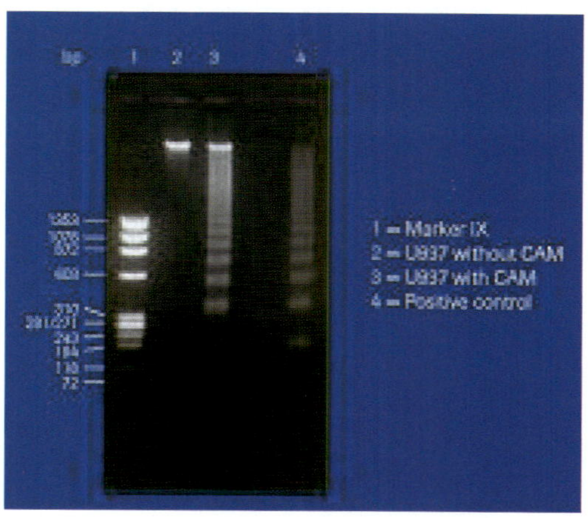

그림 18-47. DNA 사다리법. 1레인은 DNA 크기 표지자(size marker), 2레인은 CAM-비처리군. 3레인은 CAM-처리군, 4레인은 양성 대조군이다.

3) 유세포분석법(FCM)

세포의 DNA 함량은 G_1기에서의 양을 n으로 하면 S기로 합성이 진행되면서 증가하여 G_2기와 M기 세포는 2 n이 된다. 따라서 세포주기가 어느 시기에 있는가를 알기 위해서는 DNA 함량을 측정하면 바로 알 수 있다. 그러나 예전에는 세포 개개의 DNA 함량을 측정한다는 것이 쉽지 않았다. 최근 세포 개개의 형광량을 측정할 수 있는 FCM이 개발됨에 따라 DNA에 특이적으로 염색되는 염료로 세포를 염색한 후 FCM으로 측정하면 간단히 개개의 세포에 대한 각 세포주기를 측정할 수 있게 되었다.

세포자멸사를 일으킨 세포는 DNA의 단편화가 일어난다. 이 세포를 70% 에탄올로 고정하여 -20℃에서 보존하면, DNA의 단편이 세포로부터 누출되어 자멸사 세포는 DNA 히스토그램(DNA histogram) 상에서 G_1기 세포보다 DNA 함량이 적은 세포집단으로 검출된다. 또한 자멸소체를 형성한 경우는 세포가 여러 개로 단편화하기 때문에 이 소체 역시 DNA 함량이 G_1기보다 훨씬 감소한다.

검출법으로는 인산-구연산 완충액(phosphate-citrate buffer, PCB)법과 TUNEL법이 이용된다. PCB법은 DNA의 단편화가 진행된 자멸사 세포를 먼저 70% 에탄올로 고정하고, PC buffer (0.2 M NaHPO4 192 : 0.1 M citric acid 8)에서 적은 DNA 단편을 누출시킨 후, DNA 함량이 감소된 세포를 자멸사 세포로 동정한다. 핵염색을 DAPI-황산로다민(DAPI-sulphorhodamine)으로 시행하여 FCM으로 측정하면 히스토그램에서와 같이 자멸사 세포는 G_1기보다 왼쪽에 세포집단으로 나타난다.

이 방법은 간편하고 신속하여 자멸사를 일으킨 세포와 그 시기의 세포주기 해석이 가능하다. TUNEL법은 뉴클레오좀 단위로 절단된 DNA를 검출하는 방법이다. 자멸사 세포의 DNA 단편 3 'OH 말단(nick end)에 TdT를 매개로 비오틴이 표지된 dUTP (deoxyuridin)을 결합시키고, 그곳에 FITC 표지 항체를 결합시켜 가시화하는 방법이다. DNA 단편화를 일으킨 세포는 그 상태대로 염색되며 대조세포(control)보다 FITC 형광을 많이 가진 세포로서 FCM에서 확인된다.

TUNEL법은 PI (propidium iodide)로 DNA 염색을 함께 시행하면 PCB법과 같이 세포주기의 해석도 가능하다. 이 경우 PCB법과 반대로 DNA 단편의 핵외 누출을 막기 위해 1% 파라포름알데히드로 고정해야 한다. 이 고정에 의해 자멸사 세포의 본래 DNA를 그대로 유지할 수 있다.

4) 아넥신V-PI 염색(annexin V-FITC and PI staining)

세포자멸사의 중요한 특징 중 하나는 죽어가는 세포의 세포표면 변화를 인식하여 탐식세포가 이들 세포를 탐식하는 것이다. 자멸사 세포는 세포막 인지질인 PS (phosphatidylserine)가 세포표면으로 노출되는 것으로 알려져 있다.

세포막의 지질이중층으로부터 PS와 SM (sphingomyelin)이 바깥으로 노출되면 인지질은 세포막의 내외 분포가 비대칭이 된다(그림 18-48).

최근 자멸사를 일으키는 세포들에서 세포막 인지질

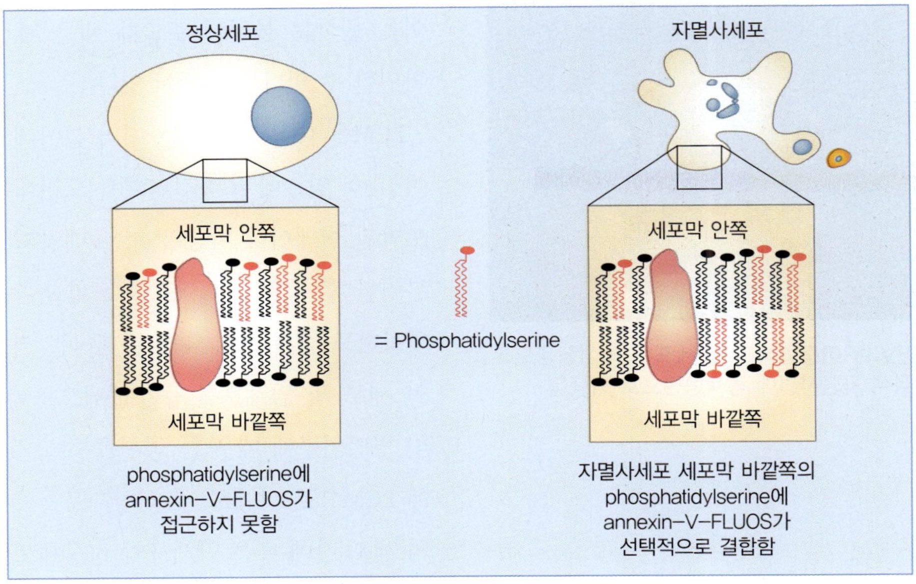

그림 18-48. 자멸사세포에서 PS (phosphatidylserine)의 분포

의 비대칭과 세포막 바깥층으로 PS가 노출되는 것을 확인하였다. PS의 노출은 세포막이 건재하게 남아 있는 세포자멸사의 초기에 발생한다. 그러나 PS의 노출은 괴사로 죽어가는 세포들에서도 초기에 나타날 수 있기 때문에 괴사세포와 구별이 필요하다.

아넥신 V (annexin V)는 최근 발견된 항응고작용을 가진 아넥신 단백질의 한 종류로서 칼슘이온(Ca^{2+})의 존재하에 PS와 같이 음으로 하전된 인지질과 선택적으로 결합하기 때문에 세포자멸사 검출에 유용한 도구임이 입증되었다. 아넥신 V는 PC (phosphatidylcholine)나 SM과도 약하게 결합하는 것으로 알려져 있다. PS 비대칭을 이용한 아넥신 V염색은 세포자멸사와 관련된 형태학적 변화가 일어나기 전이나 세포막 구조가 소실되기 전 상태의 자멸사 세포를 대상으로 할 경우에 가치가 있다. 아넥신V-FITC(녹색형광)와 비생체 염료(non-vital dye)인 PI(적색형광) 이중염색을 시행하면 건재한 세포(FITC-PI-), 초기 자멸사 세포(FITC+PI-) 및 후기 자멸사세포와 괴사세포(FITC+PI-)를 구별할 수 있다(그림 18-49).

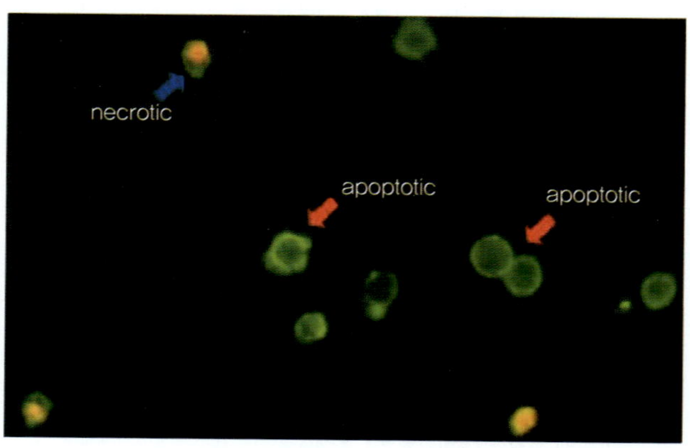

그림 18-49. 아넥신V-PI 이중염색. 자멸세포는 녹색형광으로 괴사세포는 중심에 적색 가장자리에 녹색형광으로 염색됨.

IX. 레이저 포획 미세절제법(Laser Capture Microdissection, LCM)

LCM은 1996년 NIH의 Lance Liotta, Robert Bonner, Michael Emmert-Buck 등이 개발하고 이어 1997년 미국의 Arcturus Engineering에서 제작하여 시판하게 되었다.

LCM의 개발로 기존에 사용하던 미세분리방법(microdissection)에 비하여 빠르고 간편하며 매우 정확하고 순수하게 원하는 세포를 분리하여 그 세포의 분자생물학적 또는 생화학적인 분석을 할 수 있게 되었다. 기존에 사용하던 수작업은 정교하고 숙련된 기술을 요구할 뿐만 아니라 매우 오랜 시간을 필요로 했고 또한 100% 순수하게 분리되었다고 장담할 수 없는 단점을 갖고 있었다. 1996년 개발된 LCM의 원리는 현미경으로 해당 조직절편을 관찰하면서 연구자가 원하는 세포를 낮은 에너지의 레이저(laser)를 사용하여 눈으로 보면서 원하는 세포만을 도려내고 남아 있는 조직을 관찰할 수 있으며 동시에 이렇게 얻은 세포를 눈으로 확인할 수도 있고 또한 얻은 세포로부터 핵산이든 단백질이든 원하는 물질을 추출해 내는 과정을 눈으로 직접 확인할 수 있다는 장점이 있다.

LCM을 이용한 연구는 여러 분야에서 다양하게 이루어질 수 있는데 조직절편에서 오려내는 방법 이외에도 도말된 혈액이나 자궁목 또는 배양된 세포를 세포원심분리한 후에 원하는 세포를 포획할 수도 있다. 특히 무엇보다도 같은 조직 내에 존재하는 정상세포와 전이 중인 세포 및 암세포를 구분해냄으로써 암의 전이 기전 및 병인연구에 매우 큰 공헌을 하고 있다. 실제로 최근에 LCM으로 암세포 및 정상세포를 분리해 낸 후 각각의 세포 간에 혹은 암세포와 정상세포를 인위적으로 섞은 후 유전자 발현의 차이를 비교함으로써 조직으로부터 순수한 세포를 분리해내어 유전자 발현을 비교 분석하는 것이 결과의 민감도와 특이도에 매우 큰 차이가 있다는 것이 보고된 바 있다.

1. LCM의 원리

조직을 얇게 썰어 슬라이드 위에 얹거나 혹은 혈액을 슬라이드에 도말하여 현미경에서 관찰하면서 그 위에 CapSure™ 혹은 CapSure HS™라고 하는 LCM 전용 캡(cap)을 올려놓는다. 이 캡은 분자생물학 실험에 사용되는 일반 미세원심시험관(microfuge tube)의 뚜껑과 똑같이 생겼으나 다만 그 아래 부분에 열플라스틱전이필름(thermoplastic transfer film)이 얇게 입혀 있어서 세포를 오려내고자 원하는 조직부위에 캡을 얹고 레이저를 쪼이게 되면 전이필름만이 녹아 내려 세포와 붙게 된다. 따라서 현미경으로 보면서 원하는 세포만을 레이저로 절제해내서 캡에 원하는 세포만이 붙게 되고 캡을 들어 올리면 주위의 나머지 조직은 그대로 슬라이드 위에 남고 원하는 세포만 캡에 붙어 떨어져 나오게 됨으로써 목표하는 세포만을 순수하게 분리하게 되는 것이다(그림 18-50). 이 캡은 일반 실험용 시험관에 꼭 맞게 되어 있어서 시험관 안에 DNA, RNA 또는 단백질 등 연구하고자 원하는 물질을 용해하는 데 필요한 완충액(buffer)을 넣고 캡을 덮은 후 시험관을 뒤집어서 반응시키는 동안 원하는 세포로부터 원하는 물질을 추출할 수 있게 되는 것이다. LCM에 사용되는 레이저는 낮은 에너지의 적외선 레이저(infrared laser)로 세포 내 핵산 및 단백질의 변형을 일으키지 않으며 레이저(laser beam)의 크기는 7.5~30 μm 사이에서 조절할 수 있으며 이론상 4~5 μm 크기까지 구분해 낼 수 있다.

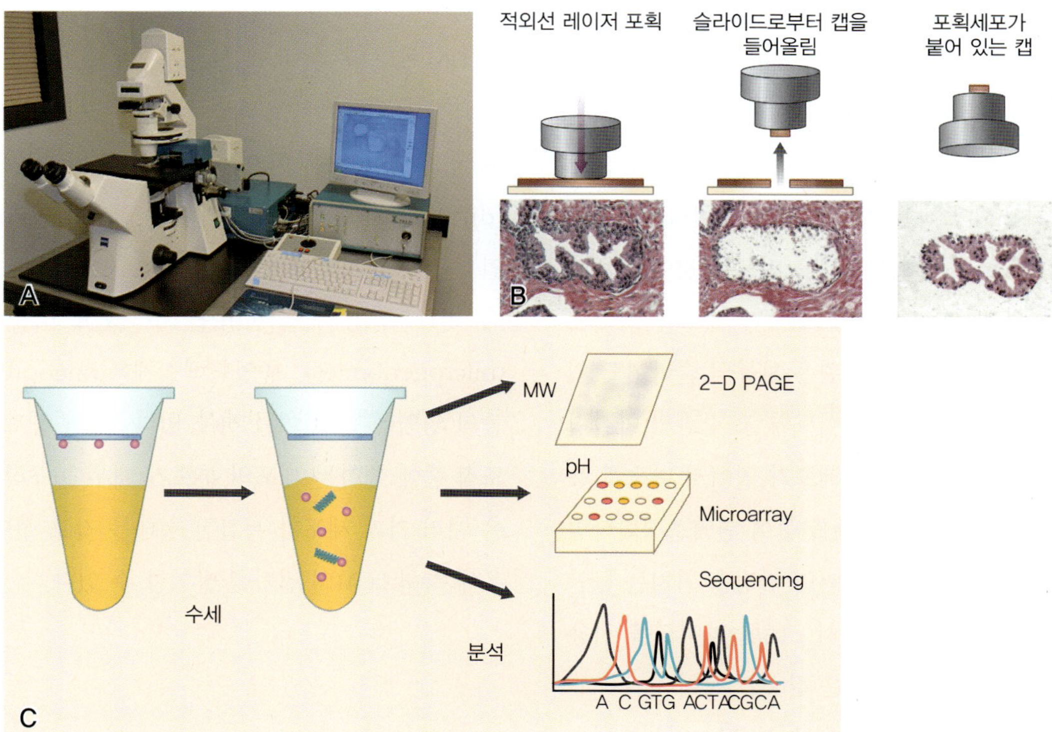

그림 18-50. LCM의 원리. A. LCM 시스템(Zeiss PALM Laser Microdissection System), B. 레이저빔이 쪼여져 캡(cap)에 붙어 있는 열플라스틱 필름을 일시적으로 녹이면 선택된 세포가 필름에 붙게 되고 슬라이드로부터 캡을 제거함. C. 캡에 붙어 있는 선택된 조직을 시험관에 분주하여 여러 가지 분자생물학적 검사에 사용함

2. LCM을 위한 검체 준비

LCM을 위해 검체를 제조하는 과정은 신선한 조직을 신속하고 간편하게 분석을 원하는 물질이 변질되지 않도록 안전하게 진행되어야 한다. 특정세포의 유전자 발현을 관찰하기 위해서는 우선 세포의 구조가 선명하게 구별 가능할 수 있도록 조직의 형태학적인 구조가 잘 유지되어야 한다. 특히 유전자 발현을 연구할 경우 RNA의 상태가 잘 보존되어야 할 것이다. 이와 같은 이유 때문에 검체에서 원하는 물질을 추출하기 위한 적합한 상태와 적절한 고정제의 선택이 중요하다. 동결절편 frozen section) 방법에 비해 상대적으로 전체적인 과정이 길고 복잡한 파라핀절편 방법을 이용할 때는 핵산의 회수 효율성이 낮다. 그러나 핵산의 회수 효율성이 낮을 뿐 전혀 회수되지 않는 것은 아니므로 복잡한 구조를 갖고 있거나 원하는 세포를 구분해내기 매우 어려운 조직의 경우에는 조직의 형태를 더 잘 파악할 수 있는 파라핀절편을 택할 수도 있다. 이때 조직을 준비하는 과정은 대부분 일반 조직학적 방법과 비슷하나 처음 조직을 고정할 때에 알코올계 고정액(alcohol-based fixative)을 사용해야 하는 점을 유념해야 한다.

조직은 5~10 μm 두께로 절편을 만드는 것이 좋으며 더 두꺼워질 경우에는 슬라이드로부터 세포를 오려내기 어려워진다. 가능한 조직절편은 보통의 슬라이드 위에 얹어서 사용하는 것이 슬라이드와 조직 간의 마찰력을 줄여 조직으로부터 원하는 세포가 떨어져 나오기 용이하게 하나 부득이한 경우, 예를 들어 면역조직화학염색을 병행해야 하는 경우에는 여러 과정을 거치는 동안 조직을 잃어버리지 않기 위해서 코팅슬라이드를 사용하게 되는데 이로 인해 회수율은 감소할 것이다.

현재까지 LCM이 가능한 것으로 보고된 염색방법으로는 가장 고전적인 H&E 염색을 비롯하여 톨루이딘블루(toluidine blue), 뉴클리어파스트레드(nuclear fast red), 메틸그린(methyl green) 등으로 염색된 조직으로부터 LCM 후 PCR이 가능했고, 면역조직화학염색표본을 이용할 경우에는 가능한 반응단계 및 시간을 줄이고 항체의 농도를 높이는 방법을 이용하면 회수율이 높게 나오는 것으로 알려져 있다.

이제까지의 보고에 의하면 DNA 분석을 위해서는 100~500개의 LCM 세포, RNA 분석을 위해서는 500~1,000개의 LCM 세포가 필요하며 단백질 분석을 위해서는 이보다 훨씬 많은 LCM 세포, 즉 대략 10,000개 이상이 필요하다고 보고되어 있다. 최근에는 10% 중성 완충포르말린고정-파라핀포매절편에서도 5,000~10,000 LCM 세포를 이용하여 RNA 증폭과 미세배열(microarray)을 병행한 유전자 분석이 가능하다는 보고도 있다.

3. LCM의 응용

LCM으로 구분해 낸 세포를 가지고 RNA, DNA, 단백질의 분석이 모두 가능하다. LCM 기법은 어떤 연구 분야에서나 응용될 수 있지만, 특히 분화(differentiation)나 암의 전이(metastasis) 및 병인 연구, 표적약물 선별(drug target selection) 등에 아주 유용하게 이용될 수 있어 미세유전체학(microgenomics), 종양단백질체학(oncoproteomics) 등의 영역에 큰 기여를 하고 있다. 특히 암조직과 같이 조직 중에 원하는 세포의 분포가 매우 불규칙하거나 혹은 여러 가지 세포가 복잡한 형태를 갖고 섞여 있는 경우에 특히 LCM의 진가를 발휘할 수 있다.

참고문헌

1. Bancroft JD, Gamble M. Theory and Practice of Histological Techniques, 5th ed. Edinburg Lodon, Curchill Livingstone, 2003.
2. Elias JM. An Introduction to Medical Molecular Biology. New York, Grave Education Techbologies, 103-126, 1997.
3. Mitchell BS, Dhami D, Schumacher U. In situ hybridization: a review of methodologies and applications in the biomedical sciences. Medical Laboratory Sciences . 49:107-118, 1992.
4. Naoumov NV. Alexander GJM, Eddleston ALWE. In situ hybridization in formalin fixed, paraffin embdded liver specimens. A method for the detection of human and viral DNA using biotinylated probes. J Clin Pathol 41:793-798, 1988.
5. Nederlof PM, Robinson D et al. Three-color fluorescence in situ hybridization for the simultaneous detection of multiple nucleic acid sequences. *Cytometry* 10: 20-27, 1989.
6. Warford A, Lauder I. In situ hybridization in perspective. *J Clin Pathol* 44:177-181, 1991.
7. Fletcher CDM, Unni K, Mertens F. World Health Organization classification of tumors, Pathology and genetics of tumors of soft tissue and bone, Lyon, IARC press 2002.
8. Borden EC, et al. Soft tissue sarcomas of adults: State of thetranslational science, *Clin Can Res* 9:1941-1956, 2003.
9. Antonsecu CR. Role of genetic testing in soft tissue sarcoma. *Histopathology* 48: 13-21, 2005.
10. Kumagai A, et al. Diagnostic utility of dual-color break-apart chromogenic in situ hybridization for detection of rearranged SYT in formalin-fixed paraffin embedded tissue of synovial sarcoma. *Mod Pathol* 22, supplement 1, 16A, 2009.
11. Van de vijver et al. Chromogenic in situ hybridization for the assessment of HER2 status in breast cancer: an international validation ring study. Breast Can Res 9:R68, 2007.
12. Gallegos Ruiz MI, et al., Epidermal growth factor receptor (EGFR) gene copy number detection in non-small-cell lung cancer: a comparison of fluorescence in situ hybridization and chromogenic in situ hybridization. *Histopathology* 51:631-637, 2007.
13. Pinkel D, Straume T, Gray JW. Cytogenetic analysis using quantitative, high-sensitivity, fluorescence hybridization. *Proc Natl Acad Sci* 83(9):2934-2938, 1986.
14. Slamon DJ, Clark GM, Wong SG, Levin WJ, Ullrich A, McGuire WL. Human breast cancer: correlation of relapse and survival with amplification of the HER-2/neu oncogene. *Science* 235(4785):177-182, 1987.
15. Tanner M, Gancberg D, Di Leo A, Larsimont D, Rouas G, Piccart MJ, et al. Chromogenic in situ hybridization: a practical alternative for fluorescence in situ hybridization to detect HER-2/neu oncogene amplification in archival breast cancer samples. *Am J Pathol* 157(5):1467-1472, 2000.
16. Di Palma S, Collins N, Faulkes C, Ping B, Ferns G, Haagsma B, et al. Chromogenic in situ hybridisation (CISH) should be an accepted method in the routine diagnostic evaluation of HER2 status in breast cancer. *J Clin Pathol* 60(9):1067-108, 2007.
17. Gong Y, Gilcrease M, Sneige N. Reliability of chromogenic in situ hybridization for detecting HER-2 gene status in breast cancer: comparison with fluorescence in situ hybridization and assessment of interobserver reproducibility. *Mod Pathol* 18(8):1015-1021, 2005.
18. Bhargava R, Lal P, Chen B. Chromogenic in situ hybridization for the detection of HER-2/

neu gene amplification in breast cancer with an emphasis on tumors with borderline and lowlevel amplification: does it measure up to fluorescence in situ hybridization? *Am J Clin Pathol* 123(2):237-243, 2005.

19. Laakso M, Tanner M, Isola J. Dual-colour chromogenic in situ hybridization for testing of HER-2 oncogene amplification in archival breast tumours. *J Pathol* 210(1):3-9, 2006.
20. Arnould L, Denoux Y, MacGrogan G, Penault-Llorca F, Fiche M, Treilleux I, et al. Agreement between chromogenic in situ hybridisation(CISH) and FISH in the determination of HER2 status in breast cancer. *Br J Cancer* 88(10):1587-1591, 2003.
21. Kerr JF, Wyllie AH, Currie AR. "Apoptosis: a basic biological phenomenon with wide-ranging implications in tissue kinetics". *Br. J. Cancer* 26(4): 239-257, 1972.
22. Schwartz LM, Osborne BA. Cell death. Method in Cell Biology, Vol 46, San Diego, California, Academic Press, 1995.
23. Nagata S. "Apoptotic DNA fragmentation". *Exp. Cell Res256*(1): 12-18, 2000.
24. Meier P, Finch A, Evan G. "Apoptosis in development." *Nature* 407(6805): 796-801, 2000.
25. Ameisen JC. "On the origin, evolution, and nature of programmed cell death: a timeline of four billion years." *Cell Death Differ* 9(4): 367-393, 2002.
26. Van Cruchten, S and Van Den Broeck, W . "Morphological and biochemical aspects of apoptosis, oncosis and necrosis." *Anat Histol Embryol* 31(4): 214-223, 2002.
27. Creagh EM, Martin SJ. "Caspases: cellular demolition experts." *Biochem Soc Trans* 29(Pt 6): 696-702, 2001.
28. Denault JB, Salvesen GS. "Caspases: keys in the ignition of cell death." *Chem Rev* 102(12): 4489-500, 2002.
29. Goelz SE, Hamilton SR, Vogelstein B. Purification of DNA from formaldehyde fixed and paraffin embedded human tissue. *Biochem Biophys Res Commun* 130:118-126, 1985.
30. Emmert-Buck MR, Bonner RF, Smith PD, Chuaqui RF, Zhuang Z, Goldstein S and Liotta LA. Laser capture microdissection. *Science* 274:998-1001, 1997.
31. Suarez-Quian CA, Goldstein SR, Bonner RF. Laser capture microdissection: a new tool for the study of spermatogenesis. *J Androl* 21:601-608, 2000.
32. Espina V, Heiby M, Pierobon M and Liotta LA. Laser capture microdissection technology. *Expert Rev Mol Diagn* 7:647-657, 2007.
33. Espina V, Milia J, Wu G, Cowherd S and Liotta LA. Laser capture microdissection. *Methods Mol Biol* 319:213-229, 2006.

19

전자현미경 검사
Electron microscopy

학습목표

- 투과전자현미경 검사의 의의를 설명한다.
- 투과전자현미경 검사의 진단적 응용에 대해 설명한다.
- 투과전자현미경과 광학현미경 검사의 표본제작상의 차이를 설명한다.
- 투과전자현미경과 주사현미경 검사의 표본제작상의 차이를 설명한다.
- 투과전자현미경 검사에 사용되는 고정액의 종류와 고정온도를 설명한다.
- 투과전자현미경 검사에 사용되는 포매제에 첨가되는 성분들과 그 기능을 설명한다.
- 전자염색에 사용되는 시약을 설명한다.
- 전자염색이 일반 염료염색과 다른 점을 설명한다.
- 전자현미경에 사용되는 절편의 두께를 확인하는 방법에 대해 설명한다.
- 정상 세포의 전자현미경적 미세구조를 구별한다.

I. 서론

세포의 특징을 관찰하는 방법은 여러 가지가 있지만 관찰 배율을 높이는 방법은 매우 큰 매력이 있다. 그러나 광학현미경에서는 파장에 의한 한계가 있기 때문에 보다 높은 배율을 얻기 위해서는 파장이 짧은 전자선을 이용하는 전자현미경이 필요하며, 이 방법이 현재 가장 높은 배율상을 얻을 수 있는 방법이다. 전자현미경을 사용하게 됨으로써 모든 세포소기관(cell organelles)의 형태가 규명되었고, 세포의 특색(분화의 방향과 정도)을 훨씬 분명하게 관찰할 수 있게 되었다.

투과전자현미경 검사는 정상 조직의 세포 구조와 기능을 이해하고 해석하는 데 중추적인 역할을 담당하고 있다. 뿐만 아니라 초미세구조의 관찰은 감염성 미생물의 동정을 비롯하여 질병 진행이나 종양세포 분화에서 나타나는 다양한 구조의 확인에도 이용된다.

II. 투과전자현미경 검사

1. 원리

투과전자현미경(transmission electron microscope, TEM)은 광학현미경과 달리 광선 대신에 전자선을 이용하기 때문에 유리렌즈 대신에 철과 코일로 만든 전자렌즈를 사용한다(그림 19-1).

전자선이 고진공 상태에서 초미세절편(ultrathin section)에 조사되면 전자선이 흡수, 산란, 투과되어 형광판에 맺힌 상을 관찰하는 방법이다. 이 경우 초미세절편은 염료가 아닌 중금속을 침투시켜 흑백의 대조를 높여주어야 한다.

2. 투과전자현미경 검체의 표본제작 순서

전자현미경은 분해능이 높기 때문에 아주 미세한 변화까지도 표현되므로 광학현미경 검체의 표본제작에 비해 더욱 세심한 주의가 필요하며, 표본제작 과정에서 인공산물의 발생을 최대한 억제하여야 한다.

채취된 검체를 이용하여 전자현미경으로 관찰하기 위해서는 다음과 같은 표본제작 과정을 수행한다(그림 19-2).

3. 검체 채취 및 세절

전자현미경용 검체는 채취 후 신속히 처리하여 인공산물 없이 세포구조가 완전하게 보존된 좋은 검체여야 한다. 이를 위해서 검체는 채취 후 고정까지 시간을 가능한 1~2분 이내로 단축하는 것이 바람직하다.

또 고정액은 얼음으로 채운 페트리접시 내에 냉각하여 두고 고정액을 검체 위에 떨어뜨려가면서 건조

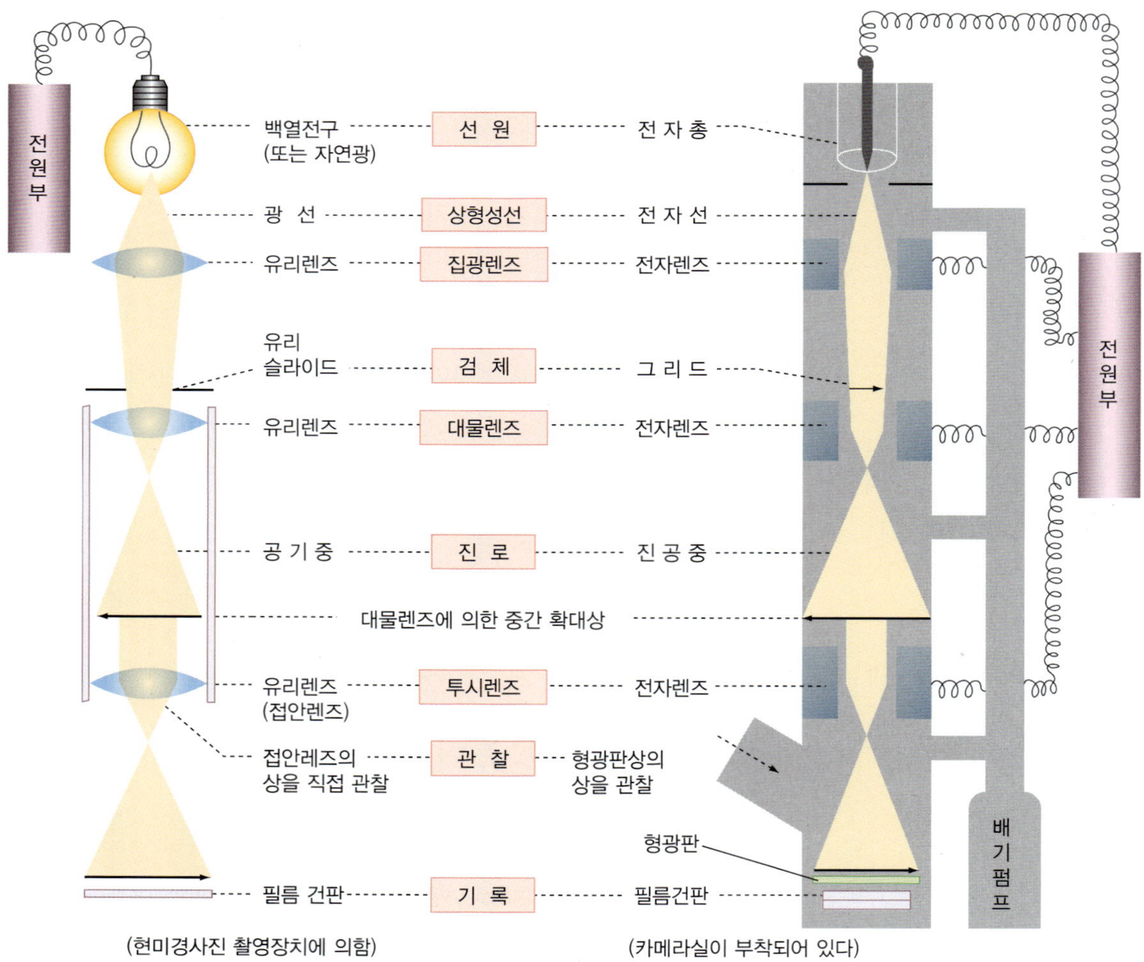

그림 19-1. 광학현미경(왼쪽)과 전자현미경(오른쪽)의 비교 모식도

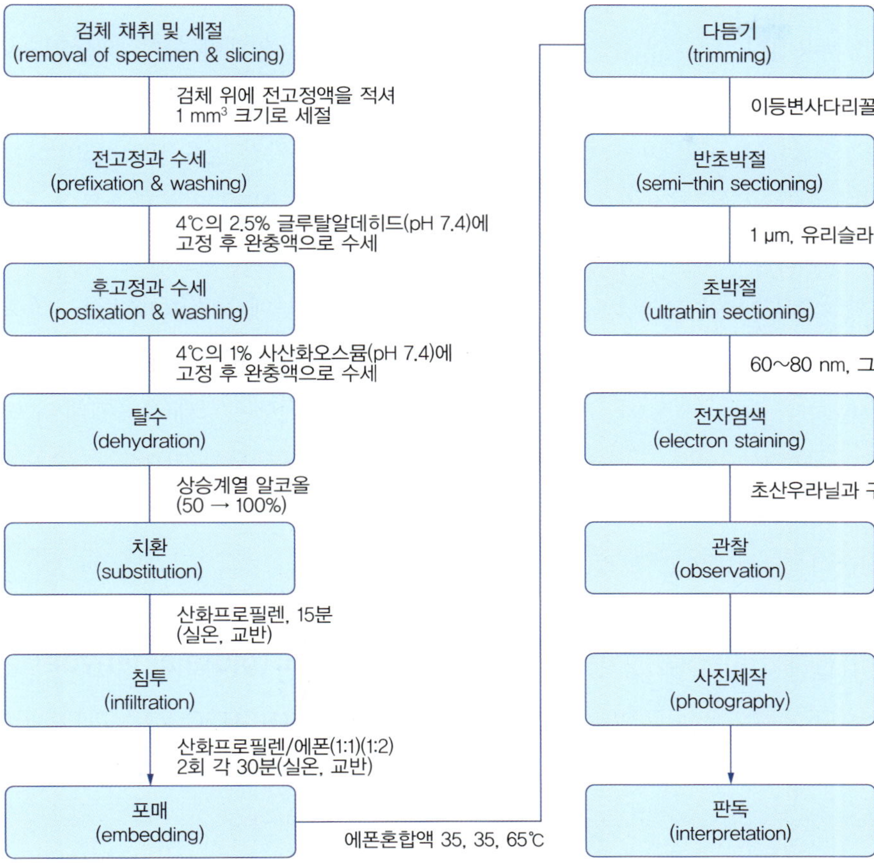

그림 19-2. 투과전자현미경 표본제작 과정 흐름도

를 방지한다. 세절용으로 2개의 면도날을 준비하여 아세톤으로 충분히 탈지한 다음 필요 이상의 힘이 조직에 가해지지 않도록 고무판이나 파라핀판 위에서 각각 반대방향으로 잡아당기면서 1 mm³ 이하로 작게 세절한다. 조직에 따라서는 관류(perfusion) 또는 담금(immersion) 고정한 후 세절하기도 한다(그림 19-3).

4. 고정

일반적으로 투과전자현미경에 사용되는 고정액은 완충액에 고정제가 포함되어 있으며, 필요할 경우 삼투압과 이온조성을 조절하기 위한 여러 첨가제가 추가되기도 한다. 이밖에 고정에 영향을 미치는 다른 요소로는 고정액의 농도, 온도 및 고정시간이 포함된다. 표준 고정과정은 1차고정(또는 전고정)으로 알데히드(보통 glutaraldehyde)를 사용하여 단백질을 안정화시킨 후

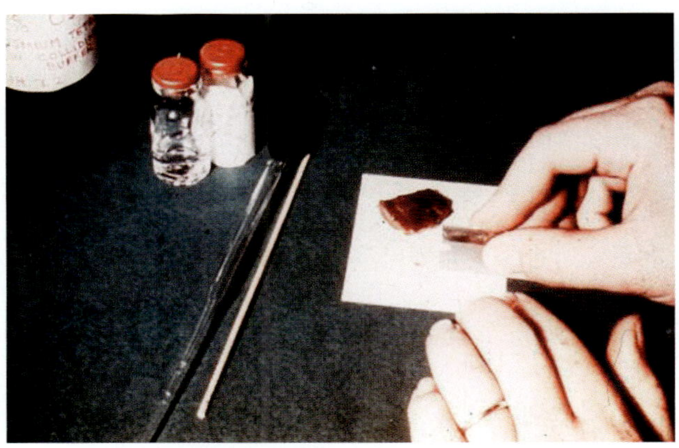

그림 19-3. 전자현미경 검사용 검체 세절과정

지질을 보존하기 위해 2차고정(또는 후고정)으로 사산화오스뮴(osmium tetroxide)을 사용한다.

1) 고정액의 농도

글루탈알데히드는 상품화되어 있는 25% 저장액으로 1.5%와 4% 사이의 농도를 사용하는데 일반적으로 2.5% 용액이 사용되고 있다. 사산화오스뮴은 보통 1% 또는 2% 농도 용액을 사용한다.

2) 온도

대부분의 실험실에서 1차 고정액(glutaraldehyde)은 4℃ 냉장고 온도에서 고정한다. 그러나 4℃ 고정온도가 필수적인 것은 아니다. 실온에서 고정하면 침투율(특히 알데히드 고정액)이 빨라지므로 자가융해의 위험성은 있지만 고정시간은 단축된다. 2차 고정액(osmium tetroxide)은 일반적으로 실온에서 고정한다.

3) 고정시간

적정 고정시간은 조직의 종류, 검체 크기, 고정액의 종류 및 사용한 완충액 등 여러 요소들에 따라 달라진다. 대부분의 경우 0.5~1.0 mm^3 크기의 조직은 2.5% 글루탈알데히드 고정액에 2~6시간 고정하면 충분하다. 1% 사산화오스뮴에 의한 2차 고정은 보통 60~90분 정도가 효과적이다. 그러나 1% 사산화오스뮴을 1차 고정액으로 사용할 경우에는 더 긴 고정시간이 필요하다. 마이크로파 고정법(microwave irradiation)을 이용하면 알데히드 고정액에서 5~20초로 고정시간을 촉진시킬 수 있다. 이 고정법을 이용한 후에는 검체를 완충액에 보관하거나 즉시 조직 침투과정을 진행시킨다.

4) 완충액

고정액은 정상적으로 pH 7.2~7.6 범위의 완충액을 사용한다. 이상적인 완충액의 삼투압과 이온 조성은 고정할 조직의 조건과 동일해야 한다. 일반적으로 이 기준이 주요 요구 조건은 아니지만 필요할 경우는 혈장의 삼투압과 동등하거나 약간 높은 300~330 mOsm 정도가 적당하다. 포도당, 설탕 또는 덱스트란(dextran)과 같은 비이온 분자 성분들은 완충액의 이온 조성에는 영향을 미치지 않기 때문에 장력(tonicity)을 조절하는데 사용하고 있다. 이밖에 특히 칼슘이나 마그네슘과 같은 염을 추가하는데 조직 보존 상태(추측컨대 세포막 안정제)를 향상시키는 효과가 있는 것으로 추정하고 있다.

5. 고정액

1) 글루탈알데히드(glutalaldehyde)

글루탈알데히드[$CHO(CH_2)CHO$]는 TEM에 가장 널리 사용되고 있는 1차 고정액이지만 그 고정 반응에 대해서는 잘 알려져 있지 않다.

글루탈알데히드의 가장 중요한 반응은 단백질을 안정화시키는 기능이며 이 기능은 리신(lysine)의 아미노기나 다른 아미노산의 피리딘 중간체 형성과정을 포함하는 교차결합 기전을 거쳐 일어나는 것으로 생각하고 있다. 유리 아미노기(free amino group)를 포함하지 않은 지질이나 대부분의 인지질은 고정되지 않으므로 2차 고정을 하지 않으면 이 물질들은 그 후 수지 침투과정에서 조직으로부터 추출된다.

2) 포름알데히드(formaldehyde)

상업적으로 판매되고 있는 포름알데히드 용액(포르말린)은 정성적으로 일정량의 포름산(formic acid)과 상당량의 메탄올(methanol)을 포함하고 있다. 이 때문에 세포 고정 상태가 불량하여 TEM을 위한 고정액으로 사용하지 말아야 한다.

반면 파라포름알데히드(paraformaldehyde) 분말로부터 신선하게 제조한 포름알데히드는 불순물이 없고, 또한 글루탈알데히드에 비해 침투력이 훨씬 빠르기 때문에 TEM을 위한 고정액으로 적합하다. 파라포름알데히드는 고정과정에서 항원결정기(epitope)의 변형이 적고 필요하면 항원부활도 쉽기 때문에 면역전자현미경 검사(immunoelectron microscopy)에서 사용을 권장하고 있다.

3) 사산화오스뮴(osmium tetroxide)

전자현미경 고정에서 사산화오스뮴은 기본적으로 지질 보존을 위해 사용되고 있다.

1차 고정액으로도 사용할 수 있으나 침투율이 극히 느려 자가융해가 발생할 수 있어서, 항상 알데히드 1차 고정 후에 2차 고정액(후고정)으로 사용되고 있다. 또한 사산화오스뮴의 침투율은 안정화된 조직에서 더 빨라지므로 대부분의 검체는 60~90분간 담수고정하면 충분하다.

사산화오스뮴은 보통 결정으로 유리 앰플에 담겨 밀봉된 상태로 공급된다. 사산화오스뮴 증기는 자극적인 냄새가 나고 독성이 매우 강하므로 시약을 제조할 때는 극히 조심해서 다뤄야 한다. 사산화오스뮴은 반드시 글로브와 보안경을 착용하고 흄후드 내에서만 취급해야 한다.

알데히드 용액에 1차 고정된 검체는 사산화오스뮴으로 2차 고정하기 전에 알데히드와 사산화오스뮴이 서로 반응할 때 오스뮴의 환원에 의한 침전을 막기 위해 완충액으로 충분히 수세해 주어야 한다. 사산화오스뮴은 수용액으로 제조할 수 있지만 1차 고정액 제조에 사용한 동일한 완충액으로도 만들 수 있다. 사산화오스뮴 고정은 단백질 구조를 변형시켜 항원결정기의 반응성을 없앨 수 있기 때문에 면역전자금 검사(electron immunogold labeling study)를 시행할 경우에는 사용하지 말아야 한다.

4) 완충액 수세와 염색

글루탈알데히드 1차 고정 후 몇 가지 처리를 해주기도 한다. 남겨두어야 할 조직은 완충액으로 가볍게 수세한 다음 신선한 완충액에 보관한다. 즉시 수지 침투에 들어갈 조직은 완충액으로 수세한 후, 사산화오스뮴에 2차 고정하고 과다한 오스뮴을 제거하기 위해 다시 완충액으로 수세한다. 이 시점에서 선택 단계는 조직을 2차 고정 후에 2% 초산우라닐(uranyl acetate) 용액에 담가두는 것이다. 그러나 초산우라닐은 글리코겐을 추출하는 기능이 있다는 것도 알아야 한다.

5) 탈수와 치환

고정이 끝난 검체는 완충액으로 수세한 후 조직 내에 침투되어 있는 수분과 고정제를 탈수제로 치환하여 제거한다. 탈수제(예 : 에탄올, 아세톤)는 조직변화를 방지하기 위해 저농도에서 고농도로 이동한다. 탈수가 불충분하면 포매수지(embedding resin)의 중합이 불안정하기 때문에 박절하기 어려워지고 인공산물도 발생하기 쉽기 때문에 주의한다. 탈수제는 고정제를 환원하기 때문에 전자현미경상의 대조를 높이지만 불충분할 때는 흑색으로 착색되고 지나칠 경우에는 대조가 나빠진다. 탈수 후에는 수지포매를 위해 산화프로필렌(propylene oxide)으로 치환한다.

치환과정은 무수에탄올-산화프로필렌 동량혼합액, 15분 → 산화프로필렌 I, 10분 → 산화프로필렌 II, 10분 순서로 진행한다(표 19-2).

이 과정은 EM 자동침투기(EM automatic tissue processor)를 이용하면 정확히 프로그래밍하여 자동으로 진행할 수 있어서 탈수, 치환 과정에서 발생할 수 있는 인공산물을 최소화하는 데 매우 효과적이다(그림 19-4).

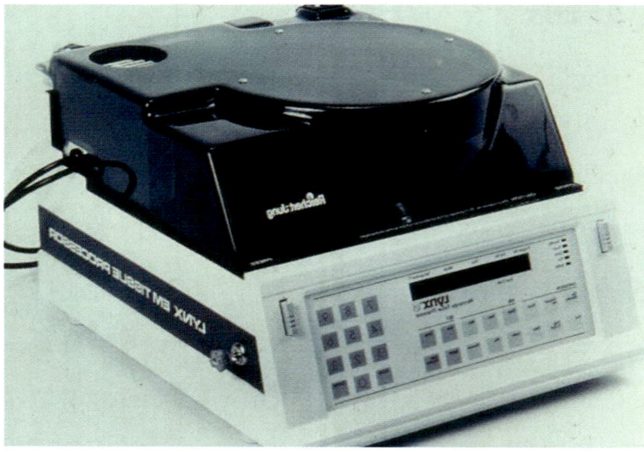

그림 19-4. 전자현미경 표본제작용 자동침투기

6. 포매와 중합

포매제는 비수용성의 에폭시수지(epoxy resin), 폴리스틸렌수지(polystylene resin), 스틸렌수지(stylene resin)가 있으나, 주로 에폭시수지가 사용된다. 이 수지는 중합 후 수축이 적고 기포가 생기지 않으며 경화가 일정하게 진행되어 전자선에 대해 강한 것이 특징이다.

에폰 812(Epon 812)를 이용하는 경우에는 경화제(hardner)로 DDSA (dodecenyl succinic anhydride)와 MNA (methyl nadic anhydride), 가속제(accelerator)로 DMP-30[2,4,6-tri (dimethyl aminomethyl) phenol]을 첨가한다. 이 방법은 러프트(Luft) 방법이 주로 사용된다. A와 B액의 비율과 필요량을 결정한 후 정확히 계량하여 각각 비커에 넣고 약 5분간 교반기에서 잘 혼합한다(표 19-1). 이렇게 조제한 A와 B액을 각각 습기가 들어가지 않도록 잘 밀봉하여 냉장고에 보관하였다 사용한다. 사용할 때에는 B액에 A액을 넣어 교반기에서 10~20분간 혼합한 다음 DMP-30을 첨가하여 5분간 혼합한다(그림 19-5). 마지막으로 진공 펌프(vacuum pump)를 이용하여 기포를 제거하여 포매제로 사용한다.

1) 포매

치환이 끝난 조직은 산화프로필렌 + 에폰혼합액(1:1) → 산화프로필렌 + 에폰혼합액(1:2) → 에폰혼합액에 침투시킨 후, 검체병을 여과지 위에 부어 조직에 묻어 있는 에폰을 제거한 다음, 젤라틴캡슐(gelatin capsule), 빔캡슐(beem capsule), 실리콘포매판(silicon embedding mold)을 이용하여 포매한다(그림 19-6).

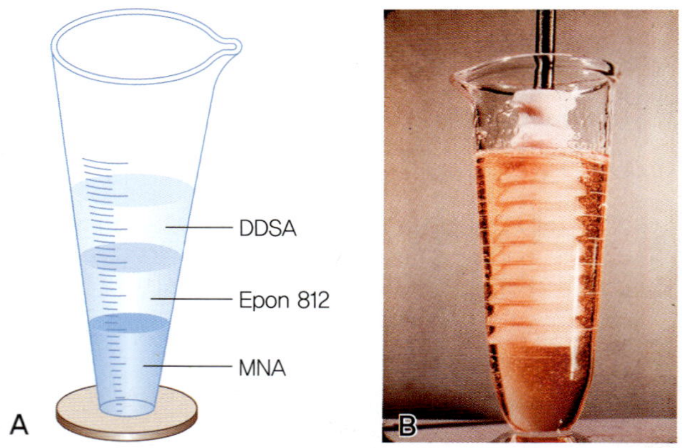

그림 19-5. 에폰 혼합액의 제조 순서. A. 메스실린더에 액을 비중이 큰 것부터 차례로 넣음. B. 플라스틱 봉으로 기포가 생기지 않도록 교반하면서 혼합함

표 19-1. 러프트(Luft)법에 의한 에폰 혼합액의 조성

성분	A액(연함)	B액(경함)	경도의 조절	
에폭시수지(mL) 경화제(mL)	epon812(62) DDSA(100)	epon812(100) MNA(89)	A : 7 6 5 4 3 B : 3 4 5 6 7	
가속제	사용할 때 A액 + B액 혼합액에 DMP-30을 1.5~2.0%의 비율로 첨가한다.		연함 ←	→ 경함

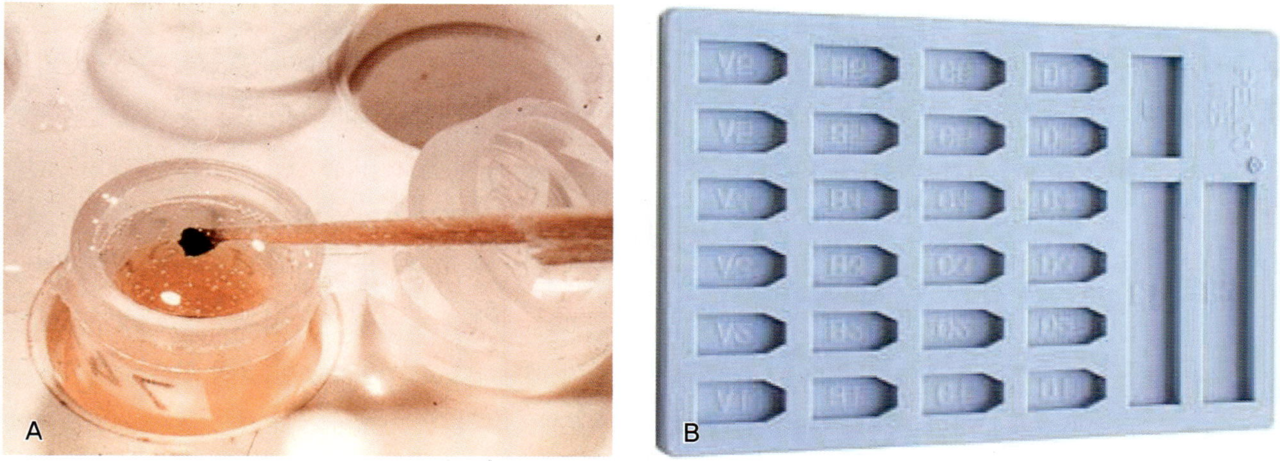

그림 19-6. **수지포매틀**. A. 빔캡슐(beam capsule) B. 실리콘캡슐(silicon capsule)

2) 중합

포매가 완료된 캡슐은 번호표지(numbering label)를 심은 후 중합오븐(polymerization oven)에 넣어 가열하여 중합시킨다(그림 19-7A). 중합을 위해 방향성이 필요한 조직은 평판포매판(flat embedding mold)을 이용하면 편리하다(그림 19-7B). 에폰블록(epon block)은 건조기에 넣어 보관한다.

액체 상태의 에폰은 중합에 의해 단량체 상태에서 2량체, 3량체를 거쳐 거대분자의 중합체가 되는데, 이 과정에서 온도와 촉매의 양에 따라 다양한 분자의 연결구조가 만들어진다. 이 경우 단순히 실모양의 분자가 흩어져 모인 형으로 중합되면서 수지의 경도가 증가한다. 일반적으로 저온에서는 중합시간이 길지만 긴 분자와 동시에 짧은 분자가 혼합하여 탄력성을 갖게 된다. 이에 반해 고온에서는 중합시간이 짧아지면서 짧은 사슬이 증가하게 된다. 캡슐 내에 들어 있는 조직은 고온에 오래 두면 중합되면서 기포가 나타나기 쉽다. 공기 중의 산소는 소량의 경우 중합의 가속제로 작용하지만 많을 때에는 오히려 억제제로 작용하여 많은 공기에 노출되어 있을 때에는 잘 굳지 않는다. 따라서 캡슐의 마

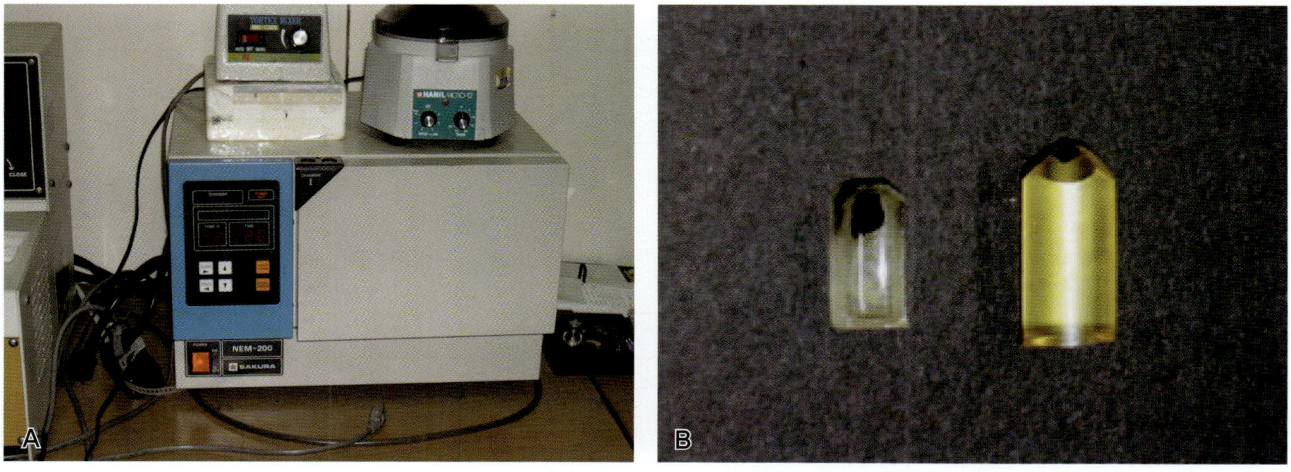

그림 19-7. **에폰포매**. A. 중합오븐 B. 에폰블록(왼쪽 : 평판포매블록, 오른쪽 : 일반포매블록)

개를 할 때는 가능한 공기가 들어가지 않게 밀폐하도록 한다. 캡슐 내에 생긴 기포는 반중합 상태에서 감압하거나 원침하면 없앨 수 있지만 조직편 주위에 생기지 않으면 박절 시 큰 문제가 되지 않는다(표 19-2).

7. 박절

포매와 중합이 끝난 조직은 전자현미경 관찰을 위해 50~60 nm 두께의 초미세 절편을 제작해야 하는데 다음과 같은 기구들이 필요하다.

1) 기구의 준비

(1) 유리칼의 제작

시판되는 5~6 mm 두께의 두꺼운 판유리를 구하여 세제로 깨끗이 씻어 지방을 제거하여 잘 말려두었다 사용한다. 유리커터(glass cutter)를 사용하여 우선 한 변이 8~12 cm인 정방형의 유리판을 제작한다. 이 유리판의 네 변의 중앙 변연 가까이에 수직으로 약 2 cm 정도의 선을 긋는다. 이 유리판 뒷면에서 나무망치로 가볍게 두드려 홈이 생긴 곳까지 금이 가도록 하여 가는 철사를 준비하고 그 위에 유리판을 눌러 4~6 cm^2의 정방형 유리판을 만든다(그림 19-8A, B, C). 이렇게 만든 각각의 유리판에 유리커터를 사용하여 45°의 각도로 선을 긋고 앞의 요령으로 가는 철사를 위에 눌러서 두 개로 쪼개면 정삼각형에 가까운 유리판을 얻을 수 있다(그림 19-8D). 사용할 칼은 흰색 부분으로 ∠α의 정점이 칼날에 해당한다(그림 19-8E). 변 β의 면은 요철이 없는 거울과 같은 평면인 것이 좋고 또 ∠α의 정점은 정방형의 각에서 약 1 mm 이하의 거리를 유지해야만 한다(그림 19-8E). 유리칼은 시판되고 있는 칼제작기(knife maker)를 이용하면 손쉽게 간단히 제작할 수 있다(그림 19-8, 9).

생산된 유리칼은 보통 칼날 부분의 중앙이 약간 패인 활모양의 선으로 되어 있으나, 이 커브가 급하여 한 쪽이 특히 돌출되어 금이 너무 심하게 쪼개져 예리한 부분이 조금밖에 없는 것이 많다(그림 19-10). 또 평탄한 날면으로 보이면서도 날의 중앙에 금이 갈라져 들어가 있는 것도 사용할 수 없다(그림 19-10C). 칼날은 날면

표 19-2. 1 mm^3 크기의 고형조직을 위한 전자현미경 검사의 표준 침투과정

1차 고정	2.5% 글루탈알데히드 (0.1 M 인산완충액에 용해)	2~24시간(실온 또는 4℃)
수세	0.1 M phosphate buffer	2 × 10분(회전기 위에서)
수세	증류수	2 × 10분
EM block 염색(선택 사양)	2% 초산우라닐 수용액	20분
탈수	70% 에탄올 90% 에탄올 95% 에탄올 100% 에탄올 무수 에탄올	10분(회전기 위에서)* 10분(회전기 위에서) 10분(회전기 위에서) 15분(회전기 위에서) 2 × 20분(회전기 위에서)
치환	산화프로필렌	2 × 15분(회전기 위에서)
침투	50:50 치환제 : 수지 25:75 치환제 : 수지 수지만	1시간 1시간 1~24시간(진공에서 기포 제거)
포매	포매 캡슐에 신선한 수지 채움	12~24시간(60~70℃)

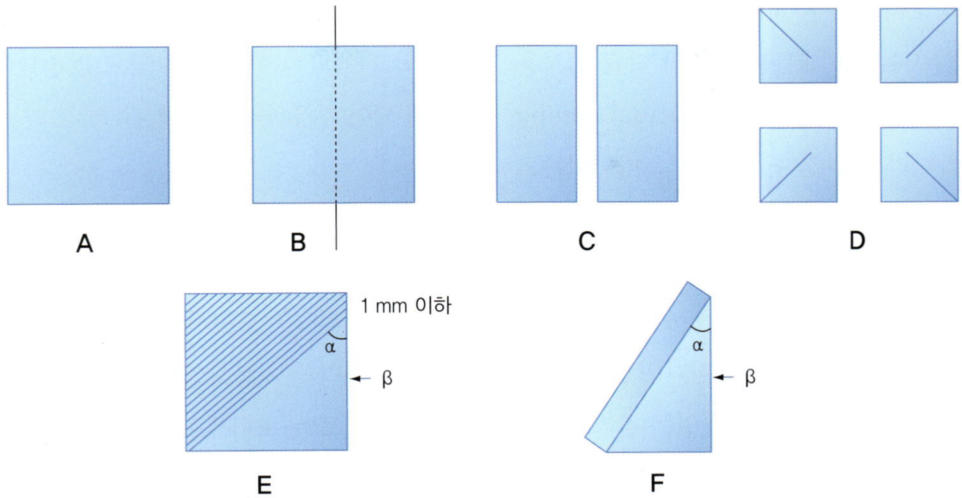

그림 19-8. 수기에 의한 유리칼 제작방법

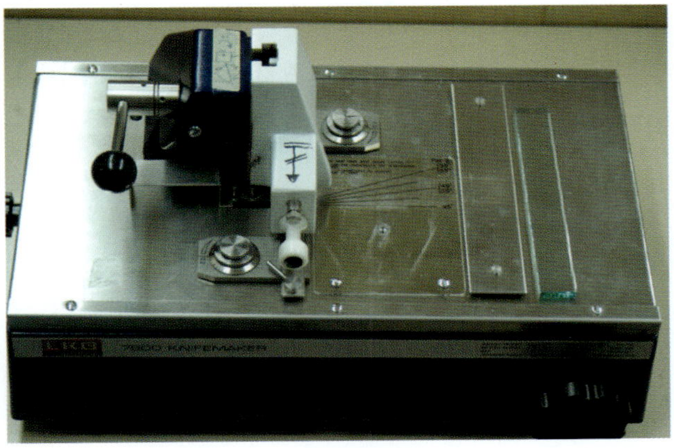

그림 19-9. 유리칼제작기

가운데가 수평을 이룬 것이 사용할 수 있는 부분이 많기 때문에 좋다. 칼날의 각도는 45° 정도가 좋고 정중앙 양질의 유리칼이 생산되면 박절된 절편이 칼날에 붙지 않도록 물받이(trough)를 만들어준다. 물받이는 시중에서 판매되는 플라스틱 제품이나 비닐테이프를 구입하여 액이 흘러나오지 않도록 파라핀이나 치과용 왁스(dental wax)를 사용하여 붙인다(그림 19-10B). 완성된 유리칼은 먼지가 들어가지 않도록 적당한 보관함에 넣어 두었다 사용한다.

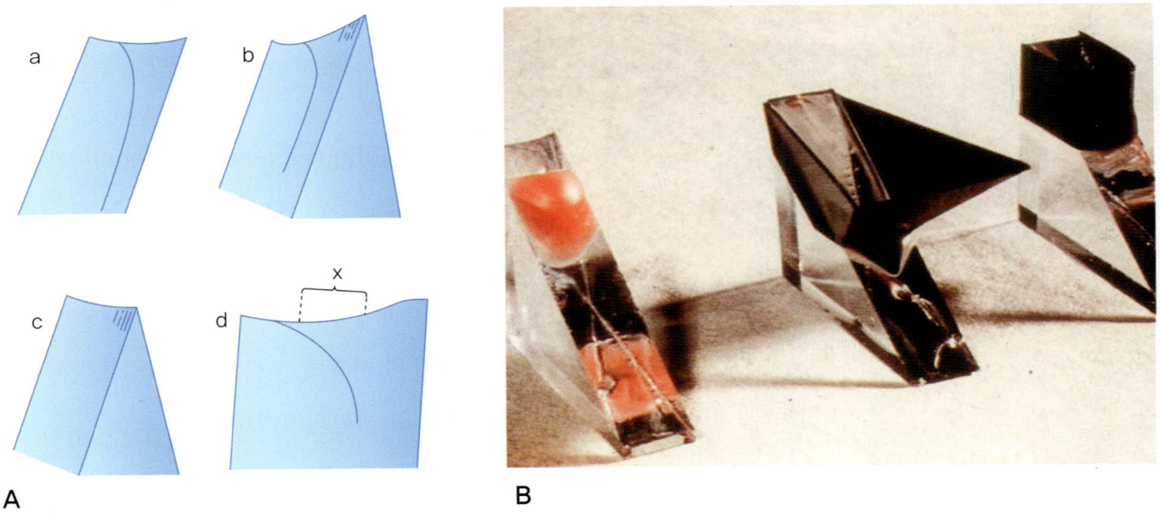

그림 19-10. 유리칼날. A. 제작 후 여러 모양으로 잘려진 칼날 B. 물받이 제작

(2) 다이아몬드 칼(diamond knife)

다이아몬드 칼은 수지나 대부분 검체의 박절에 사용할 수 있다. 칼의 가격은 실제 박절면(actual cutting edge)의 길이에 따라 달라진다. 시판되는 다이아몬드 칼은 금속블록에 이미 끼워진 상태로 공급되고 있어 초미세절편기의 칼고정대(knife holder)에 직접 장착할 수 있다. 다이아몬드 칼은 취약하기는 하나 매우 견고하기 때문에 깨끗하고 주의깊게 취급한다면 한참 동안 박절할 수 있다. 박절면은 상품화되어 있는 폴리스티렌 청소 띠(polystyrene cleaning strip)를 사용하여 조심스럽게 청소할 수 있다. 다이아몬드 칼은 초미세 절편에만 사용해야 하며 물받이 없는 '건조' 상태에서 사용하지 말아야 한다. 칼의 각도는 40~60°로(약 54° 정도가 좋다) 길이가 다른 여러 제품이 시판되고 있다(그림 19-11).

(3) 물받이 액(trough fluid)

일반적으로 사용하기에는 일차 증류수 또는 탈이온 증류수가 가장 적당하다. 다이아몬드 칼 대신 유리칼을 사용하는 경우에는 10~15% 에탄올이나 아세톤이 사용되기도 한다. 물은 물받이에 정확한 높이로 채우는 것이 중요하다. 만일 액의 높이가 너무 높으면 액이 박절면 위로 넘쳐 칼 등으로 흘러내리면 박절하는데 방해가 되고 액의 높이가 너무 낮으면 절편이 박절면에 쌓이게 되어 부유하지 못하게 된다.

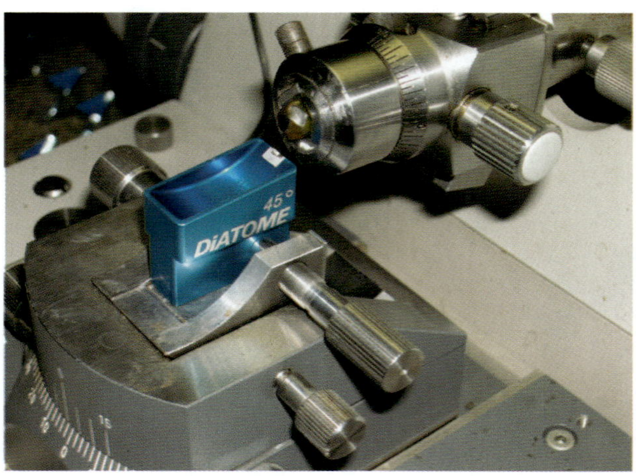

그림 19-11. 초미세절편기에 다이아몬드칼과 블록의 장착

(4) 블록 다듬기(block trimming)

일단 중합된 수지블록은 박절을 위해 과다한 수지를 제거하여 조직을 노출시켜야 한다. 수지블록은 사각형 또는 사다리꼴 지붕모양으로 다듬어 준다. 블록 다듬기는 수기 또는 초미세절편기를 사용하여 시행한다. 가장 단순한 방법은 수지블록을 해부현미경하에서 적당한 전용 마름대(삭정기, trimmer)에 끼워 조인 다음 손으로 면도날을 사용하여 과다한 수지를 제거하는 방법이다(그림 19-12). 이 방법은 아주 빠르긴 하지만 상당한 주의가 필요하다. 초미세절편기를 사용할 경우는 유리칼로 기계적 다듬기를 시행한다.

(5) 블록과 칼의 고정

블록을 초미세절편기의 검체재물대에 앞면이 3~5 mm 정도 나오도록 고정한다. 조직면의 한 변이 칼날에 평행하게 되도록 조정한 후 칼을 단단히 고정한다. 틈의 각(clearance angle)은 5° 전후가 적당하다(그림 19-13). 다음 모세관 피펫을 사용하여 물받이(trough) 내에 증류수를 주입하여 수면이 절편과 평행하도록 채운다.

(6) 반초미세절편(semi-thin sections)

반초미세절편은 초미세절편(thin sectioning)을 얻기 위해 특수 구조나 관찰 부위를 선별하기 위한 목적으로 시행하는 절편제작과정이다. 반초미세절편 제작에는 보통 유리칼을 사용하는데, 현재는 반초미세절편용 다이아몬드 칼도 시판되고 있다.

흔히 반초미세절편은 0.5~1.0 μm 두께로 박절한다. 절편은 '건조' 상태로 박절하여 핀셋으로 떼어내거나 칼

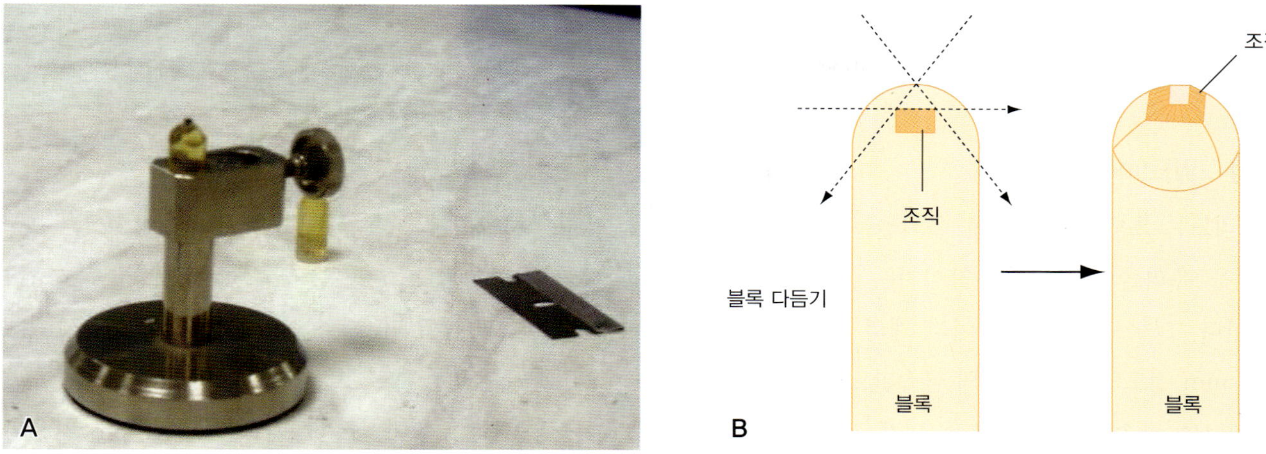

그림 19-12. **블록 다듬기.** A. 마름기(삭정기). B. 이등변사다리꼴 형태로 다듬어준다.

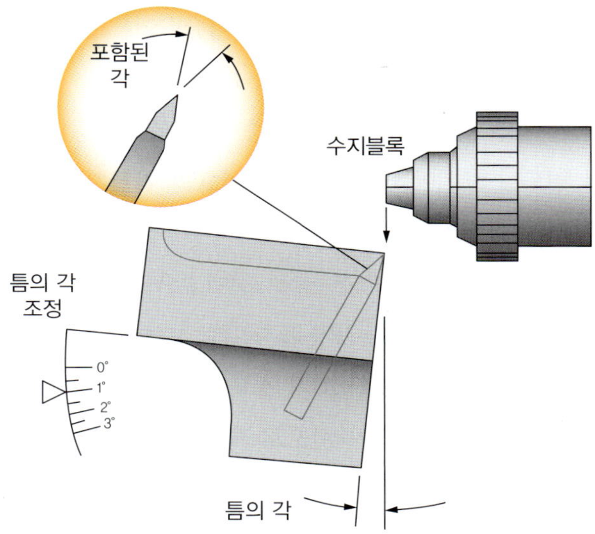

그림 19-13. **초미세절편기에 블록과 칼의 장착**

에 부착되어 있는 물받이로 직접 띄우는 방법을 사용하여 제작한다. 박절된 절편은 현미경용 유리슬라이드 위에 물 한 방울 떨어뜨리고 그 위에 띄운 후 70~80℃의 가열판(hot plate)에서 건조시킨다. 반초미세절편은 위상차현미경으로 관찰하거나 보락스(borax)가 첨가된 톨루이딘블루(toluidine blue) 용액으로 염색하여 광학현미경으로 관찰할 수 있다. 톨루이딘블루 외에 메틸렌 블루(methylene blue), azure B 및 크리스탈바이올렛(crystal violet)과 같은 여러 염기성 염료도 염색에 사용할 수 있으며, 이 염료들은 사용 시 고알칼리성 용액 상태로 만들어 열을 가해주면 수지에 침투하는 속도를 촉진시킬 수 있다(그림 19-14).

(7) 초미세절편기(ultramicrotome)

파라핀포매용 회전형 절편기와 같은 모양으로 칼을 고정하여 정밀한 검체 전진장치에 의해 수지블록을 앞쪽으로 전진시키는 구조로 되어 있다. 검체 전진장치는 기계식과 열팽창식의 두 종류가 있으며 작동방식은 수동식 및 전동과 수동 겸용식이 있다. 이 외에 박절 상태를 보기 위한 해부현미경이 설치되어 있다.

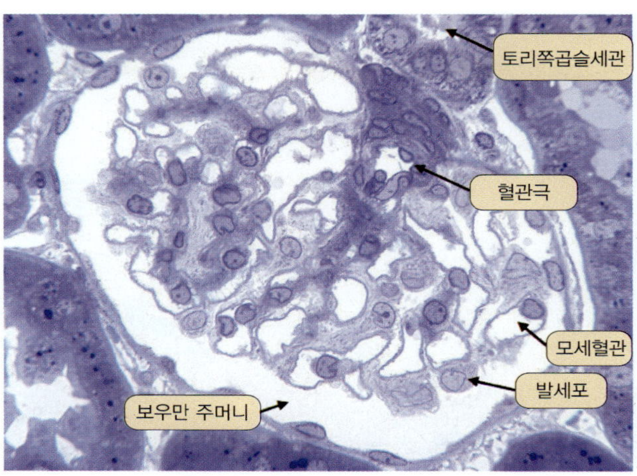

그림 19-14. **톨루이딘블루(toluidine blue)염색 사진**

초미세절편기는 진동이 없고 먼지나 공기의 이동이 적은 항온, 항습이 잘 되는 장소에 설치한다.

(8) 그리드(mesh grid)

그리드는 초박절된 절편을 올려놓는 것으로 파라핀 절편을 유리슬라이드에 부착시키는 것과 같은 역할을 한다. 그물모양으로 된 여러 개의 작은 구멍이 있는 3 mm 정도의 얇은 원형의 금속판으로 되어 있다(그림 19-15). 금속판은 흔히 구리, 닉켈, 금이 사용되지만 은, 파라듐(palladium), 몰리브데늄(molybdenum), 알루미늄, 티타늄, 스테인레스 스틸, 나일론-카본(nylon-carbon) 등도 사용되고 있다. 여러 종류의 패턴과 크기의 그리드가 사용되고 있지만 그중에서 200개의 사각형 그물모양의 그리드를 가장 흔히 사용하고 있다. 그리드는 보통 직접 초미세절편을 올려 놓고 관찰하지만, 세균, 바이러스, 혈액세포 등과 같은 특수한 검체의 경우에는 포름바(formvar), 콜로디온(collodion) 등의 지지막(supporting membrane)을 만들어서 그 위(광택면)에 초미세절편을 올려놓고 관찰한다. 지지막의 제작에는 건식과 습식의 두 가지 방법이 있으나 일반적으로 습식법을 이용하여 2~3%의 콜로디온액을 만들어 그리드에 씌운다. 지지막이 약해 전자선에 의해 구멍이 뚫릴 때는 이 지지막 위에 카본을 증착(carbon shadowing)하여 사용하기도 한다.

2) 지지막 만들기

(1) 포름바 막

포름바(form var)는 폴리비닐 포멀(polyvinyl formal)의 상품명으로 이염화에틸렌(ethylene dichloride) 또는 클로로포름에 0.2~0.5% 비율로 녹여 사용한다. 포름바 막은 콜로디온 막에 비해 강하여 전자선에 파괴되지 않는 장점은 있으나 용액 상태로 보존이 어렵고 제작 방법도 다소 어려운 것이 단점이다.

제작법은 0.2~0.5% 용액에 유리슬라이드를 약 2/3까지 적신 다음 유리슬라이드를 수직으로 세워 액에서 꺼낸 다음(그림 19-16A), 공기 중에 잘 건조시킨 후 안전 면도날을 사용하여 유리슬라이드의 가장자리를 따라 막을 떼어 낸다(그림 19-16B). 그 다음 유리슬라이드 가장자리부터 서서히 물속으로 집어넣으면 유리슬라이드 윗면의 막만 수면 위에 뜬다(그림 19-16C). 이어 그리드를 이 막 위에 10~20개 정도 간격을 띄어 올려놓는다(그림 19-16D). 마지막으로 새 유리슬라이드를 막의 밑면에 넣어 끌어올려 여과지로 그리드 주변의 물을 흡수시켜 건조한다.

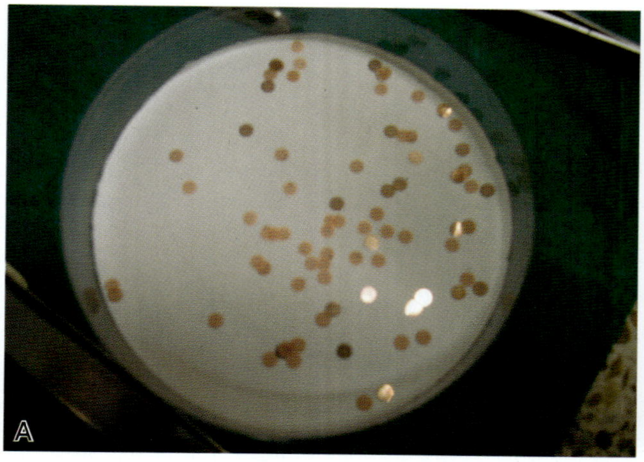

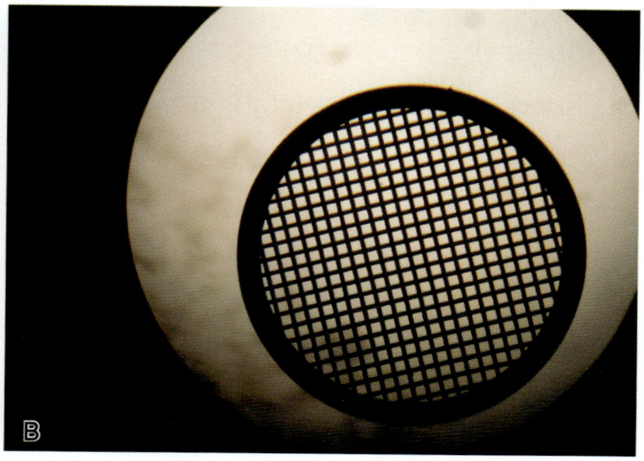

그림 19-15. 그리드. A. 페트리접시에 들어 있는 그리드들 B. 확대상. 그물망(mesh)의 수에 따라 다양한 종류가 판매되고 있음

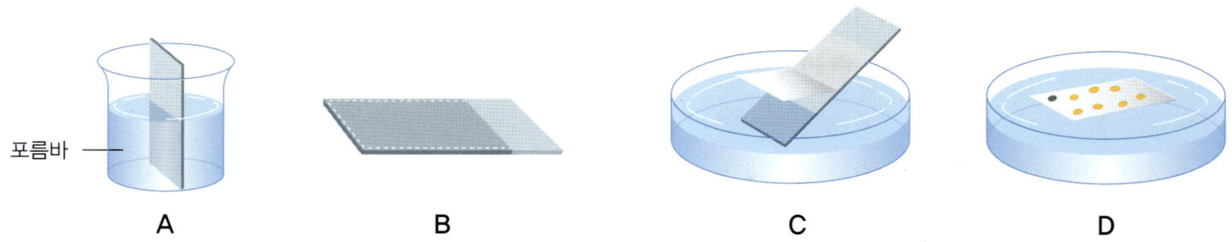

그림 19-16. 포름바(Form var) 막 만들기

(2) 셀로이딘 막

보통 콜로디온(collodion)이나 니트로셀룰로스(nitrocellulose)가 사용된다. 니트로셀룰로스는 이소아밀초산염(isoamyl acetate)에 1~2% 농도로 녹여 사용한다. 포매용 셀로이딘을 사용할 때는 개봉 후 즉시 1 mm^{3}으로 세절하여 충분히 건조시킨 다음 이소아밀초산염에 녹인다. 질이 좋지 않거나 건조가 불충분한 셀로이딘으로 제작한 지지막은 파손되기 쉽다.

용기 내에 증류수를 채운 후 유리슬라이드를 가라앉히고 물 속에서 그 위에 그리드를 배열한다(그림 19-17). 이때 그리드를 가볍게 70% 알코올에 통과시켜 두면 빨리 가라앉는다. 그 후 이소아밀초산염으로 희석한 셀로이딘액을 수면 위에 떨어뜨린다. 떨어진 용액은 수면 위에 확산되고 이어 곧 증발한다. 수면 위에 생성된 막이 건조되면 유리슬라이드를 들어올리거나 용기의 밑바닥에서 물을 빼내어 그리드에 막을 씌운다.

수온이 낮을수록 셀로이딘은 넓게 확산되며 막이 얇게 형성된다. 수면에 생성된 막은 실내에서 방치하여도 건조되지만 90℃ 이하의 항온건조기 속에 넣어 건조시켜도 좋다.

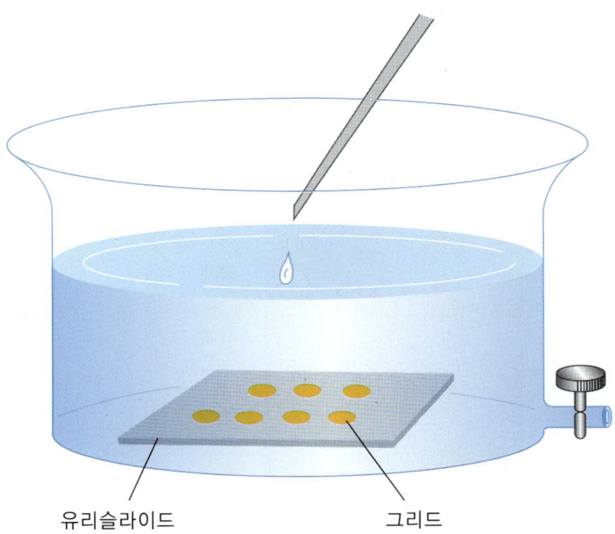

그림 19-17. 셀로이딘 막 만들기

(3) 카본 증착(carbon shadowing)

포름바 막이나 셀로이딘 막을 지지막으로 사용하는 경우라도 전자선에 의해 구멍이 뚫리는 수가 있다. 이런 이유 때문에 카본을 100~200 Å 정도의 두께로 증착시켜 막을 보강하는 방법도 사용되고 있다. 카본의 증착막은 물리적·화학적 충격에 저항성이 강하고 열에 대해서도 안정하며 비결정질이기 때문에 전자선의 산란도 적게 일어난다. 300 Å 정도의 막으로 지지막을 보강하여도 전자선의 투과를 방해하지 않는다. 카본증착은 깎아낸 두 자루의 탄소봉 사이에 전기를 통하여 끝이 가는 부분을 국소적으로 가열하는 것이다(그림 19-18A 또는 19-18B). 특히 탄소봉의 선단을 한쪽은 뾰쪽하게 다른 한쪽은 평평하게 하여 접촉시키는 방법은 전기를 통하는 도중에 접촉점이 분리되지 않도록 한쪽 탄

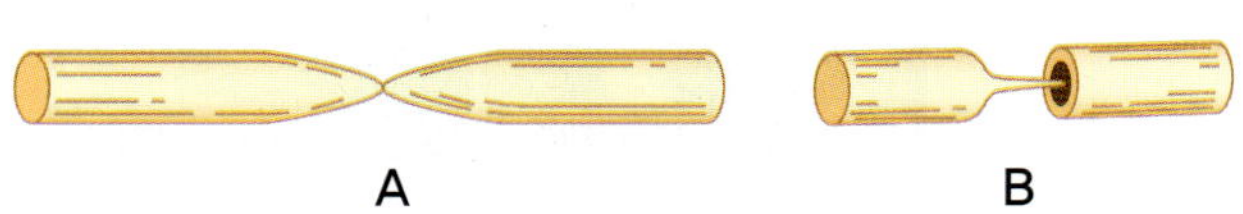

그림 19-18. 카본 증착(carbon shadowing) 과정

소봉 끝에 스프링을 넣어 둔다(그림 19-18B). 지지막을 펴서 그리드를 흰색 타일판 위에 배열하여 증착하면 백색이 착색되는 정도로 막의 두께를 판정할 수 있다. 육안으로 간신히 식별할 수 있는 두께는 50~70 Å이며 보통 200 Å 전후의 막을 만든다.

(4) 초미세박절(ultrathin sectioning)

칼과 블록을 접근시켜 자르기 시작하면 절편은 연속으로 박절하여 물받이 수면 위로 부유된다. 이 중 일부 절편을 반초미세절편(semithin section)용으로 유리슬라이드에 취하여 톨루이딘블루(toluidine blue)로 염색하여 광학현미경으로 관찰한다. 광학현미경으로 관찰한 후 필요에 따라 다시 블록을 정형한 다음 절편의 색이 회색-은색 또는 금색을 띤 은색이 되도록 약 100 nm (60~90 nm) 이내로 초미세절편을 제작한다(그림 19-19). 손상되지 않고 깨끗하게 박절된 절편만을 가는 털이 달린 막대로 모아 그리드 위에 올린다. 그리드는 시계핀셋(tweezer)으로 조심스럽게 잡아 절편을 떠올린다. 그리드에 묻어 있는 수분은 여과지 위에서 건조시킨 후 검경한다.

8. 전자염색

초미세박절편은 그대로는 선명한 전자현미경상을 관찰하기가 곤란하기 때문에 조직의 미세구조에 콘트라스트를 만들기 위한 처리를 해야 한다. 이를 위해 세포의 구성성분인 단백질, 지방, 핵산, 탄수화물 등에 친화성이 강하고 전자선의 산란능력을 높일 수 있는 중금속물질을 사용하여 염색하는데 이를 전자염색이라 부른다. 전자염색법으로는 일반 전자염색법(중금속 수용액), 특수 전자염색(조직세포화학, PAM 염색 등) 및 면역 전자염색이 있다. 일반 전자현미경 표본제작 과정 중에 조직은 다음의 세 시점에서 염색된다.

- 2차 고정(오스뮴이 세포막에 침착됨)
- 후고정 시 초산우라닐을 사용할 경우
- 납과 우라닐염을 사용한 절편 염색과정

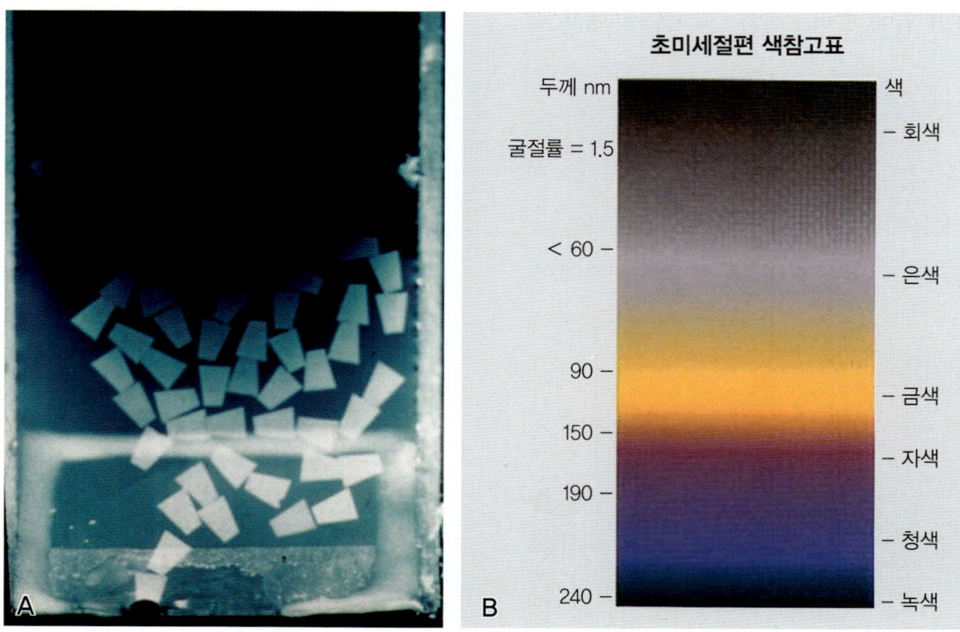

그림 19-19. 수지절편 두께 측정. A. 물받이 위에 절편이 떠 있는 상태. B. 절편의 두께는 절편의 색깔을 보고 판정할 수 있으며, 60~90 nm 두께는 은색을 나타냄

절편 염색의 표준 방법은 절편을 그리드 위에 붙인 후 거꾸로 하여 한 방울의 염색용액 위에 띄워 필요한 시간 염색한다. 다른 방법으로는 절편을 붙인 그리드를 염색용액에 완전히 잠기도록 하여 염색하기도 한다. 염색과정은 오염을 최소화하기 위해 깨끗한 페트리접시(Petri dish) 내에 파라필름(parafilm)을 깔고 그 위에서 수행한다. 정상적으로 절편은 초산우라닐(uranyl acetate) 염색 후 구연산납(lead citrate)으로 염색한다. 각 단계의 염색 후, 그리드는 증류수를 가볍게 흘려 수세하거나 잠깐씩 넣어 두었다가 꺼내는 방식(by dipping)으로 수세한다. 마지막으로 그리드는 보푸라기가 없는 깨끗한 여과지를 사용하여 건조시킨다.

9. 우라닐염

정상적으로 TEM에는 초산우라닐이 사용되지만 질산우라닐(uranyl nitrate)과 초산 마그네슘 우라닐(magnesium uranyl acetate)이 사용되기도 한다. 우라닐 이온은 세포 표면의 인산기나 카르복실기뿐만 아니라 핵산의 인산기와도 많은 양이 결합한다. 염색에는 2%와 5% 사이의 수용액이 사용되는데 염색을 짙게 하고 싶을 때는 ~7% 포화에탄올 용액을 사용하고 염색시간을 약간 단축시켜주면 된다.

초산우라닐은 방사활성 물질이고 독성이 강한 축적성 물질이기 때문에 취급 시 각별한 주의가 필요하다. 초산우라닐 용액은 제조하여 하룻밤 방치하면 형광을 띤 황색으로 변한다. 이 액은 갈색병에 담아 냉암소에 보존하면 1개월간 사용할 수 있다.

10. 납염(lead salt)

납 염색은 일부 조직성분의 대조를 증가시켜 준다. 납 염색 용액 내의 납 이온은 대기 중의 이산화탄소와 반응하여 탄산납(lead carbonate) 형태의 침전물을 만들기 때문에 제조하거나 염색 시 주의 깊게 취급해야 한다. 탄산납 침전물은 절편 위에 전자치밀 오염물로 나타나며 쉽게 제거되지도 않으므로 구연산납 용액에 절편을 염색할 때는 탄산납 침전물이 생기지 않도록 페트리접시 내에 수산화나트륨(NaOH)을 깔아서 탄산을 흡착시킨다. 일반 전자염색 과정은 자동전자염색기(automatic ultrastainer)를 사용하면 편리하다. 구연산납 용액의 제조는 질산납(lead nitrate) 1.33 g과 구연산 나트륨(sodium citrate) 1.76 g을 증류수 30 mL에 넣어 30분간 교반기에서 진탕하면서 녹인 다음, 완전히 용해시킨 후 신선한 1 N NaOH 8 mL를 첨가하여(젖빛색 액이 무색투명해진다) pH 12로 조절한 다음 잘 밀폐된 용기에 담아 냉암소에 보존하면 2~3개월간 사용할 수 있다. 박절 후 수지블록은 실리카겔을 넣은 건조기에 넣어 보관하고, 그리드 보관함(grid box)에 넣어 습기를 피하여 보관한다(그림 19-20C).

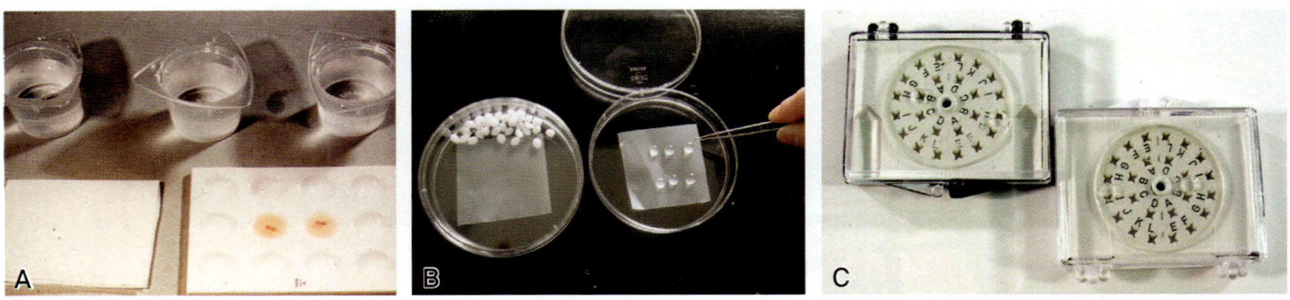

그림 19-20. 수동 전자염색(초산우라닐 염색). A. 파라필름 또는 전용 플라스틱 염색판 위에 용액을 떨어뜨린 후 그리드를 거꾸로 하여 염색함. B. 페트리접시를 사용한 전자염색과정으로 구연산 납염색(NaOH를 파라필름 주변에 깔아둠) C. 그리드 보관함

11. 사진작업

전자현미경표본의 상(image)은 전자현미경의 형광판을 이용하여 직접 관찰할 수 있다. 그러나 결과의 자세한 판독을 위해서는 사진으로 만들어 검토해야 한다. 따라서 전자현미경 취급자는 사진작업에 대한 기본적인 지식을 이해하고 있어야 한다.

1) 사진작업 과정

사진작업 과정은 사진촬영 → 필름현상 → 기록 및 보관 순서로 진행된다.

2) 암실 및 준비물

사진작업을 위해서는 암실에 환기, 조명, 암실장치를 완벽하게 갖추어야 하고 사진확대기(enlarger)(그림 19-21), 필름건조기, 필름진탕기, 수조, 사진절단기, 사진건조기, 습식현상 탱크와 건식현상 탱크, 수도시설, 안전등(safetylamp) 및 자동타이머 등이 구비되어 있어야 한다.

3) 기록 및 보관

현상이 끝난 필름은 표기된 라벨의 번호순서로 비닐봉투에 표시하여 보관한다. 접수번호, 사진번호, 블록번호, 의뢰자, 의뢰일자 등의 내용을 표시한다.

III. 진단을 위한 TEM의 활용

최근 들어 면역조직화학이나 제자리부합법, 분자생물학적 기법들이 등장함으로써, 특히 종양 동정과 같은 질병 진단에서 투과전자현미경의 역할이 점차 감소하는 추세에 있다. 그럼에도 불구하고 투과전자현미경 검사는 일부 특수한 종양진단이나 일부 콩팥질환의 초미세구조 이상을 찾아내는 데 여전히 유용하게 사용되고 있다.

질병 진단 시 TEM 사용의 적절성을 평가하기 위해서는 다음의 기준을 적용할 수 있다.

- 감별진단의 측면에서 TEM에 의한 추가적인 정보가 필요할 때
- 시간이나 비용이 많이 드는 특수염색이나 면역조직화학염색의 대체 진단방법을 고려해야 할 경우

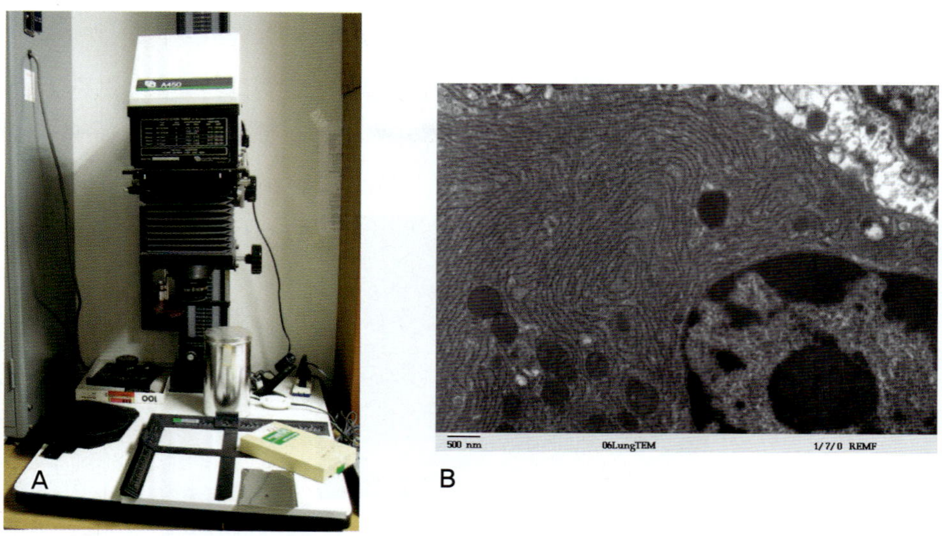

그림 19-21. 사진촬영. A. 사진확대기(enlarger) B. 인화 사진으로 폐의 크라라세포(Clara cell). 핵과 미토콘드리아, 세포질그물이 관찰됨

- 치료 전략과 환자 회복에 개선을 위해 좀 더 세밀한 진단이 요구될 때

1. 콩팥질환(토리병변)

콩팥의 구조 중 전자현미경 검사의 주 대상은 토리(사구체 glomerulus)이다. 토리는 모세혈관이 공 모양으로 감겨 있는 구조로 그 사이에 혈관사이세포(mesangial cell)가 끼어 있으며, 그 밖에 보우만 주머니(Bowmann's capsule)로 알려진 결합조직이 둘러싸고 있다.

모세혈관벽은 내피세포가 일렬로 배열해 있는 바닥막과 상피세포들로 덮여 있다. 콩팥질환의 진단은 정상 상태의 모세혈관벽의 변화를 조사하는 것이다. 그림 19-22는 정상 토리 바닥막의 구조를 보여준다.

모세혈관벽 구조의 전자현미경 검사의 관심 대상인 주요 특징으로는 다음과 같은 것들이 포함된다(그림 19-23~26).

- 바닥막의 두께에 대한 변화
  예 : 당뇨병 또는 얇은막 콩팥병증 (thin membrane nephropathy)
- 바닥막의 구조와 형성의 변화
  예 : 알포트 질환(Alport's disease)
- 바닥막 내의 항원/항체 면역복합체의 존재와 그것의 정확한 위치
  예 : 전신홍반루프스(systemic lupus erythematosus) 또는 막성 토리콩팥염(membranous glomerulonephritis)
- 상피세포 발돌기(foot process)의 소멸과 평탄화
  예 : 미소변화 토리콩팥염(minimal chane glomer-ulonephritis)
- 내피세포 내에 세관그물 소체(tubuloreticular bodies)의 출현
- 이식 콩팥병증(transplant nephropathy)에서의 바닥막 중복
- 토리 영역의 경화 또는 섬유화
- 혈관사이세포(mesangial cell)의 개입

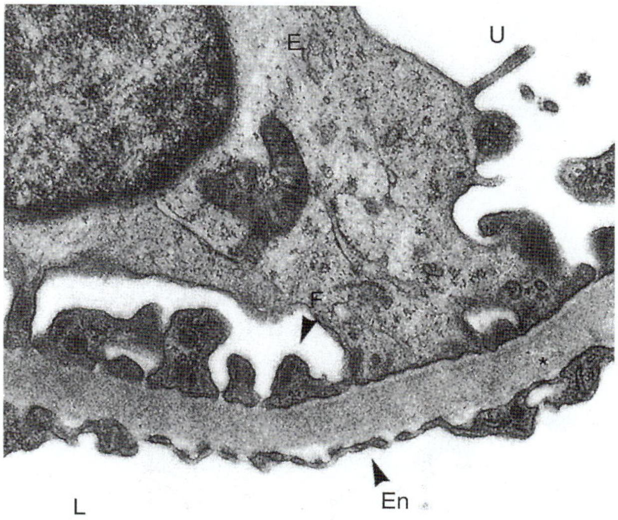

그림 19-22. 정상 토리 바닥막. 정상 토리 바닥막의 정상두께는 평균 넓이가 ~390 nm이다. 이 막을 같은 배율의 다양한 형태의 비정상 토리 바닥막들과 비교해보면 그 차이를 알 수 있음. U : 주머니 공간(urinary space), E : 상피세포, F : 발돌기, En : 창내피세포(fenestrated endothelial cell), L : 모세혈관 속공간

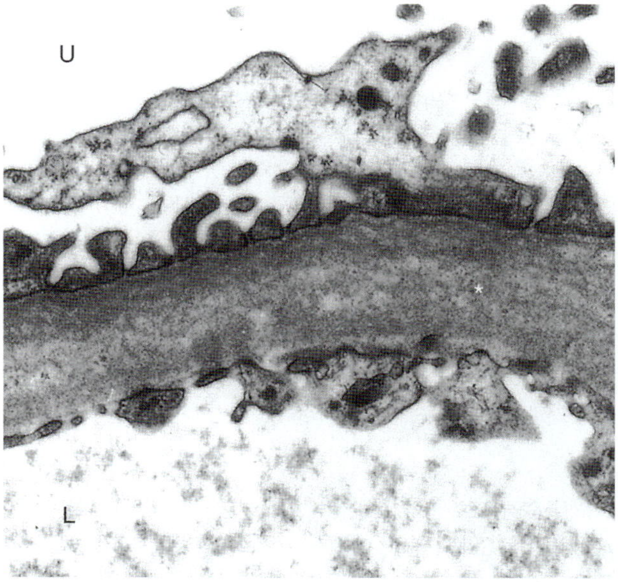

그림 19-23. 당뇨병성 콩팥병증. 토리바닥막이 균일하게 두꺼워져 있는 것이 특징으로 이 경우에 바닥막은 중등도로 두꺼워져 있으며, 평균 넓이는 ~919 nm임

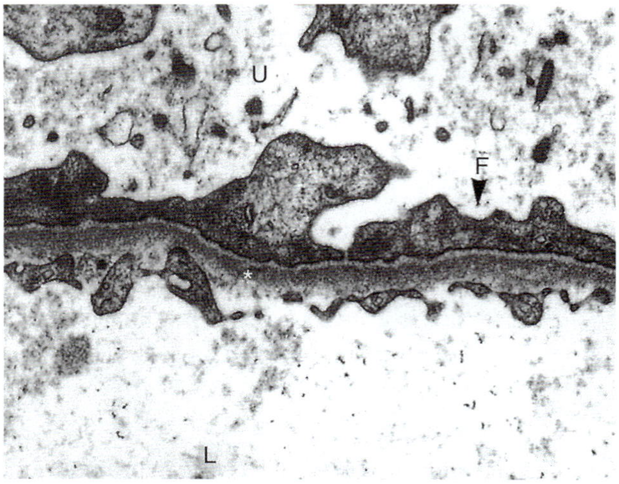

그림 19-24. 미소변화 토리콩팥염. 상피세포 발돌기(F)가 완전하게 소멸되어 있고 토리바다막(*)은 약간 얇아져 있으며 평균 넓이는 ~226 nm임. U : 주머니 공간, L : 모세혈관 속공간

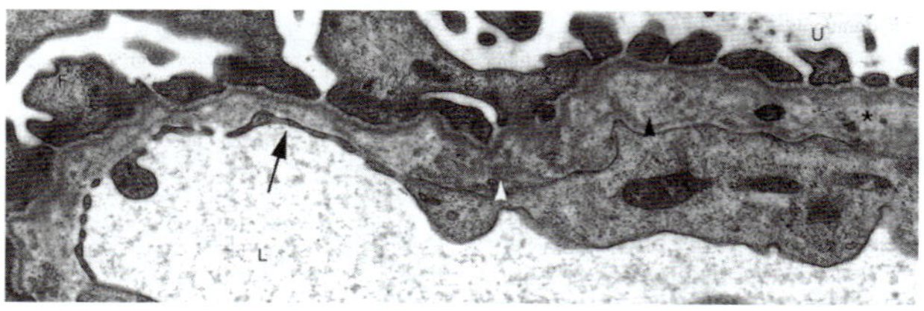

그림 19-25. 알포트 증후군. 토리바닥막이 극히 불규칙하고 두껍고 얇으며 층판모양의 부위(lamellated area)가 존재한다. 바닥막의 넓이는 260~900 nm이다. 토리바닥막이 두꺼운 절편에서는 층판형으로 나타난다(화살표 머리). 발돌기가 뭉개져 있음(F). 바닥막이 얇은 부위(화살표). U : 주머니 공간, L : 모세혈관 속공간

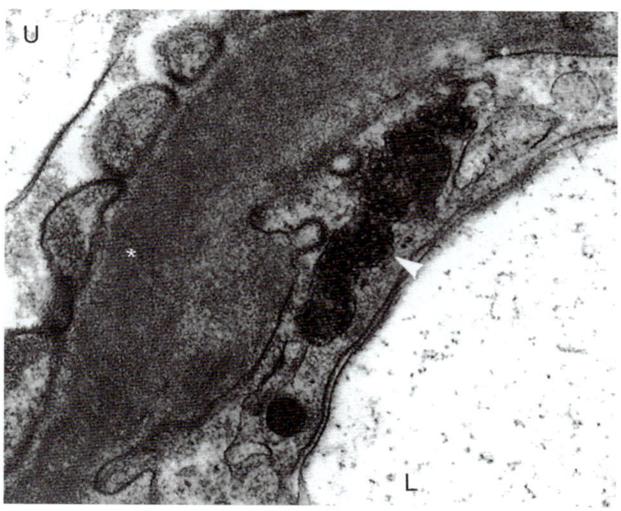

그림 19-26. 전신홍반루프스. 내피세포 세포질 내의 세관그물소체(화살표 머리). 토리바닥막(*). U : 주머니 공간, L : 모세혈관 속공간

- 혈관사이질(mesangium)의 변화
- 혈관사이세포 수의 증가(세포 증식)
- 항원/항체 면역복합체의 출현

  상피밑 예 : 감염후 토리콩팥염(post-infectious glomerulonephritis)

  막내 예 : 혈관사이질 모세혈관 토리콩팥염 2형(mesangiocapillary GN type II)

  내피밑 예 : 전신홍반루프스(systemic lupus erythematosus: SLE)

  혈관사이질 예 : IgA 콩팥병증(IgA nephropathy)
- 비정상 구조물의 출현(예 : 아밀로이드)
- 세포 내에 비정상 생성물의 저장

  예 : 파브리병(Fabrey's disease)

2. 악성 종양

면역조직화학염색으로 판정하기 어려운 소수의 종양세포분화 표지자나 종양형을 구별하는 데 사용된다.

세포의 전체 구조와 그 소기관은 세포의 분화와 기능을 나타낸다. 종양의 분류는 세포분화에 기초하고 있기 때문에 세포소기관, 세포포함물(예 : 분비과립, 미세사), 핵구조, 세포연접구조, 세포표면 특수구조, 바닥판(basal lamina)이나 세포밖바탕질, 전체 세포 모양과 구성, 세포 방향과 지형학적 관계 등의 관찰이 필요하다.

3. 중피종

중피종(mesothelioma)은 형태학적으로 다양하여 상피형, 혼합형, 육종모양의 세 종류가 있는 것으로 알려져 있다. 또한 변종이나 아형이 발생하며 다른 종양형과 유사한 형도 있는 것으로 보고되어 있다. 뿐만 아니라 중피종은 석면 노출과도 관련이 있어서 법적인 문제까지도 안고 있어 진단에 신중을 기해야 한다.

투과전자현미경 검사는 다음의 경우 추천하고 있다.

- 검체가 소량일 경우(예 : 세포군집표본)
- 조직 형태가 비정상적일 경우
- 면역조직화학염색 결과가 비정상적으로 나올 경우

중피종, 중피증식증(mesothelial hyperplasia), 전이성 종양과 유사한 중피종과 특히 샘암종(adenocarcinoma)의 구별은 반드시 해야만 한다. 심지어 샘암종과 상피성 중피종 사이의 구별은 초미세구조 수준에서도 감별이 어렵다. 더욱이 투과전자현미경 검사에서는 반응성 중피세포 증식증(reactive mesothelial hyperplasia)과 중피종을 거의 구별할 수 없다.

상피성 중피종과 샘암종의 구별을 위해서 다음과 같은 초미세구조의 형태학적 특징들이 도움이 된다.

- 미세융모 길이 : 중피세포는 샘암종세포의 미세융모보다 길이가 더 길다(그림 19-27).
  중피세포의 평균 길이 대 직경 비율(mean length-to-diameter ratio, LDR)은 11.9(표준편차 5.87, 범위 4.8~21.3)인데 반해, 샘암종세포의 LDR은 5.28(표준편차 2.3, 범위 2.3~10)이다.
- 사이질 아교원섬유(stromal collagen fibrils)와 미세융모(microvilli) 사이의 접촉 : 중피종에서는 미세융모가 아교원섬유와 서로 맞물려 있거나 접촉하고 있다(그림 19-28). 이 특징은 샘암종에서도 간혹 발견되기도 하므로 절대적 판별 기준이라기보다는 중피종 예측 요소의 하나로 보는 것이 타당하다.
- 세포질 내 중간미세섬유(intermediate filament) : 중간미세섬유는 중피종에서 흔하게 나타난다. 미세섬유는 흔히 당김미세섬유(tonofilament) 내로 응집되어 있으며 핵 가까이에 나타나는 것이 특징이다.
- 점액과립 등의 유무 : 중피종의 경우에는 점액과립이 출현하지 않는다.

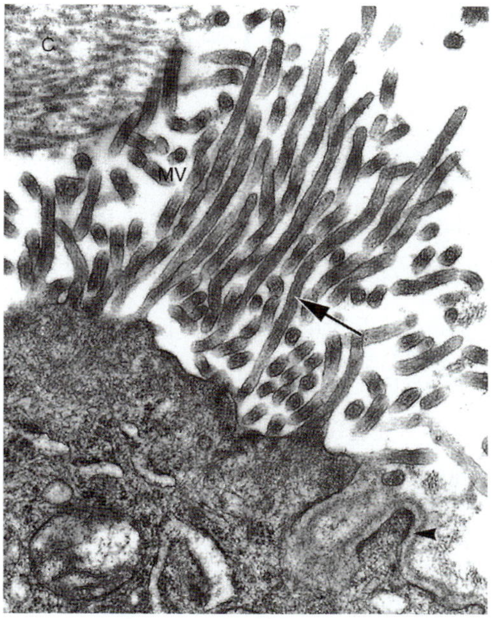

그림 19-27. 중피종. 종양세포의 미세융모(MV)는 불연속성 바닥판(basal lamina) 사이로 돌출되어 있으며(화살표 머리), 사이질 아교원섬유(C)와 접촉하고 있다. 중피종의 미세융모는 샘암종의 미세융모보다 더 길어 평균길이 대 직경 비율(LDR)이 11.9 이상이다. 사진에서 뚜렷하게 보이는 미세융모(화살표)는 길이가 ~1,900 nm, 넓이가 86 nm임(LDR = 22).

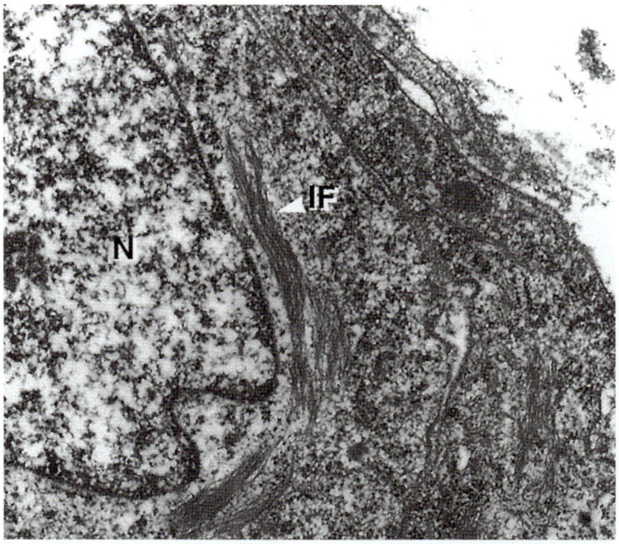

그림 19-28. 중피종. 세포질 중간미세섬유(IF)가 특히 핵(N) 가까이에 흔히 출현함

4. 랑게르한스 조직구증

랑게르한스 조직구증(Langerhans' histiocytosis = Histiocytosis X)에서는 종양세포들이 랑게르한스 조직구(Langerhan' histiocyte)와 구조가 유사한 핵이 한쪽으로 치우친 큰포식세포-수지상세포(deviant macrophage-dendritic cells)가 출현한다. 이 랑게르한스 조직구증세포는 초미세구조 관찰에서 랑게린(langerin) 발현을 유도하는 랑게르한스 세포과립, 즉 버벡소체(Birbeck bodies) 또는 X소체(X bodies)가 존재한다(그림 19-29). 따라서 수년 동안 전자현미경 검사가 랑게르한스 조직구증 진단의 절대기준이 되어 왔는데, 현재는 전자현미경 검사와 함께 랑게린 발현을 보기 위한 면역조직화학적 염색도 진단에 이용되고 있다. 버벡소체는 랑게르한스 조직구의 특징이긴 하지만 다른 질환에서도 나타나기 때문에 랑게르한스 조직구증의 특이적인 구조가 아니라는 것도 알아두어야 한다.

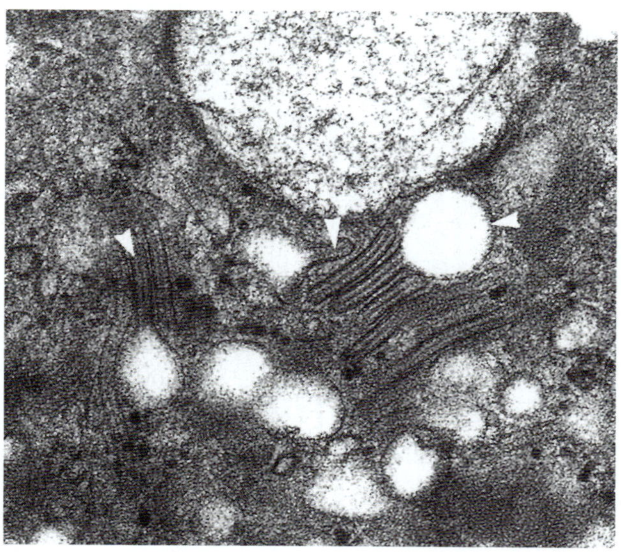

그림 19-29. 랑게르한스 세포과립(Birbeck bodies). 랑게르한스 조직구와 랑게르한스 조직구증의 종양세포에는 랑게르한스 세포과립(화살표 머리)이 나타나는 것이 특징이다. 과립은 짧은 막대모양의 구조로 한쪽 끝에 투명한 소포(vesicle)가 존재한다.

5. 비악성 질환

1) 뼈대근

원발성 근육질환은 신경질환으로 인한 속발성 근육질환이나 일부 전신질환에서와 같이 뼈대근의 초미세구조에 광범위한 변화를 일으킨다. 투과전자현미경 검사는 뼈대근 이상 진단에 보조진단으로 가치가 있으나 소수만이 특이적인 초미세구조가 관찰되고 진단적으로 의의가 있다. 뼈대근은 수축성 조직이기 때문에 검체에 인공산물의 발생이 쉬우므로 생검 시 주의하여 검체를 채취해야 한다. 가장 주의해야 할 점은 근육을 자르기 전에 자를 부위의 근육에 클램프를 해야 하며, 생검부위 가까이에서는 마취를 하지 않아야 한다는 것이다.

2) 심장근육

투과전자현미경 검사는 심장근육의 평가에는 보조적인 역할을 담당하나, 미토콘드리아 심근병증, 아밀로이드 콩팥질환, 그리고 제한적 심근병증의 감별진단에 유용하게 이용되기도 한다. 특히 안스라사이클린(anthracycline) 항암 치료를 한 심장근육의 평가에서는 투과전자현미경 검사가 필수적이다. 안스라사이클린에 의한 주요 초미세구조 변화로는 심장근원섬유 소실, 근육형질내세망의 확장과 큰 막결합성 세포질 소포와의 융합이 발생한다. 이들 변화는 등급화하여 안스라사이클린 투여량을 모니터링하는 데 사용하기도 한다. 근육섬유와 같은 생검검체는 채취 시 인공산물의 발생을 최소화하여야 한다.

3) 물집표피박리증(epidermolysis bullosa)

이 질환은 정상적인 기계적 스트레스 수준에서도 쉽게 피부에 물집이 생기는 매우 드문 유전적 또는 후천적 피부질환이다. 유전적 형에서 유전적 돌연변이는 피부 바닥막 부위에서 관찰된다. 케라틴, 다양한 성분의 반부착 반고정 세사 복합체 그리고 바닥막 내에 원섬유를 고정시키는 성분인 7형 아교질(type VII collagen)에 대한 주요 유전자에 영향을 미친다. 전통적으로 진피-표피 경계부 내에 물집 형성에 근거하여 단순형(simple), 경계형(junctional), 그리고 이영양형(dystrophic)의 3형으로 분류하였다. 이들 분류에 있어서 투과전자현미경 검사는 여러 해 동안 핵심 기술(gold standard)로 이용되고 있다.

투과전자현미경 검사는 바닥막 성분의 형태학적 평가와 함께 정밀한 수준의 물집 형성을 조사하는데도 매우 효과적인 기술이다. 현재는 면역세포화학염색으로 물집표피박리증의 종류와 아형 진단과 동정 바닥막 항원의 위치를 찾는데 활용되고 있다.

4) 아밀로이드(amyloid)

아밀로이드 침착은 광범위한 질환과 연관되어 있으며 유전적 또는 후천적으로 생길 수 있다. 침착 부위는 국소적 · 전신적으로 나타난다. 투과전자현미경의 역할은 광학현미경에서 검출할 수 없는 의심되는 아밀로이드 침착을 찾을 때 사용된다. 투과전자현미경 소견에서 아밀로이드는 임의적으로 배열된 세포외성 비분지 원섬유로 출현한다. 개개의 원섬유는 직경이 7~10 nm이며 길이는 명확하지 않다.

5) 각막(cornea)

각막 생검조직에서 투과전자현미경 검사는 감염 미생물, 침착물, 그리고 봉입체를 확인하는 데 유용하게 사용할 수 있다. 특히 다발성 뼈속질종과 같은 림프증식성 질환과 관련된 파라단백혈증 결정질 각막병증(paraproteinemic crystalloidal keratopathy, PKC)에서 면역글로불린 침착물은 잘 조직화되어 있거나 임의적으로 배열된 세포외성 세관과 같은 각막 간질에서 출현한다(그림 19-30).

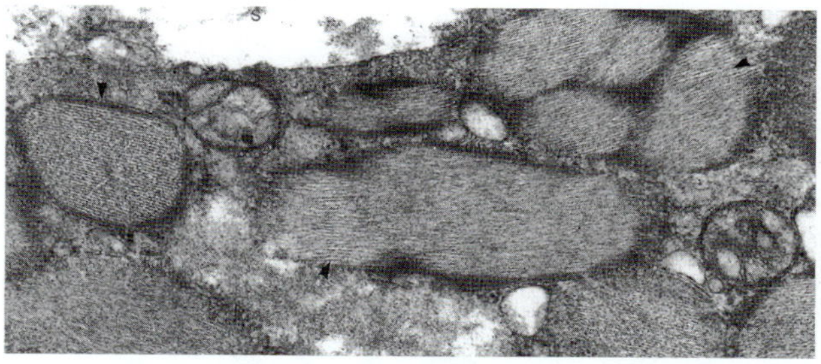

그림 19-30. 파라단백혈증 결정질 각막병증(paraproteinemic crystalloidal keratopathy). 각막 사이질 사이로 세포밖바탕질 세관 결정질이 보인다(화살표머리). 세관들은 두꺼운 벽으로 되어 있으며 길이가 확실하지 않다. 결정질은 면역금표지 검사(immunogold labeling studies)에서 κ-가벼운 사슬에 표지된다.

6) 섬모(cilia)

섬모는 작은 운동성 구조물로 대략 길이가 5~10 μm, 직경이 0.5 μm이다. 섬모 줄기 내에는 미세관 중심부(축미세관, axoneme) 바깥쪽에 9쌍의 미세관과 중심부에 1쌍의 미세관으로 구성되어 있는데, 이 배열 상태를 '9 + 2' 배열이라 부른다(그림 19-31).

섬모에서는 원발성과 속발성의 구조적 결함이 발견되기도 한다. 이 중 구조이상 미세관(disorganized microtubules)과 같은 속발성 결함은 무시하고 있다. 하지만 원발성 결함은 이질성의 유전적 이상에 의한 것으로 부동섬모증후군(immotile cilia sydrome) 또는 원발성 섬모 운동이상증(primary ciliary dyskinesia, PCD)을 일으킨다. PCD의 섬모 결함은 영구적이며 신체의 모든 섬모에 영향을 미친다.

일반적으로 PCD 선별을 위해서는 전자현미경 검사와 함께 섬모박동빈도(ciliary beat frequency) 분석과 고해상 디지털 고속비디오(digital high-speed video: DHSV)를 사용한 패턴 분석이 이루어져야 한다.

섬모의 주요 형태학적 결함으로는 다음과 같은 것이 있다.

- 내외 디네인 팔(dynein arm)의 부재 또는 짧아짐(대부분의 경우)
- 섬모바퀴(ciliary spokes)의 부재

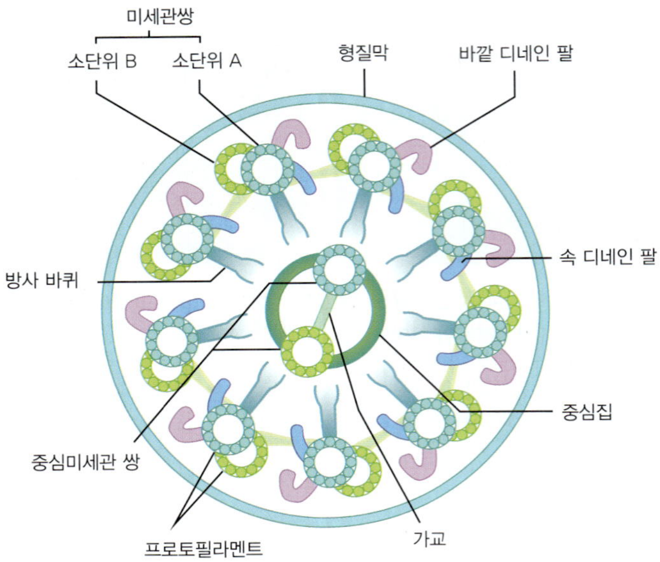

그림 19-31. 정상 섬모. 섬모 줄기의 중간 부분을 가로 절단하여 축미세관(axoneme)의 구조를 보기 위한 모식도. 축미세관은 바깥쪽 9쌍의 미세관 고리와 중심의 한 쌍 미세관 고리(9+2 배열)로 형성된다. 바깥쪽 미세관 쌍은 두 개의 소단위(A와 B)로 구성되어 있고, 각 소단위는 프로토필라멘트(protofilament)로 이루어져 있다. 바깥쪽 미세관 쌍 내에 각 완전체 미세관으로부터 돌출된 부분이 한 쌍의 내외 디네인 팔이다. 이밖에 여러 구조물들(방사스포크, 다리, 싸개)이 미세관 쌍들과 함께 연결되어 있다.

- 바깥 미세관 쌍의 부재, 자리이동 또는 불연속(그림 19-32)
- 중심 미세관 쌍의 하나 또는 양쪽 모두 부재

전자현미경 관찰을 위해서는 섬모 줄기의 중간을 잘라 만든 표본에서 최소 약 50개의 섬모를 조사해야 한다.

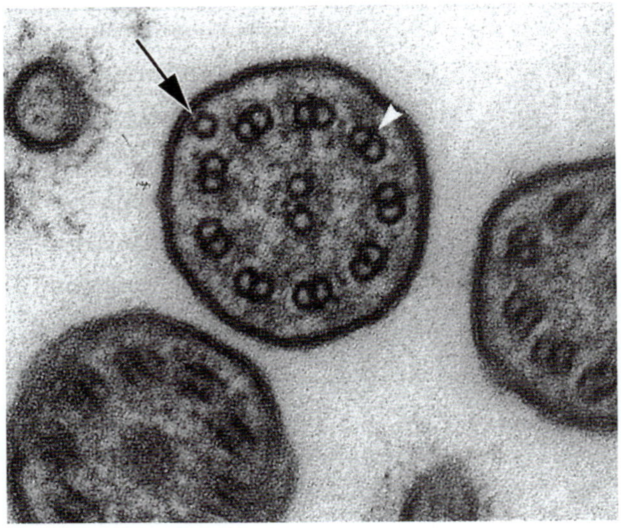

그림 19-32. 원발성 섬모 운동이상증. 디네인 팔 결함. 바깥쪽 미세관 쌍(화살표머리)의 디네인 팔이 결손되어 있다. 또한 하나의 여분 미세관의 자리이동이 관찰된다(화살표).

IV. 투과 전자현미경의 조작

전자현미경 사용을 위해서는 먼저 조사계와 렌즈계의 축을 조정하여 형광판 위의 휘도가 고르고 충분하게 되도록 조정해야 하는데, 이를 축조정(alignment)이라 부른다. 축조정은 어느 현미경이나 원리가 동일하지만 세부 사항에서는 현미경에 따라 약간 차이가 있기 때문에 각 현미경 특유의 방법에 익숙해 있어야 한다. 축조정은 숙련되면 몇 분 이내에 조정이 가능하지만 초심자의 경우는 상당히 오랜 시간이 걸린다. 축조정이 잘 되지 않으면 절편을 아무리 잘 제작하고 고가의 현미경을 사용하였을 경우라도 좋은 사진을 얻기 어렵다. 축조정은 대체로 다음과 같은 순서로 진행한다.

1. 전자총의 조정

전자총(electron gun)은 전자선을 정전기적으로 집속시키기 위한 웨넬트 원통(Wehnelt cylinder)과 그 내부에 들어 있는 필라멘트로 이루어져 있다. 조정의 첫 단계는 먼저 필라멘트의 위치를 정확히 경통의 중심에 맞춘다. 경통에 맞추기 전에 필라멘트를 불로 빨갛게 될 때까지 달궈 놓으면 사용 중에 구부러지는 것을 막을 수 있다. 보통 필라멘트의 끝은 중앙부에 구멍을 잇는 웨넬트 원통의 덮개를 장치할 때, 그 구멍의 높이에 설치하든지 그 봉 0.5 mm 안으로 들어간 높이에 설치한다. 물론 전자총의 형에 따라 최적거리는 다소 차이가 있다. 구멍에서 정확히 수직으로 들여다 보면서 원통을 회전시켜 필라멘트의 위치가 항상 중심선 상에 있는 것을 확인한다. 일단 설치된 필라멘트를 핀셋으로 건드려 위치를 바로잡는 것은 좋지 않다.

전자렌즈(electron lens), 즉 집속코일(focusing coil)을 위한 스위치를 전부 끄고 이들이 움직이지 않는 상태에서 필라멘트를 가열하면 결상면 또는 중간상면에 휘점이 나타나고 점차 휘도가 증가한다. 만일 필라멘트의 축이 정확히 맞춰져 있다면 휘점의 밝기는 어느 지점부터 일정하게 된다.

2. 집속렌즈의 조정

집속렌즈(condenser lens)는 전자총에서 나온 전자선을 모으기 위한 것이다. 조사계의 축조정이 완전하다면 집속렌즈의 전류을 점차로 높이면 마지막 상은 점점 밝아져서 극점에 달한 후 다시 어두워진다. 가장 밝아진 마지막 상은 형광판의 중앙에 있으며 거의 정방향으로 집속렌즈의 전류가 변화하는 것에 따라 동심원 상으로 원의 크기가 변해야 한다. 또 필라멘트의 전류를 약간 불포화로 할 때 나타나는 필라멘트 상은 전 주위를 통과하는 밝기가 균일하여야 한다. 조사계의 조절손잡이, 집속렌즈의 비점수차 보정장치 및 집속렌즈의 가동조리개의 위치를 조절하여 상을 얻는다.

3. 대물렌즈와 투사렌즈의 축조정

조사계와 대물렌즈의 축조정이 되면 그 다음은 대물렌즈와 투사렌즈의 축을 맞춘다. 중간렌즈만 스위치를 끄고 그 현미경에 적당한 방법으로 축을 조절한다. 검체를 넣은 경우 축이 조정되어 있을 때는 대물렌즈의 전류를 변화시키면 검체의 상은 핀트가 변하면서 시야의 중심을 축으로 하여 소용돌이 모양으로 운동을 한다.

4. 중간렌즈의 축조정

중간렌즈의 조정기구인 대물 및 투사렌즈는 고정한 대로 중간렌즈만 움직이도록 되어 있는 것이 많다. 대물 및 투사렌즈에서 결상된 상태로 중간렌즈의 전류를 점차 증가시키면 상은 소용돌이 모양의 운동을 하면서 축소되어 한 점에 모인 다음 확대되어 나간다. 이 모양을 보면서 그 현미경에 적당한 방법으로 축을 조정한다. 중간렌즈의 축이 맞춰진 상태에서는 소용돌이 운동은 시야의 중심에 있으며 최소 배율인 경우는 상이 시야의 중심에 모인다. 최소 배율인 경우의 상이 시야 내에 있다면 이들이 중심에 오도록 중간렌즈를 조절하면 다른 배율에서도 거의 축이 맞는다.

5. 대물조리개의 삽입

삽입된 조리개의 구멍은 익숙해지면 비교적 쉽게 볼 수 있지만 뜻대로 구멍이 보이지 않을 때는 대물렌즈의 핀트를 기준으로 삼아 중간렌즈를 이용하여 배율을 수십 또는 수백 배로 축소하여 조사한다. 이 상태에서 대물조리개를 중심에 갖다 놓고 조절해 가면서 기준 배율로 되돌린다.

대물조리개의 축이 완전히 맞지 않아도 시야의 중심에 조리개의 그림자가 어렴풋이 나타난다. 이것은 배율이 낮을 때에 뚜렷해진다. 대물조리개의 축조정이 불량할 때는 이와 같은 저배율로 상에 그림자가 나오지 않을 뿐만 아니라 고배율에서는 비점수차(astigmatism)의 원인이 된다. 또 반대로 비점수차가 있을 때 대물조리개를 약간 움직이면 수치가 감소하기도 한다. 대물조리개에 따라서는 1주에 1~2회 정도 닦아주지 않으면 비점수차의 원인이 되기도 한다.

6. 중간조리개의 삽입

중간조리개, 즉 시야 제한 조리개는 일반적으로 사용하지 않는다. 다만 제한적인 시야 회절이 있을 때에 사용하는데, 이때는 가능한 렌즈의 중심 가까이에서 시야를 좁힌다. 따라서 먼저 렌즈의 중심을 보고 나서 원하는 검체 부분을 그 곳에 놓고 위에서 시야를 좁히도록 한다.

7. 비점수차의 조정

비점수차 보정장치(sigmator)가 있는 현미경에서는 지지막에 작은 구멍을 만들어 검체를 넣고 배율을 최대로 하여 비점수차가 있는지 없는지를 확인하고 나서 보정장치로 조정하여 비점이 없도록 한다. 또 조리개의 오염은 비점수차의 원인이 되기 때문에 항상 잘 손질해 두어야 한다.

8. 전압중심의 조정

각각의 렌즈에 전류를 통해 가속전압을 바꾸는 경우는 각 렌즈의 총합으로서의 중심, 즉 전압중심이 생긴다. 전자선 다발이 렌즈에 대하여 경사져 있는 경우에는 이것을 조정하여 전압중심을 형광판의 중심부에 오도록 해야만 한다. 이것도 수차의 원인이 된다.

9. 전자현미경의 사용과 오염

검체통 속에 검체가 놓인 그리드를 넣어 조정된 전자현미경으로 관찰한다(그림 19-33). 이 경우 저배율에서 관찰하여 방향 설정을 하고 나서 고배율로 올려 대상구조를 촬영해야 한다. 검체의 움직임이나 진동이 없는 상태에서 촬영해야 한다. 셔터를 누르면 형광판이 제거되면서 건판 또는 필름이 노출되어 감광한다. 필름 현상은 경험에 의해 가장 좋은 조건을 선택하여 진행해야 하고, 촬영 시 검체의 오염에 특히 주의해야 한다.

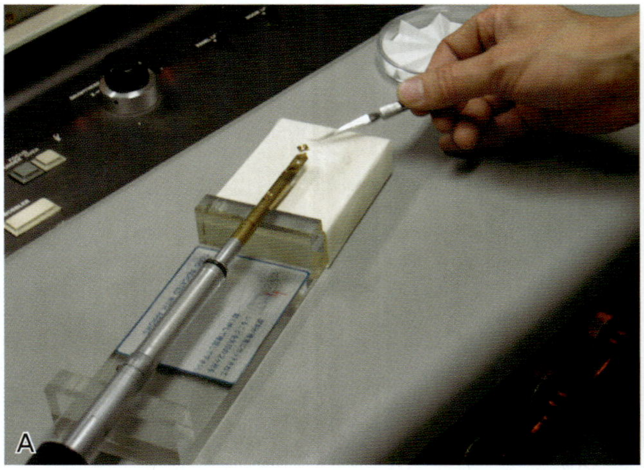

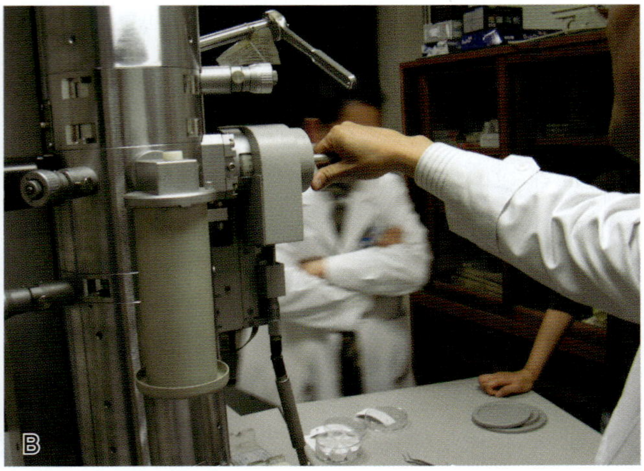

그림 19-33. 검체통에 그리드의 삽입광경. A. 검체가 놓인 그리드를 검체통에 삽입시켜, B. 현미경 내로 장착시킨 후 잠그고 있다.

오염을 최소화하기 위해서는 전자선의 강도를 가능한 적게 하며, 관찰 중에 되도록 중요한 부분에 전자선을 맞추지 말고 지지막 위 검체 중 촬영하지 않는 부분에 초점을 맞추어 두었다가 원하는 중요한 부분이 있으면 가능한 빨리 사진을 찍는다. 가능하다면 그리드 접촉 부분에서 멀리 떨어져 있는 부분을 촬영한다. 그리드는 먼저 가열하여 냉각시킨 그리드를 사용하는 것이 좋다.

V. 주사전자현미경 검사

1. 서론

주사전자현미경(scanning electron microscope, SEM)은 투과전자현미경과 달리 세포, 조직 및 기관의 표면을 삼차원적으로 관찰할 수 있는 현미경이다. 이 현미경은 검체 표면에 가는 전자선(electron beam)을 주사(scanning)하여 검체로부터 방출되는 전자 및 전자기파를 신호로 하여 텔레비전 화면과 마찬가지로 브라운관(Cathode Ray Tube, CRT; 음극선관) 위의 밝기의 변화로서 상을 나타내도록 만든 것으로 주로 검체 표면의 미세 형태를 조사할 때 사용된다. 주사전자현미경 검사에서는 검체만의 표면 미세구조를 영상으로 생성시키기 위해서 전체를 볼 수 있는 큰 검체(예 : 세포 전체 또는 털줄기 등)가 필요하다. 따라서 전자가 세포를 투과하지 못하기 때문에 내부 구조에 대한 정보를 얻을 수 없고 세포 표면에 대해 생성되는 분명한 시각 정보만을 생성시킬 수 있다. 이런 이유 때문에 주사전자현미경 검사는 진단 분야에서는 극히 제한적인 예에서만 사용되고 있을 뿐이다.

그 예로 멘키스 킨키 털 증후군(Menkes' kinky hair syndrome)이 의심되는 어린이의 털 조사를 위해 주사전자현미경 검사를 사용하고 있다. 멘키스 킨키 털 증후군 환자는 미토콘드리아 내에 구리-의존성 효소가 결핍되어 소장으로부터 구리를 흡수하지 못한다. 이 질환은 털 이외의 다른 증상과 문제가 발생하며 짧고 부서지기 쉬운 뻣뻣한 털을 가진다. 이 털을 주사현미경으로 검사하면 털줄기(hair shaft)에 두드러진 매듭과 국소적인 비후를 관찰할 수 있다. 이 특징적인 구조들이 멘키스 킨키 털 증후군의 진단에 도움이 된다.

주사전자현미경 검사가 활용되는 예는 각막표면에 *Acanthamoeba castellani* 감염으로 인해 생성되는 불규칙적인 성장을 증명하는 것이다. 이밖에 호흡상피세포의 섬모, 동맥션트(arterial shunt)에 세포결합, 심지어 곤충이나 작은 기생충을 증명하는데 주사전자현미경 검사가 활용되기도 한다.

그림 19-34는 토리 모세혈관고리의 주사전자현미경 영상이다.

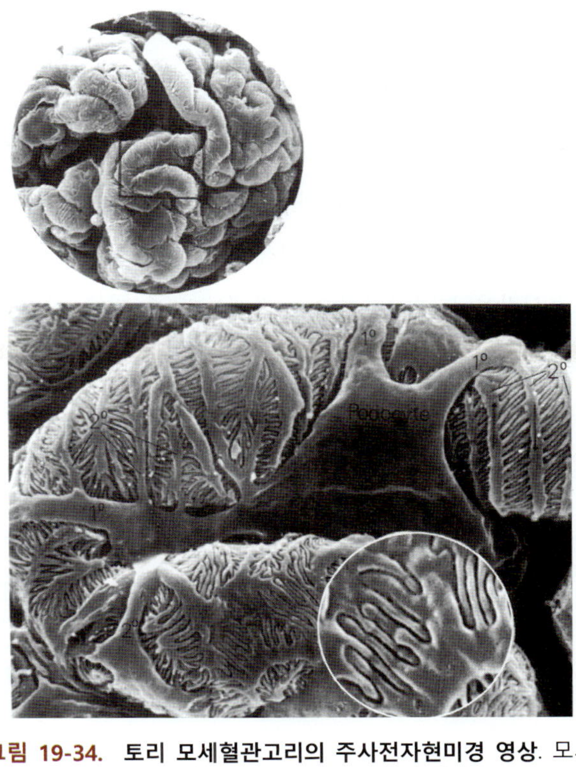

그림 19-34. 토리 모세혈관고리의 주사전자현미경 영상. 모세혈관의 바깥 표면이 발세포(podocyte)로 덮여 있다.

2. 주사전자현미경 검체의 표본제작

투과전자현미경 검체와 마찬가지로 검체를 빠른 시간 내에 조직의 형태변화나 손상이 없도록 신속히 채취하여 고정하는 것이 중요하다.

1) 주사전자현미경 표본제작 순서

채취된 조직은 다음과 같은 과정을 거쳐 표본을 제작한다(그림 19-35).

2) 검체 채취 및 세절

주사전자현미경 검체 역시 투과전자현미경 검체와 같이 신속히 채취하며, 원하는 부위의 유리표면(free surface)이 손상되지 않도록 주의한다. 만일 조직표면에 점액, 혈액, 분비물 등의 성분이 덮여 있을 경우는 PBS를 이용하여 세정하여야 한다. 조직의 크기는 1×1×0.5 mm 정도로 세절하는데, 세절 시 높이를 가능한 낮게 하는 것이 좋다.

3) 검체의 고정

고정액의 종류와 pH는 투과전자현미경 검체의 고정 조건과 같으나 관찰 부위가 조직의 표면에 한정되어 있기 때문에 삼투압은 등장 상태를 유지하는 것이 좋다. 고정시간은 투과전자현미경 검체보다 좀 더 길게 하는 것이 바람직하다.

그 과정은 전고정액에서 2~8시간 충분히 고정한 후 완충액으로 수세하고 후고정액에서 90분~120분간 고정한 다음 완충액으로 30분씩 2회 수세한다.

4) 탈수 및 치환

주사전자현미경 검체는 보통 건조 상태에서 조직표면 위에 금속으로 도포(coating)하여 관찰하기 때문에 투과전자현미경에서와 같이 상승알코올 계열을 거쳐 탈수한 후, 치환제로 산화프로필렌(propylene oxide) 대신 아세톤이나 초산아밀(amyl acetate)로 치환하여 액화 이산화탄소나 드라이아이스로 건조한다. 치환과정은 무수에탄올-초산아밀(3 : 1) 혼합액, 10분 → 무수에탄올-초산아밀(1 : 1) 혼합액, 10분 → 초산아밀, 10분씩 2회 순서로 수행한다.

5) 임계점 건조 및 검체의 접착

공기 또는 진공 중에서 수분을 함유한 조직은 건조 시 기체상태로 변하는 시점에서 물의 표면 장력에 의해 섬세한 구조가 파괴될 수 있다. 이를 보완할 수 있는 가장 잘 알려진 건조 방법이 바로 임계점 건조(critical point drying)이다. 조직에 압력과 온도를 증가시키면 상계면을 통과하지 않고도 건조가 가능하고 일단 임계점을 통과하면 액체와 기체는 밀도가 같기 때문에 이 같은 건조가 가능하다. 이 과정은 액화 이산화탄소를 사용하여 임계점 건조기(critical point dryer, CPD)(그림 19-36)에서 수행한다. 임계점 건조기는 각 회사제품에 따라 사용자 매뉴얼을 참고하여 사용한다.

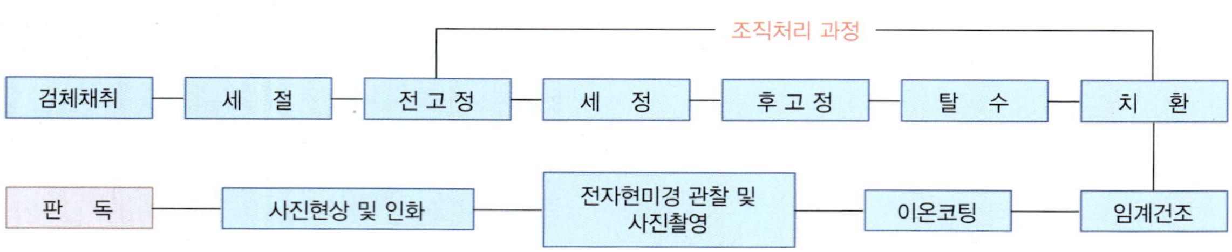

그림 19-35. 주사전자현미경 조직처리 흐름도

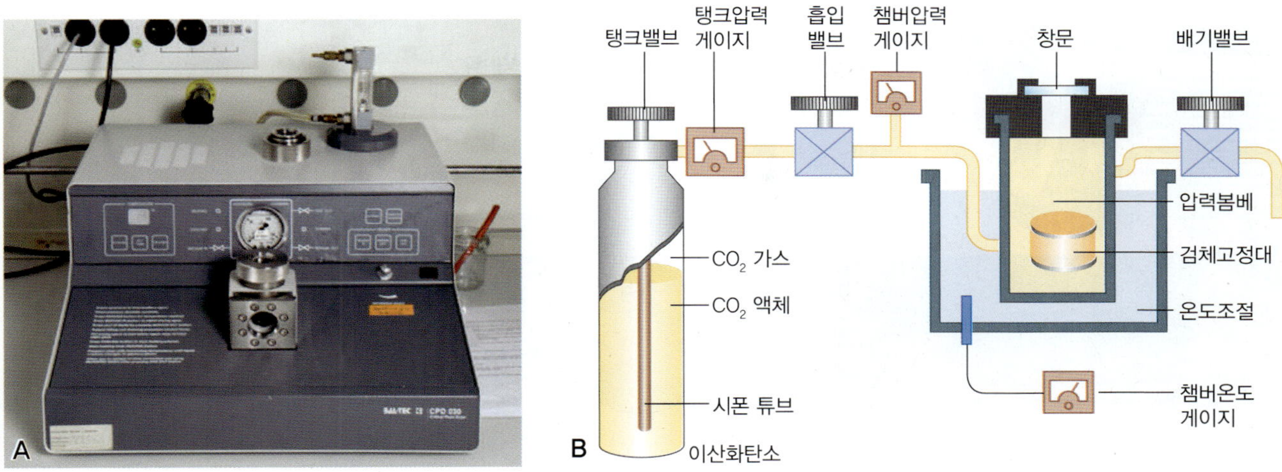

그림 19-36. **임계점 건조. A. 임계점 건조기 B. 모식도**

건조가 끝난 검체는 알루미늄이나 구리로 만든 검체재물대(stub) 위에 전도성 접착제(예 : silver paste, carbon paste 등)나 비전도성 접착제(예 : 목공용 접착제) 및 양면테이프를 사용하여 접착시킨다(그림 19-37).

6) 이온코팅(또는 증착, ion coating)

이온코팅은 검체표면의 전기전도성(electric conductivity)을 높이고 조사된 전자선이 잘 방출되도록 하기 위해 검체의 표면에 금속을 도포하는 과정이다. 비전도성 검체는 조사된 전자선의 일부가 검체 내에서 방전되어 상의 대조가 좋지 않고 변형되어 나타난다.

이온코팅에는 진공코팅법과 이온발생장치(ion sputter)를 이용하는 방법이 있는데 주사전자현미경 검체에는 후자가 널리 사용되고 있다.

이온발생장치(그림 19-38)에는 금이 주로 사용된다. 이 장치는 구조가 단순하고 쉽게 취급할 수 있으며, 코팅시간이 짧은 장점이 있으나 탄소코팅(carbon coating)이 불가능하다. 탄소코팅을 하려면 고진공증발기(high pressure evaporator)를 사용한다.

7) 관찰 및 사진촬영

관찰 후 사진촬영은 투과전자현미경 기법과 같다.

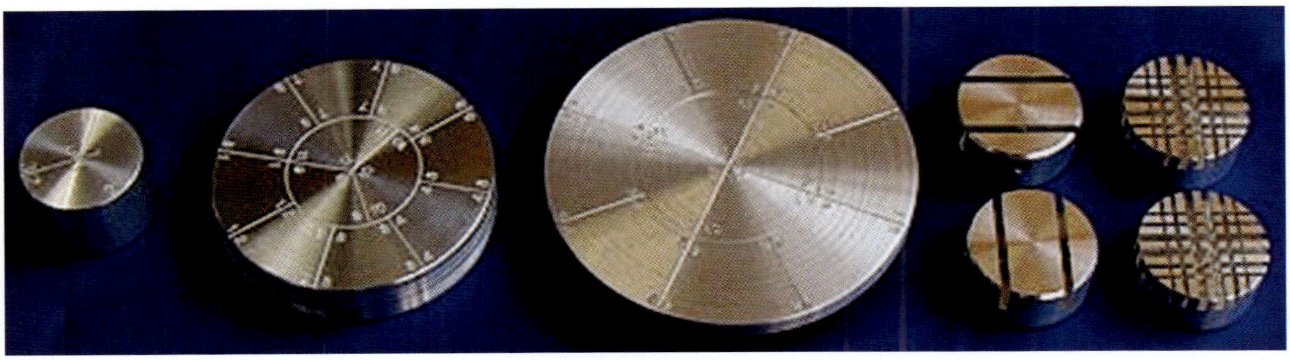

그림 19-37. **주사전자현미경용 검체재물대(stub)**

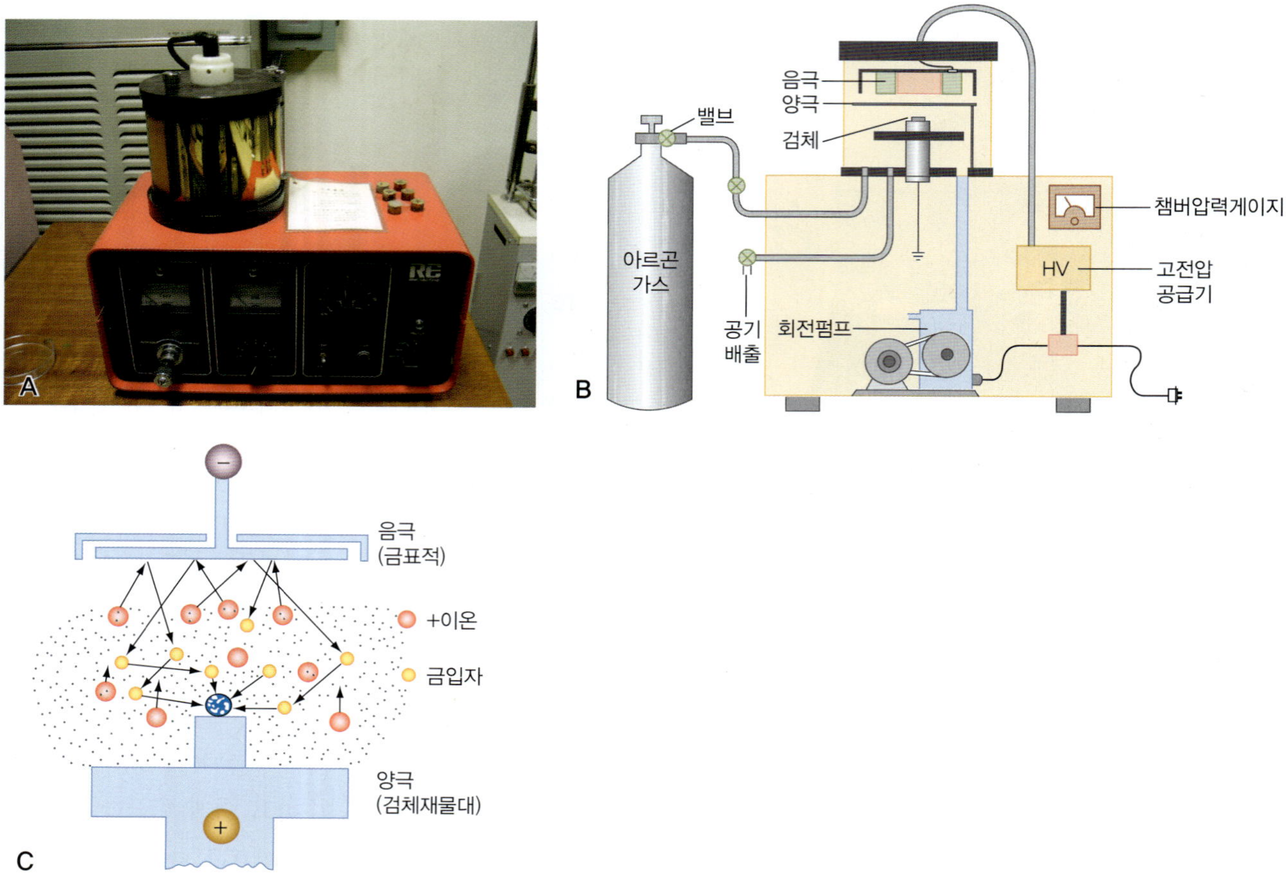

그림 19-38. 이온발생장치(ion sputter) A, B. 내부구조 C. 코팅원리 모식도

참고문헌

1. Hawkes P. The beginnings of Electron Microscopy. Academic Press, 1985.
2. Williams D, Carter CB. Transmission Electron Microscopy. 1-Basics. Plenum Press, 1996.
3. Ross LE, Dykstra M Biological Electron Microscopy: Theory, techniques and troubleshooting. Springer, 2003.
4. Egerton R. Physical principles of electron microscopy. Springer, 2005.
5. Pearson JM, McWilliam LJ, Coyne JD, Curry A. Value of electron microscopy in diagnosis of renal disease. *J Clin Pathol* 47:126-128, 1994.
6. Walker PD, Cavallo T, Bonsib SM. Practice guidelines for the renal biopsy. *Modern Pathol* 17:1555-1563, 2004.
7. Luft JH. Improvements in epoxy resin embedding methods. *J Biophys Biochem Cytol* 9:409, 1961.
8. Martin JH, Lynn JA, Nickey WM. A rapid polychrome stain for epoxy-embedded tissues. *Am J Clin Pathol* 46:250, 1966.
9. McDowell EM, Trump BF. Histologic fixatives suitable for diagnostic light and electron microscopy. *Arch Pathol Lab Med* 100:405, 1976.
10. Reynolds ES. The use of lead citrate at high pH as an electronopaque stain in electron microscopy. *J Cell Biol* 17:208, 1963.
11. Spurr AR. A low viscosity epoxy resin embedding medium for electron microscopy. *J Ultrastruct Res* 26:31, 1969.
12. Zamboni I, De Martino C. Buffered picric acid-formaldehyde: A new rapid fixative for electron microscopy. *J Cell Biol* 35:148A, 1967.
13. Crewe AV, Isaacson M, Johnson D. "A Simple Scanning Electron Microscope". *Rev Sci Inst* 40 (2): 241-246, 1969.

20

유세포분석법

Flow cytometry

학 습 목 표

- 유세포 분석기의 측정원리에 대해 설명한다.
- 전방산란(forward angle light scatter, FALS)에 의한 정보를 설명한다.
- 측방산란(side-scattered light, SSC)에 의한 정보를 설명한다.
- 형광물질에 의한 정보를 설명한다.
- 유세포 분석기의 세포분리 기능에 대해 설명한다.
- 유세포 분석기의 임상 응용에 대해 설명한다.

유세포분석법(flow cytometry, FCM)이란 세포 또는 염색체 등의 세포성분을 부유액 상태로 유체계 속을 고속으로 통과시켜 각 세포로부터 검출부를 통하여 얻어지는 광학적, 전기적 신호에 의해 각 세포의 생물학적 특징을 연구 또는 해명하는 분야이다. 이를 위한 장치를 총칭하여 유세포분석기(flow cytometer)라 부른다. 일상 임상검사에 사용되고 있는 혈구계산기도 이것의 일종이다. 개발 초기에 사용되던 FMF (flow microfluometry), ICP (impulse cytophotometrie) 또는 면역학 분야에 이용되고 있는 FACS (fluorescence activated cell sorter)라 부르는 호칭도 최근에는 FCM으로 통일되어가고 있다.

I. FCM의 특징

FCM의 특징은 이미 언급한 바와 같이 현미경을 이용하지 않고 기계에 의해 자동으로 측정되기 때문에 객관성이 높고, 1초당 5,000개라는 경이적인 속도로 측정이 가능하다. 따라서 정량성이 높고, 검체 처리능력이 빠르다. 뿐만 아니라 각각의 세포가 지닌 생물학적 특징을 최저 2가지 이상 동시에 측정할 수 있으며, 컴퓨터 분석에 의해 데이터를 상세하게 해석할 수 있다. 또한 분석 후 희망하는 세포아군(subgroup)을 분리하여 채취할 수 있다는 것도 연구수단으로써 큰 장점이다. 단 측정하는 각각의 세포를 동정하기 곤란하지만, 이 단점도 세포분리기(cell sorter)를 사용하면 어느 정도 해소할 수 있다. 이런 종류의 장치는 이제까지는 거의 볼 수 없던 것으로 뒤에 기술되어 있는 각종 분야에 응용이 가능하기 때문에 획기적인 장치이며 연구방법에 있어서 새로운 세대의 등장이라고 말할 수 있다.

II. 원리와 구조

그림 20-1은 세포분리기가 부착된 FCM의 모식도를 나타낸 것이다. FCM의 작동원리를 간략히 설명하면, 목적에 따라 선택한 형광염료로 염색한 세포를 부유액 상태로 가는 관 속을 통과시키면서 레이저 광선(laser beam)이나 또는 이와 유사한 광선을 조사한다. 그 결과 세포에 부딪힌 빛은 산란광과 형광의 2종류 빛이 된다. 산란광 중 직진 방향의 것은 세포의 크기를, 직각 방향의 것은 세포 내 구조를 반영하고, 형광은 검사 대상으로 DNA 함량, 표면항원 등 세포의 생물학적 특징을 반영하게 된다. 이들 빛은 각각 직진 및 직각 방향의 검출기에 의해 전기적 신호로 바뀌고 증폭되어 오실로스코프(oscilloscope) 상에 사이토그램(cytogram) 또는 히스토그램(histogram)으로 나타난다. 즉, 현미경을 이용하지 않고 각각의 세포로부터 여러 개의 정보를 얻는 것이 가능하게 되어 있다.

또 이와 같이 분석된 세포 중 어떤 특성을 지닌 세포 아군만을 세포분리기에 의해 분리하여 채취할 수도 있다. 먼저 세포부유액에 초음파 진동을 일으킴으로써 물줄기를 물방울로 변환한다. 그리고 원하는 세포가 함유된 물방울은 양(+) 또는 음(−)으로 하전된다. 그리고 이 물방울이 양극과 음극의 양극판 사이를 통과할 때 양(+)으로 하전된 물방울은 음극방향으로, 음(−)으로 하

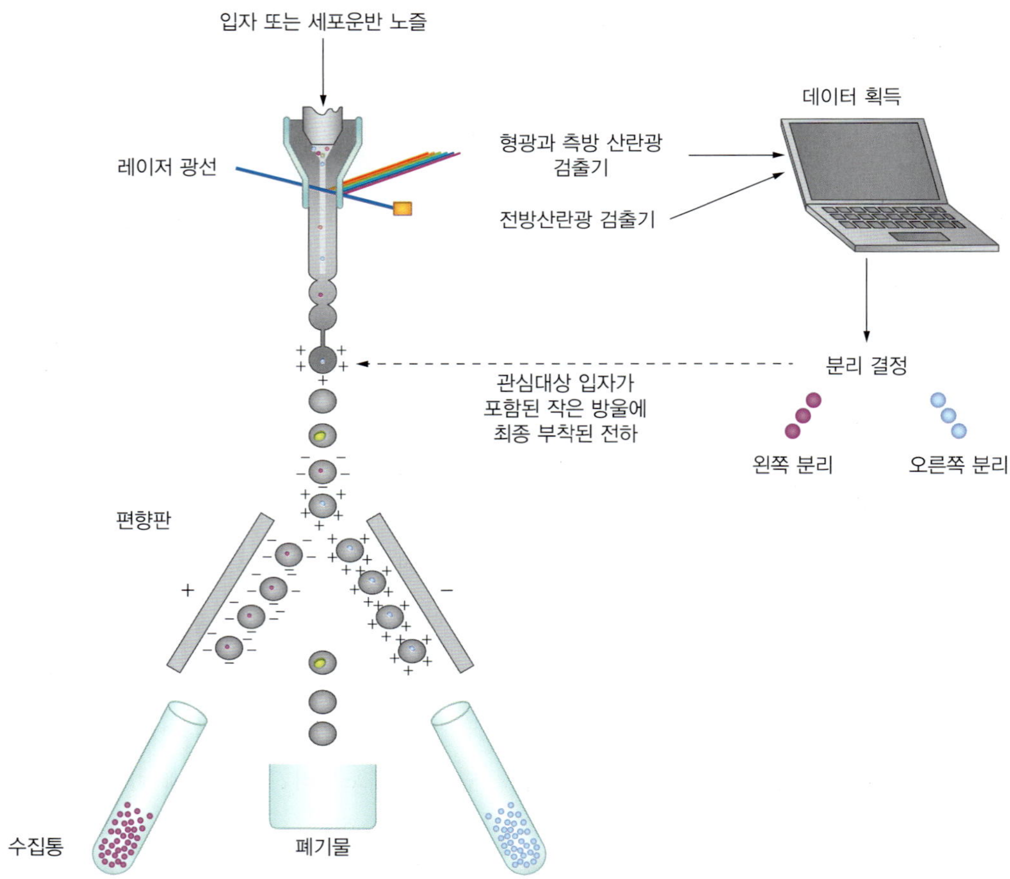

그림 20-1. 세포분리기가 부착된 FCM의 기본 구조 모식도

전된 물방울은 양극방향으로 끌어당긴다. 한편 하전되지 않은 물방울은 그대로 낙하한다. 따라서 하나의 세포집단을 2가지 이상의 세포 아군으로 분리가 가능하게 된다.

이 일련의 FCM 작동계는 크게 3가지로 나누어진다. 하나는 레이저로부터 검체 조사부를 경유하여 감지기에 이르는 광학계(optical system)이며, 다음으로 감지기에 들어온 광학적 신호를 전기적 신호로 바꾸어 사이토그램 또는 히스토그램으로 바꾸어주는 전기계(electronic system), 그리고 검체 및 주변액(sheath fluid)이 흘러 내려가 세포분리까지 수행하는 유체계(fluid system)이다. 여기서는 각 계통에 따라 나누어 기술한다.

1. 광학계(optical system)

FCM에서는 검체에 의해 생긴 산란광 또는 형광을 측정 대상으로 하기 때문에 광원이 필요하다. 그러나 전기저항의 변화를 측정 대상으로 하는 쿨터(Coulter) 방식 자동혈구 계수기는 광원이 이용되지 않기 때문에 예외이다. 광원으로는 일반적으로 레이저가 이용되지만, ICP는 수은아크램프(mercury arc lamp)를 광원으로 사용한다. 수은아크램프는 시외부에서 가시부에 이르는 넓은 파장영역을 사용할 수 있어 안정적이지만 출력이 약한 것이 단점이다. 이에 비해 레이저는 상당히 높은 출력을 얻을 수 있으나 이용 가능한 파장영역이 연속적이 아니어서 한정되어 있다.

본래 LASER란 light amplification by stimulated emission of radiation의 머리글자를 딴 합성어이다. 레이저의 특징은 종래의 광원과는 달리 단일파장이면서도 위상이 일치된 고출력의 빛을 낼 수가 있다. 레이저에는 수술 시에 이용되는 탄산가스 레이저, 최근 암치료에 이용되고 있는 색소 레이저 등 매체에 따라 몇 종류가 있지만 FCM에는 가스를 매체로 한 레이저가 사용된다.

가스에는 아르곤이온, 크립톤, 헤륨 등이 있다. 또 그 출력에서도 FCM 개발 초기에는 5 mA 정도의 저출력인 것이 사용되었으나, 최근에는 이보다 1,000배인 5 W 또는 15 W 정도의 고출력 레이저가 개발되어 미량의 형광도 검출 가능하게 되었다. 단, 이들 출력은 그 레이저에서 나오는 단일 파장군의 총합이지 한 파장의 출력이 아니다. 또 파장영역도 레이저에 따라 다르며 같은 아르곤이온 레이저에서도 가시부만 여기(excitation)할 수 있는 것과 자외부도 여기할 수 있는 것이 있어서 목적에 따라 선택이 가능하다.

그런데 레이저 또는 수은아크램프를 광원으로 하여 발생한 빛은 몇 개의 반사거울에 의해 광축 방향이 조정되고 집광렌즈를 경유하여 정확히 검체의 흐름에 직각일지라도 초점이 맞도록 조정된다. 이와 같이 조정된 빛은 검체에 부딪혀(적중 또는 당) 2종류의 빛으로 바뀐다. 하나는 주로 검체 크기 또는 내부 구조를 반영하는 산란광이고, 다른 하나는 표지된 염료에 의한 형광이다. 이들 빛은 각각 직진 또는 직각 방향의 렌즈 및 필터를 경유하여 감지기에 도달한다. 이것이 기본적인 FCM의 광학계이다(그림 20-2). 단, 기종에 따라 약간 차이를 보이며, 레이저, 감지기, 필터를 새로 첨가한다거나 조합시키면 좀 더 복잡한 변수(parameter)의 해석도 가능해진다. 그 예로 광원으로서 두 개의 레이저를 사용하는 것이 충분히 가능하며, 특히 여기파장이 다른 형광염료로 이중염색한 경우에 상당히 유용하다. 또 빛이 검체에 부딪히는 부위로는 유체실(flow cell) 내에서 부딪히는 방식(closed system)과 밖에서 부딪히는 방식(jet in air system)의 2종류가 있는데, 전자는 구 오르토(Ortho)사의 FCM이며, 벡톤-디킨슨(Becton-Dickinson)사(그림 20-3) 및 쿨터(Coulter)사의 FCM은 후자의 방식을 채용하고 있다. 감지기에

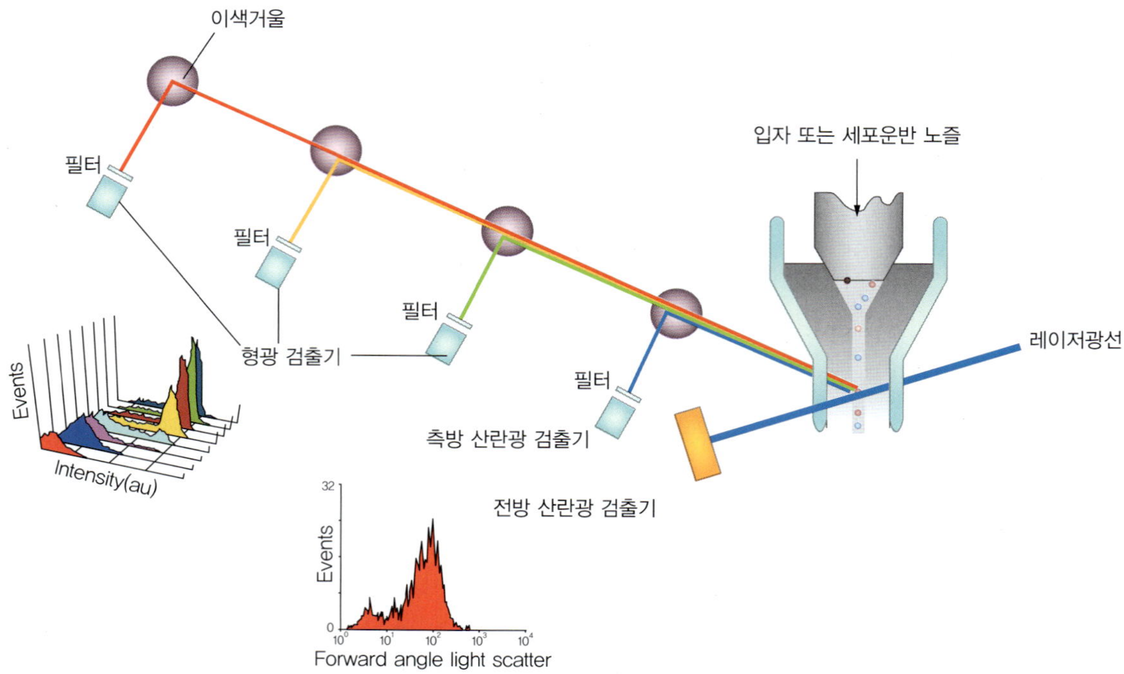

그림 20-2. **FCM의 광학계 배열**

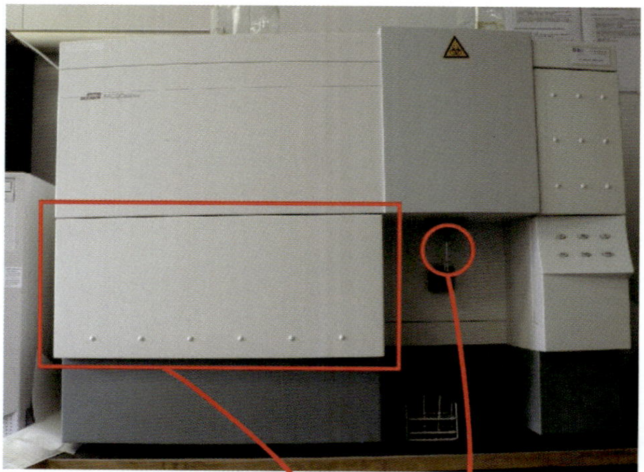

그림 20-3. **유세포분석기(flow cytometer)**. 벡톤-딕킨슨사(Becton Dickinson Co.)의 FACS calibur

관해서는 산란광이나 형광이든 간에 모두 광축에 대해 360°의 어느 방향에 설치하여도 측정이 가능하지만, 현재는 장치의 배치상 직진방향과 직각방향의 두 방향으로 설치되어 있다.

1) 빛의 산란

빛의 산란은 입사 레이저 광선이 어떤 입자를 빗겨나갈 때 발생한다. 빛 산란 범위는 입자의 물리적 특성, 즉 크기, 내부 복잡도 등에 따라 달라진다. 빛 산란에 영향을 미치는 인자들로는 세포막, 핵 그리고 세포 내부의 과립물질들이다. 또한 세포 형태나 세포 표면의 모양도 전체적인 빛 산란에 영향을 미친다.

전방 산란광(forward-scattered light, FSC)은 세포 표면적 또는 크기와 비례한다. 전방 산란광은 거의 회절광의 측정치이며 광전자 2극관(photodiode)에 의해 직진방향으로 들어온 입사 레이저 광선축 바로 앞에 떨어진 것으로 측정된다(그림 20-4). 전방 산란광은 주어진 크기보다 큰 입자의 독자적인 형광을 측정하는 데 적합한 방법으로 제공된다. 따라서 종종 면역표현형 판정(immunophenotyping)에 사용되고 있다.

측방 산란광(side-scattered light, SSC)은 세포과립성과 내부 복잡도에 비례한다. 측방 산란광은 거의 대

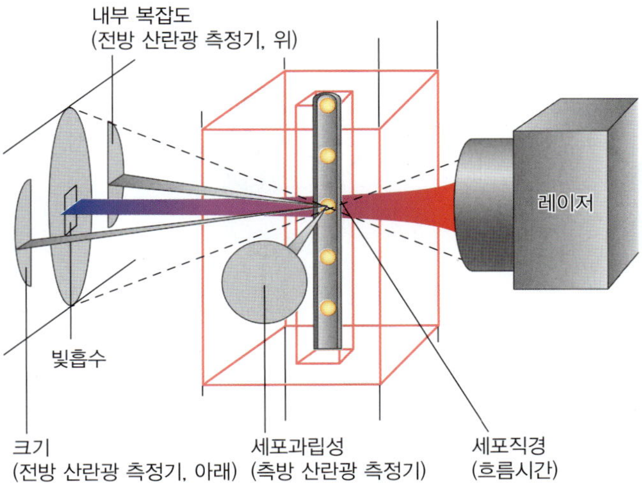

그림 20-4. 세포의 빛 분산 성질

부분 굴절률이 서로 다른 세포 내의 어떤 간섭물질을 통과할 때 발생되는 굴절광과 반사광의 측정치이다(그림 20-4). 측방 산란광은 레이저광선에 거의 90° 각도에서 집광렌즈에 의해 수집된 다음 광선분배기(beam splitter)에 의해 적합한 검출기로 분배된다.

전방과 측방 산란광의 측정치의 상관지수는 이질성 세포집단 내의 세포형을 감별하는 데 사용된다. 대부분의 백혈구 아형은 전방 산란광과 측방 산란광을 사용하여 감별해 낼 수 있다(그림 20-5).

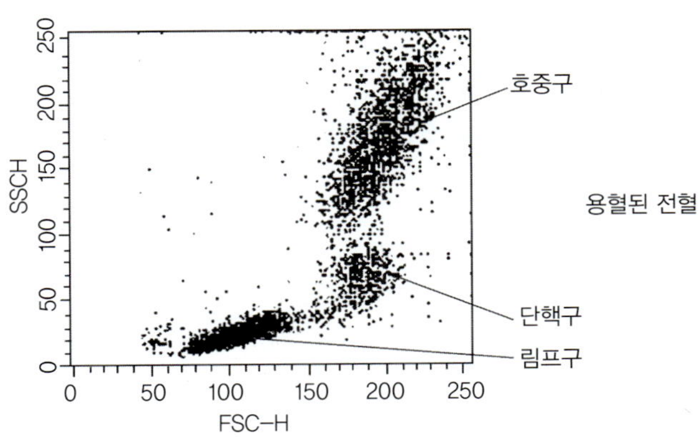

그림 20-5. 전방 산란광(FSC) 대 측방 산란광(SSC)에 기초한 세포의 아군 분포

2) 광학필터

일단 세포나 입자가 레이저광선을 통해 통과하면 방출된 측방 산란광과 형광신호는 광전자 증폭관으로 이동하고 광전자 2극관은 전방 산란광 신호를 수집한다. 이 모든 신호는 거울과 광학 필터계를 경유하여 검출기로 인도된다. 특정 형광염료에 대한 검출기의 특이도, 즉좁은 범위의 파장만을 검출기에 도달하도록 허용하는 것은 광전자 증폭관 앞에 필터를 끼워 조정할 수 있다. 이 광선의 분광 띠(spectral band)는 형광염료의 방출 정점과 거의 근접한다.

이 같은 필터를 띠통과 필터[bandpass (BP) filter]라 부른다. 예를 들어 FITC 검출기 앞에 사용된 필터는 530/30으로 표지되어 있다. 이 숫자는 투과된 분광 띠의 물리적 특성이 530±15 nm 파장이거나 또는 빛의 파장인 515와 545 nm의 사이임을 의미한다.

유세포분석기에 사용되는 또 다른 필터로 짧은 통과 필터[shortpass (SP) filter]와 긴 통과 필터[longpass (LP) filter]가 있다. 짧은 통과 필터는 특정 파장과 동일한 빛의 파장 또는 그것보다 짧은 파장을 투과하며, 긴 통과 필터는 특정 파장과 동일한 빛의 파장 또는 그것보다 긴 파장을 투과한다(그림 20-6).

광선분배기는 다른 파장의 광선을 각기 다른 방향으로 분배해 주는 장치이다. 이색거울(dichroic mirror)들은 광선분배기의 한 종류이다. 그림 20-6에 나타낸 560 SP 이색거울은 560 nm 또는 그 이하 파장의 광선을 투과한다. 560 nm 이상의 긴 파장의 빛은 45° 각도로 반사시킨다.

2. 전기계(electronic system)

감지기에 도달한 광학적 신호는 광전자 2극관(photodiode : 주로 산란광) 또는 약한 빛도 검출 가능한 광전자 증폭관(photomultiplier tube, PMT : 주

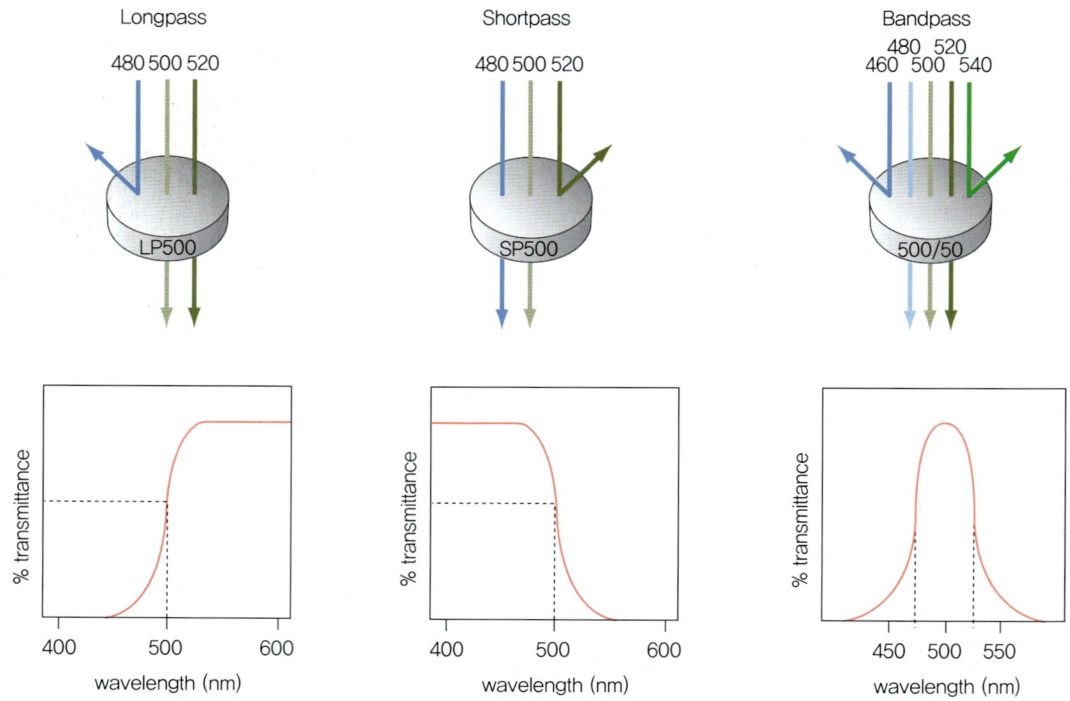

그림 20-6. 긴 통과 필터와 짧은 통과 필터 그리고 띠 통과 필터를 통한 빛 투과

로 형광)에 의해 전기적 신호로 바뀌어 증폭된다. 이들 전기적 신호는 각종 경로를 통과하여 그림 20-7과 같이 오실로스코프상에 묘사된다. 이와 같이 한 개의 세포로부터 나온 최저 2가지의 정보는 그림 20-6의 오른쪽 아래 그림처럼 X축과 Y축의 2차원 좌표상에 한 개의 점으로 묘사된다. X축과 Y축의 관련 수는 산란광이나 형광 중에서 자유롭게 선택할 수 있다. 예컨대 세포 10,000개를 측정하면 좌표에 10,000개의 작은 점의 집단으로서 묘사된다. 이와 같은 표시법은 일반적으로 사이토그램 또는 스캐터그램(scattergram)이라 부르고 있다. 보통 이 표시법에서는 2가지 정보에 관하여 정성적인 판단은 할 수 있으나, 정량적인 표시는 할 수 없다. 그래서 한 개의 관련 수, 예를 들면 형광량을 X축에 놓고 Y축에 검체수를 놓아 정량적으로 표현한 것이 그림 20-7의 중앙 그림에 나타낸 히스토그램이라 부르는 것이다.

최근에는 컴퓨터의 발전으로 그림 20-7(오른쪽)과 같이 이들 2가지의 표시법을 합친 삼차원의 표시도 가능하게 되었다. 또 일반적으로 관련 수에 대해서는 상수 눈금으로 표시하지만, 표면항원의 검색과 같이 미량의 형광을 표시하는 경우는 대수 눈금도 사용이 가능하다.

이들 측정 데이터는 표시뿐만 아니라 USB에 기록하여 장기보관 또는 후향적인(retrospective) 해석이 가능하다.

3. 유체계(fluid system)

FCM의 유체계는 검체액(sample fluid)과 주변액(sheath fluid), 레이저 조사부인 원추형의 내통을 가진 유체실(flow cell) 및 두 종류의 액이 흐르도록 양압을 제공하는 압력계로 구성되어 있다.

두 종류의 액은 처음에는 각기 독립적으로 관을 흐르지만, 그림 20-8에서와 같이 유체실 상부의 원추부에서 합류한다. 그러나 결흐름(laminar flow) 원리를 응용하

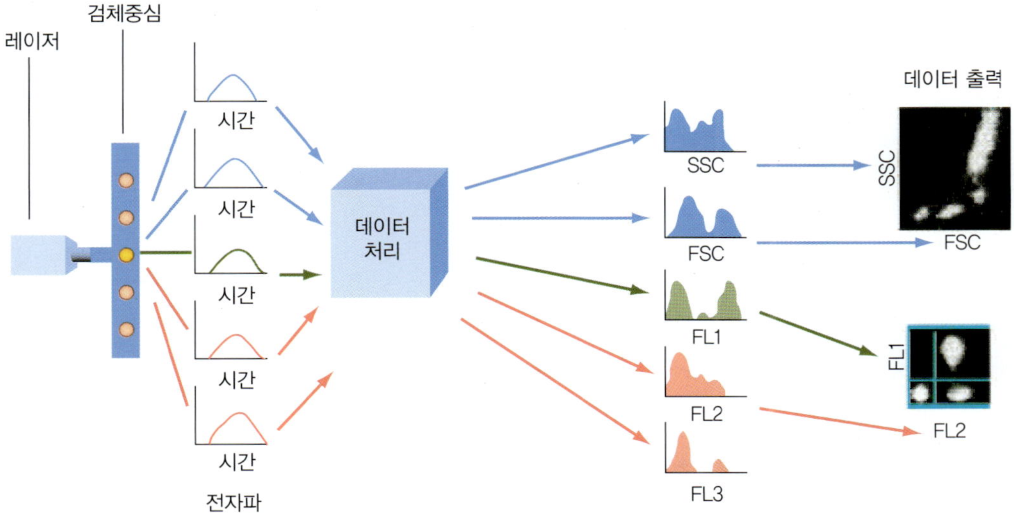

그림 20-7. 빛 신호의 전기파 전환 과정. 분산되거나 여기된 빛 신호는 컴퓨터에 의해 처리될 수 있도록 전기파(electronic pulse)로 전환된다.

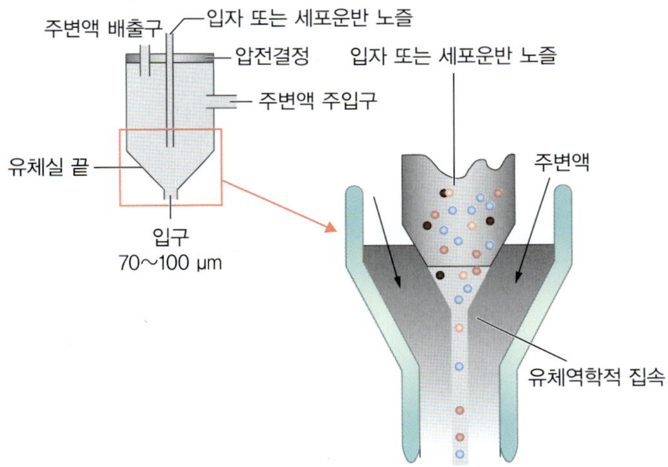

그림 20-8. 유체실(flow cell) 내의 결흐름(lamina flow) 원리 모식도

여 주변액은 유체실 속공간의 바깥쪽(즉, 관강의 벽쪽)으로, 검체액은 그 안쪽(가운데)으로 흐르게 되어 서로 혼합되지 않도록 되어 있다. 즉 검체액은 정확히 주변액의 터널 속을 통과하는 모양이 된다.

1934년 몰다밴(A. Moldavan)이 모세관을 현미경의 경대 위에 고정하고 대물렌즈에 감지기를 설치하여 적혈구 수를 계측하려고 시도한 것이 혈구 수 측정 자동화의 시초이다. 이 시기에 하나의 문제점은 유체계에 있었다. 예컨대, 모세관이 크면 혈구들이 동시에 통과하고 가늘면 결국 막혀버린다는 것, 또 적혈구가 반드시 관의 가운데를 흐르지 않기 때문에 초점을 맞추기가 상당히 어렵다는 것, 그리고 일정한 흐름속도를 유지하기가 곤란하다는 것들이 지적되었다.

이 문제점들은 1953년 크로스래드와 타일러(P. J. Crossland-Taylor)가 레이놀드(O. Reynolds)의 '주변결흐름 원리(laminar sheath flow principle)'를 응용함으로써 대부분 해결되었다. 그는 혈구부유액을 속도가 빠르게 흐르는 물속에 서서히 주입함으로써 혈구가 흐르는 물의 가운데로 흐르도록 하는 데 성공하였다. 이 방법에 의해 아주 미세한 모세관이 필요치 않게 되고 검체가 막히는 것도 적으며 초점을 맞추기도 대단히 쉽게 되었다.

현재 시판되고 있는 FCM의 유체계는 거의 이 방법을 채용하고 있다. 그런데 이 기본적인 원리는 정확히 100년 전에 레이놀드가 발표한 것으로 다음 식으로 표현된다.

$$vd = \frac{\rho}{\eta} \langle Rc = 2,300$$

v : 평균유속

ρ : 액의 밀도

d : 관의 직경

η : 액의 점성계수

즉, 각 수치를 대입하여 얻어진 정수 Rc가 2,300 이하이면 흐름층(물줄기 층)이 유지되어 난류가 생기지 않게 된다. 예컨대, 액이 물이면서 관의 직경이 100 μm라면 난류가 생기지 않게 하기 위해서는 흐름속도는 23 m/초 이하가 되어야 한다. 또 관강 내의 흐름속도를 관벽 쪽에서는 거의 0에 가깝고 중앙에서는 최대가 되게 한 다음, 유체실의 속 공간에 일정한 흐름속도 이하로 주변액을 흐르게 하고 내강 중앙부에서 검체액을 주입하면 검체는 최대의 속도로 한 개씩 분리되어 관강의 중앙을 흐르며 주변액과 난류를 일으키지 않는다. 현재 사용되는 FCM의 흐름속도는 20 m/초 전후이다.

4. 세포 분리(cell sorting)

유체계에서 서술한 바와 같이 검체는 주변액과 마찬가지로 한 개의 물줄기로서 유체실(flow cell) 속을 흐르게 되어 있다. 물줄기 내의 검체를 분리하는 것은 불가능하기 때문에 우선 이 물줄기를 검체를 함유한 물방울로 변환시켜야 한다. 보통 우리가 호스를 사용하여 물을 분산시킬 때에 호스를 잡고 있는 손을 흔들어대면 물방울이 생기는 것에서 이해할 수 있듯이, 유체실 위쪽에 장착된 변환기(transducer)(그림 20-9)를 이용해 초음파 진동을 공급하면 흐름실로부터 나온 물줄기는 물방울로 변환한다. 일반적으로 30 KHz 전후의 주파수를 걸어주면 이것에 의해 1초당 약 30,000개의 물방울이 생긴다. FCM의 최고 검체 측정 수가 5,000개/초이기 때문에 최고 6방울에 한 개의 비율로 세포가 들어가게 된다. 물줄기는 물방울로 변환되기 직전에 유체실 위쪽에 장착된 하전장치에 의해 양(+) 또는 음(−)으로 하전되어 하전된 물방울 형태로 바뀐다. 이들 물방울은 ± 2 KV의 편향판(deflection plate) 사이를 통과할 때 양으로 하전된 물방울은 음극판 쪽으로, 음으로 하전된 물방울은 양극판 쪽으로 끌려가 채집관으로 분리된다. 단, 측정 결과 원하는 세포를 정확히 분리하기 위해서는 측정에서 하전까지 마이크로초(μsec)의 수준으로 시간적인 일치가 되어야 한다.

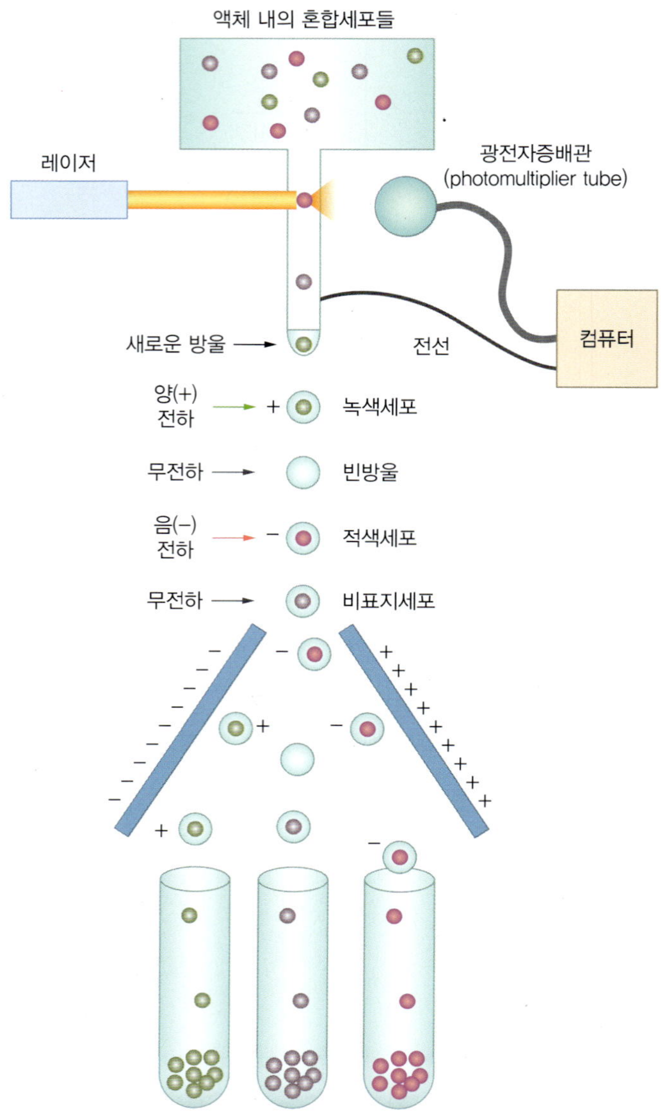

그림 20-9. 세포분리기(cell sorter)의 원리 모식도

레이저 광선을 받은 검체는 산란광 및 형광을 발생하기 때문에 그 검체의 특성은 앞서 기술한 바와 같이 사이토그램상의 한 점으로 묘사된다. 여기서 어떤 검체를 측정하여 사이토그램상 A와 B의 두 아군으로 크게 분류하고 싶다고 가정한다면, 이 경우 A군에 속하는 시료는 양(+)으로, B군에 속하는 것은 음(−)으로 하전되도록 장치에 지령하여 둔다. 지금 유체실을 통과한 A군에 속하는 검체가 레이저 광선 조사부를 통과한다. 그러면 측정은 순간적으로 이루어지고 이 검체가 A군에 속하는 것으로 판명되어 검체가 양으로 하전되도록 하전기에 지령이 도착한다. 이 사이에 검체는 조사부를 통과하여 물방울로 되기 직전의 물줄기 선단부로 진행하여 있다. 이 순간 물줄기 전체에 하전이 걸리고 그 결과 검체를 함유한 물방울의 전후 몇 개의 방울이 양하전을 띠는 물방울로 변환된다.

물방울로 변환된 뒤에는 하전이 불가능하며, 목표 검체에 정확한 하전이 걸리지 않기 때문에 검체가 조사부를 통과한 시점에서 측정을 마치고 양으로 하전되는 데 걸리는 시간과 검체가 조사부에서 물줄기 선단부에 도달하는 몇 μsec의 시간이 완전히 일치할 때, 처음 분리(sorting)가 가능하게 된다.

III. FCM에 사용되는 형광염료

FCM에서는 측정을 시작하기 전에 측정할 세포물질을 어떤 방법으로든 형광염색(표지)을 해야만 한다. 이를 위해 사용되는 형광물질을 형광 탐침자(probe)라 부른다.

이러한 형광 탐침자는 크게 두 종류로 나뉜다. 하나는 원하는 물질과 특이적으로 결합하는 염료이다. 예를 들면, 두 가닥 뉴클레오티드(세포 내에는 주로 DNA)에 결합하는 염료로써 PI (propidium iodide) 외에 EB (ethidium bromide), DAPI (4',6-diamino-2-phenylindole), Hoechst 33342 등이 있고, 또한 AO (acridine orange)와 같이 DNA와 RNA에 결합하지만 DNA에 결합한 AO는 녹색형광을 발하고, RNA에 결합하면 적색형광을 발하는 것도 있다(표 20-1). 이와 같은 염료에 의한 염색은 일반적으로 간편하고 신속하지만 종류가 한정되어 있다. 다른 한 종류의 탐침자는 형광염료를 항체나 리간드(ligand)에 결합시키는 것이다. 이 방법에는 항체나 리간드가 있다면 어떠한 항원이나 물질에도 형광염색을 할 수 있다. 또 특수한 형광탐침자로서 탐침자 주위 상황이 변화함으로써 형광을 발하는 것도 있다.

형광 탐침자나 염색법에 대한 구체적인 예는 여기서 취급하지 않았으므로 전문 서적이나 논문을 참조하기 바란다.

표 20-1. FCM에서 사용되는 주요 형광염료

형광염료	용도
Fluorescein isothiocyanate (FITC)	항체에 표지
Phycoerythrin (PE)	항체에 표지
Propidium iodide (PI)	DNA와 결합
Hoechst 33342	살아 있는 세포의 DNA에 결합
Acridine orange (AO)	DNA및 RNA와 결합
Rhodamine 123	살아 있는 세포 내의 미토콘드리아에 결합
FLUO-3 (AM)	칼슘이온과 결합
Dichlorofluorescein	세포 내 활성산소나 호중구의 살균능 측정
Fluorescein diacetate (FDA)	살아 있는 세포만 염색, 세포내 pH 측정

IV. 검체제작법

1. 세포부유액의 제작과 보존

FCM에 의한 측정에서는 부유액 내의 유리세포 또는 세포 성분을 측정 대상으로 하기 때문에 검체로서 세포부유액을 제조해야 한다. 이런 점에서 생리적 상태로 이미 부유세포로써 존재하는 혈액세포는 FCM의 측정 대상으로 유리한 조건을 갖추고 있어 가장 적합한 측정 검체가 되고 있다. 부유세포로는 부유계의 배양세포, 마우스(mouse)나 랫트(rat)의 복수계로서 계대배양된 세포, 임상검체는 혈액세포, 복수, 흉수 내의 세포가 있다.

부유세포를 측정 대상으로 하는 경우 부유액 제조에는 문제가 없으나 대상 세포의 정제라는 문제가 남는다. 이들 세포 중 배양세포를 제외한 모든 세포는 한 종류 이상의 세포로 되어 있는 경우가 많다. 예를 들면, 복수와 흉수는 혈액을 함유하는 경우가 많이 있고, 또한 혈액세포는 이미 잘 알려진 바와 같이 백혈구계, 적혈구계 및 혈소판 계열의 세 종류로 되어 있다.

일반적으로 이들 중 한 종류의 세포를 측정 대상으로 하기 때문에 분리 및 정제가 필요하다. 물론 FCM의 특징을 살려 측정 시 어떤 지표를 기준으로 '관문여닫기(gating)'를 설정하여 측정대상 세포를 한정시키는 것도 가능하지만 관문여닫기에 의한 분리가 곤란한 경우도 적지 않다. 본 장에서는 혈액세포의 물리적 분리 및 정제법에 대한 개요만을 기술하였으므로 각 종류의 혈구 분리법에 대해서는 혈액학 책을 참고하기 바란다.

1) 혈액세포의 분리

혈액세포에는 이미 언급하였듯이 3종류의 세포가 있으며, 각 세포들은 물리적, 화학적, 생물학적 특징의 차이를 이용하여 분리할 수 있다. 예를 들면, 비중의 차이에 의해 분리하는 비중원심법과 크기 및 비중의 차이에 의한 침강법 등은 각 세포들의 물리적 특징의 차이를 이용한 것이다. 화학적 특징의 차이를 이용한 것으로는 염화암모늄에 의한 적혈구의 용혈을 들 수 있다. 또한 생물학적 방법으로서 단핵구의 탐식능력과 점착능력을 이용하여 제거하는 방법과 가는 섬유를 채운 컬럼을 통과시켜 점착능력의 차이에 따라 분리시켜 채취하는 방법이 있다.

2) 혈액세포 이외의 분리

(1) 배양세포

부유계의 배양세포의 경우는 단일세포이기 때문에 분리할 필요가 없다. 단, 종류에 따라서는 세포응집이 강한 계도 있기 때문에 부유액 제작 시에는 피펫팅에 의해 세포 하나하나를 유리시킬 필요가 있다.

(2) 복수계의 세포

복수계의 세포는 비교적 세포응집이 강하고 세포농도도 높기 때문에 피펫팅에 의해 세포 하나하나를 유리시킴과 동시에 PBS 또는 배양액으로 몇 회 수세한 후 원하는 세포농도로 조정하여 실험에 사용한다.

혈액이 포함되어 있는 경우는 앞서 기술한 혈액세포의 분리에 따라 시행한다. 다만 위에 기술한 바와 같이 수세 후 적어도 PBS 또는 배양액으로 희석한 다음 분리 조작에 이용하는 것이 좋다.

(3) 임상검체로서의 흉수와 복수

검체 채취 시 응고가 일어나는 경우도 있기 때문에 헤파린 등의 항응고제를 소량 첨가하여 채취한다. 또한 동물의 복수계와 달리 세포농도가 낮은 경우가 많기 때문에 수세 후 원하는 세포농도를 농축하여 실험에 사용한다. 혈액이 함유되어 있을 경우에도 마찬가지로 처리한 후 혈액세포의 분리방법에 따라 시행한다.

2. 고형세포의 검체제작법

1) 신선한 검체

FCM 분석에서는 무엇보다 완전한 단세포 부유액을 제작해야 하는 것이 절대적인 조건이다. 뿐만 아니라 분석하는 목적에 따라서도 그 분산방법을 달리해야만 한다. 그 예로, 막 표면의 검사에 무작위로 효소액을 이용할 수 없고, 세포질 내 물질의 분석에는 나핵법을 사용할 수 없다는 것을 들 수 있다. 여기서는 주로 DNA 분석에 초점을 맞춘 세포분리법에 대하여 설명한다.

세포의 분산이 나쁜 두짝세포(doublet : 2개의 세포가 부착된 세포덩어리)나 세짝세포(triplet : 3개의 세포덩어리) 또는 그 이상의 세포가 서로 부착되어 있는 경우에는 DNA 히스토그램에서 4C DNA, 6C DNA 또는 그 이상의 DNA양을 보이는 위치에 각각 정점(peak)이 나타나게 된다. 이런 경우 나타난 정점으로는 그 결과가 이상세포에 의한 것인지 세포의 부착에 의해 생긴 인공산물인가를 판단할 수 없다. 따라서 단세포 부유액의 제작은 FCM 분석에서 생명선이라 할 수 있다. 여기서는 몇 가지의 세포분산법을 소개하고 그 장단점을 기술한다.

세포 분산법은 기계적 분산법, 효소에 의한 분산법, 킬레이트제(chelating agents)에 의한 분산법의 3종류가 있다. 이 방법들은 각각 단독으로 사용하기도 하지만 대부분은 병용되고 있다. 이 경우에도 각 분산법의 특징을 잘 숙지하여 응용하는 것이 중요하다.

(1) 기계적 분산법

기계적 분산법은 물리적으로 세포를 분리시키는 방법이다. 이 방법으로서는 가위로 잘게 써는 방법(mincing), 피펫을 이용한 흡인, 분출에 의한 방법(pipetting), 면도날을 사용하여 얇게 세절하는 방법(slicing) 등이 있다. 이 밖에 주로 부인과 암의 세포진단에 이용되고 있는 고속 혼합기(high speed blender)와 같은 기계를 이용하는 방법도 있다. 대부분의 경우 고형종양 검체의 경우에는 가위 썰기 또는 면도날 썰기를 한 다음 피펫팅을 하는 2가지 또는 3가지 이상의 조작을 하여 조직을 분산시킨다. 이 방법들이 이용되는 검체로는 비교적 섬유성 조직이 적은 조직, 즉 뇌종양, 지라, 간조직 등이 있다. 이 방법의 단점은 다수의 세포가 손상될 수 있어서 세포의 파편조각이 남게 되어 그 영향이 강하면 CV값이 적은 히스토그램이 나타날 수 있다는 것이다. 특히 파손세포로부터 흘러나온 핵산 등이 접착제 역할을 하여, 유리된 세포가 단일세포로 존재하기보다 오히려 세포의 군집(clusters)을 형성하는 경우가 많다. 따라서 기계적 방법만으로 좋은 히스토그램을 얻기가 곤란한 때가 많다. 이 때문에 FCM의 검체 제작 시에는 흔히 기계적 분산법에 효소 분산법을 병행하고 있다. 또 다른 방법으로는 기계적 나핵화에 의한 분산법이 있다. 이 방법은 세포를 파괴하여 나핵으로 만든 후 단일세포 DNA를 측정하는 방법이다. 세포의 파괴에 의해 생긴 파편은 설탕(sucrose)액의 농도구배에 의해 제거한다. 비교적 CV값이 낮은 히스토그램을 얻을 수 있다.

(2) 효소에 의한 분산법

이 방법에는 트립신(trypsin), 디스파제(dispase), 아교질분해효소(collagenase), 프로나스(pronase)와 같은 비특이성 단백질분해효소가 사용된다. 이들 효소를 세포 분산에 이용할 때는 반응시간, 온도, pH가 크게 영향을 미친다. 연구에서는 효소를 반응시킬 방법과 함께 반응정지 방법도 확실히 익혀두어야 한다.

① 트립신

세포배양 시 이용되는 방법과 같이 세포 분산 시 이용되는 좋은 단백질 분해효소이다. 농도는 0.25%

(0.025~0.25%)의 생리식염수 또는 PBS (Ca^{2+}, Mg^{2+} free) 액을 사용한다. Ca^{2+} 이온은 트립신의 자가소화를 억제하기 때문에 효소활성의 저하를 방지하지만 세포의 부착을 일으킬 수 있다는 문제가 있다. 세포 분산이 끝난 검체를 보존하여 둘 경우는 세포 자체에도 영향을 줄 수 있기 때문에 남아 있는 트립신을 제거하거나 불활성화시켜야 한다. 이를 위해서는 혈청을 이용한다.

혈청에는 단백질분해효소가 포함되어 있기 때문에 혈청을 첨가하면 트립신의 분해작용을 정지시킬 수 있다. 효소활성을 정지한 다음에는 세포를 세척하고 고정하여 냉장고에 보존한다.

세포 분산에 사용하는 트립신은 순수한 것보다 순도가 약간 낮은 것이 작용이 강하다. 이것은 아교질분해효소 등과 같은 다른 효소가 혼입되어 있기 때문이다. 분리에 적당한 pH는 7~8이다.

② 아교질분해효소

아교질을 분해하는 효소로 세포 외 섬유인 아교질에 작용한다. 따라서 세포 내에는 작용하지 않기 때문에 세포의 장해가 적다. 아교질분해효소액의 제조에는 소태아혈청을 함유한 세포배양액을 이용하며, 0.05~0.8%의 농도로 한다. 접촉시간은 약 20분, 실온에서 시행한다.

③ 디스파제

1,000~2,000 μg/mL 농도의 효소액을 사용한다. 이 경우 혈청을 함유한 배지로 용액을 제조하여도 차이는 없다. 접촉시간은 37℃에서 1시간 정도, 지적 pH는 8.5, 온도는 20~75℃에서 활성이 있다.

④ 효소칵테일(enzyme cocktail)

트립신 등으로 세포부유액을 제작할 경우에는 세포가 서로 응집되기 쉽다. 그 원인의 하나로는 손상을 받은 세포의 DNA가 세포막으로부터 흘러나와 접착제 역할을 한다고 생각하고 있다. 따라서 이 경우 3 종류의 효소를 섞은 칵테일(0.05% pronase, 0.2% collagenase, 0.02% DNase의 효소 칵테일 2 mL를 Hanks액 18 mL에 첨가하여 제조)을 사용한다. 폐암, 뇌의 신경교종 등에 이 방법을 적용하면 CV값이 적은 히스토그램을 얻을 수 있다.

(3) 킬레이트제에 의한 분산법

Ca^{2+}나 Mg^{2+}는 세포의 결합에 중요한 2가 양이온이다. 킬레이트제는 이 이온과 결합하여 세포의 분산을 일으킨다. 흔히 EDTA가 사용되는데 농도는 0.01~0.1 M이다. EDTA의 세포분산 작용은 비교적 약하다. 따라서 배양세포 등에는 이용될 수 있으나, 단독으로 조직의 분산에는 거의 이용되지 않는다. 보통 트립신 등의 효소 제재와 병용하여 0.02% 정도의 용액으로 사용되는 것이 많다. Ca^{2+}를 흡착하기 때문에 세포가 서로 부착하는 것을 예방하는 작용도 생각해 볼만하다.

(4) 트리톤 X-100에 의한 세포분산법

비이온성 계면활성제인 트리톤 X-100 (Triton X-1000, 1~0.2%/PBS 용액)에 의해 세포질을 처리하여 나핵으로 만든 후, 고정하지 않고 프로피디움 요오드화액(propidium iodide 50 μg/mL + 동량의 1% RNase)으로 염색하여 직접 DNA 분석하는 방법이 있다. 이 경우에는 즉시 측정해야 하는데 정확한 DNA 양을 측정할 경우에는 2~3시간 이내에 해야 한다.

2) 고정검체

1983년 호주의 헤들리 등(Hedley *et al.*)이 파라핀 포매 고정조직을 사용하여 DNA 배수성(DNA ploidy)의 분석법을 발표한 이래, 그것을 응용한 연구논문이 급속히 증가하고 있다. 그 최대 장점은 이미 예후를 알고 있는 증례를 통계분석에 필요한 것만 모아서 후향적으로 검토할 수 있다는 점이다. 또한 수기도 간단하여 유세포분석기 외에 특수한 기구나 약품이 필요치 않고 얻어진 히스토그램의 질도 비교적 높다.

일반적으로 종양환자들의 임상적인 관리는 원발성 종양의 외과적 절제 후의 재발 및 재발 환자의 앞으로의 생존 기간을 예측하여 이루어져 왔다. 오늘날 종양 환자의 예후는 대부분 그 종양의 침윤범위, 기원부위(origin site), 조직학적 아형(subtype) 등으로 추정하고 있다. 또 광학현미경 수준에서는 세포의 분화 정도를 보아 예후를 판단하지만, 이 등급제도(grading system)는 너무 주관적이고 관찰자에 따라 검사마다 재현성이 매우 불량하다.

이에 대해 유세포분석법은 종양세포의 DNA 배수성과 증식 활동 등에 대한 보다 객관적인 정보를 제공하고 있다. 임상적으로 이 방법을 정확히 적용하기 위해서는 유사한 형의 많은 암환자를 대상으로 추적검사하여 많은 정보를 입수할 필요가 있다. 이 방법은 처음 미고정 상태의 신선한 조직을 검체 대상으로 하였기 때문에 충분한 검체를 얻기가 어렵고 환자의 추적검사에 많은 시간이 필요하였다. 그러나 사실상 종양 생검 검체는 거의 대부분이 포르말린에 고정한 다음 에탄올에 탈수하여 절편기로 절편을 제작하는 파라핀포매 방법을 사용하고 있다. 이 파라핀 블록은 내구성이 있으며, 또 특별한 경우에는 재검이 필요할 때가 종종 있기 때문에 보통 무한정으로 보관하고 있다.

이 과정은 먼저 파라핀 블록을 절편기로 잘라 두꺼운 절편을 취한 다음 자일렌으로 탈파라핀하고 고농도→저농도 알코올을 거쳐 재함수하여 최종적으로 이 조직편을 효소로 소화하여 세포 또는 세포핵의 부유액을 얻어 염색한 후 유세포분석기(flow cytometer)로 측정하게 된다. 하지만 이 방법은 미고정의 신선한 조직을 사용하는 것보다 귀찮은 과정을 통과해야 하는 것뿐만 아니라, 더욱더 문제가 되는 것은 세포파편(cell debris)이 많이 혼입되어 신선한 조직에 비해 CV값이 높아지는 경향이 있다. 이런 이유 때문에 향후 이 방법을 일상적으로 사용하기 위해서는 좀 더 많은 후향적 연구가 있어야 할 것으로 생각된다.

파라핀 블록을 이용한 유세포분리 분석 과정을 순서에 따라 기술하면 다음과 같다.

(1) 블록의 선별

대상 환자에 대한 자세한 정보를 충분히 입수할 수 있어야 하며, 또 절편을 작성하였을 때 전체 세포에서 암세포가 차지하는 비율이 적어도 10%가 되어야 한다. 만일 암세포의 비율이 10%보다 적을 경우에는 정상 숙주세포의 배경으로 인하여 작은 DNA 이수체의 정점이 가려져 나타나지 않게 된다.

(2) 박절

세포의 핵이 부분적으로 잘려져 나오면 파편(debris)의 주요 원인이 되기 때문에, 이를 최소화하기 위해서는 두께가 50 μm 이상은 되어야 한다. 검사에 필요한 절편의 수는 블록 내의 세포충실도(cellularity)에 따라 1~4장 정도가 된다.

(3) 탈파라핀

절편의 두께가 두꺼우면 생산된 절편은 보통 둥그렇게 말리지만 반드시 펴줄 필요는 없다. 이렇게 얻은 절편은 10 mL의 유리 원심분리관에 넣고 자일렌 3 mL를 가한다. 실온에서 10분간 방치한 후 파스퇴르 피펫으로 자일렌을 흡인하고, 다시 이 과정을 반복하여 자일렌을 재흡인한다. 자일렌 대신 히스토클리어(Histoclear)를 사용하면 독성도 없고 생물학적으로 쉽게 분해되기 때문에 좋다.

(4) 재함수

자일렌 또는 히스토클리어를 제거한 후 3 mL의 무수 알코올을 첨가해 10분간 방치한다. 그 후 흡인하고, 계속해서 95%, 70%, 50% 알코올에 각각 10분씩 방치한다. 이 과정에서 절편은 부드러워지고 부서지기 쉽게 된다. 그 정도는 조직의 종류에 따라 다르게 발생한다. 흡인 시 알코올을 따라 조직이 빨려 들어오지 않도록 조심해야 한다. 알코올 최종 단계에서 원심분리하여 절편을 침전(pellet)시킨다. 마지막으로 증류수를 사용하여 두 번 씻어낸 다음 다시 원심분리하여 절편을 완전히 파괴한다.

(5) 효소소화

0.9% 생리식염수에 펩신(pepsin)을 녹여 0.5%액을 만든다. 이때 사용하는 효소는 다른 효소가 오염되지 않은 우수한 제품을 사용한다. 보통 시그마(Sigma)사의 펩신(activity 2,500~ 3,200 units/mg protein)이 좋다. 이 소화액은 2 N HCl을 가해 pH 1.5가 되도록 조절한다. 위의 침점물이 들어 있는 시험관에 제조한 펩신 용액 1 mL를 가해 37℃ 온수조에서 30분간 둔다(가끔 흔들어 준다). 시간이 다 되면 용액이 종종 혼탁하게 변한다. 조작이 끝난 검체를 위상차 현미경을 사용하여 혈구계산판(hemocytometer) 내에서 관찰하면 건재한 세포와 나핵(bare nuclei)이 보인다.

(6) 세포 수 산정

염색 전에 유세포분석에 적당한 세포 또는 나핵의 농도를 조절해야 한다. 혈구계산판을 사용하여 세포 수를 산정하면 핵 출현 수가 적게 측정되는 경향이 있으므로 가능하면 쿨터계수기(Coulter counter)를 사용하는 것이 좋다. 쿨터계수기에는 세포파편을 감소시키기 위해 용적역치(volume threshold)가 8 μm으로 고정되어 있다.

(7) 염색

원심분리하여 HBSS (Hanks' balanced salt solution)와 같은 완충액으로 최종농도가 105~106/mL가 되도록 재부유시킨다. DAPI (4′,6′-diamidio-2-phenylindole dihydrochloride)를 1 μg/mL 되게 첨가하여 실온에서 30분간 DNA를 염색한다. 이것을 런닝(running)하기 직전 최종 농도가 0.1%(w/v)가 되게 RNase (type 1A, Sigma)를 첨가한 다음 여과한다. 단, 아르곤이온 유세포분석기(argon ion-based flow cytometer)를 사용할 때는 DAPI 대신 DNA 형광염료로 PI (propodium iodide)를 사용하기도 한다.

(8) 유세포분석

일단 핵부유액이 제조되고 염색이 끝나면, 유식세포분리기에 정확히 런닝시킨다. 수은아크 유세포분석기(mercury arc-based flow cytometer)에서는 UGI 또는 이와 유사한 UV (ultraviolet) 여기필터(excitation filter)를 사용한다. 또 다른 방법으로는 이온레이저(ion laser)를 UV 범위에 파장을 맞춰 측정하는 방법도 있다. 형광은 480~530 nm에서 측정한다.

(9) 결과(신선한 조직과의 비교)

동일 종양조직을 신선한 것과 파라핀포매조직으로 나누어 각각 검사하여 얻은 DNA 히스토그램을 비교해보면 상당히 유사하게 나타난다(그림 20-10). 특히 그림 20-10에서 보는 바와 같이 두 종류의 조직에서 얻은 DNA 지수(DNA index) 사이에는 우수한 상관관계가 있음을 알 수 있다. 일반적으로 합성기(S)의 퍼센트 평가도 서로 일치하기는 하나, 그 상관관계는 DNA 지수보다 좀 떨어지는 것으로 나타난다. 이 같은 상관관계의 저하는 종양 생검검체의 합성기 퍼센트의 측정에 있어서 배수체 숙주세포의 혼입이 가장 주된 원인이 되고 있다(신선한 조직에서는 종양조직 이외의 정상 간질조

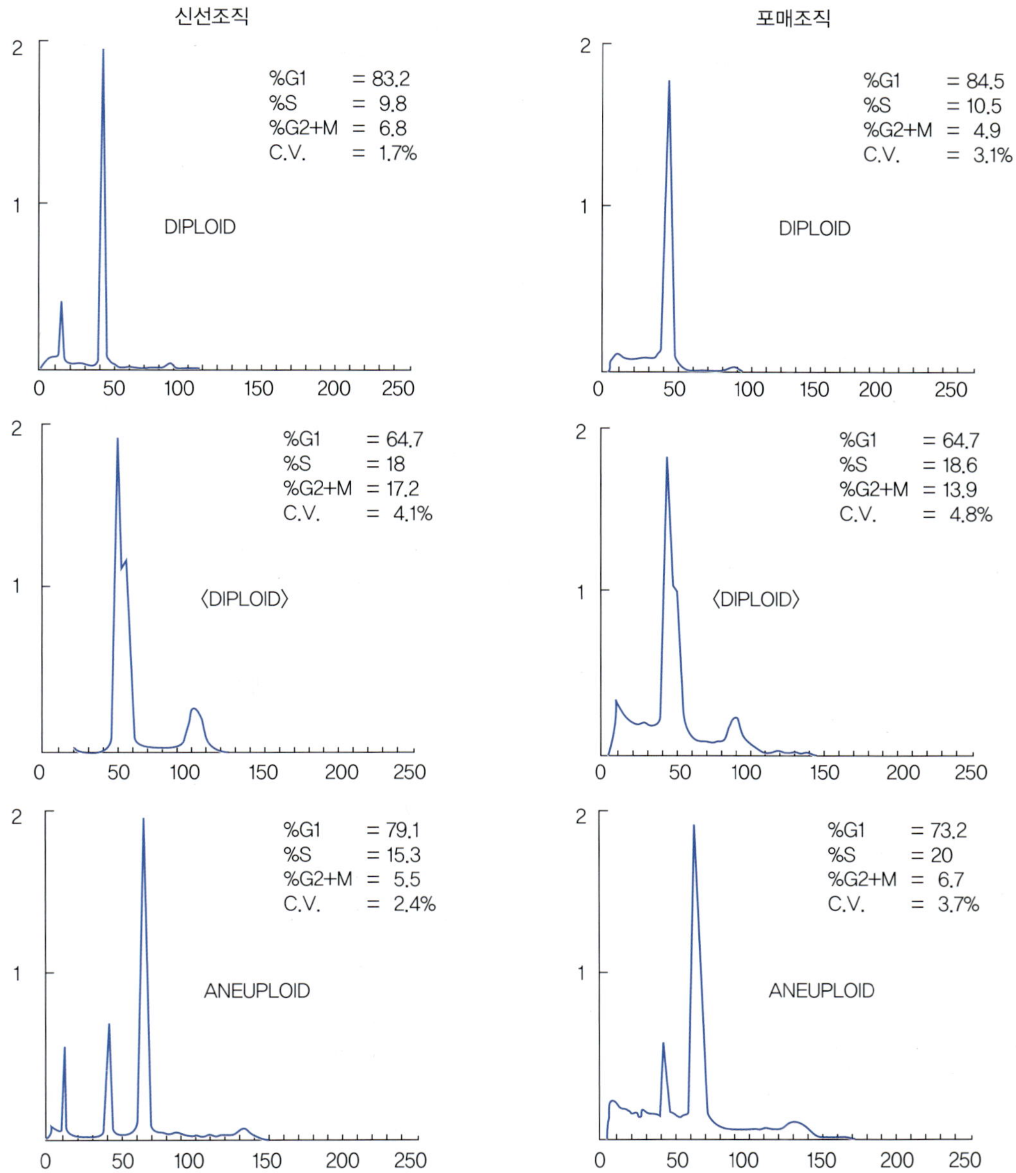

그림 20-10. 동일 종양조직을 신선한 것과 포르말린고정-파라핀포매한 것으로 나누어 검사한 결과 얻어진 DNA 히스토그램의 비교. 파라핀포매 조직과 신선한 조직에서 나온 결과는 아주 비슷하였으나 전자의 경우 히스토그램의 2배체(dipolid) G1 정점(peak)의 왼쪽에 후자에 비해 사포파편이 더 많이 포함되어 있으며 상관계수(CV value)도 약간 높게 나타나 있다.

직을 잘라버릴 수 있기 때문에 이러한 오류를 줄일 수 있다).

마지막으로 신선한 조직을 런닝할 때는 관습적으로 병아리 적혈구를 표준(standard)으로 사용하지만, 파라핀포매조직에서는 이 표준이 발달되어 있지 않는 것이 문제점으로 지적되고 있다. 그 이유는 DNA 염색성의 강도가 포르말린 고정에서는 감소하고 효소 소화에 의해서는 증가하기 때문인데, 불행하게도 이 영향은 세포의 종류에 따라 차이가 있다.

V. 데이터 분석

1. 데이터 수집과 표시

일단, 빛 신호가 전기 신호로 바뀌고 그 다음 ADC에 의해 채널 수로 바뀌면, 이 데이터를 컴퓨터 시스템을 이용하여 저장하여야 한다.

유세포분석 데이터는 분석세포학회(Society for Analytical Cytology)에서 정한 표준 형식인 유세포 분석표준(flow cytometry standard, FCS) 형식에 따라 저장한다. FCS 표준에 따르면 데이터 저장파일에는 획득한 검체의 묘사, 데이터 수집 장치, 데이터 세트(data set), 데이터 분석 결과가 포함된다.

단일세포에 대해 네 개의 변수(FSC, SSC, FITC, 그리고 PE 형광)를 분석하면 8바이트의 데이터가 나온다. 단일검체에서 수집된 양성반응(event)이 약 10,000건이라면 FCS 데이터 파일에는 8 바이트 × 10,000, 즉 80 kB의 데이터가 들어 있게 된다.

데이터 파일이 저장되면 세포집단을 몇 개의 다른 형식으로 표시해낼 수 있다. FSC 또는 FITC (FL1)과 같은 단일변수는 가로축이 채널 수 내의 변수 신호 수치로 나타나고 세로축이 채널 수당 양성반응의 수를 나타내는 단일 변수 히스토그램으로 표시해 낼 수 있다(그림 20-11). 각 양성반응은 그 신호 수치에 일치하는 채널에 위치한다. 동일한 강도의 신호는 같은 채널에 모인다. 신호가 밝을수록 어두운 신호의 오른쪽 채널에 표시된다. 두 개의 변수를 한 도면 위에 동시에 표시할 수 있다. 한 변수는 x축 위에 표시되고 다른 한 변수는 y축 위에 표시된다. 삼차원 데이터의 경우는 x와 y축이 변수를 나타내고 z축은 채널당 양성반응(event)의 수로 표시된다(그림 20-11).

2. 관문여닫기(gating)

어떤 데이터 아집단(subset)은 관문을 통하여 제한할 수 있다. 관문(gate)이란 특정 입자에 대한 상세 분석을 위해 필요한 입자들의 물리적 특성을 제한하는 데 사용할 수 있는 수치 또는 도형 범위를 말한다. 예를 들어, 여러 집단의 세포가 포함된 혈액검체에서 단지 림프구만을 한정하여 분석하기 원할 경우가 있다. 이 경우 관문을 FSC 대 SSC로 설정하여 림프구 크기의 세포만을 대상으로 도형 위에서 FSC 또는 세포 크기를 지표로 하여 SSC를 측정할 수 있다. 결과 표시는 단지 림프구에 대한 형광 특성만을 반영하게 된다(그림 20-12).

관문여닫기를 설정하여 림프구 크기의 세포만을 대상으로 도형 위에서 FSC 또는 세포 크기를 지표로 하여 SSC를 측정할 수도 있다. 결과 표시는 단지 림프구에 대한 형광 특성만을 반영하게 된다(그림 20-12).

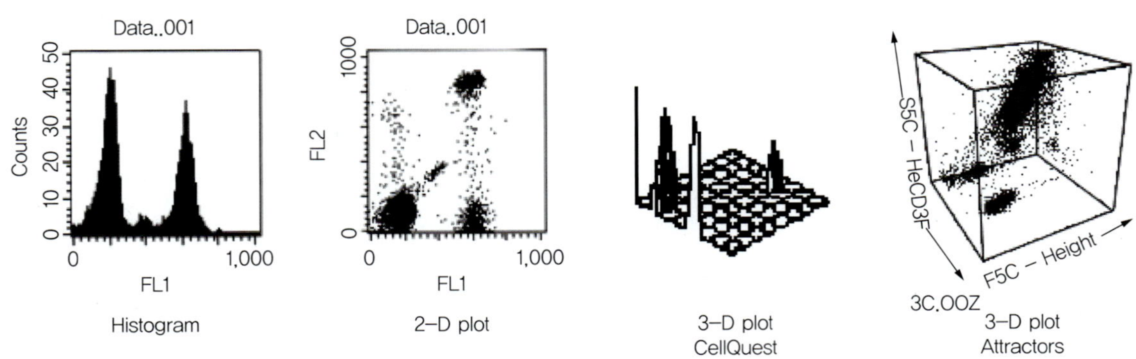

그림 20-11. 유세포분석 데이터의 그래픽 묘사

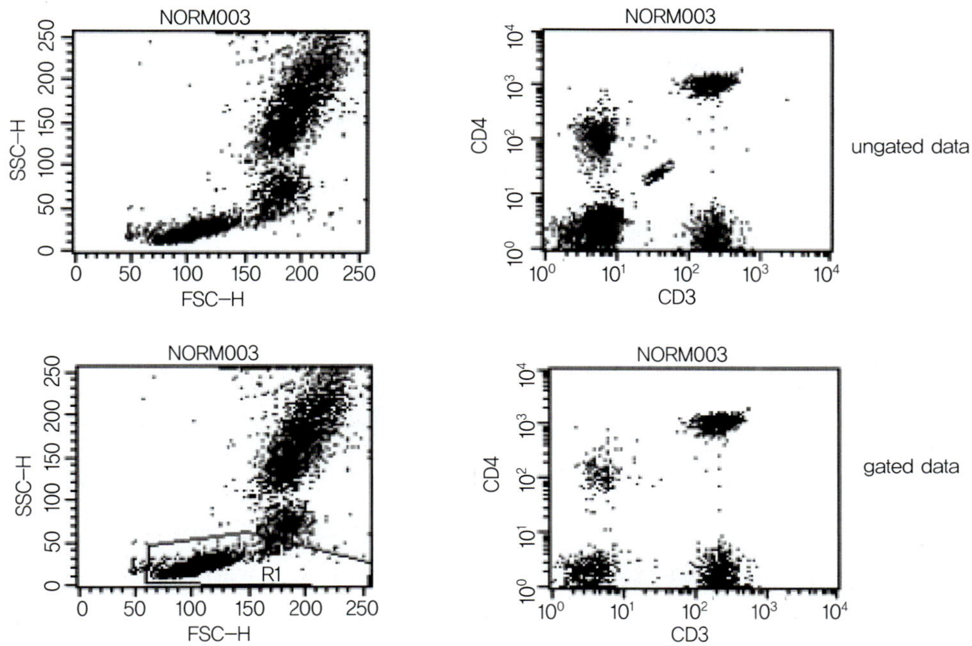

그림 20-12. 한 집단에 제한된 분석에 사용되는 관문여닫기

3. 아집단 응용을 위한 데이터 분석

데이터 분석은 목록양식 파일(list-mode file)로부터 데이터를 도형으로 표시한 다음 그 도형 내에 양성반응의 분포를 측정하는 것으로 이루어져 있다. 앞에서 말했듯이 몇 종류의 도형이 데이터를 표시하는 데 사용되고 있다. 또한 데이터를 특수 집단에 대해 관문여닫기를 하여 세분화할 수 있다. 예를 들어, 그림 20-13의 도형에서 관문을 관심대상 집단, 이 경우는 림프구 집단 주변으로 빼낸다. 즉, 빼낸 범위가 분석 또는 분리를 위한 부분을 분리한 아집단이다. 이 관문 내의 양성반응 데이터는 그 후 이어서 도형으로 표시할 수 있다. 다음의 예에서 여러 아집단의 백분율을 검사하기 위해 이 관문 내에 양성반응으로부터 나온 형광 데이터를 분석하는 다른 방식들을 보게 될 것이다.

히스토그램 표지자들로는 단일 변수 히스토그램 도형을 만들 수 있고, 네 개의 표지자로는 두 변수 점 도형을, 지역과 삼차원 도형으로는 두 변수 점 도형을 만들

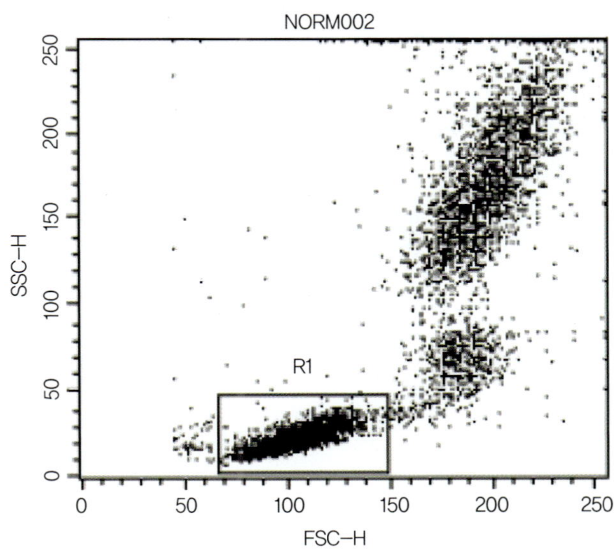

그림 20-13. 림프구집단으로 둘러싸여 있는 것으로부터 관문여닫기에 의해 분리한 점 도형

수 있다. 또한 통계처리를 하여 스프래드시트에 그 결과를 보낼 수 있다. 히스토그램은 여러 부분에 대한 단일 변수를 볼 수 있다. 아단위 대조(subclass control)는 표지자를 어디에 둘 것인가를 결정하는 데 사용된

다. 히스토그램 표지자는 단일변수에 대한 범위를 조정하는 데 사용된다(그림 20-14). 첫 히스토그램에서 표지자 M1은 아단위 조절의 음성 정점(negative peak) 주변에 두었다. 표지자 M2는 양성 결과를 표시하기 위하여 MI의 오른쪽으로 두었다. 두 번째 히스토그램은 CD3FITC 검체에서 얻어진 결과를 나타낸 것이다.

그림 20-15는 MI 내의 619 결과와 M2 내의 2272 결과를 보여준다. 음성과 양성의 통계학적 퍼센트를 찾기 위해 관문여닫기 결과와 함께 백분율을 비교하였다. 데이터 파일 내에 총 6,000건의 결과가 있고 림프구 관문 내에 2,891건의 결과가 있다. CD3 양성인 림프구의 백분율을 원한다면 M2에 대한 퍼센트 Gated, 즉 2272/2891=79.5%임을 알 수 있다.

점 도형은 데이터의 두 변수 표시를 보여 준다. 각 점은 한 개 이상의 결과를 나타낸다. 그림 20-16의 첫 점 도형은 동종형(isotype) 또는 아단위 대조(subclass control)이다. 아단위 대조는 사분역 표지자(quadrant marker)를 어디에 둘 것인가를 결정하는 데 사용된다. 사분역 표지자는 음성, 단일 양성 또는 이중 양성으로 생각되는 집단을 구별하기 위해 두 변수 도형을 네 개의 구획으로 나눈다. 왼편 아래쪽 사분역은 두 변수에 대한 음성 결과의 표시이다. 왼편 위쪽 사분역은 y축 변수(CD19 PE)에 양성이며 x축 변수(CD3 FITC)에 음성인 결과가 포함되어 있다. 오른편 아래쪽 사분역은 x

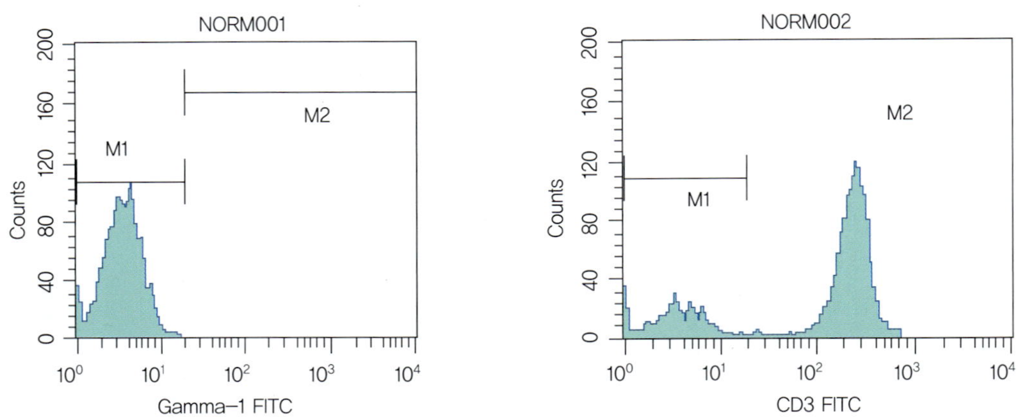

그림 20-14. 히스토그램 표지자 M1과 M2로 아단위 대조(NORM001)와 CD3FITC (NORM002)의 히스토그램

Histogram Statistics

File : NORM002　　Sample ID : 481시

Tube : CD3/CD19　　Gate : G1

Gated Even2891　　Total Events : 6000

X Parameter : FL 1-H CD3 (Log)

Marker	Left, Right	Events	%Gated	%Total	Mean	Geo Mean	CY	Median	Peak Ch
All	1,9647	2891	100.00	48.18	176.92	86.78	62.94	191.10	220
M1	1, 18	619	21.41	10.32	3.75	3.26	51.90	3.40	1
M2	18, 9647	2272	78.59	37.87	224.10	212.20	32.71	220.67	220

그림 20-15. 히스토그램 통계

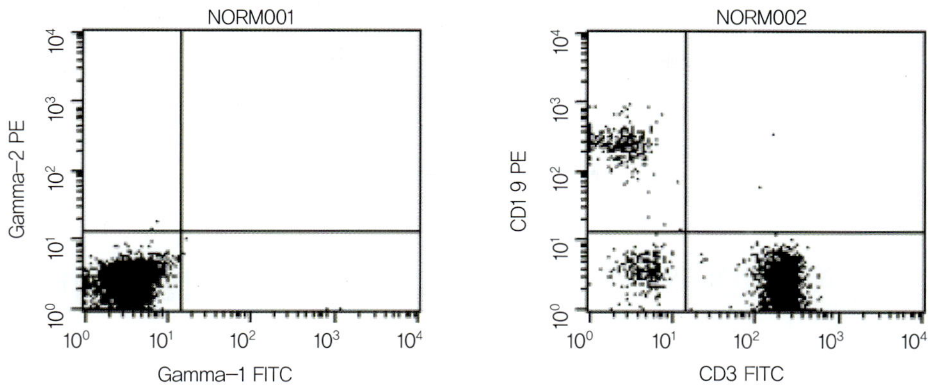

그림 20-16. 사분역 표지자로 처리한 아단위 대조(NORM001)와 CD3FITC/CD9PE (NORM002)의 점 도형

Quadrant Statistics

File : NORM002	Log Data Units : Linear Yalues
Sample ID : 481시	Tube : CD3/CD19
Acquisition Date : 24-Sep-93	Total Events : 6000
Gated Events : 2839	

Quad	Enents	%Gated	%Total	X Mean	X Geo Mean	Y Mean	Y Geo Mean
UL	296	10.43	4.93	2.74	2.39	270.11	239.43
UR	5	0.18	0.08	140.12	136.26	130.53	59.57
LL	279	9.83	4.65	4.66	4.34	3.87	3.57
LR	2259	79.57	37.65	224.31	212.28	2.14	1.78

그림 20-17. 사분역 통계

축 변수(CD3 FITC)에 양성이고 y축변수(CD19 PE)에 음성인 결과가 포함되어 있다. 오른편 위쪽 사분역은 두 변수 모두 양성($CD19^+/CD3^+$) 또는 이중양성인 결과가 포함되어 있다.

$CD19^+/CD^{3+}$ 림프구의 백분율을 찾기 위해서는 관문여닫기에 의해 나누어진 왼편 위쪽의 퍼센트 Gated, 즉 296/2839= 10.43%를 본다(그림 20-17).

통계 수치를 얻는 다른 방법으로는 사분역 표지자를 사용하는 대신 집단 둘레 구역을 만드는 것이 있다(그림 20-18). 즉, 구역에 따라 다른 형태를 표시한 다음구역 통계를 사용하여 특수 집단의 백분율을 찾는 것이다.

그림 20-19에서 R4의 퍼센트 Gated는 $CD3^-/CD4^+$

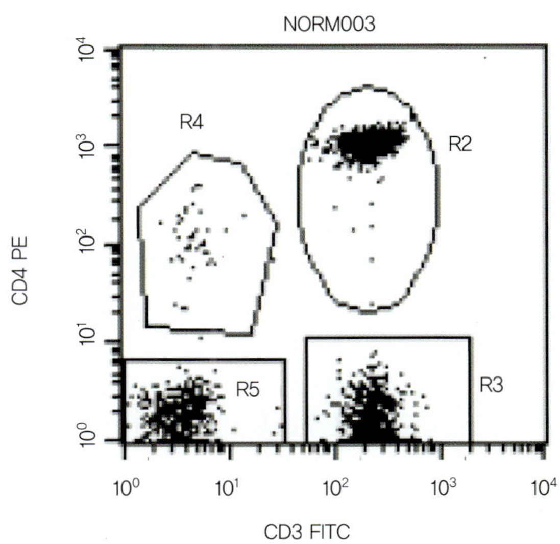

그림 20-18. 네 구역을 가진 CD3FITC/CD4PE의 점 도형

림프구, 즉 40/2866 = 1.40%이다.

만일 서로 다른 기증 검체로부터 분석하기 위한 몇 개의 파일을 가지고 있다면 이 두 분석 방법을 사용하는 데는 단점이 있다. 만일 집단 주변 구역을 빼내거나 하나의 데이터 파일에서 사분역 표지자를 만든 다음 다른 파일에서 판독한다면 검체 변이성으로 인해 구획 또는 표지자 바깥으로 빠져나갈 가능성이 있다. 이 경우 파일마다 구획과 표지자를 재조정해야만 한다. 이 상황을 피하기 위해 사용되는 새로운 분석 방법이 있다.

이 혁신적인 방법을 무리분석(cluster analysis)이라 부른다. 무리분석에는 데이터 분석을 위해 BD MultiSET™이나 Attractors™ 소프트웨어가 사용된다. 이들 소프트웨어프로그램에서는 구획들이 하나의 파일로부터 다음 파일로 무리를 둘러싸서 그들의 위치를 이동시킨다(그림 20-20).

4. 다른 응용을 위한 데이터 분석

지금까지 나타낸 분석 방법들은 불연속(개별) 집단의 백분율을 추정하기 위해 사용된다. 이것이 퍼센트 Gated와 퍼센트 Total statistics만을 사용하는 이유이다. 그러나 만일 하나의 클론 세포주가 특별한 분자

Region Statistics

File : NORM003 | Sample ID : 481시
Tube : CD3/CD4 | Gate : G1
Acquisition Date : 2866 | Total Events : 6000
X Parameter : FL 1-H CD3 Leu4 [Log] | Y Parameter : FL2-H CD4 Leu3 [Log]

Region	Events	%Gated	%Total	X Mean	X Geo Mean	Y Mean	Y Geo Mean
R1	2866	100.00	47.77	196.91	102.19	484.05	29.25
R2	1271	44.35	21.18	246.06	234.08	1084.74	1061.58
R3	1035	36.11	17.25	240.91	227.57	1.53	1.37
R4	40	1.40	0.67	4.86	4.57	135.29	109.51
R5	517	18.04	8.62	3.93	3.45	1.92	1.77

그림 20-19. 구역 통계

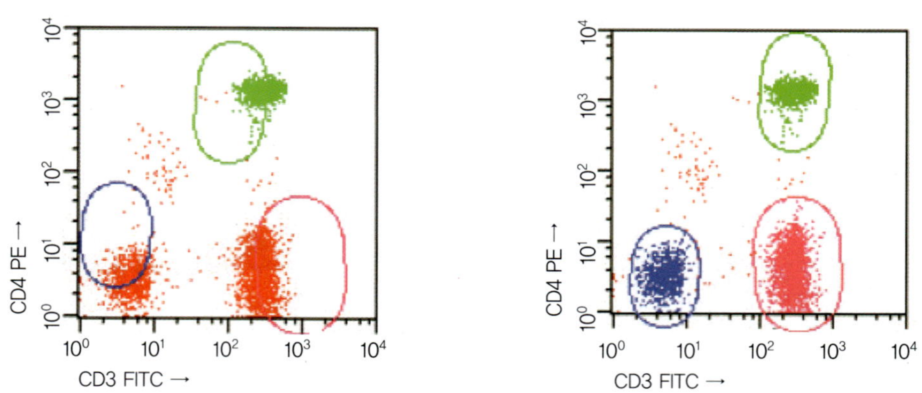

그림 20-20. 분석 전후에 타원형 구획처리 끌어내기 프로그램에서의 두 변수

에 양성인가를 결정하기 위해 분석하였다면 거의 백분율을 사용할 수 없었을 것이다. 그 이유는 클론 세포주가 단일 집단으로 구성되어 있기 때문에 대부분의 경우 100%가 음성 또는 100%가 양성으로 나올 것이다. 또한 의심되는 분자가 적은 양으로 발현되는 경우에도 같은 결과를 나타낼 것이다. 이 경우 여전히 양성이지만 흐릿하게 나타날 것이다.

이럴 경우 형광 강도를 비교하거나 양성 정도를 측정하기 원한다면 아단위 대조 데이터 대 검체 데이터의 기하평균 또는 중앙값을 비교하게 될 것이다. 만일 검체 데이터 통계가 사용자에 의해 일부 한계 조절에 의해 아단위 대조 데이터보다 크다면 양성으로 생각될 것이다. 이 둘 사이의 차이가 크면 클수록 세포당 발현되는 분자가 더 많아지고 양성세포도 더 많아지고 집단도 더 밝게 나타날 것이다.

그림 20-21의 점 도형은 분산기에 의한 단일 집단을 보여준다. 그리고 히스토그램 겹침 도형은 아단위 대조와 두 개의 다른 항체 염색에서 나온 결과이다. 각 히스토그램에 대한 기하평균은 각각 왼쪽에서 오른쪽으로 2, 5 그리고 20이다.

양성도 측정에 사용되는 것과 달리 기하 평균 또는 중앙값은 한 세포마다 발현되는 분자(ligands)의 양을 추정하는데 사용된다.

각 세포당 결합되어 있는 항체 수를 산출하기 위해서는 표준 커브에서 나온 데이터와 관련된 중앙값을 얻으려면 QuantiCALC™과 같은 특수한 소프트웨어 프로그램이 사용된다. 그림 20-22는 그 한 예이다. y축 위의 원은 표준 커브로에서 나온 정보를 가리킨다. 이 정보는 각 세포당 리간드(ligands)의 수를 추정하는 데 사용할 수 있다.

DNA 함량분석에는 ModFit *LT*™과 같은 또 다른 특수한 소프트웨어 프로그램이 사용된다. DNA 히스토그램(G_0/G_1, S 그리고 G_2+M)이 나타내는 집단은 불연속이 아니기 때문에(그림 20-23), 특수한 알고리즘이 사용

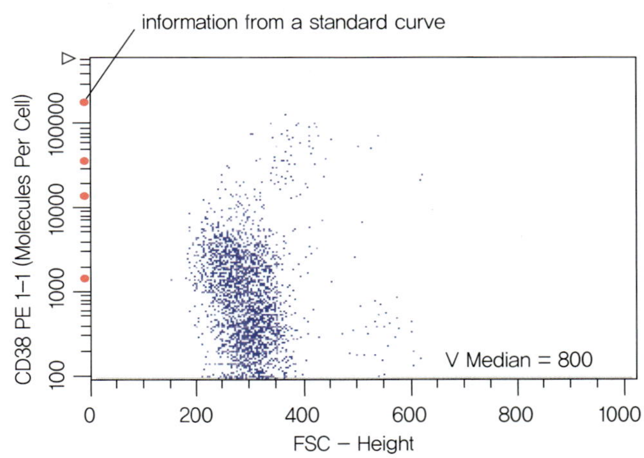

그림 20-22. 세포당 결합된 항체 수의 QuantiCALC 추정치

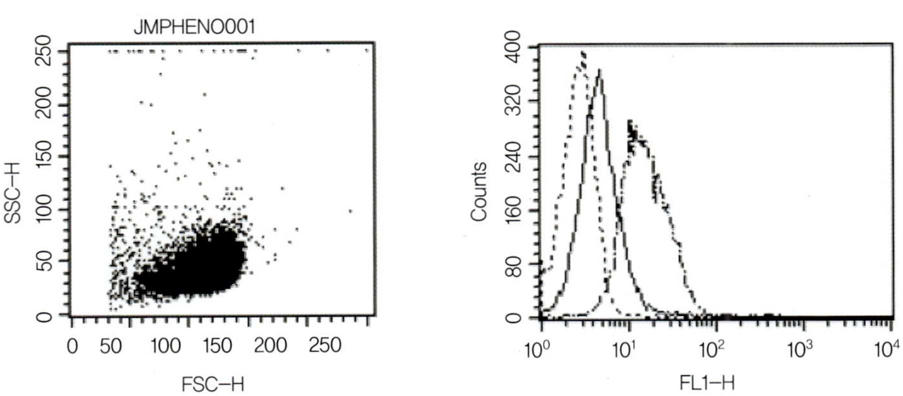

그림 20-21. 세포주기의 분석

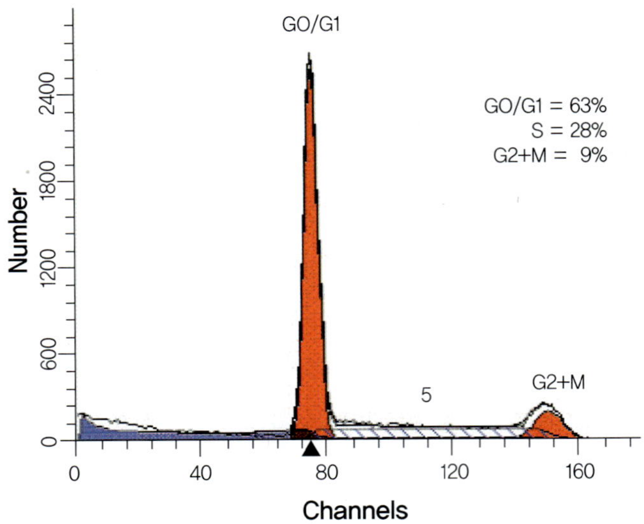

그림 20-23. **핵 DNA 함량의 히스토그램**. 2배체(diploid)를 나타내는 히스토그램. 최초 정점은 G0/G1기의 세포집단을 나타나며, 그 두 배의 형광강도 위치에 G2M기의 세포집단의 정점이 나타난다. 사선부분은 S기 세포집단으로 전체 세포에 대한 비율이 28%이다.

된다. 커브 밑에 있는 영역은 통합된 다음 각 출현 집단의 백분율이 산출된다.

VI. FCM의 임상적 응용

FCM 기술은 생물학, 면역학 등 폭넓은 분야에서 응용되며, 단클론항체의 제작이나 새로운 형광염료의 개발로 인해 임상검사의학에서도 뚜렷한 발전을 보이고 있으며 정밀도가 좋고 재현성이 높은 기술로 인정받고 있다. 일반 임상검사실에서 말초 백혈구분획 측정의 자동화를 포함하여 특히 혈액 림프계 질환의 세포표면 항원의 검색에서 빼놓을 수 없는 기기가 되고 있다. 임상적으로 FCM은 여러 분야에 이용되고 있어서 각각의 임상적 응용에 대해 상세한 설명을 할 수 없기 때문에 여기서는 각종 임상적 응용(표 20-2)에 대해서 간단히 소개한다.

표 20-2. FCM의 임상적 응용

1. 핵 DNA 함량의 분석
   (aneuploidy의 검색, 세포주기의 해석)
2. 세포표면 및 세포 내 항원 검색
3. 세포기능 분석
4. 수혈 및 이식
5. 세포 수(조혈간세포, CD4 양성 세포 등)의 측정
6. 미생물검사
7. 염색체 분석

1. 핵 DNA 함량의 해석

종래 종양에서 악성도의 평가는 분화도나 세포의 다형성 등 주로 형태학적 관찰에 의해 이루어져 왔다. 그러나 때에 따라 형태만으로 종양의 악성도를 평가하기 곤란한 경우가 있으며, 또한 환자의 예후를 추측하거나 효과적인 치료법을 선택해야 할 경우에 종양의 증식능이나 악성도를 객관적으로 안다는 것은 오랜 꿈이었다. 이 목적을 위해 세포표면항원의 검색과 마찬가지로 FCM이 활발하게 응용되고 있는 분야로서 핵 DNA 함량의 해석이 있다. 핵 DNA 함량의 해석은 다시 2개의 분야로 나누어지는데, 하나는 핵 DNA 함량의 이상(이수체, aneuploidy)의 검사이며, 다른 하나는 세포의 증식능을 측정하는 세포주기의 해석이 있다.

1) 핵 DNA 함량 측정과 히스토그램

핵 DNA 함량의 해석은 형광염료(PI)가 세포 내 DNA 함량에 비례하여 결합하는 성질을 이용하고 있다. 즉 DNA와 결합한 염료에서 발생된 형광량은 세포 내 DNA 함량과 직접 비례하기 때문에 정상 DNA 함량을 가진 세포의 형광량과 비교함으로써 원하는 세포의 상대적인 DNA 함량이 결정된다. 그림 20-23은 2배체(diploidy)를 나타내는 핵 DNA 함량의 히스토그램이다. 가로축은 형광강도(상대적인 DNA 함량)이며, 세로축은 세포 수를 나타낸다. 처음 정점(peak)은 G_0/G_1기

(2배체)의 집단을 나타내고, 그 두 배의 형광강도의 위치에 있는 뒤의 정점은 G_2M기(4배체)의 세포집단을 나타낸다. 사선 부분은 S기의 세포집단이며, 각 기에 있어서 세포의 비율은 세포주기의 해석 소프트웨어를 이용하여 컴퓨터에 의해 수행된다.

2) 이수체(aneuploidy)의 검색

암세포의 염색체 수는 정상세포의 염색체 수와 다르며, 핵 DNA 함량의 이상을 잘 반영하고 있는 것으로 알려져 있다. 임상적으로는 양성과 악성세포의 감별이나, 포상기태(hydatid mole)와 수종성 유산(수종성 변성 융모)의 감별진단에서 중요하다. 전포상기태의 대부분은 2배체(핵형은 46 XX)(그림 20-24)이고, 일부는 DNA 이수체(4배체(tetraploid)인 것이 많음)인데 대해, 부분포상기태는 거의 전례에서 DNA 3배체(triploid)(핵형은 69 XXY인 것이 많음)를 나타내며(그림 20-25), 수종성 유산에서는 대부분이 DNA 2배체(그림 20-26)여서, 특히 부분포상기태와 수종성 유산의 조직병리학적 감별진단에 유용하다.

지금까지 백혈병에서 고형종양에 이르기까지 각종 종양에 대한 이수체의 검색이 이루어져 왔다. 그 결과 일반적으로 양성종양의 핵 DNA 함량은 2배체를 나타내는 데 반해 대부분의 악성종양에서는 이수체를 나타내는 것으로 보고되어 있다(그림 20-27). 또한 암전구병변으로 알려진 궤양성 대장염(ulcerative colitis) 등의 검색에서 이수체와 함께 이형성(dysplasia)을 나타내는 병변이 인정되고 있기 때문에 형태학적 진단기준을 만족하기 이전의 이른 시기에 암화를 추적할 수 있다는 가능성도 시사되고 있다.

근래 파라핀포매조직에서 DNA 배수체(DNA ploidy)의 분석법이 개발되어 이미 예후가 알려져 있는 많은 증례를 모아 후향적(retrospective)인 검토가 가능하게 되었다. 또한 세포도말검사에 응용됨으로써, 특히 산부인과 영역에서 FCM에 의한 악성도 평가도 이루어지고 있다.

3) 세포주기의 해석

세포주기의 해석을 통하여 각기 사이에서 세포집단 내의 분포를 알 수 있게 되어 원하는 세포집단의 증식 능에 관한 정보를 얻을 수 있다. 종래 방사성동위원소(^{3}H thymidine)를 이용한 자가방사법(radioautography)에 의한 방법에 비해 FCM에서는 신속히 세포주기의 해석이 가능하며 이들 정보는 종양의 악성도 정도나 치료의 효과판정에 유용하다.

(1) 종양의 악성도

전체 세포에 대한 S기 또는 S기 및 G_2M기에 있는 세포의 비율은 각각 S기 분획(S phase fraction) 및 증식지수(proliferation index)라 부르며, S기 분획이나 증식지수가 높은 것은 그 세포집단의 증식이 왕성하다는 것을 의미한다. 일반적으로 높은 증식능을 가진 종양은 예후가 불량하며, 고악성도를 시사한다. 또 S기에만 흡수되는 BrdU를 이용함으로써 좀 더 정확히 S기의 세포 비율을 구할 수 있다(그림 20-28).

(2) 약제에 의한 항종양 효과

악성종양의 화학요법에서 항암제의 선택이나 투여방법은 중요한 문제이다. 뿐만 아니라, 각종 항암제는 종양의 종류나 종양 세포주기의 각 기간에 따라서도 다른 효과를 나타내고 있다. FCM을 이용하여 항종양 약제 투여 후에 약제가 세포주기 진행에 미치는 영향이나 종양세포의 생사세포 수를 조절함으로써 약제의 감수성이나 약제의 작용기전을 규명할 수 있다. 암의 증식 동태나 약제 감수성을 알게됨으로써 더욱 효과적인 치료를 할 수 있게 되었다.

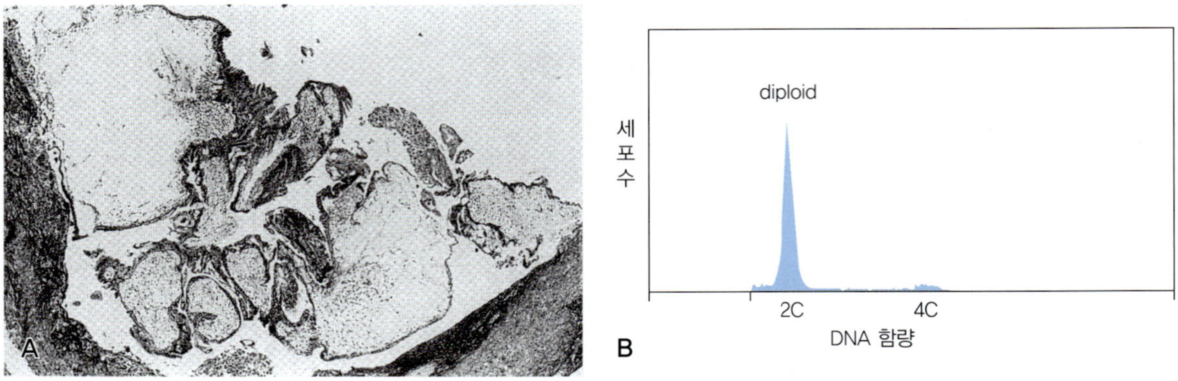

그림 20-24. 전포상기태. 왼쪽 : 수종상으로 커진 융모와 고도의 영양막세포(trophoblast)의 증식이 관찰된다.
오른쪽 : DNA diploid(2배체)를 나타낸다. 정상조직과 같은 배수성(ploidy)인 것을 알 수 있다.

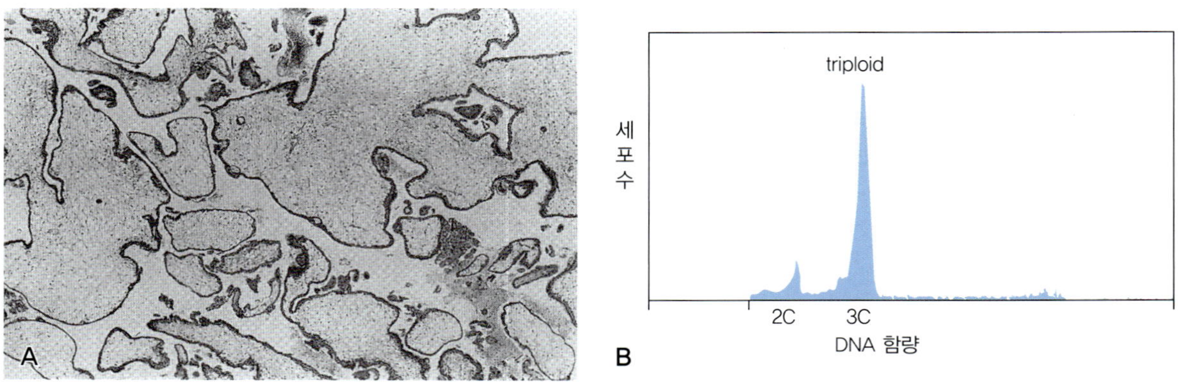

그림 20-25. 부분포상기태. 왼쪽 : 일부 융모가 커지고 불규칙한 윤곽이 관찰된다.
오른쪽 : DNA tripolid(3배체)(DNA index : 1.50)를 나타낸다. 전포상기태나 수종성 유산과는 다른 배수성을 보인다.

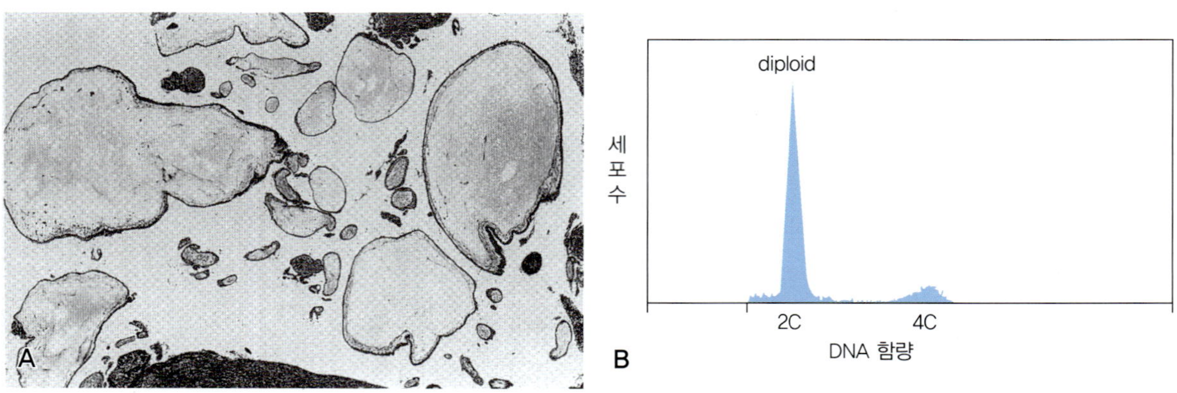

그림 20-26. 수종성 유산. 왼쪽 : 융모가 다양한 크기의 수종상으로 커진 것이 인식되지만, 영양막세포의 증식은 보이지 않는다.
오른쪽 : DNAdiploid(2배체)를 나타낸다. 정상조직이나 전포상기태와 같은 배수성인 것을 알 수 있다.

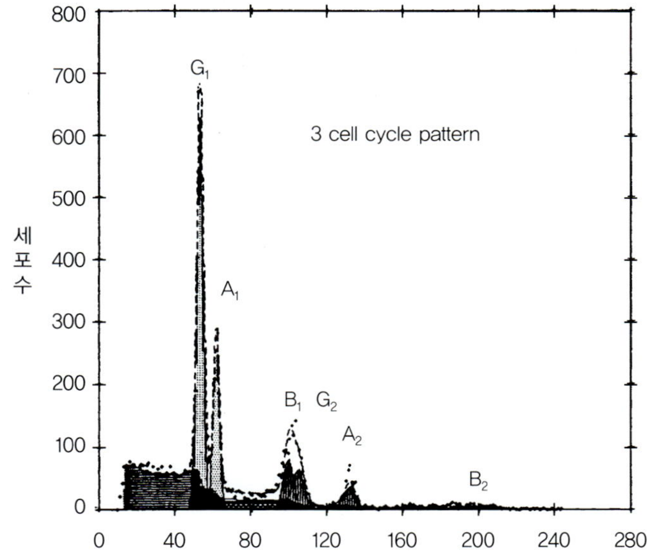

그림 20-27. 연부육종(악성 섬유성 조직구증)의 히스토그램. 종양 내에는 다른 세포주기를 갖는 3가지의 세포집단이 존재한다(multiploid). 정상 DNA 양을 소유한 세포집단을 나타내는 G1 정점(peak) (G0/G1기) 이외에 정상과는 다른 DNA 양을 소유한 2개의 세포집단, 즉 A1 및 B1 정점(G0/G1기)이 구별된다.

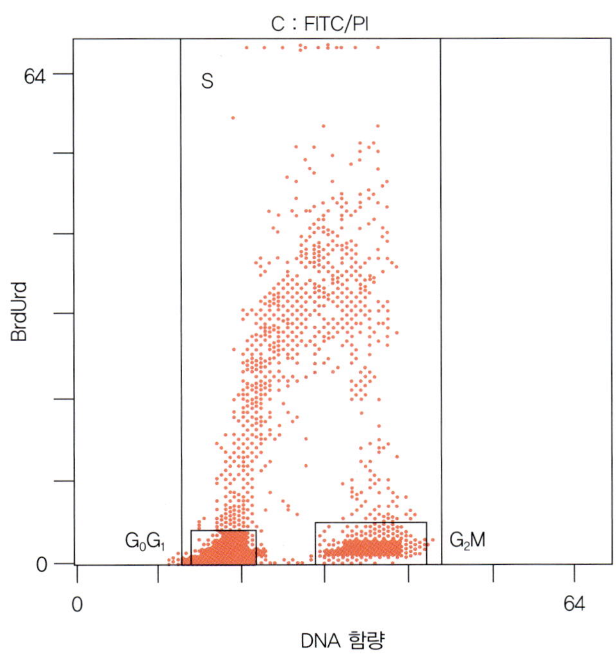

그림 20-28. BrdU의 흡수에 의한 세포주기의 측정. 세로축에는 BrdU의 흡수를, 가로축에는 propidium iodide (PI) 염색에 의한 DNA 양이 각각 선눈금(linear scale)으로 표시되어 있다.

2. 세포표면항원의 검색

1) 백혈병 및 악성 림프종의 진단

세포표면에 발현된 분자에 대한 단클론항체의 개발로 인해 혈액세포의 발생이나 유래, 분화성숙과정 및 기능을 규명할 수 있게 되었다.

혈액계 종양세포의 표면에도 이에 상응한 서로 다른 여러 항원이 발현되어 있다. FCM에 의해 이들을 동시에 또는 짧은 시간 내에 여러 세포에 대하여 검색할 수 있게 되어 조혈기 종양의 진단에 큰 힘을 발휘하고 있다.

세포표면항원의 검색에는 일반적으로 형광항체법이 이용되는데 단클론항체를 형광염료로 표지한 직접법 또는 형광염료를 표지한 2차항체를 이용한 간접법에 의해 수행되고 있다. 예컨대, 2가지의 다른 형광염료, 즉, FITC (fluorescein isothiocyanate)와 PE (phycoerythrin)를 동시에 사용함으로써 $CD8^+$와 $Leu7^+$의 양쪽 형질을 동시에 발현하고 있는 T 세포는 억제 T 세포(suppressor T cell)이며, $CD8^+$와 $CD28^+$의 양쪽에 양성으로 염색되는 T 세포는 세포 독성 T 세포(cytotoxic T cell)인 것을 알 수 있다. 피부의 림프종인 Sezery T 세포 림프종은 helper/inducer T 세포 유래를 시사하는 결과가 얻어지고 있다. 이제까지 백혈병이나 악성 림프종 등의 조혈기종양의 진단은 주로 형태학을 중심으로 이루어져 왔으나, 최근에는 악성림프종의 REAL에서 보는 바와 같이 종양 형태와 함께 종양세포의 표면 마커(표현형)를 확인하여 보다 객관적인 진단을 내리고 있다.

2) T 세포 아형의 분석

T 세포에는 여러 가지 기능을 가진 세포가 존재하는데 정상인에서는 면역학적으로 Th (helper/inducer T cell)와 Ts (cytotoxic/suppressor T cell)가 균형을 이

루고 있다. FCM에 의해 T 세포 아형(subset)의 불균형(Th/Ts 비율의 이상)을 쉽게 측정할 수 있어서 진단에 매우 유용하게 사용되고 있다. 그 예로, SLE(전신 홍반성낭창) 등과 같은 자기면역성질환에서는 Th의 증가와 Ts의 감소, 즉 Th/Ts 비율의 상승이 인정되며 반대로 EB 바이러스 등의 감염증에서는 Th/Ts 비율의 저하를 보인다고 보고되고 있다.

3. 세포기능의 해석

세포의 기능해석에서 FCM의 장점으로는 일반적으로 다음과 같은 것이 거론되고 있다. 첫째, 측정이 생리적인 환경 내에서 수행되기 때문에 인공적인 영향이 적으며 얻어지는 성적도 생체 내의 것과 가까운 상태를 반영하고 있다. 둘째, 수기가 비교적 쉬우며 검체도 적게 든다. 세포기능의 해석은 다음과 같이 이용되고 있다.

1) 탐식능의 해석

세포성 면역능 검사의 하나로서 단핵구나 호중구의 탐식능 검사가 있다. 과거에는 비색정량법이나 방사성 동위원소(radioisotope)법에 의해 수행되었으나 근래에는 FCM에 의한 탐식능 검사가 이루어지고 있다. 방법으로는 FITC 등으로 형광표지한 입자를 단핵구나 호중구 세포에 탐식시켜 형광양성 세포를 FCM으로 측정한다.

2) 세포 내 효소활성

세포질 내에는 많은 효소가 존재하며 이들은 생체의 항상성 유지에 관여하고 있다. 각종 염증이나 종양 등에서 이들 효소활성이 변화되는 것이 알려져 있어 효소활성을 측정함으로써 이들 질환의 진단에 많은 정보를 제공하며, 또한 세포의 기능 및 생리상태를 파악할 수도 있다.

FCM에 의한 세포 내 효소활성의 측정에는 세포 내로 들어온 비형광물질이 특정 효소의 작용에 의해 형광물질로 변화하는 것을 이용하는 방법과 효소나 그 생성물에 대한 항체를 이용하여 측정하는 방법이 있다. 세포를 파쇄하여 측정하는 종래의 ELISA 방법과 다르게 FCM에서는 세포 한 개에서 생성된 효소활성을 측정할 수 있으며, 또한 세포 내 효소의 위치(localization)를 검색할 수 있어 좀 더 생체 환경에 가까운 상태로 효소활성을 알 수 있다.

3) 생사세포의 판별

세포의 생사를 판별하는 것은 암 화학요법이나 방사선 요법과 관련하여 중요하다.

FCM에서는 살아 있는 세포만을 염색하는 형광염료, 즉 FDA (fluorescein diacetate) 및 살아 있는 세포막을 통과할 수 없는 형광염료, 즉 PI (propidium iodide)를 조합시킴으로써 세포의 생사 판별을 신속하고 객관적으로 수행할 수 있다.

4) 기타

이외의 기능해석으로서 혈소판기능검사, 세포 내 pH 측정이나 세포 내 칼슘 측정 등이 있다. 동맥경화증이나 당뇨병 등에서는 혈소판 응집이 항진된다. 단, 생체 밖으로 나온 혈소판은 그 기능이 자주 항진되기 때문에 그것이 생체 내에서의 병태를 진실되게 반영하는지 그렇지 않은지에 대한 문제가 있다.

FCM에서는 혈소판의 활성화와 함께 막의 변화를 형광염료로 표지한 단클론항체로 검출할 수 있을 뿐만 아니라, 전혈 그대로 측정할 수 있기 때문에 인공적인 영향을 최소화할 수 있다. 또한 형광염료의 강도가 세포 내의 pH에 의존하는 것으로 인해 그 강도의 비율로부터 세포 내의 pH를 측정할 수 있고, 칼슘이온과 결합하여 형광을 발하는 형광염료를 살아 있는 세포 내로 주입하여 그 형광 강도의 증감을 측정함으로써 세포 내 칼슘이온농도를 측정할 수도 있다.

4. 수혈 및 이식

수혈이나 장기이식에서 항원항체반응의 검사는 주로 응집반응이나 림프구 세포독성시험이 이루어지고 있다. 근래 FCM을 이용한 교차적합시험이 개발되어 그 유용성이 검토되고 있다.

응집반응이 항원항체반응의 제2상을 보는 것에 대해 FCM은 형광염료로 표지한 항사람항체를 이용한 항원항체반응의 제1상 직후 상태를 알 수 있는 방법이다. FCM의 장점이 응집반응에는 미치지 못하지만 용혈반응을 나타내는 성질을 갖는 보체결합성의 항체 반응도 직접 검출할 수 있다. 또 FCM에 의한 항혈소판항체의 측정도 검사수기가 간단하여 검체를 전혈 그대로 사용할 수 있기 때문에 기존 방법에 의해 혈소판을 분리할 때 발생하는 장해 문제도 없다.

5. 세포 수(조혈모세포, CD4 양성 T 세포 수 등)의 측정

말초혈액 조혈모세포 이식의 성공에는 정확한 조혈모세포의 수를 아는 것이 필요하며, CD4 양성 T 세포의 감소가 인정되는 AIDS에서도 모니터링을 위해 그 세포의 절대 수를 측정할 필요가 있다. FCM에서는 처음 농도를 알고 있는 형광물질을 붙인 입자를 내부 대조(internal control)로서 검체 내에 혼합함으로써 알고자 하는 세포의 절대 수를 측정해낼 수 있다.

6. 미생물검사

근래 미생물학 분야에서도 FCM이 널리 응용되고 있다. 감염증의 조기진단과 치료를 위해 시간이 걸리는 배양법과는 달리 신속하고 정확한 검사가 요구되고 있다. 이를 위해 면역학적 수법을 이용하여 원인 미생물의 특이항원이나 대사물질의 검출법이 개발되어 FCM에 의한 세균의 검출이나 동정을 빠르게 수행할 수 있게 되었다.

7. 염색체 분석

최근 FCM 장치나 염색체 분리기술 발달에 의해 염색체 수준에서 DNA 함량 측정이 가능하게 되었다. 분열중기 염색체를 분산시켜 각 염색체의 DNA 함량의 차에 따라 핵형(karyotype)을 분류한다. FCM에 의해 얻어진 핵형은 유체 핵형분석(flow karyotype)이라 부르며, 종래의 염색체 분석법에 비해 비교할 수 없을 정도로 빠르고 객관성에 있어서도 우수하다는 이점이 있다. 그러나 사람의 경우에는 염색체가 많고 DNA 함량이 비슷한 염색체도 있어서 모든 염색체를 구별하는 데까지는 도달하지 못하고 있으며, 현미경에 의한 형태학적 진단에 비해 상세한 염색체 결손이나 전좌 등의 정보를 얻기가 곤란하다. 또한 FCM에서는 세포분리기(cell sorter)를 이용하여 염색체의 분리채취도 가능하다.

참고문헌

1. Anderson MT, Baumgarth N, Haugland RP, Gerstein RM, Tjioe IT, Herzenberg LA, Herzenberg LA. Pairs of violet-light excited fluorochromes for flow cytometric analysis. *Cytometry* 33: 435-444, 1998.
2. Bagwell CB, Adams EG. Fluorescence spectral overlap compensation for any number of flow cytometry parameters. *Ann NY Acad Sci* 677: 167-184, 1993.
3. Baumgarth N, Roederer M. A practical approach to multicolor flow cytometry for immunophenotyping. *J Immunol Methods* 243: 77-97, 2000.
4. Givan AL. Flow cytometry: first principles. 2nd ed. New York, Wiley, John & Sons, Inc, 2001.
5. Godavarti M, Rodriguez JJ, Yopp TA, Lambert GM, Galbraith DW. Automated particle classification based on digital acquisition and analysis of flow cytometric waveforms. *Cytometry* 24: 330-339, 1996.
6. Moore WA, Kautz RA. Data analysis in flow cytometry. In: Weir DM, Herzenberg LA, Blackwell CM, Herzenberg LA. Handbook of experimental immunology. 4th ed. Edinburgh, Blackwell Scientific Publications, 1986.
7. Albarez-Barrientos A. Arroyo J, Canton R, Nombela C, Sanchez-Perez M. Applications of flow cytometry to clinical microbiology. *Clinical Microbiology Reviews* 13(2):167-95, 2000.
8. Givan AL. Flow cytometry: first principles. 2nd ed. New York, Wiley-Leissl 2001.
9. Ormerod MG. Flow cytometry: practical approach. 3rd ed. Surry, UK: Oxford University Press, 2000
10. shapior HM. Practical flow cytometry. 4th ed. Hoboken, NJ: Wiley-Liss, 2003.
11. Roederer M/ Compensation. In: Robinson JP, Darzynkiewiez Z, Dean, PN, Dressler LG, Rabinovitch PS, Stewart CC et al. Current protocols in cytometry. New York, John wiley & Sons, Inc, 1999.
12. Shapiro HM. Practical flow cytometry. 3rd ed. New York: Wiley, John & Sons, Inc; 1994. calibration. *Cytometry* 33:280-287, 1998.
13. Zilmer NA, Godavarti M, Rodriguez JJ, Yopp TA, Lambert GM, Galbraith DW. Flow cytometric analysis using digital signal processing. *Cytometry* 20:102-117, 1995.

찾아보기

국문색인

ㄱ

ㅅ

기타색인

영문색인

A

B

조직검사학(7판)

1992년 9월 30일 1판 발 행
1998년 8월 25일 3판 발 행
2006년 8월 30일 4판 발 행
2009년 3월 25일 4판 3쇄 발 행
2012년 8월 30일 5판 발 행
2018년 1월 30일 5판 7쇄 발 행
2019년 3월 22일 6판 발 행
2022년 2월 15일 6판 4쇄 발 행
2023년 2월 25일 7판 1쇄 발 행
2024년 2월 25일 7판 2쇄 발 행

편 저 자 : 한국임상병리학과 조직·세포학교수회
발 행 자 : 남학순
발 행 처 : 도서출판 **고려의학**
(02880) 서울 성북구 성북로9길 1 보문빌딩 3층
전화 : (02) 765-0333, 0337 / 팩스 : (02) 743-2288
이 메 일 : kmedbook@daum.net
홈페이지 : www.komb.co.kr
신고번호 : 제 2022-000006호

※ 검인은 저자와의 합의하에 생략합니다.
※ 낙장 및 파본은 교환해 드립니다.

ISBN 979-11-92422-25-1

정가 : 44,000원